高等医药院校网络教育护理学"十三五"规划教材
供护理学类专业用

现 代 护 理 学

丛书总主编　唐四元
主　　编　张静平　唐莹

中南大学出版社
www.csupress.com.cn
·长沙·

图书在版编目(CIP)数据

现代护理学 / 张静平,唐莹主编. —长沙:中南
大学出版社,2018.8(2023.2 重印)
 ISBN 978 - 7 - 5487 - 3342 - 3

Ⅰ. ①现… Ⅱ. ①张… ②唐… Ⅲ. ①护理学 Ⅳ.
①R47

中国版本图书馆 CIP 数据核字(2018)第 191429 号

现代护理学

XIANDAI HULIXUE

张静平 唐 莹 主编

□责任编辑	李 娴 孙娟娟
□责任印制	唐 曦
□出版发行	中南大学出版社
	社址:长沙市麓山南路 邮编:410083
	发行科电话:0731 - 88876770 传真:0731 - 88710482
□印　　装	长沙雅鑫印务有限公司

□开　本	787 mm×1092 mm 1/16	□印张 34.25	□字数 892 千字
□版　次	2018 年 8 月第 1 版	□印次 2023 年 2 月第 2 次印刷
□书　号	ISBN 978 - 7 - 5487 - 3342 - 3
□定　价	80.00 元

高等医药院校网络教育护理学"十三五"规划教材
编审委员会

本书编写委员会

丛书总主编 唐四元

主　　编 张静平 唐　莹

副　主　编 蔡益民 毛　婷 叶　曼 黄菲菲

编　　者 （按姓氏笔画排序）

毛　婷（中南大学湘雅护理学院）　　　王安妮（中南大学湘雅护理学院）

王文丽（中南大学湘雅二医院）　　　邓小梅（北京大学深圳医院）

印怡臻（湖南省人民医院）　　　　　叶　曼（中南大学湘雅二医院）

左　曼（广东省河源市人民医院）　　吕萌萌（中南大学湘雅护理学院）

李　娟（中南大学湘雅护理学院）　　李小云（中南大学湘雅二医院）

李慧媛（中南大学湘雅护理学院）　　李国平（岳阳职业技术学院）

余小波（九江学院）　　　　　　　　张　杰（中南大学湘雅护理学院）

张　侠（湖北科技学院）　　　　　　张六一（湖南师范大学医学院）

张静平（中南大学湘雅护理学院）　　沈周敏（湖南省人民医院）

金自卫（中南大学湘雅二医院）　　　杨思兰（中南大学湘雅护理学院）

姜　娜（岳阳职业技术学院）　　　　唐　莹（长沙民政职业技术学院）

黄菲菲（福建医科大学护理学院）　　黄海珊（华中科技大学同济医学院

　　　　　　　　　　　　　　　　　　　　　附属同济医院）

蔡益民（湖南省人民医院）　　　　　黎　慧（四川大学华西医院）

丛书前言 ......

20 世纪早期熊彼特提出著名的"创造性毁灭"理论：一旦现有的技术受到竞争对手更新、效率更高的技术产品的猛烈冲击，创新就会毁灭现有的生产技术，改变传统的工作、生活和学习方式。今天，网络技术的影响波及全球，各种教育资源通过网络可以跨越时间、空间距离的限制，使学校教育成为超出校园向更广泛的地区辐射的开放式教育。作为我国高等教育组成部分的远程网络教育，是传播信息、学习知识、构筑知识经济时代人们终生学习体系的重要教育手段。

随着社会的进步，人民大众对享有高质量的卫生保健需求日益增加，特别是目前国内外对高层次护理人才的需求增加，要求学校护理教育和继续护理教育更快、更多地培育出高质量的护理人才。中南大学是国家首批"211 工程""985 工程""双一流"建设高校，湘雅护理学院师资力量雄厚，教学资源丰富，拥有悠久的教学历史和先进的教学方法、设施，在历次国内外护理学科专业排名中均名列前茅。为履行培养高等级护理人才的职责，针对远程教育的教学特点，中南大学湘雅护理学院组织有丰富教学经验的教授和专家编写了这套"高等医药院校网络教育护理学'十三五'规划教材"，包括《护理学导论》《护理学基础》《内科护理学》《外科护理学》《健康评估》《社区护理学》《护理研究》《护理教育学》《护理心理学》《护理管理学》《现代护理学》《护理伦理学》等。

本套教材在编写中根据《国家中长期教育改革和发展规划纲要（2010—2020 年）》和《中国护理事业发展规划纲要（2016—2020 年）》提出的"坚持以岗位需求为导向""大力培养临床实用型人才""注重护理实践能力的提高""增强人文关怀意识"的要求，注重理论与实践相结合、人文社科及护理与医学相结合，培养学生的实践能力、独立分析问题和解决问题的评判性思维能力。各章前后分别列有"学习目标"和"思考题"，便于学生掌握重点，巩固所学知识。作为远程网络教育护理学专业本科层次专用教材，教材内容与丰富的多媒体资源进行了全方位的有机结合，能切实满足培养从事临床护理、社区护理、护理教育、护理科研及护理管理等应用型人才的需求。

由于书中涉及内容广泛，加之编者水平有限，不当之处在所难免，恳请专家、学者和广大师生批评指正，以便再版时进一步修订完善。

唐四元
2017 年 10 月

前　言

　　随着社会的进步及医学科学的发展，护理学科成为与临床医学等并驾齐驱的一级学科，护理学科与其他学科有了更多的互相渗透与融合，护理学领域的新理论、新知识、新技术、新方法也不断涌现并应用于护理实践。一方面极大地促进了护理学科的发展；另一方面也要求护理人员必须接受护理学继续教育，终身学习，不断更新专业知识，以提高业务技能，适应岗位能力要求，满足社会人群的健康需要。我国高等教育重启较晚，临床护理人员的学历多以中专起点为主，因此，通过继续教育，促进护理人员自身职业发展，加速护理专业人才培养与护理队伍建设更显迫切；而针对已具有护理基础知识且临床经验不同层次的护士，如何衔接以往学历教育，使课程内容不重复，并能满足各级护理人员的学习需要，学致以用，则为课程设计的一大挑战。

　　本教材为适应中高级护理人才继续教育及学历教育需要而组织编写，适用于本科生、研究生教育用书。本书分为 11 章，包括护理专业发展、临床护理、护理管理、社区护理、护理教育、护理学理论、与护理实践相关的理论、健康教育等。相较之前的版本，本书有一定的更新变化，体现在三个方面，一是根据护理学科、护理行业发展更替了部分章节，将第六章公共卫生，更新为护理研究；第二章临床护理新增血液净化、静脉治疗、伤口护理，第三章护理管理新增绩效考核内容；第十章除保留原书经典护理理论，增加了 Meleis 的过渡理论、Mishel 疾病不确定感理论、健康赋权理论、UCSF 症状管理理论、科尔卡巴的舒适理论及故事理论；第十一章增加了传播、改变与转移、认知相关理论以及积极心理学相关理论。二是每章节随护理领域动态更新、调整了相应内容，部分章节变化幅度较大，如社区母婴保健、老年护理内容。三是基于学历教育和继续教育双重考量纳入编写内容与呈现方式。

　　本教材作为现代护理学教学内容和护理人员进行继续教育的载体，在编写上仍力争突出以下特点：

1. 前沿性：护理人员知识层次不同，职称不同，需求的知识也不同。临床经验丰富的中高级护理人员作为护理队伍建设的中坚力量，急需了解的是本学科各领域各方面的最新进展，学习在本专业的运用，以及获取与专业发展息息相关的知识与信息。因此，本书在各章节着重介绍了护理新理论、新进展、新理念、新知识、新技术、新方法在国内外的发展与应用现状，如护理管理中介绍了绩效考核、优质护理服务对专业发展的促进；临床护理中介绍了血液净化技术、静脉治疗技术、伤口护理技术在护理实践中的运用；社区护理简述了人口老龄化以及在开放二孩生育政策过程的母婴健康保健、医养结合、长期照护、喘息服务；健康教育中强调了健康科普的重要性、注重护理程序在实践中的应用、关注护理科研对护理学科的促进；重点介绍了护理领域的新理论以及其他学科的新理论在护理学科的应用等。

2. 引导性：21 世纪是一个出于需要必须在整个工作生涯中不断学习的时代，终身学习过程最重要的是培养学习力，可以说学到知识重要，学会学习、学会思考更重要。医学科学领域专业知识更新快，各种新技术、新方法更是日新月异。保持高的学习力，学会学习、有意识地学习是保持护理人才与时俱进的有效方法。因此，本书注重的不是基本知识的灌输，而是引导护理人员对专业发展的探索，学会在学习中通过获得的知识与信息，提出在临床实践中遇见的问题，探索分析问题，进而解决问题。本书大部分章节以综述的形式出现，对专业发展各领域客观现状进行描述，涉及发展中的问题及问题的解决，引导护理人员不断思考、探索此问题，进行再学习获取相关信息与方法，解决问题。

本书全体编者均以高度认真负责的态度参与工作，竭尽所能进行编写，但因能力、水平特别是编写时间短的限制，难免有内容不当之处，尚祈广大师生批评指正，在使用本教材的过程中，提出意见和建议。

张静平　唐莹

于中南大学

2018 年 8 月

目　录

第一章　护理发展概况

学习目标

识记

1. 能列出护理学的任务和护理专业的主要工作范畴。
2. 能叙述健康、护理、整体护理的概念。
3. 能列出国内外护理发展的重要事件。

理解

1. 能简述南丁格尔对护理专业的主要贡献。
2. 能分析中国现代护理学发展三个阶段及其特点。
3. 能解释我国护理发展的方向及护理学科发展概况。

运用

1. 从护理专业的发展趋势，讨论未来护士角色的演变趋势。
2. 通过文献查阅，说明未来国内外护理的发展问题及主要发展目标。

护理学是医学科学中的一门独立学科，是研究维护人类身心健康的护理理论、知识、技能及发展规律的应用性科学。随着人们的健康需求不断增加和变化，护理学从一个简单的医学辅助学科迅速地向更加成熟和独立的现代学科发展，逐渐形成特有的理论和实践体系。

第一节　护理发展史

一、护理学简史

护理学的产生与发展与人类的生存繁衍、文明进步息息相关，并随着社会的演变、科学技术的进步而不断地发展。了解护理发展史，就是为了学习前人的经验与教训，促进护理学科的发展。

（一）人类早期的护理

自从地球上有了人类以后，就开始了原始的医药和护理活动，护理是人们谋求生存的本能和需要。"Nurse"一词来源于拉丁语，原意为养育、保护、照料等意思，后来引伸为照顾老人和患者等弱势群体。

古代医学起源于生活实践，是人类应对生、老、病、死的客观现象，是保护自己、维持生存和繁衍后代的活动。早期的医学与护理是合二为一、密不可分的，"三分治、七分养"就是我国对古代医学与护理学关系所做的高度概括。

（二）中世纪的护理

中世纪的欧洲，由于政治、经济和宗教的发展，战争频繁、疾病流行，对护理工作的发展具有一定的促进作用，以宗教护理、医院护理为主。13—14世纪的罗马在修道院内修建医院收治患者，在这些医院里担任护理工作的主要是修女，她们以良好的道德品质为患者提供一些生活照顾和精神安慰。但多数医院条件很差，管理混乱，导致患者和医务人员的交叉感染率和死亡率很高。

（三）文艺复兴时期的护理

由于欧洲新兴资产阶级对新旧文化知识的研究产生兴趣，促进了文学、艺术、科学包括医学领域的发展。在此期间，各国学者在药物化学、医学解剖、血液循环等方面作出了重要贡献。但由于受宗教改革的影响，社会结构与妇女地位发生了变化，护理工作由新招聘的护理人员担任，她们没有受过专业训练，多数是为了谋生而从事护理工作，致使护理质量大大下降，护理发展进入了长达200年的黑暗时期。

（四）现代护理学的创始人——南丁格尔的贡献

南丁格尔（1820—1910），世界著名的护理专家，近代护理教育的创始人，现代护理学的奠基人。她出生于英国富有的贵族家庭，受过高等教育，精通英、法、德、意四门语言。青年时代经常协助父亲的一位医生朋友护理患者，逐渐对护理工作产生兴趣，并不顾家庭的反对，把解除他人病痛作为自己的崇高理想，立志把自己的一生献给护理事业。

南丁格尔从1837年开始关心医院里的护理情况并产生学习护理工作的念头。1851年在德国的一所医院接受护理训练。1853年，在慈善委员会的资助下，在伦敦哈雷街一号成立了一间看护所，开始施展她的抱负，当时采取的许多措施就令人惊叹。南丁格尔对护理事业的主要贡献有以下三个方面。

1. 改善军队卫生

1854—1856年克里米亚战争期间，南丁格尔率领38名训练不足的"护士"克服重重困难，顶住前线医院人员的抵制和非难，自愿到战地医院护理伤病员，积极改善卫生环境，加强士兵营养，健全医院管理制度。她的服务精神赢得了医护人员的信任和伤员的尊敬，士兵称她是"提灯女神""克里米亚天使"。6个月后，伤病员死亡率从50%迅速下降至2.2%。

2. 创办世界上第一所正规的护士学校

经过克里米亚战争的护理实践，南丁格尔更加深信护理事业是一门科学的事业，护士不仅应该接受严格的科学训练，而且应该是品德优良，有献身精神的、高尚的人。1860年6月，她将英国各界人士为表彰她的功勋而捐赠的22万英镑作为"南丁格尔基金"在英国伦敦的圣托马斯医院创办了世界上第一所护士学校——"南丁格尔护士训练学校"，为护理教育奠定了基础。

经过南丁格尔护士学校严格训练的毕业生受到世界各国的欢迎和聘用，许多优秀者都被英国、美国和亚洲等各国医院聘请去开办护士学校，并成为各国护理学校的骨干。同时，欧美各国也相继成立南丁格尔式的护士学校，学校的课程和组织管理成为许多护士学校的办学模式。护理教育也从学徒式的教育发展成为正式的学校教育。

3. 创建护理理论

南丁格尔一生写了大量的笔记、书信、报告和论著。1856年编写的《健康和工作效率对英国军队医院管理的影响》一文，对英国陆军医院的建设起了很大作用。撰写的《医院札记》和《护理札记》两本书和10011篇论文，均被认为是护理教育和医院管理的重要文献。其中

《护理札记》被称为护理工作的经典之作，被作为当时护士学校广泛应用的教科书。

1910年8月13日，南丁格尔在睡眠中溘然长逝，享年90岁。她毕生致力于护理的改革与发展，为开创现代护理事业作出了超常的贡献，取得了举世瞩目的辉煌成就，成为19世纪出类拔萃、世人敬仰和赞颂的伟大女性。为了纪念她，英国皇室为她授予勋章。1912年，南丁格尔逝世后第二年，在华盛顿举行的第九届红十字国际大会上，正式确定建立国际护理界最高荣誉奖——南丁格尔奖。

二、中国护理学发展史

(一) 中国古代护理

中国是世界上最早的文化发源地之一，中国医药学是独特的、灿烂的科学文化遗产之一。早期的医、药、护一直保持着不分的状态，中医在治病过程中坚持的一个重要原则就是"三分治，七分养"，养即护理，包括改善患者的休养环境和心态，加强营养调理，注重动、静结合的体质锻炼等辨证施护。

明代中药学巨著《本草纲目》的作者李时珍，虽然是位著名的药学家，但他很善于护理，不但为患者开药方，还亲自为患者煎药、喂药。唐代杰出医药学家孙思邈在《备急千金要方》就有"凡衣服、巾、栉、枕、镜不宜与人同之"的隔离措施记载，并创造用葱叶去尖插入尿道，引出尿液的导尿术。宋代《医说》中记有"早漱口，不如将卧而漱，去齿间所积，牙亦坚固"，阐述了口腔护理的方法和作用。明、清时代就有为防治瘟病采用的燃烧艾叶、喷洒雄黄酒消毒空气和环境，用蒸汽消毒法处理传染病患者的衣物等护理技术。这些都说明我国古代医学中包含着丰富的护理理论和护理措施，也是发展具有中国特色护理学的资料宝库。

(二) 中国近代护理

1. 西方近代护理对我国近代护理的影响

我国近代护理学的形成与发展，在很大程度上受西方护理的影响。鸦片战争前后，西方列强侵入我国，西方等国的传教士、医生接踵而来，开办学校和医院。当时医院的环境、护士的服装、护理操作规程、教科书和思想宗旨都带有浓厚的西方文化色彩，护理领导人也都由外国人担任。

1835年，鸦片战争前，美国传教士P. Parker在广州建立了第一所西医医院(现中山大学纪念孙逸仙医院)，在两年后开设了院办的"护士"短训班。

1884年，美国护士兼传教士E. Mckechnic在上海妇孺医院推行现代护理，并于1887年开办第一个护士训练班。

1888年，美国护士约翰逊在福州成立了我国第一所护士学校，首届只招收了3名女生。护士教材、护理技术操作规程、护士的培训方法承袭西方的观点和习惯，形成欧美式的中国护理专业。

1900年以后，全国各大城市(上海、天津、山东、湖北等)开始建立教会医院，并先后在这些医院里开设护士学校，招收初中、高中毕业生，学制3~4年。我国护理专业队伍逐渐形成。

1907年，受美国基督教卫理公会妇女部派遣，信宝珠女士在福州基督教协和医院从事护理指导工作。随后她在1908年的《医学杂志》上刊登了一封"倡议成立中华护士会"的公开信，得到各届人士的热烈响应。

1909年，在美国护士信宝珠的倡导下，中华护士会在江西牯岭正式成立，当时的会长都是由英国或美国护士担任，会员也都是外籍护士。

1911年，美国雅礼学会在湖南长沙创建雅礼护病学校，由美国护士妮娜·盖仪贞担任首任校长，培训护理人员。

1912年，中华护士会成立护士教育委员会，并对全国护校注册。

1914年，我国护士钟茂芳成为第一位被选为中华护士会副理事长的中国护士。钟茂芳将"nurse"创译为"护士"，被沿用至今。

1920年，由中华护士会主办的、中国第一本综合性的护理刊物《中国护士季报》创刊号出版，《中华护士季报》主要报道各地医院的护理工作，护理教育情况和介绍各科护理技术。1931年，更名为《中华护士季报》。第二次世界大战和抗战期间停刊，1947年复刊时，再次更名为《中国护士季刊》。1949年停刊。

1921年，北京协和医院联合燕京、金陵、东吴、岭南大学创办高等护理教育，学制4～5年，其中5年制的学生毕业时可获得护理学学士学位，此为我国高等护理教育的开端。至1953年止，为我国培养了一批高等护理人才。

1922年，我国参加国际护士会。国际红十字会在日内瓦开会，正式接纳中国为第11名会员国。1924年，我国护士伍哲英接任中华护士会理事长。

1925年，中华护士会第一次派代表出席在芬兰召开的国际护士会会员国代表大会。

1934年，教育部成立护士教育专门委员会，规定高级护士职业教育招收高中毕业生，学制3～4年。然而，正式注册的护士学校只有180所，共计培养护士3万多人，远远不能满足亿万人民对卫生保健事业的实际需要。

2. 革命战争时期护理工作的发展

1927年南昌起义后，在井冈山建立了红军医院，并附设看护训练班；之后，又在闽西根据地建立了红四军后方医院，培养了许多医护人员。

1931年底，傅连暲开设了中央护士学校。

1932年，在南京创建了第一所国立中央高级护士职业学校。

1937年在延安开办中央医院、和平医院等，培养了大批护理人员。

1941—1942年，中华护士学会在延安成立分会。党和革命领袖对护理工作的重视和关怀，极大地鼓舞了我军的广大护理工作者，他们浴血奋战、艰苦创业、默默奉献，谱写了永载史册的业绩，在我国近代护理史上留下了光辉的一页。延安分会的成立推动了护理学术和护理质量的提高，促进了中国当代护理学的发展。

至1949年，全国共建立护士学校183所，有护士32800人。

（三）中国现代护理发展

中华人民共和国成立，随着卫生事业的发展，我国护理工作进入了一个新的时期。经历了三个发展阶段。

1. 护理工作规划、整顿和发展阶段（1949年10月—1966年5月）

中华人民共和国成立以后，我国的护理工作开始走上正轨。1950年8月召开第一届全国卫生工作会议，将护理专业定为中等专业教育，纳入正规教育系统。成立卫生教材编审委员会，编写统一的护士教材。特聘卫生部部长李德全和全国妇联主席邓颖超同志为中华护士学会名誉理事长，学会工作从此进入新阶段。1954年学会成立护理学术委员会，《护理杂志》创刊。1958年中华护士学会被吸收为中国科学技术协会成员。1964年，"中华护士学会"更名为"中华护理学会"。

在中华人民共和国成立后的17年中，护理技术得到迅速发展。20世纪50年代初，大力推行"保护性医疗制度"，创造并推广无痛注射法，创立"三级护理"制度、"查对制度"，使护理工作逐步规范化。专科护理技术有重大突破，尤其是烧伤护理、创伤护理、心脏外科护理发展较快。我国第一例大面积烧伤患者邱财康的抢救成功和王存柏断肢再植成功，代表了我国解放初期的护理专业的发展水平，并为护理学从一门技艺向独立学科发展创造了条件。

2.护理工作停滞阶段（1966年5月—1976年10月）

"文化大革命"10年中，中华护理学会和各地分会被迫中止工作，全国大部分护士学校被迫停办，医院护理管理和规章制度遭受破坏，使我国的护理事业在思想建设、组织管理、教育训练、业务技术、学术科研等方面都受到干扰和破坏，导致护理人员短缺和护理质量下降。但广大护理人员仍然坚守岗位，为改善广大农村和社区群众的医疗保健工作做出了成绩。

3.护理工作进入恢复、整顿与再发展阶段（1976年10月以后）

"文化大革命"结束以后，护理工作进入恢复、整顿与再发展时期；改革开放以后，护理事业开始朝着"专业化"方向发展，致力于发展有中国特色的护理事业。

（1）护理教育：1979年，卫生部先后颁发了《加强护理工作的意见》和《关于加强护理教育工作的意见》，从宏观上强化了对护理专业的管理，加速了现代护理学的发展进程。1980年，南京医学院率先开办了我国解放后第一期高级护理专修班。1984年1月12-15日，教育部、卫生部在天津联合召开全国高等护理专业教育座谈会。会议提出要积极开展多层次、多规格的护理教育，并决定在高等医学院校内增设护理专业和专修科，恢复高等护理教育。当年，天津医学院开始招收首批护理本科生，恢复了停办30多年的高等护理教育。同年，卫生部领导成立了高等医学院校教材编审委员会，为开展护理本科教育准备教材，组织编审《护理学基础》《内科护理学》《外科护理学》《妇产科护理学》《儿科护理学》5本教材，由人民卫生出版社出版。1985年，北京医科大学等11所医科大学开始招收护理本科生，一个中专、大专、本科齐全的护理教育体系已初具规模。1987年，北京市开展高等护理专科自学考试，并逐步扩展至全国部分大城市。同年，中华护理学会、卫生部和人民卫生出版社共同组织编审了26个分册的《护士晋升自学丛书》，为具有中专以上文化程度的护士开展自学考试提供教材。1988年，中国人民解放军海军军医学校对全军护士开展护理大专函授教育。1992年，北京医科大学被国务院学位委员会批准为护理硕士授学位权点，面向全国正式招收护理硕士研究生。2004年2月，教育部、劳动保障部、国防科工委、信息产业部、交通部、卫生部等6部委联合行文，提出了加大护理人才培养的力度和高度。2004年7月，国内高等医学院校开始招收护理博士研究生。

（2）专科护理：随着人们对健康和疾病关系认识的不断完善，临床护理工作也发生了根本转变。护理工作除了强调配合医疗执行医嘱外，更重要的是对患者实施整体护理，全面照顾，促进其身心健康。20世纪80年代引进的护理程序和责任制护理，是我国整体护理工作的初始阶段。20世纪90年代，我国引进了先进的、符合人类要求的系统化整体护理模式，在少数医院试点运行。1995年，卫生部通过联合国开发署项目所建立的模式病房和争创三级特等医院，开始了有组织的整体护理模式的试点工作。1996年8月，卫生部成立了"全国整体协作网"，推动了整体护理工作的开展，将护理程序贯穿到护理业务和护理管理的各个环节，同时，随着国际交流的增多，新技术、新设备的应用，我国的专科护理水平有了明显提高。

（3）护理管理：护理管理体制逐步完善，管理水平明显提高，建立健全了护理指挥系统和各种护理制度、质量标准、操作规范等。1979年，国务院批准卫生部颁发的《卫生技术人员职称及晋升条例》明确规定了护理人员的专业技术职称。为加强对护理工作的领导，1982年卫生部医政司成立护理处；各医院重建护理部，使新形势下的护理工作得到加强；护理队伍不断壮大，有力地配合了医疗、预防、康复、教学和科研工作的开展。1993年3月，卫生部颁发了我国第一个关于护士执业和注册的部长令和《中华人民共和国护士管理办法》。1995年6月，在全国范围内首次开始护士执业考试，考试合格获得执业证书者才能申请注册，护理管理工作开始走上法制化的轨道。

（4）护理科研与学术交流：积极开展学术科研活动，出版学术刊物。1977年以来，中华护理学会和各地分会先后恢复。1979年《护理杂志》复刊，1981年改名为《中华护理杂志》，并陆续发行了《国外医学护理学分册》《实用护理学杂志》《解放军报护理杂志》《护士进修杂志》《护理研究》等20多种学术刊物。全国性的护理学术研讨会、各种类型的学习班日益增多，国际间护理学术交流不断扩大。一些高等护理教育机构或医院设立了护理研究所或研究中心，为开展护理科研提供场地和条件。

2011年3月8日，国务院学位办颁布了新的学科目录设置，其中护理学从临床医学二级学科中分化出来，成为一级学科，为护理学科的发展提供了更大的发展空间。

第二节　护理学的概念、内容与范畴

一、护理学概念的形成与进展

医疗护理活动是人们谋求生存的本能和需要，是人们防病治病的需要。一个人从生到死，不论是健康还是生病，都需要医生、护士等专业人员的关怀和照顾。

护理作为动词是护理患者，反映护理的实践性；作为名词是精细护理，反映护理的学科性。由此可见，护理作为一门学科和一种专业实践是紧密相关的，既有关怀照顾的专业实践，也有真诚服务的理念和责任，是建立于学问、理想和理论基础之上的一门独立的学科。

随着社会的进步和医学的发展，护理的定义也在变化。人们根据不同时期国家的体制以及社会的需求赋予护理不同的定义，不同的护理理论家和护理组织对护理所下的定义也不相同。

（一）护理

护理的概念是随着护理科学的不断变化而发展的，在各个不同历史时期有不同的解释：1859年，南丁格尔认为护理担负着保护人们健康的职责以及护理患者使其处于最佳状态。1957年，库鲁特认为护理是对患者加以保护和教导，以满足患者不能自我照料的基本需要，使患者舒适是其重要的一点。1959年美国护理专家韩森认为护士独特的职责是帮助患者与健康人保持或恢复健康。1970年，玛莎·罗格认为护理是协助人们达到其最佳的健康潜能状态。护理的服务对象是所有的人，只要是有人的场所，就有护理服务。

1973年，国际护士协会(International Council of Nurses, ICN)对护理的定义是：护理是帮助健康人或患病的人保持或恢复健康（或平静地死去）。

1973年，美国护士协会(American Nurses' Association)对护理的定义是：护理实践是直接服务并适应个人、家庭、社会在健康或疾病时的需要。

1978年，费金认为护理的定义包括促进和维护健康、预防疾病、照料在严重患病期间的人，帮助其康复。

2004 年，香港理工大学和中华护理学会将护理定义为：了解个人健康状况的动态变化，对所出现的健康问题进行辩证、准确施护，帮助个人掌握健康知识，从自身状况出发，防治疾病，增强对疾病的应对及适应能力，达到身心最佳状态。

(二) 护理学

目前国际上对护理学还没有统一公认的标准定义。1980 年美国护士协会对护理学的定义是：护理学是诊断和处理人类对现在的或潜在的健康问题产生的反应。1981 年，我国著名学者周培源认为：护理学是社会科学、自然科学理论指导下的一门综合性应用科学。1986 年，时任卫生部副部长顾英奇在全国首届护理工作会议上指出：护理学就是研究社会条件、环境变化、情绪影响与疾病发生、发展的关系，对每个患者的具体情况进行具体分析，寻求正确的护理方式，消除各种不利的社会、家庭、环境、心理因素，以促进患者康复。1992 年，《现代护理学辞典》中指出：护理学是以基础医学、临床医学、预防医学、康复医学以及相关的社会科学、人文科学等为理论基础的一门综合性应用学科，属医学科学的重要组成部分。我国护理专家林菊英说："护理学是一门新兴的、独立的学科，护理理论逐渐自成体系，有其独立的学说和理论，有明确的为人民服务的职责。"随着社会和医学科学的发展，特别是人类对客观世界的认识不断深化，对护理学的认识将日趋确切和更符合护理本身的基本规律。

(三) 护理学概念发展的三个阶段

1. 以疾病护理为中心的阶段(1860 年—约 20 世纪 40 年代)

17 世纪以来，在自然科学的基础上，随着生物学的发展，人们对健康与疾病的关系有了新的认识，普遍认为身体没病就是健康。主要从人体的结构、器官、细胞甚至分子水平上寻找致病因素和防治方法，护理工作的任务是协助医生诊疗，清除患者身体内的"病灶"，使其恢复功能；护理服务的方式是执行医嘱，完成各项护理操作规程；护士是医生的助手，甚至是医院的佣人；护理学还没有形成自己独立的科学理论体系，仅局限于对各种疾病的护理操作程序和规范。

"以疾病护理为中心的阶段"是护理学发展过程中的重要阶段。在这个阶段，由于医护工作的明确分工初步形成了护理职业，并在长期的护理实践中，锻炼和培养了一支护理专业队伍，积累和形成了一套护理技术操作规程，从而构成了现代护理学的基本内容。

2. 以患者为中心的阶段(约 20 世纪 40 年代—70 年代)

第二次世界大战以后，科学技术飞速发展，疾病与健康的概念发生了巨大变化，人们开始重新认识人类健康与心理、社会环境的关系。1848 年，世界卫生组织提出：健康不但是没有疾病或缺陷，而且是身体、精神和社会的完好适应状态。1977 年，美国医学家恩格根据一系列的研究结果，提出了新的"生物—心理—社会"医学模式，引发了医学科学的根本变革。

新的医学模式也拓展了护理学的实践、研究领域，提出了以系统论为基础的护理程序，即强调以患者为中心的宗旨，运用护理程序为患者提供整体护理。护士与医生的关系转变为合作关系，护士与患者的关系更加密切，护士角色也从单纯的照顾者拓展到教育者、管理者、研究者等；护理研究的领域开始扩展，增加了生理、心理和社会因素对疾病影响以及对"人"的研究内容。开始强调以人为本的护理理念，重视人的个体需求和个性特征。

3. 以健康为中心的阶段(约 20 世纪 70 年代—现在)

以健康为中心的护理阶段，反映了人类健康需求的提高和增强，是护理工作职能的进一步扩展和深化，是护理学发展的一个新的阶段和趋势。

由于疾病谱、死因谱的变化，与人们心理、社会活动有关的疾病开始严重影响人们的生活质量，人人享有健康保健的新观念逐渐形成。以患者为中心的护理已不能满足整个社会人群对卫生保健的需求。

以健康为中心的护理阶段，护理实践和护理理论都发生了巨大的变化，护理工作也开始表现出特有的作用：护理工作从附属于医疗的技术性职业转变为较为独立的为人类健康服务的事业；护理服务范围扩展到健康和疾病的全过程；护理服务的对象不仅包括患者，还包括健康人及有"健康问题"的人；护理工作场所从医院到家庭、社区，到所有有人的地方；根据不同人员制定不同的护理工作任务；概括地说，现代护理学是为人类健康服务的；是以基础医学、临床医学、预防康复医学以及社会科学和人文科学相关的综合应用学科；是科学、艺术和人道主义的结合。

二、护理工作内容与范畴

（一）护理学的任务

我国新时期卫生工作的方针：以农村为重点，预防为主，中西医并重，依靠科技与教育，动员全社会参与，为人民健康服务，为社会主义现代化建设服务。这就要求护士不仅要在医院内为患者服务，还应走向社区、社会，为健康人群提供保健服务，帮助患者和健康人群解决与健康相关的问题。

1. 减轻痛苦

减轻痛苦是护士的基本职责和任务。

2. 维持健康

通过护理活动帮助服务对象增强自理及自护能力。如进行健康教育，帮助恢复功能锻炼等。

3. 恢复健康

恢复健康是在人们患病或有健康问题后，帮助他们改善健康状况。

4. 促进健康

促进健康是帮助人们获取在维持或增进健康时所需要的知识，帮助人们维持最佳健康水平和健康状态。

（二）护理学的范畴体系

1. 护理学的理论范畴

（1）护理学的研究对象：护理学的研究对象是随学科的发展而不断变化的。由于研究对象是在一定历史条件下的护理实践基础上所形成的，所以又具有相对的稳定性。

（2）护理专业知识体系的建立与发展：专业知识体系是专业实践能力的基础，是在一定历史条件下形成的，只有在实践中发现旧理论无法解释的新问题、新现象时，才会建立和发展新理论。

（3）护理学与社会发展的关系：是研究护理学在社会中的作用、地位和价值，社会对护理学的影响，社会发展对护理学的要求等。

（4）护理分支学科及交叉学科：护理学与哲学、伦理学、心理学、美学、教育学、管理学等多学科的相互渗透，在理论上的相互促进，在方法上的相互启迪，在技术上的相互借用，形成了许多与护理学科交叉的相关学科，促进了护理学科的发展。

2. 护理工作的内容

（1）临床护理：临床护理包括基础护理和专科护理两个方面。

基础护理：是各专科护理的基础，主要是满足患者的生理、心理、社会等各方面的需要和疾病治疗与康复需要的护理技术操作技能。

专科护理：以护理学及相关医疗专科理论、知识、技能为基础，结合专科患者的特点及诊疗要求，为患者提供的护理。

（2）社区护理：借助有组织的社会力量，把公共卫生学和护理学技能相结合，以社区人群为服务对象，对个人、家庭和社区提供促进健康、预防疾病、早期诊断、早期治疗、减少残障等服务，提高社区群众的健康水平。

（3）健康教育：健康教育是护理工作不可缺少的重要内容。护士可以通过信息传播和行为干预，针对不同人群宣传有关预防疾病，促进健康，有效康复以及自我保健的知识，帮助个体或群体掌握卫生保健知识，树立健康观念，自觉采纳有利的健康行为和生活方式。

（4）护理教育：以护理学和教育学为基础，有目的地培养合格的护理人才，以保证护理专业适应未来需要。护理教育包括基本护理教育、毕业后护理教育和继续护理教育三种形式。基本护理教育包括中等专业教育、专科教育和本科教育三个层次。毕业后护理教育包括研究生教育和规范化培训。继续护理教育是为从事护理工作的在职人员提供学习新理论、新知识、新技术和新方法的终身教育。

（5）护理管理：是运用管理学的理论和方法，对护理工作的诸要素进行管理，以提高护理工作的效率和质量。

（6）护理研究：是用科学方法去探索未知，回答和解决护理领域的问题，并将研究结果直接或间接地用于护理实践。护理人员有责任通过科学研究的结果改进护理方法，推动护理学的发展。

（三）整体护理的概念

整体护理的思想是护理学的基本框架之一，始终贯穿于研究和发展护理理论以及相关护理概念的过程，是现代护理学的一个重要标志。

整体护理思想是现代护理理论的重要指导思想，也是我们解决复杂的健康保健问题的指导思想。主要包括人、健康、环境和护理四个最基本的概念。

1. 整体概念的起源

整体护理译自英文 Holistis Nursing，源于希腊文，意为"全体论的、以人的功能为整体论的"。整体的概念最早可追溯到古代东方的文化和医学思想，如我国中医理论中将人的健康看作是"阴""阳"平衡、"五行"运转顺畅的结果等都是整体观的体现。

整体护理的概念是在 20 世纪 20 年代正式提出的。1926 年，南非学者 Jan Smuts 在其著作《整体与发展》中正式使用了"整体"这一个新词，并详细阐述了整体的概念、强调在社会各个领域中运用整体理论的重要性。

整体是指按一定方式、目的有秩序排列的各要素的有机集合体。主要强调两个方面：一是组成整体的各要素相互作用，相互影响，任何一个要素发生变化，都将引起其他要素的相应变化；二是整体所产生的行为结果要大于要素单独行为的简单相加。由于人是生活在复杂社会中的有机体，其思想、心理、行为都与周围环境有着密切的联系，护理工作中不仅要重视机体的局部病变，还应关注外部环境对人体的影响作用。

1948 年，世界卫生组织提出健康的新定义："健康不仅是没有疾病和身体缺陷，还要有完整的生理、心理状态和良好的社会适应能力"，更进一步激发了人们对心理、社会因素的研究兴趣。

20 世纪 60 年代，美国《整体人理论》的倡导者、护理理论家 Matha Rogers 明确提出护理应重视人是一个整体，除了生理因素外，心理、社会、经济等因素都有会影响人的健康和康复程度。之后，"整体护理"一词正式出现在许多护理期刊上，并为护理同行认同。1977 年，恩格尔的"生物—心理—社会"医学模式的提出，更进一步强化和加深了护理界对整体护理的认识。

我国是在 20 世纪 80 年代初正式将整体思想引入现代护理学，20 世纪 90 年代初在世界卫生组织和国外护理专家的亲临指导和帮助下，引入整体护理模式，并在少数医院试点与实践。1995 年，卫生部通过联合国开发署项目所建立的模式病房和争创三级特等医院，开始了有组织的整体护理的试点工作，1996 年 8 月，卫生部成立了"全国整体协作网"，推动了整体护理工作的开展，从根本上使护士摆脱了临床工作中只靠医嘱加常规的被动局面，将护理程序贯穿到护理业务和护理管理各个环节中，促使护理质量整体提高。

2. 整体护理概念

"整体"就是把疾病与患者视为一个整体；把生物学的患者与社会心理的患者视为一个整体；把患者的物质生活与患者的社会文化生活视为一个整体，即患者是具有生理、心理、社会文化生活等全面需求的整体人。

整体护理就是以整体人为中心，以护理程序为基础，以现代护理观为指南，实施身心整体护理。主要包括以下三个方面：

（1）人在成长与发展过程的各个阶段的护理——成人的疾病护理、青少年的健康保健、母婴保健、老年护理和临终关怀等。

（2）关注人的健康与疾病全过程的护理——健康促进、健康教育、健康维护、疾病预防和疾病康复。

（3）为整个人群提供护理服务——从医院走向社区，从病房发展到家庭，从个体扩大到人群，以提高社会整体的健康水平。

我国推行的系统化整体护理内容主要表现在：以生物技术医学为指导的对各种疾病的技术护理，以心理、行为医学为指导的对患者的各种心理护理和以社会医学、生态环境医学为基础的对患者健康的指导与管理。护士必须从患者的身、心、社会和文化等方面全面考虑患者的健康问题及护理措施。

3. 实施整体护理的措施

（1）护理服务方法：①预防性的护理活动：提供安全的住院环境，为孕妇提供营养知识，为婴幼儿实施计划免疫；②养育性的护理活动：为患者提供日常生活护理，为休克患者输液，给临终患者的家庭提供支持；③促进发展的护理活动：通过创造性的护理措施，帮助服务对象、家庭和社区增强自理能力。

（2）护士应具备的知识和能力：①成长与发展的知识：能应用心理社会、认知、道德成长发展理论，识别护理服务对象的发展阶段，并根据其特点实施护理措施，预测潜在的成长发展问题；②人基本需要的知识：识别未被满足的需要，提供护理帮助；③应激与适应的知识：评估服务对象的应激水平，并教育人们评估自身应激水平的方法，指导运用各种应对方式减轻压力；④有关生活方式的知识：护士自己首先要采取健康的生活方式，并通过健康教育等方法改变服务对象的不良生活方式；⑤教与学的知识：应用教与学的原理与方法，使患者改变健康观念，采取促进、维持和恢复健康的行为；⑥沟通能力：能运用良好的沟通技巧提供高质量的护理服务，并与其他保健人员进行有效合作；⑦解决问题的能力：识别和处理人的健康问题是护士的基本素质；⑧领导的能力和变革的思想：护士在与其他健康保健服务者的合作中将发挥更大的协调、管理和领导作用，并能对社会健康需求的趋势有所预测，以改革护理服务方法，适应社会发展。

（3）整体护理模式病房建设的主要内容：①制定指导临床实践的护理哲理；②制定护士的职责条文和评价标准；③制定病房护理人员的组织结构；④制定护理业务品质保证和评价系统；⑤设置各种护理表格；⑥编制《标准护理计划》和《标准教育计划》；⑦建立健全医院的各种支持系统，承担起非专业性、非技术性、常规性的工作，如药物分发、物品供应、联络通讯、标本送检、物品管理、设备保养等，使护士从大量的非专业性工作中解放出来，增加直接护理患者的时间，以提高护理工作的质量。

4. 护理诊断的形成与运用

由疾病、心理、家庭、社会等因素造成影响患者健康的实际存在和潜在的问题和表现。包括：问题（problem）、病因（etiology）、症状和体征（signs and symptoms），简称 P. E. S 公式。问题（P）是指存在或潜在的健康问题，这些问题是能通过护理措施解决的；病因（E）是存在和潜在健康问题产生的原因，根据不同的原因，采取不同的护理措施；症状和体征（S）是指存在或潜在的各种表现。如医疗诊断是肺气肿，护理诊断则是活动无耐力与活动后缺氧有关。对护理诊断的进一步研究，有利于促进护理学的进一步发展。

第三节　护理专业发展与影响因素

一、影响护理专业发展的因素

护理专业的形成和发展与人类文化、科学进步息息相关，并深受社会变迁的影响。社会和科学技术的进步，经济的发展，人口结构的变化，人们对健康概念的重新认识、新的社会文化问题以及疾病谱的改变等因素都影响着护理专业的发展。注重生物因素和躯体变化的生物医学模式被"生理—心理—社会"医学模式替代。护理如何适应医学模式的转变，现代科技与护理发展有什么关系，影响护理事业发展的因素是什么等成为护理专业人士研究的主要内容。

（一）科学技术的发展

现代科学技术的进步推动医学和护理学的发展。

（1）抗生素的发现和使用，其他各种化学药物和治疗手段的广泛应用，极大地降低了患者的死亡率和疾病的发病率。

（2）公共卫生的发展与预防接种等防病措施的普及，有效地控制了急、慢性传染病的发病率，如天花、麻疹、流行性脑膜炎等的预防。

（3）免疫学和生物技术的进展，使 20 世纪末的最后 10 年被认为是"疫苗十年"，许多新型疫苗正在研制开发，如防治 SARS 疫苗已正式在人体进行，北京大学的学生成为第一位接受人体试验者；接种防治癌症疫苗预防癌症将成为现实。

（4）大量先进技术和仪器的应用，提高了临床诊断、治疗和护理的水平。

（二）医学模式的转变

20 世纪 40 年代以前的生物医学模式，护理工作只重视患者的局部生理、病理反应，忽视精神、心理、社会等对疾病的影响，从而出现护士关注的只是患者的疾病，而不是有情感、有尊严、需要与人交往、需要自我实现的患者。

20世纪70年代后，随着精神病学、心理学、社会学、行为医学等学科的迅速发展，人们逐步开始重视心理和社会环境因素对健康的影响。同时，疾病谱的改变，人们健康观念的变化，促使医学模式开始向"生物—心理—社会"医学模式转变。新的医学模式对护理学的发展影响极大，首先使护理学的指导思想和一些基本概念发生转变。

1.有关人的概念

护理的服务对象不仅仅是"生物的人"，而是有精神、有情感、有思想、有尊严的"社会的人"，整体的人。护理工作应该充分调动每个人的主观能动性，通过健康教育等方式，丰富人的健康知识，增强自理能力。

2.有关环境的概念

人的环境包括内环境和外环境。内环境指人的生理、心理、思维、思想和社会等方面。外环境是由自然环境和社会文化环境组成。人的内外环境之间持续进行着物质和能量的交换和相互作用。

如患者因为长期抽烟，导致机体内环境发生病理变化——肺癌，患者被收治入院，在住院期间，富有临床经验的医生、技术娴熟的护士，以及舒适的住院环境、恰当的健康教育等均可成为对患者内环境产生影响作用的外环境，促使患者不良的内环境向有利的内环境转变。护士的职责就是努力为服务对象创造良好的自然和社会环境，引导和改善服务对象不良的内环境。

3.有关健康的概念

健康是医学中最基本的概念之一。过去认为，人体各器官系统发育良好、体质健壮、功能正常、精力充沛，并具有良好劳动效能的状态即为健康。而需要服药治疗或住院就是患病。世界卫生组织对健康的定义是："健康不仅是躯体没有疾病，还要有完整的生理、心理状态和社会适应能力。"这个定义说明健康理念应包括三个主要因素，即生理、心理、社会三个方面的完好状态。健康是动态的，是因人而异的，是受年龄、文化背景、社会地位、既往经历和心理状态影响的。每个人的健康观念都不相同，每个人每个时期的生理变化和健康状态也是不相同的，不同时期有不同的健康标准。护士的职责就是帮助人们树立正确的健康观，增强抵抗疾病的能力和战胜疾病的信心，使处在不同阶段的人们，能够采取适当措施，保持个体处于最佳状态。"健康中国2030"规划纲要，提出坚持预防为主，推行健康文明的生活方式，以普及健康生活、优化健康服务、完善健康保障、建设健康环境、发展健康产业为重点，把健康融入所有政策，加快转变健康领域发展方式，全方位、全周期维护和保障人民健康。

4.有关护理的概念

我国护士将护理概念理解为了解个人健康状况的动态变化，对所出现的健康问题进行辩证、准确施护，帮助个人掌握健康知识，从自身状况出发，防治疾病，增强对疾病的应对及适应能力，达到身心最佳状态。在探讨护理的特点时，我国护士将护理的认知概括为情、理、知、行四个方面："情"表现为护患关系，重点在于提升护士的照顾意识，体察患者的痛苦，做到想患者之所想，急患者之所急；"理"在于尊重生命、尊重人的尊严和服务精神，重点在于对道德价值的探求和验证，以培养护士的道德情操、伦理思想和临床思维判断能力；"知"是由实践而获得的学问和技能，重点在于强化护士的专业知识意识；"行"是致力于促进和改善人们的健康，是情、理、知的体现，是将知识、经验、情感和理性思维汇集于一体，用心血和爱心为人类生、老、病、死提供服务。

（三）疾病谱的变化

随着我国社会经济的发展和医疗卫生的进步，人们生活的改善和生活方式的变化，我国的疾病谱正在发生变化。

1.发病率和死亡原因的变化

由于抗生素和疫苗的应用、人口老龄化的出现、生活和工作方式、心理状态、环境污染和职业危害等因素的影响，急性、传染性疾病逐渐减少，与心理、社会因素关系密切的心脑血管疾病、恶性肿瘤、糖尿病、遗传性先天性疾病等慢性非传染性疾病的发病率、病死率逐步升高，并成为死亡的主要原因。目前，冠状动脉粥样硬化性心脏病、脑卒中、下呼吸道感染、慢性阻塞性肺疾病等排在前列。

2.致病因素的变化

近 20 年的研究证明：环境因素、生活方式、遗传性因素和医疗卫生服务方式等与人的健康有密切关系。统计资料表明，威胁人类健康的主要疾病 10% 是由生物因素引起，10% 与遗传因素有关，30% 起源于环境因素，而 50% 与不良生活方式有关。

（1）环境因素（30%）：由于工业化和生态破坏引起的环境污染加重，环境危害带来的健康问题日益突出。

（2）不健康的生活方式（饮食结构不合理、吸烟、过量饮酒、缺乏锻炼、滥用毒品）对人体健康的影响越来越明显，是引起多种慢性疾病的最主要原因。WHO 报道，1998 年全世界至少有 350 万人由于吸烟和患与烟草有关的疾病而导致死亡。2014 年，中国消费的卷烟量占世界的 44%，比排名之后的 29 个国家的消费总量还要多；2015 年，中国约有 3.15 亿吸烟者，占成年人口的 28%，所有成年男性的半数以上均吸烟；烟草给中国人的健康造成巨大损失，至少半数吸烟者可能会因吸烟而死亡。

（3）公共卫生和社会问题：导致一些新的传染病正威胁着人类的健康（药瘾、性病、精神障碍、艾滋病等），患者数明显增加，自 1994 年以来，我国艾滋病流行正进入快速增长期，成为重要的公共卫生问题和严重的社会问题。2003 年春季在我国北京、广州、山西、香港，以及新加坡、加拿大等地流行的 SARS，传染性强、感染率高、病死率高、无特效治疗方法，使护理工作面临着巨大的挑战。因此，采用生理、心理、社会、行为等多种预防及控制的方式进行综合防治，是医学界的主要研究内容，也是护理工作者应努力的方向。

3.对健康教育的需求

健康教育滞后是我国人群生活方式疾病增多的根本原因。紧张的生活节奏和激烈的工作竞争会对人的心理造成巨大压力，带来许多心理社会问题，心理障碍和情感障碍的患者人数逐年增多，自杀率增高，而这些健康问题是可以通过有效预防措施避免发生或减少发生的。健康教育能够帮助人们改变不正确的健康观念；改变不良的生活方式；增强自理知识和能力，提高预防、治疗、护理和康复的知识等。

健康教育的对象是患者、患者家属、社区人群等。护士是健康教育中的关键角色。开展健康教育是护理工作的重要任务之一。通过健康教育，帮助人们改变不良的生活方式，保持良好心态和采取健康的生活方式，使因生活方式引起疾病的发病率下降，同时也可节省医药开支。

（四）不同人群健康需求的变化

1.人口老龄化

截至 2017 年年底，我国 60 岁及以上老年人口有 2.41 亿人，占总人口 17.3%。我国从 1999 年进入人口老龄化社会到 2017 年，老年人口净增 1.1 亿，其中 2017 年新增老年人口首次超过 1000 万，预计到 2050 年前后，我国老年人口数将达到峰值 4.87 亿，占总人口的 34.9%，老龄人口的绝对数占世界第一，随着老龄化、高龄化接踵而至的是慢病化、失能失智化，医疗照护需求剧增。2016 年，我国人口男女出生期望寿命分别达到 75 岁和 78 岁，2018 年社会人口老龄化被列入国情教育，全国老龄办等 14 个部门联合印发了《关于开展人口老龄化国情教育的通知》。

2. 妇女儿童的健康需要

据世界卫生组织报道，2015 年，估计有 30.3 万名妇女死于与妊娠或分娩有关的并发症。曾经我国一些边远、贫困地区由于医疗条件差，孕产妇死亡率约达 61.9/10 万，而发达国家的孕产妇的死亡率约为 12/10 万。随着社会经济发展以及计划生育政策的实施，我国妇幼保健工作日益受重视，工作成效显著，2017 年我国孕产妇死亡率降至 19.6/10 万，婴儿死亡率降至 0.68%。而二胎孩生育政策的开放，相关高龄产妇、婴幼儿保健、产后康复等方面护理工作不断面临挑战。

3. 人口集中于城市

广大农村缺医少药问题一直存在，我国目前卫生工作遇到的新问题是城市化速度增快，由农村移向城市或城镇过程中大量流动人口的健康保健服务工作。

4. 对预防保健需求的增加

社会主义现代化建设的目标是"人人享有卫生保健，不断提高全民族的健康素质"。随着文化、生活水平的提高，人们不再满足于温饱和身体没有疾病，而是希望提高生活质量，获得身体、心理、社会各方面的健康，更好地应对现代社会的压力。因此，对相关的预防保健知识需求量增加，要求扩大护理工作的范围和提高护理服务的质量。

（五）消费者运动与医药卫生改革

20 世纪 60 年代末期，美国开始兴起消费者运动，公众开始监督产品和服务质量，并向医疗卫生行业发展，健康保健也被作为一种市场。

患者作为消费者，有权利选择和监督健康服务机构。目前，美国的医疗消费者协会已参与到各种健康服务的过程中，主要工作内容是控制医疗费用上涨；制定健康保健计划；参与各种专业注册机构的工作等。随着我国社会主义市场经济体制的逐步确立，国有企业改革的不断深化，医疗保险制度的普及，患者作为消费者的自我保护意识逐步开始向医药卫生行业渗透。2009 年，我国开始全方位地深化医药卫生体制改革，建立了城乡居民基本医疗保险制度，使城乡居民的基本医疗保障水平不断提高，推动了医药卫生事业的发展。以上这些变化对护理事业发展也有极大的促进作用。

二、护理专业角色的发展

护理专业人员从"前专业"的家庭照顾者成为高层次技能型应用人才。护士的专业角色正在发生着重要变化。

（一）护理的专业特征

1. 为人类和社会提供健康服务

护理是利他的活动，护理的目的是预防疾病，延长生命，提高生命质量，减少死亡，增进人类身心健康。

2. 具有独特的知识体系

20 世纪 70 年代，护理独特理论开始形成，并逐步发展和完善，为护理实践提供了理论框架。越来越多的护理学者应用科研的方法阐明和检验护理概念及其相互关系，使理论对护理实践具有更强的预测性和控制性。

3．具有专业知识

作为一名专业人员，需要具备较深厚的专业基础知识和技能水平。护理教育的开展，使护士能够在就业前具备专业所需的知识和技能，达到一定的专业标准。同时，在护理实践中，护士可以通过继续教育更新知识。

4．具有自主性

护理专业组织和团体不断扩展，在支持和保证实施高标准的实践活动和促进专业发展中起到越来越重要的作用。如我国的中华护理学会，积极参与制定有关护士方面的相关政策、法规和专业标准，以监控护理专业活动，加强护士管理；同时，为广大护理人员提供教育机会，争取应有的权利和地位；增强了护士的自主性。

5．具有伦理准则和道德规范

护理伦理准则和道德规范是护士工作中的指南。

国际护理学会提出的护理伦理准则：护士的职责是促进健康、预防疾病、恢复健康和缓解疼痛。护理的需求是广泛的，护理中蕴含着尊重人的生命、尊严和权利。随着医学科学的发展，护士将面对更复杂的伦理问题。

6．把本专业作为终身的事业

护理工作者应该具有不断追求的精神，通过各种教育机会提高学历，增加和更新专业知识，把促进护理学发展作为自己终生的目标。

（二）传统的护士角色

在护理发展的历史进程中，传统的护理工作被人们认为是简单地照顾患者，他们不需要专门的训练即可胜任，护士的形象也是原始和单一的。

1．民间形象

单词"nurse"的原意是给小孩喂奶，包括体贴、保护和照顾的含义。

2．宗教形象

在宗教观的影响下，基督教徒们认为照顾患者与拯救人们的灵魂一样重要。因此，在中世纪的欧洲，照顾患者的工作主要由修女担任。

3．仆人形象

仆人的形象起源于16世纪至19世纪，是护理史上的最黑暗时期。护理工作主要由出身卑微、贫穷，甚至道德不好的妇女担任，因此护士被看成是仆人。

传统的护理处于医疗的从属地位。护士只是简单地执行医嘱，提供生活照顾，是医生的助手，处于医疗工作的辅助地位。

（三）现代护士的专业角色

现代护理为适应社会发展和人们的健康需要，护士角色范围扩大，由单一的照顾角色向复合的独立角色转化。如何在新形势下做好角色和意识的转变，是护理人员面临的课题。现代护士角色应该具有以下七个方面的特色：

1．提供照顾者

提供照顾是护理最基本的功能，也是其他护理角色的基础。当患者因某种原因不能满足自己的基本需要时，护士通过评估患者的需要，采取有效的护理措施来满足患者的需要，促进疾病的康复，达到良好的身心状态。

2．决策者

在贯彻护理程序过程中，护士除了执行医嘱，还应对属于护理范围的，能在护理方面解决的问题负责作出决策，并采取相应的护理措施。

3．管理者

每个护士都应有管理的能力。根据患者的情况进行合理的安排，包括入院介绍，饮食指导，物品管理，病房陈设等。

4．教育者

对患者进行健康教育是护士的重要职能之一。只有患者掌握了有关预防、治疗以及自我照顾的知识，才能达到更高的健康水平。进行健康教育要因人而异，注意了解效果，不要流于形式。护士可以在学校、医院、家庭和社区等各种场所行使教育职能。

5．咨询者和顾问

（1）咨询者：护士应运用治疗性沟通技巧，与患者、家属、医生和其他保健人员进行有效沟通，鼓励服务对象表达心理上的不适及疾病与健康中存在的问题等，提供有效护理。护士是"健康中国"的主要力量。

（2）顾问：护士应帮助服务对象预防疾病，恢复健康。如帮助糖尿病患者学会监测血糖、控制饮食、了解低血糖的临床症状、掌握预防并发症的措施等。

6．合作者和协调者

现代护理学要求护士与服务对象、家庭以及其他健康专业人员紧密合作，以更好地满足患者的需要。包括协调患者与医生、营养师和康复技师、其他护理人员之间的关系等，重要的是让患者直接参与到治疗与护理过程中去，并指导、帮助、组织各类人员为患者提供服务。

7．患者利益的维护者

护士作为患者利益的维护者，有责任帮助患者理解从其他健康服务者处获得信息，补充信息，并保护患者的利益和权利不受损害。

8．研究者和改革者

在原有的基础上努力发展新理论、新技术，积极开展科学研究和高等护理教育，更好地服务于临床实践，以适应医学科学发展的需要。

（四）护士专业角色的扩展

1．护理教育者

护理教育者主要在护理学院（校、系）、护士继续教育培训部门、患者健康教育服务中心工作；护理教育者应经过高等护理教育，具有扎实的理论知识，丰富的临床实践经验和专科护理知识。

2．临床护理专家

临床护理专家是在护理的某一专科领域工作，具有丰富的专业知识和技能的护士。

3．助产士

助产士是具有护理和助产知识的护士，能够在社区独立为家庭提供产前、产中和产后及新生儿的护理，也包括一些妇女保健工作、计划生育以及处理一些较轻的妇科疾病。

4．开业护士

开业护士必须经过专门训练或具有护理硕士学位。主要是为各年龄组的个人及家庭提供有关信息，协助作出重要的健康决定和选择有益的生活方式，能独立诊断和治疗常见疾病。

5. 护士麻醉师

护士麻醉师受过麻醉专门知识训练的注册护士，在具有丰富经验的外科麻醉医师的指导和监督下从事外科麻醉工作。

6. 护理管理者

护理管理者专门从事护理管理工作。具有相关的护理和管理硕士两种学位。负责财务预算、人员招聘与安排、制定机构的工作计划、进行护士培训、参与卫生保健方针政策的制定、促进医疗保健制度的改革等工作。

7. 护理研究者

护理研究者是专门从事护理研究的人员。要求具有博士学位，有较强的科学研究能力。能够进行护理理论的验证研究，适应医学科学发展的需要。

8. 个案管理者

为患者提供从患病到恢复健康全过程的照顾，帮助患者顺利从一个健康机构转达到其他场所，可以由护士担任，但应具有某一特殊领域的专业证书或学位，有较强的沟通能力和合作能力。主要参与患者及其家属每一阶段的护理活动等工作，帮助服务对象降低医疗费用，促进与所有健康保健服务者的合作，有效、合理地利用社区服务资源，增加对患者患病过程的持续护理，最终促进患者和家庭独立地应对生活。

随着医学科学的发展，护士的专业角色还在进一步扩展，如造口师的出现。在发达国家，护士的社会地位和形象也正在发生变化。

（五）专业护士特征

随着护理学的发展及护士专业角色的扩展，社会和健康服务对象对护士的素质要求也越来越严格，作为一名专业护士，应具备以下特征：

1. 具有丰富的专业知识和熟练的操作技能

护士必须具备丰富的专科理论知识和专业技能操作水平。具有敏锐的观察和综合分析判断能力，能用护理程序解决患者的健康问题，具有开展护理教育和护理研究的能力。

2. 具有良好的仪表和形象

护士应该仪表端庄整洁、仪态适宜、和蔼可亲、自然亲切。

3. 具有高度的工作责任心和良好的职业道德

护理工作的特殊性要求护士工作认真细致，敢于承担责任，遵守职业道德规范和伦理原则。护士工作具有很强的"慎独"精神，在任何情况下，都要自觉地遵守各项规章制度，自觉地维护患者的权益，敢于承担责任，工作认真细致，让患者产生信任感。

4. 能做到移情和保持敏感

移情就是用别人的眼光来观察世界，即从患者的角度去感受、理解他们的心情，移情是沟通过程中最重要也是最复杂的变量，是护患之间取得理解的前提。在护理工作中，对患者的各种需求应保持敏感的态度，设身处地地为患者着想，尊重、体贴、理解患者，帮助患者恢复健康。

5. 具有独立解决问题的能力

护士对患者所实施的治疗方案以医嘱为依据，要求护士在丰富自己知识的基础上，通过分析、判断集中提出护理诊断或问题，制定护理措施，减轻患者痛苦。

6. 具有有效沟通的能力

护理人际沟通是护士在护理工作中与周围人进行的信息传递和交流，包括护患沟通和医护工作人员的内部沟通。人们对健康的需求越来越高，医学科学发展的目标也是尽可能地去解决人群的健康问题和满足人们的健康需求，在护理工作中，护士要根据患者的具体情况采取适当的沟通方式。

7. 具有独立学习的能力和进取心

现代护理服务的对象不再局限于患者，还包括健康人，因此护理人员就必须善于学习新理论、新知识、新进展，来提高思维分析能力和临床工作能力。

8. 具有自我评价的能力

专业护士要对自己有正确的评价，了解自身的长处和潜力，弱点和缺点，注意在工作中扬长避短，不断发展。

三、我国护理发展方向

随着 21 世纪的到来，我国的护理面临许多挑战和机遇。目前的护理模式是否能够满足人们的健康需求和实现"减少疾病、保持健康、促进健康"的使命，以及护理的发展与现代科学特别是医学科学的发展相适应，都是亟待考虑的问题。新世纪我国护理的发展趋势主要包括以下几个方面。

（一）体现现代护理的发展趋势

21 世纪现代护理的发展趋势——以服务对象健康为中心，根据患者身心、社会及文化等需要，制定护理计划、护理方案进行身心整体护理、健康教育和社区保健。

人们的健康观念在不断转变，现代健康观念已取代传统的"没病就是健康"的观念。医学模式也由单纯的生物医学模式逐渐向生物—心理—社会医学模式转变。我国护理模式发展也从以护理疾病为中心的护理阶段，经过以患者为中心的护理阶段，目前正向以人的健康为中心的护理阶段发展。护理服务的对象和范围也由原来的患者扩展到健康人、由家庭到社区。护理学的核心思想从单一的疾病护理向重视身心健康的整体护理拓展。

（二）改革护理服务体制

医疗体制的改革，减员增效措施的落实、保险机制的引入、市场经济的观念和消费者意识都将促使护理服务体制的改革。

（1）确立以人为本的护理原则，积极开展整体护理，纳入患者满意度等多元评价作为护理质量评定标准，加强护理质量安全管理。

（2）实施《中华人民共和国护士管理办法》，通过立法建立护士资格认证和考试注册制度，保障护士相应的权利和义务，提高护理队伍的专业素质。护理管理走向法制化、规范化，通过信息化合理高效利用护理人力资源。

（三）转变护理模式

我国的护理模式正在从以疾病护理为中心的功能化护理模式向以健康为中心的系统化整体护理模式转变。以疾病为中心的护理在于执行医嘱和完成常规护理操作，护理工作表现出明显的依附性。系统化整体护理是以现代护理观为指导，以护理程序为核心，将护理临床业务与护理管理的各个环节相结合，按照护理程序的科学工作方法，为服务对象解决健康问题，实施整体有效的护理。系统化整体护理的基本内容是以生物技术医学为指导的对各种疾病的技术护理，以心理、行为医学为指导的对患者的各种心理护理，以社会医学、生态环境医学为基础的对患者健康的指导与管理。

（四）临床护理与健康教育一体化

世界环境与发展大会已将人类的生存和健康作为21世纪最重要的发展目标。"人人享有健康保健"这个战略目标要求护理人员在整个临床护理过程中贯穿健康教育。护理人员有"教育患者的责任"，患者有"受健康教育的权利"。要求护理人员要在社会、家庭及个体健康服务中担任教育者的角色，向全社会提供卫生宣教，通过健康教育来改变人们的健康观念，改变不利于健康的各种行为习惯，促进有利于健康的行为，建立良好的生活方式。

（五）护理教育改革

在护理学科，现代教育和科学技术发展的影响下，我国护理教育发展变化主要表现在四个方面。

1. 完善护理教育体制

形成从中等护理教育到博士教育的多层次教育；形成在开展普通高等教育的同时，发展面向在职护士的成人大专和本科学位教育；形成社区护理、职业护理、开业护士、造口护理师等多种教育项目教育。同时，还利用非学位教育的继续教育，提高在职护士的业务水平，更新其专业知识。

国外护理教育以学士学位为主，从事护理教育、护理管理、护理研究等的护理人员需要有硕士、博士学位，拥有高学位的护理人员越来越多。我国大专教育和高等职业护理教育将逐渐取代中等护理教育，临床一线的护士学历以大专和本科层次为主；硕士教育主要立足于培养高层次、高水平的护理师资、护理管理人才和临床护理专家。

为了使护理专业能适应现代科技的发展，适当扩大护理硕士教育和开设护理博士教育是我国护理教育的发展趋势。

2. 课程设置和教学内容的改革

目前，各高等院校对护理专业课程设置、教学方法、教学时间等各方面进行改革。大幅度增加了人文学科内容，如哲学、音乐、社会学、心理学、美学、教育学、卫生法律、管理学、人际沟通、健康教育内容等课程，注重培养学生动手能力和评判性思维能力，更好地突出了护理学的特点。

3. 教学方法的改革

在教学方法和手段上进一步体现多样化和现代化。降低课堂讲授时间比例，利用在线学习平台激发自我学习；增加小组讨论、专题讲座和实践教学等时间；让学生早期接触临床，多接触患者，反复进行现场实践；强化基本技能实际应用及临床思维等。建立专业教学资源库，充分利用现代化的教学设施设备，通过互联网、移动终端以及慕课、微信等平台媒介进行教学方式改革。

4. 构建和完善护理学科体系

护理学科作为维护人类身心健康的一门应用型学科，近几年，护理学科更是进入了一个快速发展时期。但与护理学科发展较为系统、成熟的国家及地区相比，我国在护理学科的发展定位、执业范围、服务对象、服务领域、服务内涵等方面尚存在模糊之处，缺乏清晰的学科专业定位和战略发展方向。需要评判性地学习和借鉴国外先进经验，减少过多行政干预学科发展的行为，积极探索护理学科自身发展规律，更科学地构建和完善护理学科体系。

（六）大力开展社区护理

社区护理以个人、家庭及人群为服务对象，工作特点是与各方面加强合作，整合资源，通过服务保护人们脱离危险因素、预防疾病残障，促进整体人群的健康。从促进健康、预防疾病的角度开展社区卫生服务是提高整体人群的健康水平和国民健康指标的有效措施。我国是在 1997 年开始提出积极发展社区卫生服务，并逐步形成功能合理方便群众的服务网络。目前社区护理作为社区卫生的重要组成部分，成为护理专业发展的一个重要领域、专业方向。《"十三五"国家老龄事业发展和养老体系建设规划》提出健全居家为基础、社区为依托、机构为补充、医养相结合的养老服务体系；《全国护理事业发展规划（2016—2020 年）》提出加强社区护士队伍建设，增加社区护士人力配备，提高基层医疗卫生机构护理服务能力，特别是健康管理、康复促进、老年护理等方面的服务能力；鼓励基层医疗卫生机构发展家庭病床和居家护理，为长期卧床患者、晚期姑息治疗患者、老年患者等人群提供护理服务。

第四节 我国护理学的发展

一、护理学科发展

20 世纪中国护理学科的发展奠定了目前护理学的基础，已经形成了相对完善的护理学理论知识体系，我国的护理教育体系也已经基本完善，涵盖了从中专到博士各个层次的护理教育。我国护理学科的发展主要包括以下几个方面：

（一）我国护理教育和科研发展概况

美国护士约翰逊于 1888 年在福州创立了我国第一所护士学校，标志着西方护理教育在我国的开端。中华人民共和国国成立后，护理教育被定位于中等护理教育，招收初中毕业生，学制一年。

随着人们对生物—心理—社会医学模式的认识，护理开始关注人们的心理和社会健康。20 世纪 90 年代，护理教育中也逐渐增加人文社会课程，如护理心理学、护理教育学、护理管理学、沟通与交流技巧等。相应的护理研究也逐渐增多，这对发展护理学科独有的知识体系起到了一定的推动作用。

1992 年，教育部审批通过了北京医科大学护理系作为护理专业首个硕士点。2003 年，第二军医大学申报护理学专业博士学位授权点成功。2008 年，招收护理专业硕士的护理院校达 63 所，其中有 9 所院校招收护理专业博士研究生。2011 年颁布的《学位授予与人才培养学科目录》，护理学成为一级学科。目前我国已建立含专科、本科、硕士研究生、博士研究生培养的护理教育体系，同时还拥有多层次、多规格、多形式的护士在职教育、护士继续教育系统，护理教育发展得到提升。

护理科研创新也得到推进，截至 2015 年，我国已经有 432 项护理研究成果获中国科协所认可的"护理科技奖"。

（二）我国护理实践发展

护理学的护理实践经过了功能制护理、责任制护理、系统化整体护理和目前的临床护理专业化等这几个发展阶段。

目前护士队伍不断发展壮大。至 2014 年年底，全国共有注册护士 300.4 万人，每千人口注册护士数为 2.20 人。2007 年卫生部下发的《专科护理领域护士培训大纲》，明确了重症、急诊、手术室、器官移植、肿瘤共 5 项专科的培训对象、目标、时间和内容。目前，我国各级医院、各大专院校、各级学会组织或卫生计生行政部门纷纷开展专科护士的培养和认证，涉及糖尿病护理、腹膜透析护理、伤口及造口护理、尿失禁护理、静脉置管护理、重症监护专科护理等近 20 个领域。

(三)我国护理理论的发展

为了更好地发展我国护理学科，护理学术界于 20 世纪 80 年代中期引入西方护理理论，并尝试用于护理教育和指导护理实践。护理学者们逐渐意识到中西方文化的差异是导致护理理论对护理实践指导作用不明显的原因。近几年，有学者注意到了理论的文化适应性研究；也有学者提出，我国需要发展立足于护理学科和本土护理的原创性理论以指导护理学科的发展，这对于发展我国的护理学科有很重要的指导意义。

二、互联网医护创新模式

全球正进入人口老龄化时代，老龄化问题日益严重，社区和医疗机构的护理服务需求明显增加。护士作为最重要的医疗保健人力资源之一，承担着医疗卫生服务(预防和治疗)的重要责任。在有多年养老服务经验的美国、日本、台湾等地，居家照顾服务体系是养老工作最为重要的一个环节，能够大大提升老年人的生活质量，对养老乃至整个社会的发展起到至关重要的作用。我国已经快速进入老龄化时代，医护到家的互联网居家护理服务模式是一种创新并有效的探索。

2017 年 6 月 27 日，在北京召开的首届医护养健康服务高峰论坛暨北京社区健康促进会成立大会上，提出了医护到家模式，医护到家模式是互联网居家护理服务模式的创新。通过专业合作，拓展纵深领域发展，包括专科单病种的康复护理、专业评估、全科医生的指导、资源整合及精细化的运营管理加以技术支撑来满足用户需求。目前，医护到家成为国内首家为医护及用户双方承保医责险的居家健康服务平台，覆盖北、上、广等 300 多个城市，认证超过 3 万名执业护士，是中国覆盖面最广、护士数量最多和用户规模最大的护士上门平台。通过医护到家 APP，可预约附近的执业护士，获得上门检验、新生儿护理等服务。通过整合问诊、体检、送药等医疗健康垂直领域品牌，构建移动医疗健康生态服务闭环。

当互联网医疗企业都在争夺医疗资源时，医护到家从医疗护理入手，通过满足患者刚需快速打入市场，搭建起连接护士和患者的平台，不仅能为附近用户提供上门服务，而且能增加护士收入，受到医护人员、用户的广泛好评，真正解决了居家养老及各类居家健康服务的问题；同时也进入了互联网医护创新的新时代。

三、优质护理

护理工作是医疗卫生事业的重要组成部分，为全面加强医院临床护理工作，改进护理服务，提高护理质量，提升患者满意度，构建和谐医患关系，卫生部于 2010 年 1 月提出了"优质护理服务示范工程"活动方案。

(一)优质护理的概念

"优质护理服务"是指"以患者为中心"，强化基础护理，全面落实护理责任制，深化护理专业内涵，整体提升护理服务水平。其内涵主要包括要满足患者基本生活的需要，保证患者的安全，保持患者躯体的舒适，协助平衡患者的心理，取得患者家庭和社会的协调和支持，提升患者与社会的满意度。

(二)优质护理取得的成效

1. 患者满意度显著提高

实施优质护理服务后，患者满意度显著提高、护士满意度明显增高、家属陪护比例不断降低，患者家属对护士的专业照护感到更加满意、放心。

2. 护士主动服务意识明显增强

护士更重视与患者之间的双向互动和个体化的健康指导，护理人员对基础护理及患者饮食、体位、活动、休息及专科护理等健康教育明显增强，提高了患者健康知识的知晓率。

3. 护理人员综合素质得到很大的提高，责任意识也明显增强

实施优质护理改革后充分保证了护理服务质量，加强了医护合作。护士必须具备丰富的专业知识、熟练的护理技能和丰富的工作经验以及强烈的责任心，才能胜任和完成责任护士的工作，这必将形成护士相互学习、提高技能的竞争氛围。

4. 护理专业价值得到认可

通过落实到位的基础与专科护理，使临床一线护士在为患者实施健康指导中传授知识，床旁护理中第一时间观察到病情，充分体现了护理的专业价值与内涵。

（三）优质护理面临的困难

护理人员配置不足是优质护理实施面临的最大障碍，优质护理加强了业务的培训考核、基础护理以及与患者沟通交流等，必然相应增加了护士的负担，也就需要更多的护理人员。在优质护理实施过程中护患比例仍然不足。随着医疗体制改革和医学科学的进步，护理在维持、恢复、促进健康方面的重要作用越来越明显，"优质护理服务"对提高患者满意度、促进医患关系和谐、构建良好社会环境具有重要作用。同时，优质护理在实施过程中遇到的困难亟待解决，只有通过政府、医院以及医务工作人员的多方努力，通过坚持和创新，才会使中国护理事业迈上新的台阶。

四、护理技能大赛

护理技能大赛是一个全面展示护生职业能力的良好平台，举办护理技能大赛的根本目的是提高学生技能水平，为社会培养大批实用型人才。在护理人才培养过程中，围绕大赛进行护理教学不仅有利于提高参赛选手的护理操作技能、护理职业素质、心理应变能力，而且使学校教育紧密结合临床护理工作实际。世界技能大赛是最高层级的世界性职业技能赛事，2017 年 10 月 13 日中国获得第 46 届承办权，将于 2021 年在上海举行，健康与社会照护赛项是其中之一。

（一）促进教学的改革

"双师型"教师队伍建设是实现高技能、应用型护理人才培养目标的重要前提之一，护理技能大赛的操作规程和评分标准均与临床护理工作紧密对接。这就要求指导教师不仅要研究理论教学内容，还应该深入研究临床护理操作的新变化、新进展，这就要求教师既是护理教育专家，更是临床护理专家。

（二）引领护理技术发展趋势

通过护理技能大赛，全面考察参赛选手的基础护理技术操作水平、评判性思维能力及职业素养；引领护理院校适应行业现状及技术发展趋势；推进护理专业教育教学改革；搭建校企合作培养技能型人才的平台；为了鼓励学生提升技能操作水平和动手能力，大部分院校的学生的理论考试成绩和技能操作考核比例由最初的 70% 和 30% 逐步过渡到各占 50%。

护理技能大赛应该成为社会关注护理教育的窗口，借助技能大赛，推动学校与医院的合作，实现学生实习、实训教学与临床工作岗位零距离对接，拓宽就业渠道，不断提高护理人才培养质量。

五、健康中国与社会照护

（一）健康中国与全民健康

2016 年 8 月，中共中央、国务院召开全国卫生与健康大会，习近平总书记强调要把人民健康摆在优先发展的战略地位，同年 10 月，中共中央、国务院发布《健康中国 2030 规划纲要》，强调要立足全人群和全生命周期两个着力点，建立"公平可及"和"系统连续"的健康服务体系。健康中国以实现全民健康为目标，为居民提供完整的医疗卫生服务体系，建立有利于全民健康的社会环境和社会管理体制。这要求在社会养老服务、社区人群健康管理等方面拓展护理服务领域。

（二）建设医疗养老联合体

随着中国快速的老龄化进程和慢性疾病的增多，老年护理、慢病管理、临终关怀、姑息护理、社区护理等特殊护理服务也在随着时代潮流顺势发展，对护理专业化实践提出了更高的要求。"医养结合"模式是解决我国老年人养老、医疗的创新之举，是建设健康中国的重要内容。积极开设、合并构建医疗养老联合体，加强老年慢性病防治、老年保健、康复护理等相关工作，探索慢性病"医院—社区"一体化管理模式，建立以居家为主、社区为依托、机构为支撑的医疗养老联合体。

（三）建设家庭护理团队

由护士组成家庭护理团队，提供专业性、综合性的护理服务，实现家庭健康管理。家庭健康管理的核心内容应是"防病"，而非"治病"。护士基于家庭系统理论和家庭应对 ABCX 模式等家庭健康护理理论，就家庭护理问题提出护理诊断，提供健康评估、家庭护理、中医"治未病"护理、远程健康监测等健康管理服务，开展健康教育活动，实现整体性健康管理。发挥护士在家庭健康管理中的核心作用，关注并满足每名家庭成员的健康需求，结合基本公共卫生服务的开展，逐渐将对社区重点人群的健康管理拓宽至对全人群的健康管理。

（张静平　张　杰）

思考题

1. 学习了护理学的发展史，对你将来从事的护理专业有何启示？
2. 用自己的语言解释人、环境、健康、护理的概念。
3. 现代护理学发展的三个阶段的特点是什么？
4. 思考影响我国护理专业发展的因素有哪些？

第二章 临床护理

学习目标

识记

1. 能叙述临床路径、循证护理、转化护理、伤口及疼痛的概念。

2. 能叙述不同血液净化技术的概念和适应证。

3. 能列出 PICC 和输液港使用的禁忌证。

4. 能列出静脉血栓栓塞症的分类和危险因素。

5. 能列出伤口分类及评估的要点。

理解

1. 能阐明临床路径的实施步骤、循证护理以及转化护理实践过程。

2. 能解释不同血液净化技术的原理和方法、危重症监测的主要监测技术。

3. 能分析 PICC 置管、输液港植入围手术期及危重症护理要点。

4. 能解释静脉血栓栓塞症的预防及护理措施。

5. 能比较各类疼痛评估工具的优缺点。

运用

1. 能利用各种血液净化技术的优缺点，为患者选择合适的血液净化方式。

2. 能对 PICC 及输液港的常见并发症进行处理。

3. 能为患者准确评估疼痛程度，针对临床不同疼痛患者采取合适的护理措施。

4. 能按伤口治疗技术的操作流程为患者正确处理伤口。

5. 能对患者进行压力性损伤的风险评估、静脉血栓栓塞症的护理评估。

伴随社会的进步和医学科学的飞速发展，各种护理新理论、新理念、新知识、新技术、新方法在临床护理实践中应用不断，如疼痛护理的深入发展，有效解除了患者的痛苦；血液净化技术和静脉治疗技术的开展，提高了很多患者的生活质量；而危重症护理的发展、循证护理与临床路径的实践和转化护理研究的兴起都对我国临床护理实践的发展产生了巨大的影响。

第一节 临床路径

随着医疗科学技术高速发展、社会人群对健康需求的增长、慢性病患者的增加，全球许多国家的医疗费用不断增高，健康服务资源被不合理或过度利用。寻求既能保证并持续改进医疗质量、提高工作效率，又能控制医疗成本、降低医疗费用的途径，成为政府、医疗机构和医疗保险机构的共同目标。临床路径（Clinical Pathway，CP）就是在这种背景下产生的一种能够满足上述目标的有效工具,有人称之为"20世纪末发展出来的最重要的医疗模式",是医疗或者健康机构内的一组成员共同制定的一种照护模式,让服务对象从入院到出院都依此模式来接受照护。

一、概述

(一)有关概念

1.临床路径

临床路径是根据某种疾病、诊断或手术制定的一种治疗护理模式,按照临床路径表的标准化治疗护理流程,让患者从入院到出院都按此模式来接受治疗、护理。该程序针对特定的疾病或手术制定出有顺序的、有时间性的和最适当的临床服务计划,以加快患者的康复,减少资源的浪费,使服务对象获得最佳的、持续改进的照顾品质。

2.变异

临床路径是一种人为设置和预先安排的医疗服务程序,虽然建立在科学循证的基础上,但在某种意义上仍具有一定的主观性,加之服务对象的个体差异,患者在住院期间可能会出现一些偏离标准临床路径预定设置程序的情况。在临床路径实施过程中将个别患者偏离标准临床路径的情况或在沿着标准临床路径接受医疗护理的过程中出现偏差的现象称为变异。

(二)临床路径的产生与发展

1.临床路径产生背景

临床路径的思想,源于工业界对生产线上主要关键阶段进行管理,达到产品促进的理论,引用工业生产过程中的用语——"路径"于临床而产生的概念,它将患者由住院到出院视为一个作业流程,并建立此"治疗流程"——临床路径,再经由"监控流程"对变异与治疗结果持续不断地修正,以保证提升医疗质量及有效利用医疗资源。20世纪80年代,美国为了控制医疗费用的增长,降低失控的医疗费用,美国政府实施了"预先支付系统"等多种措施,控制医疗资源的适当利用,限制医院补偿,推行诊断相关分类法(DRGS),将按项目付费改为按病种/病例付费。随着政府对医院支付政策的变化,导致医院结构和内部运作过程发生改变,成本控制成为医院获得长期生存能力的关键,这促使医疗服务提供者在保证医疗质量的同时,尽量节约医疗费用,临床路径就成了实现这一目标的工具,在医院临床服务系统应对"预先支付系统"医疗政策适应性改变中孕育而生。

2.临床路径的发展

20世纪80年代,美国医疗界开始在临床实践中引入路径概念进行服务品质促进及医疗资源的合理配置。美国马萨诸塞州波士顿的新英格兰医疗中心是公认的美国最早采用临床路径概念并在临床上应用的医院。1985年,新英格兰医学中心的护士首次将临床路径用于护理管理,并证实该方法既可缩短住院天数,节约护理费用,又可以达到预期的治疗效果。临床路径在新英格兰医疗中心等单位开展之后,以惊人的速度得到推广,使用的名称有:临床路径、危急路径、护理计划、照护路线、个案管理、临床指引等。20世纪90年代,临床路径迅速在美国、英国、澳大利亚等发达国家推行,其他国家及地区也相继开始实施。1996年美国约翰霍普金斯大学附属医院选定120条临床路径在全院推行。日本、新加坡也已运用该服务模式,并取得了很好的效果。台湾地区由于推行健康保险制度,从1995年开始引入临床路径,以外科、妇产科的常见病为主。国外有关临床路径以多中心、大样本来评价临床路径的疗效为多,强调随访的重要性,强调临床路径实施过程中对变异反馈的及时处理。

我国临床路径的发展分为两个阶段：

第一阶段：探索阶段——1996 年至 2009 年。

围内最早开展临床路径研究始于 1996 年四川大学华西医院，该院将膝关节镜术和人工关节置换术患者纳入临床路径管理。1998 年以后，国内各大医院相继引入临床路径管理模式，并开展了临床路径的探索研究。

第二阶段：试点阶段——2009 年 12 月至今。

2009 年 12 月，中华人民共和国卫生部明确提出：在全国范围内遴选 110 家试点医院，承担 22 个专业 112 个病种的临床路径管理试点工作，2010 年正式启动，旨在探索建立适合我国国情的临床路径管理制度、工作模式运行机制。2012 年 10 月发布《关于"十二五"期间推进临床路径管理工作的指导意见》，进一步明确了临床路径管理的基本原则、重点工作内容、工作评价指标。2015 年，国家卫生和计划生育委员会（以下简称国家卫生计生委）按照《关于全面推开县级公立医院综合改革的实施意见》文件要求，重点在县医院推广县医院版临床路径，提高县医院医疗服务能力及管理精细化水平。2016 年，国家卫生计生委以公平可及、群众受益作为出发点和立足点，确定了发病率较高、群众负担较重、临床急需的 30 个专业 574 个病种临床路径进行制订和修订工作。2017 年国家卫生计生委制订并修订并印发了 23 个专业 202 个病种临床路径，要求各地卫生计生行政部门指导医疗机构将临床路径本地化并组织实施。国家卫生计生委及相关学术团体以互联网为媒介搭建了中国临床路径网的交流学习平台，开展相关培训活动、学术活动及国外学习考察活动，并组建了《中国临床路径》杂志以促进发展。2009 年至 2017 年，国家卫生计生委共计发布临床路径 1212 个，基本覆盖了临床常见病、多发病。临床路径历经了 30 多年临床实践正逐步得以完善，已被确认是一种为服务对象降低花费和有效保证医疗质量的科学方法；推行临床路径的病种虽多为常见病、多发病，但已开始从急性病向慢性病，从外科向内科，从院内医疗服务向社区医疗服务，从单纯临床管理向医院各方面管理扩展。

（三）临床路径的理论基础

临床路径的设计与实施是"照顾式管理"的延续，是"个案管理"的深化，其包含了沟通、冲突化解、品质控制与改良、结果测量、人本原理、循证医学和 PDCA 循环（戴明环）等理论。这是由于临床路径具有多学科探讨、多部门协作的特征，势必需要有大量的沟通活动来协调管理者、专业人员、工作人员和服务对象之间的关系，以期达到预期的结果。在医疗服务的协作和沟通中产生的冲突，需要用冲突化解理论去解决矛盾，达到最佳结果。而品质控制与改良理论是对医疗质量绩效的管理与维持、发展与革新；结果测量理论提供了评价指标，以衡量临床路径设计中每个关键阶段的预期效果，强化和提高医疗卫生服务的质量；循证实践是卫生保健人员将所获得的最佳科学实证与熟练的临床知识和经验进行系统结合，并参照患者的意见，以在某一特定领域作出符合患者需求的临床变革的过程；人本原理要求在临床路径的医疗服务过程中以服务对象为中心，体现出以人为本的理念。临床路径之所以成为医院描述患者的医疗护理服务过程的具体方法，它本身又与中国医院管理者已熟悉的戴明环相对应，正是由于这种对应关系的存在，在医院采用持续护理改进（Continuous Quality Improvement, CQI）技术之后，临床路径成为临床过程改进活动中不可缺少的组成部分，而不仅仅是个案管理的工具。临床路径的多理论基础见图 2 - 1。

临床路径所采用的是目前最佳的治疗护理方案，随着医学的进步与发展，将不断得到更新和改进。台湾林碧珠等提出以系统理论为基础的临床路径流程框架（图 2 - 2）。阎惠中认

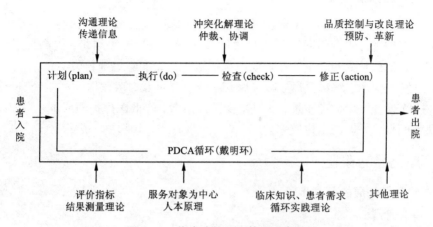

图2-1　临床路径理论基础示意图

为，临床路径应用了现代管理学的"再造流程"理论，提出把诊疗护理常规合理化、流程化，使主要病程按流程制定多学科综合服务标准。通过流程重组，取消多余环节，打破部门分割，改进服务模式，其改进后的手术流程图：门诊检查→术前宣教住院→手术→病房→社区拆线。

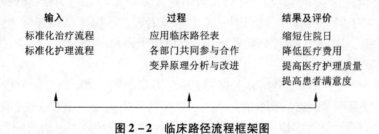

图2-2　临床路径流程框架图

(四)临床路径的特点

(1)设计标准。路径临床路径是一种事先设计好的疾病康复路径图，经过医护人员仔细地调查、核准，并经医疗专家科学的论证、多学科组成员共同商讨制定，各种疾病均设有标准的住院天数。

(2)设定预期结果。临床路径为疾病的发展与转归界定正性的方向和结果，即疾病的发展沿着临床路径所进行的一系列的诊疗、护理活动要达到一个什么样的目标，在路径之初早有规划。

(3)具有强时限性。路径中时限的要求和规定是经过反复的科学实践与论证，是疾病恢复的最佳途径，不仅表现在对住院天数的界定上，而且表现在完成各项医疗服务的时限要求上。

(4)强调团队精神。实施临床路径特别强调各专业人员如医生、护士、医技以及后勤等小组之间的紧密协作。

(5)注重成本控制和资源分配。临床路径对服务成本花费、医疗资源分配有严格的限定和控制。

(五)临床路径的作用

临床路径的作用主要包括：①保持并提高医疗护理质量，提供整体性、前瞻性、可塑性和持续性的医疗护理，减少不同医护人员之间的差异，减少医患纠纷，提高患者的满意度；②可用以训练新的医护人员，使之在短期内掌握医护规范，避免处置失当；③可用来监控医疗过程，及时发现问题、解决问题、减少医疗延误，并可及时吸收医学科技新进展融于治疗护理计划，持续改进医疗护理质量；④可减少医疗浪费，降低医疗护理成本，增加经营效益；⑤可促进科室间合作，提高工作效率。

二、临床路径的实施

(一)临床路径开展的基本步骤

1.计划准备阶段

计划准备阶段的步骤如下：①医院、科室负责人达成共识，制定推行临床路径的计划；②在所有成员中进行动员与培训，对临床路径的概念、重要性、特点以及应用价值进行宣传，对临床路径的基本理论、实施过程进行针对性培训，让各专业人员充分领会临床路径的精神与实质；③成立临床路径推行小组，确定各专业成员及其职责；④基础调查与临床路径病种选择。

2.临床路径制订阶段

(1)病种/病例选择：病情复杂，变化大且治疗处置措施较多的病种/病例不适宜应用临床路径，因此应基于同一病种/病例或同一类手术患者而定，临床路径病种选择应依据以下几项原则：常见病、多发病；治疗处置差异小；外科优于内科考虑；医疗保险机构列入按病种收费的项目优先。

(2)制定临床路径：收集、分析相关资源，采用专家制定、循证和数据分析等方法，设定路径样式如：电子病历、表格病历、信息系统、医嘱系统或其他记录系统等；确定预期结果、考核标准及实施过程，设计为以时间为序的表格式诊疗护理计划，包括住院诊疗服务内容、时间、费用、阶段目标等多项内容；制定草案进行讨论和论证，根据讨论结果对所设计的草案进行修改，确定实施的临床路径图，以及与临床路径实施相关的诊断治疗护理标准，如流程图、纳入标准、排除标准、临床监控指标与评估指标、变异分析等。

(3)模版：形成医护人员与患者的两种版本，后者在于增进医患沟通和加强患者参与意识，促进患者监督机制。患者版本要通俗易懂，形式活泼，能够吸引患者阅读。

3.实施检查阶段

依照临床路径图实施临床路径，及时处理变异，注重事前教育与培训。初期应用时要对每一个患者把关，严格按路径执行和记录，采取专人监控或智能监控相结合，保证实施的落实。分析变异，及时查明原因，尤其是注意分析路径、医护人员以及患者这三个方面的原因。阶段评估、分析临床路径的实施，对路径进行及时修正。

4.评价改进阶段

对已制定并应用于临床的临床路径进行定期分析、总结、查证，以促进修改、更新，保证质量。在临床路径实施一定时间以后，将路径实施后的结果与实施前的数据进行对照并加以分析。内容主要包括：工作效率评价、医疗质量评价、经济指标评价以及患者满意率评价。通过评价改进原有路径或使用改进后新的路径使临床路径不断完善，更符合临床实际。

在实施过程中，强调医生、护士、药剂师以及相关人员在整个诊疗过程中的职责；强调过程,将医疗的每一个过程进行分解,按 P－D－C－A 循环管理法进行控制;强调流程,选择能够达到预期目标的"路径",制订完善的纳入标准、排除标准和变异分析等可行性措施;强调实施中的责任制、表格病案、标准化过程、简化记录、按时间排序、变异分析以及各类人员签字负责;强调总结和持续质量改进。病案记录的整体化、规范化和信息共享化。

(二)开展临床路径的基本条件

(1)医院应有较完善的医疗质量管理体系,有较好的全面质量管理与综合目标管理的基础。

(2)有病种质量管理的基础,如医院的疾病诊疗常规或各疾病的诊疗指南等。

(3)有缩短平均住院日的措施,如检查零预约,手术室与麻醉科室的全日开放。

(4)已开展整体护理、健康学校和心理咨询等工作。

(5)有合理用药、药品不良反应监测等药事管理。

(6)医院有信息系统的运行和统计技术的应用。

(三)护理部在临床路径中的角色功能

临床路径是一种多部门共同合作的治疗模式,护理部在其中所扮演的角色功能为临床护理、护理指导、出院计划、路径监控、路径管理员的培训。而临床路径护理管理员的角色职责为:负责临床路径的设计、试用及修改,路径的宣教、执行、评估及改进路径的施行情况,是路径的实际策划、执行、监督者,对于路径的推广有重要作用。

(四)临床路径发展方向

(1)继续开发新的临床路径,并持续提升目前已发展路径的品质。

(2)以学术研究层面实际评估并改善各项临床路径的指导方针。

(3)发展患者版临床路径,加深患者对医疗护理方式的了解。

(4)临床路径表格与护理相关记录整合。

(5)推动临床路径医疗诊治项目与费用监控的计算机化。

(6)有计划地系统指导路径管理员以推动相关业务。

(7)定期举办并参与相关在职教育训练,以提升医疗团队成员的认知及参与意识,进而增进团队合作。

三、变异的处理

国内外大量研究证实,应用临床路径可以缩短患者住院天数,降低住院费用,减少医疗资源的浪费。在病源充足、医疗资源短缺的条件下开展临床路径有良好的可行性。但不是每个进入临床路径的患者都会沿着临床路径预定的程序顺利康复,有些会偏离临床路径,即出现变异。发生变异是正常的、允许的,但医务人员必须对变异进行详细记录和解释,分析变异原因,必要时采取干预手段。

(一)变异的类型

变异有正负之分,根据变异的性质,正性变异是指计划好的活动或结果提前进行或完成;负性变异是指计划好的活动或结果推迟进行或完成。负性变异又分为可避免的负性变异和不可避免的负性变异。

如今常根据变异原因将变异分为下列类型:

(1)与患者相关的变异。变异的发生常常与患者的需求、个体差异、心理状态、病情的严重程度相关。

（2）与医务人员相关的变异。指与医务人员的工作态度、技术水平、医患沟通技巧等相关的变异。

（3）与医院系统相关的变异。变异是因为医院系统的各个部门之间沟通、协调障碍，或者设备不足等问题产生的。

值得注意的是，患者中途退出临床路径也属于变异的范畴，但由于其原因多样，可单独列为一类。

（二）变异的分析与处理

患者发生了变异，医务人员应首先分析变异是正性变异还是负性变异，正性变异应积极分析其合理性，作为改进临床路径的参考；负性变异应详细分析原因，对不合理的变异及时纠正，采取相应措施，避免再次发生。

具体说来，变异分析与处理的实施包括以下两点：

（1）记录变异。变异的记录包括：发现并记录患者的变异问题；根据变异编码将变异分类，记录在变异记录单上。变异编码是把所发生的变异编排号码，以利于电脑操作和查找。

（2）讨论、分析与处理变异。主要包括：护士记录的变异在交班报告中交班，让医务人员了解变异，思考变异原因，寻找解决、修正变异的方法；对于复杂而特殊的变异，主管医生应组织专家会诊；对一般的变异，临床路径发展小组人员、主治医生及护理人员应定期召开讨论会，探讨变异原因，选择有效的处理措施；患者出院后，讨论总结变异问题和原因，制定有效的干预措施，防止再次发生，必要时修正临床路径表；将讨论结果存档，完成患者的变异报告表，并送变异报告表给相应机构、医护人员及设计临床路径的有关人员。

国外的研究者还探讨了变异分析处理的策略和存在的问题，提出变异的控制要选择适当的控制工具、启用患者结果分析程序等；变异处理策略包括成立多专业人员变异处理委员会、确立变异讨论计划、制定应对变异措施、利用持续性质量改进小组来实施这些措施等。变异分析与处理的4个核心问题是变异资料的收集、录入与分析、变异的报告、变异处理的组织支持，及时、有效的变异分析和处理对采取临床路径管理模式的患者及医疗机构至关重要。

（三）变异分析与处理的意义

通过对患者的变异进行分析，一方面，医疗机构可以发现管理方面的问题，医务人员可以改良和优化不合理的诊疗护理措施；另一方面，患者的变异将激发医务人员查找原因，对临床路径反复评价、修改、完善。同时，在分析处理变异的过程中，医务人员可收集大量临床资料，积累知识和经验，为开展科研提供论证和依据，提高医疗技术水平，推动医学科研，尤其是循证医学与循证护理的发展。

四、我国实施临床路径的现状及展望

（一）我国临床路径的主要工作成效

我国实施临床路径30多年来，取得了以下成效。

1.临床路径管理的广度和深度持续提高

我国临床路径管理范围进一步扩大，临床路径病种数量不断增加。目前国内实施的临床路径管理病种范围主要包括内外科疾病。外科疾病包括胃癌、胆囊切除术、膝关节镜术、剖宫产、腰椎间盘突出等；内科疾病包括高血压、急性心肌梗死、社区获得性肺炎、慢性阻塞性肺疾病、急性白血病等。根据2017年第二季度相关数据报道，全国已开展临床路径管理工作的公立医院约 7000 家，占全国公立医院总量的 88.7%。

2.医疗服务质量与安全得到保障

已开展临床路径管理的医疗机构，其诊疗服务质量及相关安全性指标良好。入径人数和完成人数居于前 10 位的病种，其疾病的病死率、手术患者手术部位感染率、医院感染率等指标均处于较低水平，表明医疗服务质量良好。有研究结果显示，随机抽取临床路径病种的病死率下降了 0.12～1.34 个百分点。

3.医疗服务效率进一步提高

实施临床路径管理病例的平均住院日整体呈下降趋势，医疗机构医疗服务效率明显提高。全国公立医院平均住院日由 2009 年的 10.7 天下降到 2016 年的 9.4 天，缩短了 10.5%，年均下降 0.22 天。开展临床路径管理人数以及完成人数居于前 10 位疾病病种的平均住院日均呈缩短趋势；择期手术术前平均住院日普遍呈现持平或相近的状态，个别情况略有增加。这些均表明实施临床路径管理工作使医疗服务及管理工作效率得到提高。值得一提的是，已实施临床路径电子化管理患者，不仅将日常繁杂的医疗书写记录事务予以简化，而且通过临床路径标准化的管理，减少了医疗行为的变异性和随意性，从而节约了大量医疗处理时间，高效利用了医疗资源。

4.临床用药更加规范

实施临床路径管理，有效地规范了医生的处方行为，优先使用基本药物，降低了诊疗行为的随意性，缩小了处方的差异性，促进了临床合理用药。大部分病种的次均药品费用、次均抗菌药物费用均呈下降趋势，而抗菌药物使用合格率呈现升高趋势。公立医院人均住院药品费用占比由 2010 年的 43.4% 下降到 2016 年的 34.6%，特别是基层医疗机构。

5.医疗费用增速放缓且结构趋于合理

临床路径在控制不合理医疗费用增长方面的成效显著。已开展临床路径管理的医疗机构，其住院患者医疗费用总体呈现下降趋势，且医疗费用结构趋于合理，临床路径组次均住院费用增长幅度基本上均低于非临床路径组。

6.患者满意度进一步提高

实施临床路径管理得到了患者的充分肯定和好评，患者本人及其家属的满意度明显提高。第三方评估数据显示，实施临床路径管理医院的患者满意度为 98.4%，高于未实施临床路径医院的 95.6%。

（二）存在问题

1.临床路径与医保支付制度衔接不紧密

临床路径是临床规范化诊疗体系，因涉及医院收入，需要改革医保支付制度来调动医院和医务人员实施路径的积极性。医保实行按病种付费，就可以引导约束医疗机构和医务人员使用临床路径。目前，除部分地区医保与临床路径病种进行了对接外，大部分地区仍以按项目付费为主，临床路径的控费作用未完全发挥。

2.临床路径信息化系统不完善

部分医疗机构由于信息系统发展滞后，临床路径工作还处于手工操作阶段，致使临床路径的数据统计不精确，统计工作不便也给临床科室造成了一定的负担。信息系统发展滞后导致数据整理、分析评估、监督规范工作开展困难。少数医疗机构因一线医务人员配备不足、信息化程度不高，尚未实行电子化临床路径，仅有少数病种做纸质版临床路径。

3.临床路径管理工作开展不平衡

临床路径管理工作开展存在地区间不平衡、医疗机构间不平衡，质量相差也很大。东部地区的病种数、入径率、变异率等指标好于中、西部地区。总体上看，入径病例比例与《进一步改善医疗服务行动计划》文件相关要求还有很大差距。根据目前文献研究来看，民营医疗机构尚无进入临床路径管理的病例。剔除技术方面的原因，也一定程度反映了民营医疗机构对开展临床路径管理在认识上存在差异，积极性不高。

（三）展望

1.进一步提高对临床路径管理工作的认识

可通过举办临床路径管理工作交流会、建立临床路径管理指导中心等方式，总结经验，理清思路，明确目标。随着医疗费用支付制度改革的深入，临床路径作为一种应对医保支付制度改革的有效手段，也正受到各界的广泛关注。建议各级卫生计生行政部门将临床路径工作纳入医疗机构年度目标考核，与评优、绩效奖惩等挂钩，同时还应考虑逐步与医保支付衔接。

2.继续做好临床路径病种修订和完善工作

应对已发布的1212个病种临床路径进行修订和完善，使用的方法、药物应得到循证医学证据支持。根据《进一步改善医疗服务行动计划（2018—2020年）》（国卫医发〔2017〕73号）要求，逐步将检查、检验服务等纳入临床路径管理，同时可以进一步探索临床路径对耗材的规范使用。

3.与支付制度改革有效衔接

建议各省级卫生计生行政部门积极组织开展临床路径管理病例的卫生经济学评价工作，逐渐用经济学评价的方式方法来保障效果和费用控制。注重研究临床路径实施后医疗服务的收费情况，总结临床路径管理在卫生经济学方面的积极意义，同时为科学测算单病种费用打好基础。积极配合、协调基本医疗保险管理部门，推进单病种付费、DRGs付费等支付方式改革，合理控制医疗费用，进一步减轻群众看病就医的负担。

4.加强临床路径质量控制和效果评价

各省级卫生计生行政部门可以进一步建立、完善临床路径管理质量控制、效果评价和绩效考核的具体制度与评价标准，充分发挥临床路径作为医疗质量控制与管理工具的作用，实施医疗服务全程管理。从医疗质量安全指标、效率指标等方面对临床路径实施质量及效果进行评价，注重从终末质量评价向全过程质量评价的转变，并提高评价工作的连续性和评价结果的及时、有效运用，及时总结临床路径管理工作经验，对发现的问题及时调整和改进，提高辖区内医疗机构的临床路径实施质量。

5.进一步推进临床径路路径信息化

鼓励各医疗机构加大信息化投入，把临床路径与现有的医院信息系统特别是电子病历系统统一，尽量方便医生使用，提高医生的接受程度和依从性，从而提高临床医生对临床路径工作的积极性。同时，要从循证医学的角度，提高路径设计的科学性，定期修正，推进临床路径管理工作全面提速并向纵深发展。

第二节　循证护理及转化护理

循证护理（evidence-based nursing，EBN）是受循证医学思想的影响而产生的护理新观念，在临床护理实践中不断发展，被公认为21世纪临床护理发展的必然趋势。循证护理是一种以真实、可靠的科学证据为基础的护理实践，使传统经验主义的护理模式向依据科学研究成果为基础的新型护理模式转变。循证护理实践证明了护士的自身价值，使护理活动更加科学化、专业化，为促进学科发展提供了契机。

一、循证护理概述

（一）循证护理的起源与背景

循证护理的产生源于循证医学，循证医学创始人、英国著名流行病学家和内科医生 Archie Cochrane，1972 年已在其著作 *Effectiveness and Efficiency Random Reflections on Health Services* 中指出："由于资源终将有限，因此应该使用已被恰当证明有明显效果的医疗保健措施"。1979 年 Archie Cochrane 首先使用"循证医学"一词，1992 年，加拿大 David Sachett 也对循证医学概念进行了阐述。与此同时，英国第一个循征医学中心（Cochrane 中心）在英国牛津大学成立，1993 年英国成立了 Cochrane 协作网，对医学文献进行系统评价，目前 Cochrane 协作网已发展到包括中国和中国 Cochrane 中心在内的 13 个国家，15 个中心。

英国 York 大学护理学院 1996 年成立了全球第一个"循证护理中心"，并正式提出循证护理实践（evidence – based nursing practice，EBNP）的概念。1998 年 York 大学与 McMaster 大学共同创办了 Evidence – based Nursing 期刊，以传播循证护理研究成果，介绍循证护理实践经验，探讨循证护理实践方法等。1996 年总部设在澳大利亚阿德莱德大学的 Joanna Briggs 循证卫生保健中心（Joanna BriggsInstitute，JBI）成立，至 2014 年该协作组织拥有全球 53 个分中心、覆盖近 50 个国家。2008 年起 JBI 与 Cochrane 协作网合作，负责 Cochrane 下的第 17 专业组——护理组（Cochrane nursing care field，CNCF）的工作。2012 年国际护士会（International Council of Nursing，ICN）发布了题为"循证护理实践——缩短证据与实践之间的差距（*Closing the gap*：*from evidence to action*）"的 2012 ICN 白皮书，ICN 的这一主题发布后，在全球护理领域引发了循证护理实践的热潮。

自 1997 年以来，JBI 循证护理全球协作网在中国地区设立了 4 个分中心：1997 年在香港中文大学护理学院设立"香港 JBI 循证护理分中心"；2004 年 11 月在上海复旦大学护理学院设立"复旦大学 JBI 循证护理分中心"；2005 年在台湾杨明大学护理学院设立了"台湾杨明大学 JBI 循证护理分中心"；2012 年 4 月在北京大学护理学院设立"北京大学 JBI 循证护理分中心"。2015 年，北京中医药大学获批成立了"Joanna Briggs 循证护理合作中心"，这也是全球第一家从事中医护理的循证护理合作中心。这些分中心的宗旨是：在临床护理和社区卫生健康服务中，运用循证实践的观念开展临床护理、护理研究和护理教育，促进研究成果在护理实践中的运用，提高护理服务质量。

（二）循证护理的概念及特征

1. 概念及演变

循证护理也称"以实证为基础的护理"，指护理人员在计划其护理活动过程中，审慎地、明确地、明智地将科研结论与其临床经验以及患者愿望相结合，获取证据，作为临床护理决策的过程。循证护理构建在护理人员的临床实践基础上，强调以临床护理实践中特定的、具体化的问题为出发点，将来自科学研究的结论与其临床知识和经验、患者需求进行审慎地、明确地、明智地结合，促进直接经验和间接经验在实践中的综合应用，并通过知识转化，改革工作程序和方法，激发团队精神和协作气氛，以提高护理质量和患者满意度。循证护理注重终末评价和持续护理质量改进，能有效地提高护理水平，并节约卫生资源。

2.循证护理的核心要素

循证护理是引导科学、有效地开展临床护理决策的理念和方法，循证护理的核心要素为：①最新最佳证据（the best available externalevidence）；②护理人员的专业判断（clinical expertise）；③患者的需求和意愿（patient preferences）；④应用证据的情景（context）。

（1）最新最佳证据：指来自设计严谨、且具有临床意义的最新研究的结论。不是所有的研究结论都可以成为循证护理的证据，在循证护理中，证据是经过严格界定和筛选获得的最新、最佳证据。对通过各种途径查询得到的护理研究结果，需应用临床流行病学的基本理论和临床研究的方法学以及有关研究质量评价的标准去筛选最佳证据，对证据的科学性、可行性、适宜性、临床应用价值、有效性以及经济性进行严格评价。同时，应该注意到护理领域证据的多元性问题。

（2）护理人员的专业判断：专业判断指护理人员对临床问题的敏感性，以及应用其丰富的临床知识和经验、熟练的临床技能作出专业决策。开展循证护理时，护理人员应能够敏感地察觉到临床问题、并将文献中的证据与临床实际问题实事求是地结合在一起而不是单纯地照搬照套，以寻求解决临床问题的突破口。临床护理人员是实施循证护理的主体，因为对患者的任何处理和对疾病的诊治都是通过护理人员去实施的，因此，护理人员需要不断地更新和丰富自己的知识和技能，将其与临床经验密切结合。其中临床流行病学的基本理论和临床研究的方法学是实施循证护理的学术基础。

（3）患者的需求和意愿：任何先进的诊治手段首先都必须得到患者的接受和配合才能取得最好的效果，因此循证护理必须充分考虑患者的需求和意愿。证据能否应用在患者身上解决其问题，取决于是否考虑了患者本身的需求。患者的需求和愿望是循证决策的核心。循证护理是对护理人员思维方法和工作方法的挑战，利用自身丰富的临床经验，护理人员可运用"循证实践"的方法分析患者多种多样的需求，寻求满足其需求的最佳方式，而非一味"按常规行事"。因为所谓"常规"往往强调群体，注重习惯；而"循证"则以尽可能满足患者个体的利益和需求为目的，遵循最科学的证据，必要时不惜打破常规。在开展循证护理过程中，护理人员必须秉持以患者为中心的观念，具备关怀照护的人文素质和利他主义的精神，注重对患者个体需求的评估和满足。

（4）应用证据的临床情景：证据的应用必须强调情景性，在某一特定情景获得明显效果的研究结论并不一定适用于所有的临床情景，这与该情景的资源分布情况、医院条件，患者的经济承受能力、文化习俗和信仰等均有密切的关系。因此在开展循证护理过程中，除了要考虑拟采纳证据的科学性和有效性外，同时还需了解证据在什么临床情景下实施，以充分评估证据应用的可行性、适宜性，以及是否具有临床意义。

英国里滋大学的 Closs 和 Cheatet 认为，有必要对目前广泛倡导的循证概念进行澄清，特别是大家普遍只重视实证，忽略了从业人员的技能和患者的个体条件。因此，护理决策应基于充分的研究证据、临床经验，并根据患者愿望及经济等实际情况综合提出。

3.证据

证据是指可信赖的、科学的依据。它必须满足 3 个条件：①有广泛的意义并且可以通过公共的途径获得，这样的证据可以得到更多人的评价及利用；②是可以被理解的；③必须是准确无误的，其理论依据是被同行所广泛认可的。证据是开展循证护理的基础，证据及其质量是循证实践的中心。

（1）证据的等级性：加拿大 McMaster 大学的 Brian Haynes 教授 2007 年在 Evidence -

based Nursing 期刊中提出"证据的 5S 金字塔模式",强调证据的有力程度从高到低依次为:决策支持系统、临床实践指南报告、证据概要、系统评价、原始研究,而对原始研究所提供的证据,其有力程度依据其设计的严谨性分别为随机对照研究、类实验性研究、观察性研究、描述性研究和质性研究、专业共识、案例报告、专家意见,该模式为国内外循证卫生保健领域广泛接受。

目前应用广泛的证据分级系统是英国牛津大学循证医学中心的证据分级系统。2004 年WHO 的国际 GRADE 工作组推出了证据的 GRADE 分级系统,从证据质量和推荐强度进一步发展了证据分级系统。

1)高等级证据:未来研究几乎不可能改变现有效果评价结果的可信度。研究类型包括随机对照,试验(RCT)、质量升高两级的观察性研究。

2)中等级证据:未来研究可能对现有的效果评价有重要影响,可能改变评价结果的可信度。研究类型包括质量降低一级的 RCT、质量升高一级的观察性研究。

3)低等级证据:未来研究很有可能对现有效果评价有重要影响,改变评估结果可信度的可能性较大。研究类型包括质量降低二级的 RCT、观察性研究。

4)极低等级证据:任何效果评估都很不确定。研究类型包括质量降低三级的 RCT、质量降低一级的观察性研究、系列病例观察、个案报道。

(2)证据来源的多元性:卫生保健领域的问题是多种多样的,因此研究方法也是多种多样的,护理学科的科学性和人文性决定了护理研究既重视随机对照试验等量性研究资料的意义,也注重质性资料和叙述性研究的价值。因此从护理学科的角度而言,选择文献纳入系统评价时,除了考虑传统的定量设计研究(随机对照试验、非随机对照试验、病例对照研究、队列研究等)的结果外,人文社会科学和行为科学领域的质性研究和行为研究的设计也应作为进行系统评价时可纳入分析的文献,即也可以成为证据的来源。

(3)证据应用时的情景相关性:循证实践强调证据应用时需结合患者的需求和偏好、临床医护人员的专业判断。尤其是在我国,大部分证据资源来源于西方,因此开展循证护理实践时,必须评估证据的情景相关性,即证据应用是否在客观条件和成本上具有可行性、是否体现公平性、医务人员和患者的接受度如何,一味套用国外的证据,势必使循证护理实践失去发展的土壤。

(4)证据的动态性:卫生保健的发展日新月异,证据不是一成不变的,指南、流程等均应每 5 年定期更新 1 次。开展循证实践不能将证据固化,更不能认为证据是不能推翻的。

二、循征护理实践

(一)EBN 模式的实践程序

EBN 包括 5 个连续的过程(见图 2-3):

(1)循证问题(evidence triggered):包括实践问题和理论问题;实践问题指由护理实践提出的对护理行为方式的疑问。理论问题是指与实践有关的前瞻性的理论发展。

(2)循证支持(evidence supported):针对问题进行实证文献检索,得到与临床、经济、决策制定相关的证据。

(3)循证观察(evidence observed):设计合适的观察方法并在小范围内实施试图改变的实践模式;如临床研究、特殊人群的试验性调查、模式改变后的影响和稳定性的调查、护理新产品的评估、成本效益分析、患者或工作人员问卷调查等。

（4）循证应用（evidence based）：在循证支持和循证观察所获得的信息基础上，对所要改变的护理干预或行为进行批判性的分析。根据临床经验将已有的证据用于具体的患者，考虑患者是否满足试验的标准，所获证据是否适用于他；另还需考虑患者的价值观和偏爱，制定完整的护理方案。

（5）循证护理实践（evidence practice）：对服务对象实施已制定的护理方案，并进行评价。

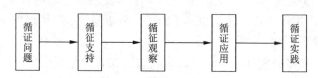

图 2-3　循证护理实践过程

（二）循证护理实践的步骤

1. 明确需要循证的问题，并使之结构化

循证问题必然来源于临床问题，但循证问题是对临床问题进行结构化的整理和分析的结果，须遵循 PICO 的原则，即研究对象（Population）、干预措施或暴露因素（Intervention/Exposure）、对照措施（Control）以及结局指标（Outcome）。例如：针对机械通气的呼吸道传染病患者，如何进行高质量的气道护理是最需要解决的问题，因此可按照 PICO 原则提出以下循证问题："对机械通气的重症患者（P），进行密闭式吸痰（I）是否较开放式吸痰（C）能有效减少呼吸机相关性肺炎的发生率（O1）及呼吸道传染病的传播（O2）？"根据这些关键词就可准确检索到与临床问题相关的研究信息。另外，护理学科领域诸多有关患者体验、观点、感受的问题，涉及患者治疗和康复过程中的一些特殊体验和经历、某些影响健康的因素的意义等，往往需要通过开展质性研究以回答这些研究问题，如新生儿重症监护室早产儿的家属会担忧哪些问题？某些高血压患者为什么不能按期如约来医院复诊？这些临床问题也可以转化为相应的循证问题。质性研究领域的循证问题一般包括 PIC 3 个方面：①P：患者或服务对象（Patient）；②I：感兴趣的现象（Interest of phenomena）；③C：具体情形（Context）。总之，一个好的循证护理问题的提出，一方面取决于护士的临床观察及思考能力；另一方面，也取决于护士分析、提出结构化问题的能力。只有将这两方面有效地结合，才能真正提出好的循证护理问题。

2. 护理证据的系统检索

护理领域证据的检索包括最佳实践、临床护理实践指南、集束化护理方案、原始研究（量性研究或质性研究）等。首先应根据 PICO 确定明确的检索关键词，制定检索策略，然后先从一些循证资源库中查找证据，如果没有，则查找原始研究数据库。护理证据资源一般可经以下的数据库查找：Cochrane 图书馆（或 OVID 数据库中 All EBM Review 模块）、美国指南网（national guideline clearinghouse，NGC）、澳大利亚 JBI 循证卫生保健中心网站（Joanna Briggs Institute，JBI）、加拿大安大略注册护士协会（Registered Nurses Association of Ontario，RNAO）、TRIP。如果以上二次研究资源的检索结果不能回答所提的临床护理问题，则需检索以收录原始研究资源为主的数据库，如 Medline、EMBase、中国生物医学文献数据库、相关专业杂志、会议录等。该检索应注意全面、系统、方法公开、透明。所有的过程均应清晰地标引文献出处。

3. 文献质量的严格评价

所检索的原始研究是否可以纳入，需进行该研究论文内部真实性和外部真实性的严格评价。循证护理遵循各循证医学中心提出的文献质量评价原则，常依据的原则有：Cochrane 协作网关于干预性研究系统评价手册 5.1.0 版（Cochrane Handbook for Systematic Reviews of Interventions Version 5.1.0，2011）、澳大利亚 JBI 循证卫生保健中心评价者手册（Reviewer's Manual，2008）、英国牛津大学循证医学中心文献质量评价项目（Oxford critical appraisal skill program，Oxford CASP，2005）对随机对照试验、类实验性研究、队列研究/病例对照研究、描述性研究、个案报告/专家意见、质性研究、系统评价等不同类型的研究论文进行质量评价的原则和评价工具。

4. 通过系统评价汇总、整合文献

护理领域的系统评价包括对量性研究和质性研究的系统评价。对量性研究的系统评价遵循 Cochrane 的系统评价原则。对质性研究的 Meta 整合则强调在理解各质性研究哲学思想和方法论的前提下，反复阅读理解、分析和解释其各研究结果的含义，将相似结果组合归纳在一起，形成新的类别，然后将类别归纳为整合结果，形成新的概念或解释。

5. 传播证据

传播证据指通过发布临床实践指南、最佳实践信息册等形式，由专业期刊、专业网站、教育和培训等媒介将证据传递到护理系统、护理管理者、护理实践者中。证据的传播不仅仅是简单的证据和信息发布，而是通过周密的规划，明确目标人群（如临床人员、管理者、政策制定者、消费者等），而后设计专门的途径，精心组织证据和信息传播的内容、形式以及传播方式，以容易理解、接受的方式将证据和信息传递给实践者，使之应用于决策过程中。

6. 应用证据

应用证据包括引入证据、应用证据、评价证据应用效果 3 个环节。

（1）引入证据：护理部门可组织系列活动让一线护理人员了解最新科研证据，包括：① 组织定期的"期刊阅读俱乐部（Journal Club）"，营造应用研究结果的氛围，鼓励阅读和分享，让护士主动对所在领域的最新研究论文进行讨论、评价；② 制定循证的实践规范，要求临床决策、解决临床护理问题时询问是否依据了设计严谨的研究的结果；③ 创造机会让护士参与到临床研究中，尤其参与构建研究问题、审视研究计划可行性、招募研究对象、收集研究资料、促进研究对象依从性等环节，可让护士从中了解最新研究证据；④ 形成专业规范，要求护士在向患者进行健康指导时以研究结果为依据，开展基于循证的健康教育活动。

（2）应用证据：循证实践就是护理变革的过程，往往会打破常规，改变以往的实践方式和操作流程，采用新的标准评价护理质量，因此应用证据的过程具有挑战性，可能遭到来自个体层面和机构层面的种种阻碍，需要应用变革的策略，充分发挥领导力，评估变革的障碍因素，根据情景选择和采纳证据，制定可操作的流程、质量标准、激励政策，并通过全员培训，在应用证据的全体相关护士中达成共识，遵从新的流程，提高执行力。

（3）评价证据应用效果：循证护理实践以护理系统发生整体变革为标志，应通过持续质量改进，动态监测证据应用过程，并评价证据应用后对卫生保健系统、护理过程、患者带来的效果。

（三）循证护理信息资源的获取

对于护士而言，最常用的信息来源包括教科书、期刊、联机文献数据库、经过萃取的信息资源、结构化的信息资源和互联网。

1. 教材

护理人员至少应当在手头备有 1~2 本标准的全国统编教科书和几本专业书，以备回答自己的专业领域的一些基本问题。需要注意的是，由于大多数的教科书需要时间来准备、编辑和出版，因此教科书时间滞后；多沿用以往的经典著作，各种"原则"多来自权威护理专家的临床护理经验以及科学推论，也往往不提供回溯性的参考文献以支持自己的论点。因此，教科书往往用于对"稳定"信息或者基本问题的检索，而不能提供最新的信息和知识。

2. 学术期刊

作为信息资源，期刊有些先天不足，最明显的就是"出版偏差"，报告阳性结果的研究更容易被发表或者比那些报告没有差别的研究发表得更快。因此，发现某种干预对患者没有作用的研究可能会在发表时受到压制。通过阅读现期期刊可以回答的问题类型一般来说比较广泛。但是，要想回答发现来自于平常实际工作中出现的特定问题信息，阅读现期期刊仍然不是有效途径，能回答这些问题的更好途径是检索诸如联机文献数据库之类的信息源。

3. 文献数据库

文献数据库为读者提供有关文献的线索，如文章的标题、作者、发表期刊和时间，以及文章的摘要，但是没有文献的全文，有的数据库提供对该文献全文的链接，如出版该刊物的出版社或者收录该期刊的大型全文数据库，一般需要注册和收费。CINAHL 信息系统公司（www.cinahl.com）的数据库包含了数百种英文期刊中的文献，内容集中于护理学、理疗、作业疗法、急诊护理和替代医学。Medline 包括有光盘版和网络版，目前广为使用的是由美国国立医学图书馆出版的 PubMed 网络检索数据库。

4. 经过萃取的信息资源

主要是循证系列期刊（如循证护理、循证医学、循证精神卫生）和 ACP 期刊俱乐部。

5. 结构化的信息资源

当检索某一个特定主题的信息时，往往会发现由于研究所采用的方法不同而导致结论的不同，因此对于同一个问题，不同的研究会得出互相矛盾的数据。系统评价是一种总结所有探讨同一个问题的、方法可靠的研究结果的方法，目前，国际上有志于对医疗措施的效果进行系统性综述的医疗专业人员和非专业人员组成的一个协作网，这就是著名的 Cochrane 协作组织。其目标是通过准备和维护严格的、系统的和最新的综述（必要时包括超级分析）、并保证其可以获取，帮助人们就健康作出合理的决策，这些综述一般是有关医疗干预的利与弊的。该组织将收集到的系统性综述和对照试验与随机对照试验文献条目发表在 Cochrane 文库（Cochrane Library）中，这个文库可以通过因特网（www.Cochrane.co.uk）进入。

生物医学文献数据库、搜索引擎、元搜索引擎、电子期刊、重要网站都是获取循证护理信息资源的非常重要的途径，传授这些信息资源获取的方法和技巧，是医学信息人员的重要责任。加强护理人员与医学图书情报人员的合作将有利于推动循证护理实践的开展。

三、循证护理产生的影响

（一）对护理学科产生的影响

EBN 以护理研究为依据，为临床实践制定指南，将护理研究和护理实践有机地结合起来，使护理真正成为一门以研究为基础的学科，改变了临床护士以经验和直觉为主的习惯和行为，证明了护理对健康保健的独特贡献，并支持护理人员寻求进一步的专业权威和自治。

1. 经验、直觉式护理转向科学护理

护理实践中有许多护理手段仍停留在约定俗成的习惯与经验阶段，缺乏科学依据，甚至存在错误的观点与方法。EBN 的核心是遵循证据，要求在严格的、科学证明的基础上开展临床护理工作，以科学的方式促使经验向理论升华；在解决临床护理具体问题过程中，护士需立足于共同的证据基础上进行临床护理工作，规范临床护理行为；EBN 从临床护理问题出发，经过科学研究方法进行论证，提出临床实践的理论依据，并运用临床实践满足需求，一方面有助于提高护士科研和解决问题的能力，另一方面可形成护理专业独立的科学体系。

2. EBN 可作为制定临床护理原则的理论依据

EBN 将对护理技术标准的制定起主导作用，发达国家已经把随机对照临床试验（RCT）研究及其系统评价（SR）作为制定医疗护理技术标准的主要依据。这样，使临床医疗护理技术标准不但具有先进性，反映医学及护理研究的最新成果，而且使制定标准的机制、过程具有科学性和权威性，极大地减少了主观、人为因素的影响。例如，日本真田氏经过 7 年的研究，开发出了压疮防治标准，按此标准护理，使术后及临终患者的压疮发生率分别从 9%、50% 下降至 0 和 10.5%。

3. EBN 是整体护理的延伸和完善

EBN 强调系统评价，这个过程是一个提出问题和解决问题的过程，可作为临床护理决策的依据，因此，循证护理补充和完善了整体护理的不足。

（二）对患者及医疗产生的影响

可提供个体化、有效的护理服务，即使在边远的山区或者护理发展落后的国家，EBN 也可为患者提供标准化的、经济的护理服务。以科学为依据的护理还可增加患者对治疗的依从性。目前循证医学已成为医疗领域发展的热点，EBN 使护士以最新、最科学的方法实施治疗方案，加强了医护间的协调和护理的科学性。

（三）对社会产生的影响

EBN 的理念将科学与技术结合起来，为成本—效益核算提供依据，要求医护人员在制定医护方案与实施时，考虑医疗成本，控制医疗费用的过快增长，具有经济学价值。

四、我国循证护理存在的问题与展望

循证护理为临床护理工作提供了一种新的模式，它可以把临床问题进行系统的陈述，选择并严格评估科学证据。将个人临床经验同外部所获得的最佳证据结合起来，为临床决策和科研提供了真实有效的依据，对护理专业及护理人员自身的发展产生了巨大影响。自 20 世纪 90 年代末引入我国，经过多年来的推广，我国护理人员对其重要性、实施必要性认知日益加深，接纳度、认同度随之提升，已成为护理研究的一大热点。相关的循证护理研究发展较为迅速，循证护理研究文献的数量呈递增趋势，涵盖了护理教育、临床护理实践、社区护理实践；护理教育中增设了循证护理课程，针对不同学历层次的护生和临床护理人员开展系列培训，从专题的临床实践指南、系统评价到某项研究发表文献的不同等级证据的评鉴均有涉及。

（一）循证护理实践中存在的问题

循证处理实践在我国还处于发展初期，尚未真正步入正轨，存在的主要问题是：

（1）国外证据引入少。尽管国外护理及医学相关领域的证据资源很丰富，但因语言障碍、检索条件限制等，国外证据资源引入较少。

（2）实证缺乏。我国本土化的临床实践指南、系统评价报告等汇总型证据资源刚刚开始，数量少。缺乏足够的实证主要是因为：护理研究的结果很少"市场化"；相关的护理科研往往较零散，规模较小，相互之间也没有联系；护理研究方法陈旧、护理研究领域设计严密的实验性研究较少；而且，护理实践中对科研结果的应用与科研的迅速发展两者并未平行发展，护理干预措施的变异性仍然较明显。

（3）循证实践不规范。目前我国绝大多数的循证实践是以原始研究的结果作为证据引入实践中，但在方法上存在较大的误区，缺乏广泛而深入的检索、缺乏对原始研究设计规范、正确的评鉴。当原始研究的设计存在严重缺陷时，应用这些研究的结果甚至会误导临床实践。因此只有遵循规范的循证实践方法，才能启动真正意义上的循证护理实践。

（4）其他。包括缺乏时间、没有行政支持、不易接触研究杂志和数据库、医生的反对、惯性工作抵抗变化等。此外，护理人员不足可能使护士花时间参与研究或教育更为困难。

近10年来，我国护理学科发展迅速，高等护理教育快速发展，护理人员的学历层次有了较大的提高，护理研究论文数量增长很快，为实施循证护理打下了基础。但国内的循证护理资源还很不足，对我国大量的护理研究原始论文尚未建立规范的筛选、评估、汇总体系。目前国内已经成立了3个循证护理中心，除了加速翻译国外的证据资源外，也在构建我国本土化的临床实践指南，对我国的大量护理研究原始论文进行评价、汇总和总结，旨在通过规范的系统评价，形成我国本土化的证据资源。

（二）循证护理实践发展展望

在护理领域大力推动循证护理实践是护理学科发展的重要内容。2011年起，护理学在我国已成为一级学科，推动护理研究的发展，深化专科护理建设，已成为我国护理学科建设的重点。我国教育部医学专业学位研究生教育指导委员会2011年颁布的"护理硕士专业学位研究生教育指导性培养方案"中将循证护理纳入核心课程。循证护理将在我国护理学科建设中起到重要的作用。尽管循证护理已经成为护理专业领域的"热门话题"，但循证护理的开展不能流于表面形式，只有通过政策的支持和深入细致的培训，通过护理管理者、临床实践者、研究者、教育者的共同努力，通过与国内、国外多学科循证实践机构的密切合作，才能使护理人员从观念上真正接受、从方法上真正学会、从实践环境上真正有条件应用循证护理，才能使护理研究人员熟练掌握证据生成、证据合成的程序，使临床护理人员熟练掌握证据引入、证据应用、证据评价的方法。

展望我国循证护理实践的发展，将以以下4方面为重点：①开展系统评价，构建我国本土化的循证护理实践指南；②引进国外的循证护理资源，推动我国循证护理资源的建设；③在专科护理实践中融入循证护理的理念和方法，推动我国高级护理实践的发展和专科护理水平；④通过开展循证护理培训，培养一批具有循证护理能力的临床护理人才。总之，在我国推广循证护理实践，必须广泛加强与国外循证实践机构的密切合作和联系，以获取最新的信息和技术支持，建立互助互惠的网络；同时，还必须加强与国内循证医学机构的联系。国内有多个循证医学中心，已开展了形式多样的循证医学项目，通过医护之间在循证实践上的合作，形成多学科团队，用共同的程序和方法开展循证实践，是推广循证护理实践的重要保证。

五、转化护理的概念和起源

（一）转化医学的概念

转化医学（Translational Medicine）又称为转化研究、知识转化等，与个性化医学（Personalized Medicine）、可预测性医学（Predictable Medicine）共同构成系统医学（Systems Medicine）。1996年 *Lancet* 第一次出现了"转化医学"这个新名词。目前转化医学尚无国际公认的定义，一般认为转化医学是指一类医学研究，能够很好地将基础研究与解决患者实际问题结合起来，将基础研究的成果"转化"为实际患者的疾病预防、诊断、治疗及预后评估，实现从实验室到床边到实验室的转化，即"B to B"双向转化模式。其核心是在从事基础科学研究的工作者与了解患者需求的医生之间建立起有效的联系，特别关注如何将基础分子生物医学研究向最有效和最合适的疾病诊断、治疗和预防模式的转化这一过程。

转化医学作为克服基础研究与临床应用之间"鸿沟"的新模式，在推动临床医学发展过程中具有重要作用，比如，转化医学可整合医疗资源，促使健康信息基础研究在临床卫生保健中的应用。国内学者认为，转化医学在推动和实施的过程中，有助于临床研究者建立"团队科学"的研究理念，促进学科交流的开放式研究平台构建，并在临床医学教育中，注重转化医学人才的培养。

（二）转化护理的起源和概念

护理作为维护人类健康的重要医学分支，也被纳入转化医学研究的范畴之中，催生出一个新的护理发展理念，即转化护理。

目前，国内外对转化护理尚无统一的定义。Clements 等认为转化护理是基础研究与临床护理实践之间的桥梁，关键在于处理好护理科研、理论与临床护理实践之间的关系。Titler 认为转化护理是采用科学的调查方法，发现影响循证护理实践实施的问题，探索促进循证护理实践实施的方法和措施，以便完善医疗机构在临床操作中的决策，并验证循证护理实践实施效果的一种研究理念。国内学者王朋朋认为转化护理是以转化医学、循证医学为基础，以患者为中心，完成护理科研与临床护理实践相互转化的新理念，其重点在于多学科的协同创新，多学科间的团队交流合作。

转化护理包含两方面的含义：一方面是护理科研到护理实践的应用，将护理科研成果高效地转化到临床护理实践中，为疾病的护理提供新的方法、模式和工具，提高临床护理水平；另一方面是护理实践到护理科研的反馈，临床工作者通过观察科研成果的使用情况，提出反馈意见，进一步修正科研的不足，完善护理科研，这就形成了一个连续的、高效的、双向的、开放的研究过程。

Mitchell 等对护理领域的转化研究概念进行整合，通过大量的文献回顾，得到 47 个护理转化研究模式，分为 4 类：①循证护理、研究利用和知识转化过程，这对形成系统方法以综合知识，提高患者的疾病转归和护理质量具有重要意义；②策略性或组织变革性理论以促进新知识的采纳和利用，强调个体、家庭、团队和卫生机构在吸收、采纳新知识和变革方面的作用；③知识交流、研究与应用的一致性，提示研究者应注意与其他专业科研工作者、研究实践者、政策制定者等沟通、合作以加快新成果的临床运用；④设计和推广研究成果，要求研究者准确评估干预效果并积极推广。

六、转化护理的现状及展望

（一）转化护理的研究趋势

团队合作、跨学科的学术交流作为提高临床护理质量及科研水平的重要方式已得到国内外学者的认可。Payne 等认为在所有健康相关专业间的团队合作是保证高质量临床护理的关键，因为任何单独的护理服务都无法与整个团队的护理相媲美。Clements 等认为团队合作对转化研究在护理领域的应用价值巨大，它不仅可提供良好的科研基础，而且也是将研究成果转化为有价值的临床实践的重要保证。随着团队合作的出现，不同领域科学研究者相互交流以更好地利用和分享自身的优势已成为当前护理转化研究的一个关注热点。Heitkemper 等提出，当前的护理研究不仅是多学科的交流合作，更需要跨学科的交流合作，即需要护理研究者掌握相关学科的理论知识以更好地将个人观点与所需解决的问题联系起来。国家护理研究所（NINR）最近进行的一项研究显示，如果将独立的护理研究者训练为跨学科的研究者可更好地与其他领域合作，以推动在姑息护理过程中治疗者、患者和家庭之间的沟通。此外，护理基础研究的价值也日益凸显，并受到护理学者的重视。有研究者认为，护理科学家应采取有效策略加快护理转化研究并积极地在基础研究中发挥作用。Loeb 等提出护理学家应与基础医学家合作，在护理基础研究中进行有效的探索。国外部分护理学者已注意到基础研究对护理转化研究的作用，并进行了积极的实践。国内学者张静平认为，护理研究者在护理转化科研中，应注重与临床医学、基础医学、医学统计学、计算机学、生物医学等领域专家合作，积极开展各领域的学术交流，针对某一特定护理问题，征求各方专家的意见，并在彼此的共同合作下解决该护理难题。

（二）转化护理研究途径的探讨

循证护理是护理人员在计划其护理活动过程中，审慎地、明确地、明智地将科研结论与临床经验、患者需求相结合获取实证，作为临床护理策略依据的过程。大量研究认为循证护理是护理转化研究的重要实现途径。最好的临床护理措施应是精确的研究结果转化而来的，而这一转化研究过程是以循证研究为基础的。Polit 等认为护理研究的成果只有转化为临床实践才能提高护理质量，而循证护理在这一过程中起着决定作用。各研究者只有认识到循证护理的重要性，并能真正做到将证据转化为临床护理实践，才能从本质上改善当前护理研究现状。Christian 对儿科护理转化进行研究提出，临床护理问题的解决除需要经历循证转化以外，还需研究确定、质量调控这两个过程。此外，Dicenso 等认为临床路径对促进研究结果的转化，以改良临床护理措施具有重要意义。

（三）转化护理的实践探索

2009 年在美国临床与转化科学基金项目（CTSA）的基础上，美国护理学家成立了 CTSA - 护理学家特别兴趣小组（CTSA - Nurse Scientist Special Interest Group，NSSIG），以体现在跨学科研究和实践中，护理科学家的价值。该组织在临床与转化科学基金项目的基础上致力于临床与转化护理科学的评估和研究，以护理科学家为主体，护理研究者为辅助，通过与其他临床与转化科学基金项目科学家的直接沟通，发现当前需要研究、解决的护理问题，并建立网络平台以更好地与各机构合作、交流。NINR 也支持了转化护理研究项目。美国华盛顿大学的 Mitchell 博士对伴有卒中后抑郁（Post - Stroke Depression，PSD）的卒中幸存者进行"卒中后快乐生活"的心理行为干预，结果显示干预组的整体状况优于对照组，这项研究的成功给了卒中患者及其家人希望，并确立了针对临床和社区 PSD 患者的行为指导措施。澳大利亚格里菲斯大学护理研究中心已成功进行了转化护理研究，该过程包括文献的系统回顾和 Meta 分析、基础实验、与其他学科合作、临床试验、旨在改变临床护理的转化研究 5 个部分。

我国护理学者目前主要致力于将转化研究引入到护理科研中的理论探讨，转化护理的实践研究罕见。北京大学第一医院建立了院内循证护理转化专业组，通过确立循证和转化双目标，内部设立护理部—核心组—研究护士—实践护士的组织架构，外部搭建循证护理和知识转化中心转化平台，创建双循环的运行模式和双轨的管理模式，改善了患者结局，培养了循证转化的人才，获得了国际组织的认可，值得进一步推广。但因循证转化护理专业组成立时间较短，运作效果还有待继续观察。

（四）我国转化护理发展存在的问题

1. 护理科研与实践脱节

我国传统理念是护理科研与实践工作独立运行，缺少互相转化环节，造成了两者的严重脱节。目前国内许多研究人员缺乏正确的目标指引，且抱有"急功近利"的态度，使得医学科研成为晋升职称的资本，导致大量科研成果不能有效应用于临床护理实践中，浪费大量人力、物力。每年大量的科研论文发表，但真正应用于临床却很少。临床护理工作繁重，许多护理工作者忙于常规护理，缺乏进行护理科研和循证护理的时间，有些问题的改进只是简单经验的总结，没能上升到科研水平，影响了宝贵经验的传递和科研的发展。因此，护理人员需要及时转换理念，消除两者之间的障碍，使护理科研源于实践，用于实践，并在实践中获取及时、有效的反馈，进一步完善科研成果，以转化护理思想指导护理工作和实践，推动护理事业发展。

2. 学科之间缺乏合作

转化研究的基本特征是多学科的交叉融合，利用其他学科的研究成果和经验为护理工作服务，也是未来护理发展的趋势。但目前，护理学作为一门独立学科，跨学科和多学科的交流合作比较少，延缓了科研成果转化的速度。并且现今疾病呈现复杂性、多样性的特点，在这种形式之下，护理学只有通过与多学科的协同创新，组建合作团队，才能为患者提供更安全、更优质的护理服务。

3. 缺乏转化护理人才

我国护理科研水平较低，最重要的原因是护理人员整体科研水平低，缺乏科研技能及经验，缺乏获取信息、转化信息的能力。由于护理科研人才的匮乏，使得我国护理科研范围不广、内容不够深入、重复率高、成果应用率低，严重阻碍了我国转化护理的发展。为了解决这些问题，需要加强护理人员的科研思维能力、转化思维能力和临床实践能力，培养其团结协作、努力创新的精神，培养其"学以致用"的观念，造就一批高素质的护理转化队伍。

4. 对转换护理不重视

国家及医院的重视程度直接影响转化护理的发展。但目前，管理层对转化护理不够重视，重医轻护，导致护理人员转化意识淡薄，无法形成良好的转化科研氛围，严重制约了转化护理的发展。只有国家和医院给予足够的关注，增加政策、经费的支持力度，成立护理转化中心、构建护理转化平台、吸引多学科人才的合作交流，才能保证转化护理的顺利开展。

5. 缺乏相关的法规和制度保障

转化护理涉及多领域、多层次的合作，为了避免合作过程中因为利益摩擦导致合作失败，健全相关法律、法规尤为必要。同时为了避免转化护理的研究产生偏倚，还应建立相关的质量管理和监控体系，完善相关制度及安全保护措施。

转化护理是对护理科研的新探索，可有效促进护理事业的发展。我国转化护理事业还处于初级阶段，需要临床和社区护理人员共同努力，培养创新思维，循证思维、转化思维，加强团队合作和多学科学术交流，将转化护理发展为完善的科学体系，使其朝着"开放、联合、共享、高效"的方向发展，使其朝着"4P"医学模式（预防性、预测性、个体化、参与性）及个性化护理服务模式前进。

第三节　血液净化

血液净化(blood purification)是指把患者血液引出体外并通过一种净化装置，除去其中的某些致病物质，净化血液，达到治疗疾病的目的，这个过程即为血液净化。血液净化一词全面概括了现有的各种血液净化技术，包括：血液透析、血液滤过、血液透析滤过、血液灌流、血浆置换和免疫吸附等。腹膜透析虽然没有体外循环，仅以腹水交换达到净化血液的目的，但从广义上讲，也应包括在血液净化疗法之内。血液净化疗法是在血液透析基础上发展而来，血液透析的发展，主要是透析膜和透析器的演变，随着透析设备的智能化，透析膜生物相容性的改进等其他相应技术的进一步发展，逐步形成了现在的血液净化疗法，在肾脏疾病及医学各领域发挥着巨大的作用。

一、人工肾的基本原理

人工肾作为治疗终末期肾病的一种方法，其基本技术概念是将患者的血液引出体外，通过利用不同技术原理制作的装置，如血液透析器、血液滤过器、血液灌流器，完成对血液中溶质与水的传递，再将净化后的血液回输到体内，达到治疗的目的。

(一)溶质转运

(1)弥散是血液透析时清除溶质的主要机制。溶质在溶剂中浓度分布不均一，溶质依靠浓度梯度从高浓度一侧向低浓度一侧转运，这种物质迁移现象(即传质)称为弥散。弥散的动力是浓度差。尿毒症患者血液中的中小分子毒素，如尿素氮、肌酐、钾离子及磷等通过半透膜向透析液中弥散，而透析液中的碱基、钙离子等向血液中弥散。

(2)对流是在外力作用下溶质、溶剂或整个溶液传质过程。不受溶质分子量和其浓度梯度差的影响，跨膜的动力是膜两侧的静水压差。血液滤过主要基于这一原理，血液透析过程中除了有弥散传质也有对流传质发生。

(3)吸附是通过正负电荷的相互作用或范德瓦耳斯力和膜材料表面的亲水性基团选择性吸附某些蛋白质、药物及有害物质(如 β_2 – 微球蛋白、补体、内毒素等)。

(二)水的转运

液体在静水压力梯度或渗透压梯度作用下通过半透膜的运动称为超滤。超滤是血液透析清除体内过多水分的主要途径。影响超滤的因素包括：①净水压力梯度；②渗透压梯度；③跨膜压力；④超滤系数。

二、血液透析

血液透析(Hemodialysis, HD)是一种血液净化疗法，系将患者血液与含一定化学成分的透析液同时引入透析器中，利用半透膜两侧溶质浓度差，经渗透、弥散与超滤作用，达到清除代谢产物及毒性物质，纠正水、电解质紊乱的目的。血液透析是抢救急、慢性肾功能衰竭的最有效措施之一。

(一)血液透析装置

血液透析装置包括：血液透析机、透析器、水处理和辅助系统。

(1)血液透析机。血液透析机主要由体外循环通路、透析液供给与脱水(超滤)通路、计算机控制与监测电路组成，是一个较为复杂的机电一体化设备。

1）体外循环通路：将患者的血液从体内引出，经过体外循环管路、透析器，再回到体内。包括血泵、肝素泵、压力监测、血流量表、气泡监测和静脉夹。

2）透析液供给与脱水（超滤）通路：透析机按比例将水和浓缩 A、B 原液混合，产生透析液，并加温到接近体温，按一定压力、流速进入透析器，与患者血液在透析器内通过弥散、对流等方式以设定的速率除去体内多余的水分。包括透析液配置装置、流量与容量控制、加热器与温度传感器、除气装置、电导率监测、旁路阀、透析液液压力传感器、漏血监测、消毒清洗系统等。

3）透析机的计算机控制与监测电路：计算机控制监测系统是透析机的指挥核心，计算机按照操作人员输入的指令，执行软件控制程序，控制执行机构的动作，或通过传感器信号调整执行机构的动作。现代透析机多采用两套或以上计算机系统分别负责控制和监测功能。

（2）透析器。分为空心纤维型、蟠管型和平板型三种，其中空心纤维型超滤率和清除率都较高，容积小，体外循环量小，耐压力强，残余血量少，操作方便，适宜重复使用，因而应用也最广。透析膜是透析器的主要部分，是决定透析器的关键。现用的透析膜材料主要有铜仿膜、醋酸纤维素膜、聚丙烯腈膜等。

（3）水处理和辅助系统。透析中心多采用反渗装置净化水。水处理包括滤过（机械性、活性炭、除铁）、软化、去离子和反渗透等方法。只有反渗水方可作为浓缩透析液的稀释用水，而对自来水进行一系列处理的装置即为水处理系统。提升透析用水质量已成为提高透析治疗质量的重要手段之一。

（4）透析液。透析液是透析治疗的关键部分之一。透析液由含电解质及碱基的透析浓缩液与反渗水按比例稀释后得到，其基本成分与人体血浆的化学成分相似，主要有钠、钾、钙和镁 4 种阳离子，氯和碱基两种阴离子，部分透析液有葡萄糖。根据碱基的种类不同，可将透析液分为 3 种：醋酸盐透析液、碳酸氢盐透析液和乳酸盐透析液。目前使用更多的是碳酸氢盐透析液，碳酸氢盐浓缩液有酸液（A 液）和碱液（B 液）两种，A 液含氯化钠、钾、钙、镁、葡萄糖和醋酸，B 液是碳酸氢钠。

（二）血液透析的血管通路

血管通路，即把血液从体内引出来进入体外循环净化后再回到体内的途径，一条合适的血管通路不仅是进行血液透析的前提条件，更重要的是血管通路是血液透析患者的生命线，其质量直接影响患者透析充分性和生活质量。

（1）血管通路类型。根据患者病情的需要和血液净化方式的不同，将血管通路分为临时性血管通路和永久性血管通路。

1）临时性血管通路：包括直接动静脉穿刺、中心静脉留置导管、动静脉外瘘，主要采用中心静脉置管法。

2）永久性血管通路：包括动静脉外瘘、动静脉内瘘、移植血管内瘘、长期中心静脉导管。主要采用动静脉内瘘，是最安全，应用时间最长、范围最广的血管通路。

（2）血管通路的要求。理想的血管通路一般要求：①血流量充分。血流量达到 150～300 mL/min，对成年患者要求临时性中心静脉导管血流量不低于 200 mL/min；永久性血管通路至少达到 250 mL/min。②安全。不易发生出血、血栓、感染等，心血管稳定性好。③可反复使用，操作简便且对患者日常生活影响较小。④手术成功率高。手术方式应选择一般到特殊的原则，努力提高术者技术，同时要注意保护血管，因此，动静脉外瘘被淘汰，直接动静脉穿刺及锁骨下静脉插管等应减少，长期血液透析患者首选动静脉内瘘。⑤足够的血管穿刺部位。针对动静脉内瘘，建立内瘘时必须考虑日后穿刺透析时要有足够的穿刺部位，还要保证反复穿刺时轮换部位。

（三）抗凝药的应用

1.普通肝素是最常用的抗凝药

（1）全身肝素化：适用于病情稳定、无出血危险的透析患者。首剂肝素剂量为200 U ~300 U/kg，于治疗前10 min从静脉端注入，随后每小时注入1250 U，并检查凝血时间，调整肝素用量，治疗结束前30~60 min停用肝素。治疗过程中肝素的用量取决于个体对肝素的敏感性和肝素的效价，肝素泵注入的速度取决于患者的敏感性和肝素的半衰期。

（2）边缘肝素化：适用于轻、中度出血的患者，首剂肝素750 U，并在治疗后应用肝素泵持续泵入肝素保持此水平。

（3）体外肝素化：在透析开始时自透析器前动脉端管路持续泵入肝素，使血液在体外保持肝素化的状态，自透析器后静脉端用鱼精蛋白中和肝素。一般情况下，肝素和鱼精蛋白的比例为1:1或4:5。治疗结束前1 h停止肝素泵入，治疗结束前30 min停止鱼精蛋白泵入。

2.低分子量肝素是目前透析中较为推崇的一种抗凝药

具有注射后血浆浓度高、生物利用度高、出血风险性小等优点。一般使用剂量为60~80 U/kg，静脉注射。非连续肾脏替代疗法患者无须追加剂量，连续肾脏替代疗法患者可每4~6 h追加30~40 U/kg，随着治疗时间的延长，追加的剂量应逐渐减少。

3.无肝素透析

对于某些高危出血或活动性出血患者可使用无肝素透析，目前已广泛应用。

4.其他抗凝药

如枸橼酸盐、阿加曲班、丝氨酸蛋白酶抑制药、重组水蛭素、抑肽酶等。

（四）血液透析的指征

血液透析是治疗急、慢性肾衰竭和某些急性药物、毒物中毒的有效方法，其适应证如下。

1.尿毒症

慢性肾衰竭是各种慢性肾脏疾病的终末阶段，到了慢性肾脏疾病的第5期及以尿毒症期，多数患者需要接受透析治疗。对于透析指征并没有统一的标准，临床上常根据医生的判断，实验室检查结果，结合患者的原发病、症状、体征及患者的经济情况和意愿确定透析时机。大体归纳如下：

（1）临床检验指标：①血肌酐（Scr）≥530~884 μmol/L（6~8 mg/dl）；②内生肌酐清除率（Ccr）≤6~10 mL/min；③血尿素氮（BUN）≥30 mmol/L（80 mg/dl）；④血清钾（K^+）≥6.5 mmol/L；⑤尿毒性贫血，血红蛋白（Hb）<60g/L；⑥HCO_3^-≤6.8 mmol/L。

（2）症状性体征：①下肢乃至全身水肿，间或有胸水、腹水；②血压高；③乏力、精神萎靡不振；④口中有尿臭味；⑤食欲下降、恶心、呕吐、腹泻；⑥皮肤瘙痒、萎黄；⑦消瘦；⑧记忆力减退、失眠。

（3）体征性指标：①体液负荷过重导致的肺水肿、脑水肿、高血压；②尿毒症所致的神经、精神系统病变；③尿毒症心包炎。

上述指标中，有的指标异常可择期透析，只有在高钾血症、体液负荷过重（脑、肺水肿）、尿毒症脑病者，才需急诊透析。

2. 急性肾衰竭

急性肾衰竭是一大类病因各异的疾病，是器官衰竭中少数可以痊愈的疾病之一，透析指征相对较宽，无尿或少尿 2 天(48h)以上或 Scr≥400 μmol/L 即可开始透析治疗。近年来，多主张早期透析，减少并发症，有利于原发病的恢复和治疗，故只要诊断明确，透析时机不拘泥于所谓的透析指征。

3. 中毒或药物逾量

现血液净化方法常用于中毒或药物逾量，以下情况被视为透析指征：①经常规方法处理后，病情仍恶化，如出现昏迷，反射迟钝或消失，呼吸暂停，难治性低血压等；②严重的中毒出现生命体征异常；③已知进入体内的药物或毒物血药浓度已达致死剂量；④正常排泄毒物的脏器因有原发疾病或已受毒物损害而功能明显减退，药物正常排泄障碍；⑤药物代谢后产生毒性更大的物质或产生延迟性中毒的物质；⑥可能致死的药物存留在消化道继续被吸收；⑦合并肺部或其他感染。

4. 其他

随着血液净化技术的不断发展，很多内外科疾病常规治疗难以奏效者，可采用血液透析治疗。

(1)溶血：游离血红蛋白 >80 mg/dl，间或有肾衰竭。

(2)代谢紊乱：高钙血症、高尿酸血症、代谢性碱中毒、乳酸性酸中毒、高渗性昏迷等病理生理状态。

(3)严重的水负荷过重：肾病综合征、肾功能正常的糖尿病肾病伴高度水肿、顽固性心力衰竭、肝硬化腹水回输。

(4)肝衰竭：肝性脑病、高胆红素血症。

(五)血液透析的禁忌证

血液透析并无绝对禁忌证，由于技术和设备的发展，有些禁忌证已经变成相对禁忌证。

(1)严格禁忌证包括：①婴幼儿(可采用腹膜透析)；②晚期肿瘤等系统性疾病导致的全身衰竭；③严重的缺血性心脏病；④升压药不能纠正的严重休克；⑤不能配合治疗的相应人群。

(2)相对禁忌证包括：①心肌病变导致的肺水肿或心力衰竭；②严重感染伴有休克；③非容量依赖性高血压，收缩压 >200 mmHg。

(六)血液透析急性并发症及处理

在血液透析过程中或在结束时发生的与透析治疗本身相关的并发症称为急性透析并发症。以下重点讨论一些较常见及较严重的并发症。

(1)首次使用综合征。由于使用新透析器产生的一组症候群，称为首次使用综合征(first – use syndrome，FUS)，病因尚不清楚。分为 A 型和 B 型。

A 型发生在透析后几分钟内，突出表现为呼吸困难，发热感，可突然出现心跳骤停甚至死亡。处理：立即暂停透析，丢弃透析器和管道内血液。必要时使用肾上腺素、抗组胺药或激素。轻者仅有瘙痒、荨麻疹、流泪、流鼻涕、腹部痉挛或腹泻。使用前用 0.9% 氯化钠注射液冲洗透析器可减轻发作。

B 型发生在透析开始几分钟至 1 小时，症状轻，主要表现为胸背痛。发生时，无需特殊处理，给予吸氧，可继续透析。使用前用生理盐水冲洗透析器，选择生物相容性好的透析膜可预防。

（2）症状性低血压。透析的主要并发症之一，发生率为 20% ~ 40%，典型表现有恶心、呕吐、出汗、重者脸色苍白、呼吸困难。早期反应可表现为打哈欠、便意、背后发酸。

处理：立即输入 0.9% 氯化钠注射液，然后降低跨膜压或改为旁路。轻者输液 100 ~ 200 mL 后症状很快缓解，若输液 500 mL 以上血压仍未上升，应给予升压药，并进一步检查是否有其他原因（如心包压塞），采取相应措施。如低血压多发生在进餐后，应该在透析结束后再进餐。

预防：透析器及血液管道预冲 0.9% 氯化钠注射液，严重贫血者可在透析开始时输血，严重低蛋白血症者可在透析中输入血浆、白蛋白或其他胶体溶液。

（3）透析中高血压。其特点是在透析中血压升高，多半在透析中、后期发生，且有逐渐升高的趋势。轻者无自觉症状，如血压超过 180/100 mmHg，可出现头痛，甚至达到难以忍受的程度。除非严重高血压或伴有高血压危象，通常不出现恶心、呕吐。透析中高血压对降压药反应差，但在透析结束几小时后会逐渐下降，最多在第二天可以恢复至平时水平。

处理：舌下交替和反复含服卡托普利、硝苯地平，对轻、中度高血压可能有效，但短期内还会反复。如果收缩压超过 200 mmHg，可静脉推注酚妥拉明 5 mg。如果血压仍高，可静脉滴注硝普钠。严重的高血压经处理仍不能下降者，应停止透析，积极对症处理。

（4）失衡综合征。发生率为 3.4% ~ 20%，根据临床表现可分为脑型和肺型两种。

脑型失衡综合征多发生在首次透析后 2 ~ 3 h，如果透析前血浆尿素氮水平很高，则发生的可能性越大。主要表现为头痛、恶心、呕吐、血压增高、焦躁、嗜睡等。重者伴有抽搐、扑翼样震颤、谵妄、昏迷甚至死亡。

肺型失衡综合征表现为患者透析前无肺水肿和心衰，但在第 1 ~ 2 次诱导透析结束后 4 ~ 6 h 出现呼吸困难并逐渐加重，不能平卧，甚至出现发绀、大汗淋漓，发生急性肺水肿，如不及时采取有效措施可死于急性左心衰竭。

处理：轻者要缩短透析时间，重者应即刻终止透析，同时静脉给予高渗溶液、解痉和镇静药物、吸氧等对症处理。失衡综合征是可以预防的，在血浆尿素氮不超过 23.6 mmol/L 时即开始诱导透析；首次透析使用低效透析器，短时透析，逐步过渡到规律性透析；提高透析液钠浓度，在透析中静滴甘露醇、高张糖等是有效的预防措施。

（5）出血倾向。出血倾向与疾病本身的严重程度及病程有关。临床常见表现为皮肤黏膜有出血倾向，可见淤斑或紫斑、鼻出血、牙龈出血、消化道出血、手术及外伤创面大量失血等。透析患者亦可发生颅内出血等严重并发症。据报道，国内脑出血的发生率为 1.8%，表现为头痛、恶心、呕吐、血压增高、不同程度的意识障碍等，与一般人群脑出血表现相似，脑 CT 检查可确诊。

处理：透析患者脑出血最主要的措施是防止继续出血，降低颅内压。治疗包括：保持呼吸道通畅；保持心功能稳定和血压平稳；静脉补液；预防抽搐发作；预防和治疗应激性溃疡出血等。但需注意透析患者的特殊性，如患者本身存在的凝血机制紊乱；抗凝血药（如肝素）的影响；血压不稳定；尿少或无尿给降颅压带来的困难以及限制治疗性液体入量等。大量脑内血肿或小脑血肿常需外科治疗。

（6）溶血。透析中可观察到静脉回路管中血液变色，呈淡红色或葡萄酒色，有尿患者尿液呈酱油色，应高度怀疑急性溶血。患者常主诉胸闷、恶心、背痛、头痛或腹痛，可伴有发冷、发热和急性贫血，如未及时发现可因高血钾导致死亡。

处理：查清原因，及时处理。严重者终止透析并丢弃管道中血液，贫血严重者可输入新鲜血液，预防高血钾。预防：严密观察透析液的浓度和温度变化，血泵转子松紧适宜，保证透析器及管道中的消毒剂要彻底冲洗干净，注意检查水质。

（7）心律失常。其发生率为 10% ~ 30%，以室性期前收缩多见。

处理：按其类型进行处理。如偶发房性期前收缩、室性期前收缩，可不急于用药处理。对于频发、多源性室性期前收缩、心房或心室纤颤、心动过速、传导阻滞要积极处理，或停止透析请专科医生协助处理。预防：对于易发心律失常的患者最好使用碳酸氢盐透析液、生物相容性好的透析膜；透析开始预防性吸氧，超滤速度要适当，避免发生低血压；透析要充分，纠正贫血。

（8）猝死。猝死是透析患者较少见而严重的并发症，多与心血管疾病或并发症有关。

处理：透析中应严密观察，若患者突然感胸闷、心动过速或过缓、呼吸急促、血压下降、发绀等，提示意外发生的可能，应紧急抢救。如何预防透析患者猝死还需积极开展大量的前瞻性临床研究。

（9）肌肉痉挛。其发生率为 10% ~ 15%，一般发生在透析的中后期，多见于足部、手指、腓肠肌和腹壁，呈痛性痉挛，典型者可持续 10 min。

处理：首先降低超滤速度，再快速输入生理盐水或 50% 葡萄糖 + 10% 葡萄糖酸钙静脉推注。

（10）发热。透析时发热最常见的原因是内毒素热原反应，其次是感染，极少数是因为透析机温度失控所致。

处理：对致热原反应注意对症治疗和应用抗过敏药物，例如，出现发热或寒战可静脉注射地塞米松 5 ~ 10 mg。血透后期发热并持续 24 h 以上应考虑感染的发生，应做血培养，选用抗生素治疗。透析机温度失控者，若发生溶血，应立即停止透析，丢弃体外血液，更换透析设备重新透析，必要时输血。

（七）血液透析护理

1. 透析前护理

（1）心理护理：对首次透析患者介绍透析的有关知识，消除患者的紧张和恐惧心理，取得其配合。长期透析患者容易产生焦虑、厌烦情绪，对疾病治疗丧失信心，透析前要注意评估患者的心理状况，给予针对性的心理疏导，关心体贴患者，用科学的知识消除患者的恐惧心理，帮助其建立积极乐观的生活态度、正确豁达地对待疾病乃至生死。

（2）身体状况评估：透析前测量患者的生命体征、体重，了解患者的饮食、体重增长、出入水量、尿素氮、肌酐、电解质及有无出血倾向等。观察患者的一般状态，注意心、肝、肺、脑的功能。

（3）透析方案的制定：根据患者的病情，决定透析方式、脱水量、肝素用法及用量。

（4）透析前的准备：①做好透析室的消毒工作，调节好室温。②准备好设备及透析用物，备好氧气、心电监护仪、抢救用物及药品。③透析器的冲洗。④血管通路的建立和开放。

2. 透析中的观察

（1）严密监测透析机的工作状态：保证各处管道连接可靠，各部运转稳定正常。

（2）透析监护系统观察：①血流量：一般为 200 ~ 300 mL/min，当血流量降低至 100 mL/min 时会大大降低透析效率并导致管路和透析器凝血。②静脉压：正常为 6.7 ~ 13.3 KPa，静脉压升高的原因为静脉管路或透析器有血凝块或纤维蛋白形成、静脉管扭曲、针头凝血等。③透析液温度：一般控制在 37℃ ~ 39℃，如温度大于 43℃，有溶血的危险，小于35℃，患者可出现寒战，影响弥散效率。④透析液流量：一般调节在 500 mL/min，流量过高是浪费，流量过低会明显降低弥散速率。⑤跨膜压：应根据患者的脱水需要进行调节。

（3）密切观察患者的生命体征：定时测量生命体征，尤其注意血压，观察患者的神志、瞳孔、出血倾向、超滤等。

（4）预防凝血：充分肝素化对防止管路和透析器凝血非常重要，对有活动性出血或手术后的患者应采用小剂量、局部肝素化，如发生凝血，应及时更换管路和透析器。

（5）监测血液生化指标的动态变化：动态测定患者的血常规、电解质等生化指标，及时发现异常，及时纠正。

3. 透析后护理

（1）卧床休息，观察生命体征变化，倾听患者的主诉，记录出入量，注意水、电解质平衡。

（2）做好血管通路的护理，一般内瘘压迫 10~20 min 即可，桡动脉、足背动脉应压迫 30 min 以上。观察穿刺部位有无渗血，中心静脉导管固定是否良好，告知居家护理技巧。

（3）告知患者饮食、用药、运动、并发症管理等自我管理的知识和技巧。

4. 动静脉内瘘维护

（1）内瘘术后一般 4~6 周成熟，术后 10 天开始功能锻炼，促进内瘘成熟。

（2）术肢不可负重，睡觉时勿压迫术肢，可将软枕垫于术肢，促进静脉回流，以减轻肿胀程度。

（3）穿刺时技术要求娴熟，避免血肿形成，同时，严格无菌操作，避免感染。

（4）透析结束后，内瘘穿刺处压迫时用力要适当，过重易造成内瘘闭塞，过轻易引起局部出血。

（5）日常生活中，嘱患者避免术肢受压、负重；禁止在内瘘侧肢体量血压、采血、输液等操作；衣袖要宽松，术肢避免佩带饰物；自我监测内瘘吻合口有无震颤以及听诊血管杂音；每日监测血压，按时服用降压药，防止高血压、避免低血压。

（八）血液透析疗法的其他技术

1. 单纯超滤和序贯血液透析

超滤是指排除尿毒症患者体内多余的水分，这是透析疗法的主要功能之一。超滤有两种形式：一是在透析同时伴有超滤（或称透析超滤）；二是超滤和透析分开进行，称为"单纯超滤"。超滤必须通过跨膜压来实现，因此可以用任何透析机完成单纯超滤。现代透析机都设有定容定时超滤装置，在超滤过程中不流透析液，处于旁路状态，即透析液不通过透析器，通过跨膜压完成超滤。序贯透析是由弥散透析和单纯超滤两个程序组成，对于超滤和透析的顺序和时间比例没有固定模式，一般短时间单纯超滤，旨在除水，然后透析旨在清除溶质，具体编排完全可以根据临床需要。现代透析机备有不同的序贯透析治疗程序，操作者可以自由选择。

临床应用：①有些尿毒症患者水负荷过多，但用透析超滤常导致低血压，可以采用单纯超滤和透析交替的方法。②伴有明显腹水、胸水和心包积液的患者常规透析难以排除这些部位的液体，单纯超滤有助于上述液体进入血液循环，然后从透析器排掉。③有些患者对透析超滤不大耐受、即使未达到干体重也容易在透析中出现低血压反应，对此可以采用序贯透析。④有些慢性心力衰竭、肝硬化或肾病综合征患者，对利尿药不敏感，可以用单纯超滤除水。

2.低温血液透析

低温透析指低于常温(37℃)的透析,透析液的温度一般为35℃。低温透析能提高心肌收缩力,提高上臂血管阻力,使心率下降,改善静脉血管的反应性,还能降低炎症反应,增强心血管的稳定性,从而减少症状性低血压的发生。低温透析虽然可以减少由于低血压带来的一系列透析不良反应的发生,但有患者对低温透析不耐受的现象发生。因此,临床应用时,应当考虑患者个体对低温透析的耐受性,同时动态观察患者生命体征的变化,及时提供护理干预措施。

3.高—低钠序贯血液透析

高—低钠序贯透析是利用暂时性高钠血症,增加血浆晶体渗透压,吸引更多的水分从细胞内、组织间液进入血循环,是防止透析中低血压和水分进入腔隙和细胞内的有效措施。临床应用包括:预防透析中低血压及失衡综合征。

4.单针血液透析

长期透析血管通路是个重要的问题,有的患者经过多次穿刺插管或经多次内瘘手术已无血管可寻,有的患者尽管有永久性血管通道,但是条件不好,穿刺困难,给护士工作带来麻烦,给患者也带来痛苦。单针透析可减少一半穿刺机会,对血管通路来说也是重要的保护措施。由于技术问题及透析效果仍比常规双针透析差,限制了单针透析的应用。近年来由于导管的发展和设备的改进(单泵单夹和双泵),单针透析得到进一步发展。在有些情况下可用单针透析:如急性肾衰竭、急性药物中毒等;内瘘成熟不好,静脉扩张很短,不足以插入两根针时;儿童患者,对儿童也有较好的耐受性;有些慢性透析患者,做瘘的血管条件差,为保护血管通道,也可长期应用单针透析。

三、血液滤过及血液透析滤过

(一)血液滤过

血液滤过(hemofiltration,HF)是在超滤技术基础上发展起来的,其溶质清除是模拟肾小球滤过功能,以对流转运的方式进行的。将患者的动脉血引入滤过器中,在半透膜的外侧增高负压,使血液中的液体及其中的溶质在负压的作用下,通过半透膜滤出,然后从静脉端补回含机体必需的水、电解质等的置换液。由于溶质清除主要靠对流原理,因此,对中、大分子溶质的清除优于血液透析,而对尿素氮、肌酐等小分子物质的清除略逊于血液透析。

1.血液滤过装置

(1)血液滤过器:理想的血液滤过膜是非对称的空心纤维膜,包括支持层和滤过层,前者保持膜的机械稳定性,后者保持膜的良好通透性。常用有聚丙烯腈膜多层小平板滤过器、聚砜膜空心纤维滤过器、聚甲基丙烯酸甲酯膜滤过器等。

(2)血液滤过机:与血液透析机最大的区别在于血液滤过机设有体液平衡装置,保证血液滤过中液体的出入平衡。

(3)置换液:血液滤过时大量血浆中的溶质和水被滤出,需要补充相应量的与正常细胞外液组成相似的置换液,一般每次治疗需18~40L,其成分可因人而异。置换液量为体重的45%~50%是比较合适的。

2.方法

①建立动静脉血管通路及肝素化法同血液透析,一般要求血流量>250 mL/min;②置换液可由滤过器动脉管道内输入(前稀释型)或静脉管道内输入(后稀释型);③根据患者病情,

2~3次/周，4~5小时/次。

3.临床应用

（1）血液滤过治疗过程中，血浆的渗透压变化很小，血流动力学稳定，故不良反应较血液透析少，特别适用于慢性肾功能衰竭伴有下列情况者：①血容量过多、严重心力衰竭。②老年、心功能不稳定、肝功能不良、醋酸盐不耐受者。③顽固性高血压属高肾素型。④高血压和严重水钠潴留者。⑤由中、大分子潴留引起的神经系统、心包及骨骼病变。

（2）对末梢神经病变、顽固性瘙痒、高磷血症、高脂血症、精神病、黄疸、难治性水肿及胸腹腔、心包积液等也有一定疗效。

4.并发症

低血容量性休克、发热反应和败血症、内毒素休克、铝中毒等。

（二）血液透析滤过

血液透析滤过（HDF）是血液透析和血液滤过相结合，应用滤水性能较好的透析器，在透析的同时，增加跨膜压，是透析和超滤两种过程同时进行，并根据滤出的液量从静脉端补回相应的平衡液。它具有较高的小分子和中分子物质清除率，可缩短透析时间，并可补充液体。临床应用越来越广泛，甚至有可能取代常规血液透析。适用于水负荷过多又需血透，或需大量补充液体者。

四、血液灌流

血液灌流（hemoperfusion，HP）是将患者的血液引入装有固态吸附剂的灌流器中，通过吸附剂的吸附作用，清除身体内源性或外源性毒物或药物的体外循环治疗方式，也称血液吸附。血液灌流是最早广泛应用于临床的吸附疗法，也是目前抢救重度毒物或药物中毒比较理想的首选方法。

1.血液灌流设备

HP设备要求及操作简单，应用血液灌流机及单泵及可完成治疗。灌流装置由灌流器、吸附剂、血泵组成。灌流器有炭罐和树脂罐两种。

2.方法

①建立血管通路；②按说明书冲洗炭罐或树脂罐，然后预冲体外循环管路，再连接双腔导管；③灌流治疗每日或隔日一次，每次一般为2~2.5 h。

3.临床应用

（1）急性毒物或药物中毒为首选适应证。如巴比妥类、水合氯醛、阿司匹林、氯氮平、安定片、氯霉素、地高辛、洋地黄中毒、毒蕈中毒、百草枯、苯丙胺、可待因等。

（2）尿毒症。用高亲和性大孔径的吸附剂制成的灌流器可有效清除尿毒症多种中大分子物质，并对一些与中大分子毒物有关的症状，如尿毒症周围神经炎、心包炎等有治疗作用，通常与血液透析联用。

（3）肝性脑病。主要是暴发性肝衰竭，早期应用可提高存活率。

（4）风湿、免疫性疾病，如系统性红斑狼疮、风湿性关节炎等。借助DNA免疫吸附剂直接去除致病的自身抗体、免疫复合物。

4.并发症

寒战、发热；胸闷及呼吸困难；出血、凝血及血小板减少；空气栓塞；血钙、血糖的降低；体温下降等。

五、血浆置换及免疫吸附

(一)血浆置换

血浆置换(plasma exchange,HE)是一种常用的血液净化方法。经典的血浆置换是将患者的血液经体外循环管路输出,经血浆分离器将血浆和血液中的细胞成分分离,弃去血浆,携带血浆中异常成分(如抗体、免疫复合物、异常高浓度的血浆球蛋白、高黏物质、毒物及与血浆蛋白结合的药物等),再把细胞成分与所需补充的白蛋白、血浆及平衡液等混合后一起回输体内,以达到清除致病介质、进一步提高疗效、减少并发症的目的。

1.血浆置换设备

(1)血浆分离装置:多采用醋酸纤维素膜、聚甲基丙烯酸甲酯膜或聚砜膜所制成的空心纤维型分离器。

(2)置换液:含4%~5%人血白蛋白复方氯化钠注射液、新鲜冰冻血浆等。

2.方法

①建立动静脉通道及肝素化法,同血液透析;②按照机器要求进行管路连接,预冲管路及血浆分离器;③设置血浆置换参数,连接体外循环;④血浆置换分单重血浆置换和双重血浆置换,根据不同疾病,选择使用不同种类的血浆成分分离器;⑤置换达到目标量后,从静脉回路等量回输置换液;⑥治疗时间一般为每周3~4次,亦有每天1次,共3~5次后改为隔天或每周2次,或每隔2天1次。

3.适应证

包括:①抗肾小球基膜抗体型肾小球肾炎;②非抗肾小球基膜抗体型新月体肾炎;③各种结缔组织疾病,重症系统性红斑狼疮等;④甲状腺危象;⑤急性吉兰—巴雷综合征、重症肌无力;⑥自身免疫性溶血性贫血、溶血尿毒症综合征、冷球蛋白血症和血栓性血小板减少性紫癜;⑦重症胰腺炎;⑧肾移植后急性排斥反应;⑨家族性高胆固醇等。

4.并发症

包括低血容量、低血压;过敏反应;发热;心律失常;低钙血症;低球蛋白血症;血栓;溶血;易诱发感染以及肝素引起的不良反应等。

(二)免疫吸附

免疫吸附(immunoadsorption,IA)是将高度特异性的抗原、抗体或有特定物理化学亲和力的物质(配体)与吸附材料(载体)结合制成吸附剂(柱),选择性或特异地清除血液中的致病因子,从而达到净化血液,缓解病情的目的。免疫吸附疗法不同于一般非特异的血液灌流,免疫吸附疗法是在血浆置换基础上发展起来的新技术,其优点是对血浆中致病因子清除的选择性更高,而血浆中有用成分的丢失范围与数量更小,同时避免了血浆输入所带来的各种不良影响。

1.吸附装置

主要由灌流器、吸附剂、管路以及动力系统组成。免疫吸附治疗的关键部分是吸附柱,包括载体部分、配体部分及两者间链接方式。免疫吸附柱中常用免疫吸附剂包括金黄色葡萄球菌蛋白A、抗人免疫球蛋白抗体、补体Clq、疏水性氨基酸、硫酸葡聚糖及各种细胞吸附柱等。吸附剂通常被交联在载体上,常见的载体材料包括琼脂糖、聚乙烯醇、纤维素、聚丙烯酰胺等。

2. 方法

将患者血液引出体外，建立体外循环并抗凝，血液流经血浆分离器分离出血浆，将血浆引入免疫吸附器与免疫吸附剂接触，以选择性吸附的方式清除致病物质，然后将净化的血浆回输患者体内。有的免疫吸附装置不需要分离血浆，可直接进行血液灌流式免疫吸附治疗。

3. 临床应用免疫吸附的适应证很广泛。

(1)多种风湿免疫疾病，尤其是系统性红斑狼疮和系统性血管炎等。

(2)免疫相关性皮肤病。

(3)肾脏疾病，与免疫相关的肾炎，包括紫癜性肾炎、IgA 肾病等。

(4)消化系统疾病，如暴发性肝衰竭、原发性胆汁性肝硬化、梗阻性黄疸等。

(5)神经系统疾病，如吉兰—巴雷综合征、重症肌无力和脱髓鞘多发神经病等。

(6)血液系统疾病，如冷球蛋白血症、巨球蛋白血症、自身免疫性溶血性贫血及多发性骨髓瘤等。

(7)内分泌代谢病，如高脂血症、甲亢危象、肥胖症及 1 型糖尿病等。

(8)中毒，如有机磷中毒等。

4. 并发症

低血压、低钙血症、心律失常、过敏反应、感染、溶血、出血或凝血功能障碍。

六、连续性血液净化

连续性血液净化技术(continuous blood purification，CBP)又名连续性肾脏替代治疗(continuous renal replacement therapy，CRRT)：是指所有连续、缓慢清除水分和溶质的治疗方式的总称。连续性血液净化技术包括：连续性动(静)静脉血液滤过、连续性动(静)静脉血液透析、连续性动(静)静脉血液透析滤过、缓慢连续性超滤、连续性高通量透析、高容量血液滤过、连续性血浆滤过吸附、日间连续性肾脏替代治疗等多项技术。CRRT 最早出现于 20 世纪 70 年代末期。早期的 CRRT 在临床上主要用于重症肾衰患者的治疗，随着技术不断发展，又扩展到对多脏器衰竭、严重创伤、感染、急性肾衰、急性胰腺炎、中毒等危重病的救治。

(一)连续性血液净化的原理

CRRT 的溶质清除主要方式有 3 种：弥散、对流及吸附。治疗模式不同，清除机制不同。

(二)连续性血液净化的特点

(1)血流动力学稳定，几乎不改变血浆渗透压。

(2)很好地控制氮质血症和酸碱、电解质平衡。

(3)快速清除过多液体。较血液透析溶质清除率高。

(4)容易实行深静脉营养和静脉给药，通过连续超滤可调节的余地很大。

(5)清除炎性介质及重建机体免疫内稳状态。包括 IL-1、IL-6、IL-8、TNF-α 等。

(三)连续性血液净化设备

主要包括：滤器、置换液、透析机等。

(1)滤器。根据使用 CRRT 的方法不同选择相应的滤器。如聚砜膜滤器；聚丙烯腈膜滤器。同等条件下选择长度短、通透性高、高分子聚合膜、生物相容性好、不激活补体系统、对凝血系统影响小、血流阻力小的滤器。

(2)置换液。商品化的置换液较少。制作的置换液成分应因人而异，制作方法和 A 液、B 液透析液一样。

（3）透析机。目前进行 CRRT 治疗时，配有专用的 CRRT 机器和专用的体外循环管路。

（四）连续性血液净化的血管通路

与血液透析通路相同，常用中心静脉留置导管。

（五）连续性血液净化的抗凝方法

理想的 CRRT 抗凝药应具备的特点：①抗血栓作用强而抗凝作用弱；②出血危险性小；③用量小，维持体外循环有效时间长；④不影响或改善血滤器膜的生物相容性；⑤抗凝作用最好只局限于滤器中；⑥药物监测简便易行，适合床旁进行；⑦长期使用无严重不良反应；⑧过量时有拮抗药。由于目前没有非常理想的抗凝药，CRRT 抗凝治疗沿用 HD，最常用的仍是肝素。

（六）连续性血液净化的适应证

CRRT 的适应证分为肾脏疾病及非肾脏疾病两类。CRRT 没有相对禁忌证。

1. CRRT 肾替代指征

（1）急性肾衰竭伴有心血管衰竭、脑水肿、高分解代谢、急性呼吸窘迫综合征等。

（2）慢性肾功能衰竭维持性血液透析伴有急性肺水肿、血流动力学不稳定。

（3）少尿患者需要大量补液。

（4）慢性液体潴留：肾性水肿、腹水等。

2. CRRT 非肾替代指征

（1）酸碱和电解质紊乱。

（2）全身性炎症反应综合征。

（3）脓毒症。

（4）多器官功能障碍综合征。

（5）重症急性坏死性胰腺炎。

（6）急性呼吸窘迫综合征。

（7）心肺体外循环。

（8）慢性心力衰竭。

（9）其他：如肝衰竭、中毒、创伤等。

（七）连续性血液净化的并发症

CRRT 同样可以出现血液净化常见的一些并发症，如低血压、过敏、空气栓塞、水电解质平衡紊乱、感染、出血等。

（八）连续性血液净化的监护

CRRT 所救治的患者病情危重，病情变化快，做好 CRRT 的监护就显得尤为重要。

（1）生命体征。心电监护仪持续监测患者的生命体征，并密切观察患者神志、意识的变化，随时评估，必要时调整治疗方案。

（2）体液平衡。保持液体出入量平衡在 CRRT 治疗中尤为重要，医护人员要严格监测，避免容量控制不当造成严重后果。

（3）电解质和血气分析。动态监测患者的血生化、血气分析指标。病情稳定者开始 4 h 内必须检测一次，如果无明显异常，可适当延长检测时间。

（4）出凝血功能。观察患者置管处有无渗血、出血情况，定期检测凝血参数，早发现早处理。

（5）预防感染。严格无菌操作，避免感染。

七、腹膜透析

腹膜透析(peritoneal dialysis，PD)是利用腹膜作为透析膜，向腹腔内注入透析液，膜一侧毛细血管内血浆和另一侧腹腔内透析液借助其溶质浓度梯度和渗透梯度，通过弥散对流和超滤的原理，清除机体内潴留的代谢废物和过多的水分，同时通过透析液补充所必需的物质。通过不断更换新鲜透析液反复透析，则可达到清除毒素、脱去多余水分、纠正酸中毒和电解质紊乱的目的。常见的腹膜透析的方式包括：间歇性腹膜透析(intermittent peritoneal dialysis，IPD)、持续性不卧床腹膜透析(continuous ambulatory peritoneal dialysis，CAPD)、连续循环腹膜透析(continuous cycling peritoneal dialysis，CCPD)、潮式腹膜透析(tidal peritoneal dialysis，TPD)、自动腹膜透析(auto‐mated peritoneal dialysis，APD)。

(一)腹膜透析原理

(1)弥散作用。腹膜是一种半透膜，腹膜两侧的浓度差使溶质从浓度高的一侧跨膜移动到浓度低的一侧，最终达到膜两侧浓度的平衡。是腹膜透析清除代谢废物的主要机制。值得注意的是，腹膜尚可允许一些小分子蛋白通过，甚至一些白蛋白也可滤出到腹透液中，因此，与血液透析相比，腹膜透析对于中分子及大分子的清除效果较好。

(2)超滤作用。腹膜毛细血管两侧的渗透压梯度是超滤的基本动力。由于腹透液具有高渗透性，与血液间形成渗透梯度，水分从血液移向腹膜透析液中，达到清除水分的目的。

(3)吸收作用。腹膜和腹膜中的淋巴管能直接和间接地从腹腔中吸收水分和溶质，从而参与腹腔液体和溶质的清除。

(二)腹膜透析的设备和材料

(1)腹膜透析导管。理想的腹膜透析导管能使腹膜透析液快速出入而没有感染和渗漏。腹膜透析导管可分为急性和慢性腹膜透析导管。慢性腹膜透析导管多为带两个袖套的腹透管，目前常用的是Tenckhoff管，由硅胶制成，表面光滑，全长32～40 cm，内径2.6 mm，外径5 mm，两端各一涤纶袖套，将导管分为三段，即腹外段(长约10cm)、皮下隧道段(长约7cm)、腹内段(长约15cm)。腹内段置于腹膜内，并由内涤纶袖套固定于腹膜外，外涤纶袖套固定于皮下隧道，距皮肤开口出约2～3cm，当纤维组织长于涤纶套中，封闭隧道；这就形成两个屏障，防止感染和渗漏，并能起到良好的固定作用。急性腹膜透析导管使用较多的为带一个袖套的Tenckhoff腹透管，袖套位于管外1/3与内2/3交界处。按年龄也分为儿童和成人腹膜透析导管，儿童腹膜透析导管腹腔段比成人短。

(2)腹膜透析液。腹膜透析液可临时自行配置或使用商品化透析液。腹膜透析液的配方较多，但腹膜透析液的基本配方原则是：①电解质成分浓度与血浆内浓度相似；②渗透压稍高于血浆；③含一定量的缓冲剂，可纠正体内代谢性酸中毒；④高压消毒后无致热源、细菌及内毒素；⑤配方可根据需要调整，同时可根据病情适当加入药物，如肝素、氯化钾、胰岛素、抗生素等。

(3)连接系统。连接系统是指腹膜透析液与腹膜透析导管相连接的管路，即体外的可拆卸系统，是交换透析液时的连接导管，提供透析液进出通道。具体连接方法有：①直接连接法，目前已淘汰；②Y型连接法；③O型连接法；④双联(双袋)系统，是包括透析液袋、引流袋(空袋)、Y型导管系统的一体化连接系统，也是目前使用最多的连接方式；目前已证实该系统具有更低的腹膜炎发生率，因为接头连接越少，污染的机会越少，腹膜炎的发生率就会越低。

（4）消毒装置。消毒装置有紫外线消毒、光化学反应器、细菌过滤器、B 型肽接头、聚丙烯酮碘海绵保护接头等多种消毒装置。

（5）腹膜透析机。腹膜透析机是一种自动控制透析液进出腹腔的机器。目前最新的循环式全自动腹膜透析机可根据处方，由电脑控制，自动持续地进行各种方式的腹膜透析，并由电脑监测和记录每次的灌注量、流量、引流时间、停留时间及透析液温度。

（三）腹膜透析的适应证和禁忌证

1. 适应证

（1）慢性肾衰竭：同血液透析，如有下列情况更适合腹膜透析：年龄大于 65 岁的老年人；原有心血管疾病或心血管系统功能不稳定的患者；糖尿病患者；儿童；反复血管造瘘失败者；有明显出血倾向不适于肝素化者。

（2）急性肾衰竭：急性肾衰竭患者开始腹膜透析指征为：①急性肺水肿。②血钾 ≥6.5 mmol/L 或心电图提示高钾。③高分解代谢状态：每日血尿素氮上升 ≥14.3 mmol/L，肌酐上升 ≥177 μmol/L，钾上升 ≥1～2 mmol/L，HCO_3^- 下降 ≥2 mmol/L 提示高分解状态，应早期透析，且透析液需要量较大。④非高分解状态，但伴有少尿或无尿 ≥2 天，血肌酐 ≥442 μmol/L，肌酐清除率 ≤710 mL/（min·1.73m^2），血尿素氮 ≥21mmol/L，二氧化碳结合力 ≤13 mmol/L。⑤有尿毒症症状，如恶心、呕吐、意识障碍等。⑥异型输血，游离血红蛋白 ≥800 mg/L。

急性肾衰竭患者如无血液透析禁忌，应首选血液透析，因为血液透析脱水肯定，清除小分子溶质、纠正酸碱失衡等优于腹膜透析。

（3）中毒：腹膜透析治疗中毒应在服药或毒物后尽早开始，一般要求在 8～16 h 内进行。与血液透析相比，腹膜透析治疗中毒的优点是对中分子或是有环状结构的小分子物质及与蛋白质结合的物质也有较好的清除作用。急性中毒腹膜透析指征：①毒物应属可被透析出体外者。②估计中毒剂量大，预后严重者。③中毒后伴发肾衰竭者。④中毒后心血管系统不稳定而不能耐受体外循环者。可经腹膜透析清除的毒物主要有：①镇静、安眠、麻醉药；②醇类；④镇痛药；⑤抗生素；⑥金属类；⑦有机磷农药；⑧其他。

（4）其他：充血性心力衰竭、急性胰腺炎、肝昏迷、甲状腺功能亢进、冻伤、牛皮癣、精神分裂症、多发性骨髓瘤、经腹腔营养治疗等。

2. 禁忌证

（1）绝对禁忌证：腹腔感染或肿瘤所致腹膜广泛粘连或纤维化，腹壁广泛感染或严重烧伤或其他皮肤病。

（2）相对禁忌证：腹部有创伤或手术后 3 日内，腹腔内有外科引流管；局限性腹膜炎及腹腔脓肿；肠梗阻、腹部疝未修补；腹腔内血管病变；妊娠晚期或腹内巨大肿瘤；膈肌缺损；肠造瘘或腹部引流；严重呼吸功能障碍；高分解代谢；过度肥胖；长期蛋白质及热量摄入不足；精神病患者或不合作者。

（四）腹膜透析常见并发症及处理

（1）透析液引流不畅或腹膜透析管堵塞为常见并发症，若发生则影响腹膜透析的正常进行。多因导管移位、受压、扭曲、纤维蛋白堵塞、大网膜包裹等。处理方法：①改变患者体位；②排空膀胱；③应用导泻剂或灌肠，增加患者的肠蠕动；④腹膜透析管内注入肝素、尿激酶、生理盐水等溶解纤维蛋白；⑤也可在 X 线透视下调整透析管的位置或手术重新置管。

（2）腹膜透析液渗漏多由于腹膜切口过大或荷包缝合不当所致。手术结束时应确认腹膜透析液灌入无渗漏方可关腹。

（3）腹腔脏器损伤（如肠梗阻、膀胱损伤等）多见于临时腹膜透析管穿刺时，当膀胱充盈或肠粘连时易发生，术前应排空膀胱，有阻力感时避免硬插，可防止损伤发生。

（4）腹痛可因放液或滤液速度过快、透析液 pH 过低、透析液温度过高或过低、透析液中的某些化学成分刺激引起，而腹膜炎为腹痛的常见原因。处理：注意调节透析液的温度；控制好透析液的进出速度；积极预防及治疗腹膜炎。

（5）腹膜炎是腹膜透析最常见的并发症，也是导致腹膜透析失败的常见原因之一。以细菌性腹膜炎多见，常表现为透析液混浊、腹痛，或伴有发热（为低、中度发热）、恶心、呕吐等症状。处理：冲洗腹腔及应用抗生素。

（6）其他并发症：低血压、脱水、血性腹水、低钾血症、肺功能不全、胸腔积液及导管出口处皮肤感染等。

（五）腹膜透析护理

（1）心理护理。向患者及家属说明腹透目的、操作过程及预防感染的重要性，解除紧张、恐惧心理。

（2）腹透前准备。对工作房间进行彻底消毒，减少不必要的人员走动，杜绝交叉感染。检查腹透液，腹透液输入腹腔前要加热至37℃，无漏液、霉变。

（3）严格无菌操作。分离和连接各种导管前要注意消毒和严格无菌操作。

（4）腹膜透析监测。严密观察生命体征，准确记录透析液进出腹腔的时间、液量，定期送引流液做各种检查。

（5）加强透析外接管及皮肤出口的护理。观察透析管出口处皮肤有无渗血、漏液、红肿等，及时处理。外接短管定期更换。

（6）提高患者自我护理能力。住院期间加强宣教，教会患者腹膜透析操作流程及要点，学会自我监测及常见并发症的处理。

7. 饮食指导。由于腹膜透析时导致体内蛋白质及多种营养成分丢失，应增加患者蛋白质的摄入，蛋白质的摄入量：1.3~1.5 g/（kg·d），50%以上为优质蛋白。水分的摄入根据尿量及超滤量而定。注意能量、钾、钙、铁及维生素等的摄入，维持患者的营养平衡。

八、血液净化研究展望

（一）血液净化技术的发展

随着对尿毒症毒素的种类及毒性的深入研究，其清除方法也有了新的发展，但许多方面仍然需要去探讨和改进，以进一步提高患者长期生存率，改善患者的症状和预后。如：①进一步改进血液净化的技术模式，如血液滤过、血液透析滤过、血液灌流、高通量血液透析、连续性肾脏替代疗法、杂和透析、腹膜透析等，使之更加有效地清除尿毒症毒素。②提高血液净化方法的生理性，例如正在试制的便携式透析装置。③提高对残余肾功能的保护。

（二）血液净化新理论

血液净化技术的不断进展，使肾衰竭患者的预后明显得到了改善，但也仅仅是模拟替代了肾脏的滤过功能，而不能完全替代肾脏的内分泌、代谢、自身调节等多种功能。近年来，随着生物医学技术的发展，组织工程、干细胞和再生医学等技术的兴起为治疗肾脏疾病提供了新的手段。组织工程即应用培养的细胞与相应材料组合成具有生物活性的器官代替患病失功器官的生理功能。细胞治疗是基于各种细胞能够在体外培养，并能发挥特殊不同的生物学作用而发展起来的一种治疗方式，干细胞治疗的应用给细胞治疗学带来了新的希望。

（1）生物人工肾。生物人工肾是指用特定的细胞和生物合成膜，运用组织工程技术构建一个既具有肾小球滤过功能又有肾小管重吸收功能的装置，完成肾脏滤过、重吸收、内分泌、代谢和自身调节等全部功能肾即生物人工肾（bioartificial kidney，BAK），并且可植入到患者体内，成为全能肾脏供体器官，完成肾脏的全部功能替代。1987年，Aebischer及其同事首次提出了生物人工肾的概念。新近有学者提出肾单位芯片，包括肾小球，肾小管和Henle氏管。目前生物人工肾小管（renaltubule assistance device，RAD）装置已试用于临床，结果令人鼓舞，生物人工肾小球的研究虽不成熟，但初步构想进展顺利。

（2）干细胞治疗。近10年干细胞修复肾脏的研究成为血液净化研究的最新热点。通过干细胞治疗可望促进肾脏细胞再生，取代受损细胞，阻断和修复肾脏纤维化。目前干细胞移植研究仍停留在基础或动物实验阶段，距离临床研究或人体试验阶段仍有一段距离。选择何种类型的干细胞、干细胞的移植途径、干细胞移植后引起的病理生理变化及治疗机制等，仍需进行大量研究。

第四节　静脉治疗

一、经外周静脉穿刺中心静脉置管

经外周静脉穿刺中心静脉置管（Peripherally Inserted Central Catheter，PICC）技术已有70年的历史，至20世纪80年代中期，美国和德国开发出超小口径、高生物相容性的柔软导管，大大减少了并发症的发生，使该技术在20世纪90年代后期开始广泛应用于临床。

（一）PICC简介

PICC由外周静脉穿刺插管，其尖端定位于上腔静脉的下1/3比较理想。其主要优点有：导管材料为硅胶，柔软、弹性好，对血管刺激性小；导管留置时间长，可达数月至一年，减少反复静脉穿刺给患者带来的痛苦，不会较大程度地影响肢体活动；药液通过PICC导管输注在中心静脉中，由于其管径较大，流速较快，从而可以减轻患者因高渗性、有刺激性药物对管壁的损害。

PICC适用于长期输液治疗、肿瘤化疗、肠外营养、危重症救治等患者。

禁忌证有：穿刺部位感染或创伤；严重出血性疾病；穿刺侧有外伤史、血管外科手术史、放射治疗史、静脉血栓形成史及顺应性差等患者。

（二）操作步骤

1. 置管前的评估和准备

（1）评估病情：评估患者的病情（既往史、现病史、凝血功能及血常规等）、置管目的及皮肤血管情况等，确定是否需要留置PICC及是否存在置管禁忌证。

（2）解释签字：向患者及家属介绍PICC管的特点、置管方法及可能出现的并发症，充分取得患者的同意与配合，签署置管知情同意书。

（3）核对医嘱：核对医生开具的置管医嘱与胸片申请单。

（4）患者准备：核对确认患者信息，教会患者术中配合注意事项，指导患者清洗双上肢及腋下、颈部皮肤，带口罩、圆帽，做好心理护理避免情绪紧张。

（5）环境及物品准备：置管前应消毒置管间，避免不必要的人员走动。准备PICC穿刺包、PICC 套件、生理盐水 1 瓶、20 mL 注射器 2 支、0.5% 碘伏、75% 酒精、软尺、记号笔、止血带、弹力绷带、无菌手术衣、透明贴膜、输液贴、按需备肝素钠、一次性治疗巾（B 超引导下置管时还需准备 B 超机及置管 B 超套件、2% 利多卡因），检查所有无菌物品质量、效期。

2. 置管

（1）选择血管：患者平卧，手臂外展与躯干成 90°，扎止血带，评估患者血管状况。选择血管的顺序为贵要静脉、肘正中静脉，头静脉。已行锁骨下静脉穿刺的一侧手臂不宜同时作 PICC，以贵要静脉为例，其途径为腋下静脉、锁骨下静脉、无名静脉达上腔静脉，因其直径粗、静脉瓣较小作为首选。

（2）测量定位：手臂外展 90°，从预穿刺点沿静脉走向量至右胸锁关节长度加 4~5 cm 为置管长度，测量肘窝上 10 cm 处臂围并记录。

（3）消毒铺巾：洗手戴口罩，铺一次性治疗巾，打开无菌包，戴无菌手套，在患者手臂下铺无菌巾。以穿刺点为中心，用 75% 酒精消毒皮肤 3 遍（第一遍顺时针，第二遍逆时针，第三遍顺时针），再用 0.5% 碘伏消毒皮肤 3 遍（方法同上），范围是穿刺点上下各 10 cm，两侧到臂缘。按无菌方法铺孔巾、治疗巾，建立无菌区，暴露穿刺部位。注射器充满无菌生理盐水，备好透明贴膜、输液贴。打开 PICC 套件包，预冲导管并检查导管的完整性，预冲连接器、肝素帽，将导管浸泡于生理盐水中。

（4）穿刺置管：一手固定皮肤，一手持针穿刺，进针角度 15°~30°。穿刺见回血后将穿刺针与血管平行，保持针芯位置，推进插管鞘；取出穿刺针：松开止血带，一手拇指固定插管鞘，食指或中指压住插管鞘末端处的血管，从插管鞘中撤出穿刺针；插入并推进导管：固定插管鞘，将导管插入插管鞘，缓慢、匀速地推进导管。至腋静脉时，嘱患者向静脉穿刺侧转头以防止导管误入颈静脉；撤出插管鞘：当导管置入预定长度时，在鞘的远端静脉上加压，撤出插管鞘；撤出支撑导丝；修正导管长度：保留体外 5 cm 导管，以 90° 角剪断导管，检视导管断端是否平整；安装连接器并确认连接紧密；抽回血和冲管：用注射器抽吸至有回血，用 20 mL 生理盐水以脉冲方式冲管，正压封管，最后连接肝素帽。

（5）固定标识：将导管出皮肤处逆血管方向盘绕一流畅的"C"弯，在穿刺点处放置纱布，覆盖无菌敷料并记录导管长度、穿刺日期、穿刺者姓名，弹力绷带加压包扎。

（6）整理记录：分类处理所有医用垃圾，洗手、签名、记录，交待注意事项。

（7）确定尖端位置：拍胸片确定导管末端位置。

（8）记录：完善 PICC 置管记录表及患者《PICC 维护手册》。

3. 置管后护理

（1）更换敷贴：首次置管导管入口处用无菌小纱布块保护，48 h 内更换敷料。然后用透明贴膜封管，必要时用绷带加压。置管后术肢应避免剧烈活动。以后每 5~7 天至少更换 1 次，或者在敷料松动、潮湿时立即更换。对于皮肤较敏感的患者可考虑使用纱布敷料，至少每 2 天更换。随时观察穿刺点有无变红、渗漏或水肿，触摸穿刺点有无疼痛和硬结及体温的变化。揭去透明贴时要顺着导管的方向去撕，消毒面积为穿刺点上下各 10 cm，两侧到臂，碘伏干后将透明贴盖上针眼及导管柄，驱尽空气即可，注意严格无菌操作。

（2）输液接头消毒：每日输液时严格消毒，其范围包括肝素帽、可来福接头的后端及周边，然后再连接与可来福接头配套的螺口输液器，使连接比较牢固，减少了输液器与可来福接头脱出的机会，同时用可来福接头后形成一个密闭的输液系统减少了感染率和堵管率。

（3）冲封管：每次输血、血制品或 TPN 等药物后或取血后立即冲管；每次静脉输液、给药结束后；治疗间歇期每 7 天至少冲管一次。一般常规维护使用 10 mL 生理盐水，输血、血制品、TPN 或取血后用 20 mL 生理盐水。以脉冲方式注入生理盐水，正压封管。冲洗导管必须使用 10 mL 以上的注射器，并用脉冲式方法进行。重力输注生理盐水或其他任何方式都不能有效冲洗导管。

（4）更换肝素帽：为预防感染，肝素帽至少每 7 天更换一次；任何原因取下肝素帽后；肝素帽有血迹或可能已被破坏随时更换。

（5）生活指导：教会患者及家属改良术肢衣袖，以免穿脱上衣时将导管拔出。睡眠时保护好导管，防止意外情况的发生。患者手臂可以做一般活动，如弯曲、伸展，但不能过度用力，提重物、挂拐等。置管一侧避免测血压及静脉穿刺，穿刺点及导管适当保护后，可以淋浴，但不可以游泳。

（三）并发症的预防及护理

1. 与置管深度、定位有关的并发症

（1）原因：由于导管插入过深可刺激上腔静脉丛引起心律失常和刺激神经，或者定位不当导致导管进入颈外静脉。

（2）预防与处理：①准确测量静脉的长度，从穿刺点沿静脉走向到右胸锁关节长度加 4 ~ 5 cm；②患者置管后必须作胸透拍片，以确定中心静脉导管的位置，若过长，可退出导管少许；③为预防导管误入颈外静脉，当导管送入至腋窝时嘱患者将头侧向正在穿刺的肢体，使下巴尽量贴近肩部，同时尽量避免选择头静脉。

2. 插管困难

（1）原因：多由于选择的血管细小、血管的静脉瓣多或血管痉挛等原因引起。

（2）预防：①正确选择血管。上肢肘部静脉表浅易显露，相对于周围浅表小静脉血管腔大，血流丰富，休克或失水状态下不易塌陷，易于穿刺，故为首选。其中贵要静脉管径最粗，静脉瓣较少，在置管体位下是导管顶端到位最直、最短的途经；正中静脉管腔粗，血管行走直观，但静脉瓣较多；头静脉进入腋静脉处形成的角度较大，有小分枝与颈外静脉或锁骨下静脉相连，在臂部上升段还有狭窄，最易引起置管困难。②正确选择肢体：左右侧上肢均可，但由于右侧较左侧行程短，故多选右侧。③在送管过程中，患者取平卧位，头偏向置管侧肢体，下颌骨靠近锁骨，置管侧上肢外展与肩水平，每次以 0.3 ~ 0.6 cm 的速度推进。

（3）处理：如遇到送管困难可边推注生理盐水边送管；由于导管刺激可引起血管收缩或痉挛，当送管过程中遇有阻力时，可嘱患者放松肢体，并给予血管按摩使静脉舒张后再送管。

3. 穿刺局部的渗血、血肿

穿刺前做好充分的评估，了解患者的血常规、出凝血时间及肝功能等，了解患者的药物尤其是抗凝药物的使用情况，做好置管前的血管评估，穿刺时选择肘下两横指位置进针，在皮下走一段后再进血管，避免反复穿刺损伤血管。置管后做好加压包扎，一周内尽量减少屈肘运动。密切观察穿刺点渗血情况，一旦出现渗血，应按压穿刺点局部 10 ~ 15 min，更换敷料。牢固固定导管，防止导管随意进出。换药时动作轻柔避免再次牵扯伤口导致渗血。

4. 静脉炎

静脉炎包括机械性静脉炎和血栓性静脉炎。机械性静脉炎通常发生于穿刺后 48 ~ 72 h。

（1）原因：主要由于选择的导管型号和血管的内径大小不适宜，导管材料过硬，穿刺侧肢体活动过度所致。而置管后期发生的血栓性静脉炎与化学刺激和患者的特殊体质有关。

（2）预防：根据患者的血管情况选择型号适宜的导管，并在置管过程中注意动作轻柔，避免对静脉管壁造成损伤；指导患者限制置管侧肢体的活动度。有报道采用肝素盐水完全浸泡过的 PICC 导管，具有抗凝血与润滑作用，可减少置管时对血管内膜的损伤，降低静脉炎的发生率。

（3）处理：一旦发生机械性静脉炎，出现局部疼痛、肿胀、发红，可给予抬高手臂并制动；局部湿热敷、远红外线照射、外用消炎镇痛膏局部包扎，一般 2～3 d 症状消失。

5. 导管堵塞 导管堵塞是 PICC 置管后主要并发症之一

（1）原因：主要是由于冲管、封管方法不正确；没有定期冲管导致纤维蛋白在导管内沉积；血小板及纤维蛋白粘堵针头等原因所致。另外，导管本身的因素、血管因素、药物因素以及导管的使用与管理因素也与导管的堵塞有密切关系。置管前应根据血管粗细，选择合适规格的导管，准确测量导管长度，保持导管末端在上腔静脉。穿刺过程中应尽量减少对血管内膜的损伤。

（2）预防：预防导管堵塞的关键是正压封管、定时冲管和更换正压肝素帽。给予正确的冲、封管液（生理盐水、肝素盐水）、冲管量（10～20 mL）以及冲管频率（治疗期间每日冲管，间歇期每 7 天冲管 1 次）。尽量减少可能导致胸腔内压力增加的活动，如咳嗽等。

（3）处理：当导管出现输液不畅时，首先应检查是否存在导管打折等机械性堵管的情况；确认导管尖端位置；如导管不通畅，不可暴力推注；各种方法处理无效时应拔管。

6. 感染

（1）原因：多由于无菌操作不严或换药不及时等原因引起。

（2）预防：无论置管操作过程中还是置管后的导管护理，都必须严格执行无菌操作技术，这是预防感染的关键。按时更换无菌敷料，妥善固定，做好患者自我护理的宣教，避免导管自由进出人体。体外导管须完全覆盖在无菌透明贴膜下；患者体温 >38℃ 不做置管计划。

（3）处理：通过血培养选择敏感的抗生素，必要时拔除导管做细菌培养并记录。

7. 导管漂移或脱出

（1）原因：主要由于导管固定不妥、肢体活动过度和外力的牵拉。

（2）预防预处理：重点在于妥善固定导管，留在体外的导管应呈"S"形或弧形固定，以利于导管受外力牵拉时有一定的余地。同时，在更换敷料时应注意向心端揭开敷料。再者置管时要做好记录，每次更换敷科时注意观察导管的刻度，判断导管有无滑脱。此外还应重点加强宣教，指导患者置管侧肢体勿负重和过度活动，PICC 置管后宜改穿上拉链式长袖衣服。

8. 其他

如导管破裂或断裂。导管破裂可在绝对无菌下自断裂处剪断远端的导管，重新接上连接器和肝素帽；若发生导管断裂则用手指压迫导管远端处的血管，行静脉切开术，取出断裂的导管。

目前，在临床上，PICC 技术已相当成熟，不仅用于化疗等需长期输液的患者，还被广泛应用于 ICU 患者、外科手术患者、大面积烧伤患者、早产儿等。

二、完全植入式输液港

完全植入式输液港（Central Venous Sport Access System，VPA）是一种植入患者体内的新型血管通道器材，可以为需要长期及反复治疗的患者提供安全可靠的血管通道，减少患者重复血管穿刺的痛苦和风险。因为其功能与我们平常提及的港口功能相类似，是经血管治疗的港口，故称之为输液港。

（一）输液港简介

完全植入式静脉输液港主要由供穿刺的注射座和中心静脉导管系统组成，可终身携带。它与其他中心静脉导管如 CVC、PICC 等相比，具有护理维护简单、患者日常活动和自我形象不受影响等优点，既攻克了普通中心静脉导管无法长期留置的难题，又较好地解决了传统的外周静脉输液对患者较大活动时造成渗透和对血管的损伤。但其需要医生在局部麻醉下行锁骨下静脉切开置管，取出时也需要进行局部麻醉及手术，其费用也较 CVC、PICC 高。

（1）适应证：需长期静脉化疗的肿瘤患者、接受肠外营养治疗的患者、需长期静脉治疗的患者等。

（2）禁忌证：菌血症或败血症患者、穿刺部位感染、预置管部位有静脉血栓病史或迹象、血小板过低、凝血功能不全，严重出血倾向、白细胞过低，尤其是 III、IV 度骨髓抑制患者。

（二）输液港植入围术期的护理

1. 术前护理

（1）术前检查：常规进行血细胞、血生化、凝血四项、心电图、胸部 X 线片等实验室检查以明确手术适应证。

（2）术前评估：患者出凝血功能基本正常，无严重肝肾功能不全。拟穿刺部位无感染或淋巴结肿大，无菌血症或败血症症状，无上腔静脉阻塞综合征或血栓栓塞者可安排进行手术。

（3）心理护理：做好心理指导，避免紧张，尽量减轻患者及其家属的紧张情绪，消除患者不必要的焦虑和担忧。

2. 术后护理

（1）病情观察：严密观察患者生命体征变化，必要时予心电监护 4~6h，遵医嘱予静脉滴注止血药。

（2）切口护理：观察切口处敷料情况，如有少量渗血做好标记，以帮助观察回室后是否仍有渗血情况，如渗血量较多时，及时报告医生。观察周围皮肤情况，有无压痛、血肿等。嘱咐患者在切口完全愈合前穿刺侧上肢尽量内收，减少活动，避免负重，并保持切口及其周围干燥，以降低切口裂开及感染率，避免注射座翻转移位。

（3）疼痛护理：术后 24h 内切口及注射座部位有轻度的疼痛，无需特殊处理，如疼痛明显影响生活睡眠，可以根据需要应用镇痛药物。

（4）生活指导：静脉输液港植入后 5 天内只能进行擦浴，待局部伤口愈合后方可淋浴，避免局部摩擦，损伤静脉输液港周围皮肤；保持局部敷料干洁、周围皮肤清洁、干燥，如局部出现红肿、热、痛等情况及时报告医生，不可用重力撞击静脉输液港的部位，输液港留置期间应避免穿刺侧上肢进行反复的剧烈活动，以降低"导管夹闭综合征"，甚至导管断裂的发生。

（3）输液港维护

1. 留置蝶翼针及更换敷料

（1）目的：避免重复穿刺，减少对 VPA 的损害；减少局部感染发生。

（2）频次：静脉输液港植入术 24 h 后，可给予留置蝶翼针进行输液。以后每 5~7 天更换 1 次；敷料松动、潮湿及时更换；蝶翼针脱出时立即更换。

（3）用物准备：蝶翼针、肝素帽、手套、换药碗、治疗巾 2 块、生理盐水 20 mL、20 mL 注射器 1 个、10 mL 注射器 1 个、50~100 u/mL 的肝素钠稀释液、小纱布 2 块、0.5% 碘伏、75% 酒精、透明贴膜、胶布。

(4)操作步骤：评估患者，核对患者并解释蝶翼针操作的目的、方法，患者取仰卧位或坐位，保证患者安全、舒适；洗手，戴口罩，打开换药碗，戴无菌手套，建立无菌区；消毒方法、范围：用75%酒精消毒穿刺点，范围是以穿刺点为中心直径20 cm，共消毒三遍，待干，用0.5%碘伏消毒穿刺点，方法、范围同前，共消毒三遍，待干；用20 mL注射器抽吸生理盐水20 mL，用10 mL注射器抽吸肝素钠稀释液3～5 mL，打开蝶翼针接上肝素帽，连接盛有盐水的20 mL注射器排尽空气；以左手的拇指、食指、中指固定静脉输液港的穿刺座，右手持针在拇指、食指、中指围成的三角区的中心点90°垂直进针，有突破感即停止继续进针并固定穿刺针；以20 mL以上生理盐水脉冲式冲管，3～5 mL肝素钠稀释液正压封管，用小夹子卡住延长管；无菌纱布垫在两侧蝶翼下面，覆盖透明贴膜、固定延长管，标识留置时间；整理用物，洗手、签名、并记录。

(5)注意事项：操作时严格执行无菌技术操作及查对制度；注意观察进针点周围有无红肿、疼痛、肿胀等异常；每5～7天更换1次蝶翼针及敷料。如穿刺点周围皮肤有红肿、疼痛、敷料弄湿脱落及时处理，相应缩短更换敷料及蝶翼针时间；如患者仰卧位时进针点不明显应改为坐位；进针时针尖斜面对准输液港导管走向。

2.蝶翼针拔除

(1)时机：蝶翼针留置满7天或出院。

(2)用物准备：0.5%碘伏、无菌敷料、无菌棉签、输液贴。

(3)操作步骤：评估患者情况；洗手，戴口罩。轻轻撕除原有贴膜及纱布；用0.5%碘伏棉签消毒穿刺部位两遍，范围大于贴膜面积；拔出蝶翼针后立即压迫穿刺点3～5 min，输液贴覆盖穿刺点12～24 h；检查蝶翼针完整性；整理用物，洗手，签名并记录；向患者交待相关注意事项。

3.导管冲洗

(1)目的：防止导管阻塞。

(2)频次：每次输血、血制品或TPN等药物后立即冲管；每次静脉输液、给药后立即冲管；治疗间歇期每21～28天冲管1次。

(3)用物准备：0.5%碘伏、无菌棉签、10 mL注射器1支、20 mL注射器1支、20 mL注射器吸20 mL

(4)操作步骤：评估患者患者情况；洗手，戴口罩；用0.5%碘伏棉签消毒肝素帽3遍，用力擦拭，每次10 s；把已经充有生理盐水的注射器连接蝶翼针。一般常规维护使用20 mL生理盐水脉冲式冲管，输血、血制品、TPN或取血后用50 mL生理盐水脉冲式冲管，最后用3～5 mL肝素钠稀释液正压封管；整理用物，洗手，签名并记录。

(5)注意事项：冲洗导管必须使用10 mL以上的注射器，并用脉冲式方法进行(重力输注生理盐水或其他任何方式都不能有效冲洗导管)；应经常观察输液港输液的流速，若发现流速明显降低时应及时查明原因并妥善处理；可以使用此导管进行常规加压输液或输液泵给药，严禁使用高压注射泵推注；进针方向：针尖斜面背对输液港导管走向。

(四)常见并发症护理

1.切口红肿

(1)评估红肿的部位、范围、有无分泌物、发热等，并报告医生。

(2)遵医嘱予0.5%碘伏消毒红肿伤口。

(3)必要时医生给予分泌物引流，护士注意观察引流管的通畅性、引流的量、引流液的性状等,并予以记录。

(4)遵医嘱落实抗生素治疗。

2.纤维蛋白鞘的形成

(1)预防纤维蛋白鞘的增加:增加生理盐水冲管的量、增加冲洗导管的频率。

(2)应用尿激酶:消毒、使用无损伤针穿刺输液港;接 20 mL 注射器,轻柔注入 2 mL 尿激酶(5000 u/mL)保留 15 min;将输液港中的尿激酶和血块等抽回;若抽不到回血,重复灌注尿激酶;导管通畅后,使用 20 mL 以上的生理盐水以脉冲方式冲干净导管并正压封管。堵塞严重的导管不能强力推进 2 mL 尿激酶,阻力大时应考虑使用负压方式(穿刺针尾端接三通,直臂接配好的尿激酶、侧臂接空注射器,先使导管与侧臂通、回抽注射器的活塞,迅速使两直臂通,尿激酶会由于导管内的负压而被吸入少量);重复灌注尿激酶应视患者血小板情况而定。

3.输液座血栓阻塞

(1)患者上半身制动,防止输液座局部受压、撞击,禁止热敷和冷敷。

(2)卧床休息:头部抬高 30°。

(3)健康宣教:卧位,活动等知识;饮食注意清单少油腻等;安抚患者的情绪。

(4)严格观察有无血栓脱落的症状:胸闷、心慌、头痛、血尿等,及时汇报病情变化并对症处理。

(5)备好相应急救护理用物。

(6)血栓处理:配合医生协助患者做 CT 检查,明确血栓大小及部位,必要时遵医嘱使用药物溶栓、抗凝,必要时配合医生做好上腔静脉滤栓器置入术的护理,在使用抗凝溶栓药物时,注意观察患者的出血倾向等药物不良反应。

4.液体外渗

(1)评估外渗的部位、范围、疼痛等,分析原因。

(2)对症处理:如蝶翼针固定松脱应予重新固定蝶翼针;蝶翼针过短,无法进入到输液座则应更换并选择合适长度的蝶翼针重新穿刺;导管锁脱落或导管破裂时立即通知医生处理。

(3)冲管及推注药物时应严格按照要求使用大于 10 mL 注射器进行静脉注射,以避免压力过大使导管破裂。

5.Pinch – off 综合症

(1)输液时抬臂或外展上肢,如输液通畅且患者无任何不适可暂留置不予特殊处理。

(2)需提前告知患者导管断裂的潜在风险。

(3)输液时发生肿、痛,拍片确定导管位置。

(4)必要时拔管。

6.导管脱落或断裂

(1)立即通知医生安排将断裂的导管取除。

(2)关注患者的主诉与是否出血肺栓塞临床症状。

(3)做好患者心理护理,避免情绪紧张。

(4)配合医生:具体情况采取不同取出方法,必要时行介入取管。

7.气胸

(1)做好护理观察:关注突发性胸痛、呼吸困难、呼吸音减弱等症状,及时报告医生,为医生对于血气胸的早期诊断及伤情判断提供可靠依据。

(2)配合医生送患者及早完善 CT 检查以利于判断。

(3)必要时遵医嘱早期行闭式胸腔引流，严格执行引流专科护理规范。

(4)闭式胸腔引流后 2 周协助患者进行 X 线复查。

第五节　危重症护理

危重症监护的定义是最大限度地确保患者的生存及随后生命的质量而采取及时的、高质量的和大量医学监护的一种医学监护模式。

抢救危重患者的两个主要环节是：急症抢救和重症监护。它们之间存在着密切的联系，但又有本质的区别。急救医学的任务及工作重点在于现场抢救、运送患者及医院内急诊三部分。ICU 主要以重症监护病房为工作场所，接受由急诊科和院内有关科室转来的危重患者。本节重点探讨临床常用及较先进的监护技术、危重症患者护理要点及重症监护病房的管理。

一、监护技术

（一）呼吸功能监测

随着危重病医学的发展，机械通气已普遍应用于临床，呼吸机使用不当不仅起不到抢救作用，反而延误患者的治疗。熟悉呼吸生理学、床边肺功能、运用呼吸力学等监测手段指导治疗以及呼吸机的使用尤显重要。

1. 常规监测

观察呼吸频率、节律、幅度、呼吸类型，体位改变对呼吸的影响。观察皮肤黏膜颜色，急性二氧化碳潴留可见有充血、潮红，缺氧时可见紫绀，但这些体征不一定可靠，必须和其他监测指标相结合，才能准确判断缺氧和二氧化碳潴留的程度。观察患者有无烦躁不安、意识模糊等。听诊是呼吸监测的简单、廉价、有效、可靠的方法。

2. 呼吸监测仪监测

(1)阻抗法呼吸监测：原理为电流通过不同介质可产生不同的阻抗，由高频震荡器产生的微电流通过电极板作用于胸廓时，即可测出胸廓阻抗，通过接收、放大和记录，可绘出呼吸运动图，观察呼吸频率和深度的变化。目前较新的仪器还有记忆系统和快速重描记系统，可自动将呼吸停止前后 2 min 的资料记录下来。

(2)热敏法：将热敏电阻置于鼻孔前探测呼、吸气流变化，但较少用于小儿。

(3)腹壁气囊法：将一个充气薄壁软囊围束在患者腹壁上，通过呼吸动作引起的囊内压变化。经压力传感器转换为电信号，显示和记录下来。本法操作简单，适合于各类患者的监护。

这些监护仪可对插管患者的呼吸频率(RR)、潮气量(VT)、每分钟通气量(VE)、呼出气二氧化碳分压、气道阻力、气道死腔、肺顺应性等进行监测。

3. 动脉血气分析

血气分析指抽取动脉血分析血液中所含的氧和二氧化碳的状态，是判断患者呼吸、氧化及酸碱平衡状态的必需指标，对临床急重症患者尤其是呼吸衰竭患者的监护和抢救非常重要。现已有动脉内不间断血气监视系统应用于临床，为危重急救患者提供连续床边监护和诊断，精确快速地显示患者即时的呼吸和代谢指标，并且由于其采用便携式移动数据块，可确保患者在科室间转送过程中数据不丢失。

4. 无创脉搏血氧饱和度(NPO)监测

脉搏血氧饱和度仪于1975年应用于临床,是根据分光光度计比色原理,利用不同组织吸收光线的波长差异而设计,是一种无创性、连续性监测动脉血氧饱和度的方法,主要用于监测组织氧合功能,在一定程度上也可反映循环功能,如测量收缩压、监测血管容量等。目前NPO已广泛应用于临床。目前将NPO测得的血氧饱和度简写为SpO_2,呼吸空气时,SpO_2为95%~97%;新生儿SpO_2为91%~94%。SpO_2与血气分析的SaO_2有良好的相关性。NPO使用十分方便,只需将传感器固定在毛细血管搏动的部位如指(趾)甲床,开机后数秒即数字显示脉率和SpO_2,使用前需根据成人、小孩分别调节好SpO_2和脉率的上下限和报警响度。NPO监测具有很多优点:可靠性、准确性高,测定时间短,无创伤、持续性测定等。但它也有其局限性,如:并不能完全代替血气分析;对低血压、低脉压、低体温和血管收缩等所致的影响敏感;出现缺氧迟滞;易受患者躁动、传感器松动、外部光源干扰等因素的影响。

5. 吸入氧浓度(FiO_2)监测

患者吸入低氧混合气是机械通气的一种危险情况,可使患者快速产生动脉低氧血症,在数分钟内导致中枢神经系统发生不可逆的损伤,因此有必要使用氧浓度监测仪。

常用的氧浓度监测仪有:

(1)极谱电极法:反应时间为15 s,在高温环境中也很准确,不受二氧化碳的影响,缺点是要更换电极、膜和电解液。

(2)化学电池法:简便、稳定,不需外界电源和预热,校正容易,反应时间仅为6 s,缺点是电池在有氧的环境中即持续工作,电池容易耗竭。

(3)顺磁反应法:反应时间小于0.47 s,结果稳定,不受其他气体干扰,不需经常保养、耐用、价廉。

6. 经皮氧分压($PtcO_2$)监测

经皮测定皮肤表面的氧分压,能够用于估计PaO_2。测定的基本原理是氧弥散出毛细血管进入组织间质,穿过皮肤到达紧贴皮肤表面的测定探头,探头中的加热器使皮肤温度升高,增加毛细血管的血流量和气体透过皮肤角质层的扩散速度,电极测定到达皮肤表面的氧浓度,信号经电子系统处理,显示$PtcO_2$值。经皮氧分压测定值既反映了动脉血氧分压的高低,也可反映组织血流灌注的好坏。在健康成人,$PtcO_2$可准确反映PaO_2,$PtcO_2$一般比PaO_2低10 mmHg。在新生儿,由于其皮肤薄,血流丰富,测定的$PtcO_2$很接近PaO_2,因而$PtcO_2$更多用于监测婴幼儿患者的氧合功能。在患者有严重水肿、低体温、循环不良时,局部皮肤血流量减少,影响氧弥散,测定值往往偏低。

7. 经皮二氧化碳分压($PtcCO_2$)监测

经皮二氧化碳分压监测是将电极直接放置在皮肤上直接测定二氧化碳分压的一项新技术,原理基本同$PtcO_2$监测。$PtcCO_2$与$PaCO_2$相关性显著,而且$PtcCO_2$不受皮肤血液灌注情况的影响,故可用于多种成人患者的监护及新生儿和婴幼儿的监护。

(二)循环功能监测

循环系统功能是推动血液流经人体每一部分,以达到输送氧及营养物质、运送代谢产物的目的。包括基本监测指标和血流动力学监测指标。前者指的是触摸或监听周围动脉搏动、测量血压(有创、无创)及中心静脉压、对意识表情、皮肤色泽、温度的观察、对尿量的观察。意在评估心脏功能及组织循环灌注状态。后者如多参数心电监护仪(HR、BP、CVP、SO2、

RR、T)、Swan - Gan 漂浮导管(RAP、PAP、PCWP)、持续心排血量和静脉血氧饱和度(CO、SVO2)。

1. 临床观察主要是常规监测

临床观察包括脉率、心率、意识、尿量、肢端颜色和温度、表浅静脉及毛细血管充盈时间等。

2. 心电监护是无创的监测方法

心电监护适用于各种心血管疾病的患者、心律紊乱高危患者、急性循环衰竭者及大手术后的患者。心电监护可及时发现和识别心律失常、心肌缺血和心肌梗死、监测电解质改变，还可观察起搏器的功能。5 个电极安放位置如下：①右上（RA）：胸骨右缘锁骨中线第一肋间；②右下（RL）：右锁骨中线剑突水平处；③中间（C）：胸骨左缘第四肋间；④在上（LA）：胸骨左缘锁骨中线第一肋间；⑤左下（LL）：左锁骨中线剑突水平处。

（1）心电监护系统：由一台中央监测仪和 4~6 台床边监测仪组成，中心或床边心电监测通常具有以下功能：显示、打印和记录心电图波形和心率；心率上下限报警装置，有心律失常分析功能的监护仪还可对大于每分钟 5 次的室性早搏及心脏停搏 4 s 以上进行报警；图像冻结功能；数小时至 24 h 的趋势显示和记录。

（2）动态心电图监测仪（Holter 监测）：分为分析仪和记录仪两部分。心电图记录仪可随身携带，通过胸部皮肤 24 h 记录心电图波形，动态观察心脏不同负荷下的心电图变化。其分析仪可应用微机进行识别。Holter 监测主要用于冠心病和心律失常诊断，也可用于监测起搏器的功能、寻找晕厥的原因及观察应用抗心律失常药物的效果。

（3）心电监护注意事项：

1）放置监护导联电极时，必须留出一定范围的心前区，以不影响做常规心前区导联心电图或在除颤时放置电极板。

2）安置电极时应清洁皮肤，有胸毛的要剃毛，再用乙醇涂擦脱脂后晾干贴电极片，尽可能降低皮肤电阻抗，避免 QRS 波振幅过低或干扰变形，这样可减少伪差和假报警。对皮肤过敏者，应选择透气性好的低致敏电极，且每天更换，注意皮肤有无皮疹。

3）应选择最佳的监护导联放置部位，已获得清晰的心电图波形，如有心房的电活动应显示 P 波，要选择 P 波清晰的导联；QRS 波的振幅要有一定的幅度，足以触发心率计数。

4）电极应与皮肤紧密接触，出汗时电极易于脱开，应根据波形图像显示的清晰程度随时更换。

5）若有异常应考虑患者的一般状态，电极和导联线的连接，灵敏度的校准和导联的选择等问题。

6）心电监护只是为了监护心率、心律的变化。若需更详细地观察心电图变化，应做常规导联心电图。

7）密切观察心电监测，若发现心律失常，应及时通知医生并及时进行处理。

8）做好监护仪的保养工作。

3. 无创动脉血压监测

临床常用方法有袖带法和自动化无创动脉测压。前者手动控制袖带充气，压迫周围动脉（常用肱动脉）间断测压；后者用特制气泵自动控制袖带充气，可定时间段测压。自动化无创动脉测压是 ICU、麻醉手术应用最广泛的血压监测方法，其优点包括：无损伤，重复性好；操作简便易掌握；适应证广；按需定时测压，省时省力；与直接穿刺插管测压有良好的相关性。

缺点是不能够连续监测、不能反映每一心动周期的血压、不能显示动脉波形，而且易受外界多种因素干扰，测压间隔时间太短、测压时间过长时，有发生上肢神经缺血、麻木等并发症。

4. 有创直接动脉测压

当患者处于休克状态或低血容量时，手测血压及其他无创法所测血压均不准确，此时动脉内压力监测可以提供十分有价值的数据。一般认为直接测压的数值比间接法高出 5 ~ 20 mmHg。适应证：严重创伤和多脏器功能衰竭；血流动力学不稳定患者的手术；大量出血或休克患者的手术；术中需要进行血液稀释、控制性降压的患者；低温麻醉者；需反复抽取动脉血做血气分析的患者。凝血功能障碍者为相对禁忌证。

置管部位一般为桡动脉、尺动脉、肱动脉等，其中首选桡动脉，其次为股动脉。整套动脉直接测压装置包括测压系统和动脉导管的冲洗系统。动脉直测压的数据可反映在监护仪上，也可反映在简易压力表上。当动脉导管接到监护仪上时，监护仪上可显示收缩压、舒张压和平均动脉压的数值和波形。由于直接测压方法的诸多优点，其成为 ICU 中最常用的血压监测方法之一。但该法具有创伤性，有动脉穿刺插管的并发症如局部血肿、血栓形成等，故应严格掌握指证，熟悉穿刺技术及测压系统的原理和操作。

5. 心排血量(CO)监测

每分钟一侧心室射出的血量，简称心输出量(cardiac output，CO)，是反映心泵功能的重要指标，可用于诊断心力衰竭和低排综合征、估计预后和指导治疗。正常值：4 ~ 8 L/min，测量范围：0.5 ~ 20 L/min。

(1)测量方法：有创伤法和无创伤法 2 种。前者如温度稀释法：通过 Swan - Ganz 导管向右房注射一定量的冷生理盐水，其随血液的流动而被稀释并吸收血液的热量，温度逐渐升高到与血液一致；还有连续心排出量 PiCCO 测定等。无创伤法包括胸阻抗法、超声多普勒、食管超声心动法。

(2)临床意义：诊断心力衰竭和低排综合征；估计病情预后；绘制心功能曲线；分析 CI(心脏指数)和 PAWP(肺小动脉压)关系；指导输血、补液和心血管治疗。

(3)测不到 CO 的原因：患者本身 CO 太低或测量技术有问题：位置不到位，如心脏扩大的患者，漂浮导管在右心室内打圈；注射速度太慢，从肺血流到肺动脉时间延长温差减小，会测不到 CO；盐水和血流温差太小，测不到 CO。解决方法：调整位置；加大注射盐水的容量；降低盐水的温度；注射速度加快。

6. 中心静脉压(CVP)监测

中心静脉压(CVP)是测定胸腔内上、下腔静脉或右心房内的压力，正常值为 6 ~ 12 cmH$_2$O。是临床上评估血容量、右心前负荷和右心功能的重要指标。主要适应证有：休克、脱水、失血、血容量不足等危重患者；心力衰竭和低排综合征；大量输血和换血疗法；循环功能不稳定和施行心血管及其他大而复杂手术的患者。禁忌证主要包括：凝血机制严重障碍者、血气胸患者。危重症患者监测 CVP 最常用的部位是右侧颈内动脉，其解剖位置较固定，操作成功率高，并发症少。左颈内静脉为第二选择。

中心静脉测压装置可用一直径为 0.8 ~ 1.0 cm 玻璃管和刻有 cmH$_2$O 的标尺，也可使用心血管系统监护仪，通过压力转换器将测量中心静脉压的导管连接到监护仪上，屏幕上即可显示和记录中心静脉压的数据和波形。血压与中心静脉压变化的临床意义及处理原则见表 2 - 1。

表 2-1　血压与中心静脉压变化的临床意义及处理原则

中心静脉压血压	临床意义	处理原则
低低	血容量不足	补充血容量
低正常	血容量相对不足	适当补充血容量
高低	容量负荷过重或右侧心力衰竭	减慢输液,用强心药
高正常	容量血管过度收缩	用扩血管药物
正常低	心功能不全、血容量相对不足	补液试验后用药

(三)体温监测

1. 体温监测方法及临床应用

临床上将体温分为中心温度和末梢温度,中心温度最能反映体内真实温度的变化,而末梢温度易受环境温度、血管收缩、出汗等因素的影响,一般只用于麻醉期间休克患者观察外周循环状态。其他患者的体温监测多用中心体温监测。

(1)温度计:常用的有电子测温仪和玻璃管汞体温计两类。电子测温仪主要有热敏电阻测温器或热电偶测温器,带测温头的导线状温度传感器可按需要置入不同的部位和深度,可作连续测温,以观察体温的动态变化。玻璃管汞体温计只适合在普通病房使用。

(2)测温部位:食管温常用于体外循环心脏手术时的温度监测;直肠温度,直肠是反映中心温度较可靠的部位,但在心脏附近温度变化较快时,直肠温度的反应较慢;鼻咽温,所测温度接近脑温,在人工降温时可迅速反映体温变化,患者易耐受,但受通气的影响;鼓膜温,能精确反映脑温,但可合并外耳道和鼓膜损伤;膀胱温,主要用于上腹部大手术或开胸手术;腋温,为传统的测温部位,一般较中心温度低 0.5℃,在严重休克时,可相差 3℃;口腔温,常测舌下温度受限制较多,连续测温影响患者说话,测温头难以保持较好位置;颈温,主要用于新生儿和婴儿,其准确性介于腋温和肛温之间。

(四)肾功能监测

1. 常规监测

尿的观察(尿量、颜色、气味等);电解质平衡的观察;尿毒症症状的观察。

2. 肾小球功能监测

(1)尿素清除率测定:正常值 40~60 mL/min,低于 60% 时,表示肾功能开始损害,尿素氮受进食蛋白质、肝脏实质病变、利尿情况等影响,因而不能作为一个非常基本的肾小球滤过率(GFR)指标。

(2)内生肌酐清除率测定:因为肌酐基本上不被肾小管重吸收和分泌,仅由肾小球滤出,临床上常用 24 h 内生肌酐清除率(Ccr)来估计 GFR。肌酐清除率是以正常 Ccr(90±20 mL/min)作为 100%,计算具体患者与正常 Ccr 之比,正常值为 85%~115%。

(3)血清尿素氮(BUN)测定:正常参考值成人为 3.2~7.1 mmol/L,肾功能轻度受损时,BUN 可无变化,因此 BUN 不能作为肾脏疾病早期功能测定的指标,但由于其增高的程度与病情严重程度成正比,对尿毒症的诊断、判断病情和预后有重要意义。

(4)血清肌酐测定:血肌酐主要由肾小球滤出排出体外,肾小管不吸收,正常值为 53~106 μmol/L。临床作用如下:

1)评价肾小球滤过功能:增高见于各种原因导致的肾小球滤过功能减退,如急性肾衰竭或慢性肾衰竭：升高程度与病变严重性一致。肾衰竭代偿期，值小于 178 μmol/L；肾衰竭失代偿期，大于 178 μmol/L，肾衰竭期：明显升高，可大于 445 μmol/L。

2）鉴别肾前性和肾实质性少尿。

3）生理变化：针对老年人/肌肉消瘦者的 Cr 可能偏低，一旦上升就要警惕肾功能减退。

（5）血尿酸（UA）：女性正常值为（89~357 μmol/L），尿酸为核蛋白和核酸中嘌呤的代谢产物，肝是主要形成场所。

3. 肾小管功能监测

（1）昼夜尿比重试验：正常人 24 h 尿量为 1000~2000 mL，昼夜尿量之比为 3~4∶1，12 h 夜尿量不应超过 750 mL，尿液最高比重应在 1.020 以上，最高比重与最低比重之差不应少于 0.009；若夜尿量 >750 mL，为肾功能受损的早期表现，若每次尿比重固定，表示肾功能严重损害。

（2）尿渗透压测定：试验前一日正常进食，留取晨间第一次尿液，以渗透压计测定，正常成人渗透压为 700~1500 mOsm/L，如小于 700 mOsm/L，提示肾浓缩功能不全，需作进一步测定。

（五）中枢神经系统功能监测

1. 常规监测

常规监测内容包括生命体征的监测，其中意识水平的监测最重要；局部症状如出现共济失调、去大脑强直等症状，说明损伤位于中脑或小脑。此外，呕吐症状的监测也很重要。

（1）意识障碍的发病特点：发病急剧者多为意外，如呼吸心跳骤停、重型颅脑损伤、脑出血或因创伤所致脑损害。逐渐加重者多为代谢性因素，如低血糖、低氧血症、感染、脓毒血症、肝昏迷、酸中毒等。脑外伤后昏迷经过短暂清醒后再昏迷者多属典型的硬脑膜外血肿。昏迷时间越长说明脑损害程度越重，超过 3 个月者为迁延性昏迷，超过 6 个月仍无改善表明恢复已很困难。

（2）意识障碍时的伴随症状：体温升高意味着感染，但也可能有中枢性损伤（丘脑下部）。对伴有头痛和呕吐的意识障碍者要警惕脑水肿、血肿或脑血管疾病引起的颅内高压，此时常伴有心率减慢、血压升高、呼吸不规律等症状，若同时伴有瞳孔变化则应警惕小脑幕切迹疝的可能。酸中毒引起的意识障碍常有血压下降、心律失常、深大呼吸及少尿等临床征象。如有黄疸应注意监测血氨。

（3）意识障碍的神经系统检查及其临床意义：了解意识障碍患者的神经机能状态是判断有无器质性损害和其严重程度的重要依据。例如：①意识障碍的评价：临床评价意识状况及其严重程度的方法很多。传统上把意识状态分为五级——清醒、嗜睡、朦胧、浅昏迷和深昏迷。这种分类简单、容易掌握，但有时不能确切反映临床实际情况或失之笼统，如朦胧状态与嗜睡和浅昏迷之间的界限就很难严格区分。因此又有人进一步根据存在的意识范围和思维内容把朦胧状态分为朦胧、混浊、谵妄三个阶段。虽然评价意识的方法很多，但目前比较常用的是由 Teasdale 和 Jemmett 于 1974 年制订的格拉斯哥昏迷评分法（Glasgow Coma Scale, GCS）。GCS 以刺激所引起的反应综合评价意识，方法简单易行，与病情变化的相关性较好，比较实用。应用时将检查眼睛、言语和运动三方面的反应结果分值相加，总分为 15 分，最低分为 3 分，分值越低说明意识障碍越重，总分小于 8 分常表现为昏迷。②眼部体征：眼睑：发生意识障碍时眼睑完全闭合。

2. 脑电图(EEG)监测

正常成人清醒状态下脑电图的特征性波形是 α 节律，两侧对称，通常以枕部最为明显。若大脑皮质出现创伤、缺血缺氧等引起的损害，就会出现波形和波幅等的异常。

3. 无创脑血氧饱和度监测

无创脑血氧饱和度仪无需动脉搏动，直接测定大脑局部的氧饱和度($rScO_2$)。$rScO_2$实质是局部大脑血红蛋白混合氧饱和度，主要代表静脉部分，可快速诊断脑缺氧和脑缺血，不受低血压、脉搏微弱、低温甚至心跳骤停的影响。

4. 颅内压(ICP)监测

采用压力传感器和监护仪连续测量颅内压，可对患者某一段时间内的颅内压变化作系统了解，根据压力变化及时判断病情。常见的监测方法有四种：硬膜外监测、硬膜下监测、脑室内插管监测、蛛网膜下隙插管监测，临床上最常用的是硬膜外监测和脑室内监测，硬膜外测得的颅内压较实际颅内压高。正常成人平卧时，ICP 记录表现为较平直、低波幅、稳定的曲线波，清醒平卧位时 ICP 为 1.33～2.00 kPa。头高位时 ICP 数值降低，反之升高。在颅内压升高的情况下，躁动、咳嗽、排便等多种因素可导致 ICP 大幅度的波动。

临床应用于急性颅脑损伤的诊断、治疗和预后判断，若伤后早期很快出现 ICP 上升，应怀疑颅内血肿形成；在颅内肿瘤术前进行颅内压监测，将 ICP 维持于 2～2.67 kPa，术后监测术后血肿的发生并指导颅内压增高的治疗；作为治疗蛛网膜下隙出血的重要措施，在脑室颅内压监测的同时进行脑脊液引流，控制颅内压。此外，其他原因导致颅内压增高而昏迷的患者，均可考虑颅内压监测。

二、危重症患者护理要点

危重患者的护理，对其疾病预后至关重要。一位有技巧、有能力的护士，必须随时都在观察，且能机警、敏锐地以适当的方式反应。这要求护士必须具备广博的医学知识、严谨的工作作风，一丝不苟、高度的责任心及训练有素的观察能力，做到"五勤"，即：勤巡视、勤视察、勤询问、勤思考、勤记录。通过有目的、有计划认真细致的观察，及时、准确地掌握或预见病情变化，为危重患者的抢救赢得时间。

(一)危重患者基础护理要点

(1)温情接待。将患者安置于抢救室或重症病房，保持室内空气新鲜、温、湿度适宜；做好患者及家属的入院(科)宣教、心理抚慰工作。

(2)及时评估。包括基本情况、主要症状、皮肤情况、阳性辅助检查、各种管道、药物治疗情况等。

(3)急救处理。快速建立静脉通道，(视病情及药物性质调整滴速)，吸氧(视病情调整用氧流量)，心电监护，留置导尿，保暖，做好各种标本采集，协助相应检查，必要时行积极术前准备等。

(4)卧位与安全。根据病情采取合适体位。保持呼吸道通畅，对昏迷患者应及时吸出口鼻及气管内分泌物，予以氧气吸入。牙关紧闭、抽搐的患者可用牙垫、开口器，防止舌咬伤、舌后坠。高热、昏迷、谵妄、烦躁不安、年老体弱及婴幼儿应加用护栏，必要时给予约束带，防止坠床，确保患者安全。备齐一切抢救用物、药品和器械，室内各种抢救设置备用状态。

(5)严密观察病情。专人护理，对患者生命体征、神志、瞳孔、出血情况、SpO_2、CVP、末梢循环及大小便等情况进行动态观察，配合医生积极进行抢救，做好护理记录。

（6）遵医嘱给药。实行口头医嘱时，需复述无误方可使用。

（7）管道护理。保持各种管道通畅，妥善固定，防止脱落、扭曲、堵塞，仔细观察并记录，定期更换引流装置，严格无菌技术，防止逆行感染。

（8）保持大小便通畅。有尿潴留者采取诱导方法以助排尿，必要时导尿、便秘者视病情予以灌肠。

（9）视病情予以饮食护理。保持水、电解质平衡及满足机体对营养的基本需求，禁食患者可予以外周静脉营养。

（10）基础护理。做好三短九洁、五到床头（三短：头发、胡须、指甲短；九洁：头发、眼、身、口、鼻、手足、会阴、肛门、皮肤清洁；五到床头：医、护、饭、药、水到患者床头）。晨、晚间护理每日2次；尿道口护理每日2次；气管切开护理每日2次；注意眼的保护。保持肢体功能，加强肢体被动活动或协助主动活动。做好呼吸咳嗽训练，每2 h协助患者翻身、拍背、指导作深呼吸，以助分泌物排出。加强皮肤护理，预防压疮。

（11）心理护理。及时巡视、关心患者，保持与家属沟通，建立良好护患关系，以取得患者信任及家属的理解、配合。

（二）呼吸道护理

（1）有效氧疗。根据患者病情合理调节氧浓度，采取适当的方式给氧。病情较轻可予鼻导管给氧，缺氧严重可予面罩给氧或呼吸机给氧。

（2）人工气道的管理。包括：气管插管和气管套管的固定、插管深度的监测、各连接管道是否准确、牢固，有无漏气现象以及气管的定时放气。

（3）保持呼吸道通畅。注意观察痰量和痰的性状，听诊肺部呼吸音的改变。对于清醒患者，一般不进行鼻导管吸痰，协助患者进行有效咳痰，避免加重缺氧。如患者痰较黏稠，不能自行咳出，在吸痰的同时，要进行持续性湿化，每日4～6次间断性雾化吸入，同时勤为患者翻身拍背，必要时进行痰液引流。

（4）预防感染。严格无菌操作；吸痰时注意顺序；护理每个患者前后都要洗手；定期更换清洁消毒呼吸机及各种管道；保持室内空气新鲜，定时通风，紫外线空气消毒，保持室内湿度（60%～70%）和温度（18℃～20℃）。

（三）营养护理

危重症患者在应激时呈高代谢状态，加强营养支持尤为重要。

1.肠内营养

胃肠营养是通过鼻胃管经胃肠道提供代谢需要的营养基质及其他各种营养素的支持方式。它对维护肠黏膜屏障功能，维持胃肠道正常的结构和生理功能，减少肠内细菌移位有重要的意义。

（1）营养供给途径：取决于营养品的类型和患者预期的耐受性。主要途径有：通过口腔或鼻腔进入；通过腹壁进入（胃造口术、十二指肠造口术、空肠造口术）；对不能手术的食道癌患者施行咽造口术，应用最多的是经鼻胃管给予营养。

（2）营养的供给方式：可以通过间断或持续滴注的方式进行。间断给予适合于供给管置于胃中的情况，当供给管置于十二指肠或空肠时，供给营养物必须持续缓慢滴注。补充营养前需确定胃肠管的位置，具体方法有：听诊法、鉴别吸出物的特征和X线确定。听诊法不能确切鉴别胃肠管的位置，则通过导管吸出物的pH和分泌物的特征来判断胃肠管的位置则更准确，影像学是确定胃肠管位置最精确的方法。

2. 胃肠外营养

胃肠外营养即静脉内供给营养，是一种挽救无法利用胃肠道维持自身营养状态患者生命的技术。主要适应证有：短肠综合征、感染性结肠炎、小肠梗阻等肠吸收障碍疾病；严重胰腺炎、围手术期等小肠需要休息时；广泛胃肠道出血、妊娠呕吐等。

胃肠外营养的配方较复杂，包括葡萄糖、氨基酸、脂类、电解质、微量元素、维生素和水，应根据患者的营养状况和病情制订相应的营养配方。一般以浓缩形式提供营养素，在血液中需要快速稀释以减少对血管的刺激和形成血栓的危险。

胃肠外营养的输注途径包括周围静脉和中心静脉。中心静脉营养输注对血管壁刺激小，能 24 h 持续不断地进行输注，适用于需长期胃肠外营养支持者，但易引起感染、空气栓塞、导管意外等多种并发症。外周静脉输注适用于病情较轻、用量小、胃肠外营养不超过两周者，费用较低，能避免中央静脉置管的潜在并发症，但需频繁穿刺，易引起静脉炎，因此使用周围静脉营养时应 24 h 更换输注部位，并保持输注液渗透压低于 800 ~ 900 mmol/L。

（四）药物护理

（1）严格遵守执行医嘱制度。执行医嘱前，注意医嘱用药与患者的病情是否相符，医嘱用药剂量是否准确，医嘱给药途径是否恰当。

（2）严格执行查对制度。严格三查八对，尤其在争分夺秒地抢救危重患者时，对药名相近的药物，要根据患者的病情，认真加以观察和判断，避免忙中出错。配药时注意药物配制要求与配伍禁忌，合理安排输液顺序。危重患者多为注射给药，尤其应注意其配制要求和配伍禁忌。

（3）严密控制药物滴速。危重患者药物治疗时控制输液速度非常关键，血药浓度过高过低不但不能产生理想的治疗效果，甚至会危及患者的生命安全。

（4）密切观察输液穿刺部位，防止外漏。去甲肾上腺素、甘露醇、尼莫地平等药物外渗会引起局部剧烈疼痛或组织坏死，部分危重患者神志不清，不能主诉，药疗过程中应加强巡视，一旦发现可及时更换注射部位，给予硫酸镁湿热敷、局部封闭等处理。

（5）监测药物疗效。药物疗效的评价是药物治疗的重要环节。要做好药效的评价，必须掌握药物发生疗效的指征，对多种适应证的药物，要了解患者的病情和用药的目的。如硝苯吡啶治疗高血压时，应检测血压；治疗心绞痛时，应观察心绞痛发作的次数、强度、诱发因素、心电图等。

（6）监测药物不良反应。密切观察药物的不良反应可及时调整用药方案，保证患者安全用药。如抢救有机磷中毒的患者时，护士必须密切监护生命体征、瞳孔、神志，出现躁动不安、瞳孔散大、高热、心率 >140 次/min、洪脉时，提示患者阿托品中毒。又如使用尼莫地平时若出现头晕、头痛、低热、皮疹等不良反应时，可通过减慢滴注速度或平卧位而减轻症状。

三、重症监护病房的管理

（一）人力资源管理

（1）分层次管理，制定相应的培训计划。根据 ICU 人员入科工作年限和能力，制定出各项工作职责和相应的培训计划，按计划逐年实施落实培训内容，进行分阶段培训，由科护士长和护士长进行逐级考试，合格后进入第二阶段计划培训，依次类推，逐步达到各层次目标。

（2）实行临床带教与科室教学、自学相结合。对新的 ICU 护士，经科室初步考核后，根据其能力，由高年资护士专人带教。在培训中，首先要求掌握急救技术技能、精密仪器的使用及病情的动态观察和应急处理能力。同时让其阅读相应的专科书籍,利用晨会检查学习情况,针对自学中出现的问题,每周进行一次小讲课,每月考核 1 次专科理论及技术操作的掌握情况,每季进行 1 次目标考核,定期参加科室的病例讨论会或专科理论及进展讲座,及时了解护理新动态。带教 3 个月后,根据考核情况,分配到各小组工作。

(3)标准化管理,统一考核,用制度管理人。在 ICU 各专业组培训及管理中,制定出相应的带教计划、标准及考核项目、各项工作制度、各种监护常规,做到人人掌握,规范落实,由护士长逐项检查并考核。

(4)坚持以人为本,实行弹性排班。充分调动护士工作积极性,尝试用护理员代替护工,帮助护士进行基础护理和生活护理。

(二)医院感染管理

由于 ICU 病房患者来源广,病情重,是感染高发区,因而 ICU 病房的感染管理与控制程度是临床医疗质量的重要体现,也是直接关系到患者的安全。ICU 患者感染部位以呼吸道为主,其次是泌尿道。ICU 院内感染的原因主要有:患者的易感性;人员流动性大,内环境的污染;医疗仪器消毒不彻底;各种侵入性操作;完全胃肠外营养改变了肠道内的正常菌群,耐药菌株的增加,使很多常用的抗生素失去预防感染的作用。感染的病原菌中,真菌占首位。

ICU 病房应定期通风(有条件者层流),并用熏蒸、电子灭菌器或紫外线消毒;限制人员进出,严格更衣、换鞋制度;严格无菌操作,尤其在一些侵入性的操作;加强基础护理,特别是昏迷患者皮肤、口腔的护理;加强肺部护理,及时更换体位,翻身拍背;对发生或疑有感染时,应及时采集标本,做细菌培养和药敏试验,并按合理应用抗生素原则给予相应的抗生素治疗;定期对 ICU 患者的病原体进行监测、分析,采取相应措施,以降低院内感染发生率。

(三)仪器管理

仪器管理有多种方法,目前最行之有效的是仪器专管共用法,即由专职人员直接管理,仪器为整个 ICU 患者使用。此法能保证仪器在最佳状态下为患者所用,及时配合临床医疗抢救;保证患者使用仪器安全,杜绝或减少故障发生;提高仪器使用率和使用寿命。

1. 具体做法

专职人员负责管理,少量抢救仪器必须固定在病室或床旁,大部分仪器应放置在仪器供应室集中管理,建立仪器档案,建立仪器管理规章制度,定期对仪器进行测试,并监测仪器运转状况,消耗品定量供给。

2. 仪器的日常保养

室内通风,温度维持在20℃~30℃,相对湿度维持在50%~70%;避免强光直射;避免强电磁场干扰;避免剧烈震动,避免任何化学试剂腐蚀;保持仪器清洁;仪器蓄电池要定期充电,长期不用者应取出存放;电脑控制类仪器应减少开关电源次数;生化类仪器要定期维护。

3. 清洁和消毒

清洁法适用于仪器外部机身,无创传感器,如 ECG 电极、血压计的袖带等;而一些侵入性的器械如内窥镜、气管套管及呼吸机的管道等则需要彻底的消毒。

(四)信息管理

ICU 的信息管理应以危重患者的临床过程为主线,利用全过程、全方位的管理信息流,实现对危重患者的科学化、电脑化的全程监护,科学地管理 ICU 临床信息,为实现医院临床医疗信息网络化创造条件,分析数据,指导临床治疗、护理和教学科研,减少护士工作量,从而提高护理水平。

(五)建立重症监护协作网络

白球恩国际和平医院于 1997 年建立了医院重症监护技术协作网络,形成了以护理部为领导的,以 ICU 病房为中心的,以普通科室的监护病房和术后恢复室为分支的技术协作网络系统。协作网络的工作内容主要包括:组织全院性的重症监护技术的学术活动,主要内容为监护技术、多脏器衰竭的监护及处理、仪器应用等;组织重症监护教学查房,主要以 ICU 为主讲单位,各有关科室的护理骨干参加,各专科提出临床监护中具体的疑难问题进行讨论;对于危重患者及仪器设备使用过程中出现的问题,及时组织全院性的护理会诊;制定紧急监护会诊制度,当普通科室重症患者发生紧急监护问题时,随时请求 ICU 值班护师会诊;协调组织专科特护小组;实施定点定向轮转培训,协作指导中心人员主要培训的方式是送出进修和参加监护培训班,院内各专科护理骨干人员到 ICU 轮转学习;编辑下发《重症监护简讯》等。重症监护协作网络的建立,增强了对重症患者实施系统监护的意识,解决了专科重症护理疑难问题,提高了护理人员的业务素质,促进了专科护理技术建设的发展,改善了整体护理的工作质量,全面提高了医院整体的重症监护水平。但这种协作网络多限于医院内,技术协作的水平有限,因此,应进一步展开大范围的技术协作,形成监护技术协作群,真正实现重症护理技术的大突破。

第六节　疼痛护理

疼痛是常见的临床症状,也是患者就医的主要原因。疼痛护理是疼痛诊疗的重要组成部分,创伤、烧伤、癌症、艾滋病以及神经、血管、胸腹部疾病等的疼痛护理,术后疼痛的管理以及疼痛护理中的特殊问题都是临床护理人员正在面对和亟待解决的课题。帮助患者避免疼痛、解除疼痛,提高疼痛护理的效果,是护士工作的重要职责。因此,在广大临床护士中普及疼痛知识,拓展疼痛护理相关领域知识,为疼痛护理的临床实践提供必要的指导,对改善目前我国疼痛护理状况,提高广大患者的生存质量十分必要。

一、概述

疼痛是人体对有害刺激的一种保护性防御反应。国际疼痛协会对疼痛定义的简单描述是:疼痛是由于现有的或潜在的组织损伤而产生的一种令人不快的感觉或情绪上的感受。这种感受受多方面因素的影响,因人而异,因时而异。疼痛作为一种不愉快的主观感觉,是最早被重视和探索的医学问题之一。

(一)疼痛的分类

1.按病情分类

(1)急性疼痛:持续时间相对较短,通常指疼痛时间短于 3 个月,而与疼痛强度无关,如不能在初始状态下充分被控制,可能发展为慢性疼痛。

(2)慢性疼痛:通常无任何可识别的原因或组织损伤的情况下持续存在,持续超过 3 个月或 6 个月以上的疼痛。现在对慢性疼痛的定义更强调患者常伴有焦虑、抑郁等精神心理改变,患者的正常生理功能和生活质量严重受损。又分为慢性非癌痛和慢性癌痛。

(3)爆发性疼痛:是指在有效镇痛药物治疗期间,患者在持续痛的基础上,突然出现的短暂而剧烈的疼痛,疼痛发作频繁、持续时间短、不可预测、与原来的慢性疼痛无必然联系。

2. 按疼痛的发生性质分类

(1)伤害性疼痛：是指有害刺激作用在伤害感受器而导致的疼痛，它与实际的组织损伤或潜在损伤相关，还可分为躯体痛和内脏痛。

(2)神经病理性疼痛：是指中枢或外周神经长期受到损害后，原先只负责冲动传递的神经纤维或疼痛中枢产生了神经冲动所导致的疼痛。

(二)疼痛的原因

疼痛的原因主要包括化学刺激、物理损伤、温度刺激、病理改变、心理因素等。

(三)疼痛对机体的影响

1. 对呼吸的影响

剧烈疼痛可导致呼吸浅而急促，甚至呼吸困难，尤其在发生胸壁和腹壁疼痛时表现更加明显。

2. 对植物神经功能的影响

疼痛刺激可引起内分泌功能紊乱，分解代谢增加，导致高血糖、负氮平衡、耗氧量增加、体温增高，引起心跳加快、心搏出量增加、血压升高。严重疼痛也可引起胃肠道反应，出现恶心、呕吐、食欲减退、消化能力下降及影响睡眠等。

3. 对心理的影响

剧痛常可引起患者精神兴奋、烦躁不安甚至强烈的反应。长时间的慢性疼痛使患者产生焦虑恐惧，甚至悲观绝望，产生轻生的念头。

二、疼痛的护理评估

(一)影响疼痛评估与控制的因素

1. 患者的年龄、性格、社会文化、心理反应

一般来说，年长者较年幼者耐受疼痛，性格外向者较性格内向者对疼痛的反应更强烈，主诉更多。优美的环境或有兴趣的活动可提高痛阈；疲倦、紧张、焦虑和恐惧则能降低痛阈，增加疼痛的感觉，个人的经历、宗教信仰、家庭等均会对疼痛的评估产生影响。

2. 护士因素

护士缺乏有关疼痛的理论和实践知识；经常低估患者的疼痛；担心镇痛药带来并发症，与患者缺乏主动交流，只在患者主诉疼痛时才给予镇痛药。此外，护士的态度及个人偏见也会影响疼痛的评估。

(二)疼痛的护理评估

对疼痛进行评估，可以了解患者疼痛的程度及是否达到镇痛的目的。人类对疼痛有明显的个体差异，而个体又因环境、情绪、时间的不同而对疼痛有不同的反应。因此，不能比较两个人的疼痛轻重，而只能评估个体的疼痛变化。

1. 收集有关疼痛的资料

(1)详细询问病史护士应综合评估疼痛的情况，在询问过程中可以按照 PQRST 的顺序获得相关信息。除此之外，还应询问疼痛的病史，发作的原因，疼痛的伴随症状、疼痛对日常生活的影响，患者的既往病史，以前疼痛的诊断、治疗和效果等。另外还需要考虑患者的精神状态及有关心理社会因素。

P—促发和缓解因素(provoking or precipitating factors)

Q—疼痛的性质(quality of pain)

R—疼痛的部位及范围（radiation of pain）

S—疼痛的严重程度（severity of pain）

T—疼痛的时间因素（timing），包括减轻或加重的时间，疼痛发作的时间，以及疼痛持续的时间

（2）身体运动情况通过患者的面部表情、身体动作，可以观察到患者对疼痛的感受、程度、部位等。常见的身体动作有4种：静止不动、无目的地乱动、保护动作、规律动作。

（3）声音评估患者发出的各种声音，如呻吟、喘息、尖叫、哭泣等，评估其音调的大小、快慢、节律、时间，尤其对无语言交流能力的婴儿，更应注意收集这方面的资料。

2. 评估疼痛程度

可以结合患者情况运用适宜的方法对服务对象疼痛程度进行评估，目前评估疼痛程度的主要方法有：

（1）视觉模拟评分法（VAS）：在标尺的两端，标有从0~10的数字，数字越大，表示疼痛的强度越大。在使用时先向患者解释0代表无痛，1代表轻微的疼痛，10代表最严重的疼痛，请患者根据评估时对自己疼痛的实际感觉在线上标记疼痛的程度。此法使用灵活方便，患者有很大的选择自由，而且对护士交接班及文件记录都提供了确切的信息。

（2）数字评分法（NRS）：由患者在10分制的标尺上根据疼痛自评。0级为无痛，1级~3级为轻度疼痛，4级~6级为中度疼痛，7级~10级为重度疼痛。此评分法适宜用于疼痛治疗前后效果测定对比。

（3）文字描述评分法（VDS）：把一条直线等分为5份，每个点表示不同的疼痛程度，即0=无痛；1=轻微疼痛，不舒适；2=中度疼痛；3=重度疼痛；4=剧痛，不能忍受。请患者按照自身疼痛的程度选择合适的描述。

（4）PAULA疼痛量尺：PAULA疼痛量尺由MACHATA等研制，将5个面部表情符号涂上不同的颜色，并且将其长度加长为标准VAS量尺的2倍，同时增加了游标。

（5）用形象疼痛程度的词语：Melzack广泛收集有关疼痛的词汇达102个组成Melzack疼痛调查表（MPQ），用轻度疼痛、重度疼痛、阵痛、可怕的疼痛和无法忍受的疼痛等来帮助患者准确描述自己的疼痛。目前它是英语国家应用最广泛的评估疼痛的工具，但由于语言文字结构学的问题，在我国运用，需要制作中文版MPQ。

（6）Memcllan疼痛估计表：疼痛程度用目测直观疼痛标尺表示，并在事先印好的人体正面、背面、侧面图上画出疼痛部位（由患者或护士画）。护士记录疼痛的时间、性质、镇痛措施、疼痛对患者的食欲、睡眠、注意力、情绪、社交活动等的影响，此法对疼痛及相关因素能做全面评估，适用于整体护理中评估疼痛。

（7）Wong—Baker面部表情量表（FPS-R）：FPS-R量表用从微笑到悲伤至哭泣的6种表情来代表不同程度疼痛，评估时只需患儿从中选出一个代表疼痛程度的表情即可。此量表使用范围较广，适用于各年龄段幼儿，不需要患儿有特定的文化背景，易于掌握。GARRA等的研究发现VAS评分同Wong Backer面部表情疼痛评定量表之间存在很好的相关性。

（8）面部表情疼痛量表（faces painscale，FPS）：FPS为6个水平排列的面部表情，相比较于WongBacker面部表情疼痛评定量表更接近正常人的表情，便于患者选择。研究显示其具有较好的效度和信度。有研究发现将FPS用于老年人，发现其错误率最低而首选率最高，并且不同认知水平的老年人FPS的完成率均很高。

（9）观察法：通过观察患者的行为改变，如用面部表情从微笑、悲伤至哭泣来表达疼痛

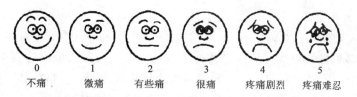

| 0 | 1 | 2 | 3 | 4 | 5 |
| 不痛 | 微痛 | 有些痛 | 很痛 | 疼痛剧烈 | 疼痛难忍 |

图 2-4 Wong-Baker 面部表情疼痛评定量表

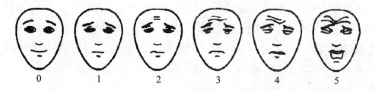

0　　　1　　　2　　　3　　　4　　　5

图 2-5 修订版面部表情疼痛量表

程度。此外还可通过观察动作、呻吟、呼叫、睡眠等来协助对疼痛的判断。此法适合任何年龄的患者。

三、疼痛的护理措施

治疗疼痛的根本方法是病因治疗，同时辅以药物、理疗等镇痛措施。但如果病因治疗已难以奏效，对症治疗就是减轻患者痛苦，改善生命质量的唯一有效途径。规范化疼痛处理是近年来倡导的镇痛治疗理念。强调规范化才能有效提高疼痛的诊疗水平，减轻疼痛的处理过程中可能出现的并发症。

(一)消除疼痛原因

首先应减少或消除引起疼痛的原因，如外伤引起的疼痛，应给予止血、包扎、固定、处理伤口等措施；胸腹部手术后患者的伤口疼痛，术前应对患者进行健康教育，指导正确的呼吸和咳嗽方法。

(二)药物镇痛

药物镇痛是目前解除疼痛的重要措施之一。对慢性疼痛应掌握疼痛发作的规律，最好在疼痛发生前给药，患者所需的护理活动应安排在药物显效时限内。当疼痛缓解或停止时应及时停药，以防副作用及耐药性的发生。对于癌痛患者三阶梯镇痛疗法是世界卫生组织公共健康首发的全世界治疗癌症疼痛的基石。

1. 常用的镇痛药

(1)抗胆碱能药：用以解痉镇痛，对于各种平滑肌痉挛有明显效果。常用药有阿托品、颠茄等，用后可出现口干舌燥。

(2)解热镇痛抗炎药：常用药有阿斯匹林、布洛芬、对乙酰氨基酚等，用于一般疼痛及癌性疼痛第一阶梯镇痛。

(3)非麻醉性镇痛药：这些药物对肌肉、韧带、关节的疼痛有效，对内脏疼痛无效。

(4)麻醉性镇痛药：即阿片类药物，如可待因、曲马多、布桂嗪等，用于癌性疼痛第二阶梯镇痛。吗啡、杜冷丁、美沙酮等，用于癌性疼痛第三阶梯镇痛，也是当今手术后镇痛的主要方法。

2. 药物镇痛的其他方法

（1）患者自控镇痛法（PCA）：用一个计数电子仪控制的注药泵，患者或家属按动按钮就可启动系统，将备好的镇痛剂经静脉套管注入体内，不需医务人员而达到镇痛目的。优点：药物释放是可预测的，不会因寒冷、血容量减少或休克而改变；对改善肺功能和减少术后并发症有帮助；可用于不同的临床病例；药物总量小，且用药个体化，血液浓度稳定，镇痛效果确切。近来，这一技术广泛用于意识正常而没有阿片类药物成瘾的各种癌痛患者，其安全性和镇痛效果可靠，在使用时应有完整的医疗记录，并做好患者的疼痛管理工作。

（2）硬膜外注射法（EIA）：此法根据疼痛所在部位，选用相应神经节段，注入硬膜外腔。优点：可总体降低给药剂量，提供持久的镇痛效果。此法可适合于晚期癌症疼痛、家庭病床患者。其不良反应有：呼吸抑制、血压降低及小腿浮肿，预防呼吸抑制的措施有：小剂量、避免和其他镇痛药联合使用、注意观察呼吸类型。

（3）区域神经阻滞麻醉：神经阻滞是经皮将局麻药或神经破坏药直接注入神经节、神经干或神经丛及其周围，以阻断疼痛传导。肋间神经阻滞用于开胸术后镇痛，骶管阻滞用于直肠、会阴手术麻醉及治疗疼痛。

（三）物理镇痛

物理镇痛是应用自然界中及人工的各种物理因子作用于人体，以治疗和预防疼痛的一门学科，简称理疗镇痛。狭义的物理镇痛仅指应用各种人工的物理因子作用于患病机体，引起机体的一系列生物学效应，使疾病得以康复。如电疗法、光疗法、超声波疗法和冲击波疗法、冷疗和温热疗法、磁疗法、生物反馈疗法等。

（四）针刺和刺激镇痛

1. 针刺

用特制的不锈钢针刺入机体一定穴位，以解除疼痛，有时也用电针刺激。针刺利用可控制的低振幅频率的电流刺激局部组织，或兴奋深部组织的多种感受器，通过传入神经纤维传入中枢神经系统，阻遏或调制伤害性信号的传递和感受。电针的传入冲动主要进入中枢神经系统，激活内源性阿片肽镇痛系统等，达到镇痛效果。针刺是一种值得推广的安全、简便、经济、有效的镇痛方法。

2. 经皮神经电流刺激法

这是一种非侵入性的疼痛缓解法。经皮肤给予微量的电流刺激，在疼痛部位或附近放置2～4个接导线之电极，然后操作电源，以控制通过的电流振幅和频率，藉以阻断或改变疼痛刺激。这种方法常用于成人慢性疼痛。

3. 脑刺激镇痛

在脑内某些核团如中脑水管周围灰质、下丘脑、尾核等埋藏电极，电刺激这些部位可控制癌症患者的顽痛。

（五）中医治疗

1. 中药电热袋

取当归、莪术、赤芍、红花等磨成粉末，调成糊状，涂于纱布上制成电热袋用于治疗血瘀症疼痛。

2. 药镇痛擦剂

基本方剂组成：元胡、丹参、台乌药、蚤休、地鳖虫、白蝎、冰片。优点：无创伤，且发挥药效快，操作简便，安全，毒不性和不良反应小，无药物依赖现象，对轻度疼痛效果好。

3.刮痧疗法

该法具有宣通透泄、疏通经络血脉、促进发汗祛邪、行气血的作用。

4.水针治疗

根据病种和疼痛部位选取不同穴位,以颅痛定、地塞米松、维生素 B_{12} 穴位注射,通过经络起镇痛作用。

(六)心理护理与心理治疗

1.松弛和意象干预

松弛指应用某种身体活动如节律性呼吸或有规律地使肌肉紧张和松弛,以达到减轻或减少环境刺激、肌肉紧张、情绪紧张和疼痛感觉的目的。放松训练包括生物反馈、进行性肌肉松弛、深呼吸等。最简单的松弛性动作有叹气、打呵欠、腹式呼吸等。

意象是指运用有目的的思想活动,设想能达到某种治疗目的,借此减轻疼痛;包括精神上的画面,以及听觉、触觉、嗅觉、味觉及运动的再现,想象包括会话式的、简单的症状替换、标准想象技术、系统的个体想象技术等。

2.转移注意力

给患者创造安静舒适的环境,避免恶性刺激,保证患者得到充分的休息。分散患者对疼痛的注意力减少其对疼痛的感受强度。采用的方法有:参加感兴趣的活动如游戏、看电视、愉快的交谈、下棋、听音乐等,对于儿童来说,护士的微笑、玩具、糖果等都能有效地转移其注意力。

3.心理治疗

使用暗示、松弛、催眠疗法,对镇痛有一定作用。催眠是在有意识的状态下,由催眠师所执行的通过强化暗示改变意识状态而使行为发生改变的一种方法。催眠对抑制疼痛十分有效,但其神经生理学基础尚不清楚。

四、疼痛的护理进展

疼痛作为各类医疗服务对象频繁遭受的痛苦之一,近年来受到极大的关注,已被作为"第五生命体征"来评估与处理。但临床上疼痛控制不力仍是一种很普遍的现象,疼痛依然是一个未得到适当治疗的问题,在疼痛护理中同样存在着许多问题,影响了疼痛的有效控制。而且从文献来看,目前国内仅对癌性疼痛、术后疼痛、烧伤疼痛等为数不多的疼痛关注较多。下面将讨论疼痛的护理进展及存在的问题。

(一)疼痛护理现状

疼痛护理的研究欧美发达国家开始较早,如美国已经开展了近40年,加拿大开展了20多年,疼痛控制的满意度已经成为加拿大医疗机构为患者提供服务的重要指标之一。疼痛的评估与控制受到业内人士广泛研究,疼痛护理、疼痛临床管理的先进理念已经普及。"疼痛是一种疾病,而不仅仅是一种症状"这一理念已经为疼痛治疗界所接受。

国内临床护理中对疼痛的关注及理念正在提升,赵继军等根据业内对何种程度的疼痛需要治疗,没有"标准答案"的现状进行了研究,认为原因在于疼痛是患者的主观感受,很难精确评估。而国际上通用的两种疼痛评价量表:0~10数字疼痛量表和1~5描述疼痛量表,前者的描述过于抽象,个体理解随意性较大,可能会造成评估结果不够准确;描述疼痛量表虽然便于护士对患者进行宣教,但其分度不够精确,有时患者找不到与自己疼痛程度相对应的评分。因此她们综合了两种方法,制定了"长海痛尺"新型疼痛评估量表。有研究者针对国内临床疼痛护理中普遍存在的问题，对疼痛评估，镇痛方法选择及相应护理方案制定等方面的疑难问题进行研究，发现其中有40%患者有疼痛症状，疼痛除了让患者生理上倍受伤害，严重的疼痛还造成了精神抑郁，萎靡不振。疼痛普遍存在于癌症患者、术后患者、烧伤患者中，癌性疼痛在晚期肿瘤患者中的发生率为62%～78%。疼痛不仅给患者增加了痛苦，还明显降低了患者的生命质量；据报道，多于50%的术后患者在常规医嘱使用度冷丁、肌注、PRN的情况下仍报告疼痛不能缓解；烧伤创面疼痛是烧伤患者最痛苦和最常见的临床症状，烧伤患者疼痛的科学管理已变得越来越重要。但中国人均医用吗啡的消耗量却是全世界最低，针灸镇痛、按摩镇痛在国外非常流行，国内也没有得到广泛的应用。许多研究认为多数情况下疼痛的发生是由于护士没有及时地使用镇痛药。造成这种现况可能与下列因素有关：

1. 害怕药物成瘾、不良反应

麻醉药是术后镇痛的主要药物，害怕对麻醉药的成瘾是直接影响有效疼痛控制的主要障碍，医生不愿开麻醉处方，护士不愿给患者用镇痛药，患者尽可能地不用或少用。大量研究表明，不论麻醉药剂量多大，在用麻醉药镇痛的患者中，成瘾的发生只是1%，多数患者疼痛控制后即停药，即使发生成瘾也是可以治疗的，在晚期癌症患者中，镇痛是首位的。此外，临床上许多患者认为麻醉镇痛药延缓伤口愈合及术后恢复减慢，情愿忍受疼痛的折磨也不愿用药。有研究证明，使烧伤患者具有相关的知识，能显著减轻治疗过程中的疼痛，加快患者的恢复。因此，普及疼痛知识、纠正以往的错误观念，是开展疼痛控制工作至关重要的环节。护士必须系统全面地掌握疼痛的基础知识，并具备相应的临床技能，对患者及其家属进行健康教育，督促患者配合治疗，保证疼痛治疗的有效性。

2. 医疗体制对毒麻药品的严格控制

医院内部的许多规定制约了有效镇痛法的实施和落实，使一些患者得不到及时有效的镇痛剂，这意味着疼痛评估与临床镇痛剂的实际应用存在着差别。英国 Cartwright 等认为，病房护士只能按各种护理规定去处置疼痛是处置急性疼痛最大障碍。这就是为何有了越来越多的镇痛药的发明，但广大的患者仍然在忍受疼痛折磨的原因。

3. 对临床疼痛评估不重视、不准确、不及时

在临床护理实践中，疼痛评估缺乏常规性，如术后患者护士会常规地监测术后患者的生命体征，但对术后疼痛评估缺乏常规性，未引起重视。在临床实践中，应用疼痛评估方法不正确或错误地操作了疼痛评分工具也阻碍了有效的疼痛控制，如护士可能以为疼痛评分是评估患者疼痛的唯一标准，而忽略了从生理、行为、功能等方面观察的综合评估。

（二）疼痛护理对策

针对我国目前的疼痛护理现状，可采取措施加强疼痛护理的普及，如将疼痛教育列入护士的继续教育项目内，使护士不断地更新知识，掌握疼痛管理的有关知识、技能；改变护理人员对疼痛的观念，更新对麻醉镇痛药的认识；提高护士准确评估疼痛的技能；做好术前、术后、癌症患者及家属的疼痛教育；将疼痛护理工作质量作为一项持续质量改进的工作等。护士与患者相处的时间最长，通过询问或观察患者的面色、体态、生命体征，了解患者的主诉，就能判断患者是否在承受疼痛的折磨、疼痛的部位和程度。对于正在接受疼痛治疗的患者，护士有责任观察镇痛程度，有无不良反应，并将情况反馈给医生。护士可以在自己职权范围内运用冷敷、热简单按摩、改变体位、呼吸调整、分散注意力等非药疗法为患者减轻痛苦。因此，很多疼痛可以通过护理得到很好的控制。

第七节 静脉血栓栓塞症的护理

一、概述

静脉血栓栓塞症(venous thromboermbilism, VTE)是第三大心血管杀手,发病率仅次于心肌梗死与脑卒中,是一种潜在的致死性疾病。静脉血栓栓塞症发病隐匿,往往被大家所忽视,但血栓一旦堵塞肺血管,会使血液的运输系统瘫痪,其结果往往是致命的。而且,血栓可发生在任何年龄、任何时间,严重威胁着生命健康。院内静脉血栓症易发生的高危科室有脊柱外科、骨科、产科、肿瘤科、重症监护室、老年病科等。

(一)静脉血栓栓塞症的分类

一般按部位分为深静脉血栓和肺栓塞。

(1)深静脉血栓(Deep venous thrombosis, DVT):是指血液在深静脉内异常凝结,导致静脉回流障碍的疾病,好发于下肢深静脉血栓。近端 DVT 发生在腘静脉(包括腘静脉)以上,远端 DVT 发生在腘静脉(不含腘静脉)以下,腘静脉以上的近端 DVT 是肺栓塞栓子的重要来源。

(2)肺栓塞(Pulmonary thromboembolism, PE):是指来自静脉系统或右心的血栓阻塞肺动脉或其分支所导致的疾病,可导致呼吸循环障碍。

(二)危险因素

(1)血液高凝状态如妊娠、肿瘤、服用避孕药、吸烟、凝血激活。

(2)静脉壁损伤如创伤、手术、骨折、中心静脉置管等。

(3)血液流动缓慢如卧床或瘫痪、静脉功能不全或曲张静脉、心房颤动、左室功能障碍、肥胖或怀孕引起静脉堵塞等。

(三)对机体的危害

VTE 危害主要是 PE 和 DVT 后综合征,肺栓塞常导致不明原因的猝死,而 DVT 后综合征常遗留静脉功能不全,出现浅静脉曲张、色素沉着、溃疡、肿胀等,严重者可导致患者死亡。

(四)静脉血栓栓塞症的护理评估

1.收集有关 VTE 的资料

(1)详细询问病史:包括 VTE 家族史、VTE 病史、高血脂、高血糖、高血压、心衰、癌症等。

(2)详细询问有无增加 VTE 风险的服药史:口服避孕药和激素替代疗法的女性,这些女性受体内激素或药物的影响更容易产生 VTE。

(3)详细询问有无增加 VTE 风险的生活史:评如有无长期卧床不动、久坐不动、长途坐经济舱飞机等。

(4)详细询问有无以下 VTE 临床症状或体征:

1)肢体肿胀:腿或手臂浮肿是深静脉血栓最常见的症状之一。如果肿胀的肢体迅速出现,特别是伴有一侧身体疼痛时,就要怀疑是深静脉血栓。

2)腿或臂疼痛:在通常情况下,深静脉血栓引起的疼痛和其他症状(如肿胀和发红)同时出现,但有时也会单独出现。深静脉血栓引起的疼痛会在你行走或把脚向上弯曲时发作。

3)皮肤上有红色条纹:深静脉血栓会造成沿着静脉出现红色条纹,接触手臂或腿部时有发热感。

4）胸痛：肺栓塞的疼痛往往是剧痛或刺痛，在做深呼吸时感觉更严重。

5）呼吸急促或心跳快：感觉胸部震颤和深呼吸有困难，可能是肺栓塞发出的紧急呼救信号。

6）不明原因的咳嗽：如果在咳嗽不止的同时伴有呼吸急促、心率快或胸痛，可能是肺栓塞。这种咳嗽是干咳，但有时患者也会咳出黏液和（或）血。此时不要犹豫，立即就医。

2.评估 VTE 的风险

美国胸科医师协会（ACCP）研究表明，住院患者通常至少有一种 VTE 的危险因素，而超过 1/3 的住院患者有 3 种或以上的危险因素。评估患者个人的 VTE 风险，可以用来确定预防措施类型和时间，常用的 VTE 风险评估工具如下：

（1）Caprini 风险评估表：该量表用于对内科和外科住院患者进行 VTE 风险评估，该量表基本涵盖住院患者可能发生 VTE 的所有危险因素，包含一般情况、体质指数、VTE 病史等 39 个危险因素，每个危险因素依据危险程度不同赋予 1～5 分之间的不同分数，最后根据所得累积分数将患者 VTE 发生风险分为低风险（0～1 分）、中风险（2 分）、高风险（3～4 分）、极高风险（≥5 分）4 个等级，并针对不同风险等级推荐不同的 VTE 预防措施。

（2）Padua 评分：该量表主要用于评估内科住院患者的 VTE 风险，包含活跃癌症、VTE 病史、活动度降低等 11 个危险因素。每个危险因素的评分 1～3 分，将患者分为高危和低危两组，高危≥4 分，低危 <4 分。

（3）Autar 评分：该量表包括 7 个子模块，分别为年龄因素、体重指数因素、活动度因素、创伤因素、外科干预因素、疾病因素、特殊危险因素；风险评估结果：6 分以下为无风险，7～10 分为低风险、11～14 分为中风险、≥15 分为高风险。

三、静脉血栓栓塞症的治疗

（一）治疗目的

（1）预防肺栓塞，尤其是致死性肺栓塞。

（2）预防血栓后综合征、慢性静脉功能不全。

（3）预防下肢深静脉血栓蔓延或复发。

（二）治疗方法

1.一般治疗

患者应绝对卧床 2～3 周，抬高患肢，禁止热敷和按摩，保持排尿和排便通畅。

2.抗凝治疗

抗凝治疗是主要的治疗措施，可以有效防止血栓形成和蔓延。常用的抗凝药物包括普通肝素、低分子肝素、华法林等。

（1）普通肝素：剂量个体差异较大，使用时必须监测凝血功能，一般静脉持续给药。肝素可引起血小板减少症（HIT），常于应用肝素 5 天后出现，在使用的第 3～10 天复查血小板计数，如血小板计数较应用前下降 >30%～50%，或在应用肝素 5 天后血小板计数进行性下降至 $(8～10)\times10^9/L$ 以下，应高度怀疑，此时可行相关抗体的实验室检测进行确诊。HIT 诊断一旦成立，应立即停用，改为非肝素抗凝药（如阿加曲班、利伐沙班等）治疗。

（2）低分子肝素（如那屈肝素等）：出血不良反应少，HIT 发生率低于普通肝素，使用时大多数患者无需监测。临床按体重给药，每次 100 U/kg，每 12 h 给药 1 次，皮下注射，肾功能不全者慎用。

(3)维生素 K 拮抗药(如华法林)：是长期抗凝治疗的主要口服药物，效果评估需监测凝血功能的国际标准化比值(INR)。治疗剂量范围窄，个体差异大，药效易受多种食物和药物影响。治疗初始常与低分子肝素联合使用，建议剂量为 2.5 ~ 6.0 mg/天，2 ~ 3 天后开始测定 INR，当 INR 稳定在 2.0 ~ 3.0、并持续 24 h 后停低分子肝素，继续华法林治疗。华法林对胎儿有害、孕妇禁用。

3. 溶栓治疗

溶栓药物有尿激酶、链激酶、重组型人组织纤溶酶原激活剂等。溶栓治疗适用于急性期，无溶栓禁忌，严重下肢深静脉血栓和肺栓塞的患者，目前下肢深静脉血栓以导管溶栓为主，导管溶栓后注意髂静脉压迫的处理。

4. 手术取栓

手术取栓是清除血栓的有效治疗方法，可迅速解除静脉梗阻。用导管经股静脉取出髂静脉血栓，用挤压驱栓或顺行取栓清除股腘静脉血栓。

5. 下腔静脉滤器置入

下腔静脉滤器可以预防和减少 PE 的发生，由于滤器长期置入可导致下腔静脉阻塞和较高的深静脉血栓复发率等并发症，为减少这些远期并发症，建议首选可回收或临时滤器，待发生 PE 的风险解除后取出滤器。

四、静脉血栓栓塞症的预防与护理

(一)预防

VTE 虽然可怕，但可防可控，合理的预防可以大大降低静脉血栓症的发生率，预防措施包括基本预防、物理预防、药物预防。

1. 基本预防

(1)尽量不在下肢进行静脉输液或静脉采血。

(2)术后抬高患肢，防止深静脉回流障碍。

(3)勤翻身、病情允许早期下床活动、做深呼吸及咳嗽动作。

(4)术中和术后适度补液，多饮水，避免脱水。

(5)改善生活方式，如戒烟、戒酒、控制血糖及控制血脂等。

(6)功能锻炼：鼓励患者术后早期行肢体活动及功能锻炼。方法：双下肢活动能力较好的患者，麻醉清醒后，即进行四肢关节的活动、直腿抬高练习、空中蹬自行车练习等功能锻炼，并辅以下肢肌肉向心性被动按摩；截瘫患者以被动运动及按摩为主，以促进下肢静脉血液回流。

2. 物理预防

对于 VTE 风险高，但是存在活动性出血或有出血风险的患者可给予机械预防，包括间歇充气加压泵、梯度压力弹力袜和足底静脉泵等，间歇充气加压泵等物理预防措施利用机械原理促使下肢静脉血流加速，减少血液滞留，从而降低术后下肢深静脉血栓形成的发生率。

3. 药物预防

对于 VTE 风险高而出血风险低的患者，应考虑进行药物预防。遵医嘱使用普通肝素、低分子肝素、利伐沙班、华法林等药物可以预防静脉血栓症的发生。对长期接受药物预防的患者，应动态评估预防的效果和潜在的出血风险。

（二）护理

1. 体位护理

抬高患肢，高于心脏水平 20~30 cm，避免膝下垫枕，注意保暖。

2. 病情观察

包括：①患肢观察：观察并记录患者患肢皮温、肢端血液循环、患肢肿胀消退（每日测量患肢同一部位周径前后对比）、足背动脉搏动等情况。②肺栓塞表现观察：若出现胸痛、呼吸困难、血压下降等异常情况，应高度警惕肺栓塞的可能。予立即平卧，避免做深呼吸、咳嗽、剧烈翻动，同时给予高浓度氧气吸入，立即报告医师，积极配合抢救。

3. 预防肺栓塞

避免患肢活动，忌做按摩、气压治疗、热敷等，以免使血栓脱落引起肺栓塞。

4. 药物治疗护理

严格遵医嘱合理使用抗凝、溶栓药物。治疗期间加强患者凝血功能监测，使凝血酶时间、优球蛋白溶解时间等主要指标控制在正常值的 2~2.5 倍；了解有无齿龈异常出血、血尿、黑便等出血倾向；观察并记录患肢温度、皮肤颜色及肿胀疼痛程度，以了解血栓治疗效果。

5. 下腔静脉滤器植入后护理

术后患者股静脉穿刺处局部加压包扎 24 h，保持左下肢抬高 20°~30°，绝对制动 24 h。严密观察穿刺局部有无渗出、血肿、远端动脉搏动情况以及皮肤温度、颜色等；嘱患者进食清淡易消化饮食，保持排便通畅。

6. 健康教育

告知患者：①床上活动时避免动作过大，禁止按摩患肢及行静脉输液治疗，以防止血栓脱落，造成肺栓塞；②尽量戒烟，以避免尼古丁刺激引起静脉收缩；③进食低脂肪且富含纤维素的饮食，保持大便通畅，以减少因用力排便腹压增高，影响下肢静脉回流；④下床活动后应如需要可以使用弹力绷带或穿弹力袜，避免因弹力绷带包扎过紧而导致局部缺血或肢端水肿加重。

五、静脉血栓栓塞症临床新进展

（一）VTE 预防护理现状

目前 VTE 已经成为继体温、呼吸、血压、疼痛之后的第 6 大生命体征。VTE 作为住院患者常见但又可以预防的一种常见疾病，院内 VTE 的预防工作应预防和护理并重。基于 VTE 风险评估预防措施的实施对患者的预后有着重要影响，及早对每个患者通过 VTE 风险评估表进行危险分层是制定个体化预防方案的前提和基础。但目前临床上医务人员对 VTE 的高风险、危害性认识不够；使用 VTE 风险评估表对患者 VTE 发生风险进行评估，并在此基础上实施基础预防、物理预防、药物预防等 VTE 分级预防措施的执行率并不理想。且对于已经发生 VTE 的患者，多数医院缺乏规范统一的上报流程、应急预案、回访制度等制度和流程。

（二）VTE 预防护理管理对策

VTE 是院内患者非预期死亡和围手术期死亡的重要原因。由于 VTE 的发生、发展涉及临床诸多学科，贯穿于各科室的医疗活动中，因此顺利开展院内 VTE 防治工作需要多学科合作。在开展 VTE 多学科防治工作前，不仅需要医生、护士对 VTE 的高风险、危害性认识度提高，把 VTE 分级管理预防措施逐步落实，还需要从医院管理层面不断推动，建立院内规范的

VTE 管理制度和组织构架，制定完善的住院患者 VTE 风险评估体系和防治方案、采取全员培训普及相关知识、重点科室试行直至全面推广的实施步骤，通过多学科协作的工作模式全面落实 VTE 分级预防的措施，深入开展院内 VTE 防治工作。

同时，VTE 发病隐匿、临床症状不典型，容易被临床医生所忽视。而 VTE 的早期识别、早期诊断和规范治疗，可以有效降低 VTE 的风险。因此在 VTE 防治工作中，需要采取规范的流程加强 VTE 的筛查工作，尤其是对于没有临床表现的 VTE 的早期筛查对于 VTE 的早期诊断、早期治疗、保障患者安全具有重要意义。除此之外，在管理实施过程中，建立相应的数据库并进行深度挖掘，充分利用医疗大数据完善管理策略，实现防治管理的持续改进，不断提高 VTE 防治管理水平。

第八节　伤口护理

随着社会的发展和人民生活水平的提高，我国人口老龄化迅速发展，疾病谱发生了剧烈变化，创伤已位居我国居民死因的第四位。近年来，伤口愈合理论的重大变革及新型敷料的发展与应用，使现代伤口治疗与护理专业发生了巨大的改变，伤口专科护士的培养及伤口专科护理的蓬勃发展，对伤口护理的理念、方法、敷料的选择上有了很多全新的认识，从而使伤口护理朝着更加专业和规范的方向发展。

一、伤口护理相关理论

(一)有关概念

1. 伤口定义

伤口是指正常皮肤组织在外界致伤因子(如外科手术、外力、热、电流、化学物质、低温等)，以及机体内在因素(如局部血液供应障碍等)作用下所导致的损害。常伴有皮肤完整性的破坏、正常组织的丢失及皮肤功能的受损。

2. 伤口愈合

伤口愈合分为炎症期、增生期和重塑期三个阶段。愈合过程是各种组织的再生和肉芽组织的增生、瘢痕形成的复杂组合，各个时期相互作用，交叉进行，并无明显时间界限，共同组成一个复杂而完整的伤口愈合过程。在愈合过程中，伤口容易受到感染、水肿、脂肪液化、血液循环不良等局部因素的影响；同时患者的年龄、营养状况、贫血、凝血障碍、药物、合并其他慢性疾病等全身因素也会影响伤口的愈合。

(二)伤口分类

伤口分类的方法较多，临床护士为了方便对伤口进行规范管理，可以根据工作的需求来选择不同的伤口分类方法。

1. 根据伤口愈合时间分类

分为急性伤口、慢性伤口，是目前临床最常见的分类方法。

(1)急性伤口是指愈合过程符合经典的创伤修复过程的伤口，包括手术切口、创伤后的清洁伤口、Ⅱ度烧烫伤伤口等。急性伤口修复多以原来的细胞为主，如果处理及时得当，修复过程快，恢复后结构与功能良好。但若急性伤口处理不当或组织进一步受损，可能会导致伤口的感染或裂开，最终形成瘢痕愈合，或导致伤口愈合时间延长转变为慢性伤口。

(2)慢性伤口是指在各种内在或外界因素影响下，无法通过正常、有序、及时的修复过程达到解剖和功能上完整状态的伤口,包括压力性损伤、糖尿病足、血管性溃疡、癌性伤口等。临床上多指超过1个月的治疗未愈合、也无愈合倾向的伤口。其主要特征是伤口愈合时间延长,容易继发感染。

2. 按伤口清洁情况分类

(1)清洁伤口用"Ⅰ"类表示,指无菌手术切口。

(2)可能污染伤口用"Ⅱ"类表示,指手术时可能会有污染的切口,如胃大部切除术。

(3)污染伤口用"Ⅲ"类表示,指邻近感染区、组织直接暴露于污染或感染物的切口。如肠梗阻坏死的手术切口、阑尾穿孔行阑尾切除术后的手术切口等。

(4)感染伤口:微生物生长在伤口上伴有组织反应,已发生感染的伤口,如化脓性疾病的引流性手术切口和手术切口感染等。

3. 按伤口基底部的颜色分类

将慢性开放伤口分为黑色伤口、黄色伤口、红色伤口、混合型伤口。

(1)黑色伤口:伤口内有坏死组织,软或硬的结痂,伤口无愈合倾向。

(2)黄色伤口:伤口内有腐肉、渗出液或感染,伤口暂无愈合倾向。

(3)红色伤口:伤口内有健康的肉芽组织,常见于干净或正在愈合的伤口。

(4)混合型伤口伤:口内有不同颜色的组织,常以百分比来描述各颜色组织所占整个伤口的比例(按25%、50%、75%、100%来描述。)

(三)伤口评估

伤口评估是伤口处理的首个环节,对护士准确判断伤口问题、选择有效治疗方法、促进愈合起着至关重要的作用。伤口评估主要包括患者全身情况的整体评估及伤口的局部评估。整体评估包括伤口形成的原因、类型、时间、既往的处理方法及影响伤口愈合的因素;伤口局部评估内容包括伤口的位置、大小、深度及其所处的愈合阶段、渗液情况、周围皮肤情况和感染严重程度等。根据评估的英文字母(ASSESSMENTS)可以将伤口评估归纳为以下几个方面:

A = anatomic location and age of wound(解剖位置和伤口形成时间)

S = size /shape/stage(伤口大小、形状、阶段)

S = sinus tracts and undermining(窦道和潜行)

E = exudate(伤口渗液)

S = septic wound(伤口感染情况)

S = surrounding skin(周围皮肤)

M = maceration(浸渍)

E = eage and epithelialization(边缘及上皮组织)

N = necrotic tissue(坏死组织)

T = tissue bed(伤口基底组织)

S = status(记录)

(四)伤口测量

伤口测量方法包括线状的测量法、伤口描绘法、体积测量法、伤口塑模、拍照法、体表面积比例法。护士可以根据伤口情况、自身需求、设备和环境条件选择测量的方法。伤口测量常用的工具包括棒状工具、线状工具、描绘伤口的工具,照相机、各色记号笔、伤口情况记录表等。棒状工具如无菌棉棒、探针、镊子或止血钳等,常用来测量伤口深度;线状测量工如厘米尺、同心圆尺等，用来测量伤口的宽度；描绘伤口的工具常用的有无菌的透明薄膜、新型敷料中附带有的测量格纸；照相机则是用来直接拍摄伤口情况，通常与伤口测量软件同时使用，可以精确计算伤口的大小；各医院可以根据自身需求制作统一的伤口情况记录表，使伤口记录系统化、同质化，便于追踪处理及效果随访。

（五）伤口渗液

伤口渗液是指从伤口渗出来的液体分泌物，正常情况下毛细血管渗出的液体有90%会被重吸收入血液中，约有10%的液体被淋巴系统吸收。当有伤口形成时，炎症反应释放组织胺，增加毛细血管的渗透压，渗出更多液体，使白细胞能够到达伤口，这些渗出便形成伤口渗液，随着伤口的逐渐愈合，渗液会随着时间逐渐减少。渗液的主要成分是水、电解质、蛋白质、营养物质、生长因子、炎性介质、蛋白消化酶、代谢废物及各种细胞（如中性粒细胞、巨噬细胞、血小板）和微生物等，这些成分中的物质，大多是伤口愈合过程中所需要的。除了感染伤口外，正常、适量的伤口渗液可以给伤口创造适度湿润的环境，有助于伤口愈合；然而当渗液的量和成分改变会延缓或阻止伤口愈合。

常见的渗液主要有以下性状：①血清性：渗液透明清亮，主要成分为血清。②血性：渗液为红色，主要成分为红细胞。③浆液性：渗液为淡红色清亮液体，主要成分为红细胞。④脓性：渗出液为黄绿色粘稠液体，主要成分是白细胞吞噬后的残留物及微生物。

临床工作中可以根据 Mulder 提出的标准描述将伤口渗液情况描述为无渗出、少量渗出、中量渗出及大量渗出（见表2-2）。

表2-2 伤口渗液量分类及描述

分类	对应描述
无渗出	指24 h没有明显渗出液，伤口床是干的
少量渗出	指24 h渗出量少于5 mL，每天更换纱布不超过1块
中等渗出	指24 h渗出量在5~10 mL，每天至少需要1块纱布，但不超过3块
大量渗出	指24 h渗出量超过10 mL，每天需要3块或更多纱布

（六）伤口敷料

1.伤口愈合观念的转变

伤口愈合观念经历了从传统的干性愈合理念向现在的湿性愈合理念转变的过程。传统的伤口愈合理念认为，保持伤口干燥，能降低感染的风险，促进伤口愈合。但随着人们对伤口愈合机理不断的认识，发现干燥的伤口环境会影响上皮细胞爬行，延长伤口的愈合时间，在更换敷料时，敷料会与伤口新生肉芽组织粘连，导致二次损伤，也会引起患者的疼痛。直到1962年，英国皇家医学会 Winter 博士在动物实验中证实，伤口在湿性环境下的愈合速度是干性环境的2倍，首次提出了伤口的湿性愈合理论。

伤口的湿润环境，是指伤口局部的湿度平衡，并不意味着伤口越湿越好。在湿性环境下，伤口局部不会形成结痂，细胞周围环境更接近于正常的生理状态，上皮细胞的爬行速度更快，同时可维持伤口局部微循环的低氧状态，有利于坏死组织的溶解及细胞的增殖分化，渗出液内的活性物质被保留下来，有利于创造伤口愈合的最佳环境。

2. 敷料种类

随着伤口愈合观念的转变，伤口敷料的种类也在逐渐发生变化，新型敷料的诞生，不仅为伤口愈合创造了湿性环境，还能为伤口创造密闭、低氧的环境，促进毛细血管增生，抵御细菌入侵。现将临床常见的敷料的种类、特点及用途介绍如表2-3所示。

表2-3 伤口敷料的种类、特点及用途

种类	优点	缺点	用途
纱布：传统敷料，临床使用最广泛	成本经济，使用广泛，有一定的吸收渗液的能力	通透性高，易脱水；外界细菌容易通过；易粘连伤口，更换时导致疼痛	适用于各类伤口，可用作外层敷料，也可做成纱条填塞、引流
薄膜类敷料：是一种半通透性的新型敷料	保持伤口湿润，促进自溶性清创；可以阻挡细菌入侵；提供伤口低氧环境；具有自粘性，不需要外层敷料；透明便于观察伤口	吸收渗液能力差；粘性强，易导致伤口周边皮肤损伤并引发疼痛感；不能用于感染伤口；少数人可能存在过敏反应	用于静脉留置针和导管置入部位的固定；急性皮肤烧伤、渗液较少的表浅伤口、可用作外层敷料覆盖；与水凝胶结合使用在黑色焦痂或黄色腐肉伤口
水胶体敷料：主要成分为羧甲基纤维素钠（CMC）的新型敷料	保持伤口湿润，促进自溶性清创；可吸收少量或中量的渗液；可以阻挡细菌入侵；具有自粘性，不需要外层敷料；可以促进炎症吸收，减轻疼痛	容易卷边；粘性强，去除敷料时容易损伤周围脆弱的皮肤；感染伤口和骨骼、肌腱暴露的伤口不能使用	可以用于压力性损伤及静脉炎的早期预防和治疗，适用于表浅伤口、有少量黄色腐肉或黑色焦痂的伤口；用作外层敷料覆盖
泡沫敷料：由独特的聚氨酯泡沫或聚乙烯醇泡沫组成的新型敷料，通常外层还覆盖一层半透明膜	保持伤口湿润；可以阻挡细菌入侵；吸收渗液能力强；容易揭除，顺应性好；隔热保温，缓解外界压力	材质不透明，不便于观察伤口；吸收能力强，不适用于干性伤口；无粘性的泡沫敷料需要二级敷料来固定	适用于中到大量渗液的伤口；肉芽生长期或肉芽过长的伤口；疼痛明显，周围皮肤脆弱的伤口；可以用于压力性损伤皮肤的减压
水凝胶敷料：是由水及一些不溶于水的高聚物或共聚物组成的新型敷料	保持伤口湿润，促进自溶性清创；可缓解伤口疼痛；糊状凝胶可以填塞伤口腔隙；保护外露的骨膜、肌腱等，防止坏死	阻隔性差，细菌容易进入伤口；可能造成周围皮肤浸渍；很快容易变干，需要二级敷料固定；不建议使用在渗液过多及感染的伤口	用于坏死组织和腐肉较多的伤口，可也用于软化黑色痂皮及有骨骼、肌腱及内脏器官外露的伤口
藻酸盐类敷料：是一种由海藻中天然提取的无纺纤维做成的新型敷料	保持伤口湿润，促进自溶性清创；可吸收大量渗液；吸收渗液后形成凝胶，保护神经末梢，减轻伤口疼痛；具有止血功能	不适合干燥性伤口；需要二级敷料；较深的伤口或狭小的窦道、瘘管敷料不易取出	适用于表浅到全皮层损伤、有中到大量渗液的伤口，有黄色腐肉、坏死组织伤口；可以填塞潜行和窦道；有轻度出血的伤口
含银敷料：是一类含有银离子的广谱抗菌料的新型敷料	持续释放银离子，具有广谱抗菌的作用；融合于其他敷料中则同时具备其他敷料的共同特性	不适用于对银过敏的患者；不能用于核磁共振检查；不建议长期使用	用于各类急、慢性感染伤口的预防和治疗

3. 敷料的选择

迄今为止，没有任何一种敷料能适用于各种类型及不同时期的伤口，每一种敷料都有其各自的优点、缺点和适应证，护士需要根据敷料本身的特性，结合伤口的性质、特点、愈合的不同阶段、患者的情况、使用过程中的伤口动态评估状况来选择。

（1）根据伤口局部情况选择敷料。

1）伤口大小、形状、位置：伤口的大小不超过敷料大小的2/3；对于腔洞型伤口，选择填塞类的敷料；对于关节部位、摩擦较多的部位，建议选择粘附性或顺应性较好的敷料，方便包扎固定。

2）伤口基底组织：对于基底为新鲜红色肉芽组织伤口，选择能保持伤口湿润、促进肉芽生长和上皮爬行的敷料；对于基底为黄色腐肉的伤口，选择具有自溶性清创功能的敷料；对于基底为黑色痂皮的伤口，选择能大量补充伤口水分，加速痂皮溶解的敷料。

3）渗液情况：当伤口渗液过多时，选择吸水性较强的敷料，如泡沫、藻酸盐等；当伤口渗液量过少时，则需要补充水分，可以选择水凝胶、水胶体、薄膜类敷料等增加伤口湿度。

4）感染：对于感染伤口或细菌严重定植的伤口，可以结合伤口的渗液、大小、位置等，选择合适类型的含银敷料或其他抗感染敷料。

（2）根据患者的全身情况及个体状况选择敷料：①需要仔细评估患者伤口周围皮肤的状况，对于水肿、皮肤脆弱或皮肤有其他疾病的患者，要考虑敷料选择对周围皮肤的影响，例如患者皮肤水肿严重，则不适合选择黏性过强的敷料，以防进一步扩大损伤范围。②需要详细评估患者的过敏史，如果有过敏情况的发生则需要立即更换敷料。

（3）其他情况：还应根据敷料使用的经济性和患者的承受能力、需求情况选择合适的敷料，增加患者对伤口护理过程的满意度和治疗的认同度。值得注意的是，由于伤口的情况是不断变化的，所以伤口的评估必须每隔一段时间就进行。根据伤口愈合的进展，随时评估敷料的选择和使用是否合适。

（七）负压伤口治疗技术

负压伤口治疗技术（negative pressure wound therapy，NPWT）是采用专用泡沫敷料，利用透明贴膜封闭伤口，使用专用负压泵产生精确控制的负压，来促进伤口愈合的一种伤口治疗技术，主要由专用负压泵、专用敷料、连接管路构成。

1. 起源与发展

在20世纪60年代，美国及苏联的医学家最早注意到，采用负压引流治疗的伤口不但能够减少伤口的积液，而且伤口内肉芽组织的生长速度大大加快了，因此提出一种新的理论：负压本身对伤口的愈合有加快的作用。1993年德国外科医生 Fleischmann 等最先提出的封闭负压引流技术（vacuum sealing drainage，VSD），开始将 VSD 用于四肢伤口的引流。1994年美国的一家医药公司开发出负压伤口治疗技术的专用套件（vacuum. assisted closure，VAC），包含有专用聚氨酯泡沫敷料和贴膜、连接管路、专用负压泵，使得这技术在临床的应用更加简单、易行和标准化。1997年，美国医学家 Morykwas 和临床医生 Argenta 在《整形外科年鉴》上发表了两篇文章，取得了非常优异的实验结果及临床疗效，并对各种参数及作用机制进行了探讨。20世纪90年代末，裘华德教授将负压封闭技术引入我国并改良应用于骨科、腹部外科、妇科等手术伤口中。尽管各负压治疗方法称呼不同，但其原理大致相同，目前，NPWT 在国际上比较通用。NPWT 作为一种新型的伤口治疗方法，以其有效的技术手段和简便的操作方法，广泛应用到如骨科、整形、烧伤、普外、泌尿等各个临床科室、不同类型的伤口及创面的治疗中，取得了很好的临床治疗效果。

2. 治疗作用原理

（1）缩小伤口的外延：NPWT 通过填塞在伤口内的弹性极好的泡沫敷料将伤口的四周持续地向中间牵拉，使伤口不断聚拢缩小。

（2）加快肉芽组织生长：创造密闭的伤口环境，保持伤口湿润；为伤口提供新鲜的生长因子，促进血管再生与改善局部血液循环；增加伤口中血管内的血流，增加血液供应，为伤口带来促进愈合的氧供及营养物质，来促进肉芽的生长。

（3）减轻感染：贴膜封闭伤口，防止外界污染；细菌在负压环境下，生存和繁殖能力下降；负压吸走细菌滋生的创面液体，降低细菌在伤口表面繁殖的速度，来减轻感染。

3. 适应证

包括各种急、慢性伤口的处理，如术后延期愈合伤口、压力性损伤、糖尿病足溃疡、血管性溃疡、骨科创伤、烧伤、植皮区或供皮区、穿通性创伤、伤口周围存在潜行或窦道、筋膜减张切开伤口等。

4. 禁忌证

包括癌性伤口、清创不彻底、重要的脏器暴露、伤口焦痂、未经治疗的骨髓炎、患者服用抗凝或血小板聚集抑制剂、未经治疗的凝血障碍、活动性出血或出血风险增加、患者对填充敷料或密封贴膜过敏等。而肠瘘、非肠源和未探查清楚的瘘管是负压治疗的相对禁忌证。

5. 操作流程

（1）操作前准备

1）患者准备：向患者及家属解释治疗的目的及可能出现的并发症，取得其理解配合并签署知情同意书。

2）伤口准备：应尽早清创，任何存在 20% 以上失活组织的伤口在接受负压治疗前要考虑进行清创，不遗留引流死角。

3）皮肤准备：清洁消毒伤口周围皮肤。

4）用物准备：负压治疗仪、一次性使用负压引流材料包、小切包、酒精、生理盐水、无菌巾、无菌手套等。

（2）清洗：用生理盐水清洗伤口及周围皮肤，若患者周围皮肤油脂分泌较多，可以使用 75% 酒精消毒伤口周围皮肤 10 cm 以上。

（3）填充：根据伤口大小修剪所用敷料，将修剪好的泡沫置于伤口床，有创腔时将泡沫按创腔的二分之一大小修剪后填入伤口，放入引流管。

（4）封闭：用透明膜覆盖整个伤口表面，并大于创缘处正常皮肤 3~5 cm。

（5）连接负压装置。

（6）设置参数、启动负压：负压启动后，观察泡沫及引流管情况以检测负压是否有效。设定理想的负压、间隔时间和治疗时间；皮下组织的伤口理想压力约为 -75 mmHg ~ -80 mmHg，致密组织（如肌肉）的伤口约为 -100 mmHg；吸引方式分为持续式与间断式，持续式吸引是 24 h 不间断地负压吸引，间断式是指每天吸引 6 h，一个循环吸引 5 min，间歇 2 min，持续吸引会导致血液灌注不良，除烧伤及其他渗出量大的伤口外，每天治疗的时间可以是 6~8 h。

（7）记录：观察记录引流效果、引流量及引流液性状。

（8）健康教育：给患者及家属讲解负压治疗相关知识，缓解患者紧张情绪，做到有效地自我监控并积极参与到治疗当中。

6. 并发症的防范与处理

(1)漏气：贴膜前仔细清理伤口周围皮肤，去除皮肤油脂，待皮肤干后再贴半透膜。半透膜覆盖范围要大于创缘健康皮肤 3~5 cm，且要粘贴紧密。加强观察，发现半透膜周边有卷边或翘起时应加贴半透膜予以密封。封闭伤口时避免过度牵拉透明膜，以免造成周围皮肤损伤。

(2)引流管堵塞：伤口较大及有较多感染坏死组织时做 NPWT 时极易导致引流管堵塞。因此实施前要做好伤口床准备，正确放置引流管，体腔内引流管应自最短路径引出。48 h 内要加强对引流管和负压效果的观察。如发现有堵塞的情况应及早冲洗或更换堵塞材料。引流管的端孔及侧孔应用医用泡沫完全包裹，以免引流管堵塞。负压治疗期间加强观察引流管是否存在反折、扭曲等情况。坏死组织较多时，应缩短更换周期。

(3)伤口出血：如伤口内未能完全止血，持续的负压吸引易造成局部血管的扩张而出现血流速度加快的情况，存在伤口血管再出血的危险。一旦观察到伤口持续引流鲜红色血液时，应及时关闭负压进行加压包扎，必要时行手术结扎止血。操作时避免泡沫直接接触大的血管神经，可以用多层不粘敷料覆盖，为负压治疗区域附近的缝合血管或重要器官设置保护屏障。

(4)伤口感染：由于负压系统是一套封闭系统，某些伤口较深且清创不够彻底，术后容易形成无氧环境导致厌氧菌感染。如果患者出现高热症状、创周肿胀明显、疼痛加剧等情况，应立即打开封闭伤口进行检查。严重感染伤口，每 12~24 h 要更换敷料。

(5)伤口疼痛：伤口区疼痛可能与负压造成的吸引力有关，尤其是持续吸引时间较久、负压过大、敷料出现干燥时。此时可以减小负压，提高患者耐受性，之后为达到治疗效果，再逐渐增加负压值。

(6)压力性损伤：引流管放置尽量避开骨隆突位置及负重表面，尤其对身体后部的伤口，引流管的放置要特别小心，尽量采用软材质、扁平的设计，可以在一定程度上减少对患者的损伤。

(7)其他：使用负压治疗时，还可能出现半透膜下积液、伤口缺血、坏死、过敏等并发症，临床使用时需特别注意观察和防护。

NPWT 不是万能的，临床应综合考虑患者情况，认真思考负压治疗的风险和可能的并发症，熟悉负压治疗的原理、使用方法、风险防范及处理等知识，把握适应证，合理选择敷料，正确设置负压，密切观察患者情况，发挥 NPWT 的最大优势和潜能。

二、压力性损伤的护理

压力性损伤(pressure injury)曾被称为褥疮、压疮，2016 年 4 月，美国国家压疮咨询委员会(National Pressure Ulcer Advisory Panel，NPUAP)将压力性损伤的定义更新为发生在皮肤和(或)皮下软组织的局限性损伤，通常位于骨隆突处或与医疗器械或其他器械有关。损伤可表现为完整的皮肤或开放性溃疡，可能会伴有疼痛。损伤是由于存在强烈的和(或)长期压力或压力联合剪切力导致的。皮下软组织对压力和剪切力的耐受性可能会受到微环境、营养、灌注、合并症以及软组织状况自身条件的影响。NPUAP 同时对压力性损伤的分期进行了更新。新的分期系统中，阿拉伯数字代替了罗马数字，"可疑深部组织损伤"名称中去除了"可疑"二字。另外还增加了"医疗器械相关性压力性损伤"以及"黏膜压力性损伤"两个定义。压力性损伤是全球医疗机构共同面临的一个主要的问题。近年来，随着我国老龄化程度加重，各种灾难事件导致的伤残人数增加，压力性损伤的发生率也随之升高。压力性损伤的发生会很大程度上影响患者的疾病预后，甚至危及患者的生命。

（一）压力性损伤分期及临床表现

（1）1 期：指压不变白的红斑，局部皮肤完好，出现压之不变白的红斑，常位于骨隆突处。肤色深区域可能见不到指压变白现象；但其颜色可能与周围皮肤不同。与临近组织相比，这一区域可能会疼痛，发硬，柔软，发凉或发热。肤色较深的人可能难以识别 1 期压力性损伤迹象。

（2）2 期：部分皮层缺失，表现为浅表的开放性溃疡，伤口呈粉红色，无腐肉。也可表现为完整的或开放/破损的浆液性水疱。外观呈透亮或干燥的浅表溃疡，无腐肉及瘀伤。

（3）3 期：全层皮肤缺失。可见皮下脂肪，但骨、肌腱、肌肉并未外露；可有腐肉，但并未掩盖组织缺失的深度；可出现窦道和潜行。3 期压力性损伤的深度依解剖学位置而不同。鼻梁、耳朵、枕骨部和踝骨部没有皮下组织，这些部位发生 3 期压力性损伤可呈浅表状。相反，脂肪多的区域可以发展成非常深的伤口。

（4）4 期：全层组织缺失，并带有骨骼、肌腱或肌肉的暴露。暴露的骨骼、肌腱肉眼可见或可直接触及。在伤口基底某些区域可有腐肉和焦痂覆盖。通常会有窦道和潜行。4 期压力性损伤的深度依解剖学位置而不同。鼻梁、耳朵、枕骨部和踝骨部没有皮下组织，这些部位发生的压力性损伤可为浅表型。4 期压力性损伤可扩展至肌肉和/或支撑结构（如筋膜、肌腱或关节囊等），有可能引发骨髓炎。

（5）不可分期压力性损伤：深度未知，全层组织缺失，伤口基底部覆盖有腐肉（呈黄色、棕褐色、灰色、绿色或者棕色）和/或焦痂（呈棕褐色、棕色或黑色）。除非去除足够多的腐肉和/或焦痂来暴露伤口基底部，否则无法判断实际深度，因此称为无法分期。

（6）深部组织损伤：深度未知，在皮肤完整且褪色的局部区域出现紫色或栗色，或形成充血的水泡，是由于压力和/或剪切力所致皮下软组织受损导致。此部位与邻近组织相比，先出现痛感、发硬、糜烂、松软、发热或发凉。在深肤色的个体身上，很难辨识出深层组织损伤。进一步发展可能会在深色伤口上出现扁薄（细小）的水泡。该伤口可进一步演变，可覆盖有一薄层焦痂。即便选用最佳的治疗方案，也有可能会迅速出现深层组织的暴露。

（二）风险评估

压力性损伤发生的危险因素包括：压力、剪切力和摩擦力、潮湿、皮肤温度升高、营养不良、运动障碍、体位受限、手术时间、高龄、吸烟、使用医疗器具、合并心脑血管疾病等。压力性损伤风险评估能够帮助医务人员筛选出压力性损伤的高危人群，评估危险因素，并及时采取合理有效的预防措施，减少压力性损伤的发生率。2014 年 APUAP《压力性损伤临床实践指南》中对风险评估作了明确要求：风险评估应在患者入院后尽快进行，最好不超过入院后 8 h，并根据病情变化及时进行再次评估。

国内临床最常用的压力性损伤风险评估工具包括用于成人压力性损伤评估的 Braden 评估量表、Norton 评估量表、Waterlow 评估量表和用于儿童压力性损伤评估的 Braden Q 评估量表等，其中 Braden 量表目前在世界上应用最广泛。

Braden 评估量表的灵敏性及特异性均较好，能广泛适用于成年人群，其内容包括感觉、剪切力和摩擦力、活动度、移动能力、营养摄入、潮湿度 6 个部分，总分为 23 分，得分≤16 分提示成年住院患者存在压力性损伤发生的风险，得分≤18 分提示老年住院患者存在压力性损伤发生的风险，不同程度的压力性损伤风险需要进行相应的后续评估：①低度危险（15~18 分）：后续每周评估 1 次；②中度危险（13~14 分）：后续每周评估 2 次；③高度危险（10~12 分）：后续至少每天评估 1 次；④极高危险（≤9 分）：后续至少每天评估 1 次。

（三）预防措施

根据压力性损伤风险评估的结果及临床判断后，可以筛选出压力性损伤的高危人群，并采取合理有效的预防措施，降低压力性损伤的发生率。具体的预防措施如下：

1. 定时更换体位

可以使用 30°倾斜侧卧位及仰卧位交替变换体位。变换体位的间隔时间视病情、受压处皮肤状况及采取的减压措施而定。一般 2 h/次，每次变换体位时均需检查受压部位的皮肤情况。

2. 避免潮湿、摩擦及排泄物的刺激

保持患者皮肤清洁干燥，有大小便失禁的患者，应当采取必要的措施，及时清除排泄物或使用收集装置进行隔离，避免皮肤受到排泄物的刺激；搬运患者过程中避免拖、拽、拉，减少皮肤摩擦引起的损伤。

3. 正确使用预防器具

长期卧床患者可以使用充气气垫床、减压垫或采取局部减压措施，如使用软枕、泡沫敷料或水胶体敷料。禁止按摩压红部位皮肤，不宜使用橡胶类圈状物、充水的手套等，感觉障碍者慎用热水袋或冰袋，防止烫伤或冻伤。

4. 预防医疗器械相关性压力性损伤

检查医疗器械下面及周围的皮肤至少每天 2 次，查看周围组织有无压力相关损伤的迹象。对于容易发生体液转移和/或表现出局限性水肿的患者，对皮肤与器械交界处进行更为频繁的皮肤评估（每天至少 2 次以上），必要时可以考虑使用预防性敷料（如水胶体、泡沫敷料等）来预防医疗器械相关性压力性损伤。正确使用石膏、绷带及夹板固定，随时观察患者局部情况及指（趾）甲颜色、温度的变化，适当调节松紧，发现异常，及时上报和处理。

5. 进行营养状态的筛查

评估患者的能量摄入、非意愿性体重变化、心理压力及神经心理问题所致的效应，判定患者对热量、蛋白质等营养物质的需求，并对其制定个体化的营养治疗计划。对于高危患者给予高蛋白质、高维生素饮食，适当补充矿物质。

6. 给予患者心理支持及健康指导

告知患者及家属压力性损伤相关知识，给予警示标识或语言警示，取得患者及家属的配合。

7. 严格执行交接班制度

视压力性损伤危险程度做好评估及记录，高危或极高危患者的皮肤情况需严格执行交接班。

（四）治疗方案

在处理压力性损伤溃疡伤口前，需要对压力性损伤进行全面评估，包括伤口的大小、部位、组织类型、渗液、气味、伤口周围皮肤、伤口边缘、伤口基底颜色、窦道、潜行、瘘管及疼痛等，选择合适的治疗方案并对伤口的愈合情况进行持续监测。

1. 1 期压力性损伤

观察受压部分皮肤的变化，局部可以使用水胶体敷料、泡沫敷料、透明薄膜敷料等减小局部皮肤的摩擦力和/或减压作用，改善皮肤的缺血、缺氧状况。

2.2 期压力性损伤

当局部水泡直径 <0.5 cm 时，保留水泡，让其自行吸收。当局部水泡直径 ≥0.5 cm，用络合碘消毒皮肤，用无菌针头出破泡壁将液体放出，尽量保留泡壁，表面覆盖水胶体敷料并观察渗液情况，如果水泡内再次出现较多液体，可在水胶体敷料外消毒后直接穿刺抽液。当水泡泡皮破裂，出现浅表溃疡时，可根据伤口渗液情况选择合适敷料。当渗液较少时，可以使用薄型的水胶体敷料；当渗液量较多时，可以选择较厚的水胶体或泡沫敷料。

3.3 期及 4 期压力性损伤

3 期及 4 期压力性损伤的处理一般比较复杂，临床上常需申请伤口会诊，在造口、伤口治疗师的指导下进行处理。伤口处理时需根据伤口的组织缺损，基底情况、渗液量、有无潜行、腔洞、感染等情况来对症处理。积极清除伤口上的坏死组织，可以采用自溶性清创的方法，例如使用水凝胶敷料等，外层使用水胶体敷料、泡沫敷料或生理盐水湿纱布加透明膜敷料等，待坏死组织松软后配合保守锐性清创的方法。对于伤口较大且深的压力性损伤伤口，也可以考虑进行手术清创及植皮治疗或生物皮肤替代物治疗。对于红色期的压力性损伤伤口或伤口渗液量较大时，可以采用藻酸盐敷料或亲水纤维敷料填塞，以促进肉芽生长。当伤口存在感染时，视渗液及伤口情况选择含银或含碘的抗菌敷料控制感染。当伤口被新鲜的肉芽组织填充，渗液减少时，可以使用水胶体或泡沫敷料促进上皮生长。

4. 不可分期压力性损伤对于焦痂伤口，可以采用自溶性清创的方法，在痂皮上划痕，涂抹水凝胶敷料，外层配合使用水胶体敷料、泡沫敷料或生理盐水湿纱布加透明膜敷料等，待痂皮松软后配合保守锐性清创的方法。但足跟处的稳定型焦痂（干燥、紧密附着、完整而无红斑或波动感）可起到"机体天然（生物性）屏障"的作用，不应去除。

5. 深层组织损伤解除伤口局部压力，密切观察局部皮肤的变化，局部皮肤完整时可使用泡沫敷料保护，待伤口损伤分界清楚后视情况进行处置。

随着医疗技术的不断更新，许多生物物理方法也开始应用于压力性损伤的治疗，包括电刺激、电磁疗法、负压治疗、脉冲式冲洗治疗、高压氧及局部氧疗等，但由于缺乏足够的支持证据，所以目前并不建议将这些治疗方法用于压力性损伤的常规治疗。

三、伤口护理操作流程

（一）急性伤口护理操作流程

1. 评估

（1）评估患者的全身情况。

（2）评估患者伤口局部情况，如敷料的外观、伤口的颜色等。

（3）向患者解释操作的目的及注意事项。

2. 准备

（1）环境：温度适宜、清洁明亮、无人走动和打扫、床单位整洁并能保护患者隐私。

（2）护士：穿戴整齐，修剪指甲，洗手，戴口罩。

（3）用物：含碘消毒液、治疗巾、手套 2 副、胶布、测量尺、无菌换药包。

（4）患者：取合适体位。

3. 操作步骤

（1）戴手套，暴露伤口部位，铺治疗巾。

（2）揭除敷料：一手固定皮肤，一手轻轻揭开胶布，揭去外层敷料。

(3)评估伤口：评估伤口大小、颜色、渗液情况、周围皮肤情况等。

(4)更换手套脱手套包裹敷料丢入垃圾桶并洗手。

(5)检查并打开换药包，用持物钳打开最后一层，夹出无菌钳及纱布，倒入适量含碘消毒液，并戴手套。

(6)清洗伤口：用消毒液棉球清洁伤口，至少消毒2遍，消毒步骤从伤口中心由内向外，消毒面积大于外层敷料大小。

(7)覆盖外层敷料并妥善固定。

(8)告知患者下次更换敷料的时间及注意事项。

(9)整理用物，脱手套，洗手。

4.效果评价

(1)在换药过程中尽可能地减轻患者的疼痛及不适。

(2)严格遵守无菌原则。

(3)及时发现伤口的异常情况并正确处理。

(二)慢性伤口护理操作流程

1.评估

(1)评估伤口存在的原因和特点。

(2)评估患者的对伤口相关知识的掌握情况。

(3)评估患者的心理状况及社会经济情况。

2.准备

(1)环境：温度适宜、清洁明亮、无人走动和打扫、床单位整洁并能保护患者隐私。

(2)护士：穿戴整齐，修剪指甲，洗手，戴口罩。

(3)用物：含碘消毒液、生理盐水、治疗巾、手套2副、胶布、测量尺、无菌换药包、伤口敷料。

(4)患者：取合适体位。

3.操作步骤

(1)去除外层敷料：戴手套，揭去外层敷料，观察外层敷料的情况。

(2)更换手套，按无菌原则打开换药包。

(3)去除内层敷料：用无菌镊子取下内层敷料及引流条放入弯盘内，若内层敷料与伤口粘连较紧时，应以生理盐水浸湿后再揭去敷料。

(4)伤口的评估测量：测量并记录伤口大小、窦道和潜行的深度、伤口基底颜色、渗液情况、周围皮肤情况等。

(5)清洗伤口：以络合碘棉球自伤口边缘向外消毒伤口周围皮肤，注意勿使络合碘流入伤口，再以生理盐水冲洗伤口，清除坏死组织，选择恰当的清创方式清创。

(6)根据伤口情况选择合适敷料填塞及覆盖伤口，并妥善固定。

(7)协助患者取舒适卧位，整理用物，洗手并记录伤口情况。

(8)交待观察伤口注意事项。

4.效果评价

(1)伤口敷料选择正确合理，能有效地促进伤口愈合。

(2)换药程序正确，符合无菌原则。

(3)以患者为中心，尽可能减轻患者的痛苦。

附件 1：Braden 量表中文版及评分细则（表 2 - 4）

表 2 - 4　Braden 量表中文版及评分细则

评分内容	1分	2分	3分	4分
感觉	完全受损：由于意识减退或使用镇静药物对疼痛刺激无反应（无呻吟、退缩或握手动作），或几乎全身无法感觉疼痛	非常受损：仅对疼痛刺激有反应，除了呻吟及躁动外，不能表达不适的感觉或有知觉障碍，一半以上体表感觉疼痛或不适的能力受限	轻微受损：对口头指令有反应，但常不能表达不适或翻身的需求。或存在知觉障碍，有一侧或两侧肢体感觉疼痛或不适的能力受限	未受损：对口头指令有反应，感知觉系统完好，能准确表达疼痛或不适
潮湿	持续潮湿：由于汗液或尿液导致皮肤总体呈潮湿状态，每次更换体位或翻身时均能观察到潮湿	经常潮湿：皮肤经常但不总是潮湿，床单至少每班更换1次	偶尔潮湿：皮肤偶尔潮湿，床单每天都需要额外更换一次	很少潮湿：皮肤经常保持干燥，只需按常规更换床单
活动度	卧床不起：活动局限于床上	局限于椅：行走严重受限或无法站立，不无法承受自身的重量，需要在他人协助下才能入坐椅子或轮椅内	偶尔行走：白天偶尔可以步行短距离，有时需要他人协助，移动至床上和椅子上时需花费大量时间	经常行走：每天至少在房间外活动2次，白天每2h在房间至少活动1次
移动能力	完全不能：若无他人协助，身体或四肢不能做任何位置改变	非常限制：偶尔可以做微笑的身体或肢体位置的改变，但不能经常或独立做明显的移动	轻微限制：能经常独立的做微小的四肢或身体移动	不受限：不需要他人协助，可以进行大范围的、频繁的体位改变
剪切力和摩擦力	有：需要中等到最大的协助来移动身体，坐在椅子上或床上常会有下滑的现象，需要大力协助将患者拉起。身体挛缩、僵直或躁动不安常导致摩擦力的产生	潜在危险：可以自由的移动或需要很少的帮助。在移动身体时，皮肤可能与床单、座椅、约束带或其他器械产生摩擦；大部分时间能在椅子或床上保持良好的体位，偶尔会有下滑的现象	无：可以独立的在床上或椅子上移动，移动时有足够的肌力可以将身体抬高，坐在椅子上或床上随时都可以维持良好的体位	

续表 2 - 4

评分内容	1分	2分	3分	4分
营养状况	非常缺乏： 从未吃完 1 份饭，很少能吃超过 1/3 份饭；每天进食两次或少量蛋白质（肉类或乳制品）。饮水很少，未进液态辅食或禁食，和（或）只能喝水，或静脉补液 5 天以上	可能缺乏： 很少吃完 1 份饭，通常只吃 1/2 份食物，每天的蛋白质摄入仅有 3 次供应的肉或乳制品。偶尔能进食辅食；或摄入的流质/鼻饲饮食低于最佳需要量	营养充足： 大部分时候能进食半份以上的食物，每天可以吃完 4 次供应的蛋白质（肉、乳制品）。偶尔有一餐不吃，如果提供辅食通常会吃，或以鼻饲/全胃肠外营养而维持营养需求	营养丰富： 能进食几乎整份食物，从来不拒绝食物。通常吃完 4 次或更多次提供的肉及乳制品。偶尔在正餐之间加餐，不需要辅食

附件 2：Norton 评估量表中文版及评分细则（表 2 - 5）

表 2 - 5　Norton 评估量表中文版及评分细则

评分内容	1分	2分	3分	4分
身体状况 （包括目前的身体状况和体格健康）	非常差： 身体状况非常差，急性病面容	虚弱： 身体状况不稳定，看起来健康尚可	尚好： 身体状况大致稳定，看起来健康尚好	良好： 身体状况稳定，看起来很健康，营养状态很好
精神状况 （指意识状况和定向）	木僵的： 常常不能对答，嗜睡的	混淆的： 对人、事、地点认知只有 1～2 项清楚，经常对答不切题	淡漠的： 对人、事、地点认知只有 2～3 项清楚，反应迟钝、被动	清醒的： 对人、事、地点认知非常清楚，对周围事物敏感
活动能力 （个人可行动的程度）	卧床： 因病情或医嘱限制留在床上	依赖轮椅： 由于病情或医嘱限制，仅能以轮椅代步	行走需协助： 无人协助则无法走动	可走动的： 能独立走动，包括使用手杖或扶车
移动能力 （个体可以移动和控制四肢的能力）	不能自主活动： 无人协助情况下无能力移动，不能翻身	非常受限： 偶尔能轻微的移动肢体，需要在协助下翻身，肢体轻瘫、挛缩	轻微受限： 可移动、控制四肢，但需人稍微协助才能翻身	行动自如： 可随意志自由移动、控制四肢
失禁情况 （患者控制大小便的能力）	大小便失禁： 无法控制大小便，且在 24 h 内发生 7～8 次尿失禁	经常性尿失禁： 在过去 24 h 内有 3～6 次小便失禁或腹泻	偶尔失禁： 在过去 24 h 内有 1～2 次大小便失禁之后使用尿袋或留置尿管	无： 大小便控制自如或留置尿管，无大便失禁

附件 3：Waterlow 压疮危险评估表（表 2 - 6）

表 2 - 6　Waterlow 压疮危险评估表

评估内容			日期和时间	
体形/体重与身高	正常（BMI = 18.5 ~ 22.9）　0 分 超重（BMI = 23 ~ 24.9）　1 分 肥胖（BMI > 25）　2 分 消瘦（BMI < 18.5）　3 分 [BMI = 体重（kg）/身高（m）^{2}]			
皮肤类型	健康 0 分；菲薄 1 分；干燥 1 分；水肿 1 分；潮湿/发热 1 分；颜色异常（Ⅰ 期压疮）2 分；开裂/红斑（Ⅱ ~ Ⅳ 期压疮）3 分			
控便能力	完全控制/留置尿管　0 分；尿失禁　1 分 大便失禁　　　　　 2 分；大小便失禁　3 分			
活动情况	完全 0 分；烦躁不安 1 分；冷漠的 2 分；限制的 3 分；限制于床上，如牵引治疗 4 分；限制于椅子上，如轮椅 5 分			
性别和年龄	男 1 分；女 2 分；14 ~ 49 岁 1 分；50 ~ 64 岁 2 分；65 ~ 74 岁 3 分；75 ~ 80 岁 4 分；81$^+$ 岁 5 分			
营养不良评估工具	A - 患者近期有否体重减轻 有：0 分，去 B 无：0 分，去 C 不清楚：2 分，去 C	B - 体重减轻 0.5 ~ 5 kg　　　1 分 5 ~ 10 kg　　　2 分 10 ~ 15 kg　　　2 分 >15 kg　　　　4 分 不清楚　　　　2 分			
	C - 患者食欲不佳 无：0 分；有：1 分	营养评估值 如 >2 分，需转介作评估/处理			
特别危险	组织营养不良	恶液质 8 分；多个器官衰竭 8 分；吸烟 1 分 一个器官衰竭（心、肺肾）2 分；外周血管病 5 分；贫血（Hb <8）2 分；		
	脑神经系统不足	糖尿病/中风 4 ~ 6 分；截瘫 4 ~ 6 分；运动/感觉神经 4 ~ 6 分；		
	大手术/创伤	骨科/脊椎：5 分；手术时间 >2 h：5 分；手术时间 >6 h：8 分		
	药物治疗	细胞毒性药、长期/大量类固醇、消炎药（最高）4 分		
压疮危险程度：危险□；高度危险□；极度危险□				

附件 4：Braden Q 量表(中文版)(表 2 - 7)

表 2 - 7　Braden Q 量表(中文版)

	1 分	2 分	3 分	4 分	得分
The Braden Q Scale					
压力的强度及持续时间					
移动能力 改变和控制体位的能力	完全不能移动 缺乏协助时，即使轻微的体位或肢体位置改变都无法达到	非常受限 偶尔能进行轻微的体位或肢体位置改变，但不能依靠自己独立地转身	轻微受限 能够独立地进行较频繁的即使是轻微的体位或肢体位置改变	在没有协助的情况下，能进行主要的及频繁的体位改变	
活动能力 身体活动的程度	卧床的 限制于床上	坐位 行走能力严重受限或不存在。无法支撑自身重量和/或必须依赖椅子或轮椅	偶尔能行走 有无协助的情况下，白天偶尔能进行短距离行走，每次在床上或椅子上移动时需要耗费大半的力气	由于年龄限制，还没能频繁地移动或走路 在活动的时间内，可以做到在房间外行走至少每天 2 次和房间内每 2 h 走动至少 1 次	
感知觉 以与正常发育相协调的方式对压力相关的不适作出反应的能力	完全受限 因为意识水平下降/震惊或者身体大部分层面感受疼痛的能力受限，导致对疼痛刺激反应迟钝的(缺乏身影、退缩或者握拳动作)	非常受限 仅对疼痛刺激有反应。仅能通过呻吟或表现出烦躁不安以表达不适感。或者存在感觉功能受损而导致身体一半左右的层面感受疼痛或不适的能力受限	轻微受限 对言语指令存在反应，但仍无法完全表达不适感或者需要翻身OR 或者存在部分感觉功能受损而导致一侧或两侧肢体感觉疼痛或不适的能力受限	不受损 对言语指令存在反应，不存在因感觉功能缺陷而导致身体感受或表达疼痛或不适的能力受限	
皮肤和支撑结构的耐受性					
潮湿 皮肤暴露于潮湿的程度	经常性的潮湿 皮肤因出汗、尿液、引流液等影响几乎持续性地保持湿润。患者每次活动或改变体位时都能发现湿气存在	非常潮湿 皮肤经常但并非总是潮湿的。床单/衣物至少每 8 h 更换 1 次	偶尔性地潮湿 皮肤偶尔性的潮湿，床单/衣物约每 12 h 更换一次	很少潮湿 皮肤经常性地保持干燥，按正常频率更换尿片；床单/衣物只需 24 h 更换 1 次	

续表 2-7

The Braden Q Scale

	1分	2分	3分	4分	得分
摩擦力—剪切力 摩擦力：皮肤在支承面上移动时即存在 剪切力：皮肤与相邻的骨性表面之间发生滑行时即存在	显著存在的问题 身体处于痉挛状态，肢体挛缩，发痒或烦乱而导致经常性地颤抖或存在摩擦力	存在问题 需要中度到最大程度的协助才能移动。无法保持身体完全撑起而不与床单发生摩擦。在床上或座椅上时经常向下滑动，需要最大限度地协助变换位置以保持合适的体位	潜在性的问题 移动无力或只需要很小的协助。移动时，皮肤与床单、座椅、约束器或其他设备之间可能存在滑动。大部分时间能在座椅或床上保持相对较好的位置但偶尔也会往下滑动	没有明显的问题 在改变体位时，患者能够完全抬起。能够独立地在床上或座椅上移动并且在移动时具有足够强的肌力完全撑起身体重量。任何时候都能在床上或座椅上保持良好的位置	
营养 日常进食方式	非常差 非口腔进食和/或维持性清流饮食或者静脉营养超过5天或者血浆蛋白<2.5 mg/dl或者从未吃完完整的一份餐点。蛋白质的摄入仅限于每日2餐中的肉类或者奶制品。摄入液体量很少，没有补充每日规定量以外的液体	不足够的 流质饮食或管饲饮食/全胃肠外营养，无法提供该年龄所需的足够的热量和矿物质。或者血浆蛋白<3 mg/dl或者很少吃完完整的一餐，通常仅能吃完约一半分量的食物。蛋白质的摄入仅限于每日3餐中的肉类或者奶制品。偶尔补充每日规定量外的液体	足够的 流质饮食或管饲饮食/全胃肠外营养，足以提供该年龄所需的足够的热量和矿物质。或者每餐能吃完一半以上的食物。每日进食4餐含肉类或奶制品的食物。偶尔会拒绝一餐，但通常会接受补充的食物	营养丰富的 正常饮食，能够提供年龄所需的热量。如：能吃完/喝完每餐的食物/喂饲物。从未拒绝任一餐。每日通常吃4餐或更多次含肉类和奶制品的食物。偶尔在两餐之间补充食物，无需额外补充营养	
组织灌注和氧合	极度受损 低血压(平均动脉压<50 mmHg；新生儿<40 mmHg)或体力不能耐受体位变换	受损的 血压正常 血氧饱和度可能<95%或血红蛋白<10 mg/dl或毛细血管再充盈时间>2 s 血浆pH<7.40	充足的 血压正常 血氧饱和度可能<95%或血红蛋白<10mg/dl或毛细血管再充盈时间>2 s 血浆pH正常	非常好的 血压正常 血氧饱和度>95% 血红蛋白值正常和毛细血管再充盈时间<2 s	
总分：					

(毛婷　李小云　邓小梅　黄海珊　王文丽　金自卫)

思考题

1. 根据所学知识分析转化护理和循证护理的关系。
2. 请分析临床路径的利与弊。
3. 比较血液透析和腹膜优缺点。
4. PICC 导管堵塞后应该如何处理?
5. 输液港输液座血栓形成并阻塞后应该如何处理?
6. 影响疼痛护理效果的常见因素有哪些?

第三章 护理管理

学习目标

识记

1. 能列出护理质量保证的 4 种模式。

2. 能叙述护理信息管理的流程。

3. 能列出护理成本核算的方法。

4. 能列出护理绩效考核的原则。

5. 能陈述目前我国的护理相关法律。

理解

1. 能分析比较各种护理质量保证模式的异同。

2. 能阐明我国护理质量评价的内容。

3. 能分析目前我国护理成本管理面临的问题及对策。

4. 能分析各种护理绩效考核方法的主要核心点。

5. 能阐明分层次构建护理文化的方法。

6. 能领会如何避免在工作中触犯护理法律相关问题。

应用

1. 能结合临床科室护理工作情况，选择合适的护理绩效考核方法来调动护理人员的积极性。

2. 能结合临床科室的护理工作情况，制定出本年度开展优质护理服务的护理工作计划。

护理管理是以提高护理质量和工作效率为目标，找出护理工作的特点，探讨护理工作的规律性，应用科学的管理方法，为患者提供良好护理服务的活动过程。护理管理的基本任务是合理利用护理人力资源，有效控制护理系统，优化护理成本效益，抓好护理组织管理，护理业务技术管理，护理人员的技术和道德教育与培训等方面的管理，以实现护理人员的基本职责：增进健康，预防疾病，维护健康，减轻痛苦。

随着社会的发展和护理事业的进步，护理绩效管理、护理成本经济管理、护理信息管理、护理文化建设的研究显得十分重要。而随着法制的健全、公民医学知识的扩充和法律意识的提高，患者在获取医疗保健服务时，有要求更多权利和更高服务质量的趋势。因此，护理法学及伦理学的发展不容忽视，护理人员要患者应有的权益，也应运用法律维护自身的合法权益。本章将对护理质量控制、护理信息管理、护理成本经济管理、绩效考核与管理、优质护理与人文关怀、护理与法学、护理文化建设、护理人员参政议政与权益保证的发展进行探讨。

第一节　护理质量管理

建设基本现代化医院的重点是质量管理，医疗质量是医院的生命，是医院的灵魂。护理质量是医院管理质量的重要组成部分，是衡量医疗服务水平的重要指标，是护理管理工作的核心。而护理品质则是护理质量的全部保证，要全面提高护理质量，就必须保证护理品质的持续改良。现代化医院的护理品质要求即医院质量标志为零缺陷、零投诉、数字化，只有进行科学、有效、严谨、完善的管理，护理品质得以持续改良、保证，才能不断地提高护理质量。

一、护理品质保证

(一)有关概念

1. 质量

质量是一种产品或一项服务的优劣程度。国际标准化组织(International Organization for Standardization, ISO)的定义：质量是反应实体满足明确或隐含需要的能力的特性总和。此定义包括：产品质量和服务质量；明确规定的标准和用户潜在的需要；产品或服务的内在特性和外在特性。质量的客观规定性是指：质量受客观因素的制约；质量是可以分析、区别、比较、鉴别的；质量有其自身形成的规律；质量应有规定的标准，质量标准要符合客观实际；质量应有一定的范围。

2. 医疗质量

著名的医疗质量专家 Dinabedian 1982 年提到：没有一种医疗质量的定义是完整的、足够的。医疗质量大致可归纳为下列三种定义：①绝对论者的定义是以医疗专家的价值考虑对健康的利益或伤害的可能性，完全不考虑成本。②个别化角度多以患者期望的利益或伤害为焦点。③社会化角度则以社会大众的价值定义为照护的成本，持续性的利益或伤害，及健康照护的分配。因此，质量的定义不再是单纯以技术性为向导，对于医护人员更大的挑战是如何平衡人类的价值观、技术、资源、生活质量及现实经济，以提供可能达到的最好服务。

3. 护理质量

目前，全球尚无统一的被普遍采纳的护理质量定义。1966 年杜纳贝迪恩将护理质量分为结构质量、程序质量和结果质量。在我国，护理质量被理解为护理工作为患者提供护理技术和护理服务的效果和程度。从广义的角度看是指护理管理所涉及的各方面的工作质量的总和，而狭义的护理质量则是指临床护理质量，主要包括基础护理、专科护理、康复护理、心理护理及预防和治疗患者现有的及潜在的健康问题所达到的护理效果。护理质量直接关系到患者的生命和健康，而随着医学模式的转变和健康新概念的形成，护理已经不再局限于对住院患者在特定时间的护理，而是向人类生命的全过程扩展，健康成为医疗护理服务效果的最重要的标准。因此，有关专家提出，护理质量范围应包括以下几个方面：①使护理对象在咨询—保健—预防—诊疗—护理—康复各方面达到最佳状态(效果佳—时间短—损害小)。②准确、及时、全面地执行护理程序，并形成完整的护理文书。提供主动、全面规范的服务，保证预期目标的实现。③使服务对象有较高的满意度。④做到与各方面(部门)协同作业，在为服务对象提供特异性医学服务的各方面发挥协调作用，体现护理服务质量的广泛性。

4. 质量管理

质量管理指确定质量方针、目标和职责，并在质量体系中通过诸如质量策划、质量控制、质量保证和质量改进，使其实施全部管理职能的所有活动。具有两层含义：质量管理是各级管理者的职责，并且必须由最高领导者领导；质量的实施涉及到组织中的所有成员，因此需要全员参与。

5. 护理质量控制

护理质量控制即护理质量管理，是要求医院护理系统中各级护理人员层层负责，用现代科学管理方法，建立完整的质量管理体系，满足以护理质量为中心的护理要求和服务对象的需要，保证质量的服务过程和工作过程。对护理质量实行管理控制，旨在使护理人员的业务行为活动、职业道德规范等各方面都符合质量的客观要求和患者的合理需要。通过质量控制，阻断和改变某些不良状态，使其始终能处于对工作和患者有利的、良好的、符合质量标准要求的状态，用最佳参数、最短时间、最好的技术、最低的成本，达到最优化的合理效果，使患者得到康复。

（二）质量管理发展简史

1. 质量检验阶段

20 世纪初至 20 世纪 40 年代，属于事后检验阶段。通过事后的质量检查，对已生产出来的产品进行筛选，把不合格品和合格品分开。这对于保证不使不合格品流入下一工序或出厂送到用户手中来说，是必要的和有效的，至今在工厂中仍不可缺少，但这种方法属于事后反应而非事前预警，只能在事后发现风险，而起不到预防与化解风险的作用，因此具有较大的局限性。这是质量管理发展中的初始阶段。

2. 统计质量控制阶段

20 世纪 40 年代以后，二战爆发，战争要求军需品既要保证质量，又要按时交货，这促使美国政府和国防部组织数理统计专家对质量管理方法进行了改革，他们将数理统计方法运用于质量管理，使质量管理从质量检验阶段进入统计质量阶段。

①特点：运用数理统计法原理，将质量管理的重点由"事后把关"变为对生产过程进行检查和控制的"事先预防"；将全数检查改为随机抽查，根据抽样质量数据的统计分析"控制图"，再用控制图对生产过程的工序进行质量控制，从而杜绝了生产过程中大批不合格产品的产生。

②弊端：过分强调统计质量控制方法，而忽视了组织、计划的管理工作。

3. 全面质量管理阶段

1962 年，由美国工程师费根堡姆（A. V. Feigenbaun）提出。此后，该管理理论和方法在全球广泛运用，并获得了极大的成功，被誉为 20 世纪管理科学最杰出的成就之一。它具有的特征是：全面的质量管理；全程的质量管理；全员参与管理；管理方法多样化。

4. 质量管理国际规范化阶段

不同于全面质量管理之处包括：①强调管理者的质量职责，特别是企业最高管理者的质量职责。②提出了质量体系要素，并将其分为基本要素和选择要素。③强调质量体系审核、评审和评价，这是质量体系实施和有效运行的重要保证。④强调建立质量体系文件，认为质量体系文件是开展质量管理和质量保证的基础，是质量体系审核和质量认证的重要依据。

（三）护理质量保证的模式

1. 杜纳贝迪恩模式

杜纳贝迪恩认为护理质量可以从结构（要素）、过程（环节）及结果（终末）三方面进行评价。

（1）结构评价：结构包括组织的目标、政策、设备及护理人员。结构评价是评价提供患者或社区健康需要可应用资源的程度。

（2）过程评价：评估临床提供健康照护者与患者之间的活动。可以直接观察或从记录中获得信息，作为评价者判断质量的依据。

（3）结果评价：指患者现存或潜在的健康状态的改进，也包含患者的满意度调查，对健康照护的知识及任何与健康照护有关的行为改变。

2. 美国健康机构评鉴联合委员会模式

美国健康机构评鉴联合委员会要求各机构必须有质量控制组织及计划，持续、客观地评估患者重要的照顾面，并针对问题采取解决方法，依照即定的标准评价。其质量保证的基本要素包括界定重要的或潜在的问题；客观地评估造成问题的原因及范围；采取决策或行动以排除问题；监测活动以确保达到期望的结果；记录实施改进的有效性。

3. 霍欣及柯克模式

霍欣及柯克（Hoesing & Kirk）强调，在医疗护理系统中，最主要考虑的三个方面是：患者（patient）、人（people）及利润（profit），简称3P。工作人员的行为表现及工作成效，决定患者临床护理质量及满意度，进而影响组织的利润，也就是说，影响质量的主要因素为下列三方面：①患者护理的结果：着重在临床护理及满意度有正向的结果；②护理人员的工作表现：依据正确的过程完成工作，采取正确的行动，以达预期成效；③利润的潜力：在既定的成本政策下由护理人员提供护理的结果，故其质量管理模式应包括患者护理系统、工作人员管理系统及财务管理系统。由此质量管理模式已呈现如下特点：医疗界关注的焦点不仅在确保医疗护理质量，也要考虑节约医疗成本。

4. 美国护理学会模式

美国护理学会模式系由蓝恩（Lang, 1983）所创，评价模式是开放的，呈圆形，代表一个循环的过程。以确立护理部门的价值观为起点，以此价值观及理念设定护理的标准及评值准则，然后再使用监测的方法将资料分析与解释，以提供改善的行动方案，选择行动，采取行动。

（四）护理质量保证的演变

质量保证是由英文"quality assurance"翻译的名词，事实上质量很难保证，只能加以控制"quality control"及进行质量改进"quality improvement"。

以往的质量保证观念多倾向于质量保证是一种惩罚，质量保证是在呈报负向的问题，把病历检查当成是主要的资料来源。以往的质量保证存在许多错误的观念，诸如预算不足，不允许实施质量保证；没有足够的时间；会被发现弱点及错误；如果没有做错，何必去探讨及研究它呢；质量保证主要在找寻问题；质量保证太抽象及主观了，根本不能真正地评价质量；只有管理者才能看出问题；除非其他部门先做好，我才可能做好；太多的文书工作要写；等等。

目前认为质量保证是促进护理服务质量、满足服务对象需求的关键途径，是一个全员参与、持续、动态的过程，提供资料来源扩展至：座谈会、问卷调查、交班报告、意外事件报告、院内感染控制报告、质量管理委员会的分析、直接观察等多方面、多维度。随着质量保证观念及做法上的改变，护理专业人员的角色功能也跟着改变，不仅注重护理工作的表现，更要重视护理的结果及生产力，即以最合理的成本，有效益的工作表现，达到患者最佳的护理质量。

（五）我国的护理质量控制

1. 基本过程

（1）确定标准：医院护理质量标准可包括护理技术操作质量标准、护理管理质量标准、护理文件书写质量标准及临床护理质量标准。

（2）衡量成效：是控制过程的信息收集，也可称为测量。有了标准，衡量和检查的人员应明确衡量实际成效的手段和方法，通过衡量成效，获取信息，反映出计划执行的进度。对成效显著的进行激励，对已经发生和预期将要发生功能的偏差，及时采取纠正措施。

（3）纠正偏差：是控制的关键。其重要性就在于体现了控制职能结合，共同处理。

2. 护理质量评价的内容

护理质量管理的对象主要包括护理工作的质量和护理人员的质量两个方面。评价根据控制、纠正措施，作业环节有不同的分类方法，内容包括：对护理工作的基础质量（属前馈控制，也可称背景或要素质量）、过程质量（属现场控制，也称环节质量）、结果质量（属反馈控制，也称终末质量）进行控制以及对护理人员的素质质量（属前馈控制）、行为质量（属现场或环节控制）、结果质量（属反馈控制）进行控制。

（1）护理人员质量评价。

即对执行护理工作的人员进行定期的、正式的评价，考察其完成护理工作的情况。护士工作的任务和方式是多样化的，因此在评价中应从不同方面进行。如护士的积极性和创造性，完成任务所具备的基础知识，与其他人一起工作的协调能力等。近年来，对护理服务的评价多注重护理人员的基本条件和素质、护理服务的效果、护理活动过程的质量等方面，或将几项结合起来进行综合评价。

1）素质评价：评价系统应重视人员的基本条件、基本素质、个人能力的评价。如人的积极性、坚定性、首创精神、道德修养、心理素质、工作态度等。这种评价一般应多次、反复进行，而不应一次评价后即作结论，同时应结合其他评价内容进行考虑。

2）行为评价：对护理人员护理服务中的行为进行评价，即注意护理人员现实工作做得如何，例如护理操作程序的执行是否符合标准，在医嘱执行过程中有无错误等。评价标准注重护理人员的服务行为，观察护士在各个环节上的行为质量。这种评价的优点是可以给护理人员以具体的标准、指标，有利于工作质量的提高。缺点是评价过程太浪费时间，评价内容局限在具体人物范围内，比较狭窄，而且只能评价在岗护理人员的工作情况。

3）结果评价：结果评价是对护理人员护理服务结果的评价，可以使护理人员明确该项工作的具体要求。但在实际中由于很多护理服务质量不容易确定具体标准、数量及测量的标准，尤其是患者的临床护理结果取决于多种因素，有些结果也不是短期能反映出来的，所以结果评价较为困难。因此，该评价方法较少单独使用，可以采用综合性评价的方法，以全面评价护理质量。

4）综合性评价：即用几方面的标准综合起来进行评价，凡与护理人员工作结果有关的活动都可结合在内，如对期望达到目标、行为举止、素质、所期望的工作结果、工作的具体指标要求等，进行全面评价。

（2）护理工作质量的评价。

1）基础质量：即建立在护理服务组织结构和计划上的评价内容，着重在执行护理工作的背景方面，包括组织结构、人员配备、资源、仪器设备等，可以影响护理工作质量的条件。如护理部管理质量标准就属于这一类。

①环境：如患者单元是否安静、整洁、舒适、安全。

②人力安排：根据病情需要，护士长是否在人员配备上作出了合适的安排，包括人员构成是否合适，人员质量是否符合标准等。

③器械：设备是否处于正常的工作状态，要根据客观的标准数据来计量。如氧气瓶内压力、备用消毒物品使用期限、药品及物质基数等。

④病房结构、表格记录、规章制度制定情况：病房布局是否合理，患者床位的安排是否合适，以及护理文件的书写制度是否明确等。

2）过程质量：评价护理活动过程是否达到质量要求。其中包括：

①执行医嘱的准确率：如差错次数，临床医嘱的执行是否及时等。

②病情观察及治疗结果的观测：如体温、脉搏、呼吸的测量时间、病情记录，危重患者观察项目、观察时间及各种疾病特殊的观察要求等。

③对患者的护理与管理：如生活护理、饮食及晨晚间护理、医院内感染管理及消毒隔离。

④对参与护理的其他医技部门人员的协调与管理：如患者 X 线透视预约、各种标本管理、卫生员及配膳员的管理等。

⑤护理报告及各种文件的书写质量。

⑥应用和贯彻护理程序的步骤和技巧：包括评价贯彻落实护理程序每个步骤的质量并对护理病历作出评价。

⑦心理护理和健康教育的情况：如术前、术后、出院患者的教育，服药知识，卫生习惯，饮食营养的指导等。

3）结果质量：即评价护理服务的最终结果。如患者伤口的护理情况，是否保持干燥；反映护理服务效果的压疮发生率，输血输液事故发生率，静脉穿刺一次性成功率，护理差错事故发生情况，一级护理合格率，患者对护理服务的满意度，陪住率等。这是从患者角度评价所得到的护理效果与质量。护理结果的评价标准选择和制定，影响的因素比较多，有些结果不一定只与护理有关，它还可能与其他医疗辅助诊断、治疗效果及住院时间等综合因素有关。

护理服务结构、过程、结果三方面综合性评价，基本上反映了护理工作的全面质量要求，三者之间的关系是：进行护理要素质量评价，可掌握质量控制的全局；具体护理过程环节质量评价，有利于落实措施和保证护理工作的正常进行；终末护理结果质量评价，可反馈控制护理质量。目前，卫生部制定的对各级各类医院护理的评审标准，即属于综合性评价标准体系。

二、ISO9000 与护理质量管理

（一）ISO9000 族标准简介

ISO9000 族标准是由 ISO/TC176（国际标准化组织质量管理和质量保证技术委员会）在总结世界发达国家先进质量管理和质量保证经验的基础上编制并发布的国际标准。它的特点是建立了一套科学的、完整的质量管理体系，确立了一种完善的质量文化规范质量行为，它以

顾客为中心，强调预防为主、过程控制和持续质量改进。ISO9000 国际标准自 1987 年公布实施之后，经过补充和修改，分别于 1994 年、2000 年、2008 年、2015 年再版。1994 年形成的质量管理体系——ISO9000 系列，具体包括三个模式：ISO9001 是指包含有设计、研制、生产、安装和服务的质量保证模式；ISO9002 是指包括生产、安装和服务的质量保证模式；ISO9003 是指仅包含有最终检验和试验的质量保证模式。2000 年年底，国际标准化组织将 94 版 ISO9000 标准系列的 20 个标准和文件合并修订，形成 2000 年版 ISO9000 标准系列，提出"以顾客为关注焦点"的思想并贯穿在所有标准中，其宗旨与作为服务业的医院推行"以患者为中心"的服务思想和实行制度化、规范化的管理十分相似，对医院的指导作用比一般组织更有价值。2015 年该标准进行了自 2000 年以来的首次重大改版，融入了根据全球用户和专家反馈所进行的变更。ISO9001：2015 新版标准的一些重要变化包括：

（1）更加强调组织环境，强调构建与各个组织特定需求相适应的管理体系。

（2）增强对领导作用的要求，要求组织中的高层积极参与并承担责任，以确保质量管理体系实现预期结果。

（3）对标准进行基于风险的通盘考虑，使整个管理体系成为预防工具并鼓励持续改进。

（4）对文档化的规范要求简化，成文信息要求灵活，规定性要求更少。

（5）采用高层结构，规定了通用的章节结构和核心文本，方便使用者实施多个 ISO 管理体系标准。

（6）确定质量管理体系边界，更加注重实现预期的过程结果以增加顾客满意度。

（7）提高了服务行业的适用性：新版标准将"服务"与"产品"并列，突现了服务特点。

质量管理原则更新优化为七项：以顾客为关注焦点（Customer Focus）；领导作用（Leadership）；全员参与（Engagement of People）；过程方法（Process Approach）；改进（Improvement）；循证决策（Evidence – based Decision Making）；关系管理（Relationship Management）。

（二）在护理质量管理中采用 ISO9000 族标准的意义

1. 有利于护理管理行为和服务行为的规范化、制度化和法制化

通过质量体系文件的建立，将 ISO9000 族标准转化为各项护理工作具体执行的标准，使护士所进行的每一项服务和每一项护理操作都有章可循，有法可依，培养了护理人员科学的、严谨的工作态度。护理管理亦依照相关的法规性文件，转变"人治"为"法制"管理，相对减少了由于管理上的漏洞而引起的责任风险。

2. 有利于强化质量管理意识，提高护理人员素质

ISO9000 族标准强调全员参与，将各级护理人员的职责和作用具体化、文件化，使各级人员各尽其责，利于调动护士的积极性，增强责任感，培养良好的职业道德，自觉落实规章制度、技术规范和标准，提高自身素质。护理管理者通过学习运用先进的管理理论与方法，逐步变经验型管理为科学型管理，提高管理素质和管理水平。

3. 有利于以患者为中心，确保高质量护理服务

ISO9000 族标准要求真正从患者立场出发审视我们所提供的护理服务和技术质量活动。护理部建立符合标准要求又适合护理工作具体情况的质量体系，满足患者明示的、潜在的、高层次的需要和期望，从而切实做到以患者为中心。标准强调预防为主的原则，在整个医疗护理与服务活动中采取各种措施，制定各种职责与权限，规范各种操作程序，防止不合格服务的出现，以确保患者接受高质量的医疗服务。

4.有利于环节质量的有效控制

根据 ISO9000 族标准中服务质量环的观点,将护理服务全过程分为市场开发(即护理部全面掌握患者对护理工作的需求)、护理过程设计(即把患者的需求转化为服务规范、服务提供规范和质量控制规范的过程)、护理提供过程(即直接为患者服务,满足患者需求的过程)、护理服务业绩的分析与改进阶段,有利于护理部控制各个环节质量,解决护理质量控制的难点。

5.有利于促进护理质量持续改进

ISO9000 族标准要求定期对护理质量管理体系进行内部审核和管理评审,从而发现护理服务中的薄弱环节,通过既定的改进程序查找原因,采取纠正措施并跟踪验证,确保导致问题产生的根本原因被消除,从而使护理质量管理体系得到不断完善,护理服务质量得以持续改进,提高患者的满意度。

6.有利于提高医院的社会效益和经济效益

医院要有良好的社会信誉才能吸引更多的患者就医。按照 ISO9000 族标准要求设计出的质量体系,能够正确识别患者的健康需求,通过加强人员和物质资源管理,使医疗活动更规范,服务效果更好,以最低的消耗获取最佳的效益。充分利用 IS9000 族标准这一"管理资源",不仅可以在服务对象心理上形成良好的形象和较好的质量信誉,扩大医院的知名度,而且可以提高医院的社会效益和经济效益。

(三)ISO9000 族标准实施

1.质量体系诊断与质量体系设计

对现有护理质量体系进行细致地诊断,摸清现有护理质量管理状况及与 ISO9002 标准的差距,根据诊断结果进行详细的质量体系设计。

2.全员培训

通过组织参观学习、专家授课等形式进行培训,内容包括 ISO9000 基础知识培训、管理沟通基本技巧培训、文件编写培训、内部质量审核培训、体系运行培训及认证准备培训等。通过培训使全体护理人员认识到实施 ISO9000 族标准的重要性,并懂得自己要做什么,如何做,以及要达到什么目标,以确保质量体系的建立和运行。

3.编写护理质量管理体系文件

质量体系文件包括 3 个层次。第 1 层:《护理质量手册》,它规定和描述了组织的质量管理体系,是质量手册的纲领性文件。第 2 层:《护理程序文件》,它是质量手册的支持性文件,是护理部属下各职能部门为落实质量手册的要求而规定的实施细则,包括质量保证体系运行及维持的方法、职责分配及资源要求。第 3 层:《作业指导书》,它是程序文件的补充和支持性文件,包括护理通用作业指导书、各护理单元专用作业指导书和各种记录报告。它明确了指导完成某项护理工作的方法,特别规定了完成某项护理服务所必须遵循的技术细节,为展开纯技术性质量活动提供了指引。文件中要体现"最好、最实际"和"该说的要说到,说到一定要做到"的原则,参照标准,结合具体情况,对护理质量活动的职责和方法加以明确规定,使文件有可行性、可操作性。

4.质量管理体系实施

组织全院护理人员学习质量体系文件,掌握文件的内涵,并按照有关程序文件、作业文件运行实施。运行过程中按"写到的,要做到"的原则,要求护士必须严格执行一整套质量体系文件规定,并依据"检查我们所写的"原则不断进行质量体系评价。

5. 内部质量审核和管理评审

内部质量审核是由管理者代表(护理部主任)负责组织的,依据《护理质量手册》《护理程序文件》,结合现场工作进行。参加审核的人员必须是经过培训取得内审员资格的护理管理人员。审核的目的是为了查明护理管理体系实施效果是否达到了规定的要求,以便及时发现存在的问题,采取纠正措施,并追踪纠正的结果,使质量管理体系有效运行和得以保持。管理评审是最高管理者(主管院长)对质量管理体系的适应性、充分性、有效性按计划的时间间隔进行的系统的评价。

6. 审核与认证

采用第三方认证方法,邀请认证公司对护理质量体系进行全面系统的审核与认证。认证机构受理申请后,进行文件审核,根据审核结果按文件修改程序修改不符合标准要求的内容,并澄清不明确的内容。由审核组长主持召开首次会议,然后领导层审核,进行部门及现场项目审核、体系有效性的评价。由审核组长主持末次会议,纠正不合格项,监督检查,获得 ISO9000 质量管理认证通过,其证书有效期 3 年,3 年期间每年有 1~2 次的监督审查。

(四)ISO9000 族标准护理质量管理中的运用

据文献报道,世界上第一个通过 ISO9000 系列标准的医院是以色列的 Westem Galiee hospital,它于 1997 年通过 ISO9002 认证。同年香港尤德夫人那打素医院也率先在香港医疗系统通过了认证,与此同时美国、德国、新加坡等也已在逐步推行。作为医院质量管理体系重要组成部分的护理管理亦在探索试行 ISO9000 族标准和质量体系认证,可以说这种方法给医院的护理质量管理工作注入了新的生机。但我国护理管理中 ISO9000 族标准引入尚处于起步阶段。ISO9000 作为实施医院跨世纪质量工程建设的科学方法、重要保证和基本途径,接受西方发达国家先进的管理成果和科学的管理理念,为我所用,推进医院的护理质量建设,试行 ISO9000 质量认证非常必要。各个医院可根据自己的规模、条件、人员组成和市场定位情况,学习和借鉴 ISO9000 的管理经验,建立一套科学的、既适合本院又逐步与国际接轨的质量管理模式,促进护理质量管理和持续护理质量改进。

我国深圳市人民医院、北京市天坛医院、潍坊市坊子区人民医院、山西晋城煤业集团总医院等医院已在整个临床护理系统中推行 ISO9000 质量管理标准体系,使护理管理工作不断完善,护理服务质量不断提高。王云霞、陆毅等报道通过运用并借鉴 ISO9002 国际标准,逐步建立并完善了门诊服务质量管理体系,强化了全员参与质量管理的意识,增强了工作自觉性,护理工作的综合满意度提高。黄虹、朱娅萍等介绍了在消毒供应室实施 ISO9000 族标准的做法。徐岩等运用 ISO9000 族质量标准管理理论控制夜间护理质量,商亚英等将其应用于护士静脉穿刺技术培训管理中,均收到了良好效果。在护理教学质量管理方面,隋树杰等报道了在护理教学质量管理中应用 ISO9002 国际标准的情况,认为通过实施 ISO9002 标准,使教师的质量意识不断增强,教学质量明显提高,教师授课满意率大幅度上升。贯彻 ISO9000 标准是一个学先进、提高效率的过程,但质量管理体系认证工作不是万能的,不是只要通过认证拿到质量体系认证证书就可以大功告成的,而是需要循环实施并且不断完善,充分体现在 ISO9000 质量认证体系中持续改进的过程。因此,对实施 ISO9000,既要给予足够的重视,认真研究,加大力度,加快步伐,又要扎实工作,不图虚名,防止形式主义,避免急于求成。

第二节　护理信息管理

随着科学技术的迅猛发展,医院信息系统(HIS)已是大中型医院医、教、研管理中不可缺少的现代化工具。HIS 从面向管理到面向医疗服务的演变过程已经开始,20 世纪 90 年代中期以来,随着高性能计算机系统和高速网络的出现,这种进展将更为巨大。HIS 构成了医学和计算机科学之间的新兴学科——医学信息学的重要组成部分。护理信息是医院信息的重要内容,包括科学技术信息、护理业务以及各项为诊疗服务的业务信息、护理管理信息,这三类护理信息是相互交错,互为依据,相互制约的。由它们相结合形成的护理信息系统的完善程度和吞吐量大小,是护理科学技术水平和科学管理水平高低的决定因素。重视护理信息的利用和开发,对促进护理学科的发展及提高护理管理水平有着极其重要的意义。因此,在护理管理中必须实现护理信息的科学管理。

一、护理信息的概念和特点

(一)概念

信息一般是指消息、情报、新闻、数据、知识等,经过加工处理对管理活动有影响的数据。通常通过声音、图像、文字、数据等方式来表达。但作为信息的确切定义至今尚无统一的标准。国内专家在比较了中外各家各派的信息定义后,倾向于取中国学者钟义信的解释。1988 年,钟义信在《信息科学原理》一书中认为,信息是事物运动的状态与方式,是物质的一种属性。一般说来信息有五大特征:一是无限开发性;二是时间时效性;三是资源共享性;四是加工传递性;五是亦真亦假性。信息同物质、能源一样重要,是人类生存和社会发展的三大基本资源之一。

护理信息是指具有新知识、新内容、新方法的有关护理的信息。它除了具有一般信息的特点外,还有明显的专业特点。

(二)护理信息的特点

1.生物医学属性

医院的护理信息都是从患者的机体上获得的,是以生物医学信息为基础的。信息量大而复杂,护理信息种类繁多,有数据信息、图像信息、声音信息、有形和无形信息等。有护理系统内部的信息,如护理工作信息、患者信息、护理技术信息等;有护理系统外部的信息,如医生要求护士共同治疗患者,医院各医技部门科室要求护理配合参与等。这些信息互相交错,互相影响。

2.相关性

护理信息大多是一些具有若干相关的信息变量的信息群,如特级护理天数、一级护理患者质量合格率、抢救器材完好率、压疮发生率等,都由一组相互作用的信息提供,护理输出模式就是在以上信息变量相互作用下才能确定的,护理病历也是一种较大的护理信息群。

3.准确性

护理信息都要求有正确的数值或准确的定性。护理信息必须及时发现,准确判断,作出迅速的反应。一部分信息可以用客观数据表达,如患者出入院人数、护理人员的出勤率、患者血压、脉搏的变化等;而一部分则来自主观的反映,如患者神志意识的变化,心理状态信息。它们直读性差,需要护理人员准确地观察,敏锐地判断,综合地分析。否则在患者病情危重、病情突变危及生命时信息判断处理失误会造成不可挽回的损失。

4.重复性

医院护理工作的特点是惯性运行、常规作业，故重复性的业务信息较多。

5.大量性

医院的护理、管理和科技信息的数量很大。特别是以病例为单位的护理信息，每个病例都有大量的信息。

6.分散性

科技信息和护理信息大多分散在各科室的各层工作人员的手中，不易集中化。由于基础信息(护理信息)具有分散性的特点，管理信息也随之有一定的分散性。

(三)护理信息的处理方式

1.文书

文书是指各种治疗记录单、医嘱单、体温单等。对格式、填写要求和传递方法都应有明确的规定，可作为收费、法律、管理的依据及科研资料。

2.口头

直接了当，可以迅速处理，但容易发生错误。

3.电子计算机

应用微机处理信息准确迅速。应用医学信息管理势在必行，这是现代化管理的重要标志。

二、护理信息的来源

(一)护理资料

护理资料是护理信息的重要组成部分，它反映了护理活动的历史面貌，是研究、分析、总结护理工作的基础，也是护理人员奖惩和晋升的依据。

1.行政管理档案

全院护理人员花名册；全院护理人员登记表；各级护理人员职务及学历资料；各级护理人员职责；护理规章制度；全院护理技术建设五年规划；全院护理工作及护理部工作年度计划、季安排、月重点和年终工作总结；护理人员职业素质教育计划；护理部 行政查房记录、院办公会记录、院周会记录；夜班护士长查房记录；护士长会议记录；护理安全制度及管理措施；上级组织及卫生部门文件、院内外及护理学会下达的文件、通知；有关教学计划教学大纲与教学会议记录；护士调出调入和院内护理人员调动登记；接待院外参观登记本；护士长月报告；护理活动记录；护理大事记录。

2.业务管理档案

各种疾病护理常规和技术操作规程；护理业务管理制度；各类护理委员会章程、活动记录；护理质量管理计划；护理质量考评制度；护理质量考评结果；各部门及护理单元消毒隔离监测结果记录；护理部主任业务查房记录；护理部业务学习计划及学习记录；全院护理事故差错纠纷记录；护理人员继续教育、培训、讲座、进修等情况；护理人员业务考核情况；护理科研记录；护理会诊记录。

3.护理人员技术档案

简历；业务职务或级别晋升情况；奖惩情况；考核情况；外出学习进修情况；论文、著作、译文或综述情况；科研、技术革新；参加学术团体情况。

（二）护理文书

护理文书包括记录和报告。记录是护理过程中的资料及某一个阶段时间所发生事情的重要部分，用特殊设计的表格或特定的格式真实地记录下来。报告是归纳有关记录，摘录要点或护士亲自观察后用文字书写的一种交流方式。报告除了描述事实外还要加上护士的意见。护理文书包括体温单、医嘱单、一般患者护理记录、危重患者护理记录手术护理记录、病室交班报告和整体护理的实施纪录。护理文书是护理工作的真实记录，它可以为医疗护理工作沟通提供条件；为患者的诊断和治疗提供依据；为教学及科研提供信息；为护理质量监控提供资料；同时它也为有关护理纠纷提供法律依据。

（三）护理期刊

护理期刊是临床护理、护理管理、护理教育新理论、新技术、新方法的载体，是宣传、普及科技知识、护理新模式、护理教学改革的重要手段，是报道科研成果的重要途径。它具有大、新、快的特点。在信息高度发展的今天，护理期刊已成为护理情报的信息源，学术交流的重要工具，培养与发现护理人才的大学。

三、护理信息的作用

（一）护理信息的认知作用

护理信息是护理人员认识护理工作规律，提高技术水平和工作能力的宝贵资源。护理经验在护理服务活动中是十分重要的，它实质上是护理人员通过对大量护理信息的累积、整理，去粗取精、去伪存真而获得的认知，是认识上的一次飞跃。护理活动中许多规律不会自然产生，必须通过对护理信息进行搜集和分析才能认识。如整体护理模式就是护理工作者在临床实践中对大量护理信息分析总结上升到理性后的认识。

（二）护理信息的决策作用

正确的决策取决于正确的判断，而正确的判断又取决于全面、及时、准确的信息。护理管理者要制定短期或长期工作计划，要正确地决策，必须有足够的信息作为依据，如上级指示、方针政策、医院的计划、医院各部门对护理工作的反映、社会的需求等。

（三）护理信息的控制作用

护理工作总是围绕以满足患者需要的目标进行活动。为保证目标的实现，必须对护理活动进行控制。护理信息就是对护理工作进行控制的工具。这里的控制有两种含义：一是为了完成规定的任务和达到预定的目标护理系统，必须稳定于惯性运行状态。当发生偏离时及时采取措施，使护理工作恢复到惯性运行状态。二是因某种原因，如大量患者入院，使护理工作处于忙乱状态。护理管理者采取措施使护理工作从忙乱状态逐步过渡到惯性运行状态。在这两种情况下信息发挥着重要的作用，并通过信息的反馈作用不断地检查、改进、调节以达到预定的目标。

（四）护理信息的心理作用

信息的心理作用根据其产生的结果分为积极的心理作用和消极的心理作用。积极的心理作用即常说的"士气"高涨，如护理部定期召开护士会议，把护理工作的进步、科研的进展、未来的打算等向与会者阐明，以鼓舞大家的工作热情；把近期和远期的目标交护士长讨论以统一认识、增强护士长的责任感就是利用信息的积极心理作用。消极的心理作用则使"士气"低落。有些护理信息的消极作用不是由其本身引起的，而是由于信息处理不当造成。如医嘱这一护理信息本身是没有消极作用的，但是如果在医生开医嘱、护士转医嘱或执行医嘱的过程中发生错误, 就会产生消极的作用。

四、护理信息管理

(一)管理流程

1. 信息的搜集

按预先定好的指标, 搜集原始数据和记录, 保证信息的全面性、真实性和可靠性。

2. 信息的加工

对采集的信息进行校对、分类、计算、比较、选择和分析, 为护理管理者提供有用的信息。

3. 信息的储存

将处理过的信息分门别类, 由专人按一定方式(如文字资料或计算机软件)储存起来以备用。

4. 信息的检索

为了便于查找, 储存的信息要建立科学的检索方法, 如文献资料检索、各种护理资料分类查询等。利用计算机办公自动化系统进行检索则更加便捷。

5. 信息的传送

将资料分析结果按表格形式报告或计算机输入等形式传送有关管理部门, 以便于医院各部门之间的信息交流和为领导者决策提供依据。

6. 信息的反馈

护理信息是现代医院护理管理的主要资源, 护理管理者通过信息的反馈来进行护理活动的管理和控制。

(二)护理信息系统在护理信息管理中的应用

护理信息系统是一个可以迅速收集、大量储存、灵活处理和检索显示所需动态资料, 并可进行对话的计算机系统。自 20 世纪 80 年代计算机进入我国护理领域以来, 计算机在护理工作中的运用经历了从单机上开发单任务 NIS 到单机上开发多任务的 NIS 再到在医院局域网环境下开发 NIS 的发展阶段。近年来随着医院局域网与广域网的连接, 更加速了护理信息共享和护理技术优势互补, 并为护理信息在护理管理中的应用提供了广阔的空间。

1. 护理信息系统应用

(1)护理质量管理信息系统: 运用计算机进行护理质量管理的关键是将质控指标体系和原始数据标准化, 赋予一定权值, 建立字典库, 并将护理质量监控小组定期、不定期的检查结果准确、及时地录入计算机, 由计算机完成对这些信息的存储、分析和评价。由于信息反馈快, 管理者可及时得知各护理单元的护理质量状况, 从而很快发现和纠正问题, 变终末质量管理为环节质量控制, 减少了护理差错事故的发生率, 提高了患者满意率。目前, 国内此类软件的开发处于逐步完善阶段, 如浙江省金华市第二医院开发的"护理质量管理子系统软件", 包括病区质量管理与护理部质量管理两部分, 使护理人员考评及科室护理质量管理量化, 减少了主观因素对护士绩效评价的干扰, 提高了护士工作的积极性; 广西柳州科学研究与技术开发计划项目"护理质量综合评价软件"确立了管理质量、护理质量、工作效率 3 大方面共 16 项监控指标, 并将评价结果与奖金方案结合实行奖惩并举, 强化了全员质量意识, 保证了全面护理质量管理的实施。

(2)护理人力资源管理信息系统: 目前护理信息系统主要应用于护理人力资源管理的人

员配置、培训、技术档案管理等方面。

1）护理人力资源配置信息系统：此类系统的应用有效地解决了由传统护理人员编配方法导致的护理人力资源分配失衡，不同程度地克服了"人浮于事"和"超负荷工作"等不良状况，实现了对护理人力资源动态、合理的调配，有效地提高了护理质量，增加了护士对工作的满意度。如解放军北京军区总医院开发的"护理人力资源调配系统"，通过显示每日临床各班实际人员与应配人员数据，护理部可根据病房实际需求灵活安排新招聘的合同护士进入不同科室对患者进行基础护理，有效地解决了临床护士紧缺的现状。福建省立医院开发的"病房护理人力管理计算机系统"，包括与工作量相适应的护理人员编配管理、排班与考勤、技术档案管理、人力资源利用状况评价等模块。它的应用为各级管理者提供了可靠、系统、快捷的人力资源利用评估资料，促进了管理的科学化。

2）护理人员培训与继续教育学分信息系统：护理人员培训和学分管理信息系统的应用规范了护理人员培训与继续教育管理，为医院人事部门提供了护理人员晋职管理的客观依据，有效地促进了护理人员培训—考核—管理—使用一体化的良性循环。如解放军广州军区总医院护理部开发的"护理人员规范化培训与继续教育学分管理系统"引入"模板"的概念，用户可以自由定义考核项目与学分分配，从而使通用性增加，不但适用于不同类型医院的护理人员的学习和提高，而且也适用于不同类别技术人员的规范化培训与继续教育学分管理。

3）护理人员业务技术档案信息系统：运用此类软件，护理人员的综合信息（包括个人简历、科研论文、考试考核成绩、技术职称和护士注册等）可一次输入，永久保存，不但有效解决了以往资料保存不全、查询难的问题，而且减少了手工操作产生的误差。系统强大的查询检索功能更有助于管理者全面掌握每个护理人员的信息，从而了解全院护理队伍的层次结构，为人才管理监控、计划、指导提供了可靠的依据。目前，国内此类软件的开发众多，如北京304医院、南方医院、中南大学等都研制了类似的档案管理软件。

（3）护理成本核算信息系统：随着医院管理成本化意识的不断增加，越来越多的管理者认识到护理是重要的成本中心。解放军第九十四医院将护理成本分为直接成本与间接成本，利用计算机技术建立护理成本核算基本模型。它的应用不但可以保存数据的完整性，提高护理成本核算的自动化程度，而且有效地控制了护理成本，为我国相对独立、完整的护理成本核算体系的建立奠定了基础。

（4）护理综合信息管理系统：此类软件主要由人员档案系统、继续教育学分系统、质量控制系统、人力资源调配系统、业务信息系统以及系统维护等模块组成，功能强大，通用性广，实用性好，几乎涵盖了护理管理日常工作中所涉及的各类信息。系统生成的前瞻性数据，使管理者的决策减少了盲目性，更具预见性、针对性。类似的软件有北京军区总医院开发的"军卫医院护理综合信息管理软件"、解放军第九十四医院开发的"护理管理支持系统"、广东省江门市妇幼保健院研制的"护理管理计算机信息系统"、浙江省绍兴市人民医院的"护理管理计算机系统"等。

2.护理信息系统管理的优势

（1）管理模式现代化。

计算机在护理工作中的应用标志着护理管理手段的现代化。医院是一个庞大的系统，是由政工、医疗、护理、后勤等子系统组成的统一体，护理内部也存在上下、左右多层次的联系，计算机可加强各部门的信息传递，可保证纵向或横向的联系，减轻护士劳动强度，提高工作效率和护理质量。

（2）管理手段科学化。

护理管理是以排班调班护理业务管理为核心，护理管理者多忙于处理日常事务性或应急事件，使工作处于被动状态。应用计算机的科学管理是以计划和控制为核心，通过获取传输、储存、处理、认识和利用等程序并采用数学方法和定量分析技术，可减少管理决策中的主观性和随意性，从而提高护理管理的科学性。

（3）管理数据准确化。

护理信息涉及面广且琐碎复杂，应用计算机网络系统可使医院护理管理中的各种数据完整统一，并将原始记录及时、准确地储存。各种数据只要一次输入便可以多次使用，而且在管理系统内可资源共享。系统可对数据进行查询排序修改和删除等操作，保证了数据管理的准确性。

（4）管理资源节约化。

计算机的应用实现了从门诊挂号、办入院手续、处理医嘱、病历归档等工作的全程自动化，使护士和管理者从繁琐的手工劳动中解放出来，极大地提高了工作效率，减轻了护士的工作强度，做到了节时、省力、高效。

（5）质量监控规范化。

护理部各种登记和统计报表由计算机生成并打印；护理部可直接查询各科室工作动态变化；护理人员也可通过护理部网站了解全院质量监控的结果。总之，计算机的应用不仅加快了信息的传递，而且使护理工作规范有序。

3.我国护理信息管理中存在的问题

（1）信息管理内容复杂，标准化程度低。

护理管理是医院管理的一个重要组成部分。护理人员约占医院总人数的1/3，从门诊到病房、急诊室到手术室；从诊疗、检查、处理到饮食、起居、环境，每个环节都有大量的护理管理工作，因而其信息管理涉及范围广，内容复杂。大量的护理管理方面的文献显示，护理管理信息的分类不规范，标准不统一，且各医院的管理没有建立在统一的、规范的管理模式下。尽管国家和各省卫生主管部门为了加大护理学术内容标准化力度，先后颁布了多项护理学术标准规范，如："医院分级管理标准—护理工作检查评分办法""护理技术操作评分标准"等，促进了护理标准化工作的发展，但仍不能完全满足护理信息管理工作的需要。从建立医院护理信息管理指标体系的角度来看，其内容也还有待细化、深化和进一步完善。有研究认为，护理信息的标准化应主要包括三个方面的内容：一是护理学术内容的标准化；二是学科信息管理指标体系的建立；三是护理专业信息的分类与编码。

（2）护理人员的观念尚待更新，素质和技能有待提高。

面对高科技发展的挑战，护理人员的观念和知识结构等受到了严重的冲击。目前，相当一部分护理人员尚未认识到护理信息在提高护理管理水平和工作效率中的重要作用，一般只能进行简单的文字编辑和使用本专业单一的信息管理软件，几乎没有精于软件设计和进行系统分析的护理专业人员。护理人员若对信息系统毫无了解，系统做得再好，也不能有效地开发和利用信息，只能成为大量数据的奴隶。因而培养既具有丰富的临床经验和管理水平，又具有信息科学知识和护理信息处理技术的高层次的护理专业人才是当务之急。

（3）医院护理信息管理系统缺乏统一的规划和足够的投入。

我国至今没有专门的机构来研究医院护理信息管理标准，护理软件的开发缺乏统一的规划，重复开发的情况较多，推广也很困难，再好的软件也只能满足本单位的需求，在我国，必须建立护理信息系统的专门研究机构来制定医院护理信息管理规范和相关标准，避免各自为政、低水平重复开发、浪费资源的现象发生。

第三节　护理经济与护理管理

加入世界贸易组织后，我国医疗服务市场将进一步开放，卫生服务改革将更彻底，护理管理者面临巨大挑战，如何在面对知识经济信息技术的飞速发展及越来越激烈的人才竞争时，利用有限的护理资源向全社会提供有效的护理服务，提高护理生产力，是护理管理者要面临的重要问题，这就要求护理管理者必须有成本的概念，注重护理服务的合理测算、护理效益的综合评价和护理市场的有效开发。

为了合理配置护理资源，提供优质护理服务，达到最大限度增进人民健康的目的，护理管理者必须从卫生经济学角度出发，进行经济学思考，重视护理经济的研讨。在护理管理学中引入护理经济的新内容，强化内部管理的市场经济经营理念；依据护理需求变化，重新认知护理服务价值，普及护理经济学知识，探讨护理经济的一般规律与特殊规律；用最新的、最适宜的护理技术，改造护理业务流程和经营组织形式，改善和提升护理队伍社会形象，提高护理队伍的整体素质，及时调整与改进护理服务项目，合理开发配置护理人力资源，增强护理队伍自信心和综合竞争力。

一、有关概念

（一）护理经济

护理经济是以价值增值和价值补偿为目的，对护理资源进行合理配置的研究，是护理服务过程中资源配置及其行为的护理学范畴的边缘学科。它应用卫生经济学的理论和方法，分析评价护理服务过程中的需求供给或成本效益，评价护理服务的经济价值，以加强护理服务过程中的经济联系和经济规律的认识，最终达到合理配置护理资源及提高护理服务经济效益。

（二）护理成本

护理成本是指在护理服务过程中活劳动和物化劳动消耗的货币价值。即医院为提供护理服务所发生的各项费用的总和，即在服务过程中所消耗的直接成本（材料费、人工费和设备费）和间接成本（管理费、教育训练经费、其他护理费用）的总和。护理成本核算是医院成本管理的重要组成部分，护理成本核算体系包括护理服务分类系统、护理服务核算系统、护理服务评价系统，此体系既可加强护理组织、技术、质量、信息、物质管理，又为提高护理服务的社会效益和经济效益提供保证。建立适合我国国情的医院护理成本核算体系，使护理成本核算科学化，规范化和标准化，从而为护理进入市场提供保证。

护理成本效益是指在护理服务过程中投入与产出的比较，即护理成本效益是护理服务使社会获得的使用价值与护理服务在创造这些价值时所消耗劳动的比较关系。护理成本效益分析是比较单个或多个护理方案与其他干预方案所消耗的全部资源的成本价值和由此产生的结果值的一种方法，也就是指用货币表示护理干预的有用结果。

（三）护理服务分类

护理服务分类就是从执行人员、执行时间、执行原则对护理服务项目进行界定。分类的目的是评估执行每项护理任务所需要的时间，确定执行每项护理任务护理人员所需要的最基本的教育水平，以增强护理服务在市场中的竞争力。

二、护理成本管理

(一)护理成本核算方法

护理成本核算的方法主要有以下几种：

1. 项目法(fee - for - service)

项目法是以护理项目为对象，归集费用与分配费用来核算成本的方法，如阮红对某医院一级护理中更换床单、口腔护理、预防压疮护理成本的核算，还有学者将整体护理内容分成10项护理成本，分别进行定义和评估。项目法与护理收费有直接联系。制定计算护理项目成本可以为制定和调整护理收费标准提供可靠的依据，也可以为国家调整对医院的补贴提供可靠依据。但是项目法不能反映每一种疾病的护理成本，不能反映不同严重程度疾病的护理成本。

2. 床日成本核算(per - day - service method/per diem)

护理费用的核算包含在平均的床日成本中，护理成本与住院时间直接相关。床日所包含的服务内容虽有一定的差别，但一般常规性服务项目都包含在内，诸如化验检查、一般治疗、患者生活费等都不另收费。床日成本法并未考虑护理等级及患者的特殊需求，通常包括了非护理性工作。

3. 相对严重度测算法(relative intensity measures)

将患者的严重程度与利用护理资源的情况相联系，如 TISS(Therapeutic Intervention Scoring System，患者治疗措施计分法)，可用于 ICU 患者的成本计算。

4. 患者分类法(patient classification systems)

以患者分类系统为基础测算护理需求或工作量的成本核算方法，根据患者的病情程度判定护理需要，计算护理点数及护理时数，确定护理成本和收费标准。患者分类法通常包括两种，一是原型分类，如我国医院采用的分级护理即为原型分类法；二是因素型分类法，如台湾徐南丽根据患者需要及护理过程将护理成本内容分为32项。包括基本需要、患者病情评估、基本护理及治疗需求、饮食与排便、清洁翻身活动等6大类。

5. 病种分类法(diagnosis - related group，DRG)

病种分类法是以病种为成本计算对象，归集与分配费用，计算出每一病种所需护理照顾成本的方法，按病种服务收费是将全部的病种按诊断、手术项目、住院时间、并发症和患者的年龄、性别分成若干个病种组，对同一病种组的任何患者，无论实际住院费用是多少，均按统一的标准对医院补偿。

6. 综合法

综合法即计算机辅助法，结合患者分类系统及 DRG 分类，应用计算机技术建立相应护理需求的标准，实施护理，来决定某组患者的护理成本。

(二)护理成本管理的有效方法

(1)编制护理预算，将有限的资源适当地分配给预期的或计划中的各项活动。

(2)提高护理人力生产力，开展护理服务的合理测算，节约成本，提高患者得到的护理照顾的质量。

(3)进行护理成本—效益分析，得到护理投入成本与期望产出之间的关系，帮助管理者判定医院花费所产生的利益，是否大于基金的投资成本。

（4）开发应用护理管理信息系统，将患者的评估分类、护理人员的调配排班与成本核算结合起来，进行实时动态成本监测。

（三）护理成本—效益分析

护理成本—效益分析的基本内容是求出某种护理方法的投入成本与期望产出之间的关系，可以帮助管理者判定组织的花费所产生的利益，是否大于基金的投资成本。分析的步骤一般包括以下几个环节：明确要研究和解决的问题是什么；确立要比较的护理方案，收集相关数据；选择适当的经济学分析方法；确定与分析成本，确定结果的货币价值；决策分析。成本效益分析作为一种研究方法，可以不受管理体制的束缚，护理管理部门及护理研究人员，可以根据研究需要，选择不同的评价方法，准确反映护理成本投入和产出及护理人力生产力情况，为科学决策提供有力依据。

1. 护理成本效益的分类

（1）护理直接效益：指某项护理计划方案所节省的卫生资源和健康的改善。护理方案实施后，减少了医疗费用，减少人力资源消耗。强调护理方案的优化使患者费用支出下降。

（2）护理间接效益：指实行某项护理计划方案之后所减少的其他方面经济损失。降低陪护率，增加出勤率，减少对生产的影响。强调护理方案的优化使患者工资、奖金的损失下降。

（3）护理无形效益：减轻或避免了患者躯体和精神上的痛苦，以及康复后带来的舒适和愉快。强调护理方案的优化使患者精神上的痛苦减少。

2. 护理效益指标

（1）有用成果指标：一是护理数量指标：每年护理患者数、抢救患者数、护理服务收入、年护理患者总量等。二是护理种类指标：是衡量满足人民群众需要程度和技术水平的有用成果指标。如护理服务种类及数量、新开展的护理服务项目等。

（2）劳动消耗指标：投入指标是指项目或方案所需的成本。如：变动成本、固定成本等。成本指标包括：护理项目成本、专科护理成本、门诊护理成本和护理管理成本等，都是以货币表示护理经济活动。

（3）护理成本效益指标：是有用成果指标和劳动消耗指标相比较的指标，也是经济指标。护理业经济效益的指标有：护理成本利润率、全员劳动生产率等。

3. 常用的临床成本效益分析方法

最小成本法（cost-minimization-analysis，CMA）、成本—效果分析法（cost-effectiveness-analysis，CEA）、成本—效益分析法（cost-benefit analysis，CBA）和成本—效用分析法（cost-utility-analysis，CUA）。护理成本效益分析从疾病治疗成本、病例成本分析开始发展至筛查成本效益分析、护理科研成果效益分析，如通过病例筛查成本效益分析对单个病例种筛查（如先天性甲状腺功能减低）进行直接成本和间接成本核算，确定合理的收费标准，降低了疾病确诊和诊治的费用。

（四）护理成本研究的意义

1. 体现护理工作劳动价值，为制定护理收费标准提供依据

一方面，作为特殊商品形式的护理服务，在其提供过程中不仅消耗有形的卫生材料，还要有一定体力劳动和脑力劳动及无形劳动耗费。按价值规律这些劳动是有价值的，属于成本的内容，目前医院实行的是不全成本核算，没有完全体现出无形劳动耗费和脑力劳动价值。另一方面，医疗服务和护理服务由于服务方式不同，相对独立，并非从属关系，应把护理成本从医疗成本中分离出来，进行单独核算。只有真实地描述护理过程中劳动耗费发生的实际

情况，在医院的经营过程中按护理服务对象或特定的承担者来归集服务费用，使护理服务的成本反映护理服务的价值，为制定护理收费标准提供依据，使护理成本得到合理补偿，使护理价值为全社会所承认。

2.运用成本控制和成本效益分析，提高护理管理水平

护理成本是医院重要的成本构成内容，详细定义护理成本的组成部分，有助于护理管理者确认不适当的工作模式并加以改进，护理成本的降低意味着对卫生人力、物力、财力资源的节约，意味着医院整体成本水平的降低。成本效益分析是评价护理管理成效的重要方法，护理成本管理已经成为评价护理绩效，提高护理管理水平的重要标志。

(五)护理成本管理的运用

在国外，以美国为代表的发达国家中，医院早已实行护理成本核算，并与同期护理收入相配比，核算护理业务的损益。护理经济学方面的研究力度不断加大，范围不断拓宽方法，不断完善，近年来，每年可以检索到千余篇此方面的研究文献。护理成本研究的最初阶段是在 20 世纪 50 年代，主要研究的是护理成本概念及护理成本的构成。20 世纪 70 年代主要是进行护理成本核算的方法研究，以不同的患者分类系统进行护理工作量的测量和护理成本的核算。如直接护理成本、护理时数的标化、护理人力成本确定和护理耗材计算。传统的护理成本分摊，并未考虑护理等级或患者个体需求，且常包含有非护理工作。20 世纪 80 年代，许多医院主张"服务收费"这一概念，主张用直接护理照顾成本来确认真实的护理成本。随着美国诊断相关组分类系统(DRGS)的研究，护理成本核算亦进行了大量的相关调查和研究，认为护理是医院的主要成本因素，探讨了护理成本分类、行为类型、分配方法，护理服务的成本价格和价值，以及护理成本与收益、财务计划的关系，形成了一套护理成本核算模式，护理成本核算的范围还扩大到社区、护理院和家庭护理等方面的费用分析，护理服务已重在实施成本管理战略。20 世纪 90 年代，随着高级护理实践的快速发展，护理管理面临的挑战是在提供高质量护理的基础上，对护理成本进行测算和管理。医院信息系统的开发使管理者能够确认为单患者提供护理照顾的实际成本护理经济学研究的范围也更为全面，内容更为深入，手段更为多样。一是注重成本效益研究和不同工作量测算系统下成本的比较研究，如Gardner 通过 4 年的研究，证明责任制护理较小组护理节约成本 6.5%；二是用于医院发展的经济学评价，指导决策，如对患者健康教育的成本测算，老年重症护理单元建立的分析；三是在不同护理方式下比较各类患者康复的成本比较，如癌症晚期患者家庭护理成本分析，外伤截瘫康复期保健管理的成本效果分析等。英国的研究还表明，护理人员与其他专业技术人员共同为患者提供直接护理，能够降低成本并促进康复。

进入 21 世纪，护理成本研究与临床护理进展结合更为紧密，用于评价新的护理管理模式，如评价医院内糖尿病专家的护理服务，评价临床路径对康复进程的影响。护理管理者对成本管理采取越来越积极的态度，并提出学校教育阶段及岗前培训应增加成本控制内容。美国新的付费体系实施，卫生机构将护理从固定开支中分离，将患者分成 4 类，从常规到不间断护理，利用这 4 种分类来监测护理生产力的开展研究，正日益成为护理管理的重要课题。

我国医院的成本核算起步较晚，护理成本的研究则刚刚开始，20 世纪 80 年代后期我国医院开始探讨医疗服务项目成本的核算方法，并先后就门诊服务、住院床位和部分化验检查、特殊检查项目进行了成本核算及按病种收费的研究。20 世纪 90 年代末，我国开始进行医疗服务成本控制、医疗服务成本指数体系及床日成本法研究，成本核算范围逐渐由医院延至社区，并开始指导卫生经济运营。而同期并未开展护理成本核算的相关研究。我国最早有

关护理成本研究的文献见于1997年，此后，护理人员对护理成本研究的意义和直接人工成本核算进行了有意义的探讨，但发展仍较缓慢。理论研究主要是探讨护理成本提出的依据和护理成本研究的必要性，阐述医院护理成本核算的意义、方法。实践研究主要是结合政策如优质护理服务、临床路径及单病种付费等而探讨医院或病区的护理成本管理对策。

（六）我国护理成本管理面临的问题及对策

1. 护理成本核算方法较为单一

由于我国的医疗费用计算基于项目成本核算，目前，我国护理成本核算方法基础体系较为缺乏，成本核算手段较为单一。现有的护理成本测算主要采用项目成本法，如直接护理人工成本核算、基础护理项目成本核算、单病种护理项目成本核算、新技术护理服务成本。但是护理是一项及技术、人力、服务于一体的工作，不同等级的护理服务质量需要不同职称、年资的护理人员完成，目前很难去估计护理服务价值的成本。

2. 患者分类系统不能满足现在和未来的需要

护理成本的核算与护理工作量的测量密不可分，直接护理时间、间接护理时间的确定；护理时数的标准化；护理人力配置都与患者分类相关。我国目前缺乏一个与成本核算相适应的患者分类系统。我国按患者病情严重程度和护理内容将患者分为四个护理等级，每个等级分别对应相应的护理时数。一方面护理时数的确定是依据1985年的研究成果来决定的；另一方面这一分类系统不能很好地反映患者实际对护理的需求，因而不能满足护理成本核算的需要。

3. 护理成本核算体系尚未建立

只有建立科学化、规范化、标准化护理成本核算体系，才能更全面、正确地核算和监督护理过程所发生的劳动耗费。国外对护理成本的研究经历了几代护理研究人员的努力，从护理成本概念、构成、分类、成本分摊、护理成本核算方法，护理服务的成本价格和价值确认，以及护理成本与收益、财务计划的关系等多个阶段的研究，形成了一套护理成本核算模式。另外护理成本核算的范围已由医院扩大到社区、护理院和家庭护理等方面的费用分析。我国护理成本核算方法体系尚未建立，护理成本核算内容体系、组织管理体系、综合方法体系均尚未形成。由于护理耗费因人、因时、因地而异，客观上给医院护理成本核算带来一定困难，尤其是护理人员的劳动耗费不易精确计量，护理时数的测算，护理人力成本确定和护理耗材计算，护理成本的界定是目前必要和必需进行的工作。科学而又实用的具体核算方法还有待在实践中进一步探索。

4. 医院管理者对护理成本认识不足

护理人员是医院最大的工作人员群体，人力资本投入占相当大的比例，国外卫生机构十分重视护理成本的研究，管理者对成本研究采取越来越积极的态度。国内管理者也意识到护理是重要的成本中心，力求降低护理人力资本的投入，减少护理人员数量，控制聘用人员工资，降低护理人员的福利待遇，以求降低成本。但却未看到护理更是重要的收益中心，一味降低护理成本，势必造成受聘人员素质下降，工作消极，护理质量滑坡，最终影响医院的效益。

5. 护理成本研究的广度和深度不够

国外护理成本研究已涉及护理工作的各个方面：注重成本效益研究和不同工作量测算系统下成本的比较研究；用于医院发展的经济学评价，指导决策，如对患者健康教育的成本测算；注重用经济学方法评价不同护理模式下患者护理和康复的成本。护理成本研究与临床护理进展结合越来越紧密，随着新的护理管理模式和高级护理实践的发展，临床护理专家、临床路径这些都成为护理成本研究的重点。而我国护理人员进行的成本研究，还仅限于直接人力成本的测算方法研究及部分护理项目成本的核算与收费的比较研究，不论是从数量和还是从深度上，与国外相比都存在很大差距。

我国护理成本研究起步较晚，成本管理手段存在缺陷，制定有效的成本管理对策之根本，一是编制护理预算，将有限的资源适当地分配给预期的或计划中的各项活动；二是提高护理人力生产力，节约成本，提高患者得到的护理照顾的质量；三是进行护理成本—效益分析，求出护理投入成本与期望产出之间的关系，帮助管理者判定组织的花费所产生的利益，是否大于基金的投资成本；四是开发应用护理管理信息系统，将患者的评估分类、护理人员的调配排班与成本核算结合起来，进行实时动态成本监测；五是开展护理服务的合理测算、护理效益的综合评价和护理市场的有效开发。

第四节　绩效考核与护理管理

新时期医院护理工作的内外环境已发生了巨大的变化，医疗制度改革继续深化，医疗市场竞争日趋激烈，这就要求医院护理管理的模式必须与之相适应，必须要有创新和发展。在中国护理事业发展规划纲要(2011—2015 年)中明确指出："要稳定临床护士队伍：完善医院人事和收入分配制度，完成护士的岗位设置管理工作，建立科学的绩效考核机制，护士的收入分配、职称晋升、奖励评优等向临床一线倾斜，做到多劳多得、优绩优酬、同工同酬，努力创造良好的职业发展条件，稳定临床一线护士队伍。"在实践中如何稳定护理队伍，提高护士的工作积极性，彰显护理学科的价值所在？如何推动体制建设的科学性与运营模式的高效性，以及管理措施的激励性？这是每一位护理管理者必须重视和面对的现实问题。而如何做好护理人员的绩效考核及绩效工资的设计，体现其公平性、合理性和激励作用，更是一项比较复杂而且工程量比较大的工作。

一、绩效考核有关概念

1.定义

(1)绩效(performance)：是员工按照组织期望所表现出的工作数量、质量和成效。

(2)绩效管理：师组织管理者与被管理者就工作行为与工作结果达成一致，有利于组织目标实现的相互沟通的过程。通过绩效计划的制定、绩效考核评价、绩效结果应用来提升绩效目标的持续循环过程，是一个综合的管理体系，是人力资源管理的核心。绩效管理不仅包括绩效考核，还包含绩效计划、绩效实施与改进、绩效反馈。

(3)绩效考核：是按计划和目标，来检查和评定员工对其职责履行的程度，以确定其工作成绩，并将考评结果回馈给员工，以便共同谋求改进员工绩效的最终目的。

(4)护理绩效管理：是护理人员在护理工作中所做出的成绩和贡献，是护理人员在护理工作中对自己所掌握的理论知识和操作技能实际应用的体现，是护理人员的个体能力在工作环境中表现出的程度和效果，是与护理工作息息相关的行为表现及结果。通过了解和评估护理人员绩效，并通过考核结果反馈给护理人力资源管理的各方面提供信息，是对护理人员实施晋升、晋级、调整、培训、转岗、留聘、奖惩等管理决策的主要依据。

2.绩效考核与绩效管理的联系

绩效管理是指为了达成组织的目标，通过持续开放的沟通过程，推动团队和个人做出有利于目标达成的行为。绩效管理以医院战略为导向是一个完整的管理过程，而绩效考核只是其中的一个环节，重在判断和评价。绩效考核是做好绩效管理的必要条件，是绩效管理的初级阶段。绩效考核只有比较没有强调改进，而绩效管理要求以战略为导向，重在组织绩效的持续改进和护理人员能力的提升，促进医院战略目标的实现。绩效管理与绩效考核的关系如表 3 - 1 所示。

表 3 - 1 绩效管理与绩效考核的关系

区别	绩效管理	绩效考核
与战略目标的关系	与医院战略目标相联系	处于战术层面为实现战略提供依据
过程的完整性	一个完整的管理过程	绩效管理过程中的一个环节
侧重点	注重绩效持续改进和员工能力的不断提升	侧重于护理人员过去绩效的判断和评价
出现的阶段	贯穿日常管理全过程	只出现在特定时期

二、绩效考核的意义

1. 人事决策作用

绩效考核结果为医院护理人员的晋升、晋级、培训、人事调整、奖惩、留用等护理人事管理决策提供依据。通过护理管理者对护理人员作出公正的评价，也为医院准确识别人才和合理使用人才提供客观依据。

2. 诊断作用

通过分析绩效考核的结果可帮助护理管理者确认护理人员的职业素质与岗位任职之间的差距，护理管理者可通过绩效考核将护理人员存在绩效问题的原因进行分析归类，确认导致绩效不良的主客观因素，确定培训目标和培训内容，制定有针对性的培训计划，提高护理队伍的整体素质。

3. 激励作用

绩效考核结果能够指导护理管理者确认护理人员的工作业绩，并以此作为奖惩的依据。奖励成绩优秀者，形成激励效应，使组织期望行为得到强化和巩固；批评惩罚绩效低劣者，形成危机激励，促使其及时改进不良工作表现。好的考评结果使得护理人员充满自豪感和成就感，并不断完善自我，实现职业发展规划；对于考核成绩不理想者，通过反省自己，奋起努力起到鞭策作用。

4. 教育和管理作用

在绩效考核的基础上确定培训计划，使绩效考核发挥极大的教育作用，通过绩效评价，护理管理部门可以采取调整、转岗等措施，使医院整体护理人员合理有效使用。

5. 沟通作用

沟通是绩效管理中的一个重要环节，是护理管理者对护理人员针对考核结果进行沟通和确认的过程，它包括三个方面的内容：对护理人员工作不足之处予以说明；帮助被考核的护理人员确定改进工作的目标；提出实现这些目标应采取措施的意见和建议。既可以使管理者了解被管理者的实际工作状况，又可以使被管理者了解管理者的工作思路和建议，有利于增进相互之间的了解，解决护理管理中的问题。

三、绩效考核的原则

建立公平公正的绩效考核系统，对员工和组织的绩效做出准确衡量，才能对业绩优异者进行奖励，对绩效低下者进行鞭策。因此，建立绩效考核系统必须坚持以下原则。

1. 全面原则

将个人自评、同事互评、组织评定等相结合，具体应对护理人员的工作态度、业务能力、护理质量，技术水平、创新能力等方面进行全面、多方位的考核，使考核结果更具有说服力。护理岗位包含管理、临床、门诊、急诊等不同岗位类别，各岗位类别中又分为副主任护师、主管护师、护师、护士职称之分，护理人员绩效考核标准应根据护理工作不同岗位、不同职称的人员制定不同的考核标准和方法，这样才能合理的评价、选拔和任用各类人才。

2. 标准原则

绩效考核的标准化首先是指在同一管理者领导下从事同种工作的人使用同一考核方法对其进行评价；其次是考核周期应基本相同；再次是定期安排所有人员的考核反馈会议和考核评价面谈；最后是提供正式的考核书面文字资料，被考核者同意确认并签字。考核标准和组织评价要客观，护理人员考核标准应根据护理工作的具体工作内容来建立，要以事实为依据，根据护理工作岗位职责制定考核标准及评价指标，准确的评价各级各类护理人员的工作表现。

3. 反馈原则

绩效反馈是护理管理的一个重要环节，是护理管理者对护理人员针对考核结果进行沟通和确认的过程，它包括三个方面的内容：对护理人员工作不足之处予以说明；帮助被考核的护理人员确定改进工作的目标；提出实现这些目标应采取措施的意见和建议。

4. 激励原则

通过绩效考核结果比较，奖优罚劣，对调动护理人员工作积极性有促进作用，并以此作为医院人事或管理部门使用、晋升、奖惩和培训的依据。根据客观考核结果，对成绩优异者给予奖励和肯定，对工作成绩低劣者给予惩罚和批评，帮助其建立危机意识，促进改进工作。

5. 公开原则

护理人员的评价标准由医院管理部门进行审定，使护理人员明确工作标准与目标，并在考核前应公开各个护理岗位及各项护理工作的考核标准、程序及方法，在考核后，应及时向护理人员反馈绩效考核结果，以利于工作改进，使考核公开化，透明化。

四、绩效考核的内容

绩效考核的内容是考核工作的关键，考核内容是否科学合理直接关系到考核结果的质量。现阶段，我国对护理人员的考核，主要从工作态度、工作能力、工作业绩三个方面进行。

1. 工作态度

工作态度是指护理人员对护理工作的投入感，包括：思想品德、工作作风、职业道德、工作认真负责、对工作积极主动、服从性、爱岗敬业、无私奉献、团队精神等方面。

2. 工作能力

工作能力是指具备从事本职工作要求的知识技能和处理实际问题的能力。对护理人员能力的考评包括：专业知识水平、专业技术能力、新技术、新业务、临床科研、护理教学等方面。

3. 工作业绩

工作业绩指护理人员的工作实绩，包括：完成工作的数量、质量、效率和效益。主要看护理人员能否在规定时效内按质按量的完成护理工作，工作是否取得一定的效益和影响。

五、绩效考核的方法

绩效考核方法是护理管理者对护理人员进行绩效考核的具体手段，种类是多种多样的，合理的绩效考核方法能够有效的为护理人员的晋升、晋级、调整、培训、转岗、留聘、奖惩等提供更好的信息来源，可以充分调动护士的工作积极性和创造性，提高工作效率和服务质量。通常使用如目标管理评价法（management by objective，MBO），平衡计分卡法（balanced score card，BSC），关键事件法（key performance indication，KPI），360 度绩效考核法等方法进行考核，也可以几种方法综合使用。采用的方法也应根据考核对象、考核目的合理选用。

（一）目标管理评价法

1. 概念

目标管理评价法是由组织中的管理者和被管理者共同制定工作与行为目标，在工作中实行自我控制并努力完成工作目标的管理思想和方法，并定时按目标考核。是目前广泛使用的绩效考核方法，是以工作目标为中心，加强组织的整体的计划和管理，是现代管理中最先进、最有效的方法之一。

2. 主要核心点

（1）护理部根据临床的具体工作情况，制定科学规范的质量标准，目的以督促护士长、护士尽职尽责完成本职工作，强调各项护理工作的具体落实及效果，在护理质量评定中，对各项内容规定出明确目标，以利考评。

（2）根据卫生部及各省市综合医院评审要求确定目标。

例：根据北京市中医机构护理工作质量标准（2010 年版）明确目标：

基础护理合格率≥90%

分级护理到位合格率≥90%

急救物品完好率100%

消毒隔离合格率100%

护理文件书写合格率≥95%

护理技术操作合格率≥95%

护理服务满意度≥85%

健康教育覆盖率100%

（3）根据各项目标内容制定具体的评价细则，从而形成完整的护理质量评价标准。

3. 适用范围

适用于各级医院护理单元考评。

4. 优缺点

此方法的优点是：护理人员直接参与目标值和评价标准的制定，激励自我认识与成长，同时按目标达到的程度为基准进行评价，是比较具体和客观的绩效考核。缺点是：在进行目标设计时，需要与下属统一意见，比较费时间。

5. 案例借鉴

以某医院护理部采用目标管理评价法对护理单元护理文件书写进行护理质量评价为例，如表 3 - 2 所示。

表 3 – 2　护理文件书写评分标准

（总分 100 分，合格率≥95％）

项目	内容	分数	扣分
体温单、医嘱单各 10 份 23 分	眉栏项目齐全，无空项	2	
	体温、心率标记大小统一，连线直，粗细均匀，按规定时间次数绘制	2	
	物理降温后记录方法正确	2	
	脉短绌患者记录方法正确	3	
	入院当日及每周应有血压、体重记录，一级护理每天测血压一次	2	
	每日记录大便次数方法正确（便失禁用＊表示）	2	
	皮试阳性记录在相应格内	2	
	出入量记录准确，在相应格内填写	2	
	执行医嘱签字清楚，签全名，无证护士不能单独处理医嘱	2	
	准确记录执行医嘱的时间，精确到分钟	2	
	处理医嘱不漏项	2	
血压、监护记录各 1 份 6 分	血压记录单记录符合要求	2	
	心电监护记录单符合要求	2	
	患者知情同意书签字及时正确	2	
特护记录单 2 份 38 分	眉栏项目齐全，字迹清楚整洁无涂改	4	
	准确记录生命体征，记录时间应具体到分钟	2	
	T、P、R、BP 至少每日记录 4 次，病情出现变化随时记	4	
	记录内容：患者意识、护理措施及效果评价、疾病观察要点、各种管道情况及尿、便、痰、呕吐物、引流液的性质、各种仪器设定参数或模式等	10	
	准确记录出入量，4 pm 及 8 am 小结，用双红线标识，取整数（甘露醇算入量）	2	
	记录用药名称、剂量、给药速度、时间、途径等	2	
	抢救患者随时记录病情变化，因抢救未能及时书写护理记录的应在抢救后 6 h 内据实补记	2	
	手术患者应记录麻醉方式、手术名称，伤口出血情况、引流液性质、量、回病房时间	4	
	使用医学术语	2	
	签字清楚，签全名；及时签名，同一时间有多项记录上下封口中间点点	2	
	卧床患者 1～2 h 记录翻身皮肤情况	2	
	各项记录客观、准确、真实、及时	2	
交班报告 5 页 20 分	楣栏项目齐全	2	
	字迹清楚整洁无涂改	2	
	书写顺序符合要求：依次是出院患者→新患者→重患者→其他需要交班的内容	2	
	书写格式符合要求（按样本），有诊断（至少一个诊断），新、重患者有标识	2	
	病情记录内容全面，重点突出，有连贯性，包括病情、治疗、管路、皮肤、安全等，夜班有睡眠记录	10	
	签字齐全，无证护士不能单独签字	2	

续表 3 - 2

项目	内容	分数	扣分
输液卡、贴 10 份 8 分	书面整洁，打印工整、清晰，日期楣栏项目准确，无漏项	2	
	输液卡液体分组清楚，频率标记、输注步骤字迹清晰	2	
	笔色书写规范，签时间、全名，清楚可认	4	
胰岛素注 射卡 1 份 5 分	楣栏项目齐全，字迹清楚整洁	1	
	护士签全名，清楚可认	2	
	未注射注明原因	1	
	与输液卡一起保存	1	
备注			

日期：　　　　科室：　　　　　检查者：　　　　　　　得分：

(二)平衡计分卡法

1. 概述

(1)概念：平衡计分卡法(balanced score card，BSC)是绩效管理中的一种新思路，是一种全方位的考核方法，包括财务维度、顾客维度、内部流程管理维度、学习与发展维度。它最突出的特点是：将组织的远景、使命和发展战略转化为部门和员工的具体目标和评价指标，以实现战略目标和绩效的有机结合。

(2)BSC 的基本框架体系：BSC 把医院的使命和战略转变为可衡量的目标和方法，并将其细化为财务、客户、内部业务流程、学习与成长四方面的指标。通过这个全面的衡量框架(图 3 - 1)，能帮助医院分析哪些是完成医院使命的关键绩效指标，从而促使护理人员实现目标。并通过回答以下问题建立一种平衡：

1)财务维度：要想在财务方面取得怎样的成功，我们如何满足医院的需要，我们应该向医院展示什么？

2)客户维度：要想实现设想，患者如何看待我们？我们应该向患者展示什么？

3)内部业务流程维度：要想医院和患者满意，我们必须在何处追求卓越？我们应该擅长哪些业务流程？

4)学习与成长维度：要想实现设想，我们能否提升并持续创造价值？

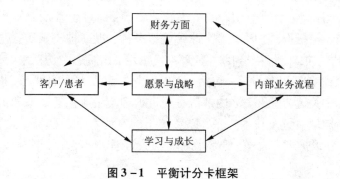

图 3 - 1　平衡计分卡框架

BSC 既强调了绩效管理与医院战略之间的紧密联系,又具有很强的操作指导意义,同时又通过对这 4 个维度深层的内在关系的表达,阐明了该体系的深层次哲学含义。

(3)BSC 4 个维度的相互关系:BSC 各维度之间不是孤立的而是相互联系的,在 BSC 的使用过程中要特别注意策略的因果关系(图 3-2),在 BSC 的 4 个维度中,学习与成长维度为设定其他 3 个维度的宏大目标提供了基础架构,是驱使 BSC 其他 3 个维度获得卓越成果的动力。通过学习与成长,使护理人员技能得到提高,护理质量得到改进,护理人员满意度也得到提升,这使得组织内部业务流程得以改善,护理质量上升,工作时间精简,患者满意度上升。组织内部业务流程的改善能使护理人员为患者提供更优质的护理服务,提高了患者的满意度、忠诚度,而这一切最终在财务维度上的表现就是财务指标的改善。

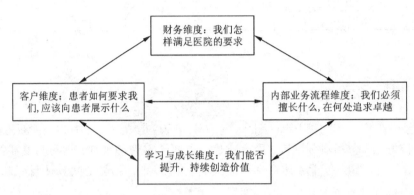

图 3-2　平衡计分卡 4 个维度的相互关系

2. 主要关键点

(1)护理人员平衡计分卡 4 个维度设计

1)财务维度 BSC 设计:包括:①财务方面的目标:保证并提高承担护理患者数量较多的护士利益及承担护理危重患者的护士利益,保证工作能力强的护士利益,充分调动护士的工作积极性。②关键成功要素:责任护士的财务价值体现在对患者的分级护理和对患者的护理操作方面,通过考核责任护士护理患者的数量、危重患者数量、出院患者数量以及床位使用率,体现责任制护士的工作量和产出。③BSC 关键绩效指标设计:护理各护理级别患者的数量、护理危重患者的数量、出院患者数量以及床位使用率。

2)客户维度 BSC 设计:包括:①客户方面的目标:加强护理质量控制,提高护理服务质量;满足患者需求,提高患者满意度。②关键成功要素:通过患者及家属对于护理工作的满意度的反馈来体现。包括提高护理质量,改善就医条件,提高护士素质。③BSC 关键绩效指标设计:患者满意度、护理投诉或纠纷、护理不良事件、出院患者访视率。

3)内部业务流程维度 BSC 设计:包括:①内部业务流程方面的目标:提高护理质量,提高护理技术水平。②关键成功要素:内部流程通过护理质量质控的结果和护士专业技术水平来体现。包括提高护理质量及技术水平,以及护士的专业水平。③BSC 关键绩效指标设计:基础护理合格率、分级护理合格率、急救物品、药品管理、护理文件书写、专科技术、专病教育、医院感染。

4)学习与成长维度 BSC 设计:包括:①学习与成长方面的目标:加强团队建设,鼓励技术创新,提升科教水平。②关键成功要素:人才是强国之本,医院要定期的对护理人员进行培训、送至上级医院进修、鼓励学术交流，以促进护理人员队伍建设。③BSC 关键绩效指标设计：护理论文、护理科研、继续教育、实习带教数量及质量。

（2）护理人员平衡计分卡体系建立

1）确立 BSC 考核指标：根据 SMART 原则，筛选并确定具体的、可衡量的、对等的、可行的、有期限的符合实际工作情况的绩效评价指标。

2）确立 BSC 指标权重：权重即绩效评价指标在整个绩效指标体系中的重要性，或绩效评价指标在总分中所应占的比重。护理绩效评价指标的权重分配必须以医院战略目标为导向，体现整体价值观念。

3）BSC 指标标准的衡量：护理绩效评价的标准应参照卫生部及各省市综合医院评审要求、卫生主管部门年度考核检查情况、患者信息调查反馈等来确定护理绩效评价标准的基准值。

4）BSC 体系的建立：根据 BSC 原理结合医院护理工作流程及特点，设计出医院护理绩效评价指标体系（表 3-3）。

表 3-3　BSC-医院护理绩效考核指标体系设计

维度	目标及关键成功要素	绩效评价指标	维度	目标及关键成功要素	绩效评价指标
财务	保证提高并承担护理患者数量较多的护士利益及承担护理危重患者的护士利益 提高工作能力强的护士利益 调动护士的工作积极性	1.责任患者的数量 2.责任危重患者的数量 3.出院患者数 4.床位使用率	内部业务流程	提高护理质量和技术水平	1.基础护理合格率 2.分级护理达标率 3.急救设备，药品管理 4.护理文件书写质量 5.专科专病教育 6.专科技术 7.医院感染控制
客户	满足患者需求，提高满意度 加强护理质量控制，提高护理服务质量	1.患者满意度 2.护理投诉 3.护理不良事件 4.出院患者访视率	学习与成长	加强团队建设，鼓励技术创新，提升科教水平	1.护理论文 2.护理科研 3.继续教育 4.实习带教人数及质量

（3）护理人员平衡计分卡绩效评价体系的执行：医院护理绩效评价是一个动态的过程，在绩效评价过程中必须严格执行绩效考核标准，管理者要对绩效考核结果进行定期或不定期的检查、监督和指导，掌握考核中存在的问题，及时对绩效考核指标和权重比例进行调整，不断的改进并提高考核标准及要求，促进医院护理绩效稳步发展和提高。

3.适用范围

适用于各级医院以科室为考核单元的团队考评。

4.优缺点

此方法的优点为：平衡计分卡将护士工作量、护理质量、岗位风险、专业水平与护理绩效有效结合，从财务、客户、内部业务流程、学习与成长 4 个维度对护理人员进行管理，实现了长期目标与短期目标，外部指标于内部指标的平衡。通过调节 4 个维度的权重比例，确定护理绩效考核的重点。缺点为：计算方法比较复杂，4 个维度下的指标过多，考核时会给管理者带来难度，实施平衡记分卡法考核需要医院 HIS 系统的支持。

5.案例借鉴

本节已经阐述了医院护理管理部门 BSC 指标体系的设计过程，下面以某医院护理管理部门为例，具体分析 BSC 的绩效管理框架。按照护理工作的内容与职责，其战略愿景是以患者需求为导向，提高护理质量和服务水平，提升职业价值，实现最大的社会效益和护士的职业规划，让患者享受到优质的护理服务，提高患者满意度及护士的职业自豪感。为实现目标，护理管理部门对护理工作在财务、客户、内部业务流程和学习与成长 4 个维度进行目标分解，并构成绩效评价和绩效管理的框架，具体如图 3 - 3 所示。

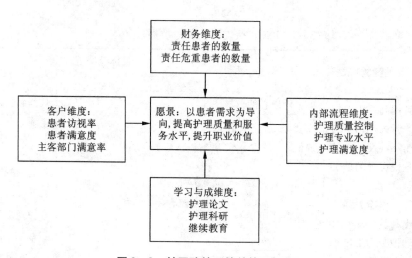

图 3 - 3　某医院护理绩效管理框架

(三)关键事件法

1.概念

所谓关键事件法，就是通过对被考核者在工作中极为成功或失败的事件的分析和评价，来考查被考核者工作绩效的一种方法。它是由上级主管者辑录员工平时工作中的关键事件：一种是做得特别好的，另一种是做得不好的。在预定的时间内，通常是半年或一年之后. 利用积累的记录，由考核者与被考核者讨论相关事件，为测评提供依据。关键事件法包含了 3 个重点：观察、书面记录、有关工作成败的关键性的事实。关键事件法一般不单独使用关键事件法对护理人员进行绩效考核，可以应用于年度报告法、关键事件清单法、行为锚定等级考核法、行为观察考核法等方法中，作为绩效考核的补充。

2.主要关键点

(1)记录原则：记录关键事件的主要原则是认定护理人员与职务有关的行为，并选择其中最重要、最关键的部分来评定其结果。

(2)收集信息：首先从领导、医护人员或其他熟悉被考核人员职务的人那里收集一系列职务行为的事件，然后描述"特别好"或"特别坏"的职务绩效。

（3）事件描述：对每一关键事件的描述内容包括：①导致关键事件发生的原因和背景；②护理人员的特别有效的行为；③关键行为的后果；④护理人员能否支配或控制所产生的后果。

（4）事件分类：在大量收集这些关键内容以后，可以对它们进行分类，并总结出被考核人员职务的关键特征和行为要求。

（5）关键事件法成功因素：①它使护理管理者在绩效考核评定中不仅关注最近有关绩效情况，还要考虑护理人员在整个绩效考核期（一年或半年）所积累的关键事件；②护理人员一定时期内的关键事件可以使护理管理者对护理人员的工作表现有更清楚的认识，优的继续发扬，劣的给予有针对性的指导，不断改进工作；③关键事件法由于借助于一段时间内的事实记录而避免评定偏差。

3. 适用范围

适用于各级医院护理单元、护理管理者及护理人员的考评。

4. 优缺点

此方法的优点为：①为护理管理者向被管理者解释绩效考核结果提供了一些确切的事实证据，使考核结果容易被理解和接受；②由于所依据的是被考核者在一定时间内（半年或者一年）积累下来的表现，而不是最近一段时间的表现，确保了考核者在对被考核者的绩效进行考核时的客观性公正性；③通过关键事件可以向被考核者提供明确的反馈，有助于被考核者认识自身的优点和不足，不断进步。其缺点：①需要花费大量的时间和精力；②可能会忽略中等绩效员工的工作表现；③关键事件法在对员工进行比较或作出与之相应的薪酬、晋升等决策时，可能作用并不大。

5. 案例借鉴

以某医院护理部采用关键事件法对护理单元进行质量评价为例，具体如表 3 - 4 所示。

表 3 - 4　关键事件记录

护理单元：	被考核人姓名：
职责	关键事件
护理管理	责任制护理成效显著，患者满意度提高了8%
护理质量	重大护理差错1起
服务品质	重大护患纠纷2起

（四）360 度绩效考核法

1. 概念

360 度绩效考核法又称全方位绩效考核法或多源绩效考核法，是指与被考核者在工作中有较多接触、对被考核者的工作表现比较了解的不同方面的人员，从不同的角度对被考核者进行绩效考核，考核完成后根据确定的不同考核者的权重得出一个综合的考核结果。

2. 主要关键点

（1）考核来源：来自上级监督者的自上而下的考核、来自下属的自下而上的考核、来自平级的同事的考核、来自医院内其他协作部门的考核、来自医院内外服务对象（如患者）的考核、以及来自被考核者本人的自我考核。考核信息来源的多样性和匿名性保证了绩效信息反馈的准确性、客观性和全面性。

（2）应用目的：360 度绩效考核法尽量用于护理人员的发展、绩效提升和护理管理改善等方面，保证考核结果的客观公正，使得被考核者能够接受考核结果。

（3）做好宣传：在实施 360 度绩效考核前，护理管理部门应做好宣传工作，对护理人员做好 360 度绩效考核法的含义、目的以及程序等方面的宣传和信息沟通，并申明此次为匿名考核。

（4）确定考核源的权重比例：由于 360 度绩效考核涉及多种考核源，因此在实施该方法时应根据护理工作的目标、考核的目的、各护理工作岗位的要求，合理分配好各考核源的权重比例。

（5）有效监督：在考核过程中，护理管理部门应做好监督工作，防止因个人偏见等行为影响考核结果。

3. 适用范围

适用于各级医院护理中层管理者及护理人员的考评。

4. 优缺点

此方法的优点为：①综合性非常强，集中了较为全面的反馈信息；②弥补传统的直线型考核的不足，避免偏见及考核偏差；③各部门参与感强；④通过对服务对象的考核，监督，提高工作效率及质量；⑤对被考核对象的能力素质进行全面考核。缺点为：①考核结果易受情感因素、人际关系影响，有效性受质疑；②此方法考核角度多、范围广、程序复杂，考核时间及成本较高。

5. 案例借鉴

以某医院护理管理部门运用 360 度绩效考核法对护理人员进行考核为例，该院护理管理360 度综合测评由上级、下级、同事级等多角度、多方面进行考核。在参考相关文献的基础上根据临床需要设计考核量表，每类考核量表又分为 3 个方面：工作态度、工作能力、工作业绩。将每项指标按照层次赋予不同分值。以护士长对临床护理人员考核为例，具体见表3 - 5。

表3 - 5 护理人员绩效考核表

填表时间：　　年　月　日

姓名：		科别：		职务：			
考核项目		分值	评价得分				
			上级评价	同级评价	下级评价	自我评价	本栏平均
工作态度 10%	热爱本职工作，忠于职守，对工作极端负责，对患者极端热忱	2					
	爱岗敬业，无私奉献，以身作则，勇于承担责任	3					
	工作积极主动，加班加点不计较个人得失，以集体利益为重	3					
	护士仪容仪表符合规范，具有良好的医德医风	2					

续表 3 - 5

姓名：	科别：		职务：		

考核项目		分值	评价得分				
			上级评价	同级评价	下级评价	自我评价	本栏平均
工作能力20%	精通本专业业务知识，熟悉相关规定和政策，掌握本专业发展方向及最新知识，为患者提供良好的健康教育内容	5					
	熟练掌握护理专业基本护理技术及专科护理技术相关操作流程，熟知每项技术的相关知识点	5					
	具有良好的协调能力	4					
	具有科研创新的意识及能力	6					
工作业绩70%	正确执行工作流程，具有良好的工作执行力	10					
	基础护理措施到位	9					
	严格按消毒隔离制度执行	9					
	分级护理措施落实到位	9					
	护理文件书写符合要求	10					
	患者安全护理措施到位，无跌倒、坠床、管路滑脱、压疮等	9					
	护理纠纷或投诉	5					
	急救药品、物品管理	9					

分数合计：

出勤及奖惩	1.出勤考核：迟到、早退　　分钟×0.2 + 旷工　　天×5 +事假　　天×0.5 + 额外病假　　天×0.2 =　　分
	2.处罚考核：通报批评　　次×2 +警告处分　　次×4 +行政处罚　　次×6 =　　分
	3 奖励考核：通报表扬　　次×3 +优秀表彰　　次×4 +特殊贡献　　次×6 =　　分

总　分	合计分数 — 1.　　分 - 2.　　分 + 3.　　分 =　　分
评价等级	□A.95 分及以上　　□B.90 ~94 分 □C.85 ~89 分　　□D.80 ~84 分　　□E.75 ~79 分 □F.70 ~74 分　　□G.65 ~69 分　　□H.60 ~64 分　　□I.59 分及以下 被考核者签字确认：

续表 3 - 5

以下内容由行政部门负责填写	
核定分数及等级	
该等级处理办法	
护理部主任确认签字：	日期：
主管院长签字：	日期：

（五）各种绩效考核方法的比较与选择

前文对目标管理评价法、平衡计分卡法、关键事件法，360 度绩效考核法，进行了具体介绍，为了能更清楚地了解各方法的优缺点以及他们之间的异同点，下面对每一种方法进行比较，具体见表 3 -6。

表 3 -6　不同绩效考核方法的比较

绩效考核方法	适用范围	成本	优点	缺点
目标管理评价法	适用于各级医院护理单元	开发成本低，应用成本较低	具体客观，可量化、公平实用、有利于加强沟通	目标设计时，需与下属统一意见，比较费时间
平衡计分卡法	适用于三级医院以科室为考核单元的团队考评	开发和应用成本都较高	可量化，可测度，可考核性	考核项目制定费时耗力，计算方法比较复杂，4 个维度下的指标过多
关键事件法	适用于各级医院护理管理者及护理人员	开发成本较低，应用成本较高	提供事实证据，较为客观公正	耗时费力，可能忽略中等绩效员工的表现，对决策员工薪酬、晋升作用不大
360 度绩效考核法	适用于各级医院护理中层管理者及护理人员	开发和应用成本都较高	综合性强，反馈信息全面，有效避免偏见	考核角度多、范围广、程序复杂，考核时间及成本较高

六、绩效管理实施关键路径

护理绩效管理是一个完整的动态的过程，同时也是一个周而复始、不断改进和提高的循环过程。它由绩效考核计划、绩效考核标准与方法的确定、考核人员的设定及培训、绩效考核实施、考核后的反馈与面谈、考核结果处理 6 个步骤组成。首先，医院管理者与护理单元、护理人员就绩效周期需要达到的绩效目标进行充分沟通，制定绩效考核计划；然后确定考核标准与方法，制定出考核方案后对考核人员进行设定及培训；再然后护理单元、护理人员按照绩效方案实施绩效考核，而医院护理管理者则对护理单元及护理人员的工作进行检查、辅导，及时解决护理人员在工作中遇到的困难。绩效周期结束前，护理管理部门就绩效考核结果进行反馈与面谈，提出改进措施。护理护理绩效考核关键路径图，见图3－4所示。

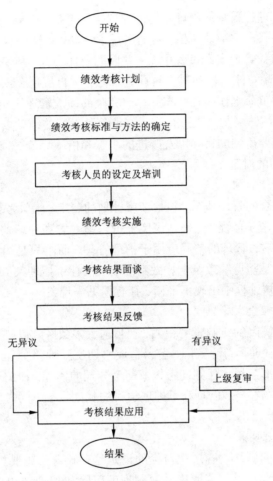

图3－4　绩效考核关键路径图

（一）护理绩效管理存在的问题

1. 对护理绩效管理缺乏正确认识

我国医院护理管理中虽然应用了绩效管理，但在实际操作中，往往只进行绩效考核或者将绩效考核等同于绩效管理。绩效考核只是绩效管理中的一个环节，不能只一味要求考核目标的实现，简单地将考核作为决定护理工作者的薪酬分配的依据，而不注重绩效改进目标的实现，这将不利于护理工作者能力和素质的提高以及科室整体护理质量的改进。

2. 护理绩效管理执行者不合理

国内护理绩效管理模式主要有护理部垂直管理、科主任管理、护理部与科主任共同管理等。在绩效管理的过程中，护理绩效评价者由护士长或科主任担任，这些管理者大都未经过专业的绩效管理培训，绩效管理理论缺乏、实践经验不足、管理技能较低，加上护士长和科室主任工作任务繁重，更多的是注重患者与病房的管理，而在护理人员的管理中花费时间和精力不足，所以在护理绩效管理评价的过程中会出现完成任务的倾向，往往会出现偏松、偏紧或者趋中的倾向，造成评价结果不准确。同时，多数医院都忽视了同事、患者及护理人员自己对其工作绩效的评定，造成考核信息来源不全面、不客观。

3. 护理绩效管理实践不合理

科学完整的绩效管理过程是从制订评价标准到执行考核，再到绩效反馈与改进，而目前多数绩效管理的实践中只注重绩效考核，甚至出现了"绩效至上文化"，把绩效考核当作管理的重中之重。在护理绩效管理实践过程中，一些医院总体目标、科室总体目标以及个人目标不协调统一，不能将医院总体目标和科室目标有机融合，再层层分解到护理人员，导致护理工作中执行不明确和超负荷工作两种状态并存。完整的绩效管理还应包括有效的反馈和绩效改进，管理者需要将考核结果与员工进行沟通交流，对于好的绩效要鼓励保持，需改进的绩效则要与员工一起确定要达到的目标以及改进的步骤和措施。

（二）护理绩效管理的对策

1. 正确认识护理绩效管理

绩效管理是一个综合的管理体系，包括绩效计划的制定、绩效考核评价、绩效结果应用，以提升绩效目标的持续循环过程，正确认识区分护理绩效管理和绩效考核，将绩效管理的理念贯穿于护理管理，将绩效管理的精髓应用于护理管理，而不只是简单实行绩效考核，管理者应以绩效为导向而不是坚持绩效至上。做到准确全面评价护理人员的工作，区分有效劳动和无效劳动，避免在考核过程中出现不平衡、存有偏见等现象。

2. 改善护理绩效管理模式

护理部垂直领导与医院的机制紧密相关，在目前大多数医院以科主任负责制为主的管理模式下，过分强调垂直管理不符合实际，容易造成不切实际地将护理工作与医疗工作割裂开来。建议积极推广护理部与科主任共同考核及奖金分配的模式，使护理绩效管理更符合目前以医疗活动为主体的市场经济，以有利于护理学科的长期发展，同时应该合理恰当地考虑到同事、患者及护理人员自己的评价。

3. 完善护理绩效管理实践

在护理绩效管理的实践中，各层次目标的设定是基础，首先要根据医院的战略总目标设定各科室的具体目标，各科室需明确并深刻理解医院和护理部的战略目标，再根据科室实际情况将医院战略总目标匹配于科室。各科室护理人员再将科室目标与自身目标有机结合、协调统一，各司其职、相互合作、层层实现各级目标。其次，建立并实施各级护理人员考核制度，公正、客观、科学地考核护士的工作数量、质量及其专业技术能力，并将考核结果作为护士绩效分配、评优奖励、职称晋升的重要依据。科学设计绩效考核标准，绩效分配与护士的能力（以职称、年资、岗位体现）、分管患者的数量、护理质量、患者满意度等要素挂钩。在考核结束后，要根据考核结果及时与护理人员进行沟通交流。同时，选择正确的考核方法，因为每一种考核方法都有其优缺点。因此，各医院、科室应根据自身特点和各种外部条件来选择、开发适当的绩效考核方法，并与全体护理人员反复沟通，要因时制宜，随着新情况的出现不断调整完善，同时在整个绩效管理与考核的过程中要及时发现不公平现象，调整绩效管理方法。

第五节　人文关怀与优质护理服务

一、人文关怀与护理管理

(一)有关概念

人文指的是人类社会的各种文化现象,其本质是一种以人为中心,对人的生存意义、人的价值以及人的自由和发展的珍视与关注的思想。

人文关怀是"以人为本",重视人的因素,承认人的价值和主体地位,关注人的生存状况,是对人的尊严与符合人性的生活条件等的肯定。其核心表现为对人精神价值的重视以及对人性的根本关怀。通俗地讲,人文关怀就是关注人,关心人,重视人的个性,满足人的需求,尊重人的权利。

人文护理就是人文精神在护理工作中的体现,人文关怀在护理实践中的实施与应用。人文关怀是护理对象——人的本质属性的要求,是对护理对象生存状况与人格尊严的关注。人文护理的核心是尊重患者的生命价值、人格尊严和个人隐私,在护理服务全过程体现"以人为本"的理念。即作为护士,应该用自己的生命、生活和言行,把自己选择的职业道德体现出来,这就是人文护理。人文护理是现代医学发展的要求,随着社会和医学事业的快速发展,新的护理服务理念对护理服务的主体提出了更高层次的要求,要求护理人员把患者作为整体的、社会的人来看待,在护理实践中为患者提供满意的专业技能、精神文化和感情服务。因此,护理管理也要顺应时代的变化,在管理中体现人文关怀。

(二)人文关怀在护理管理中的运用

人文关怀是对人的价值的认可,对人的尊严的肯定,护理人员作为护理服务过程中对服务对象实施人文关怀的主体,更需要人文关怀。只有感受到关怀、尊重的个体或群体,才有可能产生良性循环,对他人付出同样或更多的关爱与尊重。因此,要使人文关怀真正体现于护理服务的全过程,首先得在护理管理过程中对护理人员这个群体实施人文关怀。人文关怀在护理管理中的具体体现是一切管理活动均以调动护理人员的积极性、发挥护理人员的潜能、做好护理人员的工作为本。人文关怀在护理管理中既是一种实际行动的体现,也是一种工作方法,一种管理理念。护理管理者通过关心、爱护、重视部属,使本部门的所有成员都能感受到工作的快乐与自豪,从而实现组织的目的。

1. 以人为本,变刚性管理为柔性管理

人文关怀是建立在人性、人格、人本的基础上,从尊重人、爱护人、关心人的情感出发,挖掘人的潜能,体现人的最大价值,人文关怀是现代护理管理中的精髓和必然趋势。在传统管理模式中,被管理者处于被动的地位,成为被监督、被检查、被惩罚的对象,失去人最宝贵的人本精神和主创精神,这种传统的管理模式已很不适应于现代护理管理精神,我们所处的时代需要人文关怀,现代护理管理同样需要人文关怀。在护理管理中,应树立以人为本的管理理念,来制定护理管理基本原则。

(1)重视职业安全防护。

医院建立护理人员的健康档案,定期健康体检,掌握护士身心健康变化动态,发现问题及时解决。在医院的门上、墙壁上贴些请护士注意劳动安全的小提示。如在护士拿取被服的小库房门上,贴上告诉护士应如何合理用力才不致于造成肌肉拉伤的指南;在消毒护士使用具有挥发性、对人体有害的消毒液进行器械浸泡时，备上防毒面具、眼罩和手套等以保护护士；在消毒液的相关信息，张贴各种对人体有害的消毒液的相关信息，提醒护士注意；将注射用药物，制成塑料安瓿制剂，减少护士操作时被扎伤的危险。

（2）重视护士的需要，以激励为主，进行赏识管理。

在护理管理过程中，管理者应做到以护士为中心，以关心和信任护士为前提，重视护理人员各方面的需求，分析群体和个体的物质需要、精神需要以及社会心理方面的需求，及时满足护理人员的合理需求。合理运用激励理论，对工作表现突出的护士及时给予适当的物质奖励和精神鼓励，做到精神与物质奖励并存。围绕护士在工作、学习、生活等诸方面的需求，协调好各方面的关系，积极支持护理人员参加各种学术活动和有益身心健康的文娱、体育活动，帮助和支持护理人员实现个人理想。通过角色置换，设身处地为护士解决工作和生活中的困难充分理解她们的心理，并善于保护护士的自尊心。共同营造一种和谐、友爱的工作环境，发掘她们身上的闪光点，充分肯定她们的工作业绩，积极为其拓展展示自身才华的大舞台，使护士的个性得到充分、自由的发挥，以便最大限度地体现护士的自身价值。

（3）尊重护士，爱护护士。

改善工作条件，建立良好工作环境，提高护士待遇、解决护士缺编问题；建立护理工作支持系统，包括药物分发系统、物质保障系统、食物分发系统，以减轻护士负担。据报道，在香港，大部分医院的ICU，每一班次的护士除了规定的用餐时间外，还有15 min的饮茶小憩时间，这使护士感到了院方的体贴和关爱。及时有效的"人文关怀"，可使护士感到关心与爱护，信任与尊重。更重要的是，良好的人文环境有利于培养和塑造护士的完美人格，使其在工作中充满活力与自信，保持健全的心理和高尚的职业道德，更好地为护理对象服务。香港医管局行政总裁何兆炜先生认为，关怀是对他人成长的衷心关注，对他人价值观的尊重，对他人痛苦的同情，以及对他人错误的包容。假如同事之间都不能够以此相待，又怎么有能力去帮助情绪欠佳的患者。他的话实际上道出了对护士进行人性化管理的真正意义：对护士的关怀将会最大程度地转化为护士对患者的关怀，关爱护士等于关爱患者。

（4）为护理人员提供发展平台。

护理人员由于学校教育过分强调以智力因素的人才标准，不重视非智力因素的培养，致使他们在临床中疲于应付工作，主动寻求提高自身素质、卓越意识较差，表现被动、平庸，心理素质差，快速适应环境能力差，人际关系、团队精神、目标定向等方面也不令人满意。护理管理者应重视这一群体综合素质的培养，鼓励学历教育、横向跨学科、多维度学习，为护士提供更多的继续再教育、培训学习、学术交流的机会。在院内开展针对性地护理讲座，加强在职护士相关专业、相关领域新知识、新理论、新技术的学习。

2."零度宽容"与人文关怀相结合

"零度宽容"即决不宽容，毫不宽恕。缘自"被打碎玻璃窗"理论，一块完整的玻璃窗被打碎后，若得不到及时修理，则会向周围发出一个信息，说明无人关心玻璃窗的缺损，从而会造成更多的玻璃窗被打碎。它揭示的是：真正负责的、有效的管理必须是一丝不苟、精益求精、不折不扣、近乎苛刻的"零度宽容"，反之，就不可能有万无一失的质量和安全保证。

护理管理的影响在护理管理中有两个方面的重要工作：一是千方百计地提高护理工作的正效应，更快、更好地高标准完成护理工作任务；二是谨慎而周密地防止护理工作的负效应，把护理失误、意外的发生控制到最低限度。护理专业的特点决定了护士要以保存生命、减轻疼痛和促进健康为己任。由于护士所服务的对象是人，因而是更显其职业的神圣和崇高，责任之重大。我们可以把护理工作比做"玻璃窗"，这扇窗原本洁净、牢固，但当受到不良因素的作用时，就犹如管理失误而出现了"破玻璃窗"，若修补不及时，则会有更多的"玻璃窗"被打碎，从而引起护理管理的被动与无序导致整个单位的护理工作无法正常进行。成功的管理者非常善于花力气去擦拭和维护"玻璃窗"，并且不畏艰辛、一丝不苟、不留任何死角，对任何破坏"玻璃窗"完好性的因素，都给予"零度宽容"，决不姑息。因为只有持之以恒地清除沾染在"玻璃窗"上的尘埃，才能养成护理人员自省、自律的工作作风，才能使护理行为不发生偏差，从而确保护理工作的高质、高效。

护理专业是于平凡中见伟大，于严谨中见爱心的高尚职业。护理行为受到法律、道德、技术等的多重因素的影响。护理队伍是由众多感情丰富、细腻的护理人员组成的专业群体，并在社会生活中担当着多重角色。在实践护理管理中，只有用"人本"理论去关注和激发她们的工作热情，实实在在地关心她们的工作、学习、生活，为她们的切身利益着想，解除她们的后顾之忧，才能保证护理人员在工作中保持旺盛的精力和创造力，才能看好、管好自己的"玻璃窗"不出现污渍和裂缝，才会认真地履行职责，避免意外事件的发生。正确处理"零度宽容"与"人文关怀"之间的关系，有利于营造既和谐又紧张有序，既团结友爱又催人奋进的良好工作氛围，只有使二者相辅相成，缺一不可，才能保证护理工作的质量，提高护理管理的水平。

二、优质护理服务与护理管理

(一)有关概念

"优质护理服务"是指以患者为中心，强化基础护理，全面落实护理责任制，深化护理专业内涵，整体提升护理服务水平。"以患者为中心"是指在思想观念和医疗行为上，处处为患者着想，一切活动都要把患者放在首位；紧紧围绕患者的需求，提高服务质量，控制服务成本，制定方便措施，简化工作流程，为患者提供"优质、高效、低耗、满意、放心"的医疗服务。优质护理服务的内涵主要包括：要满足患者基本生活的需要，要保证患者的安全，要保持患者躯体的舒适，协助平衡患者的心理，取得患者家庭和社会的协调和支持，用优质护理的质量来提升患者与社会的满意度。

(二)优质护理服务是时代发展的必然需求

改善护理服务，满足人民群众的健康需求，是惠民便民的重要举措。2010年1月我国卫生部发文在全国范围内开展"优质护理服务示范工程"活动。文件指出："各级各类医院要进一步贯彻落实《护士条例》，切实加强护理管理，规范护理服务，落实基础护理，为人民群众提供安全、优质、满意的护理服务"，"让患者满意、社会满意、政府满意"是推广优质护理服务的最终目标。另外还要通过一系列有效措施，建立基于护理工作量、质量、患者满意度、护理难度、技术要求等要素的绩效考核制度，提高护士的工作积极性。

推广"优质护理服务示范工程"活动，其工作原则是"改模式、重临床、建机制"，建立一个长效机制。卫生部在《中国护理事业发展规划纲要(2011—2015年)》中指出："在十一五期间推行优质护理服务的基础上，继续巩固和扩大优质护理服务成效。到2015年，全国所有三级医院和二级医院全面推行责任制整体护理服务模式，落实护理职责，加强内涵建设，进一步深化"以患者为中心"的服务理念，为患者提供全面、全程、专业、人性化的护理服务。加强对医院护士队伍的科学管理，充分调动护士积极性。完善护理服务标准、规范，促进护理质量的持续改进，提高临床护理服务水平。《全国护理事业发展规划(2016—2020年)》指出，通过实施"以患者为中心"的优质护理服务，改革护理服务模式，护理服务面貌持续改善。截至 2015 年底，全国所有三级医院均开展了优质护理服务，有 1022 所三级甲等医院实现全院覆盖，占全国三级甲等医院总数的 87.0%；有 4858 所二级医院开展了优质护理服务，占全国二级医院总数的 82.6%。患者对护理的满意度不断提高，护理管理水平提升，护士积极性得到有效调动。

实施优质护理，其实质是改革护理管理方式，其内涵主要包括：要满足患者基本生活的需要，要保证患者的安全，要保持患者躯体的舒适，协助平衡患者的心理，取得其家庭和社会的协调和支持，用优质护理的质量来提升患者与社会的满意度。通过护理模式的改革，以实施责任制整体护理为切入点，最终使得患者满意，构建和谐医患关系，促进医疗环境的和谐和医院的长足发展。2015 年卫计委印发了《关于进一步深化优质护理、改善护理服务的通知》，进一步强调坚持"以患者为中心，改善医疗服务质量，在就医环境、流程等方面让老百姓更加舒心。"

(三)优质护理服务在护理管理中的应用

1. 优质护理护理在门诊护理管理中的应用

患者从踏进医院大门开始，每一个就诊环节的视听感受都决定着他对服务的真实评价。在门诊，护理管理可以从门诊质量、服务、环境等方面入手处处替患者考虑，每一个细节上都体现出对患者的关爱。

(1)成立门诊客户服务中心：为更好地服务广大患者，应在门诊成立客户服务中心，实施院前、院中、院后连续服务。院前提供就诊咨询、预约挂号服务；院中提供分诊咨询、导诊、投诉接待、疾病诊断证明、休假证明、清单盖章，"诊疗一卡通"相关信息查询、咨询，医保、新农合咨询，免费租借轮椅、平车、雨伞，帮助病友操作各类自助设备，免费提供直饮水、一次性纸杯、针线、老花眼镜、纸、笔、应急电话，免费健康教育讲座，失物招领等服务；院后提供短信、电话随访服务。

(2)改善患者就医体验系列活动：让就诊的患者感受到爱和关怀的温暖，成立门诊医疗秩序专项督查组，加强门诊督查，实行首诊和首问负责制。在门诊医疗用房十分紧缺的情况下，将门诊大厅正门右侧开辟成"休闲吧"，打造温馨便民服务中心，安排专属工作人员为患者提供免费的咖啡、茶水(天热时提供免费的凉茶)以及免费预约挂号服务，全天播放医院宣传片和健康教育片，给患者人性化关怀。在门诊大厅服务台和第二门诊服务台专设"挂号难咨询台"，给挂号难的病友提供帮助；门诊多点设置测量血压处，在患者就诊前完成血压的测量；门诊服务台为发热患者测量体温，并把发热患者分流至传染科；前移特需门诊服务台，引导疑难患者就诊特需门诊；培训自助机操作手，帮助患者办理建卡、挂号、充值及扣费，加快办理速度，缩短排队等候时间。

(3)营造门诊温馨就医环境：为改善患者就医环境，加大门诊硬件建设，加大对就诊区域环境卫生、卫生间等基础环境管理，门诊配备保洁员，分片包干，责任到人。落实保洁员岗位职责，强调巡查与维护，做到随脏随扫，保持地面清洁。门诊卫生间铺设防滑垫，坚持每天进行除垢、清洁处理，保持卫生间清洁、无味。控烟工作实行分区负责，医院控烟工作小组坚持每月对门诊医疗区域和公共区域进行控烟工作检查，检查结果纳入医院考评。规范门诊标识，以"醒目、导向、清新、亮化"为主题，对整个门诊标识系统进行统一管理、统一制作，保证整齐划一。门诊大厅设置建筑平面图、层层设置楼层分布图、禁烟标识、科室挂牌、温馨提示等标识牌，及时更新宣传栏、板报、条幅，使门诊标识系统功能更加完善、内容更加温馨。

（4）加强门诊健康教育和促进工作：为提高广大群众的健康意识、卫生科学知识水平及自我保健能力，成立健康教育委员会，设立健康教育办公室，门诊部负责相关工作。召开全院健康教育委员会成员及健康教育办公室成员会议，修订相关制度，负责每周举办1~2次专题健康知识讲座；每月"社会开放日"免费送出3个知名专家号，让家庭经济困难的患者免费享受知名专家的服务；在世界无烟日、世界糖尿病日、全国肿瘤抗癌周等各种社会活动日开展义诊、咨询、讲座等多种形式的活动，为广大群众提供免费的医疗服务。为完善社区健康教育和健康促进，引导社区居民建立健康生活方式，增强居民自我保健意识，我院与周边社区签定合约，到社区开展针对本地区人群健康状况特点的健康知识讲座、义诊及健康咨询活动。

2. 优质护理护理在急诊护理管理中的应用

急诊科是医院诊治急危重症患者的场所，承担着社会突发事件、急性病发作及慢性病急性发作的抢救和治疗责任，具有突发性、多变性和复杂性等特点。急诊护士不仅要具备丰富的多学科知识和急救知识，能够快速判断与决策，及时发现并处理患者现存的或潜在的健康问题，还要有良好的共情、沟通能力，与患者建立积极的人际关系，为患者提供安全、有效、方便的服务，提升患者的就医体验。

（1）提供优质接诊服务：急诊科专门设立急诊分诊台，负责接诊急诊患者，24小时值班。接诊护士按急诊患者病情轻、重、缓、急分别处理。接诊人员仪表端庄，热情接诊，回答问题耐心，语言亲切，接受患者咨询，做好相关解释工作和卫生健康宣教，提供力所能及的帮助。护士对就诊患者给予测量体温、脉搏、呼吸、血压，并指导予以安排候诊。医生在病历上做好相应的记录，在接受就诊后根据病情需要安排留院观察。遇到由路人送来的无名氏，做好接诊救治工作的同时，护士应向患者询问家庭地址、姓名、电话，根据患者提供的资料，联系其家人或朋友。

（2）优化急诊就诊流程，保障患者安全。

1）建立5级预检分诊流程：对就诊患者给予测量体温、脉搏、呼吸、血压，根据分诊级别予以安排候诊，在病历封面上做醒目记录，例如分诊为Ⅰ、Ⅱ级患者，贴上红色标签，分诊为Ⅲ、Ⅳ、Ⅴ级的患者，贴上蓝色标签。

2）建立分级转运流程：为急诊抢救区必须通过转运完成包括CT、MRI、介入治疗、手术等诊断性检查或到专科住院治疗的急危重症患者提供安全的转运模式，以减少转运不良事件发生，保证急危重症患者的转运安全。

3）急诊绿色通道：急诊护士接到危重患者直接送入抢救室，通知相关医生抢救，并参加抢救工作，开通各种抢救通道，准备各种抢救仪器。遇到因科内条件限制不能处理的急诊患者，通知相关医生，立即开通"绿色通道"，争取抢救时间，在护送途中做好相应救治工作。

（3）改善就诊环境，保护患者隐私：设立病种齐全的就诊科室。每间诊室设立独立房间，内配有办公设备、诊断床及基础检查设备。患者就诊遇体格检查或心电图期间，予以围帘或屏风遮挡保护患者隐私。患者就诊后如需要进行临时治疗，如肌内注射，静脉推注等，应为其设立单独的注射室，以保护患者隐私。

3. 优质护理服务在病房护理管理中的应用

随着我国社会经济的发展，生活水平的不断提升，人们对于健康服务的需求越来越高。住院患者作为一特殊人群，对于医院的需求也不再只满足于基本治病需求，而是对就医环境、医疗设备、服务质量等有了进一步的要求。如何满足患者获得高水平医疗服务需求，也是医院在病房优质服务方面一直努力的方向。

（1）营造舒适住院环境，提升患者就医体验：从病房的硬件到软件配套都力求从患者的实际需求出发，按时清洁、消毒病房设施，保证病房环境干净、舒适；加强病房门禁系统管理，降低病房陪人率；禁止在病区大声喧哗，保持安静、舒适的休息环境，真正做到想患者之所想。同时，病房通过合理布局、精心的装修，为患者提供病友活动中心、健康教育示教室、儿童活动中心等，丰富病房患者的住院生活。

（2）提供多方位服务，让患者享受便利服务：根据患者服务需求添置基础设施，每个病房配备直饮水系统、中央空调、健康教育宣传栏、示教室、植物盆栽等；配备一流的护理用品，如移动式床旁电动洗头机、肺部理疗机等，同时努力为患者提供便利病房服务。

1）完善服务保障体系：①启动静脉输液配置中心及口服药分包工作，让临床一线护理工作人员有更多的时间护理患者，同时保证配药及给药的安全；②成立医院陪检队，承接全院病房患者的院内免费陪检工作确保患者外出检查的安全与便捷；③招聘护理员，协助护士完成患者生活护理，对陪检队员及护理员进行集中培训、考核和管理；④同时加强病房患者饮食配送、物质供应、电梯运行、环境维护、病服送洗、门禁系统等多方面管理，为我院患者提供多方位、高效率、高质量的便利服务。

2）开展"日间"病房：随着患者就诊量和就诊需求的不断提升，为改善床位紧张、医疗资源周转难的局面，在一些特定病区推出了"日间"病房，它面向病情较轻、较稳定的患者提供短、平、快式的医疗服务，帮助患者减少手术等待时间、缩短住院日、减轻经济负担，让患者享受到更加快捷、便利的医疗服务。

（3）巩固和深化责任制整体护理：积极探索护理管理新模式，实施扁平管理、弹性排班，落实责任包干，实行个人责任制与小组责任制相结合，将患者包干到人的责任制整体护理。为了保证责任制护理实施，病房结合自己需求实施适合本专科的护理弹性排班制度。相对固定责任护士，确保每位护士均有自己分管的患者且每位患者均有自己的责任护士。每名责任护士负责 6~8 名患者的管理，确保落实岗位职责及分级护理，掌握所负责患者护理级别、病情、观察重点、治疗要点、饮食及自理情况等，履行基础护理、病情观察、治疗、沟通、健康指导、心理支持等护理工作职责，做到护理技术专业化、护理服务个体化、护理工作人性化，为负责的患者提供全面、全程、无缝隙的护理服务。

（4）强化服务理念，重视院内健康教育：着力于从细处着手，开展形式多样的健康教育，为患者提供全程、优质的健康教育。①丰富健康教育内容，责任护士认真做好所负责的患者的入院宣教、围手术期健康教育、用药健康指导、出院宣教等常规健康教育工作，为患者提供从入院到出院及出院后的全过程无缝隙健康教育。②创新健康教育方式，采用宣教视频、宣教动画、宣教图卡、宣教手册等，将患者的入院、术前、术后及出院的注意事项用生动、形象的方式展示出来，让患者更加直观地接受健康指导知识。③设置责任组长工作站、悬挂温馨提示板，把患者需要的健康信息送到床边，让病房多一份安静、让患者多一份安心，也让护患之间多一份信任。

（5）提升服务品质，发展特色专科护理：结合护理工作特点和患者的需求，大胆探索、勇于创新，不断丰富服务内涵，将基础护理与特色专科护理有机结合，充分发挥专科特色护理。如建立护士长信箱设置、"优质护理服务"锦囊、医患园地、病友心声本等护患沟通渠道，广泛听取患者心声。设立"服务明星""天使红花栏"，请住院患者评选出自己心目中最优秀的护士。不同专科开展专科特色护理，如：新生儿科的"鸟巢"式护理、神经外科的"植物人促醒"技术等。各病房还可以结合自身实际情况，有针对性开展经验分享交流、业务查房等，以分享先进专科护理特色以及优质服务经验，显著提高服务能力和水平。

（6）实现护理管理信息化：开发和完善护理信息系统，如电子表格式护理记录、不良事件呈报系统、护理电子排班系统和护理质量安全管理系统等。取消粘贴输液卡，取消非危重患者按频次常规书写、取消常规性的护理文书书写。进一步简化临床繁琐的护理文书书写，将时间还给护士，将护士还给患者。

4. 优质护理服务在出院后护理管理中的应用

随着我国医疗卫生体制改革深化，平均住院日不断缩短，越来越多的患者在出院后仍伴有一些专业的治疗与护理需求。为了满足患者日益增长的健康需求，医院应从最早的为患者提供综合性出院方案逐渐发展到为有相应需求的患者提供针对性的延续服务，出院延续服务适用的人群范围也逐渐扩展，覆盖了老年人、慢性病康复期患者、部分外科疾病及手术后患者、产妇及早产儿等人群，开展从院内扩展到院外，从病房扩展到家庭的全程延续式服务。

（1）开展多形式院内出院宣教：健康宣教始终教贯穿于患者的整个住院期间，尤其是患者的出院宣教及康复指导更应该成为病房宣教的重点，每个病房都应结合病房患者实际情况及患者需求开展多种形式的健康宣教，如出院宣教手册、疾病康复指导小册、健康宣教视频、健康知识讲座等，通过图、文、视频以及医护的亲身指导，将出院后的预约复查，各种疾病的起因、表现、治疗和护理方法、康复指导、预防策略告诉患者和家属，帮助他们掌握在家康复护理的知识，也免去了患者和家属出院后的后顾之忧。

（2）启动真情电话回访服务：通过在每个病房选择有良好沟通能力、临床经验丰富、专科知识扎实的护士建立电话回访小组，规范小组成员电话礼仪，在团委统一制作"电话回访标准手册"、电话回访标准问卷、规范标准流程以及投诉规范处理流程等的基础上，各病房再根据患者的需求动态地制定回访内容。在患者出院后一周左右，电话回访小组成员对其进行电话回访，了解其康复情况，就其疑问予以解答和指导，同时进行满意度调查，了解患者住院期间的感受、体验和对护理服务的建议，广泛听取患者及陪护对护理服务的意见，针对存在的问题查找原因，提出整改措施，提升服务质量。同时，每个病房应为患者提供24小时咨询电话，随时为患者答疑、指导；部分病房可针对特定病种的出院患者实施全程跟踪指导，定期对患者进行电话随访，如腹透患者、主动脉夹层术后患者，肝癌患者、法洛四联征术后患者等，记录及追踪患者的复查结果，了解患者的转归，并定期对患者进行健康教育。个性化、私密性、一对一的贴心服务，不仅能让患者感受到医院延续服务优质体验，而且也为出院患者的健康教育开辟了一条崭新的道路，使出院患者能在第一时间得到专业的健康指导，促进患者顺利康复。

（3）构建医患沟通网络平台：紧跟患者的需求，建立医院官方微信公众平台，各病区通过设立微信公众号，建立患者QQ群、微信群等方式，适时搭建"健康分享"群，为医患跨越时间和空间的限制搭起了线上沟通的桥梁，形成医患良性互动。通过利用现代网络手段搭建的沟通平台，患者不仅可以实现手机预约挂号，还可以用最快的方式得到医护的答疑。同时医护人员可以通过公众号定期推送各类健康知识宣教，向出院患者传达各类健康知识，为患者的健康咨询和疾病康复搭建起全面、系统、科学、方便的服务平台。

（4）深入社区开展讲座及会诊：护士志愿者组在院外开展优质护理志愿服务。志愿者走进幼儿园、社区、学校福利院开展以"传授健康知识、携手健康未来"为主题的系列活动，如手足口病的防治、儿童用眼卫生、糖尿病健康教育及出院患者回访、小学生心理健康知识讲座等活动；同时，各个病室也可以根据患者的疾病特点，定期到社区开展各项疾病的会诊以及健康讲座。

(四)优质护理服务的实施成效及存在的问题

优质护理服务的实质是创建一种人性化的服务模式，护士的护理工作紧紧围绕患者，简化工作流程，制定方便措施，提高服务质量。通过文献检索发现，各级各类医院，尤其是三级医院均在积极落实优质护理服务，实施的举措如建立"高危患者管理小组""生活护理督助日"或"责任小组包干制护理"等，针对住院患者，逐步实现从入院到出院无缝隙的、流程化的、全面的护理，不仅提高了患者的就医满意度，而且通过责任制整体护理的模式，增进了护患之间的沟通，使护士对护理这一职业的认同感增强，激发了护士工作的积极性和主动性，实现了患者满意度、基础护理质量合格率以及护士满意度的提升。该活动开展以来，优质护理服务的应用范围不断拓展，如门诊、手术室、ICU、体检中心、消毒供应室、妇产科等部门得到应用，能够提高生活质量、缓解心理恐惧及疼痛等躯体不适症状。相关学者也将该服务理念渗透到临床带教和护理教育中，用于培养护生对临床工作及患者的情感态度和职业观念。创新应用方法，如将品管圈、SWOT 分析法和 PDCA 循环模式应用于优质护理服务中能够提升其应用效果。

但是在实施优质护理服务的过程中也存在一些问题，如护士人力资源不足，绩效考核制度不完善，少数护士工作缺乏积极性，护理队伍年轻化，患者的安全存在一定的隐患等。

1.认识不足，缺乏积极性

在"优质护理服务示范工程"活动开展期间，护士对其知晓率低，大家对活动方案和意义不甚了解，思想认识不到位。一方面，部分护理人员对基础护理的认识不够，护士不仅对基础护理概念、内涵的认识存在误区，对基础护理责任和角色定位的认知也存在不足，导致出现轻视生活护理，简化基础护理的现象；另一方面，护理人员存在压力和困难，担心工作量增加，检查太多，加之护士待遇较低，使个别护士缺乏应有的积极性。

2.护理人力资源不足

医院未按政府要求配备足够的护士，床护比不足 1.0∶0.4，导致人力资源绝对不足，另外由于现行体制的制约，科室考虑到成本核算，在工作量增加时未及时增加护士，造成护士人力资源相对不足。部分护士因年龄、健康以及生育等原因不能胜任护理岗位工作，导致人力资源相对不足。

3.部分护士的工作能力、服务态度与患者期望值存在差距

由于大量低年资或者聘用护士的使用，护士流动性增加，部分护士接受系统化培训的力度不够，行为和操作欠规范。加之护士综合素质参差不齐，部分护士缺乏主动服务意识，不能换位思考，在人文素养和专业技能等方面与患者的要求存在差距，不能满足患者的服务需求。

4.护理技术和护理服务创新不够

由于信息来源受限，未及时更新和扩大思路，创新意识和创新能力欠缺，在服务模式，特别是专业技术上缺乏创新。

(五)进一步推进优质护理服务的对策

1.提高认识，改变观念

组织认真学习文件精神，纠正思想上的偏差。让护士们认识到"优质护理服务示范工程"

不是护理行业内部的一次活动，而是优化医院服务、加强内部管理、改善患者体验的切入点。要认识到基础护理工作是家属或护工不可替代的。护士在做基础护理的同时，更有利于病情观察以及与患者进行交流。基础护理工作是帮助患者实现生理、心理满足和康复的第一步，是为患者提供连续、全程的整体护理服务的基础和核心。

2. 合理配置人力资源，实施动态管理

在院领导的支持下，护理部应当协同有关部门召开专题协调会，按要求配置护士人力资源。改革传统排班模式和工作模式，大力推行责任制整体护理。建立以均衡、层级、人性化和责任制为原则的排班模式。护士长根据病区的护理工作量变化及不同的时间段，动态安排人力资源，实行弹性排班，采用"临床巡视班""两头班"的形式增加高危时段的护士人数，确保高质量完成临床护理工作。护理部实行全院护理人员统一调配管理。采用以临床护理工作量为基础的护士人力配置方法，由护理部依据岗位职责、工作量和专业技术要求等要素实施科学调配，最大限度地保证护理人力资源的合理应用。

3. 加强学习培训，提高护士综合素质

要让患者得到优质护理服务，必须培养高素质的护士。通过在院内开展专题讲座、读书报告会、礼仪培训、经验交流和外出进修等形式对在职护士进行继续医学教育和人文教育，提高护士的临床思维能力和综合管理能力。结合"优质护理服务示范工程"活动内容，对培训及考核项目进行了调整，增加了基础护理操作项目的培训、考核频次。还通过病情汇报、晨间提问、业务学习、护理查房、技能竞赛等形式加强护士的基础知识培训，强化基础技能训练。组织学习《综合医院分级护理指导原则(试行)》《住院患者基础护理服务项目(试行)》《基础护理服务规范》等有关文件，提高护士对政策的认识和掌握。

4. 增加信息来源，鼓励开拓创新

依托医院的信息化建设，增加护士的信息量。护理部在医院内网设立专门的板块，将有关的新政策、新规定及前沿信息等及时公布，让护士尽早了解护理领域的新动态，发挥新的技能和新的知识。每季度由护理部牵头组织各优质护理病房召开交流会，并通过"5·12"护士节进行全院性的经验交流总结，让大家相互切磋，不断开发服务新领域，发现服务新亮点，科学地解决临床工作中一些护理问题，增强服务意识，提高服务质量。选送骨干人员外出参观、进修学习、参加学术交流会，把一些新的理论和技能引进来，并定向培养专科护士，形成专科服务特色。

5. 深化服务理念，改善服务态度

牢固树立"以患者为中心"的服务理念，制订和调整行为规范。加强护患沟通，规范护士行为与护理用语，构建本院和谐护理的大环境。如全院护理人员严格执行首问负责制，推出"优质护理服务创新流程"，为患者提供及时、便捷的服务；根据科室的特点推出不同特色的服务措施，如每周召开公休座谈会，为患者进行健康知识宣教，开展心理咨询指导、个性康复训练指导等特色护理服务，主动为患者提供各种生活上的便利，协助患者解决实际困难；通过发放"延续五心、践行五化"服务承诺卡、发放温馨卡和生日贺卡、为患者过生日、召开患者代表座谈会、建立"您的赞许，我的动力"护患沟通本，及时了解患者的感受，促进护理质量的不断改进。在患者出院时发放问卷调查表，了解患者的满意度，检查近期的工作成效，查漏补缺。患者出院一周内进行电话回访，将优质护理服务向外延伸。

6. 多重并举，广泛宣传

在宣传栏区域公示卫生部《住院患者基础护理服务项目》、《综合医院分级护理指导原则》，将其作为向患者公开的内容。让患者知道护士该为他做什么，既保护了患者的知情权，也引入了患者和社会参与评价和监督的机制，以促进护理工作的不断进步。成立通讯报道小组，通过网络、简报等形式将活动开展中的一些做法、成效、进展等在全院范围内及时进行通报，扩大知晓面，提升影响力，营造良好的人文环境，使护士有自豪感和归属感。

7. 建立长效监管机制，夯实基础护理

完善《各级护士岗位职责》、细化工作要求，明确各级护士职责，将责任落实到人。护理部制订优质护理服务病房评价标准，与临床科室建立落实基础护理的问责制，建立"优质护理服务"活动专项质量考核制度，由病房管理质控组每月对基础护理的实施进行督导检查，不定期进行专项抽查。将检查和考核结果作为护士个人和护理单元奖惩、评优的依据，持续改进护理质量。科室制订切实可行的基础护理工作时间表和基础护理评估实施表，以保证为患者做好各项生活护理，促进基础护理工作的落实。

8. 探索绩效考核方式，建立激励机制

护理服务绩效管理的目的是激发护士的工作热情，充分调动护理人员的工作积极性。本院结合各科的实际情况，制订绩效考核制度，树立楷模。如增加夜班费，将护士完成护理工作的数量、质量以及住院患者满意度与护士的薪酬分配、奖惩、晋升挂钩，促使护士主动承担责任。如通过开展"优质护理服务明星护士""金牌护士"评选活动，提高护士的积极性。

第六节　护理文化建设

一、概述

（一）有关概念

1. 文化

文化是当代应用频率较高的一个词，但其含义众说纷纭，归纳起来较统一的解释有 3 种：一是指人类历史进程中创造的物质财富和精神财富的总和，一般是指与社会的政治、经济相对而言的精神财富，如科技、文化、艺术等；二是专指运用文字的能力和知识，如小学文化、中学文化等；三是考古学专用名，指人类在同一历史时期创造的不依地址的限制而遗留的古迹古物的综合，如仰韶文化、中原文化等。

文化的概念可概括为两层含义，即人类生产生活和发展的方式，以及对人类生活生产发展方式的语言文字总结承传和艺术性的升华再现。在管理学中，文化是影响组织行为的传统习惯、伦理道德、行为准则、思维方式、价值观念和理想信念等观念性东西的总和。

2. 医院文化

医院文化是人类处理医学范畴中的人与自然、社会三维关系的行为方式，是医院这一社会组织在价值观念、道德规范、规章制度，科技人文以及由此产生的思维方式和行为方式的总和。它以医患关系为背景，以医院人文角色为主体，以社区患者为客体，以医学技术为载体，以治病救人为共同动机的主体客体双向互动，双向沟通，双向互利的文化行为，是人类追求生存的本质力量的升华。医院文化有其独特的精神基因、鲜明的群落风格和特殊的人文性格。

3. 护理文化

护理文化是护理人员在长期的护理实践活动中逐渐形成的共同的价值观、基本信念、行为准则以及与之相应的制度载体的总和。护理文化是社会文化在护理领域的表现形式，是社会文化的一部分，是一种亚文化，也是医院文化中的重要组成部分。其核心是组织共同的价值观，具有可塑性、潜移性、绵延性、扩散性、隐形性等特性。

（二）护理文化的三个显著特征

（1）护理文化的终极目标是构建"以人的健康为中心"的价值观。

（2）护理文化的现实手段是营造更为和谐的文化环境，形成以护士为主体的群体文化。

（3）护理文化的主要管理方式是实施软件性管理。

（三）护理文化的三个层次结构

（1）物质层：是护理文化的表层部分，是形成制度和精神层的必要条件。即将抽象的护理理念以外在的形式表现出来，是护理工作的文化要素在社会外观的表露。包括医院的内在环境；护理人员的礼仪、仪表、技术操作、服务态度等自身形象，反映了医院护理工作作风、精神面貌、人际关系、团队精神和品牌效应等。

（2）精神层：是护理文化的核心，是护理文化建设的最高层次，是形成物质层和制度层的基础。包括建立明确的护理理念，即护理组织内共同信守的价值标准、道德观念、思维方式、行为准则、生活模式；推出"护理品牌"，为医院在竞争中拓展生存空间等。

（3）制度层：是护理文化的中间层次，是护理文化的支撑。包括各项管理制度，也包括书面和非书面形式的或部分约定俗成的标准及程序，是护理人员共同的行为规范。即通过护理质量的形成，把看不见的价值观念和思维方式变成看得见、摸得着、可操作的制度。护理制度的管理是一种硬性的管理手段，对护理人员的行为具有强制性的控制作用。

（四）护理文化的内容

护理文化的内容与外延非常广泛，一般认为，主要包括6个方面：护理宗旨、护理理念、护理道德、护理制度、护理作风、护理形象。

1. 护理宗旨

护理宗旨，或者是护理组织目标和基本信念，它是组织认定的、在长期的活动中应该遵循的根本原则和共同的信念与追求，它规定着护理人员行动的指向和护理的发展方向。"减轻和消除痛苦，维护和增进健康"就是护理宗旨。它有着强大的导向和激励作用，能使组织获得巨大的精神动力和内在活力。一个组织能够长久地生存下来，最重要的条件并非结构形式和管理技能，而是我们称之为信念的那种精神力量，以及这种信念对于组织全体成员的感召力。任何一个组织要生存、成功，首先就必须有一套完整的信念，作为一切政策和行动的最高准则。其次，必须遵守那些信念。处在千变万化的世界里，要迎接挑战，就必须准备自我求变，而唯一不能变的就是信念。因此，护理人员必须牢牢把握护理宗旨，坚定信念，确保人类健康。这里特别要求管理人员要尊重这些价值观念，并践行这些观念。

2. 护理理念

护理理念，又称护理人员的共同价值观。它是组织全体成员在长期的实践活动中形成、内化并通过实际行动表现出来的共同信仰的价值体系。它与前面所说的基本信念既有联系，又有区别。一方面，两者都是指信仰体系和观念体系，都是在实践活动中应遵循的，但基本信念是组织认定的，它既可以内化为全体成员的意志，也可能没有成为全员的共同意志，而护理理念一定是为全体成员内化了的价值体系。组织的基本信念既可能是组织全员的，也可能是组织领导者的，但护理理念一定是全员的，护理理念是护理宗旨或护理基本信念的反映。共同的价值观是护理文化的核心和基石，是组织的灵魂，也是维系组织生存发展的精神支柱。

3. 护理道德

道德是由社会舆论力量和个人良心驱使来支持的行为规范的总和，或者是社会调整人们之间及个人与社会之间的行为规范的总和。护理道德是指护理人员应当遵守的职业道德。

4. 护理制度

护理制度是各项护理工作应当遵循的法则，它包括各项管理制度和管理程序，也是书面和非书面形式的或部分约定俗成的标准及程序，是护理人员共同的行为规范，也是实现护理工作预期目标的手段。它既反映着护理工作的基本信念，价值观念和道德规范，也体现着护理管理的民主化和科学化的程度。

5. 护理作风

护理作风是指护理的领导者及其护理人员在达成组织目标时表现出来的行为方式的个性特点。一般说来，作风或风气是一个组织带有普遍性的、重复出现的、相对稳定的行为方式，是一个组织区别于其他组织的最具特色、最突出的和最典型的方面。人们往往可以通过护理人员的言谈举止感到护理工作的独特风尚，同时，透过这种风尚又可觉察到护理人员共同的价值观念。护理作风一旦形成就会在组织内造成一定的文化氛围，并形成一种集体的心理定势、多数成员一致的态度和共同的行为方式，是影响组织及其成员巨大的力量。它不仅能影响内部职工，而且对外来信息有一种筛选和甄别作用，或者认同，或者抵抗。

6. 护理形象

护理形象是公众对护理人员感知印象。它是护理文化的表现和社会评价。任何一个组织，它不仅要对自身发展负责，同时也对社会承担了不可推卸的义务。良好的护理形象首先来源于护理人员的个人形象。在护理实践中，每一个护理人员的言谈举止和行为规范都是十分重要的。面对广大的护理服务对象，良好的言谈举止无疑是一剂疗效甚佳的良药。一句温暖的语言，一个优雅的举动，都有可能起到药物所不能达到的效果。因此，有了良好的个人形象，才会有良好的护理组织形象。因此，加强护理人员自身建设至关重要，它是树立护理组织形象的"内功"。除此之外，护理组织形象还来源于组织的外部建设——"外功"，"内功"和"外功"是统一的，共同反映组织的宗旨。

二、护理文化建设与护理管理

护理文化是渗透在护理活动中活的灵魂所在。它依靠自己共同的价值观念、良好的传统习惯和组织风尚来约束、引导自己的组织成员，规范其行为，使之与组织目标一致。随着疾病与健康观念的转变，医学模式和护理模式也随之发生了根本性的变化。为了适应这种变化，在护理管理中开展护理文化建设活动，建立一种新的、理想的、具有凝聚力的护理文化显得势在必行。

（一）护理文化建设在护理管理中的意义

1. 护理文化建设有利于现代护理规章制度的建立

护理规章制度的建立应适应社会发展及护理专业发展的需要，主要包括岗位职责、组织制度和管理制度等。要求对护理工作的各个方面进行重新确认和定位，不但重视护理工作的规律，而且需要护理文化理念，使规章制度意识形态协调一致，从而服务于护理总体目标。

2. 护理文化有利于提高护士的整体素质

护理文化建设，不但从制度、纪律上规范护士行为，更重要的是可以激励护理人员的职业自豪感，统一护士对工作的价值取向及价值观，并将之渗透到护理工作的一切活动中，有利于满足患者需求。

3. 护理文化建设改善、塑造护理人员职业形象

通过护理文化建设，在工作中形成良好的工作和学习氛围，展示护士的精神风貌、伦理道德、行事风格，优化护理人员形象，进一步突出医院形象，产生品牌效应，带来经济效益和社会效益。

4. 护理文化建设促进护理质量的可持续发展

加强护理文化建设，营造一种稳定的"以患者为中心"的护理理念，建立适宜的工作制度和护理管理体系等，不断提高临床护理质量、服务水平，使护理质量的提升产生良性循环，护理质量可持续性发展。

（二）在护理管理实践中，加强护理文化建设，优化服务质量

1. 以人为中心建设护理文化，以文化驱动建立服务新模式、新理念

人是护理管理的核心，是护理文化发展和变革的主体。现代护理对人的管理已经从传统的人事管理进入到人本管理阶段。进行护理文化建设就是一种新型的人本管理观念，即肯定人的主观能动性，以文化引导为手段，激发护士的自觉行动为手段的管理方法。而且护理文化建设是一个长期的工作管理过程，必须与文化的主体——人的管理相结合，从而提高护理群体的整体素质，使护理文化建设持续性推行和创造。建设护理文化的关键是在护理组织内推行人本管理，尊重人、关心人、激励人、培养人，注重目标、信念文化、价值观等软性因素的管理。以人为本的文化建设是最高层次的文化建设。

随着我国卫生事业改革不断深入、医疗保险制度的全面实施，医疗服务的需求发生变化，医院正面临前所未有的机遇和挑战，新的医疗护理服务模式要求医护人员向提供诊疗、心理护理、健康教育、预防保健等全方位医疗护理服务迈进。以人为中心的护理文化建设，强调护士的主体地位和主人翁精神，全面打造护理人员的综合素质，最大限度发挥其潜力，调动其工作的积极性、主动性和创造性，能有效地提高护士的自身素质，更好、更快适应服务新理念、新模式。

2. 在护理管理实践中，分层次构建护理文化

（1）建设护理文化的物质层：运用合理的管理手段塑造一个人性化、科学化的温馨又严肃的就医环境和工作环境。①加强物质环境建设：医疗护理环境干净、舒适、温馨，各种标牌醒目，就诊流程便捷。②加强护理人文环境建设：通过护理礼仪、相关法规、工作流程的学习和培训，要求护士仪表端庄，语言和蔼亲切，主动了解患者的需求；营造为"关爱患者、快乐工作""爱岗敬业、热情服务"的护理氛围；规范护理服务，对患者由入院到出院的每个服务流程和操作流程均按规范服务。

（2）建设护理文化的制度层：加强制度建设，健全护理制度，将新的管理理念、文化意识体现其中，建立严格的、人性化的护理管理内部共同利益机制、内部活动约束机制、内部相互监督机制，使护理工作进一步规范化、制度化，以提高工作质量和工作效率。如制定明确的道德标准、道德规范，将法制与德治有机结合起来；将国际服务质量管理标准（ISO9000）运用在护理管理中，加强环节质量管理，把护理工作流程、护理操作流程的的每一个步骤、每一次服务都制定规范化、科学化的标准或制度，加强护理环节质控，保证患者从入院到出院所经历的是全程优质护理服务。

（3）建设护理文化的精神层：组织内建立明确、有特色的护理理念，培养护理品牌意识，

打造护理品牌。①多元化的护理管理：护理管理者关心帮助、尊重、了解每位护士的价值观、职业行为，通过培训增强护士的道德规范认识，共同认识提高护理专业的价值取向和职业行为，把职业的责任和义务内化为责任感，形成良好的责任意识、关爱意识。管理者和被管理者在护理活动中相互信任、相互尊重。②以人为本的护理理念：护理人员认识到人文服务的重要性，根据患者不同的文化程度、心理状态、生活方式、文化信仰、经济状态、目前的病情制定出适合个体的护理计划。在护理过程中，处处体现出对患者生命与健康、权利与需求、人格与尊严的关心与关注，并为之竭诚服务。③无缝隙护理理念：随着护理服务领域的不断拓展与延伸，护理工作已渗透在预防、治疗、保健、康复等方面。在疾病与健康不断交替的过程中，护理始终发挥作用，提供连续性、无缝隙的护服服务。实施责任制整体护理，责任护士对所负责的患者实施从入院到出院的病情观察、治疗、护理、健康教育和出院后的真情回访，有效地保证了患者得到最大限度的照顾和服务。

第七节　护理管理与法律

随着人们市场经济意识、自我保护意识、法制意识和知识水平的不断提高，医疗纠纷呈上升趋势，已成为当前社会矛盾的热点和难点。加强护理人员的法律知识教育，应用法律、法规对各项护理活动进行规范，维护护理人员和服务对象的合法权益。不仅是法制建设的需要，也是护理专业自身发展的需要。

一、概述

（一）有关概念

法律是指国家制定或认可并由国家强制力保护执行的各种行为规范的总称。它的主要特征为社会共同性、强制性、公正性和稳定性。

医疗卫生法是由国家制定或认可的，并由国家强制力保证实施的医疗卫生方面的行为规范的总和。如《执业医师法》。

护理法是指国家、地方以及专业团体等颁布的有关护理教育和护理服务的一切法令、法规。从入学的护生到从事专科护理实践的护士，从在校培训到任职后的规范化培训、继续教育，从护理教育、医院护理到护理专业团体等均有涉及。护理法的制定受国家宪法的制约，每一个护理人员都必须在护理法的范围发挥作用。护理人员的法律责任指由于护理人员的违法行为、违约行为而应当承担的法律后果。护理人员同所有医务人员一样可能承担3种法律责任，即刑事责任、民事责任、行政责任。

（二）护理法的分类

各国现行的护理法规，基本上可以分为以下几大类：

第一类，是国家主管部门通过立法机构制定的法律法令。既可以是国家卫生法的一个部分，也可以是根据国家卫生基本法制定的护理专业法。

第二类，是根据卫生法，由政府或地方主管当局制定的法规。

第三类，是政府授权各专业团体自行制定的有关会员资格的认可标准和护理实践的规定、章程、条例等。

常见的护理法规，包括护理事故标准与范围、护士伦理学国际法、医院护理管理标准等。除上述几类以外，如《护士条例》、《医疗事故处理条例》、劳动法、教育法、职业安全法，乃至医院本身所制定的规章制度，对护理实践也具有重要影响。

(三) 护理立法的意义

1. 护理立法使护理人员的地位、作用、职责、范围等有了法律依据

神圣的法律赋予每一个合格的护士从事护理工作的权利，履行法定的护理职责，可最大限度地受到法律的保护、国家的支持、人民的尊重，任何人都不可以随意侵犯和剥夺。从而增加了护理人员对护理职业的崇高使命感和安全感，使他们尽心尽力地完成自身的工作，尽最大的能力为公众服务。

2. 引导护理教育和服务实践逐步标准化、专业化、现代化

护理法律集中了最先进的法律思想和护理观，为护理人才的培养和护理活动的开展制定了一系列基本标准。这些标准的颁布和实施，势必会引起护理界一场不小的改革，使繁杂纷呈的各种制度、莫衷一是的说法都统一在具有权威性的指导纲领下；使护理教育与护理服务逐步纳入标准化科学化的轨道；使护理质量得到最可靠的保证。而这也是现代社会的发展所需求的。

3. 促进护理人员不断接受培训教育

护理法规定的护理条例、护理行为规范等都是经常要反复对照，如不达标则被淘汰。美国的护理法明确规定国家认可的合格护士从业执照，有效期仅为一年，护士必须每年接受国家资格考试，更新一次新的执照；同时也规定了护理人员必须不断更新知识和技能的条款。这就有力地促进了护理人员必须接受继续教育，使知识和技能持续地获得更新和提高。这对护理事业的发展、护理水平的不断上升具有深远意义的。

4. 保证护理人员具有良好的护理道德水准

每一个护理人员均被两种道德所制约，即个人道德和职业道德。护理法规规定的护理道德规范为护理人员从事护理服务实践提供了行为准则，必须无条件地执行这种准则，即护理人员对任何患者都应抱有强烈的责任心，一切护理行为应符合患者的利益，使护理法真正起到监督和指导护理工作的作用。

5. 有利于维护患者和一切护理对象的正当权益

护理法不仅向护理人员，也向公众展示了它的法律条款。护理人员不但应该熟悉这些条款，更应该遵循这些条款履行自己的职责和义务，尊重护理对象的人格和权利。对不合格或违反护理实践准则的护理行为，公众有权依据这些条款追究护理人员的法律责任，从而最大限度地保护人民的健康，使护理价值获得充分的体现。护理法还在激励和协调护理人员与其他人员之间的有效合作，减少不必要的非工作消耗，在保证正常医疗科研秩序、维护法律庄严等方面发挥了积极的作用。

(四) 关于护理法

以法律的形式对护理人员教育培训和服务实践所涉及的问题给予限定，起始于 20 世纪初。1919 年英国率先颁布了本国的护理法，1921 年荷兰颁布了护理法。1947 年国际护士委员会发表了一系列有关合理立法的专著。1953 年世界卫生组织发表了第一份有关护理立法的研究报告。1968 年国际护士委员会特别成立了一个专家委员会制定了《系统制定护理法规的参考指导大纲》，为各国护理法必须涉及的内容提供了权威性的指导。我国于 1994 年 1月 1 日颁布了《中华人民共和国护士管理办法》。2008 年 1 月颁布了《护士条例》，分为总则、执业注册、权利和义务、医疗卫生机构的职责、法律责任和附则共六章三十五条，宗旨是"维护护士的合法权益，规范护理行为，促进护理事业发展，保障医疗安全的人体健康"，明确规定了依法加强护士队伍建设，依法保障护士的合法权益，依法建立护士准入制度，依法规范护士执业行为，并明确了医疗机构的保障责任。

二、护理管理中的法律问题

随着社会的发展，物质水平的提高，人们对医疗护理服务水平的要求也越来越高。同时，随着医学知识和法制观念的普及，人们的法律意识、权利意识和维权意识不断增强，而医护人员的服务意识、自我保护意识和尊重患者权益的法律意识相对薄弱。因此近年来，医院和患者之间的医疗纠纷呈上升趋势，而与护理有关的医疗纠纷也在不断增加。

（一）护理工作中导致法律纠纷的常见原因

据文献的报道统计，主要有三大因素：社会因素、患者和家属方面的因素以及护理人员自身的因素。下面将从护理人员自身的角度来分析法律纠纷产生的原因。

1. 护理人员自身素质问题

（1）业务能力较低，操作技能不娴熟，沟通能力较差，做事不讲方法，以致发生纠纷。

（2）职业道德低下，责任心差，造成差错事故。

（3）心理素质、自我控制能力较差，将生活及其他方面的不良情绪带到工作中，影响护患关系及服务质量。

（4）护理人员法律意识淡薄，没有尊重服务对象的合法权益，开展护理计划，进行各项护理操作、检查时没能征得服务对象的知情、同意。

（5）护理人员法律知识缺乏，对护理行为的法律性缺乏足够认识。护理行为是指护士在实现基本使命的同时所进行的基础护理、环境调整、保健教育、辅助诊疗等方面的行为，受到法律的约束。严肃认真对待每个护理行为非常必要，在护理患者过程中，既要尽量满足患者的需要，同时也要符合医疗护理原则，不能过分迁就患者。护理文件应是护士对患者所做的一切护理观察的结果记录，具有法律效力。护理记录应及时、准确、真实、标准。部分护士由于法律知识缺乏，法律意识淡薄，护理行为缺乏严肃性，护理记录缺乏真实性。如马振芳等对500份手术护理记录单进行分析，发现护理记录单中将手术结束、开始时间、实施手术名称、麻醉方式、术中使用的器械、敷料数目涂改的各占比例不小，字体不工整、潦草者更是为数不少。这些都是法律意识淡薄的具体表现，一旦出现法律纠纷，后果将对护理人员非常不利。

2. 护理管理因素

（1）护士严重缺编，加之大量非护理性工作占用了护士的时间，加大了护士的工作量，导致直接护理患者时间不够，护患间的沟通交流不及时，护理质量难以保证。

（2）护理管理者水平低劣，墨守成规，不能因时因地合理、有效组织、利用护理人力、财力资源，一方面是资源的浪费，而另一方面又严重不足。

（3）管理模式落后，管理机制、制度不健全，护理管理过程的执行、监督出现漏洞。如缺乏严格的护理文件管理制度，护理文件记录与书写没有真实地反映患者的情况。

（4）护理管理者自身忽视和缺乏法律意识，对实际工作中发生的问题，缺乏用"法"的尺度去衡量。管理者必须强调护理行为的严肃性，否则一旦发生事故，将构成渎职罪，受到法律的惩罚。

（5）医护耦合因素导致纠纷，如因医护间专科技能水平差异以及沟通的缺乏，导致护理病历与医疗病历记载不一致；医护间对护理级别的界定认识不一致，下达的护理级别未形成共识；医生因工作忙或疏忽误将日期、时间开错，护士查对疏忽导致执行时间与事实不相符；滥用口头医嘱，过后漏补记等。

（二）目前护理管理面临的法律问题

1. 护士无执业资格上岗

在临床护理工作中，由于护理人员严重缺编，从而暴露出以下 2 个突出问题：①新毕业护士参加护士执业考试后没有拿到护士执照前即上岗；②业务素质较差，虽经多次执业考试不合格者仍上岗。一旦发生医疗纠纷，患者诉诸法律，护士面临的是没有执业资格的事实，医疗用人单位将承担相应的法律责任，而护士本人可能需要承担巨额的经济赔偿和刑事责任。《护士条例》明确规定医院不能有无护士资格证的护士上岗，应避免此类情况的发生。

2. 护理文件书写不规范

护理病历作为一种相对较新的护理工作内容，还没纳入相关的法制化管理轨道，对护理文书的书写要求"客观、及时、准确、真实、完整"落实不到位：①存在主观臆造、随意篡改等现象；②护理记录不及时或漏记、记录不完整，尤其是关键环节无记录；③护士对护理资料的收集缺乏系统的培训，导致资料不全面、不正确，出现医护记录不一致或自相矛盾，如：医护记录的死亡时间、病情变化时间、抢救时间、药物过敏试验结果等关键点不一致。护理文件书写不规范给护理工作及医院带来了潜在的危险和隐患：一旦发生医疗纠纷，如果护理病历不能提供有效的法律依据，将使护理人员处于不利的诉讼地位。

3. 管理制度尚未完善

随着现代医疗技术的进步与发展，新技术、新项目不断涌现，各种诊疗仪器不断更新，而护理管理部门没有及时修订或制定新的诊疗护理常规。

4. 潜在性的法律问题——护理管理者的法律责任感

护士长作为医院的最基层管理者，其工作重点是确保护理工作质量，搞好护理质量控制，为患者提供安全、优质的服务。在当今医疗卫生体制——主任护士长聘用负责制下，护士长作为病房的护理管理者，对其所管辖的护理工作替代性负有法律责任，即护士长要承担护理雇主的责任。护理雇主的法律责任主要表现以下两方面：①护士长在人事组织安排上的法律责任，根据《消费者权益保护法》第二节第七条规定：消费者在接受服务时享有人身、财产安全不受损害的权利。护士长在人员安排上必须注意工作能力、年资搭配，否则护士由于经验不足、能力不够造成的差错事故，护士长则应承担一定的法律责任。②护士长在环境安排上的法律责任，在病区布局设施、安排上除考虑合理性实用性外，还须"以患者为中心"，以保证患者的安全为主，一旦出现意外，护士长亦应负法律责任。

三、护理管理法制化

护理管理是以质量为核心，遵循现代科学管理的理论，在组织行政上与业务技术上应用各种质量控制方法对病区进行管理，使患者得到最优质的护理服务。由于护理工作的对象是特殊的消费群体——患者，所以决定了护理工作及管理的法律性。随着法律知识的普及，患者自我保护意识的加强，在护理工作及管理中暴露的法律问题越来越明显。因此，为更好地为患者服务，也为更好地保护护士自己的合法权益，必须重视护理管理的法制化。

（一）加强护士法律意识培养的必要性

护理管理过程中普遍存在着法律意识淡漠的问题，加强护士法律意识和风险意识的培养，是护理管理的首要任务，也是护理管理者的责任，必须给予高度重视。护士在校期间没有专门学习护理法律知识，法律知识较浅薄，参加工作后，也没有经过系统的法律知识再培训，在护理实践中，缺乏处理各种社会应急事件的经验，面对社会各层次患者有些束手无策。因此，对护士进行法律知识的培训，应是新世纪护士培训的主要内容之一。护士必须懂法、守法，学会用法律来保护自己的权益，同时也应自觉地为患者提供最佳的护理服务，保障患者的合法权益。目前，我国近年来颁布了《医疗卫生法》《中华人民共和国护士管理办法》《医疗事故处理条例》、新《刑法》等一系列法律、法规。然而，相当多的护士对这些内容不甚了解，有些医院从未组织过系统的学习，这充分反映了护理管理者在护士法律意识培养方面的欠缺和法律意识培养不被重视的程度。护理活动的特殊性和严谨性，决定了护理人员加强法律意识的重要性和承担法律责任的严肃性。护理管理者首先要提高对培养护士法律意识重要性和紧迫性的认识，提高护士对潜在法律问题的预见性和研究的自觉性。要研究当前形势下职业道德教育的方法和内容，教育护士要在恪尽职守和"慎独"的前提下，具备良好的职业道德、服务意识和业务能力，自觉用法律来约束和规范自己的行为。

（二）培养护士法律意识的途径

（1）将法制教育纳入继续教育规范化培训。

各医院应有专人负责，定期组织、开展护士相关法律、法规知识的学习，学习内容包括：《医疗卫生法》《医疗事故法》《中华人民共和国护士管理办法》《中华人民共和国执业医师法》《职业道德规范》以及新《刑法》等。在院内组织关于"如何减少医疗纠纷"、肢体语言的作用、交流沟通技巧和护理伦理范畴等讲座，请律师讲法、进行典型案例剖析，定期进行法律、法规知识考试，考核护士对相关法律、法规知识的掌握程度。此外，也应将人文、人际沟通等相关学科知识作为护士继续教育的必修内容，全面提升护士的综合素质。

（2）对于有典型意义的病例、护理问题、患者跌伤等意外，由护理部组织定期召开全院护理综合质量分析会，通过分析使护理人员对加强工作环节质量管理、运用法律维权和真正体现以人为本的服务宗旨等形成广泛的共识。

（3）对于一些潜在的问题，如医护合作的法律问题、差错及护理问题的防范、交接班的责任归属等均以相应的管理办法形式给予规范和细化，建立护士长目标考核和管理评分手册，强化问题的报告制度，及时发现风险隐患，防患于未然，有效避免出现问题责任不清的现象。

（4）利用班前、晨会、交接班讲评以及岗前培训等机会，对广大护士进行工作质量评析和风险意识的教育，以促进护理事业的发展。

（5）在护理基础教育中增加法律知识的学时，并增加与职业有关的法律知识的内容。

（6）必须尽快制订出与护理工作有关的法律，以保证护患关系的平等、科学、合法，做到有法可依。

（三）参照法律、法规，结合专业特点，实施护理管理

1.健全、完善护理管理体系

（1）将法律法规应用于护理管理文件中。

如参照法规修订岗位责任制，岗位责任制从法律的意义上看，既是保护被服务者权益的具体措施，又是服务者提供义务的具体体现。根据患者享有的健康权、知情同意权、选择权等权利，结合各科护理工作特点，全体讨论，分别对主班、治疗班、护理班、连班、大夜班、小夜班等各班工作的岗位责任进行修订，护理部负责审核、监督检查。其中要详细规定在护理过程中对患者享有的各种权利的尊重，并贯穿护理活动始终。

（2）制定作业指导书规范各种护理行为。

对于各项护理活动如：执行医嘱、交接班、护理记录、翻身、各项护理操作等制定作业指导书，作为护士执行操作的标准，检查监督护理活动的依据，同时也是提高护理质量的保证。对护理文书书写，如体温单、执行医嘱记录单、临床护理记录单等，从作为法律依据的角度进行统一规范。

（3）建立 ISO9000 护理质量管理体系。

引进先进管理理念及方法，实施规范化管理，是提高护理管理水平和护理质量重要途径。ISO9000 标准质量控制体系强调以顾客为中心、预防为主、过程控制和持续质量改进，是在总结世界发达国家先进质量管理和质量保证经验的基础上编制并发布的一套实用而有效的管理标准。在护理质量管理体系中建立的护理质量手册、护理程序文件、作业指导书等文件中均明确了护理质量方针、质量目标、各级人员职责权限、工作流程、操作规程等，使每个护士的行为有据可依，有据可查，按照文件操作者严格执行，管理者严格检查，及时发现不合格项，积极分析原因，明确责任，制定措施，达到持续改进的目的，避免医疗纠纷及差错事故的发生。

2. 培养护理管理者自身的法律意识，使护理管理法制化

（1）在护士长的定期培训中，增加法律知识的学习，注重管理观念与管理模式变革。

（2）护士长必须承担护理雇主的法律责任。护士长作为医院最基层的管理者，不仅要具备丰富的临床护理经验，而且要具备敏锐的预见力、观察力并敢于承担风险。作为管理者，在病房的环境设施、人员搭配、工作安排上要全面细致考虑，从实用性、合理性、法律性的角度审视护理行为是否正确，多方面听取意见，及时发现问题，并找出对策。只有加强了护士长护理雇主的法律责任后，护士长才会主动地加强自己与下属护士的管理及学习，减少医疗纠纷的发生，由此达到用法律来强化护理管理者的责任心。

（3）加强护理人才资源的管理与应用。医疗事故有责任性与技术性之分，护理差错事故也应分清技术性与责任性。护士长安排某人到某一护理位置上时，必须事先考虑该人是否有胜任此工作的专业能力。若缺乏专业水平，则不应安排。随着法律意识的加强，更进一步证明了护理工作应按职称、按能力上岗，打破以往护理大锅饭现象。同时，只有做好护理人力资源的管理，才能充分体现护士的知识性、技能性，最大限度地发挥各层次护士的潜能，促进护理事业的兴旺发展。

（4）启动职业保险。职业保险是指从业者通过定期向保险公司交纳保险费，使其一旦在职业保险范围内发生责任事故时，由保险公司承担对受损害者的赔偿。参加职业保险是对护理人员的自身利益的一种保护，保险公司可在政策范围内为其提供法定代理人，以避免其受法庭审判或减轻法庭的判决；它也可在败诉后为其支付巨额赔偿金，使其不致造成经济上的损失；受损害者得到经济补偿，使护理人员减轻其负罪感。但是职业保险不能使护理人员摆脱护理纠纷或事故中的法律责任，它只是在一定程度上可以减轻其为承担该责任所要负出的代价。

（5）关注新科技应用带来的法律问题。随着生物工程、光导纤维、激光新型材料等新技术的广泛应用，医学科学技术有很大的突破，如人工受精、试管婴儿、器官移植等技术的发展，不仅使传统的医学科学理论受到冲击，而且也使与此有关的传统伦理道德、法律规范和法律制度受到了影响，这就是新科技带来的法律问题。对人工受精、试管婴儿引起的法律上的争议，至今无公认的法律问世。如何指导护理人员应用好新技术、新方法，应参照相关法

律、法规，采取慎重的态度。一方面要积极促进和保障新技术的发展；另一方面又不能损害服务对象的合法权益，导致法律纠纷的产生。

第八节　参政议政与护士权益保障

一、概述

(一)参政议政的概念

参政议政是指对政治、经济、文化和社会生活中的重要问题以及人民群众普遍关心的问题，开展调查研究，反映社情民意，进行协商讨论，通过调研报告、提案、建议案或其他形式，向党和国家机关提出意见和建议。

(二)参政议政的目的

参政议政是人民政协履行职能的重要形式，也是党政领导机关经常听取参加人民政协的各民主党派、人民团体和各族各界人士的意见和建议、切实做好工作的有效方式。各级人民政协组织中人才荟萃，汇聚了各个领域的专家学者，充分运用自己的有利条件，围绕政治、经济、文化和社会生活中的重要问题及人民群众普遍关心的问题，选择一些具有综合性、全局性、前瞻性的课题，深入开展调查研究，反映社情民意，进行协商讨论，提出有见解、有份量的意见和建议，为党和政府决策提供依据和参考。

(三)参政议政应具备的基本素质

(1)明确并能深刻理解参政议政的含义，并有参政议政的基础。

(2)有能力发现问题，提出问题。

(3)有能力提出切合时宜、切实有效、切实可行的解决问题的办法。

(四)参政议政应当具备的基本基础知识

(1)法律、法规、规定等。

(2)人民政协。

(3)人民代表大会。

(4)民主党派。

(5)理论、路线、问题、方针、战略、政策，各项工作等。

(6)基本国情，基本省(市、区)情、基本市情等。

(7)体制、机制等。

(8)基本国策。

(9)各项基本战略。

(10)国内外形势、趋势。

(五)参政议政的具体途径

(1)投票选举。

(2)与各级政府机构保持一定的联系。

(3)通过学术团体、组织发挥集体的力量。

(4)通过传媒、人民代表、政协委员。

(5)平时关心时事、政策。

(6)增加自己的知识和交流技巧，包括口才、书写能力等，通过讲学、论证、咨询、评审等方法参政议政。

二、护理人员参政议政

(一)护理人员参政议政的意义

护士参政的主要目的是推动护理事业的蓬勃发展,通过充分发挥护理专业在医疗卫生领域的特殊作用,来改善人民群众的健康状况,提高生活质量,为促进国民经济的增长、社会的发展,作出更大的贡献。因此,护士参政有着重大的现实意义和深远的历史意义。

1. 护理人员参政是护理事业自身发展的需要

护理事业发展至今,面临着许多亟待解决的问题,这些问题都直接或间接地与社会和政策因素有关,要解决这些问题,就必须通过参政这一有效行为来影响决策者,变社会和政策因素的不利面为有利面,进而达到促进护理事业自事发展的目的。同时,护理事业的发展离不开其他各项事业的支持、配合,护士积极参政,会在社会上树立起良好的职业形象,提高社会对护理的了解及认同,赢得尊重和理解,获得社会各界的积极配合和支持。

2. 护理人员参政是实现护理界与政府、社会各界相互沟通的最佳途径

(1)通过参政,护理人员将政府有关方针政策及时加以传达贯彻,并找出薄弱环节,及时反馈意见,以完善有关政策。

(2)通过参政,护理人员可以及时、顺畅地将意见和建议反映到政府有关部门,并督促解决。

(3)通过参政,护理人员可以与社会各界进行交流与沟通,增进了解,互助互利,共同发展。

3. 护理人员参政有助于促进护理法规、制度的建立与健全

我国现行的护理法规建设处于起步阶段,已颁布的相关法规,有待于进一步修订和完善;随着社会和医疗卫生事业的发展,需要加大护理法规的立法力度,将立法工作提上议事日程。这些工作不能仅靠立法机构与政府部门,更需要的是护理界自身的积极参与,唯有如此,护理法规、制度的建设才可能走上规范化、系统化、科学化的轨道,为护理事业的良性发展提供可靠的法律保障。

4. 护理人员参政有助于护理执法工作的深入开展,维护护理人员及服务对象的合法权益

护理人员参政,一方面可以监督护理法规贯彻执行情况,及时发现并督促纠下有法不依、执法不严、违法不究的现象,有助于护理行为法制化;另一方面,可以有效维护广大护理人员和护理对象的合法权益,使各种违法侵权行为受到应有惩治。

5. 护理人员参政有利于护理队伍自身素质的提高

(1)护理人员要参政,必须成为本专业领域内有影响力的专家,专业学识广博、富于进取。

(2)护理人员要参政,必须善于调查研究,掌握国家大政方针以及各种信息,具备发现问题、分析问题、提出合理解决办法的能力。

(3)护理人员要参政,必须利用各种机会锻炼自己的社交、管理与协调能力。

综上所述,护理人员只有不断提高自身综合素质,参政才能成为现实,而通过参政,护理人员的素质必定得到进一步的提升。

6. 护理人员参政能增强护士的责任心、自豪感和荣誉感

参政的过程,是为整个医疗卫生事业发展以及社会服务的过程,将受到社会的重视、支持和赞誉，也有助于促进护理人员安心本职工作，激发工作热情，增强护士的责任心、自豪感和荣誉感。

（二）提高护理人员参政议政能力

1. 目前我国护理人员参政议政存在的问题

（1）在立法机构、群体组织、社会团体等重要参政领域内，护理人员所占比例小，不能充分发挥作用。在单位内部的管理机构和领导层中，护理人员没有达到应有的比例，抑制了她们参与管理的积极性。

（2）护理人员法律意识淡薄，法律知识缺乏，有法不依，有法难依。

（3）临床许多护士只埋头于业务，关心自己的小天地，满足于完成自己份内的工作，参政议政热情不够，不主动、不善于把自己的意见和建议向上反映，缺乏对整个护理事业发展的关心度。

（4）护理专业学术团体、组织在推动护士参政方面所做的工作不够。特别是在积极充当护理界与政府组织、社会各界的纽带，有效地推动护士参政方面，工作力度不够大。

（5）相关部门对护士参政不够重视，甚至抱有偏见。

2. 提高护理人员参政议政的途径和措施

（1）途径：①参与本单位护理管理；②参加社区服务，体现护理自身的社会价值，促进社区医疗卫生状况的改善，普及健康知识，赢得政府地护士参政的肯定；③通过参加有关学术团体如中华护理学会进行参政；④充分运用新闻媒介和各级人大、政协组织等渠道，宣传护理工作，扩大影响力，增强社会对护理参政的认同感，积极争取更多的护理专家进入各级人大、政协，通过这些重要的政治组织，增强护理事业对政策的影响力。

（2）措施：①采取多种形式进行宣传、教育，以提高护士及管理者对参政重要性、必要性的认识；②加强护生参政意识的培养，提高护士自身素质，重视护生人际交往、团队才能的培养参政能力；③关心国家大事、了解大政方针，关注护理事业和卫生事业的发展；④加强护理专业学术团体如中华护理学会的自身建设，使其成为学术和参政优势两者皆备的组织，充分发挥其对护士参政的指导作用。

（三）有关护理学术团体与组织

中华护理学会成立于1909年，是中国建立最早的专业学术团体之一。1914年以来，共召开全国会员代表大会22次，进行了各届理事会改选。1922年中华护理学会加入国际护士会，并积极参加其活动，1949年后终止。1920年创刊《护士季报（中英文版）》。现有《中华护理杂志》《中华护理教育》两本中文期刊，《国际护理科学（英文）》英文期刊。与河北日报社联合主办《现代护理报》（半月报）。学会已成立了内、外、儿、妇、精神、中医等32个专业的学术委员会，全国31个省、自治区、直辖市（除台湾省外）均设有分会，建立了直接的业务指导关系。各省、自治区、直辖市亦普遍设有地（市）、县分会。香港特别行政区护理学会和澳门护理学会亦与本会有相应的工作联系。

中华护理学会的主要业务范围如下：

（1）开展国内、外护理科技学术交流，组织护理科技重点课题的研究和科学考察活动，并加强同国外护理团体和护理科技工作者的友好往来。

（2）依照国家有关规定，编辑出版、发行《中华护理杂志》《中华护理教育》《国际护理科学》（英文）科技书籍及其他护理学术资料及音像制品。

（3）推广护理科技知识，先进技术与科研成果。

（4）适应现代医学及护理理论、技术的发展，接受国家卫生计生委委托开展在职继续护理学教育，提高护理专业技术水平。

（5）对国家有关的护理政策和有关问题开展咨询，提出合理化建议。

（6）依法维护护士在执业活动中的合法权益，保障护士在执业活动中人格尊严、人身安全不受侵犯。

（7）为加强行业自律性管理，规范护士执业行为，协助卫生行政部门制定护理实践标准与规范，建立护士培训、考核体系。接受卫生行政部门委托，承担专科护士的培训及业务水平（资格）的认定。

（8）团结和组织全国护士，认真贯彻执行《护士条例》，遵守国家法律、法规，依法执业，及时向政府提供反馈意见。

（9）针对护士队伍的发展现状和需求，积极开展调查研究，及时向政府提交研究报告，为政府制定护士队伍管理和护理服务管理的政策、法律或法规提供科学依据。

（10）搭建护士与政府、人民群众沟通的平台，促进学会与社会各界的交流和联系，努力营造并构建和谐有序的护理工作环境和秩序。

（11）开展对护士的终身护理教育。

（12）接受有关部门委托进行护理科技项目论证、科技成果鉴定、科技文献的编审；按照规定经批准推荐、奖励优秀学术论文、著作和科普作品。

（13）开展护理专业咨询服务。

（14）结合国家科技发展政策，对贫困地区护理事业的发展给予支持。

（15）接受中华医学会委托，进行护理问题的鉴定。

（张静平　叶曼）

思考题

1.结合本科室护理工作情况，如何选择合适的护理绩效考核方法来调动护理人员的积极性？

2.结合本科室的护理工作情况，制定出本年度开展优质护理服务的护理工作计划。

第四章　社区护理

学习目标

识记

1.能列出社区护理的工作特点和康复护理的主要内容。

2.能叙述家庭访视、延续性护理、衰弱、长期照护、康复等概念。

3.能列出生殖健康的主要影响因素。

4.能陈述老年期心理社会特点。

理解

1.能简述家庭访视、母婴健康中心的发展现状。

2.能分析医养结合人才培养、喘息服务与安宁服务发展现状。

3.能解释科学的老年人照护理念、康复 ICF 理论。

4.能比较各种康复技术的优劣点。

运用

1.在全面评估基础上能为某位失智症老年人，制定一份社区居家照护方案。

2.能为偏瘫老人实施日常生活活动能力的训练，指导老人进行床上翻身、下床行走。

3.能为某高龄二胎妈妈进行产前健康宣教。

　　社区作为社会人群生活的场所，也是护士从事护理工作的场所之一，社区护理以社区为基础向社区人群提供护理服务，是护理学科发展的重点方向。社区护理是适应生物—心理—社会医学模式、社会化的新型护理服务模式，实现了以疾病护理为中心向以人群健康为中心的转变，增添了新的工作内容，扩大了护理工作范畴，使服务从医院走向家庭，走向社会，将传统的封闭式的服务转变为开放式；这些社区护士立足社区、面向家庭，以社区内居民的健康为中心，提供六位一体的综合、连续、便捷的健康服务护理。卫生服务体系的改革，促进了我国社区护理的形成和发展，开展社区卫生服务成为我国卫生事业发展的趋势，社区护理成为 21 世纪护理发展的主要方向和新的热点，社区护士则成为 21 世纪卫生保健服务的主力军。本章将从社区护理重点人群老年人、妇女儿童及残疾人这三个弱势群体展开社区护理的探讨。因此，建立正确的生活方式，全民普及健康保健知识，预防疾病的发生，是社区医疗机构的重要任务。

（一）相关定义

1.社区（community）

　　简单地说，社区是一个聚居在一定地域范围内的人们所组成的社会生活共同体；更全面点则可认为，社区是具有某种互动关系和共同文化维系力，在一定领域内相互关联的人群形成的共同体及其活动区域。

社区的基本要素包括：一定的地理区域；一定数量的人口；居民间有共同的意识和利益；有一定社会交往。

2. 社区护理（community health nursing）

来源于英文，也称为社区卫生护理或社区保健护理。根据美国护理协会的定义，社区护理是将公共卫生学及护理学理论相结合，用以促进和维护社区人群健康的一门综合学科。社区护理工作是社区卫生服务工作中的重要一环。

社区护理以健康为中心，以社区人群为服务对象，以促进和维护社区人群健康为目标。

社区护理重点服务对象主要是社区弱势群体，包括老年人、妇女、儿童和残疾人。社区护理服务需求的剧增与人口老龄化、疾病谱和死亡谱的改变、医学模式及健康观的转变以及卫生资源配置不良与医疗费用的过快增长等因素息息相关。

3. 社区护士（community nurse）

指在社区卫生机构及社区相关医疗机构、医养结合机构从事护理工作的专业技术人员。

社区护士工作场地可以包括社区卫生服务中心、社区卫生服务站、居民家庭、社区医院、社区嵌入式养老机构和其他社区团体、社区组织机构等等。

社区护士应具有国家护士执业资格并经注册，有一定的临床护理工作经验，接受过社区护理专项培训，有较强的沟通能力与独立的工作能力。

4. 社区卫生服务（community health service，CHS）

是社区建设的重要组成部分，是在政府领导、社区参与、上级卫生机构指导下，以基层卫生机构为主体，全科医师为骨干，合理使用社区资源和适宜技术，以人的健康为中心、家庭为单位、社区为范围、需求为导向，以妇女、儿童、老年人、慢性病患者、残疾人、贫困居民等为服务重点，满足社区人群基本卫生服务需求为目的，融预防、医疗、保健、康复、健康教育、计划生育技术服务功能等为一体的，有效、经济、方便、综合、连续的基层卫生服务。随着卫生体制改革的进一步深化，社区卫生服务的重要地位日益凸显，社区护理也越来越受到关注。

国际国内相关研究表明，社区卫生服务是减少区域卫生资源浪费，确保提供低成本、经济有效的慢病干预措施及老年人医疗卫生保健的最佳途径，是实现"人人享有卫生保健"的基础，是国际卫生服务的大趋势。

（二）社区护理的工作特点

社区护理将公共卫生学与护理学有效地结合在一起，既强调疾病的预防，又强调疾病的护理，最终达到促进健康、维护健康的目的。社区护士具有以下特点。

1. 以促进和维护健康为宗旨

社区护理的主要目标是促进和维护人群的健康，所以护理患者和为社区人群提供预防性护理服务如健康教育、卫生保健等，对社区护士来说同样重要。

2. 面向整个社区人群

社区护理的对象是社区全体人群，即包括健康人群和患患者群。

3. 社区护士具有高度的自主性

在社区护理过程中，社区护士可能于社区卫生服务中心或相关医疗、医养结合机构或入户上门进入家庭开展各种护理工作，要求社区护士具备较强的独立工作能力和高度的自主性。

4. 社区护士必须和其他相关人员密切合作

社区护理的内容及对象决定社区护士在工作中不仅仅要与卫生保健人员密切合作，还要与社区居民、社区管理人员等相关人员密切协调。

《"健康中国 2030"规划纲要》提出"以农村和基层为重点，在社区推行健康生活方式，预防为主，减少疾病发生，人人参与、人人尽力，共建共享实现全民健康"的健康中国战略主题。纲要指出要加强重点人群健康服务，提高妇幼健康水平，促进健康老龄化，维护残疾人健康；推动健康领域基本公共服务均等化，维护基本医疗卫生服务的公益性，到 2030 年，初步形成 15 分钟基本医疗卫生服务圈。这将对社区护理的创新发展有极大的促进作用，是一个绝佳的发展机遇！当然同时也对社区护士的工作提出了新的、更高的要求。

第一节　社区妇幼保健

社区妇幼卫生服务是妇幼卫生工作的基础，开展社区妇幼卫生保健工作是卫生事业改革和发展的需要，是卫生资源合理配置和利用的需要。随着我国社会经济发展，儿童及妇女都对健康服务有了更高的要求，妇女疾病的普查普治、婴幼儿及儿童预防保健等要求服务模式、服务理念创新；而计划生育政策变向——开放二胎生育，使高龄产妇产前产后指导、二孩照护等社区护理新热点接踵而来，要求更多社区护士、更全面地参与照护服务，以健康保障为出发点，把健康教育落实到每个人，最大限度地满足妇女儿童对健康的需求。

一、概述

(一) 相关概念

1. 妇幼保健

妇幼保健是应用多学科的理论知识和技能，以预防保健和临床医学相结合的手段，对女性群体和儿童进行保健服务，以维护和提高妇女和儿童的身心健康。

2. 妇女保健

妇女保健是以维护和促进妇女健康为目的，以预防为主，以保健为中心，以基层为重点、社区妇女为对象，防治结合，开展以生殖健康为核心的保健工作。

3. 儿童保健

儿童保健是我国卫生事业的重要组成部分，是根据儿童的生理和心理特点，针对危害儿童健康的主要疾病和影响因素，采取有效的防治措施和保健措施，以保障儿童身心健康，提高儿童健康水平。

4. 生殖健康

生殖健康一词定义由 1994 年国际人口与发展大会上获得通过并写入《行动纲领》。其含义包括：人类有生育能力，但又能科学地调节与控制人类的生育能力；怀孕、分娩及婴儿期的安全以及婴儿正常发育；人类有正常的性生活，但不必担心患性传播疾病以及不在计划中的怀孕。当今世界许多全球性问题都与人口增长及伴随的社会和环境影响密切相关，特别是生殖疾病严重影响着人们的生命质量。儿童是社会的未来，而母亲则是这个未来的保护伞。2005 年世界卫生组织报告中就已认为所有国家必须确保每一位母亲和孩子都能够享用医疗保健服务——要有连续性，从怀孕期到分娩期，新生儿期和孩童时期。报告指出，母亲、新生儿和儿童的健康应该是健康权利的核心，母亲和儿童广泛享用医疗保健服务需要卫生系统对全体居民的需求作出及时的反应，并提出保护措施。为使这一计划得以实现，需要对卫生系统和医疗卫生人员加快投资。

（二）生殖健康的主要影响因素

生殖健康是妇女和儿童身心健康的前提与保证，对国民人口素质提高、社会经济发展均会带来巨大影响。关注妇幼保健，首先要关注生殖健康，了解其主要的影响因素。

1. 计划外生育

（1）无节制生育：无节制生育意味着妇女及婴儿的生命健康风险增大，所有孕产妇死亡中有1/4～1/3是无节制生育和非意愿生育的结果。生育过密增加了危险因素和与生育疾病有关的疾病。

（2）早婚、早孕、早育：女性年龄过小，尚未发育成熟，难产等并发症的发病率高，死亡风险也随之增大。小于18岁生育的妇女比20～29岁生育的妇女在分娩时的死亡率要大2倍。18岁以下母亲生的婴儿比20～29岁母亲生的婴儿，死亡可能性要大50%。因此，要提倡晚婚、晚孕、晚育，25岁左右是最安全的生育年龄，有利于母婴安全。

（3）人工流产：据统计，全球每年有91万名妇女妊娠，其中50%不是在计划内的，约30%的妊娠以人工流产而终止妊娠。最近资料表明，全球每年几乎有2000万例不安全流产，几乎8万名妇女死于不安全流产，这意味着有13%的与妊娠有关的死亡是由于这种原因所致。

2. 产科因素

大部分（60%～80%）孕产妇死亡是由于产科出血、难产、败血症和不安全流产的并发症造成的。母亲的死亡极大地影响孩子的健康和生活。幸存的孩子在2年内死亡的危险性比那些父母健在的孩子要高3～10倍。近年来，对孕产妇死亡的原因提出了3个延误和5个限制的观点。3个延误是：家庭作出就诊决定的时间延误；去卫生机构在路途交通上的延误；得到有效治疗措施的延误。5个限制是：保健意识弱；交通不便；经济贫困；技术水平低；医疗保健条件不足。

3. 生殖道感染性疾病

据世界卫生组织的不完全统计，妇女中各种妇科疾病发病率在65%以上。我国有关资料调查显示，育龄妇女妇科疾病发病率在70%以上。女性一生中几乎100%患过不同程度的阴道炎，其中有5%以上因病情严重影响了正常的工作和生活。女性生殖道感染的危害性很大，可因病情扩散引起盆腔炎，导致不孕症，孕期感染引起不良妊娠结果，孕期经胎盘或分娩时由产道还可直接使胎儿、新生儿受同类病原体感染而致病。

4. 性传播疾病

性传播疾病已成为当今人类健康的最大威胁。20世纪60年代以前，性病主要指梅毒、淋病、软下嵌、性病肉芽肿等疾病。1983年WHO把性接触传播的尖锐湿疣、生殖器疱疹、白假丝酵母菌、滴虫病、沙眼衣原体感染、艾滋病、乙肝病毒（HBV）感染，列入性病的范围。

5. 其他因素

如环境和理化因素、妇女的地位和权利等。

（三）社区护理服务可提供的妇幼保健

社区妇幼保健护理服务主要有妇女保健、儿童保健、计划生育技术指导、生殖健康维护与促进等。

1. 妇女保健

产前保健了解孕妇的基本健康状况和生育状况，对可能导致不良妊娠的危险因素进行全面评估和识别，根据孕前风险评估结果开展孕妇及家庭的保健指导；产后保健开展产后家庭访视，提供产后恢复、产后避孕、家庭生活调整等方面的指导；更年期保健，依托社区的围绝经保健网络管理，由社区全科医师团队全覆盖筛查辖区内围绝经期妇女，通过问卷调查采集个人详细的健康相关信息，对采集的个体健康信息进行分析，确认健康危险因素，作出健康状况评估，并据此实施分类分级管理，落实健康管理方案及追踪随访，进行围绝经期保健健康咨询和指导。

2. 儿童保健

主要对象是新生儿、婴幼儿、学龄前儿童、学龄期儿童。主要内容包括对散居儿童疾病早期预警与管理、生长发育监测、喂养指导、伤害保护、健康教育、免疫接种等等，同时，对特殊儿童进行康复指导与管理。

3. 计划生育技术指导

在夫妻双方知情选择的前提下，指导夫妻双方避孕、节育，提供避孕药具及相关咨询。

社区卫生服务对生殖健康的维护与促进主要体现在以下两方面：①对育龄妇女进行健康教育，提供足够的咨询和信息，重点是节育安全、卫生保健知识的咨询和宣教。②以围生期保健为重点开展母亲安全工程，减少孕产妇死亡率和发病率，包括提供计划生育服务，避免不安全流产，促进产前保健，提高必要的产科保健质量等。

二、儿童各期社区保健护理

儿童保健的原则是促进健康，预防疾病，达到优生优育的目标。社区护士要做好社区、家庭的小儿保健护理、健康教育。

（一）新生儿保健

自出生后脐带结扎时起至生后 28 天内，称新生儿期。一般在产妇出院后当天或第 2 天、第 14 天和 28 天各访视一次，对新生儿进行健康检查，早期发现问题，及时指导处理，降低新生儿发病率、死亡率或减轻发病程度，同时进行科学育儿的保健指导。每次访视后，应认真填写新生儿访视卡，并根据新生儿、家长及家庭具体情况进行针对性的指导。满月访视结束时作出新生儿访视小结，并指导家长继续进行婴幼儿生长发育监测和定期健康检查。

（二）婴幼儿保健

从出生到满 1 周岁之前称为婴儿期。1 周岁后到满 3 周岁之前为幼儿期。该期保健重点为：

1. 家庭健康教育

主要包括：①指导并提倡母乳喂养；②了解婴幼儿生长发育情况及特点；③根据不同时期的饮食特点给予充足的营养；④培养婴幼儿良好的生活习惯；⑤了解孩子生病标志；⑥父母自身良好的生活习惯；⑦其他护理方法。

2. 定期体检

对 4 周以上婴儿每 2~3 个月做一次较全面的健康检查。第 2 年、第 3 年每半年一次体检，3 岁以后每年体检 1 次。

3. 免疫接种

做好足量的计划免疫接种工作，预防传染病的发生。在婴儿出生后 1 个月内，其监护人应到居住地的接种单位为其办理预防接种证，按照免疫规划疫苗规定的免疫程序，按时到指定地点进行接种。

4. 疾病防治

对婴幼儿常见病和多发病做到早期预防、早期诊断、早期治疗。

（三）学龄前期保健

3 周岁后到入小学前(6~7 岁)为学龄前期。

1. 学龄前儿童保健内容

包括：①家长健康教育；②保健指导；③建立健康体检卡，定期体检；④有计划的免疫接种；⑤预防及治疗常见病、多发病。

2. 学龄前儿童保健重点

包括：①加强安全教育指导，正确引导有益活动，防止意外事故；②既要注意儿童躯体健康，又要注意心理健康及智力、思维发展，培养良好的生活及行为习惯。

3. 学龄前儿童保健措施

包括：①建立合理的生活制度；②培养良好的卫生习惯；③健康标准和监督机制；④消毒隔离制度；⑤安全防范措施教育；⑥防病治病工作程序和手段；⑦早期教育与体格锻炼。

（四）学龄期保健

从入小学起(6~7 岁)到青春期(女 12 岁，男 13 岁)开始之前称学龄期。此期小儿体格生长仍稳步增长，除生殖系统外其他器官的发育到此期末已接近成人水平。脑的形态已基本与成人相同，智能发育较前更成熟，控制、理解、分析、综合能力增强，是长知识、接受文化科学教育的重要时期。应加强教育，使他们在学校、家庭中打好德、智、体、美、劳全面发展的基础。这个时期发病率较前低，但要注意预防近视眼和龋齿，矫治慢性病灶，端正坐、立、行姿势，安排有规律的生活、学习和锻炼，保证充足的营养和休息，注意情绪和行为变化，避免思想过度紧张，强化安全教育指导。

（五）残疾儿童保健

据统计，全球 5 岁以下的儿童有 22% 生活在中国，据 1988 年全国出生缺陷监测结果，中国出生缺陷率为 13.07‰，全国每年肉眼可见的残疾儿童约 30 万人；至 2012 年《中国出生缺陷防治报告(2012)》显示，我国出生缺陷发生率与世界中等收入国家的平均水平接近，约为 5.6%，每年新增出生缺陷数约 90 万例，数据在下降，但整体基数仍让人触目惊心。这一大批的残疾儿童更需要社区护理服务来促进他们的健康状况，帮助提高其生活能力，主要包括生活技能的训练等，回归正常家庭生活、社会生活。

（六）集体环境儿童健康保健管理

1. 生活制度

指导制定、安排儿童合理的生活制度(表 4-1)。

表 4-1　儿童以小时计算的一日生活时间分配表

年龄	饮食		持续活动时间(h)	白天活动次数	睡眠(h)		
	次数	间隔时间(h)			白天持续时间	夜间	共计
1.5~3 个月	7	3~1.5	1~1.5	4	1.5~2	10.5	16.5
3~6 个月	6	4	1.5~2	3	2~2.5	10	16~18
7~12 个月	5	4	2~3	2~3	2~2.5	10	14~15
1~1.5 岁	4	4	3~4	2	1.5~2	10	13
1.5~3 岁	4	4	4~5	1	2~2.5	10	12~13
3~7 岁	4	4	5~6	1	2~2.5	10	12

2. 营养及膳食管理

①制定不同年龄儿童营养食谱；②膳食中各种营养素不同比值恰当合理；③食物烹调符合儿童特点；④专人负责食谱制定工作；⑤食堂卫生符合标准。

3. 健康检查

①儿童入园身体检查；②晨检；③定期检查；④工作人员从业前体检。

4. 疾病管理

主要侧重传染病预防和治疗。

三、妇女各期社区保健护理

（一）青春期保健

青春期是指 12~18 岁之间的时期，此时是女性性器官和性生理向成熟期发育的时期。青春期保健措施的目的是保护发育的正常进展，其内容包括青春期卫生宣教及此时期常见疾病的防治。要通过各种途径的健康教育使青春期少女了解女性性器官的解剖、生理知识，认识月经是一种正常的生理现象，懂得如何正确保持经期卫生，避免发生妇科疾病。

1. 对青春期女孩进行有关月经生理及卫生知识的教育

初潮时生殖系统尚未发育成熟，初潮后 1~2 年内还会出现短期闭经或月经紊乱，均属生理范围。因为环境变迁、情绪波动、寒冷刺激或劳动过度可引起月经紊乱、闭经、痛经等。若不予以重视，未及时进行防治，可影响健康或以后的生殖功能。

2. 青春期性教育

当男女青年逐渐成长，在社交场合容易产生相互爱慕之情，必须教育他们正确对待恋爱、婚姻等问题，情感要服从于理智，防止因情感冲动而发生越轨行为。

3. 心理卫生指导

青春期是青少年心理成长、智力发育和世界观形成确立的重要时期。此时期青少年逐渐脱离依赖父母的生活习惯，开始进入社会独立生活。心理学家将这个时期称为"危险时期"。对社交、挫折、恋爱等有计划、有系统的健康教育，对促进其健康成长有决定性作用。

4. 个人卫生指导

保证睡眠充足。13~15 岁的青少年应睡足 9 小时，15 岁后睡 7~9 小时即够。应防止沾染吸烟、酗酒等不良习惯。

5. 营养指导

青春期生长发育迅速，营养要素特别是蛋白质的需要亦大为增加。要注意营养成分的合理搭配，培养良好的饮食习惯。

（二）围婚期保健

婚姻不仅关系到家庭的幸福，也关系到人口的素质、社会的安定。围婚期妇女保健是结婚前后为保障婚配双方及其下一代健康所进行的保健服务。对即将结婚的男女通过结婚学校等各种形式进行婚前教育与提供婚前咨询，使他们重视婚姻道德，了解性、避孕及优生知识，自觉地进行婚姻保健。婚前卫生指导包括性卫生知识、生育知识和遗传病知识的教育；婚前卫生咨询则指对有关婚姻、生育保健等问题提供医学意见；性知识指导主要包括性生理、性卫生两方面的内容。

（三）孕期保健

为了保护孕妇身体健康及胎儿正常发育，做好孕期保健非常重要。对孕妇进行有关妊娠生理过程、产前检查的重要性以及影响胎儿质量的常见因素等知识的宣教工作。后期做好分娩前准备的指导,包括心理准备、用物准备、新生儿场地环境准备等等。还要注意乳房特别是乳头问题的处理如乳头内陷等,其他还涉及孕期性生活的指导。

让孕妇了解孕期中可能影响胎儿质量的因素,常见如下:

1. 职业性因素

常见职业性有害因素如铅、汞、镉、砷、汽油、二硫化碳、三氯乙烯、氯乙烯、氯丁二烯、麻醉剂气体、放射线、噪音、微波等。

2. 嗜好问题

如吸烟、酗酒等。吸烟孕妇的新生儿,体重减少,且早产机率高。子代的先天缺陷发生率及围生期死亡率,均随父亲吸烟支数增加而升高。慢性乙醇中毒孕妇所生婴儿有乙醇综合征的先天性异常表现。

3. 孕期用药

有害药物包括抗癌类药、激素类药物及某些抗生素如四环素、氯霉素、链霉素、卡那霉素等。镇静药如氯丙嗪及退热镇痛类药也应慎用。孕 3 ~ 9 周为对孕期用药的最敏感期,受药物影响发生结构异常可能性最大。

4. 孕期营养与食品卫生

缺乏热量及蛋白质时,低出生体重儿出生率及死产率易上升,30% 有神经与智力方面问题。若孕期缺锰可引起胎婴儿先天异常如骨骼异常、共济失调、脑功能不正常。锌缺乏与流产、畸胎、低出生体重有关。孕期维生素 A 缺乏或过多,可致婴儿失明、眼部畸形、中枢神经或泌尿生殖系统畸形。叶酸缺乏可致流产、死胎、畸胎、脑发育异常,还与出生体重、心理行为的发育有关。含汞废水(甲基汞)通过海鲜食品进入孕妇体内可危害胎儿;黄曲霉毒素 B 是最毒和最强的致畸、致癌物质;腌渍保存食物中,常有 N - 亚硝基化合物存在,致癌性较强,早期可使胎儿死亡,中期致胎儿畸形,后期可使子代发生肿瘤。

(四)产褥期保健

产妇全身各器官除乳腺外从胎盘娩出至恢复或接近正常未孕状态的一段时期,称为产褥期(puerperium),一般需 6 周。社区护理提供的服务主要包括通过产后访视进行产褥期心理指导、家庭的适应与协调、饮食营养指导、产期康复治疗及训练等。

1. 心理干预

通过与产妇及家属进行有效沟通,注意发现产妇的产后不良情绪、产后抑郁等心理问题,向产妇及家属介绍可导致产后心情波动的常见因素,说明家庭护理方法、产后抑郁症的识别及应对措施。

2. 产后康复训练

采取手法按摩联合产后康复治疗仪给予物理治疗,自正常分娩的 7 天后或剖宫产分娩的 15 天后上门治疗,1 次/2 天,15 次为 1 个疗程。产后康复治疗内容包括子宫恢复、乳腺疏通、腹部形体修复、大小腿形体修复、臀部形体修复以及产后疲劳的恢复等。指导产妇进行颈部、胸背部、手臂、腿部、腹部及臀部运动,2 次/天,每次练习 10 ~ 15 分钟,同时进行会阴收缩练习。

3. 产后营养及亲子关系建立的指导

使用营养摄入专用软件定期测定产妇所需的能量、脂肪、蛋白质、碳水化合物、维生素及相关矿物质等营养成分,根据测定结果结合产妇的个人爱好、饮食习惯等给予个性化产后营养指导，帮助产妇家属合理搭配产后膳食营养。指导产妇及其家人为新生儿洗澡、更换尿布、进行婴儿抚触、建立新生儿正常作息规律等。

产后访视是医院工作的良好延续，社区工作者需对产妇实施专人专访，并把预防、保健、医疗、康复、健康教育融为一体，及时了解产妇及家属对产褥期保健及新生儿护理等方面的需求，及时提供适当的指导，提高产妇的自护能力，保证母婴安康及母乳喂养成功，促进家庭的健康发展。

（五）哺乳期保健

哺乳期是指导产后产妇用自己的乳汁喂养婴儿的时期，一般长约10个月左右。由于母乳热量高，所含蛋白质、脂肪、碳水化合物的质和量均最适合婴儿的消化力及需要，是婴儿最适宜的食物，应大力提倡母乳喂养。哺乳期保健的内容为指导母乳喂养与哺乳期卫生，包括母乳分泌量、影响乳汁分泌量的因素，喂养方法及乳房护理，乳母饮食、休息、睡眠等，初产妇要防止急性乳腺炎等发生。

（六）围绝经期保健

围绝经期（perimenopausal period）是指妇女40岁后出现的卵巢功能逐渐衰退，生殖器官开始萎缩向衰退过渡的时期，是一个逐步变化的过程，一般发生在45~55岁之间，平均持续4年。绝大多数妇女可逐渐适应这一生理改变，无需处理。但如超过生理限度，个人神经系统不稳定，也可出现一系列植物神经功能失调的症状，影响工作、家庭及个人健康。更年期生理变化的主要特点表现为卵巢功能衰退，随着卵巢功能的衰退，开始时表现为无排卵型月经，整个周期受雌激素的影响，月经周期不规则，出血量时多时少。当卵泡停止发育，分泌的雌激素量少到不足以刺激子宫内膜生长以致脱落时无月经，称绝经。

更年期保健的重点：

1. 多宣传更年期生理卫生知识

让妇女自身明白这是一个生理过渡时期，经过1~2年就可自然缓解，有利于解除不必要的精神负担。同时让家庭成员、邻居、伙伴、同事们也应了解更年期的主要表现，在工作上、生活上给予她们关怀和体谅。此外，要避免过重、过累、过度紧张的工作劳动；避免精神过度紧张，尽可能避免不良精神刺激，给她们创造一个轻松愉快的环境。

2. 指导更年期妇女的活动与休息

加强身体锻炼，但不能过分，不能太剧烈和紧张，要量力而行。多参加集体活动，包括娱乐活动。调整睡眠习惯，保证充分的休息时间。注意饮食健康，预防肥胖、骨质疏松及其他老年疾病，保证营养供给。

3. 围绝经期综合征的干预

对围绝经期综合征症状较明显的，指导就诊，进行心理干预及对症治疗，采取适当的药物治疗。

4. 定期体验

更年期妇女每年进行一次全面身体检查、妇科检查和防癌检查。

（七）妇女病、性病、艾滋病防治

社区护士除了做好妇女保健工作，还要定期进行乳腺癌、宫颈癌等妇女常见病、多发病的普查工作，还可以教会妇女一些自我检查的简单方法，提高她们识别自身异常情况的能力。组织妇女进行健康宣教，普及常见病、多发病的科普知识，提高治病防病的保健意识，降低发病率，提高治愈率，不断提高妇女的保健水平。

随着社会发展，妇女、儿童性病及艾滋病病毒(HIV)感染逐渐增多。社区护士要向广大群众特别是妇女宣传性传播疾病的有关知识及危害性，提高她们自我防护意识，养成良好的生活习惯，同时社区护士还要对已发现的患者调查追踪，行之有效地治疗，消灭传染源，保护妇女儿童的身心健康。

三、社区妇幼保健护理服务现状

(一)家庭访视

家庭访视是发生在家庭环境中的、访视人员与家庭人员之间的互动，其主要目的是通过协助社区居民掌握更多卫生资料，增强社区居民的自理能力，了解并改善社区居民的健康状况。家庭访视现在已经成为社区护理的主要服务形式之一，大量事实证明，它在保护妇女儿童身心健康方面起着不可或缺的作用。

1. 家庭访视的发展空间

社区护理担负着社区初级妇幼保健工作，"预防性服务"是其工作的重要内容。社区护士通过家庭访视方式，接触辖区内相关居民家庭，与之建立相对稳固而持久的联系，可以有针对性地开展初级妇幼保健工作，如深入家庭开展健康教育、孕期指导、产前检查、计划免疫、更年期心理健康咨询、婴儿喂养、龋病和近视防治宣教等，向访视对象提供促进健康的生活方式与疾病预防的相关知识，使访视对象足不出户便可获得相关的保健知识与信息，从而实现预防为主，促进健康的目标。

家庭访视是医院医疗护理工作的延伸。随着人民生活水平的提高，人们越来越希望得到"个性化"的医疗护理服务，而医疗费用的不断上涨，又使人们更多地选择"居家医疗护理照护"。例如，多数妇女在医院生产后，愿意尽早出院回家休养，希望在家庭环境中得到来自专业人员的关于产褥期护理和科学育儿的正确指导；围绝经期的女性更期盼在这种"似病非病"的人生特殊阶段得到富有个性化的心理支持和症状需求，家庭访视是能够满足这些需求的有效途径和方式。如按照访视规定，在产妇产后 1~10 天内，社区护士应上门对产妇进行家庭访视，为母亲和婴儿进行体格检查(检查产妇子宫复原、恶露变化和乳房情况；检查婴儿发育、心肺情况、黄疸情况)、指导婴儿喂养及护理等。通过家庭访视，可使产妇享受到产后全程科学的医护服务，有效地减少了并发症的发生。由此看出，家庭访视是医院医疗护理服务工作的延伸，它架起从医院到家庭之间的桥梁，避免了从医院过渡到家庭期间出现的脱节现象，解决了患者出院后护理支持不足的问题。

目前我国社区针对妇幼群体的家庭访视已在许多地区展开，创造并积累了许多可借鉴的经验，如一些城市的妇产科医疗机构成立了"月子服务中心"，向居家产妇提供有偿访视服务，由产妇提出申请，中心就服务内容及服务质量做出承诺，双方签订协议书，家庭访视护士统一着装，上门访视佩戴上岗证，服务结束后由产妇及其家属对服务质量进行反馈。由此推而广之，以妇女儿童为服务对象的家庭访视因其服务群体需求量大、可挖掘潜力多而显示出不可估量的市场前景。

2. 家庭访视中存在的问题

作为一种社区护理服务形式，家庭访视早已被众多经济发达国家广为利用，例如产妇和新生儿的家庭访视已经成为美国社区医院产后常规护理工作的重要组成部分，呈现出网络化、市场化格局。在我国，随着社区功能和影响的不断扩大，家庭访视在预防疾病、促进健康中的作用日益凸显。但存在着一些不容忽视的问题：

(1)缺乏专业家庭访视人员。目前,家庭访视护理在我国的发展存在着地区间的不平衡,在一些大中城市,已经出现了一批经过专业培训的家庭访视人员,但是从整体上看,仍然呈现专业访视人员匮乏状态,在一些中小城市,从事妇幼保健家庭访视的人基本上是各社区卫生服务机构的护士,她们多数没有接受过正规的家庭访视专业培训,普遍缺乏权威机构颁发的资质认证,这使访视人员与被访视对象均暴露在权益无法律保障的危险地带,由此而来的医(护)患纠纷将会给家庭访视这一新生事物带来负面影响,阻碍家庭访视护理工作的良性发展。因此加快社区护士岗位培训及资格认证工作的步伐已成为当务之急。

(2)专业教育和实践严重滞后。近年来,随着护理科学的发展和护理职能的拓展,为数众多的护理院校为适应护理人才市场的需求,在课程设置中,加强了社区护理的教学力度,专门开设了"社区护理"课程,但因其属于新兴学科,许多任课教师本身关于社区护理及家庭访视的相关知识结构尚未构建完善,尤其缺乏家庭访视实践,因此在授课中存在"照本宣科"现象,所培养的学生由于不具备家庭访视技巧,在家庭访视实践中经常面临一些尴尬局面,被访家庭和访视对象常常对学生心存戒备,以致不信任、不接受甚至拒绝访视。教育上的不足会使家庭访视护理人才愈加短缺,是阻碍社区妇幼保健工作深入开展的原因之一。因此,如何优化社区护理专业教育教学结构、强化家庭访视实践教学环节,是摆在护理教育工作者面前的一个值得研究的课题。

(3)访视内容单一,以经验型护理为主。不同社区医疗卫生服务单位的访视工作内容大都只是送药、打针、输液,在做过产前和产后家庭访视的人中,其工作也多是通知体检和计划免疫时间、地点等等。这说明当前在家庭访视护理工作中,仍存在工作内容单一、经验型护理倾向。事实上,针对社区妇女儿童的家庭访视内容非常丰富,如孕前教育、孕期检查、产褥期检查指导、婴幼儿喂养护理指导、围绝经期咨询和健康教育、儿童佝偻病防治、沙眼及龋齿筛查与防治、儿童、青少年生长发育检测、妇幼心理健康教育等等。对家庭访视功能的开发,可以有效地利用社区医疗资源,是提高社区妇幼保健工作质量最直接、最有效的手段,同时提高它的科学性,是家庭访视这一工作方式得以存在和发展的基础和保证。

目前,我国妇幼社区护理服务基本还处在起步阶段,社区护士在妇女、儿童各期健康教育与咨询中的作用也亟待提高。在社区,人们都习惯于将医生作为自己的健康教育者,而不是护士。这一方面与我国过去几十年护理教育以中专为主,护士在受教育程度和专业素质上都明显低于医生的现状有关;另一方面,长期功能制护理不仅给大众留下了护士只会打针发药的印象,而且,从护士本身来说,也养成了对医生的依赖性,不是争取在自己能力所及的范围内做一个健康知识的传播者,而是把咨询和教育的任务习惯性地推给医生。因此,在加强对护理工作成就的宣传力度,改变社会对护理的态度的同时,护士本身也需要提高业务素质,并且要改变对自我价值的认识,积极主动地参与健康教育工作,成为健康教育的生力军。

随着健康新概念的深入,优生优育的普及,广大孕产妇及年轻的父母迫切要求提供各种咨询与健康教育服务,如产妇各方面的自我保健和新生儿喂养、新生儿护理知识的健康教育等社区护理服务。今后,妇幼社区护理服务应扩展家庭访视深度与广度,向妇女、儿童提供各种健康保健等服务,为妇幼保健对象建立健康档案,维护和促进其健康状况。

(二)延续性护理

美国老年协会对延续性护理概念的阐述为:设计一系列护理活动,确保患者在不同健康照顾场所之间转移或不同层次健康照顾机构之间转移时所接受的医疗护理具有协调性和连续性，预防或减少高危患者健康状况的恶化。我国对延续性护理模式的研究起步较晚，主要分为四种模式：基于医院的延续性护理模式、基于社区的延续性护理模式、协同护理模式和个案管理模式等。本书主要介绍基于社区的延续性护理模式。

1. 基于社区的延续性护理模式主要内容

延续性护理的特征可概括为"4C"即：综合性、延续性、协调性和合作性。综合性是指综合评估患者的状况，促进从医院到社区或家庭的延续性服务的实现；延续性是指确保常规随访的持久性；协调性是指医护人员之间或医护人员与患者的照护者之间的沟通协调；合作性即患者与医护人员就彼此设定的特定目标而进行的相互合作。

国外基于社区的延续性护理模式主要包括家庭医院和日间康复中心，国内则以家庭病床的形式为主。该模式的主要干预措施包括提供一般及特殊治疗性护理服务；设置社区宣传栏，定期开展健康讲座；由专业人员为患者提供日间运动功能训练和康复护理；定期进行家庭访视，上门提供健康咨询；监督患者的遵医行为，进行护理干预。

此种类型的延续性护理主要的运作方式为由综合医院牵头，以社区卫生服务中心作为双向转诊机构，成立医院－社区延续性护理小组，小组成员包括综合医院及社区医院的医生、护士、康复师。综合医院的护士与社区医院的护士"一对一"配对，建立患者档案以交接患者的病情，从而形成患者病情管理的有效沟通渠道，建立分级医疗和双向转诊制度，实现"小病在社区，大病去医院，康复回社区"的良性循环。社区护士则主要负责上门实施延续性护理主要措施，包括对饮食、服药、康复锻炼的指导、相关的护理并且记录病情的变化。根据病情的变化推测患者的执行情况以确定下次随访时的指导内容。一般来说，延续性护理服务中心往往设有专属的网站和QQ群，网站包括专科小组成员介绍、科普园地、精彩瞬间、护患交流、护理专家门诊介绍、网站公告等版块，由专职护士负责网站的维护、更新。每日上班时间QQ群由专职护士管理，负责患者提问时及时答疑，并在QQ群空间内上传一定的疾病健康教育知识、照片、视频等。

2. 基于社区的延续性护理前景

随着我国社会经济的发展，人们对医疗卫生服务质量要求也在不断提高，传统的医疗治疗关系是从患者入院开始至出院结束，患者出院便意味着治疗关系结束，部分患者在出院后接受社区医疗服务，然而不同级别及地域机构医疗水平不同，患者在各医疗机构就诊过程中信息及疾病动态易发生遗漏，各类医疗机构为给患者提供更好的医疗救治而进行的重复治疗收集工作可造成医疗资源浪费。传统医疗模式难以满足患者健康需求。因此，为满足患者出院后延续护理要求，国内外越来越多的学者加入到对延续性护理模式的探索之中。美国宾夕法尼亚大学临床学者和卫生服务研究人员成立的多学科小组研究显示，接受了延续性护理的老年患者身体状况、机体功能和生活质量在短期内都得到改善，患者的满意度得到提高，医疗总费用减少，而国内黄彦等人对于高血压等慢性病患者进行延续性护理干预结果表面，系统的延续性护理干预可以有效降低血压，提高患者的生活质量。因此延续性护理可以显著提高患者出院后的生活质量和鉴定再入院率，从而减少卫生服务成本，其良好的社会效益及经济效益在国外及我国香港地区已经得到验证。

自20世纪90年代起，延续性护理在中国已得到长足的发展。随着医疗卫生改革的深入，大健康时代的来临，越来越多的人开始关注起延续性护理，对延续性护理的研究和实践也在不断深入。尤其在2016年全国卫生与健康大会上，习近平总书记指出，没有全民健康就没有全面小康，要把人民健康放在优先发展战略地位，坚持中国特色卫生与健康发展道路，努力全方位全周期保障人民健康。"全民健康""全周期保障""系统连续的健康服务"这几个关键字就是对延续性护理重要性的有力佐证。未来我国延续性护理的发展方向将是建立一个低投入、广受益、高效能的服务模式。延续性护理的服务对象不仅是出院患者、急危重症患者等，我们还应对健康人群、亚健康人群实施延续性护理，以降低患病率、住院率，减轻医疗负担，实现全民健康的目标。由此看来，延续性护理需求量多，发展潜力大，前景可观。

3. 基于社区的延续性护理存在的问题

(1)医院、社区病情管理职责不明确：延续性护理作为一种新兴的护理模式，缺乏统一详尽的护理模式规范。从而导致各个机构之间交接及处理病情时权责不明确，从而导致目前在三级医院与社区医疗机构之间，卫生服务缺乏协作性与协调性，患者出院后的护理服务往往脱节、断层，医院与社区对慢性病患者随访及管理"各起炉灶"，使得其中很多工作内容和程序交错重复，如重复的信息采集、交错的健康档案管理程序、交叠的健康宣教内容，造成了卫生资源的浪费。管理的脱节，带来了患者信息的脱节、护理服务的脱节，从而造成了患者慢性病管理的交接渠道不够流畅，流程路径不统一，医院与社区之间没有形成一个良性的互动。

(2)延续性护理团队成员尚未健全：我国大部分的延续性护理团队均为护士，缺乏多学科的共同协作，而在实施延续性护理的过程中往往会涉及一些医疗问题。因此，需要吸纳其他学科人员参与到延续性护理中来。这样，延续性护理才能得到更好的发展。三级甲等医院医务工作繁忙，每天出入院患者数量颇多，即使成立延续性护理服务中心，也很难满足所有患者的延续性护理需求。因此，应加强医院与社区联动，相互对接，建立对社区医院的护理人才对口培养制度，将社区资源更好地进行利用，充分发挥社区护士的主观能动作用。此外，学校应将延续性护理纳入教学内容，加强对延续性护理人才的培养，以缓解不断增长的社会需求。

(3)忽略家属在延续性护理中的作用：延续性护理目前仍然局限于卫生保健系统的主要职责，只在有限的层面从患者的角度来考察；让家庭成员参与到护理规划中来的有效措施仍然缺乏。患者家属作为与患者接触最频繁、时间最长的人，是患者出院后的主要照顾者，因此，应更加扩展和明确患者家属在护理过程中的作用。

相对于国外，延续性护理在国内兴起较晚，目前，对于我国卫生体系而言，延续性护理还是一个较新的理论，国内外的社会文化因素及国情都有较大差异，在今后实际应用的过程中要结合我国的具体国情以及患者的具体情况作出适度内化从而探索出适合我国的护理模式，切忌完全照搬国外的模式。

(三)母婴护理保健中心

母婴护理保健中心，旧称为月子中心、月子会所，自 2017 年 9 月 1 日国家卫计委(现国家卫生健康委员会)实施了《母婴保健服务场所通用要求》(以下简称要求)之后，将这些机构统称为母婴护理保健中心。作为专门的母婴护理机构，母婴护理保健中心其服务的对象是刚分娩出院的产妇和婴儿(即坐月子期间的产妇和婴儿)，主要从产后婴儿的喂养、健康保健和产妇的形体恢复、心理健康等提供全面、专业的服务，为产妇和婴儿的健康提供保证。近年来，随着国民经济的迅速发展，人们的消费能力和生活水准也大大提升，越来越多的女性开始重视自我保健。产褥期作为女性一生最关键的几大阶段之一，大部分女性都希望可以得到更为专业的调理。但是我国在 2016 年全面开放二孩政策以来，使得婴儿及产妇数量明显增加，医疗机构人力资源和床位更加紧缺，因此，相对专业的母婴护理保健中心开始在社会上

盛行开来，据不完全统计，当前国内正式开始经营的母婴护理保健中心数量已经达到20000
~30000家，并且这一数据还在持续增长之中。

1. 母婴护理保健中心的类型

目前社会上所存在的母婴护理保健中心主要有四种类型：

(1)独栋建筑园区式：这类型的母婴护理保健中心一般同时接待10~30人，软硬件设备
都一流，有专业化的服务和环境，入住这类母婴护理保健中心会比较舒适放心，坐月子相当
于度假，但缺点是收费较高，比较适合经济能力许可，喜欢静养、需要更多个人空间的产妇。

(2)医院附属式：此类型的母婴护理保健中心主要为私人医院的延伸服务，地点往往设
立在医院的楼上，或者周边，产后出现任何不适可以随时找到专业的医疗团队处理，饮食由
专业营养师调配，专业性为四种类型中的最强的，比较适合有特殊医疗需求的产妇和婴儿。
但缺点是医院流动人口数量较多，类型较杂乱，容易带来其他病菌造成交叉感染，舒适感也
比其他类型差。

(3)酒店服务式：此类型的母婴护理保健中心规模相对较大，往往可以同时接收100名
上下的客人。会所的住房是通过购买或租赁酒店的部分房间，融入以"女性月子"为概念，从
女性以审美上的精神需求为切入点建设的。此种类型的会所往往软硬设备齐全，项目繁多，
价位居中，但缺乏个性化。

(4)社区家庭式：这种类型的母婴护理保健中心一般是由专业医护人员或月嫂转型创办，
规模较小，多设立在小区之中，可以在会所接收服务，同时也包含通过产妇点单结合外卖配
送点到点的服务。优点是，在四种类型里，价格最低。缺点是，软硬设施参差不齐，专业性
无法保证，主要靠口碑经营。

2. 母婴护理保健中心的服务内容

母婴护理保健中心的主要服务对象是新生儿及产妇，主要的服务内容为产后妈妈康复护
理、产后妈妈康复、新生儿健康护理、新生儿早期智护优化与健壮体魄训练。根据套餐的价
格不同，服务项目的提供次数分为每天提供、按需提供和按规定次数提供三种类型。以下
(表4-2)是月子会所包含的所有服务项目：

表4-2　母婴护理保健中心的服务内容

产后妈妈康复护理	新生儿健康护理
入住时全方位的护理评估	儿科医生查房
专属护理师贴心照顾	新生儿日常健康生活护理
产褥期妈妈健康动态信息观测与评估	新生儿身体评估与护理
产科专家定期查房	婴儿抚触按摩
产妇日常护理	婴儿沐浴，婴儿游泳
相关健康宣教	良好睡眠、饮食习惯养成、基础护理与指导
美容护肤	新生儿常见问题护理
心理辅导	早期发育与智力开发
锻炼与塑形	

3. 母婴护理保健中心的主要益处

(1)有利于产妇的生理恢复：产褥期身体是否能很好地复原，取决于是否有科学的调养及合理的生活安排。月子机构环境安静，避免了多人探视，充分的休息及专业的医务人员的照顾有利于产妇的睡眠与子宫修复，比起传统坐月子，宫腔内的恶露排出更快。由专业团队提供科学均衡的饮食、专业的医疗护理与康复，不仅可有效预防月子病，同时还可帮助产妇疏导情绪，学习产后保健及育儿知识。产妇在专业的体能恢复师和运动教练的帮助下，通过针对性锻炼，使他们的体能和身体素质能快速恢复到产前水平。科学合理的产后形体训练指导，不仅可预防痔疮、膀胱膨出、张力性尿失禁、腰痛等产后并发症，同时还有利于防止乳房下垂，产后肥胖等产后并发症。可见，产后月子机构服务有利于产妇的生理恢复。

(2)有利于产妇的心理健康：产妇坐月子期间面临人生极大的转变，由于激素水平的影响、角色转换和家庭模式的改变，产妇情绪极为敏感、脆弱，易产生心理和情感上的危机。如果未能加以控制调适，就极有可能发展成产后抑郁等心理问题。首先，月子机构服务人员可以持续给予产妇生理、心理及情感方面的支持，让产妇及其家属从繁杂的事务中解脱出来，减少因产后护理或新生儿护理而引起的家庭矛盾。其次，月子机构提供的产后塑形服务，促进体形恢复的同时也有利于产妇的心理健康。此外，月子机构也有专业的心理治疗人员对产妇进行情绪疏导，帮助缓解产后抑郁。

(3)有利于新生儿的生理健康：自胎儿娩出脐带结扎时开始至28天之前为新生儿期，也称为"新生儿危险期"。新生儿易患黄疸、腹泻、湿疹等疾病，需要具有专业医护背景的服务人员来照护，包括科学喂养、日常护理特殊护理、智能启蒙等全方位护理，可有效地预防肺炎、结膜炎、红臀等疾病。月子机构的新生儿服务中则包括了日常照护、科学喂养、生长发育评估与护理及健康教育等服务，充分保证新生儿(婴儿)的营养、睡眠及生长发育；提供新生儿游泳、抚触、体能训练等早期智力开发服务等，增进食物的消化和吸收，有利于骨骼和肌肉系统的生长和发育，提高新生儿抗病能力等。并且坐月子的期间，在月子机构习得的育儿技巧与能力，可以极大提高产妇照料新生儿的能力，这对新生儿后续发育与成长有着重要的作用。

4. 相关政策变化

母婴护理保健中心作为一家新型的集合住宿、餐饮、医护保健为一体的机构，在刚刚出现之时，却只要通过工商注册，领个营业执照就可营业。近年来，随着人民生活水平的提高以及二胎政策的放开，消费者对于专业的母婴保健服务以及月子护理机构的需求与日俱增。一时间，月子会所如雨后春笋般遍地开花。然而，由于起步阶段一哄而上、准入门槛较低，行业整体乱象丛生，暴露出从业人员素质参差不齐，卫生、安全存在隐患等诸多问题，虽然2015年中国妇幼保健协会正式颁布的《产后母婴康复机构管理和服务指南》，母婴护理保健中心的所提供各项服务的标准却尚未明确，而母婴护理保健中心业务涉及卫生计生、食药监管、人社等十多个部门，很容易陷入"三不管"或各自为政的尴尬。2017年国家卫计委(现称卫健委)颁布的《母婴保健服务场所通用要求》(以下简称要求)表明保健中心未来可能由卫生计生行政管理部门监管，有望发展为独立的医疗机构；另一方面，也对这一行业从业人员的资质提出了更为明确的要求。此外，月子会所应主动与妇产医院、社区卫生服务中心建立沟通机制，完善衔接，以弥补没有医疗执业许可证无法开展医疗活动的缺陷。

5.目前母婴护理保健中心的主要隐患

产后月子机构这一新兴业态,是传统行业与服务业之间的交叉,缺乏行业自律和政府监管,其准入门槛、作业规范基本是一片空白。行业内无序或恶意的竞争,使得从业机构鱼龙混杂、从业人员素质良莠不齐等问题不断暴露。

(1)卫生隐患:一般来说,母婴护理保健中心的经营地点多选在现成的酒店、别墅或者商务楼内,有人员流动,很难保证产妇及新生儿这类特殊人群的环境清洁要求。并且大多数母婴护理保健中心没有独立的排污、空调管道和净水系统,缺乏消毒隔离意识,又缺乏有力的监管和明确的行业规范,大多数母婴护理保健中心的卫生状况得不到保证,存在一定卫生隐患。

(2)医疗隐患:产后康复行业是整形美容学与医学护理学的跨界交叉,应该要求服务人员必须综合掌握医学、美容美体、理疗学等专业知识,接受相应的专业培训、通过考核合格后方能上岗。但由于法律、政府监管的缺位,缺乏相关的资质审查,导致一些经营机构聘用的人员实际上没有资质从事母婴护理,严重威胁着母婴健康。另外,母婴护理保健中心不属于医疗机构,倘若在对产妇与新生儿的治疗过程中出现问题,容易引发纠纷及维权问题。

第二节　社区老年护理

人口老龄化已成为世界关注的焦点问题之一,积极老龄化、健康老龄化观点的提出,对老年人的医疗预防保健工作提出了更高的要求,社区护理是社区保健工作的重要组成部分,维护老年人的健康正成为社区护理工作的重点之一。

一、概述

(一)概念

1.老化

老化是指随着年龄的增长而产生的一系列人体结构和功能上的退行性变化,引起机体内外环境适应能力逐渐减退的表现。是老年期正常生理变化。

2.衰弱

衰弱是指老年人生理储备下降导致机体易损性增加、抗应激能力减退的非特异性状态。Fried衰弱综合征标准:不明原因体重下降;疲乏;握力下降;行走速度下降;躯体活动降低(体力活动下降)。以上5条是评估老年人衰弱的内容。满足以上5条中3条或以上可称为Fried衰弱表型,具有1条或2条的状态是为衰弱前期,而无以上5条老年人群为无衰弱的健壮老人。衰弱往往伴随着临床众多的并发症,如跌倒伤、坠床伤、尿失禁、便秘、抑郁、生活能力下降,更可能导致住院、接受重症监护治疗,甚至死亡,成为老年护理重点之一。

3.老年人

老年人的标准,国际上目前有两个,西方发达国家根据俾斯麦(Bismarck)规定的65岁为退休年龄并以此作为老年期的开始;发展中国家将60周岁以上的公民称为老年人。我国按发展中国家标准60周岁以上的公民即为老年人,这一标准符合我国历史及发展现况。我国古代年龄俗有"三十而立、四十不惑、五十知天命、六十耳顺花甲、人生七十古来稀、八九十耄耋之年、百岁期颐"之分;《礼记》也曾记录"六十曰耆"。2016年联合国世界卫生组织对年龄作出新的规定:18岁至65岁青年人,66岁至79岁,80岁至99岁为老年人,100岁老人为长寿老人。截至 2017 年底，我国 60 岁以上老年人口约 2.4 亿，占总人口的17.3%，是世界上老年人规模最大的国家，超过巴西、巴基斯坦、尼日利亚、孟加拉国、俄罗斯、日本、墨西哥和菲律宾等国家人口总和；空巢和独居老年人已经接近 1 亿人，失能老人约 4 千万。

4. 人口老龄化

人口老龄化简称人口老化，是指社会人口年龄结构中一定年龄(60 或 65 岁以上)的老年人口占总人口比例(即老年人口系数)较高的一种发展趋势。国际上通常把 60 岁以上的人口占总人口比例达到10%，或 65 岁以上人口占总人口的比重达到 7% 作为国家或地区进入老龄化社会的标准。这与人口生育率降低和人均寿命延长等相关。

人口老龄化对社会、经济发展等各个层面影响巨大，是世界性范畴的热点问题，我国自1999 年进入人口老龄化国家，人口发展呈现两高(高速度、高龄)、两大(基数与差异)、两低(社会养老水平、社会养老意识)，城乡倒置等特征。老龄化社会是高龄化社会的前奏，年龄增长，生理功能下降，自理能力降低或丧失，高龄老人病残率高，失能老人需要靠依赖他人而生存、对照顾和护理的需求大幅增加，使老年人的社会服务与医疗护理服务问题日趋严峻。

5. 长期照护

长期照护(long - term - care，LTC)是指持续时间内给失能或失智者，配合其功能或自我照顾能力，提供的一系列健康护理、个人照料和社会服务项目。长期照护的主要人群为老年人，人类生命晚期均面临失能失智风险，只存时间差异，LTC 即为满足失能、失智者健康与日常生活基本需求的服务，是老龄化问题的关键节点。老年照护就是照护者支持、协助被照护老年人保持自立生活、尊严生活的工作过程。社区护士是长期照护的主力军之一。

6. 养老

养老是指为老年人提供生活费用和/或生活资料，以及所需的服务。内容包括经济供养、生活照料、精神抚慰及医疗护理服务。目标是实现老有所养、老有所医、老有所为、老有所教、老有所学、老有所乐。这也是社区护士的工作内容之一。依据服务主要提供主体可划分为：家庭养老与社会养老，我国传统以家庭养老为主，随着社会发展、家庭结构变小、劳动力迁移，社会化养老正成为趋势；依据老年人生活居住形式可分为：社区居家养老与机构集中养老，居家养老并不等同于家庭养老，它包含有社会化服务资源的利用成分，社区养老与居家养老难以界线清晰，常融为一体，世界各国各民族基本上社区居家养老模式都占了主体；在我国，不管是"9073"(90% 居家养老，7% 社区养老，3% 养老机构养老)还是"9064"的养老格局，都是以居家为基础、以社区为依托、以机构为补充的养老服务体系，近年，各方面养老资源更是要求向社区居家养老模式倾斜。养老服务这种发展趋势对老年社区护理工作发展是机遇也是挑战。

7. 医养结合

医养结合是将医疗资源与养老资源相结合，将生活照料和健康护理、康复关怀相结合，为老年人提供持续性照护服务的新型养老服务模式。主要是为解决养老机构入住老年人的医疗需求、医院出院老人在回归社区过渡期的临床护理需求，并发挥医疗机构对周边社区机构养老的医疗服务支撑作用。社区护士在医养结合服务模式中有着重要地位。

(二)科学的老年人照护理念

理想的老年期可以 12 个字来形容"活得长、老得慢、死得快"。"活得长"是指人长寿，但光"活得长"可不够，要是半辈子躺在床上依赖他人照顾过日子的长寿，很多人可能会觉得生不如死；因此，还要活得健康，也就是"老得慢"，换个专业词称"健康寿命期"长，这才是有生命质量的长寿；人的寿命期是一定量的，健康寿命期越长，在前两者的基础上，自然而然就会出现"死得快"即失能失智期短（卧床期短、依赖他人照料而活的时间短）。对于老年照护者来说，尽可能地恢复、维系乃至促进老年人的健康状态、生活自理能力，延缓失能失智期的到来是主要目标，当然对于已处于失能失智期需要依赖照料生存的老年人，应尽可能地提升老年人的生存质量，更可能地让老人有尊严地活着。那如何达到以上目标呢？这首先需要有科学的照护理念来引导照护者及被照护者老年人及其家属参与实践。

1. 支持老年人自立、自理

支持老年人对生活的控制力：尊重老人，尊重生活方式选择；支持老人的生活自理能力：自己能做的事自己做（吃饭、穿衣等，有能力做不替代老年人做）；能做不会做的事指导老年人做（如学电脑、手机使用）；有小难度的事，但通过努力改善条件可以做到的，就调整环境、提供辅助支持设施（如可调节高度的厨柜、助行器、浴室的淋浴椅、扶手等）；完全困难，完全做不到，才帮老人做。

这个理念特别需要加强宣传与传播，向社会大众科普，人体功能的"用进废退"，要基于老年人自身日常生活能力评估结果提供适度的照护，过度照护、替代式照护有害无益，只会使老年人更快更早地丧失日常生活自理能力，步入失能期依赖他人照料生活。让社会大众了解到关注老年人，就是关注将来的自己，正确地为未来老年期生活做准备。

2. 关注老年人身体健康与关注心理社会健康并重

要充分认识到积极老龄化与健康老龄化的良性循环作用，以人为本，关注老年人的整体性全面健康。当前，行业、专业领域对老年人的心理社会健康状况关注、研究不够。

(三)正确认知人口老龄化

人口老龄化绝不仅仅只是面临的问题，同样要看到它正性力量的一面，机遇与挑战并存。

1. 人口老龄化所面临的问题

主要体现在社会照护服务资源、医疗护理康复服务资源（人、财、物，如照护者、照护床位、医疗资源耗费与占用）的紧张、短缺及有效配置问题；劳动力减少，人口红利消失，社会支出成本增加，经济增长减速；养老首要是费用问题，养老金、医疗保险、长期护理保险等保障机制应对问题。

2. 人口老龄化的正性力量

国家进入人口老龄化社会首先代表国民平均寿命增长，是社会进步、国家健康水平提升的表现；也可推动国家产业结构转型和经济发展方式调整，对第三产业服务业发展有益；也会推动资本金融市场如保险业的发展。再者老年人口也是可以开发的人力资源，特别是经验丰富、有专业特长、业务能力强的知识分子、技能人才。所以对人口老龄化的到来不必过于恐慌。

(四)社区老年护理工作内容

社区护士面对社区庞大的老年人群体，应充分利用专业知识，向服务对象提供系列的健康服务，履行其义务。

(1)在社区老年人中广泛深入开展健康教育：由于社区老年人的文化教育背景不同，对健康的要领认识不一，大多数人对正确的健康观缺乏了解。社区护士必须利用各种教育方式宣传卫生保健的一般常识、常见病的预防保健知识；讲解简单的护理操作技术、自我监护方法，以及用药、饮食、活动、休息等，增强该人群的健康意识，维护自我健康。

（2）进行健康评估：建立定期的健康普查制度，为老年人建立健康档案，定期对该人群进行全面的健康评估，以便及早发现、早诊早治。尤其对重点老年人群进行详细的健康评估，了解社区健康服务的动态。

（3）提供健康咨询：对各种有关健康的问题，提供科学咨询。如帮助老年人适应角色的转变；调整个体的精神心理状态，减少精神紧张及心理冲突；帮助个体寻求健康服务的决策；对不良的生活方式、行为习惯给予科学的解释和劝告，引导他们自觉建立健康的生活和行为方式。

（4）对重点老年人进行访视及护理：对社区内已有明确疾病诊断的人群或严重受健康威胁的高危人群，进行上门访视。对需要住院治疗者，帮助与医院取得联系，或直接提供护理，执行必要的各项护理技术操作，向服务对象或其家属传授护理操作技能，帮助提高自我护理能力。

（5）参与社区健康的调查研究：科学的健康指导和有效措施的采取都应有科学研究结果作为支持，只有提高护理科研水平，才能提高社区护理服务水平。

社区老年护理的目标是尽可能地满足社区老年健康需要，增强老年人健康意识和自我护理能力，维系和促进健康，提高老年人的生活质量。

二、老年期生理、心理社会变化特征及照护

（一）老年期生理老化特征

1. 老年人外表变化

头发灰白；牙齿松动、脱落；皮肤满是皱纹，干燥，易瘙痒或出现皮炎；身体变矮，弓背驼腰，行走步履蹒跚。

2. 老年人体内脏器功能变化

脑：脑细胞减少，失眠，记忆力下降；心脏血管：功能衰退，血管硬化，供血不足，易疲劳气促；呼吸系统：鼻咽喉部功能减退，肺活量减小，易感冒；泌尿系统：肾脏、膀胱、前列腺功能减退，致尿失禁、排尿困难；消化系统：消化液分泌减少，消化吸收能力下降，代谢减慢，食欲不振，吞咽功能下降，易便秘；骨骼肌肉：骨质疏松，易骨折，肌力减弱，盆底肌功能下降，步行无力，走路缓慢，压力性尿失禁。

（二）老年期可能的心理社会变化特征

1. 老年期可能的心理社会状态

（1）增龄与衰老致生理功能下降、自信心不足、社交减少。

（2）患老年病致焦虑、抑郁、包袱感，可能害怕死亡。

（3）进入退休状态，以家为中心，空巢，社会交往减少，被关注变少，孤独、寂寞，精神失落，有社会边缘人感觉。

2. 老年期心理需求

按马斯洛需求层次理论，老年人同其他所有人一样有生理需求、安全需求、社交需求、尊重需求和自我实现需求，这是人类共性的需求；当然老年期有自身特点，每个老年人社会生活经历与文化背景不一样，每个老年人的需求会随之变化，这是老年人需求的个性方面。

（1）老年人想要生活得有价值，希望能够对别人、对社会有帮助，不被社会边缘化。研

究发现，帮助他人及对帮助他人的满意度能显著影响老年人的抑郁状况，老年人给予他人支持与抑郁呈负相关。此外，参与生产性活动和志愿活动都能提高老年参与者的主观幸福感。上海等"老伙伴计划"：低龄老人为高龄老人服务，南京启动"时间银行"都是此类动机在支撑。

(2)老年人想要被尊重；想与他人建立良好的人际关系。研究发现：良好家庭关系，交朋友，互相帮助，较高的社会参与，能够强化老人的社会支持网，利于老年期心理社会适应；老年人都希望自己有个和睦的家庭环境，邻居关系融洽，互敬互爱，互相帮助，这样老年人就会感到温暖和幸福，有安全感。

(3)老年人想长寿、怕老，人到老年，常有恐老、怕病、惧死的心理，关注养生保健，是老年人常态。

(4)老年人还想要尝试更多新的事情；希望子女能陪在身边；想要去世界看看等等。

3.老年期可能的心理问题

(1)多数老年人有不同程度的孤独感。人到老年群体交往减少，信息沟通渠道不够畅通，大部分时间闲呆在家里无所事事，便容易产生孤独感。

(2)缺乏自信，自卑，不愿社交。

(3)退休老年人：社会角色退出，家庭关系重建，角色重心置换，适应不良，致退休综合征。

(3)家庭结构关系改变致空巢综合征及丧偶后适应不良。

(4)依赖保健品、药品。

(5)新社交方式的不适应(如手机、微信等)，有时代抛弃感。

3.老年期心理照护措施

(1)提供建立密切关系的环境。老年人进行户外活动时一般会走走停停，可以间隔的设置一些休息设施供他们享用。有的老年人不喜欢被关注，不愿受外界干扰，他们喜欢私密性和安全性都比较强的空间，可以按照自己的想法支配环境。

(2)营造利于社交、活动交流的氛围。老年人需要沟通交流，希望自己孤独的心有个归属。

(3)多组织活动，提高老人参与度。"活化老人，在地活化"，"活化老人"就是使老人动起来、积极主动起来，积极正向的心理状态对老年人的生理健康、心理社会适应都是非常有益的。"在地活化"旨在强调"老化是人生必经过程"，这个过程应该如同人生的任何一阶段一样被重视，而且应该很自然地在老人原来的生长环境中渡过，即使身体功能逐渐衰退，老人也能过着有尊严、有隐私且自主的生活。

(4)尊重老年人。离退休或丧失劳动能力的老年人，社会角色发生了很大的变化。变化之一就是他们由供养者变成了被供养者。老人非常希望子女及其他人像以前一样尊重自己，不喜欢别人把自己当成未成年的孩子，甚至是一个废人来看待。同老人进行交往中言行举止应该注意到老年人的这种心态，以免挫伤他们的自尊心。

(5)培训新技能，维系及发展兴趣爱好，教育老年人充分认识老有所学的必要性：老年人退出工作岗位后，仍然需要学习。学习不仅是老年人的精神需要，而且可以健脑。

(6)生命观教育与信仰寄托。通过健康宣教，使老年人尊重生命、珍爱生命，平静对待生死轮回，树立正确的生死观。克服老年的恐怖是非常必要的。只有这样，才能以无畏的勇气面对日益逼近的死亡，才能找到日常生活的意义和乐趣，建立科学健康的生活方式，减少对保健品、药品的依赖。

（7）指导老人正确评价自我健康状况：许多研究结果显示，老年人普遍自我健康评价欠佳。对健康状况的消极评价，对疾病过分忧虑，更感衰老而无用。因此，在老人身心健康的实践指导和健康教育中，应实事求是，指导老人正确评价自身健康状况，对健康保持积极乐观的态度。

（8）引导老年人正确认识离、退休问题：人随着年龄增加，由原来的职业功能上退下来，这是一个自然的、正常的、不可避免的过程。只有充分理解新陈代谢，新老交替的规律，才能对离、退休的生活变动泰然处之。

三、常见慢性病健康管理

（一）高血压

高血压是老年人的常见病、多发病。60 岁以上的老年人约有 1/3 患有高血压。老年人高血压病的病程大多较长，有时长达几十年。高血压是慢性疾病，自我保健可以稳定情绪，控制其发展，延长寿命。其自我保健指导如下：

1. 科学健康的生活起居

老年人应养成有规律的生活，戒烟限酒，避免过度劳累、紧张的刺激，适当参加文娱、体育活动，使生活富有情趣，保持乐观稳定的情绪。所有保健措施中，心理平衡是最关键的一项。保持良好的快乐心境几乎可以拮抗其他所有的内外不利因素。神经免疫学研究指出，良好的心境使机体免疫功能处于最佳状态，对抵抗病毒、细菌及肿瘤都至关重要。

2. 合理的饮食

控制每天摄取的热量，预防肥胖，控制体重。提倡低脂、低糖、低盐、低热量的易消化营养均衡的饮食。

3. 药物应用

轻中度高血压在调节饮食和精神情绪后仍不能控制者，可使用降压药物。严重的高血压患者需长期服药，根据个人情况选用抗高血压药品。在降压药物应用时，应注意定期测量血压，观察药物的效果及不良反应。

（二）冠心病

冠心病是威胁人类生命的主要疾病之一，随着增龄，容易发生冠状动脉粥样硬化，动脉管壁增厚变硬，管腔狭窄或阻塞导致心肌缺血引起心脏病。其护理要点：

1. 加强健康教育和指导

对心肌梗死发作特点和心绞痛发作规律，诱发因素，如劳累、寒冷刺激、饱餐、用力排便、情绪激动进行健康宣教。指导老年患者积极控制糖尿病、高血压、高血脂等主要的危险因素。

2. 合理饮食

饮食总热量不应过高，防止超重，避免进食过多的动物性脂肪和富含胆固醇的食物。超重者减少每日总热量，并限制糖类食物。饮食宜清淡，多进富含维生素的蔬菜、水果和富含蛋白质的食物，并尽可能以豆油、菜油、麻油或玉米油作为食用油。

3. 建立健康的生活方式

做到"生活有节、起居有常"，定时作息、早睡早起，得到充分休息睡眠，坚持体育锻炼。培养良好心态，寻求各种途径来日常生活中的紧张情绪。提倡不吸烟，可饮少量酒。

4. 急性状况应对处理的健康宣教

教会老年患者辨别心绞痛、心肌梗死发作的诱因及征兆，一是尽可能避免或减少紧急状况的出现；二是能及时从容应对处理，赢得生机。让有心绞痛发作史的老年人随身携带保健药盒(硝酸甘油、亚硝酸异戊酯、心痛定、安定)。其中，硝酸甘油应半年更换 1 次，以保证药效；心绞痛、急性心肌梗死发作时，应就地休息，保持环境安静和情绪稳定，减少耗氧量，用急救电话、救护车送医院治疗。

(三) 慢性支气管炎和肺炎

60 岁以上老年人患支气管炎比 30 ~ 40 岁中青年人高 6 ~ 7 倍，70 岁以上老年人死亡原因有 1/4 与肺炎有关。老年人因呼吸道受吸烟、污染、过敏、寒冷、感染等影响因素引起慢性支气管炎反复发作，分泌物聚积，易诱发感染和肺炎。慢性支气管炎和肺炎的护理要点：

1. 加强预防保健意识，避免诱发因素的刺激

改善居室环境卫生，自觉戒烟，注意气候变化，气温骤变时及时增减衣服，预防冷空气刺激及伤风感冒。

2. 坚持体育锻炼，增强体质和抗病能力

饮食多样化，多吃蔬菜、水果和易消化的半流质食物。吸烟患者戒烟，避免烟尘和有害气体。

3. 急性期护理

发热、气促、剧咳者，适当卧床休息，鼓励有效咳嗽，变动体位，定期翻身、拍背，促进痰液排除；呼吸困难者取半坐位。指导雾化吸入。

(四) 糖尿病

1. 健康教育

(1) 对老年糖尿病患者及其家属进行糖尿病自我保健教育，使他们了解糖尿病的基本知识和护理要求。

(2) 帮助糖尿病老人建立糖尿病患者的生活方式、达到自我控制糖尿病的目的。老年糖尿病 70% ~ 80% 单纯靠限制饮食和适当运动即可控制。坚持低糖、低脂、高维生素、富含蛋白质和纤维素的饮食；饮食定时、定量，戒烟、酒和刺激性食物；坚持适量的体育活动，抑制肥胖和调节血糖浓度。此外，好的心态对糖尿病的预防和治疗有积极作用，因为各种心理不平衡会加强胰岛素抵抗，促使糖尿病的发生。糖尿病患者应忌过度劳累、紧张、激动、焦虑等，否则会使病情加重。

(3) 自我生活护理。注意个人卫生，勤洗澡、勤换内衣裤，防止泌尿系统感染；加强足部护理，宜穿合适、宽松、干燥、清洁的鞋袜和软底平跟鞋，不赤脚走路，不用热水袋及电褥子取暖，泡脚注意时长与水温，勿烫伤足部；不穿紧身衣裤；不瘙刮皮肤，皮肤有轻微损伤，及时保持清洁、干燥、防止感染。

(4) 糖尿病用药的观察和危险信号识别。老年糖尿病患者应用药物一般以口服为多，注意定时、定量服药和进食，防低血糖反应。低血糖出现，及时食入少量含糖的饮料。

2. 加强合并症、并发症监测

对糖尿病慢性合并症加强监测，做到早期发现，早期预防，如出现"三多一少"症状加重，应去医院检查；若出现意识障碍、昏迷，应警惕酮症酸中毒，急送医院救治。

足部自我检查"四部曲"：

第一步：用棉签或棉花捻成尖端状，轻轻划过脚背及脚底皮肤，看是否可以感觉到，如

果没有感觉则表示轻触觉消失或减退。

第二步：用冷凉的金属体触碰脚部皮肤，检查脚部皮肤是否感觉到冷凉；用 37℃ ~ 37.5℃的温水浸泡双脚，是否感觉到温热，如果没有感觉，表示双脚已有明显的温度感觉减退或缺失。

第三步：用大头针（或缝衣针）钝的一端触碰脚部皮肤，看是否有感觉，如感觉差表示触觉减退。

第四步：用手指轻触脚背靠近脚踝处皮肤，寻找有无脚背动脉搏动及搏动的强弱，可与正常人脚背部动脉搏动情况进行比较。

在光线充足情况下观察足部皮肤有无破损、皲裂、胼胝外伤与炎症，倒刺，以及甲沟清洁情况等。

（五）老年骨质疏松症

中老年人骨质疏松症及其所引起的骨折已成为一个严重的社会问题，备受老年学者的关注。据我国部分省市统计，60 岁以上的老年人骨质疏松症发病率约为 59.89%，每年因骨质疏松症而并发骨折的发病率约为 9.6%，并有逐年增高的趋势。正确认识、早期预防尤为重要。

（1）加强健康宣教，引起老年人对骨质疏松症的充分重视，正确对待此疾患。

（2）鼓励老年人进行户外活动，如散步、晒太阳。长期循序渐进地运动，不仅可减缓骨量的丢失，还可明显提高骨盐含量，并促进骨细胞的活性。不要经常采取跪坐的姿势。保持正确姿势，不要弯腰驼背，以免增加骨骼负担。

（3）保持均衡饮食，以确保摄取足够的钙质及维生素 D。饮食中须有足够的维生素 C 及矿物质锌、锰、铜等，才可防止骨质流失。戒烟，减低或避免饮酒。

（4）改善居室环境，用物摆放得当，防止因反应迟钝、体力活动能力低而致跌倒、骨折等意外伤害发生。

（5）适当应用防治骨质疏松症的药物，如钙剂、雌激素、活性维生素 D、降钙素、二磷酸盐、氟化物等。

（6）定期接受骨质疏松检查。

四、安宁疗护和喘息服务

安宁疗护与喘息服务都是社区老年护理工作内容的范畴，如何创新开展好这些服务，是社区护士必须要深入思考的问题。

（一）安宁疗护

1.安宁疗护的概念

指由医疗健康护理人员及志愿者为临终期患者提供的全方位照护，包括生理、心理、精神和社会支持，目标是帮助临终患者舒适、平静和有尊严地离世。安宁疗护由临终关怀一词发展而来，是为了满足临终阶段的患者及其家属的需求而产生和发展起来的照护模式，在中国香港称为"善终服务"，在中国台湾称为"安宁疗护"。长期以来，我国大陆对临终关怀和安宁疗护不区别使用，现考虑公众的接受度，经过专家讨论达成共识，统一称为"安宁疗护"。护士作为慢性病管理的主要力量和多学科团队中不可或缺的成员，在临终末期患者及其家属的全方位照护中发挥重要作用，安宁疗护在社区老年护理中受到关注越来越多。

2. 服务对象

照护对象包括临终期患者(老人多见)及家属。以患者和家庭为中心,以提高生活质量为目。研究者认为照护应从严重威胁生命的疾病早期开始,即一经诊断,患者就应该获得心理咨询、营养服务、康复指导、疼痛等症状的控制,照护质量是患者能否安全、舒适、有尊严地度过生命终末期的关键。

3. 服务模式

在老年护理中,安宁疗护秉承全人照护的理念,以老年患者和家属作为一个照护单元,为终末期老年人提供身、心、社、灵的全方位照护,并可在不同的健康照顾场所进行。主要任务包括:提供有效的疼痛和其他症状控制;识别患者和家属的心理、社会和精神需求,并根据需求制订整体照护计划;恰当地应用治疗性沟通技巧为老年人和家属提供辅导和支持;尊重患者的意愿,促成符合伦理和法规的治疗决策;为失落、悲伤和居丧期的家属提供支持等。根据患者接受安宁疗护的地点通常可分为居家照护和住院照护两种模式。居家照护模式指终末期患者住在家里,由家属提供基本生活照顾,由医疗护理人员定期巡诊,提供帮助,巡诊小组由经过专业培训的医生、护士、药剂师、营养师、理疗师、心理咨询师等多学科人员组成,为患者提供注射药物、伤口换药、疼痛控制、生活护理、心理支持等。志愿者可参与陪伴和提供支持。居家照护模式满足了一部分患者希望最后的时间能和家属在一起的愿望,且费用低,又能够缓解医疗机构床位紧张的状况。住院照护指终末期患者住在医疗机构,如医院的姑息治疗病房、临终关怀院、护理之家、康复院等接受安宁疗护。

4. 安宁疗护发展状况

国外,安宁疗护发展较为成熟,临终期护理通常分为初级护理和专科护理2个层级。初级护理水平是指护士从事该领域工作必备的基本知识和技能;专科护理水平指经验丰富的护士参加高一层级的培训,具备临终期护理的专科护理知识和技能,能够为老年患者提供更加专业有效的安宁疗护。美国临终关怀与姑息护理协会(Hospice and Palliative Nursing Association,HPNA)附设的培训认证机构为不同水平的姑息照护小组成员和管理者提供培训和认证。目前有高级临终关怀与姑息护士认证、临终关怀与姑息护士认证、儿童临终关怀和姑息护士认证、临终关怀和姑息照护执业护士和姑息护士助理等。这些经过培训和认证的临终关怀与姑息照护护士在不同的健康照顾场所引领着安宁疗护模式日趋成熟。虽然近几十年我国在安宁疗护方面取得了一些进步,如2015年英国经济学人智库(Economist Intelligence Unit,EIU)对全球80个国家临终患者死亡质量进行评价,包括终末期患者的照护环境、人力资源、照护质量、照护负担及可及性5个方面,调查结果显示,中国大陆排在第71位;2015年,中华护理学会也成立了安宁疗护学组;但相对于人口众多、癌症发病率较高及人口老龄化趋势等带来的对安宁疗护的需求,相距甚远。安宁疗护面对的是疾病进展期及终末期患者及其家属,来自身、心、社、灵多方面的问题需要专业人员解决。目前我国仅有少部分医学院校及医疗机构提供安宁疗护相关课程,对疼痛规范化治疗知识和技能的普及也还不够。因此,发展专业课程体系,对学生普及安宁疗护基础知识和技能,在社区相关医疗机构对在职医疗护理人员开展继续教育,培养安宁疗护专业的实践型人才,非常必要。此外,安宁疗护的顺利推进需要公众的参与,目前虽然我国公众对终末期患者生活质量的关注度逐渐提高,许多志愿者也以不同形式参与到终末期患者照护中,但覆盖面还远远不够,尚需通过网络、媒体等途径进一步推广宣传,以提高公众对安宁疗护的认识。

（二）喘息服务

1. 概念

喘息服务是为家庭照顾者及被照顾者(长期照护对象)提供暂时性的自由、支持以及他人交流的服务活动(减轻照护负荷、恢复能量)。这些照护者和家庭通常要照顾残疾人或者如慢性病等其他需求的人。"喘息服务"也可以叫做短期照顾服务,它可以为长期照护者提供短暂性、间歇性的服务,是让主要照顾者有短暂休息的一种服务。由正式或非正式的服务人员提供暂时性的日常生活照顾或专业护理等服务;分为居家式和非居家式。

2. 为什么要开展喘息服务

(1)长期照护者组成:由专业照护者、非专业照护者组成,其中非专业照护者占主体,家庭照护者又是长期照护主体中的主力军,这与社会传统、长期照护对象情感需求以及未富先老、付费问题相关。

1)专业照护者:医护人员、护理员、康复师等团队成员。

2)非正式、非专业照护者:

家庭照护者:配偶、子女、其他亲属、保姆。

志愿照护者:义工、志工。

社会组织:互助照护组、慈善组织。

(2)长期照护者的照护压力。

照护压力大:因为长期照护时间长、劳动负荷大、照护要求多、照顾难度大;家庭等非专业照护者缺乏照护支持技能、知识,也没有强大的社会支持系统。时间一长,这些照护者身体会承受不了出现疾病问题;心理压力大导致负性情绪、心理问题;工作、家庭照护难以平衡,影响家庭生活、工作状态,出现社交问题,经济问题。最后可能出现的是俗话中的"久病床前无孝子"、有新闻报道的虐老现象以及长期照护对象老年人自杀现象。

上述的长期照护压力不是个案,是真实存在于千千万万个家庭中。我国老龄化趋势严峻,长期照护形势更严峻,2017 年我国 60 岁及以上老年人口 2.4 亿——规模巨大,并向着高龄化、空巢化、慢病化、失能化方向快速进军。2015 年第四次中国城乡老年人生活状况抽样调查:全国失能、半失能老年人大致有 4063 万人(18.3%);我国 1999 年进入老龄化社会,至 2017 年,18 年间全国总人口增加了 10.9%,60 岁及以上老年人口增加了 45.4%——发展速度快。而最早进入老龄化的城市上海 2015 年老年人就近 440 万,老化率超过 30%,失能失智老人 63 万(14.8%),完全失能率 4.8%。《中国养老产业发展白皮书》显示国内养老机构 2014 年收留抚养老年人口数量 214.7 万,仅相当于全国 65 岁及以上老年人总数的 2.1%,仅相当于全国失能老人总数的 8.5%,其他的失能老人全部在家里,由非专业照护者照顾。

如果家庭照护者的压力得不到缓解、释放,他们的工作得不到支持,受到伤害的将是失能老年人及其照护者乃至整个家庭,最后上升为社会问题。

3. 喘息服务发展现状

发达国喘息服务发展较早,现整体体系较为完善,以美、澳为例稍做说明。"喘息服务"起源于美国 1970 年对失能及心智障碍者的非机构式服务。1981 年美国政府开始制定以照护者为服务对象的"喘息服务"。其以家庭照顾者社会支持体系为主,以纽约为例,该州居家"喘息服务"的主要形式有三种:①在家服务。这种服务由公共护理机构、社会服务部门、志愿者组织、私人非营利机构或家庭健康机构提供。服务提供者通常是经过培训的专业人员。②陪同服务,该类由专业照顾有特殊需求老人的工作者提供,通常这类服务来自于特殊机构或服务组织的项目。③日间照料中心。将老人送到日间照料中心暂托，服务时间通常每天最多8小时，一周最多5天，一般不提供周末服务。针对高照护需求的老人，通常在社区医院内进行。也有通过不同的家庭合作，彼此交换"喘息服务"，通常不需要费用。美国的"喘息服务"立法完善，从1993年《亲属及医疗休假法案》、2000年《美国老年法》修正案中家庭照顾者支持项目，到2006年《喘息寿命法案》确保服务的有效运转。资源整合度高，服务网络化和全面覆盖，有4000个以上非营利机构提供日间照顾服务；全美家庭照顾者协会（NFCA）为5000万以上家庭照顾者提供支持和服务。总的来说，美国的"喘息服务"背后有完善的制度、资金支持体系，让照护者能无后顾之忧地使用服务。

在澳大利亚是由政府主导的居家养老制度来推行喘息服务，立法完善，1985年《居家与社区照顾计划》《老年人照顾改革战略》，1996年《国家照护者休养法案》，2006年《老年痴呆者居家照护法案》为喘息服务实施保驾护航；国家提供财政支持，照顾者有经济报酬（两种报酬制度，照护人津贴和照护人补助），喘息服务专业人士需要通过国家资格测试。"喘息服务"的提供者也分为非正式的和正式的两类。非正式的服务由家庭成员、朋友或邻居提供。服务地点多样，短期服务有在家喘息服务、机构日间照护、过夜和周末"喘息服务"；长期服务有社区照料中心托养、住院喘息服务。

国内喘息服务开展尚处于起步阶段，上海市老年照护统一需求评估、社区居家服务体系长期照护险启动都有纳入喘息服务项目；南京，居家养老开展早，宁民福〔2017〕98号文件提出建设居家养老综合护理中心实施喘息服务；杭州市杭民发〔2016〕417号文件明确提出照料中心喘息服务功能定位。总体上来说，我国喘息服务开展，在以居家为基础、以社区为依托、以机构为补充养老服务体系建设中尝试，居家服务开展尚未普及；"喘息服务"形式、功能较为单一，部分地区开展上门服务或机构暂托等最为基础的服务，现有的"喘息服务"供给匮乏，社区居家服务对象与服务功能并未很好对接长期照护者家庭，家庭照护者心理健康、照护技能培训等少有涉及。国内居家喘息服务试点地区所需资金主要靠地方政府财政支持，来源单一。

4.国内喘息服务发展面临的问题及对策

（1）问题：一是社区居家服务功能与服务人群定位问题；二是正式照顾系统与非正式照顾系统少交叉，外源型服务介入家庭难；三是照护经费来源问题。

（2）对策：开展社区老年人能力评估与照护需求评估；明确社区居家养老服务重点对象为失能、半失能老人；以家庭需求为中心，整合服务资源；多专业、多模式创新服务；充分发挥家庭力量；多渠道筹资，启动长期护理保险。

五、医养结合型老年护理

1.医养结合发展的背景

截至2017年年底，我国60岁以上老年人口数量达2.4亿，据预测，到2050年左右我国老化率将达到峰值期，老年化率近30%。老龄化、高龄化伴随着共病、多病的慢病化、致残化、失能化，且老年人患病率高于普通人群，对医疗服务依赖性更强，后果就是：老年患者长期压床、医疗资源更加紧张。数据显示，养老床位大量空置，而刚需性床位—医护配套的护理床位大为欠缺，社会发展、行业发展现实迫切需要"医养结合"共担老龄化趋势应对大任。2013年国务院将"推进医疗卫生与养老服务相结合"列为加快发展我国养老服务业的重要任务；"十三五"规划明确提出，要"建立以居家为基础、社区为依托、机构为补充的多层次养老服务体系，推动医疗卫生和养老服务相结合"；2016年民政部、国家卫计委联合发文《关于做好医养结合服务机构许可工作的通知》，公布《医养结合重点任务分工方案》，共计36项。密集颁布的政策文件、明确的发展方向定位及具体的政策指导思路，为我国医养结合的快速发展创造了良好的制度环境。

2. 医养结合模式

（1）医养结合的延续护理模式。

在"医院—社区—家庭（或养老机构）"三位一体延续护理模式，社区护士类似于家庭医生式服务，社区护士的职责是上门完成健康教育、用药指导、康复指导、防压疮指导、物理体检、测量血糖及各种管道护理等工作。家庭病床老人获得的居家护理服务包括：

①基本医疗护理：测血糖、输液、抽血、伤口换药、肌肉注射、正骨换药、吸氧、雾化吸入、导尿管护理、胃管护理。

②康复护理：关节松动、低频脉冲、偏瘫肢体综合训练、中频治疗。

③中医护理：针灸、艾灸、中药封包、推拿。

（2）"网格化管理、组团式服务"模式。

运用网格地图管理原理，通过数字卫生平台建设，对65岁以上老年人实施：健康档案"动态式"管理；特殊服务"定制式"管理；居家老人"分类管理"模式。居家老人"分类管理"中，对于能自理的独居高龄老人，采取问安式照料服务方法，定期探访，进行健康指导，及时发现健康隐患；对于患有慢性疾病、生活不能自理、需要照顾的老人，进行居家专业护理服务并指导、培训老人的家庭成员学习基本照料知识和技术（责任制护理）；对于身体基本健康、生活能够自理的老年人，重点是健康教育、健康咨询、饮食或用药指导，使其形成正确的生活方式、自觉预防疾病，提高生命质量。

以上两种是医养结合实践工作模式，按医、养侧重点不同也可划分。"医养结合"在提供传统养老模式所包含的基本养老服务的基础上，借助于现代医疗技术为老年人提供老年疾病、康复所需要的专业化医疗服务，实现了传统养老服务与现代医疗服务相结合。"医养结合"的责任归属主体多元，可以是设有老年病科的医疗机构，或者是医疗机构分设、下属的养老服务单位，也可以是与医疗机构开展合作的养老院、福利院等机构，还可以是针对老年人群开展上门医疗服务的社区卫生服务中心等，可以在任何养老模式中以不同的形式实现"医养结合"的老年服务供给。

"医"是基础，"养"是核心，随着身体状况的变化，不同阶段的老年群体对"医"和"养"的需求不同，医养结合型老年护理是多样化、持续性的医养服务体系。医养结合项目中有多种模式，不管哪种，都可能在社区中落地、生根发芽，详见表4-3。

表4-3 医养结合模式

	面向人群	医的需求	养的需求	常见类型
以医为主模式	以失能、半失能、失智等老年人群为主，部分长期卧床、需要全面照护	急性医疗、专业护理、康复训练	全面的生活护理、临终关怀	综合医院开设老年病科、康复科，社区医院、社区卫生服务中心、农村基层医院、附属于医院的护理院及改制的康复医院等

续表 4 – 3

	面向人群	医的需求	养的需求	常见类型
以养为主模式	自理型老人为主、部分需要护理的刚需老人	自理型老人的健康管理、慢病管理、康复运动,刚需老人的专业护理以及急救	生活服务、娱乐服务,以及针对刚需老人的生活照护	养老社区/公寓为依托配套二级及以下医院,满足社区老人日常看病和急救的需求(含自理型公寓、护理型公寓、社区医院、健康管理中心、公共活动中心等功能)
医养并重模式	从自理型老人到刚需护理型老人全阶段的老年人群	健康管理、康复医疗、专业护理、急性医疗等	针对自理人群的生活服务、娱乐服务,以及针对刚需老人的生活照护	自理型社区 + 护理型公寓 + 专科医院。通常包括一个持续护理的社区以及一家以康复、老年病等为特色的三级专科医院。两者功能互补,并具备较好的转诊机制

3. 医养结合专业人才需求

我国将建立健全包括县(市、区)、乡镇(街道)和社区(村)的三级老年服务网络,老年医疗卫生服务将纳入各地卫生事业发展规划,老年病医院、护理院、老年康复医院和综合医院老年病科建设加强。无论哪一种医养结合模式,都需要大量的护理人员,护士的角色不可或缺,在健康管理、健康教育、护理服务、慢病管理、临终关怀等老年照护全程发挥重要作用。在老年病医院、老年病科、康复医院、护理院、社区卫生服务中心、养老机构等多场所开展服务,护士既是一线老年照护的实践者,也是老年人照护计划的制定者、护理员工作的指导者。医养结合发展趋势下,老年照护岗位对护士的需求随着我国人口老龄化的进程将会持续增长。然而,在硬件建设中,长期护理人才匮乏越来越凸显。民政部数据显示:我国至少需要1000万长期照护人员,然而目前仅有数十万,与老龄事业发展需要相距甚远,老年长期护理人才需求持续增长、人力资源匮乏,加快长期护理人才培养迫在眉睫。但时至今日,我国老年护理专业人才培养远远滞后,从本科到中职的护理教育开设老年护理专业方向院校数量不多,老年护理专业人才培养尚在起步阶段,在国家大力发展长期护理机构的背景下,国家更需要能为患病、失能老年人提供临床护理、康复护理等服务的具有护士执业资格的专业护理人才。综上所述,为适应我国老年长期护理业发展,加快老年护理专业人才培养势在必行。

4. 医养结合人才培养对策

(1)组织力量编写医养结合护理人才培养系列专有教材。

包括老年健康照护、老年人交流沟通、认知症照护、慢性病照护等进行教材编写。

(2)加大护理专业学生对医养结合机构就业的认知。

一是校内学生线和教学体系的引导,从人口老龄化的发展及应对至专业照护需要、职业生涯规划、创新创业等各环节进行渗透。

二是护理协会社团活动、假期实践活动、校园校外志愿活动等方面的设计引导,让学生在老年服务实践中提升语言表达、社会交往、人际沟通能力、团队协作能力、专业服务能力;帮助学生体验服务行为带来的喜悦、成就感和满足感,让学生体验成功的乐趣,也让学生对自我进行理性反思，帮助学生认知自我、认知专业，将自我发展与专业发展、社会发展在实践服务中不断融合。

三是充分发挥已在医养结合机构就业的校友的力量，让他们现身说法，从职业发展前景、岗位要求等方面引导护理专业学生就业。

（3）支持并协助行业企业解决护理专业学生就业后存在注册难、职业发展难问题。

一是指导以养为主的机构，设立护理站、医务室，或纳入社区卫生服务中心，让学生就业后能顺利注册、顺利晋升。

二是指导、培训医养结合机构持续开展专业化、规范化护理服务，让学生有专业的吸引力，减少流失率。

三是呼吁卫健系统在医养结合护理人才培养方面给予政策上支持、资金方面的投入，引导更多的护理专业学生成为老年照护的中坚专业力量。

六、失智老年人照护

（一）失智症概述

失智症是疾病现象属，非正常的老化，是一群症状的组合（症候群），包括记忆力减退、认知功能低下（如语言能力、空间感、计算力、判断力、抽象思考能力、注意力），同时可能出现异常行为、个性改变、妄想或幻觉等症状，这些症状的严重程度足以影响患者的正常社交、工作与日常生活能力。

失智症人群以65岁以上的老年人为主。根据世界卫生组织的预测，到2050年，失智症患者人数可能会有一亿人以上。流行病学调查发现：65岁以上老年人失智症的发病率为3%~5%，随年龄的增大发病率而升高，到80岁，发病率增至20%左右。我国以1000万失智人口位居世界第一，全球每7秒钟就有一个人被确诊为痴呆，而每4个人中就有1个中国人。很多失智症老年人家属都以为患者是老来癫、老顽固，以为人老了都是这样，因而忽略了就医的重要性，但是事实上他已经生病了，应该要接受治疗。所以正确认识失智症对老年人、老年人家庭以及社会都非常重要。

1.失智症类型

大致可分为两类：退化性、血管性，退化性失智症学名阿尔茨海默症（AD），又称认知障碍症或俗称老年痴呆，是最常见的失智症。属进行性、不可逆性退化，为神经退化性疾病，其脑部神经细胞受到破坏，阿尔茨海默症初期以侵犯海马回（短期记忆处）为主，脑内可有异常老年斑及神经纤维堆结。血管性失智症是指因脑中风或慢性脑血管病变，造成脑部血液循环不良，导致脑细胞死亡，从而造成智力减退，它是造成失智症的第二大原因。本书失智症老年人多指前者。

2.失智症老年人可能的表现

失智症老年人早期以记忆障碍为主，与正常老化有区别，如忘记吃饭一事，正常老年人可能只是想不起吃过什么菜，但失智症老年人是会忘记吃过饭整件事，也不承认自己忘记；物品找不到，一般老年人会努力寻找，而失智症老年人会赖上他人，说是被偷窃了。

失智症是一种进行性退化的疾病，从轻度时期的轻微症状，逐渐进入中度、重度、晚期症状，疾病进展时间不定，一般为5~8年（表4-4）。让老年人及其家属了解疾病的病程与症状，可以帮助患者、家属预做准备，以对应疾病带来的生活变化。

表 4 - 4 失智症各期症状表现

项目	初 期	中 期	晚 期
项目	症状轻微，常常被忽略而延误就诊	生活能力继续下降，对日常生活事物的处理上变得更为困难	几乎完全依赖他人照顾
遗忘	1.常忘了东西放在哪里 2.时常在找东西 3.忘记跟别人之间的约会 4.忘记别人跟他讲过的事情 5.比较不能记住最近发生的事情 6.弄不清楚现在的年月日	1.忘记已发生过的事情，例如：是否吃过饭、洗过澡 2.重复问同样的问题 3.对于辨认人物、认识环境和区分时间等更加困难 4.远期和近期的记忆减退，日趋严重	1.忘记身旁熟悉的人、事、物，甚至包括一些长期记忆 2.记忆严重丧失，不记得生命中重要的事情 3.可能不知道自己是谁
误认	只有在光线照明不佳阴雨、夜间才容易发生误认现象	1.时空错乱，分不清早晨与黄昏与季节 2.误以为自己的家人或配偶是别人伪装的，因而想赶走照顾他的老伴或家人 3.以为目前所处的环境并非自己的家，常会吵着"我要回家"	1.现实感消失，例如把电视里播放的戏剧误认为真，甚至会去攻击电视机 2.看到镜子、反光物、窗户中自己的倒影，会误以为是别人，与之对话
情绪转变	情绪起伏比以前大，例如：会因遍寻不着想要的东西而生气	（同左） 部分可能会有激动的行为，胡思乱想，突然发怒、大哭大叫等	1.可能会因无法表达或听不懂意思而生气 2.情绪表达困难
个性	1.变得犹豫不决，对事情难以下决定 2.变得多疑、猜忌 3.变得胆小、内向 4.变得孤僻、暴躁、爱发脾气	（同左） 但因对事情和语言的理解力、情绪控制力薄弱更容易发脾气、受到挫折。常常与家人或照护者冲突	变为更为依赖，认知、记忆功能持续退化，个性表达不明显
言语表达	1.言语表达出现困难，讲话不如以前流畅 2.想不起来要讲什么或想不起来某件物体的名称	1.说话字句变少，内容贫乏 2.言语表达不连贯，缺乏逻辑性 3.慢慢失去阅读及语言能力	1.几乎不说话或只重复某句固定的话 2.语言能力下降，说话无法理解，无法与他人应对
迷路	1.在不常去的地方会迷路 2.搭乘公共运输工具会下错站	1.在住家附近或熟悉的地区也会走失 2.搞不清楚方向，无法自己出门坐车，容易迷路	几乎已无法自行外出
妄想	1.怀疑配偶不忠 2.忧心会被家属遗弃 3.被迫害妄想，认为邻居会伤害他或偷他东西	同左，除频度较高外，更容易因妄想引发继发性的语言与肢体暴力	无法表达/无此反应

续表 4 - 4

项 目	初 期	中 期	晚 期
	症状轻微，常常被忽略而延误就诊	生活能力继续下降，对日常生活事物的处理上变得更为困难	几乎完全依赖他人照顾
视幻觉	看到房间里有人，可能是熟识者、已死去家属或不认识的人。有时会看到昆虫、蛇等令人感到不愉快的东西	看到房间里有人，可能是熟识者、已死去家属或不认识的人或小孩。有时会看到昆虫、蛇等令人感到不愉快的东西。可引起继发性妄想	无法表达/无此反应
漫游或躁动	1. 坐立不安，不停走动 2. 想要离开家里到外面去	同左，但严重度较高。受阻时容易发生冲突	肢体功能减退，容易跌到发生意外
不恰当行为	1. 重复动作，例如不断地把东西收进柜子又拿出来等 2. 同样问题重复问很多遍	1. 乱藏东西，藏垃圾，或者把鞋放进棉被里等 2. 可能因为妄想内容或照护者不适当的响应，而被激怒，产生言语恐吓，甚至暴力行为 3. 缺乏判断力和理解力，在公共场所出现不适当的举动	完全依赖他人照顾，无不恰当行为之反应
睡眠障碍	日夜颠倒，夜间起来游走或从事其他活动	日夜颠倒，可能整夜不睡，白天嗜睡	日间节奏紊乱，白天睡眠次数时间更长。经常打盹，睡眠能力与清醒能力退步
行动能力降低	1. 变得不爱出门 2. 对之前从事的活动显得兴趣缺乏	无法顺利出门到达目的地，甚至在家中开始找不到厕所、自己的卧室	1. 行走困难 2. 需轮椅助行，甚至卧床不起 3. 无法坐立、站立
饮食问题	1. 吃过了之后还表示要再吃东西 2. 饮食方面可能需要别人协助	1. 需他人协助备餐 2. 饮食不正常：重复要食情形较严重	1. 无法自己进食 2. 拒绝饮食 3. 可能会有吞咽困难
生活障碍	1. 复杂生活功能发生障碍，钱财管理出错、烹调能力下降等 2. 对器物的使用能力下降。例如时常打错电话等 3. 判断力和工作能力逐渐减退	1. 很难独自完成煮饭、清洁、购物等 2. 失去使用日常用具的能力，例如洗衣机、冷气机、遥控器等	完全无法独立生活，失去自我照顾能力
穿衣及个人卫生问题	在选择衣服上显得犹豫不决	1. 个人清洁卫生处理变差，上厕所、洗澡等需要他人协助 2. 无法适当地穿衣或处理衣物，如天气很冷时只穿了一件短袖、脏衣服当干净衣服穿等 3. 可能会开始出现偶有失禁的情形	1. 大小便失禁 2. 穿衣无法自理

3. 老年人失智症的早期社区筛查与自查

简明精神状态量表(MMSE),用于 60 岁以上疑有认知缺损老年人(包括正常人及各类精神患者)的智力状态及认知缺损程度的检查及辅助诊断;方法简便,对评定员的要求不高,经适宜训练便可操作,适合用于社区(表 4 – 5)。

表 4 – 5 MMSE 简易智能精神状态检查量表

姓　　名:＿＿＿　性　　别:＿＿＿＿　年龄:＿＿＿＿
文化程度:＿＿＿　评定时间:＿＿＿＿　总分:＿＿＿＿

项目		记录	评分	
I 定向力 (10 分)	星期几		0	1
	几号		0	1
	几月		0	1
	什么季节		0	1
	哪一年		0	1
	省市		0	1
	区县		0	1
	街道或乡		0	1
	什么地方		0	1
	第几层楼		0	1
II 记忆力 (3 分)	皮球		0	1
	国旗		0	1
	树木		0	1
III 注意力和计算力 (5 分)	100 – 7		0	1
	– 7		0	1
	– 7		0	1
	– 7		0	1
	– 7		0	1
IV 回忆能力 (3 分)	皮球		0	1
	国旗		0	1
	树木		0	1
V 语言能力 (9 分)	命名能力		0	1
			0	1
	复述能力		0	1
	三步命令		0	1
			0	1
			0	1
	阅读能力		0	1
	书写能力		0	1
	结构能力		0	1
总　分				

4.失智症老年人早期就诊率低的原因

(1)老年人及其家属对失智症缺乏认知。

(2)失智症初期症状隐匿性强,非专业照护者多不能与正常老化区分。

(3)失智症老年人初期部分功能受损时以其他功能代偿,常让自己和其他人感受不到明显症状,如不记得认识的熟人,就以常见招呼语、不称呼名字来对应。

(4)失智老年人意识到自己有问题,但出于自尊以及怕确诊后影响社交,抗拒求医;与此同时,很多人也不知如何求医,看什么门诊等等。

(二)社区居家失智症老年人的照护

1.树立科学的照护理念

(1)从失智老人角度出发。老年人在患失智症后,正常生活各种被打破,如怕迷路不敢出门、不记得人怕与人打交道,必须面对各种不自由、各种生活挫折,心里常会感到不安、焦虑,没有自信,生活非常痛苦,还无以向他人言表,常常需要掩饰自己,可能导致忧郁或妄想。照护者如果不从失智老人角度出发,是很难感受失智老人的照护需要,照护好老人。所以需要接纳老人的失智状态,站在老人角度,将失智作为正常生活状态来理解,而不是去纠正、指责老人因失智而造成的问题行为状态。正常人透过学习与记忆,能想象与预测他人对自己的行为与表现会有什么反应。失智老人因为记忆障碍、认知障碍等而无法正确解读与响应外界的刺激与信息,常表现为不懂察言观色。若能理解失智症者的行为模式,就能体会到,失智行为对于失智症本人而言,并非不自然的情感表现。

(2)尽量让失智老人保持日常生活的自我控制感。失智老人能控制自我生活的节奏,感受熟悉的生活气息,这样才有日常生活的正常感、生命的尊严感。根据失智老人失能、失智程度,提供照护,老人能做到的事让他自己做;有困难做到的事,提供支持(物、环境),协助老人做到;老人完全不能做到的事,帮助老人完成。绝对不能替代老人完成所有事情,这样只会让老人病情发展更快,失能、失智得更彻底,出现生理机能上的"不用则废""废用性萎缩"。所以在照护过程中要尽可能地发挥老人现存的功能,不能"替代护理"。有些功能还可训练。

(3)让老人与照护者轻松在照护中应用得当的照护措施,营造适宜的照护环境,降低失智老人的不安、焦虑,减轻照护者的工作负荷,缓解照护精神压力,这是绝对有必要的。

2.适宜的应对措施

失智老年人的治疗包括药物治疗和非药物治疗,社区照护中以非药物治疗护理为主。

(1)社区筛查。有问题的老年人协助求医,确定治疗方案。

(2)药物治疗的相应护理。即对药物疗效及不良反应进行观察。

(3)与老年人维持良好的沟通是有效照护实施的关键。鼓励老年人表达,不打断患者的讲话,适当运用肢体语言;尊重老年人的感受,交流时注意语音、语速、语调,吐字清楚,语言简练,一次一个问题;接受而不是改变老年人的想法与行为,不要试图以讲道理、说教等方式纠正老年人异常行为,也不任意哄骗老人,避免失去信任。

(4)让失智老年人生活在熟悉的环境中,尽量保持患者独立生活的能力,适当进行脑功能锻炼,生活中多动手、多动脑。

(5)安排失智老年人规律作息生活,仔细观察并尽快熟悉失智老年人生活习性,日常生活照护基于生活自理能力提供。

(6)安全照护,佩戴定位手环或卡片,防走失;调整生活环境,防跌倒,防其他意外伤害。

（7）根据失智老年人的不同情况，启用音乐疗法、回忆疗法、动物疗法等照护措施。

3.失智老年人异常行为应对

（1）妄想。

此行为的内容是多元化的，通常可归纳出几项：对身边的人抱有很强的疑心；特别是怀疑有人偷了他/她的东西；缺乏安全感；总觉得身边的人或事物不是真的，常常认为自己配偶、家人是冒充的；总有被遗弃或被伤害的感觉。

基本的护理措施：

1）清楚老人的私人物品以及存放习惯，检查老人平常经常放东西或藏东西的地方。

2）用温和的态度协助老人寻找失物。适时转移老人的注意力，用不同的主题和内容来分散老人注意力或将其注意力放到其他事情上。

3）将主要的物品要作备份。

4）倒垃圾前检查垃圾桶，以防止把失智老人藏在垃圾桶中的贵重财物丢失。

（2）幻觉。

失智老年人会认为自己可以看到不真实存在的事物。包括已逝去的亲人、陌生人、小孩、动物、昆虫、蛇等（也可以因环境有反光而产生）。

基本护理措施：

1）如果是发光造成的问题，可以用窗帘把窗户盖起来，或把玻璃换成毛玻璃或白雾玻璃；

2）不必否定失智老年人感受，对于他们或许是真实的。

3）告诉失智老年人已帮他处理好。

4）加强夜间室内的照明，也可以减少幻觉的发生。

5）必要时，遵医嘱服药，但要注意其不良反应；

（3）漫游或徘徊。

原因可能是：老人还活在以前的生活里、对新环境感到陌生、想要离开现处的环境、在新环境中迷失自己、想找自己想见的人、因缺乏活动而焦躁不安、服用药物后的不良反应等等。

基本护理措施：

1）有计划地安排老人一天的活动，鼓励老人参与活动或参与日常家务，避免让他无事可做。

2）减少居住环境中噪音与混乱的状况，避免使老人焦虑不安。

3）如环境许可，可在社区循环性的、安全的通道进行漫游，有照护者陪伴；不用制止老人行为，只要在旁边陪着老人就行，就当是在运动。

4）尽可能满足老人的各种需求，老人随时可以获得食物以及如厕的支持。

5）确保家庭或照护机构门禁系统正常，或利用信息传感技术，确保老人随时处于在监护之下。用窗帘或屏风将主要的门或出入口遮蔽起来，以免老人看到门就想出去，门窗应加锁，或采用不易打开的锁装置，或在门窗或出入口加装风铃或感应器，只要老人一出门就可以立即被发现。

6）让社区邻居了解老人的病情状况，必要时提供支援或通报；老人身上应该配有老人资料或是照护机构的标示或是戴定位手环；

7）老人如吵着外出时，照护者可用其他事情顺便转移老人注意力。

4. 不适当的行为应对

包括重复、收集垃圾等行为，在公共场合脱衣服或随地大小便等。

护理措施：

1）面对老人重复问题时简短、明确地回答老人的问题。如老人还是持续不停地问，则可以在回答后顺势转移话题到他喜爱的事物，甚至谈到老人早、旧时的记忆，利用怀旧方式跳开当下的情景。

2）耐心地提醒老人不当的行为，并向老人显示正当的行为；温柔而坚定地转移老人的注意力，以停止他/她的行为；如让老人帮忙叠衣服，让老人看他最喜欢的电视分散注意力。

3）及时清理老人存留或私藏的不当物品。

4）除非有特别情况，否则应鼓励老人与其他老人一起进餐；

5. 拒绝行为的应对

如拒绝洗澡、吃饭、外出活动、做一些家务等。

护理措施：

1）可以找老人比较亲近的人或比较喜欢的人引导老人，通常会起到很好的效果；

2）营造良好的环境，让老人较愿意去做大家期望他做的事情；

3）以照护者需要帮助的角色请老人帮忙做，激发老人助人的需要完成行为。

4）要耐心地向老人解释实施护理活动的目的，以及不实施可能会产生的后果。

6. 暴力或攻击行为

原因主要是丧失判断力、无法接受负面感觉、对别人容易产生误解。

护理措施：

1）不允许采用暴力手段来制止老人的不当行为。

2）要让老人尽快离开发生冲突的现场，保护其人及护理人员自身的安全；

3）保持冷静，不要表现出害怕及惊慌，大声训斥或者制止老人。

4）运用老人有兴趣的活动转移注意力。

5）暂时离开现场，寻找他人帮助。

6）观察暴力行为发生的时间以及诱因，避免日后再发生；要及时报告每次老人冲突的过程、原因和处置方法，以便日后护理计划的改进和提升。

7）如果暴力行为经常发生，则应寻求医师及专业人员的帮助，必要时可短期住院检查、观察及调整药物。

第三节　康复护理

康复护理（Rehabilitation Nursing）是康复医学与护理学相互交叉渗透而形成的一门综合性的应用科学，是研究病、伤、残者身体的康复、精神的康复和社会适应能力的护理理论、护理知识和护理技能的科学。2018年6月，国家卫生健康委员会、国家发展改革委、教育部、民政部等11部委联合发布了《关于印发促进护理服务业改革与发展指导意见的通知》（国卫医发〔2018〕20号），该文件明确指出了加快推进康复护理等专科护理发展，接续性医疗机构和基层医疗机构要积极为上级医院诊断明确、病情稳定的术后康复患者、慢性病患者、晚期肿瘤患者以及失能失智、完全不能自理的老年患者及残疾人等提供接续性护理服务。

一、康复

(一)定义

康复(rehabilitation)原意是重新、恢复之意。在医学领域里,康复是指综合、协调地应用医学的、教育的、社会的、职业的各种方法,使病、伤、残者(包括先天性残疾)已经丧失的功能尽快地、尽最大可能地得到恢复和重建,使他们在体格上、精神上、社会上和经济上的能力尽可能地恢复,重新走向生活,走向工作,走向社会。随着社会物质文明和精神文明的发展,康复的内涵不断丰富,从初期着重于改善躯体功能到强调生活自理能力的提高,再到21世纪关注生存质量(quality of life)。

(二)康复涉及的范围

1. 康复对象

①病、损、残者的功能障碍;②残疾者:疾病、意外伤害、发育缺陷等致残(全世界共计5亿多);③急性伤病后及手术后;④各种慢性病者;⑤年老体弱者;⑥亚健康人群。

2. 康复范围

①神经系统疾病和伤残;②骨关节肌肉疾病和伤残;③感官及智力残疾;④心血管及呼吸系统疾病;⑤精神残疾及其他。

3. 整体康复目标

以整体的人作为对象,全面康复为原则,使患者重返社会,实现医疗、教育、工程、社会、职业的全面康复。

(三)康复的服务方式

世界卫生组织提出康复的服务方式有三种:

(1)康复机构的康复(institution – based – rehabilitation IBR),包括康复医院、康复中心、综合医院的康复科及康复门诊,其康复服务水平高,但要求病、伤、残者必须来医院接受服务。此类患者约占康复人数的20%。

(2)上门康复服务(out reaching rehabilitation service ORS),具有一定水平的康复人员直接到病、伤、残者家中服务,服务的内容有一定的限制。接受此类服务的康复患者约占康复人数的10%。

(3)社区康复(community – based – rehabilitation CBR)或称基层康复。依靠社区资源为本社区病、伤、残者就地服务,强调发动社区、家庭和病、伤、残者共同参与,并建立固定的转诊系统,服务面大,服务对象约占康复人数的70%。

(四)社区康复

1994年世界卫生组织、联合国教科文组织、国际劳工组织联合发表的《关于残疾人社区康复的联合意见书》对社区康复的定义是:"社区康复是社区发展计划中的一项康复策略,其目的是使所有残疾人享有康复服务、实现机会均等、充分参与的目标。

随着城市社区的深入发展,社区居民"小病在社区,大病进医院,康复回社区"的医疗模式将成为一种必然选择,社区康复现已成为中国开展残疾人康复服务的基础,而且也是我国推动实现残疾人"人人享有康复服务",促进残疾人全面康复的主要方式。

在我国,社区康复或称基层康复,是指依靠社区本身的人力资源,建设一个由社区领导、卫生人员、民政人员、志愿人员、社团、残疾者本人及其家属共同参加的社区康复系统。它是以三级卫生网络为依托,以家庭为单位,以个人为主要服务对象,在社区进行的残疾普查、预防和康复工作的全程康复服务。

社区康复的核心是充分开发和合理利用社区和社会的资源，达到良好的康复治疗效果，但这一过程需要医院、社区、社会多方面的参与，是一个复杂的运行系统。因此，在社区康复工作中，要坚持以政府为指导，社区为依托，有关部门密切配合，社会各界共同参与的社会化服务方式，努力维持包括上级医院、社区康复指导中心、社区康复站、家庭康复站在内的康复网络系统正常运转，规范医院康复与社区康复的双向转诊流程，从而使各环节紧密联系、相互合作，使社区康复落到实处，保证康复工作的连贯性和扩展性。社区康复可推行社会服务模式、家庭病床模式、社会化模式等多种服务途径实现服务目标。

二、康复护理

康复护理学是医学的一个重要分支，是促进病、伤残者康复及其护理的医学。研究有关功能障碍的预防、评定、处理(治疗、训练)、护理等问题。在社区开展康复护理，可使散居在基层的病伤残者得到康复锻炼和指导，有利于其获得全面的康复效果；也便于出院患者在社区巩固康复治疗，且费用低，开支小。此外，还可以让服务对象保持与周围人群的接触，建立良好的人际关系，易达到最终能参与社会生活的目的。

(一)康复护理对象和范围

康复护理的主要对象是由于损伤、急慢性疾病和老年病带来的功能障碍者、先天发育不良的残疾者及家属。

(二)康复护理目的和原则

康复护理的目的是减轻痛苦，促进康复。使患者尽量减少继发性功能障碍，使残余的机能和能力得到维持和强化，最大程度地恢复生活能力，进而提高生活质量，重返家庭，回归社会。

康复护理的原则：

(1)预防在先，早期进行，贯穿始终(前瞻性)；

(2)心身并举，教练结合，家属参与(综合性)；

(3)由替代护理—促进护理—自我护理：激发患者独立完成活动(主动性)；

(4)注重功能活动的引发，与日常生活活动相结合(实用性)。

(三)康复护理的基本内容

(1)评定贯彻护理全过程；

(2)康复护理训练和指导；

(3)预防并发症、继发性伤残的发生；

(4)心理护理和健康教育；

(5)患者营养护理指导；

(6)侧重"自我护理"和"协同护理"。

(四)常用的康复护理技术

(1)日常生活活动训练：衣、食、步、行；

(2)体位的变换方法：卧、坐位训练等；

(3)移动动作训练：床上、立位、助行器、上下楼梯及轮椅训练；

(4)呼吸训练：缩唇、吹烛训练等；

(5)排痰训练：体位引流、辅助排痰训练；

（6）排便、排尿训练；

（7）压疮的预防；

（8）无障碍环境技术；

（9）舒适康复技术；

（10）伤口康复技术。

（五）康复护理人员的角色

1. 照顾者

护理人员要提供给康复对象一切所需的日常生活、活动照顾和执行康复医疗计划，发现护理问题，拟定护理计划，实施护理措施，防范其他并发症，实行预防性康复护理。

2. 教育者

身体伤残的发生往往都是意外，大部分患者慌张、不知所措、沮丧不已，迫切渴望获得一些有关伤残的资料。康复护理人员应组织患者及其家属共同制定康复计划，并提供有关知识咨询和资料，同时解释各种检查，解答疑惑，以便康复目标全面实现。

3. 执行者

护士根据康复计划完成大量的预防和治疗措施，帮助、监督、指导康复对象完成功能训练，维持患者最佳的身体和精神健康，预防并发症和畸形的发生，训练患者的日常生活能力。

4. 协调者

整体康复是由康复医师、康复护士和其他康复专业人员共同协作完成。康复过程中患者所遇到的治疗、心理、社会问题，护理人员有责任与其他康复专业人员沟通情况、交流信息、协调工作，在康复过程得到统一和完善。

5. 管理者

康复环境包括生活环境和社会环境，对患者的康复有重要作用，护士不仅要为患者提供良好的生活环境，而且要进行大量的组织工作，协调好各种关系，使患者逐渐适应社会。

（六）康复护理发展前景

康复护理专业的形成始于 20 世纪 70 年代，1974 年美国成立了康复护理学会，并出版了《康复护理专业杂志》，1976 美国第一所康复护理学院诞生，1986 年制定了康复护士资格标准：护校毕业后进修 2 年，通过资格考试，可成为合格的注册康复护士。20 世纪末期，美国有注册康复护士约 1800 人。

我国现有 8300 万残疾人、2.7 亿慢性患者和 1 亿慢性疼痛患者。随着社会老龄化加剧及人民康复意识的增强，慢性疾病的"井喷"趋势、损伤性功能障碍发生率高等问题的不断凸显，康复医疗需求将加快释放。目前康复服务存在以下问题：

一是康复医疗服务资源总量不足。康复医疗床位总体不足，现有综合医院康复场地面积小，布局不合理，不能满足开展康复的环境条件。康复专科医院数量不足。

康复在岗人员数量不足，结构尚不合理；稳定的人才培养机制尚未建立，人员供给无法保障。如日本的康复治疗师现在有 14 万左右，面对一亿多人口；而我国的康复治疗师只有 12 万，却需要面对 13 亿人口。

二是康复医疗服务运行机制不够完善。康复服务的支付体系没有建立起来。康复医疗服务的早期介入不及时，转诊机制尚未建立健全，转诊服务开展有限。信息化建设还不完善。绩效考核、物价、医保、科研、教育等配套政策协同作用还未充分发挥。

比如到临床医院就诊的患者和到康复医院就诊的患者心态不同，消费心理也不同。这就是因为他们心理预期不一样，同样的服务，但是消费上无法取得相同的结果。

三是康复服务能力有限。目前康复服务项目开展率低，部分项目未开展，现代康复手段缺乏。康复评价标准欠缺，康复设备配备率较低。

四是康复医疗服务社会认识不足。社会对临床治疗与康复治疗结合的重要性认识不足，忽略了早期康复治疗的必要性，存在"重治疗、轻康复"的现象。

随着《"健康中国2030"规划纲要》《"十三五"卫生与健康规划》《"十三五"深化医药卫生体制改革规划》《全国护理事业发展规划（2016—2020年）》以及《关于印发促进护理服务业改革与发展指导意见的通知》等系列利好政策的出台，康复医疗及护理服务已放在医疗服务体系建设的重要位置。到2020年，将实现基本建立以机构为支撑、社区为平台、居家为基础的护理服务体系，医疗机构护理服务有序合理，分工协作更加紧密。覆盖急性期诊疗、慢性期康复、稳定期照护、终末期关怀的护理服务格局亦将，康复护理将迎来发展的春天。

三、康复护理评定

功能检查和评估是康复医学的重要内容，对存在功能障碍的患者首先要进行全面的功能评估，并要贯穿康复治疗的全过程，对指导康复治疗、判断疗效及预后都有实际意义。

（一）国际功能、残疾和健康分类评估

2001年，世界卫生组织通过了国际功能、残疾和健康分类（International Classification of Functioning、Disability and Health，ICF）。ICF以生物—心理—社会新医学模式为基础，将功能与残疾分类作为一个交互作用和演进的过程，主张个体在特定领域的功能状态是健康状况和背景性因素（个人因素和环境因素）交互作用的结果，是国际通用的在个体和社会水平上描述和测量健康的理论性框架结构，可以从整体水平全面评估患者的功能。

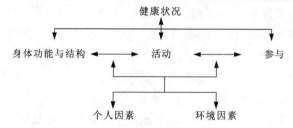

图4-1 ICF理论模式

1. 目的与意义

（1）从功能水平上对患者进行评估，区别同样疾病的不同功能水平，为综合分析各种因素对功能的影响提供了一套有效的系统性工具。

（2）为专业人员提供了一种可以对广泛的有关健康信息进行编码的理论框架，使全世界不同学科和领域能够对有关健康和卫生保健情况进行交流。

2. ICF的主要组成

ICF由两大部分组成（表4-6），第一部分是功能和残疾，包括身体功能（以字母"b"表示）和身体结构（以字母"s"表示）、活动和参与（以字母"d"表示）；第二部分是背景性因素，主要指环境因素（以字母"e"表示）。ICF运用了一种字母数字编码系统，因而可以对广泛的有关健康的信息进行编码（如诊断、功能和残疾状态，等），为临床提供一种统一和标准的语言和框架来描述患者的健康状况和与健康有关的状况。运用这种标准化的通用语言可以使全世界不同学科和领域能够相互进行交流。

表 4 - 6 ICF 的主要组成

成分	第一部分：功能与残疾		第二部分：背景性因素	
	身体功能与结构	活动与参与	环境因素	个人因素
领域	身体功能 身体结构	生活领域（任务、行动）	功能与残疾的外在影响	功能与残疾的内在影响
结构	身体功能的改变（生理上）身体结构的改变（解剖上）	能力在标准环境中完成任务；活动表现在现实环境中完成任务	自然、社会和世界特征的积极或者消极影响	个人特质的影响
积极方面	功能和结构的结合	活动参与功能	有利因素	不适用
消极方面	损伤	参与局限性活动受限	障碍/不利因素	不适用

3. 评估方法和内容

到目前为止，ICF 研究中心开发了 ICF 核心组合（ICF Core Set）和 ICF 通用组合。

ICF 核心组合用最能代表患者功能状况的 ICF 类目为某一类特定疾病的群体提供了功能评价框架，目前国际上已出现数十种 ICF 核心组合，如脑卒中核心组合、脊髓损伤核心组合等。为方便使用，ICF 核心组合有通用版、简版和综合版（标准版）三个版本。

ICF 通用组合（ICF Generic set）是 ICF 研究中心于 2013 年开发的，是 ICF 最新研究方向之一。它仅含 7 项，包括身体功能 3 项（用"b"表示，即 b130 能量和驱力功能、b152 情感功能、b280 痛感）、活动和参与（用"d"表示，即 d230 执行日常事务、d450 步行、d455 到处移动、d850 有报酬的就业）4 项（表 4 -7）。它是目前临床上最简化而且疾病间通用的 ICF 评估工具，可用于各类疾病功能改变的横向比较。

表 4 -7 ICF 通用组合类目描述

编码	类目	简洁、直观、准确的描述
b130	能量和驱力功能（精气神）	…为达成一般目标和满足特殊需求而具备的体能和主观能动性 包括：能量水平、动机、食欲、成瘾（包括可能导致滥用成瘾物质）以及冲动控制的功能 不包括：意识功能（b110）；气质功能（b126）；睡眠功能（b134）；心理运动功能（b147）；情感功能（b152）
b152	情感功能	…个体产生恰当的情感并且管理各种不同情感的能力 包括：情感的适度性、情感的调节和范围；感情：悲伤、幸福、热爱、恐惧、愤怒、仇恨、紧张、焦虑、快乐、悲哀；情绪的易变性；感情单调的功能 不包括：气质和人格功能（b126）；能量和驱力系统（b130）
b280	痛感	…身体某处受到潜在或实际损害而感到不舒服的感觉 包括：身体一处或者多处全身性或者局部性疼痛、皮肤疼痛、刺痛、烧灼痛、钝痛；如肌痛、痛觉缺失或者痛觉过敏的损伤

续表 4 – 7

编码	类目	简洁、直观、准确的描述
d230	进行日常事务	…计划、安排并完成日常生活事务 包括：安排和完成日常事务；控制自身活动水平 不包括：从事多项任务(d220)
d450	步行	…用脚在地面上移动，总有一只脚在地面 包括：短距离或长距离步行，不同地面步行，绕障碍物步行 不包括：移动自身(d420)，到处移动(d455)
d455	到处移动	…以步行以外的方式，从一地移动到另一地 包括：爬行，攀登，奔跑，慢跑，跳跃和游泳 不包括：移动自身(d420)，步行(d450)
d850	有报酬的就业	…获得有报酬的工作 包括：自谋职业、兼职或全职就业

(二)运动功能评定

1.肌力评定

肌力是指肌肉收缩的力量。肌力测定是测定受试者在主动运动时肌肉或肌群的力量，藉以评定肌肉的功能状态。肌力评定有徒手肌力检查与器械的肌力测试两种。

肌力测定的禁忌证：骨折错位或未愈合，骨关节不稳定、关节急性扭伤或拉伤，严重疼痛、关节活动极度受限、严重的关节积液或滑膜炎、等为绝对禁忌证；疼痛、关节活动受限、亚急性或慢性扭伤或拉伤、心血管疾病为相对禁忌证。

肌力分级标准见表 4 – 8。

表 4 – 8 Lovett 肌力分级标准

级 别	名称	标准	相当正常肌力的%
0	零(Zero，0)	无可测知的肌肉收缩	0
1	微缩(Trace，T)	有轻微收缩，但不能引起关节运动	10
2	差(Poor，P)	在减重状态下能作关节全范围运动	25
3	可(Fair，F)	能抗重力作关节全范围运动，但不能抗阻力	50
4	良好(Good，G)	能抗重力、抗一定阻力运动	75
5	正常(Norlna1，N)	能抗重力、抗充分阻力运动	100

每一级又可用" + "和" – "号进一步细分。如测得的肌力比某级稍强时，可在该级的右上角加" + "号，稍差时则在右上角加" – "号，以补充分级的不足。

2.关节活动度评定

关节活动度(range of motion，ROM)是指关节运动时所通过的最大弧度，常以度数表示，关节活动有主动与被动之分，主动的关节活动范围是指作用于关节的肌肉随意收缩使关节运动时所通过的运动弧，被动的关节活动范围是指由外力使关节运动时所通过的运动弧。

关节活动度测定的主要目的是发现关节活动范围障碍的程度；根据整体的临床表现，大致分析可能的原因；为选择治疗方法提供参考；作为治疗效果的评定手段。

关节活动度的测量方法有普通量角器法、方盘量角器测量法。

3.步态分析

1）步态周期及时相：

步态周期（gait cycle，GC）：行走时，从一侧足跟着地起到该侧足跟再次着地为止所用的时间被称为步行周期。在一个步行周期中，每一侧下肢都要经历一个与地面接触并负重的支撑期及离地腾空向前挪动的摆动期。单侧下肢站立时称为单支撑期，双侧下肢同时站立时称为双支撑期。

2）步态分析：目测分析法与定量分析法

3）常见的病理步态：短腿步态、关节强直步态、鸭步、剪刀步、癔病性步态等。

4）引起异常步态的原因：关节活动受限，活动或承重时疼痛，肌肉软弱，感觉障碍，协调运动异常，截肢等。

（三）日常生活活动能力评定

日常生活活动（activities of daily living，ADL）是指人们为独立生活而每天必须反复进行的、最基本的、具有共同性的身体动作群，即进行衣、食、住、行、个人卫生等的基本动作和技巧。它反应了人们在家庭（或医疗机构内）和在社区中的最基本能力，因而在康复医学中是很基本、很重要的内容。

1.标准化的评定量表

1）Barthel 指数评定：是国际康复医学界常用的方法。Barthel 指数评定简单，可信度高，灵敏度也高，使用广泛，而且可用于预测治疗效果、住院时间和预后（表 4 -9）。

表 4 - 9　Barthel 指数评定内容及记分法

ADL 项目	自理	稍依赖	较大依赖	完全依赖
进食	10	5	0	0
洗澡	5	0	0	0
修饰（洗脸、梳头、刷牙、刮脸）	5	0	0	0
穿衣（包括系带）	10	5	0	0
控制大便	10	5	0	0
控制小便	10	5	0	0
上厕所	10	5	0	0
床椅转移	15	10	5	0
行走（平地45m）	15	10	5	0
上下楼梯	10	5	0	0

Barthel 指数评分结果：正常总分为100分，60分以上者为良，生活基本自理；60～40分者为中度功能障碍，生活需要帮助；40～20分者为重度功能障碍，生活依赖明显；20分以下者为完全残疾，生活完全依赖。Barthel 指数40分以上者康复治疗效益最大。

2）Katz 指数评定：Katz 指数（Katz index）又称 ADL 指数（the index of ADL）（表 4 - 10）。

表 4 –10　Katz 指数分级评定表

按下列各项功能进行检查（"帮助"一词表示监督指导和他人帮助）

Ⅰ.洗澡—海绵擦洗、盆浴、淋浴

无需帮助　　　仅身体一部位需帮助　　　超过一部位需帮助

Ⅱ.穿着—从衣柜或抽屉取内、外衣，扣纽扣

取、穿衣无需帮助　　需要帮助（上述内容之一）　　取、穿衣需帮助

Ⅲ.使用厕所—去厕所，排便，便后清洁，整理衣裤

无需帮助（可能用手杖或轮椅）　需要帮助（上述内容之一）不能去厕所

Ⅳ.转移

上下床，从椅上坐起无需帮助　　上下床、椅上坐起需帮助　　不能离床

Ⅴ.控制大小便

完全控制　　　偶有失控　　　需监护、用导管或完全失控

Ⅵ.进餐

无需帮助　除切肉、涂果酱外无需帮助　需帮助，或全用吸管，或静脉给液

评定时按表中标准对 6 项内容进行评定（在相应栏目之下方框内打"√"），统计出无需帮助（即能独立完成）的项目数，然后按下述标准评级。

Katz 指数分级标准：A 级：全部项目均能独力完成；B 级：只有一项依赖；C 级：只有洗澡和其余五项之一依赖；D 级：洗澡、穿着和其余四项之一依赖；E 级：洗澡、穿着、上厕所和其余三项之一依赖；F 级：洗澡、穿着、上厕所、转移和其余二项之一依赖；G 级：所有项目均依赖。

2.日常生活活动用力评定的设备及注意事项

1）直接观察：ADL 的评定可让患者在实际生活环境中进行，评定人员观察患者完成实际生活中的动作情况，以评定其能力。也可以在 ADL 专项评定中进行，评定活动地点在 ADL 功能评定训练室，在此环境中指令患者完成动作，较其他环境更易取得准确结果。

2）间接评定：有些不便完成或不易完成的动作，可以通过询问患者本人或家属的方式取得结果。如患者的大小便控制、个人卫生管理等。

3.独立生活能力评定

独立生活能力评定方法中，最主要的是功能独立性评测（Functional Independence Measure，FIM），这是美国物理医学与康复学会 1983 年制定的"医疗康复统一数据系统"的核心部分，包括为成年人用（FIMSM）和儿童用的（WeeFIMSM），FIM 广泛地用于康复机构，用以确定入院、出院与随访时的功能状态，可以动态地记录功能变化。

（四）心肺功能测定

心肺功能测定不仅对于慢性心肺疾病患者的诊断康复治疗及预后非常重要，而且也是其他许多残疾患者康复评估的重要内容，如高位截瘫、严重的脊柱侧弯及胸椎后凸畸形、运动神经元病、肌病等程度不等地影响心肺功能，在康复医疗中应引起重视，不要遗漏。

（五）言语功能评定

言语障碍属于语言障碍（language disorder）的范畴，是指构成言语的听、说、读、写 4 个部分受损或发生功能障碍。

言语功能评定的目的：了解被评定者有无言语功能障碍，判断其性质、类型、程度及可

能原因；确定是否需要给予言语治疗（speech therapy）以及采取何种有效的治疗方法；治疗前后评定以了解治疗效果；预测言语障碍恢复的可能性。

评定方法：对失语症和言语失用的患者主要是通过与患者交谈、让患者阅读、书写或采用通用的量表来评定。对有构音障碍的患者，除了观察患者发音器官的功能是否正常，还可以通过仪器对构音器官进行检查。

1. 失语症

失语症指正常地获得语言能力后，因某种原因使得语言区域及其相关区域受到损伤而产生的后天性语言功能障碍。目前国际上还没有一种统一的失语检查法，比较常用的是波士顿失语检查法和西方失语症检查套表，国内常用的是汉语失语检查法。

2. 失写症

书写是一种语言表达形式，因此失写症也是失语症的组成部分，一般失语症所伴随的失写症常分为流利型失写症和非流利型失写症。也有非失语性失写症和过写症，前者主要是因为肢体运动功能障碍所造成，后者则是由于癫痫或精神分裂症引起，书写很多却空洞无物。

3. 构音障碍

构音障碍是指由于发音器官神经肌肉的器质性病变而引起发音器官的肌肉无力、肌张力异常以及运动不协调等，产生发声、发音、共鸣、韵律等言语运动控制障碍。患者通常听理解正常并能正确地选择词汇以及按语法排列词句，但不能很好地控制重音、音量和音调。评定方法：包括构音器官功能检查和实验室检查。

4. 言语失用

言语失用是指构音器官本身没有肌肉麻痹、肌张力异常、失调、不随意运动等症状，但患者在语言表达时，随意说话的能力由于言语运动器官的位置摆放及按顺序进行发音的运动出现障碍而受到影响。

评定言语失用症包括以下3个方面：言语可理解程度、说话速率、韵律。

（六）吞咽功能评定

吞咽障碍（dysphagia）是指当口腔、咽、食管或相关神经系统等发生病变时，食物不能安全有效地进入到胃内的异常情况。临床上，吞咽障碍主要表现为进食呛咳、口鼻内容物反流、进食后嗓音改变、引发吞咽动作困难、进食后胸骨后疼痛或梗阻感等。同时，吞咽障碍会导致吸入性肺炎、营养不良、脱水等严重并发症。

吞咽障碍的评估方法主要包括临床评估和仪器检查两大类。

1. 吞咽障碍临床检查法（clinical examination fordysphagia，CED）

CED包括患者主诉、主要症状的详细描述、既往史、临床观察及相关临床检查几个项目。下面重点介绍有关吞咽功能的筛查评估方法。

（1）反复唾液吞咽试验（repetitive saliva swallowing test，RSST）　本评估方法由日本学者才藤荣一于1996年提出。主要用于评估吞咽反射是否能诱导吞咽功能。

1）方法：被检者采取放松体位（坐位或半卧位），检查者将手指置于患者喉结及舌骨处，嘱其尽量快速地做反复吞咽的动作。观察喉结及舌骨随吞咽动作越过手指向前上方移动再复位的次数。

2）结果评价：计算30 s内吞咽动作完成的次数并观察喉上抬的幅度。健康成人30 s内可完成5～8次，若少于3次或喉结上下移动幅度小于2 cm，则提示吞咽功能异常，需要进一步检查。高龄患者30 s内可完成3次即视为正常。

3)特殊情况处理：当被检者口腔干燥无法进行吞咽时，可在舌面上注入 1 mL 水后再进行此项检查。对于意识障碍或不能配合的患者，可以在其口腔和咽部进行冰棉棍刺激，观察吞咽启动的时间和吞咽动作完成情况。

（2）饮水试验(water swallowing test)　本评估方法由日本学者洼田俊夫于 1983 年提出，该方法不仅可以评价患者的吞咽功能，也可以作为能否进行吞咽造影检查的筛选标准。

1)方法：患者采取坐位或半卧位，嘱其与平时一样喝下 30 mL 水，观察和记录饮水时间、有无呛咳及伴随其他异常表现(啜饮、含饮、水从嘴边流出、小心翼翼地喝等)。

2)结果评价：饮水试验评价标准见表 4-11。

表 4-11　饮水试验分级及判断标准

分级	判断
Ⅰ.可一次喝完，无噎呛	正常：Ⅰ级，5秒内完成
Ⅱ.分两次以上喝完，无噎呛	可疑：Ⅰ级，5秒以上完成；Ⅱ级
Ⅲ.能一次喝完，但有噎呛	异常：Ⅲ、Ⅳ、Ⅴ
Ⅳ.分两次以上喝完，且有噎呛	
Ⅴ.常常噎呛，难以全部喝完	

2.仪器检查

（1）电视荧光吞咽造影检查(Video Fluoroscopic Swallowing Study, VFSS)：此检查是在 X 线透视下，在被检者吞咽含有造影剂的食物时观察其整个吞咽全过程。可以清晰地观察到吞咽的不同成像，能够对整个吞咽过程进行详细的评估和分析，同时还可以对吞咽器官的解剖结构进行观察。因此，造影检查是目前公认的最全面、最可靠、最准确的吞咽功能评估方法，被称作吞咽障碍检查和诊断"金标准"。

（2）其他检查：如内镜检查、超声波检查、喉部肌电图检查、食管测压检查等。

(七)心理功能评定

各类心理评定可应用于康复的各个时期：初期进行心理评定，了解心理损害的方面与程度，为制定康复计划提供依据；康复计划执行过程中，重复心理评定，根据心理和行为的变化，可判断康复的效果以及估计预后，为修改康复计划提供依据；在终期残疾评定中，心理评定可为全面康复提出建议。

心理评定的意义：

1.预测患者康复中或其后一段时期的活动内容和方式，及时识别刺激因素和行为强化因素。

2.对于头部损伤或疑为皮质损害的患者，通过心理测试作出的心理学评定，可以了解残疾所引起的智力、认识和情绪的精确变化，以便为安排或调整康复计划提供重要依据。

3.通过心理评定了解患者的潜在能力后，应对患者所需的行为改变作出具体说明，也应具体指出最易达到这些改变的途径和方法。

常用的几种心理测验方法有：智力测验、神经心理测验、人格测验、情绪测验。

四、康复护理治疗技术

(一)物理因子疗法

物理疗法(physical therapy，PT)，简称理疗，是应用物理因子提高健康水平、预防和治疗疾病、促进病后机体康复及延缓衰老的一种方法。所应用的物理因子包括人工、自然两类：人工物理因子如，光、电、磁、声、温热、寒冷等；自然物理因子如矿泉、气候、日光、空气、海水等。

1.光疗法

应用日光或人工光线预防和治疗疾病的方法，称为光疗法。目前常用的光疗法主要有红外线、紫外线和激光等。

红外线疗法适用于各种亚急性或慢性软组织损伤、关节炎或关节痛、浅表性神经炎等。对出血倾向、高热、化脓性炎症、活动性肺结核、重度动脉硬化症患者禁用。

紫外线疗法适用于各种感染性炎症、静脉炎、肋软骨炎、哮喘等。对活动性肺结核、恶性肿瘤、红斑狼疮、光敏性皮炎、甲状腺功能亢进、肝肾功能不全、色素性干皮病及有出血倾向患者不宜应用。

激光疗法适用于治疗高血压、胃肠功能失调、慢性溃疡、闭塞性脉管炎等。口腔黏膜白斑及增生、光照性皮肤病、系统性红斑狼疮的患者应禁用。

2.电疗法

有直流电离子导入法、低频脉冲电疗法、中频脉冲电疗法、高频电疗法。

直流电离子导入法适用于神经炎、伤口和窦道、疤痕粘连、角膜混浊、虹膜睫状体炎、高血压、冠心病等。

低频脉冲电疗法适用于废用性肌萎缩、肌无力、皮肤知觉障碍、癔病、失听、瘫痪；各类痛证；目前亦多应用于神经肌肉系统的功能性刺激，中枢神经性瘫痪，如脑瘫、偏瘫、等疾病引起的步态异常；也用于脊柱侧弯、小脑病变引起的运动功能失调等。急性化脓性炎症和出血性疾患；装有人工心脏起搏器者、电过敏者、皮肤病患者、妊娠期妇女禁用；颈动脉窦部慎用；对电刺激无反应的肌萎缩者慎用等。

中频脉冲电疗法适用于音频电疗主要用于瘢痕粘连、瘢痕疙瘩、肠粘连、肩周炎、偏瘫后遗症、角膜翳等；干扰电疗主要用于周围神经麻痹和肌萎缩、缺血性肌痉挛、闭塞性动脉内膜炎、小儿遗尿症等。对急性炎症、出血倾向、局部埋有金属、严重心脏病以及装有心脏起搏器者禁用。

高频电疗法适用于血栓闭塞性脉管炎、关节炎、神经痛、脊髓前灰白质炎、炎症，急性肾功能衰竭、截肢后幻想肢痛。对装有心脏起搏器者，体温调节障碍及感觉、知觉障碍者，局部有金属物品，恶性肿瘤(小功率不宜应用)、活动性肺结核、出血、重症心力衰竭者禁用。

3.超声波疗法

应用频率在 800～1000 kHz 的超声波治疗疾病的方法。超声波对机体的主要作用有机械作用、热作用、反射作用。

适用于坐骨神经痛、周围神经痛、风湿性关节炎、注射后硬结、等疾病。脊髓空洞症、出血倾向、孕产妇的下腹部及血栓性溃疡等症要慎用或禁用。

4.磁疗法

利用磁场作用于人体以达到治疗目的的方法。磁疗有镇痛、消炎消肿、修复损伤肌肉、降压降脂及提高人体免疫功能等作用。磁疗时，如选用相应穴位进行治疗，称为磁穴疗法。

适用于慢性支气管炎、哮喘、高血压、慢性结肠炎、肩周炎、颈椎病、坐骨神经痛、肾结石、慢性前列腺炎、扭挫伤、血肿、注射后硬结、婴幼儿腹泻、肿瘤等疾病。本疗法没有绝对禁忌证。

5. 低温冷疗法

应用致冷物质和冷冻器械产生的寒冷刺激机体，达到治疗疾病的方法。

本疗法适用于急性扭挫伤、胃、十二指肠球部溃疡、胃出血、术后胃肠功能紊乱、急性浅表性静脉炎等。冷冻过敏者、麻痹肢体以及局部皮肤感觉障碍、局部血液循环障碍、慢性栓塞性动脉病变禁用，对老年人及冠心病患者慎用。

（二）运动疗法

运动疗法是徒手或借助器械，利用物理的力学原理来预防和治疗疾病的方法。其目的是恢复功能，通过锻炼和训练尽量改善和恢复机体运动功能，缩短康复时间。

1. 运动疗法的分类

运动疗法的内容丰富，主要包括肌力训练、关节活动范围训练、体位摆放及转移训练、平衡训练、协调训练、步行训练、牵引技术、呼吸训练以及神经肌肉促进技术等。

2. 运动疗法的作用

维持和改善运动器官的形态和功能；增强心肺功能；促进代偿机制的形成和发展；提高中枢神经系统和植物神经系统的调节能力；增强内分泌系统的代谢能力。

3. 运动疗法的临床应用

适应证：①神经系统疾病：如脑血管意外、脑性瘫痪等；②运动器官疾病：如四肢骨折或脱位、关节手术后、脊柱骨折和畸形等；③内脏器官疾病：如高血压、冠心病、支气管炎、肺气肿等；④代谢障碍性疾病：如糖尿病、高脂血症等。

禁忌证：严重衰弱；脏器功能失代偿期；发热；疾病的急性期；剧烈疼痛；有大出血倾向；运动中可能发生严重合并症者。

（三）作业疗法

作业疗法是一种针对暂时性或永久性身心残损、残疾、残障进行有目的、有针对性地从事日常生活活动、职业劳动等选择一些作业进行训练，以达到最大限度地恢复功能，增进健康，预防劳动能力的丧失和残疾发生发展为目标的技术和方法。

1. 作业疗法的分类

按作业名称划分为：木工作业；编织作业；粘土作业；金工作业；皮工作业；制陶作业；手工艺作业；电气装配与维修；日常生活活动；治疗性游戏；认知作业；书法、绘画、园艺；文艺类作业；计算机操作。

按治疗目的和作用划分：用于疼痛减轻的作业；用于增强肌力的作业；用于改善关节活动范围的作业；用于增强协调能力的作业；用于增强耐力的作业；用于改善整体功能的作业；用于调节精神和转移注意力的作业。

2. 作业疗法的治疗作用

（1）精神方面：患者在作业活动中不只是付出精力和时间，而首先能在心理上增强独立感，对生活建立起信心；通过作业活动可以克服涣散，集中精神，提高患者的注意力，增强记忆；当患者在作业活动中，通过自己劳动制作出一件成品或获得成果，使患者在心理上感到一种收获后的愉快和满足；渲泄性作业活动，给患者提供一种适当而安全渲泄感情的机会，使患者在心理上得到某些平衡；文娱性作业活动中，可以调节情绪，放松精神，发展患者的兴趣爱好；通过集体和社会性活动，能培养患者参与社会和重返社会的意识。

（2）克服功能障碍方面：作业活动能调节患者神经系统活动功能，改善机体代谢，增强体力和耐力；能增强患者的肌力和关节活动范围，尤其是对于手的精细活动功能的恢复，在获得独立生活能力方面具有重要意义；可以改善患者运动协调性，增强身体的平衡能力；合适的作业活动可以减轻患者的疼痛和缓解症状；认知作业活动可以治疗失认、失用及记忆力、注意力和思维等减弱。

（3）提高自理生活能力方面：通过 ADL 训练和使用自助具，能提高患者翻身、起坐、穿衣、进食、洗沐、修饰、行走、用厕、进行家务劳动等的处理生活能力。

作业疗法的治疗作用，在于改善患者的精神状态，重心树立生活信心；帮助有功能缺陷者最大限度地独立，发挥其残存功能，创造就业机会，尽可能在生活上、经济上独立。

3. 作业疗法的常用方法

主要有日常生活活动训练、木工作业训练、粘土作业活动、训练园艺作业活动训练、纺织作业活动训练、治疗性游戏。

4. 常见的作业疗法应用范围

关节炎、脊髓损伤致截瘫或四肢全瘫患者、先天性或发育上有缺陷患者。

（四）言语治疗

言语疗法指听觉—言语—语言障碍所造成的交流障碍治疗。言语指利用语言进行口语交流，属于机械活动；语言有口头语言、文字语言、和姿势语言。言语障碍通常指组成语言的听、说、看、写 4 个主要方面的各功能环节单独受损或 2 个以上环节共同受损的各种病理现象，是人类极为重要的功能缺陷，严重地影响日常生活能力。

1. 言语失语症治疗

对言语失用症的治疗，主要是帮助患者重新学习运动模式，刺激的方式为视觉与听觉同时进行，让患者一方面听治疗师的说话，一方面看治疗师的说话口型，随后让患者跟着复述。当达以上述目标后，改用文字刺激视觉，采用提问刺激听觉，直到扮演角色的情况下诱发出患者的反应。

言语失语症的康复一定要遵循"早期康复、因势利导、全方位治疗"的原则，康复的重点和目标放在口语的训练上。

言语失语症的康复护理技术有言语肌的功能训练、听理解训练、阅读理解训练、言语表达训练、书写练习及一些其他的训练等。注意要有针对性，针对不同对象采用不同的方法；制订出适合患者的训练计划天天练习；注重集体训练与个别督导相结合；要注意心理治疗并重进行；要研究汉语文学特点，学习、了解语言知识，提高为失语患者言语障碍的康复护理质量；要注意语言训练的年龄差异，不能违背语言规律进行训练。

2. 构音障碍治疗

（1）发音器官的肌肉运动控制训练：包括呼吸运动训练、颊部运动训练、舌的运动训练、唇的运动训练、腭的运动训练等。

（2）呼吸训练：可改善呼吸气流的控制。构音障碍的患者常常不能完成充分的呼吸运动，然而呼吸气流的控制又是语音、语调、重音、发音的关键。可训练患者在呼气时尽量发出"S"、"F"的摩擦音，并且变换长短和强度，使其尽可能长时间的交替发原因、摩擦音。

（3）发音练习：发音练习原则是先元音后辅音；先张口音后唇音；先单音节后多音节；最

后过渡到单词和句子的训练。如：张嘴发"a"音，撅嘴发"u"音，收唇发"∫"音。在以上训练的基础上，让患者尽量长时间地保持这些动作的姿势，先做无声的构音运动，再轻声地引出靶音。

（4）松弛疗法：松弛疗法主要是配合呼吸和四肢远端关节的活动，缓解患者的紧张心理，从而间接降低构音器官肌肉的紧张性。

①下肢放松训练：先做脚趾屈伸，接着做踝关节屈伸，再做膝屈伸，从远端到近端进行放松。

②躯干放松训练：胸腹背部的放松，可以深度腹式呼吸来进行。

③上肢放松训练：双臂前伸并抬至肩部水平，手握拳，再逐渐放松。

④肩、颈、头部放松训练：可进行耸肩，颈前屈、后伸、旋转，皱眉闭目，咬紧牙关、紧闭嘴唇，抬额挑眉，头部左右旋转，下颌上下左右前后运动、舌用力抵硬腭等。每个动作保持2~3 s，然后重复10次。

（5）言语节奏的训练：包括重音练习、语调练习、停顿练习。如用"我/今天/要/回家"让患者依次练习重音在"我""今天""要""回家"上的效果。

（五）中国传统的康复疗法

1. 针灸疗法

针灸疗法是运用针刺和艾灸等方法对人体体表的穴位进行刺激，达到防、治疾病的一种方法。

适应证：适用于脑血管病恢复期、脊髓灰质炎后遗症、癔病性瘫痪、脑炎、多发性神经根炎、风湿性关节炎、类风湿性关节炎、坐骨神经痛、三叉神经痛等。另外，针灸对盲、聋、哑残疾人视、听、语言能力的改善，促进其功能康复确有一定疗效。

禁忌证：孕妇应注意禁用合谷、三阴交、昆仑、至阴等穴；腹部及腰骶部不宜针灸；小儿头部不宜针刺；出血性疾病、皮肤感染、瘢痕、溃疡、肿瘤等处不宜针刺。施灸时应注意防止烫伤皮肤。

2. 按摩疗法

按摩疗法是运用各种手法（包括手、肘、膝、足或按摩器械），在患者体表特定部位或穴位进行操作治疗，防治疾病的一种方法。具有简单、方便、经济、安全的特点，在康复医疗中广泛应用。

基本手法：按法、推法、拿法、掐法、揉法、捏法、振法、摇法等。

适应证：适用于各部位的软组织损伤及骨折后、痉挛性或弛缓性瘫痪、关节活动障碍、肩关节周围炎、腰椎间盘脱出、胃下垂、神经衰弱、落枕、小儿消化不良等。

禁忌证：高热、神志不清、有出血倾向，按摩局部有急性传染病、恶性肿瘤、骨结核、骨折未愈，严重骨质疏松及骨肿瘤等禁用。

3. 拔罐疗法

拔罐疗法是利用杯状罐具（竹罐、玻璃罐等）为工具，使其内部形成负压后，吸附在体表上，造成局部血管扩张和充血而达到治疗目的的一种治疗方法。

治疗作用：中医认为拔罐法具有祛风散寒、祛湿除邪、温通经络、疏通血脉，并能活血散瘀、舒筋止痛。另外，拔罐疗法还具有镇静、止痛、消炎、消肿等作用，在临床康复医学中应用较为广泛。

方法：火罐、排罐、走罐、刺络拔罐。

适应证：常用于软组织的急性扭伤、挫伤及慢性劳损，局部风湿痛等，亦可用于失眠、哮喘、肺炎、胃炎、肾盂肾炎、膈肌痉挛等病症。

禁忌证：出血性疾病、水肿、消瘦者及毛发处不宜拔罐。注意选择好拔罐部位，一般以肌肉丰满、皮下脂肪丰富的部位为宜；拔罐时要注意防止烫伤患者皮肤，取罐时须先用指尖在罐旁按压使空气进入，不能硬拉；胸肋间及腹部勿用大罐拔，以免损伤肋间神经及发生肠梗塞。

（唐莹　左曼　姜娜　李国平）

思考题

小李是社区的一名护士，在对社区孕妇进行家庭访视时来到了王小姐家。以下是小李了解到的一些基本情况：

孕妇状况：王小姐，女，32 岁，怀孕 30 周，职业为中学教师。

家庭状况：王小姐平时与婆婆、丈夫以及 6 岁的儿子童童一起生活。婆婆 64 岁，有心脏病、风湿性关节炎，时常有关节疼痛，在公园里散步 30 min 会感觉到轻微胸闷气急，平时生活基本可以自理。丈夫，35 岁，为保险公司经纪人，工作繁忙。

访视过程中，小李初步介绍了自己的身份，指导了学龄前儿童保健、孕期保健的一些注意事项。王小姐一家表示，因为童童刚出生时，家里就产后如何护理的问题，引发过许多矛盾，也因为护理方法不得当，留下了一些后遗症，并且现在婆婆年纪渐渐大了，虽然经验丰富，但是很多事情也逐渐变得力不从心。因此，他们对即将面临的产后康复表现出较高的关注，咨询了小李护士很多关于新兴的母婴护理保健中心的问题，并对母婴护理保健中心是不是属于医疗机构表示疑问。如果你是小李护士，请问在此次访视中：

1. 你要如何阐述童童目前主要的保健措施？
2. 王小姐目前主要的保健措施是什么？
3. 母婴护理保健中心属于医疗机构吗？它主要分为哪几类？每一类型具备什么特点？
4. 家庭访视的定义及主要目的是什么？

第五章　护理教育

学习目标

识记

1. 能描述教育、教育学、护理教育、PBL、CBL、角色扮演法、项目教学法、情景教学法、慕课、微课、翻转课堂、计算机辅助教学法、教育评价等概念。

2. 能叙述护理教育的基本结构。

3. 能列出护理教育评价的指标体系。

理解

1. 能解释护理教育的基本特点。

2. 能举例说明护理教育中的新模式与新方法。

运用

1. 能够运用所学知识，进行一次教学设计，教学反思，做到方法选择正确，内容展示清晰。

2. 能充分结合我国的护理教育发展现状，正确评述我国目前护理教育发展的趋势及存在问题。

3. 能正确运用教学评价的相关方法对某次教学的效果进行评价。

第一节　护理教育概述

护理教育担负着为社会培养合格护理人才的重要使命。它对社会具有促进和维护人们健康，从而有助于社会发展的价值；对个人具有提升人的素质、发挥人的潜能、改变人的状态、丰富人的内心世界，从而发挥人在社会中主体作用的价值。

一、护理教育的基本概念

教育作为一个特定的科学概念具有广义和狭义之分。广义的教育指一切影响人们知识、技能、身心健康、思想品德的形成和发展的各种活动。自从有人类社会以来，教育就存在于各种生产、生活活动当中。狭义的教育主要指学校教育，即由专门机构及专职人员所承担，根据一定的社会要求及受教育者的发展需要，有目的、有计划、有组织地对受教育者的发展施加影响，以培养社会所需要人才的社会活动。

"教育学"一词最早是由希腊语"教仆"派生而来，主要就是指照管儿童的学问。随着社会的发展，对教育的需求在不断提升。教育学已成为对人类施加教育影响的一门科学。教育的对象包括各个年龄段的人。教育学就是研究教育现象和教育问题、揭示教育规律的一门科学。

护理教育（Nursing　Education）是指根据国家卫生工作方针，通过教育，培养身心健康、品德优良、掌握护理理论和技能，具有"救死扶伤"的崇高思想和务实的工作作风，德、智、体、美、劳全面发展的护理人才。护理教育学是护理学与教育学相结合的一门交叉学科，是一门研究护理领域内教育活动及其规律的应用性学科。护理教育学的形成和发展对于培养护理人才、提高护理教育质量、办好护理院校、推动护理教育事业发展均具有极其重要的现实意义。从国内护理学科体系建设情况看，护理教育学的研究刚刚起步，与护理管理学、护理心理学等其他护理交叉学科相比，显得更为年轻、稚嫩。这也赋予护理教育学更为广阔的研究领域和更为美好的发展前景。

二、护理教育的特点

护理教育以培养专门人才为目的，具有明确的培养目标和教育过程，属于教育系统范畴。护理教育又有特殊性，由于专业性质的不同及教育对象的特殊性，使护理教育又具有区别与其他学科的特点，具体体现为：

1. 人道性

护理的对象是人，护理服务以人的健康为中心。护理教育的人道性要求培养具有高尚的护理道德，对人的健康认真负责，对技术精益求精，具有扎实的护理理论及精湛护理技术的人才。护理教育的人道性还表现在护理工作不能轻率地以人为实验对象，必须基于前人的知识、经验及科学方法，继承这些成就，并在此基础上了解护理教育的规律性及方法性，创造性地应用到服务对象身上。另外，许多护理知识与技能的学习必须通过对患者的直接护理行为获得。学生通过临床见习和实习，方能获得感性认识，达到掌握水平。这就在一定的程度上对护理教学的组织安排、教学方法的选择提出了更高的要求。

2. 周期性

护理教育的周期长，因此必须着眼于未来的发展，教育理念应具有前瞻性，从现有的科学技术水平出发，培养适应未来卫生事业发展的护理人才。

3. 主体性

在教学中必须以教师为主导，以学生为主体，发挥学生的主观能动性，将教学的重点放在发挥学生的潜力上，培养学生的沟通交流能力与独立分析及解决临床护理问题的能力。

4. 实践性

护理学是一门实践性很强的学科，要求学生掌握一系列操作规程与技术。护理教育是否成功，并不是单纯看学生是否掌握了多少书本知识，更重要的是能否解决患者及其他服务对象的实际问题。正是由于护理教育不仅仅需要在课堂上完成，还需要去实践，所以这就需要教学医院和社区各部门的支持。因此，在护理教学过程中需要重视实验室及临床见习、实习及其他社会实践的机会，以培养学生的实践能力。

5. 整体性

护理教育的整体性主要体现为教育内容的综合性及整体性。随着整体护理思想的确立，要求护理工作者具有全新的知识结构。这就要求护理教育的内容不仅包括基础医学知识及护理学知识，而且必须包括心理学、伦理学、社会学、教育学、管理学等多方面的知识。尤其是强调人文社会科学知识，发展综合课程，淡化学科，打破专业界限。

三、护理教育的发展趋势

护理教育除受教育面临的挑战及变化的影响外，还必须考虑社会发展和健康需求的变化对护理教育的特殊影响和要求。护理教育的发展趋势主要体现在以下几个方面：

1. 教育理念的更新

护理教育的发展随着经济发展、医学及护理学的进步、社会医疗保健需求的增长而不断更新。在教育理念上将越来越重视专业发展与素质教育的辨证统一，人文教育与科学教育的辨证统一，共性教育与个性教育的辨证统一，知识教育与创造教育的辨证统一，理论教育与实践教育的辨证统一。这种护理教育发展的辨证统一的观念将成为护理教育的理论基础。

2. 培养模式的不断改革

人才培养模式的改革是护理教育现代化的关键，其目的是培养知识面广、基础扎实、能力强、综合素质高的现代化护理人才。在护理教学组织中将更加注意知识、能力、素质的有机组合。教育的重点将是发展学生提出问题的能力、自学能力、评价知识和护理文化的能力、沟通能力、动手能力。根据社会需求，形成基础宽厚、知识结构合理、能力强、具有较高综合素质的护理人才培养模式。

3. 多层次的培养体系

随着社会的发展和科技的进步，对具有大学层次、能独立在各医疗机构工作护士的需求不断增加，护理学本身也随着社会的发展而不断完善，护理教育将向高层次、多方位的方向发展，将形成以高等护理教育为教育主流，大专、本科、硕士、博士及博士后的护理教育将不断完善和提高。

4. 课程体系不断完善

现代医学模式对护理教育的课程设置也提出了新的要求，要求在课程设置中不仅注重医学基础知识，还要注重社会科学、人文科学、信息科学和行为科学等方面的知识。先进国家的护理教育基本能体现现代护理模式的转变，并能在一定的护理理论指导下设置课程，将整体观和系统论运用于护理模式之中。在我国，护理教育还没有完全从生物医学模式转向现代医学模式，课程设置也偏向生物医学，并没有形成自己独特的理论体系。目前，各院校正不断进行课程改革，增加人文科学、预防医学、健康教育等课程，并加强人际沟通技巧的学习和训练，更好地突出护理专业的特点。

5. 社区护理教育不断强化

在新医学模式的指导下，医药卫生机构的服务对象不仅包括患病的人，还包括有潜在健康问题的人及健康人群。服务场所不仅包括医院，还包括社区、家庭、学校、工厂等。为了适应社会对社区护理的需求，美国于 1965 年率先开展了开业护士教育项目（Nursing Practitioner，NP）。实践证明，开业护士提供的护理服务质量高、患者满意度高、花费低。我国目前也在大力开展社区工作，随着医疗改革的不断深入，社区卫生服务机构也将得到进一步的发展。社区护理作为社区卫生服务的重要组成部分，也将成为我国护理教育的发展方向。现在各高校都在加强社区护理理论及实践的教育，有望在不远的将来开设社区护理专业教育。

6. 教学方法及手段的现代化

随着科学技术的进步和教育改革的不断深入，护理教育的方法及手段也将向多样化、现代化的方向发展。在教学方法上，将减少课堂讲授的时数，增加小组讨论、专题讲座、实际训练和临床实践，激发学生的学习热情，使学生能在教师的帮助下积极主动的探索和思考，注重护理理论与护理实践的结合。在教学手段上，随着信息技术的迅猛发展，依托信息技术发展起来的现代教学手段，将逐渐在教学过程中发挥主导作用，如多媒体技术、网络技术、训练模拟技术、虚拟现实技术等。这些技术将进一步推进护理教学质量的提高，并为更多的护士提供学习和深造的机会。

7. 学校教育的开放化与国际化

开放化和国际化是护理教育的发展趋势，护理教育的开放化不仅表现在办学过程中与社会实践、实习相结合，社会、医院参与培养过程，还体现在各种教育形式之间的沟通和联系。正规的学校教育可以进行实用性强、灵活多样的短期继续教育，也可与有关社会机构合作联合培养，使护理教育机构能向有志于学习护理的人敞开，实现教育—社会—体化。护理教育的国际化表现在护理教育培养出的护理人才应能参与国际竞争，各国之间加强合作，联合培养护理人才。人才的走出去、引进来将成为未来护理教育的发展趋势。

(1)中英护理教育交流：2011年教育部委托光华护士基金会承担"教育部—光华护士教育联合会—英国文化交流部中英护理专科核心课程互认体系"的课题研究。该研究被命名为"高级护理人才培养工程"，从2011年至2015年分三期进行，主要内容包括光华国际教育联合会委托英国院校培养护生。中英院校统一教材课程、质量控制体系，实现两国护理教育—体化；在这种统一的培养下，毕业生学历、学位将获得中英院校联合认证机构的认证。中英护理教育交流是我国在护理教育国际化发展上的重大举措，也是国家间护理教育接轨的有益尝试，能有力地促进我国与英国乃至欧洲其他国家高等护理教育的对接。

(2)中美护理教育交流：美国护理教育的核心主要是人文素质，强调关注患者的生命价值和意义，尊重患者的尊严，维护患者的自主权。我国积极与美国进行护理教育的交流与学习，借鉴国外的教育和认证标准，如美国高校护理教育委员会(Commission on Collegiate Nursing Education，CCNE)的护理本科和研究生教育认证标准，国际护理博士教育网络(International Network for Doctoral Education in Nursing，INDEN)的护理博士项目质量标准等，开设了一系列科学人文素质课程，从而拓宽学生的人文知识面，丰富学生的文化底蕴。我国选派优秀的护士去美国的医院和学校进行交流。另外北京、上海等地也引进一大批优秀的美国护理教育者进行学习与交流。

(3)中澳护理教育交流：如我国蚌埠医学院与澳大利亚纽卡斯尔大学(University of Newcastle，UON)签署合作协议，主要在学生交流、合作办学等方面开展工作。

8. 护理教育制度标准化、制度化

护理教育制度不断向标准化发展，美国高等教育学会在1996年制订了"美国高等护理专业教育标准"，并经几次修改，以规范护理教育。护理教育法制将进一步完善，在护理法中将对护理教育机构的种类、教学宗旨、专业设置、编制标准、审批程序、护生的入学资格、护士学校的课程设置、考试方法等作出具体的法律规定。有些国家还在护理法中对在职护士进行专科培训的方式、学位授予的资格、继续教育等若干问题都有明确的规定。

四、护理教育的结构

(一)护理教育的层次

我国护理教育根据我国卫生事业发展的需要分为不同的层次结构。各层次的任务、学习年限、培养要求及毕业后的工作范围有一定的区别。目前护理专业教育的层次体系结构，按培养护理人才的等级高低可分为：中等护理教育、护理专科教育、护理本科教育及护理研究生教育。

1. 中等护理教育

中等护理教育的任务是培养临床第一线的护士，招生对象为初中或高中毕业生。报考学生必须经过国家统一入学考试，由各学校根据考生德、智、体三方面情况全面衡量结果，择优录取。学习年限一般为3年或4年，毕业后通过国家的护士执业考试，并取得相应执照后，能在各级医院独立从事临床护理、卫生宣教及疾病防治等方面的工作。通过中等护理教育的学习，学生应掌握最基础的文化基础知识，主要包括医学基础知识、护理理论及实践技能，同时能够对病房的管理以及常见病、多发病的护理有一定的了解。在我国高等护理教育重新恢复以前，中等护理教育一直占主导地位。随着我国护理教育的发展及社会对卫生需求的提高，中等护理教育已不能适应护理学科的发展和社会的需要，正在逐步萎缩，很多中等护理教育机构正逐步进行初中起点"3+2"5年制中专大专一体式教育变革。

2. 护理专科教育

护理专科教育的任务是培养具有临床实际工作能力的高级护士。办学形式多样，可由普通医科大学或学院开办，也可由专科学校独立设置，还可由职工大学等开办。一般招生对象为高中毕业生或同等学历的男女青年，或中专毕业的护士。学习年限一般为2~3年，毕业后发给专科毕业证书。通过护理专科教育的学习，学生除了掌握专业基础理论、基本知识和技能，还需要提高自身专科护理理论和技能水平，具备一定的护理教学与科研能力。

3. 护理本科教育

护理本科教育是我国多层次护理教育体系中的一个重要的核心层次。其任务是培养具有一定的临床实际工作能力，又具有一定的管理、教学及科研能力的高级护理人才。一般由各医科大学的护理学院(系)实施。我国目前的本科高等护理教育具有两种形式，一是高中毕业后通过国家统一入学考试，进入护理学院(系)学习，学制一般为4~5年，毕业后授予医学学士或理学学士学位；二是取得高等护理专科文凭的护士通过自学考试或全日制专科转本科学习，学习期限一般为2~3年。毕业后能从事临床护理、护理教育、护理管理和护理科研等方面的工作。专升本的护理教育主要注重"查漏补缺"，在学习的过程中，加深学生基础课程的相关知识，同时适当补充人文社会科学知识，拓展专科护理新理念及新进展，以便使学生更好地适应当今社会发展的需求。

4. 护理研究生教育

(1)硕士研究生教育：硕士研究生教育是护理研究生教育的第一阶段，分为学术型硕士和专业型硕士，其任务是培养具有较强的护理教育、护理管理、护理科研能力的高级护理人才。专业学位与学术型学位处于同一层次，培养规格各有侧重，在培养目标上有差异。专业学位(professional degree)，是相对于学术型学位(academic degree)而言的学位类型，其目的是培养具有扎实理论基础，并适应特定行业或职业实际工作需要的应用型高层次专门人才。学术型学位按学科设立，其以学术研究为导向，偏重理论和研究，培养大学教师和科研机构的研究人员；而专业学位以专业实践为导向，重视实践和应用，培养在专业和专门技术上受到正规的、高水平训练的高层次人才，授予学位的标准要反映专业领域的特点和对高层次人才在专门技术工作能力和学术能力上的要求。我国实施护理硕士研究生教育的机构主要是高等医学院校的护理学院(系)。招生对象为高等护理院校本科毕业或具有同等学历者，通过全国统一研究生考试录取，学习年限一般为2~3年。学习期间，由指导老师根据研究生的培养目标，制定本专业的培养计划及培养方案。研究生经过硕士学位课程学习，考试、考查合格，完成学位论文并经过答辩委员会通过，授予硕士学位。毕业后能独立从事高等护理教育、护理管理、护理科研工作，也可成为临床护理、社区护理或预防保健等方面的专家。我国经济的快速发展，公众的健康服务需求日益复杂，培养直接面向临床的高层次护理人员迫在眉睫，2010 年国务院第 27 次学位委员会批准设置了护理硕士专业学位（master of nurse），2018 年招收护理专业学位硕士研究生的院校共有 87 所，但我国的护理专业学位教育起步较晚，全国范围内各院校护理专业学位硕士研究生的培养方案与模式尚不统一。

（2）博士研究生教育：博士研究生教育是研究生教育的第二阶段，其任务是培养在本学科的某个领域掌握系统、深厚的基础理论与专门知识，具有独立从事科学研究的能力，在科研或专门技术上作出创造性成果的高级护士。在博士研究生教育的过程中，主要是提高护理科研能力，根据已有的知识基础，探求未知的事物，从而获得答案。其主要目的在于开拓护理科学的新领域，完善人类对护理学的认识水平，并发展护理学科和推动护理科学的过程。自 20 世纪 60 年代美国开展护理博士生教育以来，英国、加拿大等国先后开展护理博士教育，对促进护理学科的发展，培养护理人才，提高教育质量，发挥了重要作用。目前西方的护理博士研究生教育主要有两种形式：护理科学博士（N. Sc. D）和哲学博士（Ph. D）。护理科学博士注重培养高级临床护理实践及临床护理专家，注重学生临床科学研究及解决临床实际问题能力的培养。护理哲学博士注重培养具有科学研究和发展护理理论的理论型人才。我国的护理博士研究生于 2004 年开始招生，目前尚处在起步阶段。各院校护理学博士研究生的培养目标与研究方向具有较多共同点。学制多为全日制 3 年，以哲学博士（PhD）为主；各院校对护理博士课程设置仍具有较大自主性，在护理专业核心课程设置方面尚缺乏统一标准；各院校师资力量结构不均衡。护理博士研究生教育是我国目前护理人才培养的最高层次，毕业后一般可成为我国护理学的科研力量和学科带头人。总的来说，护理的博士研究生教育还需要在实践中不断完善。

（二）护理教育类型

根据教育对象、办学形式及教育目标的不同可将护理教育分为基础护理教育、毕业后的护理教育、继续护理教育三种形式。

1. 基础护理教育

基础护理教育是建立在普通教育基础上的护理专业教育。目前根据教育目标在两种水平上实施：即中等护理教育和高等护理教育。高等护理教育含护理大专和护理本科教育。

2. 毕业后的护理教育

毕业后的护理教育是指完成基础护理教育，并在取得注册护士资格后所实施的教育培训。根据我国和世界大多数国家现行的护理教育制度，毕业后的护理教育采取两种方式进行，即注册后护理学教育（Post - Registration Education）和研究生教育（Post - Graduated Education）。研究生教育是护理教育中最高层次的专业教育。

3. 继续护理教育

继续护理教育是对正在从事实际工作的护士提供的教育，是以学习新理论、新知识、新技术、新方法为主的一种终身性护理教育。1997 年 4 月，我国国家卫生部在无锡召开全国继续护理学教育的会议，对继续护理教育的定义、对象及试行办法等给予了具体规定，并规定护士每 2 年注册一次，并以继续护理教育学分作为注册依据，这些规定已在全国大部分省市开展，国家及各省都设有继续教育项目供学习选择。

第二节 护理教育新方法与模式

随着社会科学技术的迅速发展，护理教育越来越重视学生的创造力和自我发展能力。当代教学主要要把提高学生学习的参与度和积极性当作重要的目标，强调多种教学方法综合运用，以期达到最优化的教学效果。由此产生了许多新的教学方法与模式，被护理教学所采纳。

（一）以问题为基础的教学（Problem Based - Learning，PBL）

1. 概念

PBL 主要是指一种以问题为导向的教学法。教师通过给学生设计真实、复杂、有意义的问题情境，提出或引导提示问题。学生通过自主的学习来获得知识，解决问题，找出隐藏在问题背后更加深奥的知识，形成独立思考与学习的良好习惯，提升分析问题与解决问题的能力。PBL 主要以学生为中心，教师成为帮助者和向导，学生能够很好地把理论和临床实践结合起来，也锻炼了学生的科研思维和评判性思维的能力。

PBL 教学法自 20 世纪 90 年代末开始被引入我国各护理院系，主要应用于中专、大专、本科的专业基础课和临床课的讲授，在临床带教、个案分析、护理查房等方面都有应用实践，且取得了很好的应用效果，是我国护理教学的一个发展趋势。

2. 教学特点

（1）以问题为学习的起点和驱动力。

（2）以学生为中心的学习。

（3）教师扮演教练或指导者的角色。

（4）学生以小组合作的形式进行学习，最终达到解决问题的目的。

（5）对问题的评价一般通过教师评价、自我评价和同伴评价三种方式有机结合进行。

3. 教学步骤

（1）教师课前提出问题：教师首先要根据授课的内容查阅相关教材、文献、临床资料等，然后设置临床情境，结合临床情境提出问题。

（2）学生查找资料：教师提前将资料发给每位同学，要求同学根据所提问题充分预习教材、查找相关资料。

（3）分组讨论：学生进行小组讨论，分享各自的学习成果，提出解决问题的方法。

（4）教师总结评价：教师通过分析案例提出问题，同学以小组为单位来回答，遗漏的内容，其他同学可补充，再由老师逐步分析解答模糊的问题。最后，教师对本节重点内容与教学情况作出小结和评价。

（二）以案例为基础的教学（case - based learning，CBL）

1. 概念

CBL 是一种以案例为基础，通过对典型案例进行分析、思考和讨论的教学法，主要适合于专业课程，特别是临床教学。在教学时，教师提供具体案例以及具体问题。教师在教学中扮演着设计者和激励者的角色，鼓励学生积极参与讨论，探讨问题的答案。教师对学生的分析、思考、结论进行评判和指导。CBL 体现"以学生为中心"的教学理念，变传统的学生被动学习为主动学习。

2. 教学特点

（1）以典型、真实的临床案例为基础。

（2）以问题为索引，鼓励学生独立思考，发现问题，解决问题。学生通过学习交流，可取长补短、促进人际交流能力的提高，同时达到激励的效果。

（3）引导学生变注重知识为注重能力。以相关知识为支撑，以临床思路为主线串联知识点，培养学生针对临床情况随机应变的能力，而不是一味地学习书本知识而忽视了对实践能力的培养。

（4）重视双向交流。在案例教学中，学生拿到临床案例后，先要进行自我消化，然后查阅各种相关的医学理论知识。这无形中加深了对知识的理解，而且是主动进行的。捕捉到这些理论知识后，学生还要经过缜密的思考，才能提出解决问题的方案，这一步应视为能力上的升华。同时学生的答案随时要求教师给以引导，这也促使教师必须加深思考，根据不同学生的不同理解补充新的教学内容。双向的教学形式对教师也提出了更高的要求。

3. 教学步骤

（1）学生自行准备：一般在正式开始集中讨论前 1～2 周，就要把临床案例材料发给学生。让学生阅读案例材料，查阅指定的资料和读物，搜集必要的信息，并积极地思索，初步形成关于案例中的问题的原因分析和解决方案。教师可以在这个阶段给学生列出一些思考题，让学生有针对性地开展准备工作。

（2）小组讨论准备：教师根据学生的年龄、学历、工作经历等。将学生划分为由 3～6 人组成的几个小组，小组成员要多样化。

（3）小组集中讨论：各个小组派出代表，讲述本小组对于案例分析和处理的意见。时间不超过 30 min。发言完毕之后，发言人要接受其他小组成员的提问。本小组成员可以再补充发言。

（4）总结阶段：在所有小组集中讨论完后，教师应留出一定的时间让学生进行思考和总结。

（三）角色扮演法（Role play Method）

1. 概念

角色扮演法是指通过设计特定的工作情景，在模拟真实的场景中，学生扮演工作环境中特定的角色，通过"角色"感受现实生活中存在的问题，经历认知和情感的转变，获取工作技能的教学方法。

2. 教学特点

（1）借助活动进行教学，活跃气氛，能引起学生强烈的兴趣。

（2）要求学生遵从角色要求，将自己的思维、动作乃至仪表等整个身心置于角色中。

（3）强调教学互动，学生既是演员也是观察者，通过各种角色的扮演，将知识与技能的学习与团队精神结合在一起。

3. 教学步骤

（1）教师简单地介绍教学主题和实训情景。

（2）安排角色分组练习：把学生划分为若干个小组，根据主题确定角色扮演的计划和实施方案，具体到每一次角色扮演活动。每个细节都要设计好。以小组为单位，在既定情景下练习。

（3）正式进入角色：实施活动计划，正式进行角色表演。

（4）学生自评、互评：表演结束后由示范的学生自己指出不足之处，之后由其他学生互相评价。

(5)老师评价与总结：老师对每组的活动给予评价。对练习和演示过程中存在的问题进行反馈和总结。

角色扮演评价的内容可分为四个部分：

1)角色的把握性。扮演者能否迅速地判断形势并进入角色情境，按照角色规范的要求采取相应的对策行为。

2)角色的行为表现。包括扮演者在活动中所表现出的行为风格、价值观、人际倾向、口头表达能力、思维敏捷性、对突发事件的应变能力等。

3)角色的衣着、仪表与言谈举止是否符合角色及当时的情境要求。

4)其他内容。包括缓和气氛，化解矛盾技巧，达到目的的程度，行为策略的正确性，行为优化程度，情绪控制能力，人际关系处理技能等。

(四)项目教学法(Project Teaching Method，PTM)

1.概念

项目教学法是指在教师指导下，将一个相对独立的项目交由学生自己处理，从信息收集、方案设计、项目实施及最终评价，都由学生自己负责。学生通过该项目了解并把握整个过程及每一个环节中的基本要求。该方法改变了以往"教师讲，学生听"的被动局面，创造了学生主动参与、自主协作、探索新的教学模式。

2.教学特点

(1)"以项目为主线、教师为引导、学生为主体"是项目教学法最显著的特点。对学生来说，通过转变学习方式，可以在主动积极的学习环境中，激发好奇心和创造力，培养其分析和解决实际问题的能力。对教师来说，通过对学生的指导，转变教育观念和教学方式，从单纯的知识传递者变为学生学习的促进者、组织者和指导者。对学校来说，可以建立全新的课程理念，提升学校的办学思想，达到办学目标。

(2)培训周期短，见效快。项目教学法通常是在一个短时期内、较有限的空间范围内进行，且教学效果可测评性好。

(3)可控性好。项目教学法由学生与教师共同参与，学生的活动由教师全程指导，有利于学生集中精力练习技能。

(4)注重理论与实践相结合。要完成一个项目，必然要求学生从理论入手，用理论指导项目的实施，在实践中巩固理论知识。

3.教学步骤

(1)项目设计：收集临床资料，选择护理工作情景真实存在的典型项目。项目符合大纲的要求，将课堂知识与临床情景紧密结合起来。

(2)制定项目计划：根据教师设定的项目主体，收集相关资料，以小组的形式进行讨论并制定相关方案。

(3)实施项目：是项目教学的核心部分。学生按照项目计划的方案在教师的指导下具体实施。

(4)评价方案：是项目教学的关键。即对项目成果进行评价，主要包括小组互评、学生自我评价以及教师点评。

(5)项目推广与应用：项目教学凭借其独特的优势可运用于护理专业课程教学和护理技能训练的教学等。

（五）情景教学法（Situation Teaching Method）

1.概念

情景教学法是指老师在进行教学时，有目的地根据教学内容设置具体、形象、生动的临床模拟情景，将理论知识与临床实践相结合，以激发学生主动学习的兴趣，帮助学生巩固知识，学习特定专业场景中所需的知识与技能的一种教学方法。

2.教学特点

（1）形象、生动、具体，给学生以真实感。

（2）通过模拟各种（临床）真实情境，使学生体验到专业人员的角色、作用、处境和工作领域，能让学生接受到一定的专业素养训练，减轻进入真实工作情境的焦虑情绪。

（3）情境教学能促进学生更深刻地理解和掌握理论知识，激发学生的想象力。

3.教学步骤

（1）设计情景教学的方案；

（2）准备场景与器材；

（3）公布情景课题与背景资料；

（4）分布情景模拟的角色与演练任务；

（5）情境演练准备；

（6）情境演练实施；

（7）情境效果（结论）验证；

（8）教师讲评；

（9）组织撰写情境演练报告。

（六）慕课（Massive Open Online Course，MOOC）

1.概念

慕课即大规模开放网络在线课程，它是通过社会化网络学习环境向学习者提供围绕某个主题发布在互联网上的开放课程。

2.教学特点

（1）规模大：主要表现在参与课程资源开发的学校数量大、课程种类多、学生数量大等方面。

（2）开放性：主要表现在教育理念、学习对象和学习方式的开放。尊崇知识共享。世界各地的学习者只要可以上网就能学习自己感兴趣的优质课程。

（3）网络化：慕课的课程开发、学习者参与、成绩测验等都是在互联网上完成，不受时空限制。无论你身在何处，都可以享受世界一流大学的课程，只需要一台电脑和网络连接即可。

（4）互动性：打破了传统的教育模式，同时将一堂课分割成 5～10 min 的小片段，在课程中会随时出现问题，只有回答正确才能继续进行学习，增强了师生之间的互动性及学生融入课堂的积极性。

3.教学步骤

（1）课程策划：策划课程大纲、设计课程体系、规划授课内容、制作课程文案。

（2）拍摄准备：设计 PPT 和课程脚本，整理课程素材，确定视频制作规格。

（3）视频拍摄：交互式大屏拍摄、授课现场拍摄、虚拟场景拍摄、写真拍摄。

（4）视频剪辑：视频打点、视频剪辑、视频转码、视频审校。

（5）视频包装：素材插入、特效制作、片头片尾制作、字幕制作，最后进行课件交付。

（七）微课（Microlecture）

1. 概念

微课又名叫微课程，是针对学科特点制作的具有针对性的微型视频。用以讲授单一知识点或突破某个教学问题。它通常由简短的视频及配套资源组成。教师可在课堂上利用微课作为授课素材；学生可通过微课进行预习、复习等，从而实现自主学习。微课实现了教学资源的最小化、碎片化、精练化，并通过新媒体网络化、共享化，帮助不同层面的学习者接触到更多学科相关知识，实现线上线下同步学习，对翻转课堂等教学模式实现有很大的促进作用。

2. 教学特点

（1）教学时间较短：教学视频是微课的核心组成内容。时长一般为 5~8 min，基本控制在 10 min 以内。

（2）教学内容较少："微课"主要是为了突出课堂教学中某个学科知识点（如教学中重点、难点、疑点内容）的教学，或是反映课堂中某个教学环节、教学主题的教与学活动。

（3）资源容量较小：从大小上来说，"微课"视频及配套辅助资源的总容量一般在几十兆左右，视频格式须是支持网络在线播放的媒体格式（如 rm，wmv，flv 等）。

（4）资源组成/结构/构成"情景化"：资源使用方便，以教学视频片段为主线，课堂教学时使用到的多媒体素材和课件、教师课后的教学反思、学生的反馈意见及学科专家的文字点评等相关教学资源，构成了一个主题鲜明、类型多样、结构紧凑的"主题单元资源包"，营造了一个真实的"微教学资源环境"。

（5）主题突出、内容具体。"微课"选取的教学内容一般要求主题鲜明、目标明确、结构完整。一个"微课"就一个主题，或者说一个"微课"一个事。

（6）成果简化、多样传播。微课课程内容容易表达、研究成果容易转化；课程容量微小、用时简短，传播形式多样（网上视频、手机 APP 传播、微信传播）。

3. 教学步骤

（1）选择适合微课的内容：如，讲授类、问答类、讨论类、演示类、实验类等内容。

（2）构建完整精炼的教学过程：切入主题要新颖、迅速；讲授线索要鲜明；结尾要快捷。

（3）制作实用的微课教学课件：教学课件要图文并茂、有声有色、形象生动。

（4）推送到微课平台，实现共享交流。

（八）翻转课堂（Inverted Classroom）

1. 概念

翻转课堂也称反转课堂或颠倒课堂，是一种"先学后教"的教学模型，把"教师课堂教课，学生课后做作业"的传统教学结构颠倒，让学生在课余时间完成相关知识的自主学习，课堂时间用来"合作讨论、解答疑惑"，促进知识内化的教学模式。通过重新调整课堂内外的时间，使教师不再是一味的知识灌输者，这种课堂模式将学习知识的决定权从教师传递给了学生。

2. 教学特点

（1）在课堂中教师讲授知识的时间少，学生课外自学的时间充足。

（2）教师从传统的知识讲授者变成了学生学习的指导者和促进者。

（3）学生成为主动学习者，自己制定学习计划，控制学习内容和时间。

3. 教学步骤

(1)教师根据教学目标设计学习目标与任务单。

(2)选取学习内容及参考书目或者设计制作教学视频和习题。

(3)在公众平台上发布学习内容。

(4)学生进行课前自主学习。在规定时间内完成学习任务单的计划。与同学进行交流讨论，及时记录学习中的问题，反馈给老师。

(5)课堂教学活动的开展。教师要对学生自主学习后提出的问题进行整理和答疑，在课堂上对重点、难点进行讲述。设计多样化的课堂活动进行知识内化。

(6)评价与反馈，总结与反思。教师及时对学生的自主学习动态、作业完成情况给予适当评价。

(九)计算机辅助教学法(Computer Assisted Instruction, CAI)

1. 概念

计算机辅助教学法是指以计算机为教学工具，通过学生与计算机的交互式"人机对话"方式进行的教学方法。计算机、教师、学生、教学信息或多媒体教材等基本要素构成了教学系统。在这个过程中，教师承担开发教学课件的任务；学生则通过运行课件及任务学习。主要包括多媒体教学、网络教学、高仿真模拟教学等方面。

2. 教学特点

(1)重点突出，可见度高。运用电脑三维绘图技术，能逼真地显示物体的立体构成，结合特写、放大的手段和用各种鲜艳的颜色区分，能配合教材内容，突出重点部分。

(2)动图变字，灵活生动。能清楚简洁地反映事物的各种特性和规律。图形部件的整块移动，能反映物体各部分的构成；色块的变化能归类、对比；解释文字闪烁、放大，或加入一些趣味性的动画图案等，能引人注目。

(3)图文并茂，操作简单。电脑的多媒体技术能把各种设备的功能集一身，其视频系统能方便地播放光盘影像，声频系统可录音、放音，操作简单。电脑演示幻灯片，屏幕色彩华丽，变化多端，图文结合，加深学生对基础知识的理解，有利于知识的掌握。

(4)良好的交互性。交互性是指学生可以随心所欲地操纵电脑，计算机能够根据人的操作指令作出相关的反应，甚至能对错误的指令作出提示帮助。

3. 教学步骤

(1)选择学习内容。在计算机辅助教学系统中，通常存储着多种课件，而每个科目又按内容的不同以一定的结构进行组织。因此，在一开始学生要根据自己的需要或老师的安排来选择学习内容。

(2)计算机呈现教学信息。计算机将有关教学信息按一定的结构，用文字、图像、动画、声音等形式呈现出来，在生动、有趣的环境中向学生传授概念或技能，特别是对于抽象的概念，通过形象的方法变得更容易理解。

(3)学生接受教学信息。学生感官接受计算机呈现的教学信息，经过思维加以理解和记忆。

(4)计算机提问。当一个概念或演示完成以后，计算机立即提出一些问题要求学生进行回答，通过提问了解学生对所学内容的掌握程度。

(5)学生反应。学生根据对所学知识的理解，通过思考和判断，对计算机提出的问题作出回答，通过键盘或其他输入设备输入自己的回答。

(6)判断和反馈。计算机接收学生的应答,判断回答结果的正确程度。根据不同情况给出适当的反馈信息。学生回答正确时给予肯定和表扬;学生回答错误时,给予指正,必要时还要分析错误的原因并鼓励再次回答。

(7)接收反馈并强化。学生对回答的问题是否正确特别关心。这时看到计算机提供的反馈信息,能够加深对问题的理解。

(8)进一步教学决策。根据学生完成回答或测试的情况,计算机作出下一步的决策;是继续呈现新的教学内容,还是复习原来的教学内容,或是提供更为详细易懂的学习材料进行补习,或是结束。这些决策也可以由学生自己作出。

(十)概念图法

1.概念

概念图(Concept Map)最先由美国康奈尔大学诺瓦克(Novak JD)博士提出,是一种用节点代表概念,连线表示概念间关系的图示法。一个概念图主要包括了节点、连接、层次、命题四个要素,其中节点表示概念,连接表示两个概念之间存在的互相关系,层次表达主题概念与相关概念按概括性程度排列的层次关系,命题说明两个连接概念的意义关系。

2.概念图的特点

(1)运用层级结构的方式表示概念之间的关系。含义最广最具概括性的概念在最上端,更多的明细的概括性不强的概念依次排列在下方。

(2)运用交叉连接表示概念之间的关系。交叉连接表明了概念图上的某些领域知识相互联系的方式,同时在新知识的创建中,交叉连接又能表明知识创造的跳跃性。

(3)概念图主要表现的是命题和概念,但是也可以反映研究者在创建概念图时的情感状态,所以概念图是理性与情感交融。

3.教学步骤:

(1)教学准备:包括概念图任务的确定,为学生提供材料;根据教学内容和学生特点,构思教学流程。

(2)教学实施:学生与老师共同交流讨论,找出关键词并确定层级,通过找出概念之间的联系,作出树形结构,再加入不同的关系连接。

(3)展示与完善:学生展示所学成果,老师与学生共同评价,并不断修改和完善概念图。

第三节　护理教育评价

教育评价(Educational Evaluation)作为一门新兴的学科,已受到世界各国的重视,得到了不断的发展。在医学教育领域,教育评价也深受关注,已经形成比较完善的评价标准和评价方法。在护理教育领域,以美国为代表的一些发达国家,护理教育评价开展得十分广泛,目前已形成比较系统、成熟、完善的制度。我国的护理教育评价无论从理论研究方面,还是从实际工作方面都较为滞后和薄弱,特别是尚未进行全面、系统的护理教育评价,造成难以确保护理教育质量等一系列问题。加强教育评价的学习和研究是护理教育目前需要迫切解决的问题。

一、教育评价

教育评价是教育过程中的一个重要环节,是对教育活动及其效果的价值判断,其目的是提高教育的目的性及有效性。教育评价思想起源于中国古代的科举制度，孕育于西方的教育测量，教育评价作为科学概念起源于 20 世纪 30 年代的美国。随着现代教育学的不断发展，教育评价理论已日趋完善，并被广泛地应用于教育实践之中。我国护理教育者充分掌握教育评价的概念、方法和基本理论，有助于更好地开展教学评价活动。

(一)教育评价的概念

教育评价是按照一定的客观标准，通过各种定量及定性的手段对教育进行科学而系统地测量、分析和判断的过程，主要包括确定评价目的、对象和内容，建立评价指标体系，搜集、整理、分析资料，形成判断、验证和指导决策等。它要求评价者尽量排除主观因素的影响，以保证结果的客观性，为教育活动提供可靠的依据。

(二)教育评价的范围

教育评价的范围最初仅限于评价学生的成绩。20 世纪 60 年代中期，几乎所有的教育测量及评价的文献都涉及对学生学业的评价。经过几十年的研究发展，教育评价对象现已扩大到教育活动的各个领域，包括：

1. 学生

包括学生的知识、智能、人格和身体等方面的评价。

2. 教育活动

包括课堂教育、学校行政、班级活动和学生团体活动等。

3. 直接控制教学的各种要素

包括教师、课程、教材和教法。

4. 集体实态

主要指班级集体、年级集体、教师集体及学校整体的状况等。

5. 物理环境和社会环境

包括学校的场地及基本设施、学校所在地区的人文社会环境等。

6. 行政管理

包括学校的教务、财务及后勤管理等。

从教育评价的研究成果来看，评价的范围已经扩大到包括了教育过程的所有因素，但在具体的教育评价实践中，这些研究成果还远没有被人们广泛接受和充分运用。目前多数国家的教育评价工作主要局限于学生学科成绩的评定上。但发展的趋势是从评价学生的学科成绩向评价课程、教学大纲和教学方法等全方位扩展。

二、护理教育评价的指标体系

教育评价的指标体系，既是评价工作的基础，也是评价工作的核心，对评价起着统揽全局的作用。因此，有无科学合理的评价指标体系，是衡量护理教育评价是否成熟的重要标志之一。

(一)指标与指标体系

指标是把评价目标分解为若干能代表其本质属性或特征的质量或数量标准，也就是被评价的因素。指标体系是指被评价的全部因素的集合，评价就是通过这些指标体系来判断目标是否达到。设计指标体系实质上是将评价所依据的目标具体化、行为化，对各项指标及其权重系数、评价标准等以文字形式描述出来。

建立指标体系，可以使模糊的评价变为分项指标评价，有助于克服评价者从主观印象出发的笼统评价，也有助于评价反馈功能的发挥。比如教师授课质量的评价可以分解为教学组织、教学内容、教学方法、教学态度和教学效果等主指标；而每一个主指标又可以分解为若干个亚指标，这样通过每一个亚指标，则可以发现授课教师哪方面做得好，哪方面不够理想。分项评价还有助于提高评价的客观性和精确性。

建立指标体系也可以使评价工作者之间相互沟通，统一看法，使评价结果具有可比性。因为指标体系的建立过程，实际上也是人们价值认识取得一致的过程，使人们的价值认识凝聚和统一在指标的相应的权重之中，获得一致的评价结果。

(二)建立指标体系的方法

1. 目标分解法

通过分解的方式，将目标分解为若干个指标，并形成相应的指标体系。教育的复杂性及多面性要求评价指标体系是纵横结合，动静结合的立体模式。对于一些比较复杂的教育活动，对目标的一次分解可能并不能达到测定的要求，所以还可以对每一个主指标再分解为若干可测的亚指标，必要时还可以再将亚指标分解为次亚指标，即将目标加以分解以形成一个完整的、可行的评价指标系统。如课程评价的指标可分为学习效果、教学质量、教学条件和教研成果等项。其中的教学条件项，进一步可分解为教学管理、教学设施、教师素质三个主指标，而每一个主指标可以分解为若干亚指标。又如对教师的教学质量也可分解为教学能力、教学工作、教学效果等，然后再对每项进一步分解。

2. 分类学法

美国教育学专家布卢姆的教育目标分类法为框架，以认知、情感、动作技能三个领域和不同领域的层次目标建立评价指标体系，可以按照此类进行借鉴应用。

3. 多元统计法

多元统计法是通过因素分析、主成分分析等方法，从较多零乱繁杂的初选指标中，找出关键性的指标或确定某评价项目的基本结构的结论性定量设计方法。其主要优点是具有逻辑性及科学性，能压缩、简化指标，减少实际评价时的工作量，排除指标间的相容性，从而建立定性与定量结合的评价指标体系。缺点是这种方法必须通过处理大量的数据和信息而得到结果，所以必须采用电子计算机和统计软件包，需要一定的技术力量和技术条件。

(三)指标体系的量化与权重确定

科学的量化方法，是提高评价信度的重要环节。而不同的评价指标又有轻重不同之分。因此，应对评价指标进行量化和分配权重，并注意量化与权重确定中的科学性和真实性。

1. 常用的量化方法

(1)直接评分法(一次量化)　即不需要通过转换，或只通过简单的转换即可进行运算，如学生的入学平均成绩。有时为了符合我国惯用的百分制评分法，可根据满分值作简单的换算。但有不少指标难于确定满分值，如论文发表数等。对此可采取相对评分的方法，把最高者当作100，依次换算。这种相对评分方法虽然简单，但只具有相对价值，而非最高标准。

(2)等级评定的换算(二次量化)　通常是先按等级评定(如：优、良、中、差)，再对不同等级赋予分值。有时不同等级不赋予一绝对分数，而是作为一个分数段，如优为85～100分，再根据同一等级被评单位间的差异，在此分数段内赋予不同的分值。

(3)分类测定　分类测定是首先定性分类，然后对每一类赋予不同的分值。例如，评价科研成果水平，可按其达到的国际、国家和省级水平分成不同的等级，专家可按此标准进行分类，再予赋值。这种方法在一定程度上解决了测量尺度的不统一，有助于提高测量的精确性，但就其实质而言，仍然是一种模糊分类，受主观因素的影响仍然较大。可将评定对象的不等质转化为近似等质，然后再进行赋值。

2.权重确定的方法

（1）德尔菲（Delphi）法　即通过分别征得专家意见，经过汇总整理，作为参考资料再发给各位专家，供各自分析判断，反复几轮，以期专家意见趋于一致。这种方法的特点是集思广义，避免受成员的威望、权利和政治的影响。但人数多时容易争论不休，不易统一看法；人数少时，缺乏代表性和权威性。

（2）专家一次评定法　专家一次评定法是指将最初议定的指标权重，以会议的形式分发给专家征询意见，然后将其所得意见经统计后取平均值作为该指标的权重。此法较为简单，易于掌握，但易受权威、资历、口才和人数优势等因素的影响，故精确性较差，特别是当意见较大时，更影响权重的精确性。

三、学习效果的评价

对学生学习效果的评价是护理教育评价的一个重要组成部分，现在主要表现为学习成绩的测量。学习成绩测量是根据一定的标准对学生的学习成绩作出量化的判断，即测定或判断学生是否达到护理教学目标及其达到的程度。学习成绩是学生毕业及就业的参考依据，也是进行有效教学管理的依据之一。

（一）评价的方法

1.考核法

考核法是以某种形式提出问题，由考生用文字（笔试）或语言（口试）予以解答，并以此做出质量判断。在高等院校，考核法又可分为考查、考试及答辩三种方式。

（1）考查：由教师对学生的知识或技能用定性的方法进行评价的过程，是学生学业成绩考核的方式之一。适用于不需要或难以用定量考核的方法评价的课程或其他的学习效果评价，如实验、实习、选修课等。形式有课堂提问、检查实习与实验报告、现场操作演示、撰写论文等。有时也采用试卷的形式来考查。常用及格或不及格、通过或不通过表示。

（2）考试：指在学习阶段结束时对学生的正式考核，是学生学业成绩考核的主要形式。它可以对学生学习效果做定量分析，并用百分制等量化指标来标定学生学业成绩的高低，使考核测定工作精确细致。考试又可根据考试形式分为笔试、口试和操作考试等；根据答卷的要求可分为开卷考试和闭卷考试；按考试时间可分为期中考试和期末考试。各种考试形式各有特点，分别适用于不同目标、不同内容的考核。一般考核知识和智力多用笔试；考核口头表达能力及应变能力用口试；考核操作技能宜用操作法，各种考核形式不能偏废。

①笔试：是常用的考核办法。笔试由教师命题，要求学生在试卷上作书面回答。这种方法简便易行，应用面广，评定标准统一，适用于大部分理论知识课程的考核。笔试有开卷和闭卷考试两种。开卷考试：即允许学生携带教科书、参考书和工具书等进入考场，利用书籍帮助答题。闭卷考试是较常用的方法。它对学生应考要求严格，能够比较客观准确地检查学生对知识的掌握情况，适用于大部分课程的考核。这样做有利于考查学生对课内、课外知识综合运用的能力，克服死记硬背的学习倾向。

②口试：是主试者与考生面对面的考试。一般由主试者提出问题，考生作出回答，必要时主试者还可进一步提出问题。考试结果由主试者根据答题的质量评定。口试较灵活、且不易作弊，但费时，易受主试者的主观判断及态度的影响。

③操作考试：是通过学生实际操作而进行的一种考试方法，主要考查学生的掌握操作技术和理论联系实际的能力。操作考试可以全班同学做同一种操作，也可由学生抽签做同一课程所要求的若干操作之一，但操作标准是统一的。

（3）答辩法　答辩法是对已获得基础理论学习并一定的专业实践或学术研究，具备一定学术研究与实践探讨能力的高校学生所适用的一种考核方法，要求学生从不同的角度阐述自己的观点，并就教师的提问为自己的观点作出解释辩护。随着高等教育学位制度的建立，撰写学位论文，进行论文答辩，已成为高等护理专业学生的一种重要的考核方式；在高等护理职业教育中湖南省教育部门于毕业实践过程中设立基于临床实践问题解决方案的毕业设计及答辩环节，除了评价的意义，对专科层次的学生能力提升也是一种极大的锻炼。

2.调查法

调查法是通过书面或个别面谈或群体座谈的形式对预先拟定的专题，由被调查者用口头或书面填写的形式予以回答，以达到了解情况的测量方法。如召开师生座谈会，以了解护理教学情况；对毕业学生的反馈调查以了解毕业生质量等。

3.自陈法

自陈法是考生对自己的学业成绩进行自我评价的方法，即通常的自我鉴定。这种方法作为自我调整学习计划的手段，易收到良好的成效。

（二）评价工具的编制

1.试题的类型

（1）客观试题：即评分不受评卷者主观因素的影响，所得结果相同的试题。这种测试形式能够较真实的反映学生的水平。因为题目很多，可以基本覆盖教学大纲中所要求的内容。另外，由于可以多人参与阅卷工作，题目可以放在题库中反复使用，从而节省教师的工作量和阅卷时间。客观试题主要类型有选择题、是非题、填空题和部分简答题。

（2）主观试题：是指学生回答问题时可自由组织答案，教师评分借助主观判定。题目常见的形式有：论述题、论证题、简答题和病历分析题等，也可用于技能考核。这类试题用于测量较高层次的认知目标。对学生的思维逻辑性、条理性、文字表达能力、分析问题及解决问题的能力有较高的要求和较好的检查效果。

2.试题的编制

（1）选择题：试题已提供备选答案，由考生从中选择正确或最佳答案。此类试题的结构由题干和4~5个选择项组成。答案是对题干的回答或使题干的含义完整化。根据备选答案的多少又分为单项选择题（只有一个正确答案）和多项选择题（至少有两个正确答案）。

编制选择题时应注意做到：①问题的陈述必须清楚；②只给出必须的资料即可；③否定陈述不宜过多；④不能提供答案线索。

选择项应做到：①在3个或3个以上，以减少猜中的可能；②错误选项应表面上似乎合理，并与所测知识的整体和学习经验有关；③在错误答案中应避免一些绝对化的术语如"从不""总是""所有"；④正确答案在答卷中的位置应以大致相等的频率和随机的顺序出现。

（2）是非题：是一种让考生判断真伪的陈述句或疑问句。有时先让考生判断陈述的真伪，再将错误之处加以改正或说明理由。

编制是非题应注意：①应保证每道题是完全正确或完全错误的，避免出现模棱两可的陈述；②是非陈述的数目应大致相等。

（3）简答题和填空题：属于"补缺型"试题，它只用一个词、一个短语、一个数字或符号作答。编制时应注意：①试题的语言表达应能使答案既简捷又不引起歧义；②每道题的空白部分不要太多，一般为2个左右；③避免从学生的教材中照抄句子。

（4）论述题：适用于评价高层次的认知能力，如应用、分析和评价，而不宜应用于测试学生对所学知识记住了多少。论述题也可作为一种间接的方法用来评价态度、价值、观点等情感方面的东西。

编制论述题时应注意：①问题的陈述要清楚。所出题目要能测量学生对基本内容进行思考并将其运用于新的情境。②题目不可太大，答案宜精，试题的难度应保证学生有足够的时间来答题；避免让学生自由选择题目。③可设计一些解决学生高层次能力的问题，如具体应用和解决实际问题的题目。④准备好评分标准。

（三）评价工具的质量评价

要获得满意的学习效果评价，需要选择合适的评价工具，来测量那些需要评价的内容，使内容和测验试题一致，以保证评价工具能测出学生特定范围内的知识、技能和能力。衡量评价质量的指标很多，其中最主要是信度、效度、难度和区分度。

1. 信度（Reliability）

信度即可靠性，是指测量结果的稳定程度。考试的可靠性是指考生考核中得分前后一致的程度。例如，考生两次参加同一试卷的考核，都获得近乎相同的分数，则考核的信度可靠。

（1）折半信度：即将全部试题区分为相等的两半，并分别计算两半试题的得分，再求两个得分的相关系数。折半信度是反映测试工具内在一致性的一个重要指标。

（2）重侧信度：是同一考核在不同时间，对同一群体实施两次考核，所得分数的相关系数，即重侧信度系数。重测信度易受间隔时间的长短、学生身心发育及学习经验的积累等因素的影响。

（3）评分者信度：是指不同评分者对同一试卷或考生成绩评定的一致程度。评分者信度对减少主观型试题的评分误差有重要意义。例如在评卷开始时，先随机抽取合适份数的试卷由多位教师分别评定，再计算评分者信度，如很低，则应分析原因，提出改进措施，然后再进行全面评卷，以保证标准的统一，使评分标准尽量客观、准确、公正。如信度 r>0.9，说明考试成绩能较好地反映学生的知识程度和能力水平；如果 r<0.7，则考试成绩不太可靠。

2. 效度（Validity）

效度又称有效性，是指一次考核能测量到的知识和能力的程度。常用的有内容效度和效标关联效度。

（1）内容效度：是指考核是否测量到了具有代表性的教学内容和达到了预期的技能。内容效度的高低，主要取决于测验题目的代表性，要衡量选出的题目能否反映所测量的主要内容，各种题目是否有一定程度的恰当比例关系。内容效度不能用统计方法进行分析和判断，而只能对考核内容进行逻辑分析和比较，故有时也称逻辑效度。

（2）效标相关效度：是指考核结果与效标的相关程度。效标是一个参照标准，通常用另一种考试成绩来表示二者之间的相关系数即效标效度。效度 r=0 表明考试无效；r<0.4 表明效度很低；r 在 0.4~0.7 之间表明有效；r 接近于1 表明效度很高，考试充分有效。

3. 难度

难度是指考试对学生的适宜程度。试题太难或太易，都不能检查出学生的真实水平。只有适中的题目难度，才能使试题产生区分不同程度考生的最大效果。一般认为：适宜的难度应在 0.4~0.7 之间，理想的平均难度为 0.5。若 P>0.7 或 P<0.4 则表明试题偏难或偏易。

4. 区分度

区分度也叫鉴别力，是指测验对考生实际水平的区分程度，用符号 D 表示。具有良好区分度的测验，实际水平高的应该得高分，实际水平低的应该得低分。它是评价试题质量，筛选试题的主要指标与依据。

区分度可分为正区分（D＞0）、零区分（D＝0）和负区分（D＜0）。正区分又称积极区分，是指实际水平高的考生得了高分，实际水平低的考生得了低分；负区分又称消极区分，与正区分恰好相反；零区分是指实际水平高低与得分之间没有太大的关系，呈现出零相关。

四、临床能力的评价

临床护理能力是一种对知识的理解和应用能力，而不是知识本身，属于非认知领域。其范围包括临床技能和态度两个方面。护理学是一门实践性很强的学科。一个称职的护士不仅要掌握护理学的基本理论、知识和技能，更重要的是要能将所学知识灵活地运用到临床护理实践中去。因此，临床能力的考核和评价是护理专业学生成绩评价的重要内容。

（一）临床能力评价的方法

1. 观察法

通过观察学生的临床护理行为表现，作出质量评价，如学生的临床护理能力（包括护理操作技能和与患者交流等）、人际关系及工作态度等。一般由教学管理部门设计好计划项目和评分标准，在学生下科室临床实习时，由科室负责人和护士长负责实施。观察法能客观地观察学生的行为表现，能有效、可靠地获得结果。但对于学生政治思想、道德品质和态度的评价，要经过较长时间的观察才能作出较为准确的判断。

2. 床边考核法

床边考核法是临床护理技能考核常用的方法，往往由考核组指定患者，考生完成必须的护理操作后，由主考人按考试大纲或教学大纲的要求提问，然后根据考生操作和回答问题情况打分。

3. 模拟考核

通常有模拟患者和模拟情景考核，也可结合在一起进行。模拟考核，如同现实环境一样，应试者从接待患者开始，根据临床护理过程，从询问病情、进行护理体检，到做出护理诊断和处理，从提供的各种选择中作出决定。此种考核方法已为许多国家的医学院校用来测试学生的临床护理能力。

4. 综合评定法

综合评定法往往在组织学生毕业考核时采用。评价者首先要根据培养目标有关护理专业学生临床护理技能的总体要求，拟订出一个评价指标体系。由教师、临床护理专家组成评价小组依据评价体系的要求，综合采用定量与定性方法、观察法和床边考核法等方法，对学生的临床技能作出综合评价，判断学生是否达到培养目标要求，能否毕业。

5. 档案袋评价法

档案袋评价主要是指教师根据教学目标与计划，让学生自主持续一段时间主动且系统的收集、组织与反思学习成果的档案，用来评价其努力、进步、成长情形。主要特点为过程化、组织化、多元化、沟通化。在运用档案袋评价时要注意与其他评价并行，采用渐进式、引导式模式，实施多次、阶段式的反思。

6.总结讨论会

总结讨论会(conferences)主要用于评估学生口头表达的能力。在护理临床实践中，学生能具备口头表达的能力是一个十分重要的方面，而小组形式讨论及汇报是其主要的方式。

7.小组项目法

小组项目法（group projects）主要是指一组同学为完成某个特定的项目任务而组织在一起进行团队合作。小组的组织形式十分丰富，如果只是在某段时间内共同完成一个汇报（Presentation），则是短期的；如果以临床实习小组的形式开展合作性学习，则是长期的。

8.自评法

自评法(self-assessment)主要是指用于形成性评价而不用于总结性评价。通过自我评价，学生可以十分清楚地知道自己的优缺点，从而更好地改进。在这种情况下，教师要提供积极的、支持性的学习环境，使学生愿意分享自评结果。

(二)影响临床能力评价的因素

1.评价人

评价人注意力不集中或自己对护理操作的认识存在偏见或不同意见都会影响评价效果。此外，评价人还经常犯以下两类错误：一种是光环效应，如果评价人对学生印象好，就可能对其操作打高分；相反，则可能给低分。另一种是评价人在打分上过于宽松或过于严格，学生所得分超过他应得分或低于实际应得分数。

2.学生

学生对评价内容的准备程度和评价时的焦虑水平会影响到学生在评价时的表现。要获得好的表现，首先必须对评价内容做好充分的准备，做到心中有数。其次，要学会放松以减低自己的焦虑水平，使评价结果能够真实地代表自己的实际水平。

3.评价方法

采用间断评价法时，如果学生在评价的当时表现得特别好或特别差与平时的一贯表现不一样，则这样的评价结果无法代表学生的真实情况。连续评价法可以克服这种缺陷，评价不是发生在某一刻，而是在学生整个学习期间，如临床实习时或实习结束后由带教老师根据学生在整个临床实习期间的一贯表现给予评价。这种评价往往真实可靠。

五、教学质量的评价

教师教学质量评价是教学评价的主要组成部分，是依据教学目的和教学原则，利用科学的评价技术，对教学过程及其预期的效果进行判断，以提供反馈，改进教学。教师教学质量的评价侧重于教师教学过程及其效果，也就是对教师教学工作基本环节的评价。通过评价，可以使教师清楚地了解自己教学的优势及不足，不断更新教育观念、改进教学方法，提高教学能力及水平。也有助于学校领导对教学活动的调控与管理。

(一)教学质量的评价内容

主要包括教学能力、教学工作和教学效果等方面。教学工作的评价分为教学水平、教学态度、思想道德修养，以及备课、作业批改、课外辅导和对考试讲评等方面。要科学而准确地评价教师的教学质量，就必须确定科学的评价指标体系。

评价教师教学质量要从教与学两个方面入手，以规定的教学大纲作为评价质量指标设计的重要依据，保证教师的教学达到教育目标要求的水平。在评价指标中，既要考虑教师在传授知识、促进学生智力发展上做的努力，又要看是否有利于学生形成良好的品格结构。从这些方面出发,教学质量评价指标也可分解为教学目标、教学内容、教学方法、教学进程和教学效果五个方面。

(二)评价的途径及方法

1. 专家观摩听课

即由教学主管部门的专家、学者或学校的教务部门组织有关人员组成评价小组对教师进行评价。一般要求评价者在教师授课时当堂听课,根据评价授课质量的指标体系及评分标准,先由每个成员分项评分,最后得出总分,再综合平均,并通过讨论写出总结性评语。根据分数的高低显示优劣。此方法能区分出每位教师教学质量的高低,但必须注意评分的严格与公正。

2. 同行评定

即由护理教研室(组)或学校的其他教师对该教师进行评定。由于同一教研室教师相互之间比较了解,对本学科的教学大纲、学术动态、教学意图、内容方法,以及对师生的背景情况(如教师的专业水平、责任心及教学态度和学生的基本学历、总体水平及学习热情等)较为熟悉,因此,容易组织和作出恰如其分的判断。这有利于教师之间的相互学习、交流,提高护理师资队伍的整体水平。但是同行评定往往也有所谓"文人相轻"的消极因素,应注意避免。

3. 学生评价

通过召集部分学生对教师上课情况进行集体交谈,了解任课教师的教学质量和效果。学生评价所提供的信息是衡量教师授课质量的重要依据,能激励教师改进教学内容和方法,也有助于增强学生学习的责任感和主动感。近年来利用网络进行教学质量的评定已成趋势,这种新的评价方式使学生人人参与,便于统计分析,也相对避免了学生出于自身利益考虑在座谈时的出现不真实反映。

4. 自我评价

教师对自己的教学质量和效果进行自我评价。自我评价更能反映内隐方面的内容,能增强人们的评价能力,提高人们的自觉行为,从而达到自我完善的目的。

5. 反馈信息

通过学生的学习成绩及用人单位对学生的反映等进行评价,以了解教师的教学效果。

中国的教育评价研究虽然起步较晚,但随着教育事业的发展和受到国外教育评价研究及其成果的影响,现在越来越多的人已认识到教育评价的重要性,正积极借鉴国际上已取得的教育评价研究成果,不断完善适合中国国情的教育评价体系。

附:

教学案例

案例1——《护理礼仪与人际沟通》情境案例教学

1. 设立案例教学目标

(1)知识目标:能懂得护理礼仪的基本理论和知识,并能很好地规范应用。

(2)能力目标:学会护士仪容、仪表、修饰礼仪。能正确有效地和患者及家属进行沟通,并能熟练地运用于门诊、病房、手术室及进行各项操作的过程中。

（3）素质目标：要培养学生的礼仪修养，提升学生个人素质，树立良好职业形象，以便更好地适应行业、岗位工作的需要。

2.根据案例教学要求，对护理01班和02班的学生进行《护理工作中的礼仪要求》的护理情境模拟案例教学设计，让学生进行角色扮演。

3.导入案例：患者李某，男，70岁，因高血压住院。小王和小刘是刚入科的实习生，小王化着浓妆，染着各色指甲，小刘朴朴素素的，他们一同来到病房。小王想给李某测血压，当场被李某拒绝了，李某选择让小刘给他测量。

4.叙述案例，观察学生反应。提问："如果你是那位患者，你会选择让谁来为你测量血压，为什么？"

5.讲解护理工作中的礼仪要求，如：工作中的仪容仪表、站姿、坐姿、行姿，示范正确的着装、站姿、坐姿、行姿；然后让学生进行护理礼仪展示，角色扮演礼仪情景剧，练习护理工作中的站姿、坐姿、行姿等；最后，总结课堂学习表现及掌握情况。

案例2——PBL案例教学

1.创设情境，提示问题：

（1）情境介绍：患者李某，男性，58岁。现病史：患者因胸闷、心前区呈压榨性疼痛6小时、少量出汗、自服硝酸甘油不能缓解，于11月24日18：00来急诊就诊。既往史：高血压病史10余年、平日血压波动在140/90 mmHg左右，不规律服用尼莫地平。查体：患者神志清醒、精神紧张、少量出汗，测血压98/64 mmHg、脉搏80次/分、体温：37.5℃，听诊各瓣膜未闻及杂音。辅助检查：血常规：白细胞12.86×10^9/L，中性粒细胞0.926×10^9/L。心肌酶学检查回报：CK-MB 20.57 ng/mL，CK 258.7U/L，TNI 3.82 ng/mL，TNT 0.199 ng/mL。心脏超声检查：二、三尖瓣，肺动脉瓣轻度反流，左室舒张期功能减低。心电图示Ⅱ、Ⅲ、AVF导联的ST段弓背向上抬高。拟诊断为：胸痛原因待查？急性心肌梗死？

（2）提出问题：①什么是急性心肌梗死？②急性心肌梗死的临床表现以及诊断标准有哪些？③该患者到底是不是急性心肌梗死？④是什么原因导致了急性心肌梗死的发生？⑤急性心肌梗死的治疗和护理措施有哪些？⑥患者的预后和转归是什么？

2.查找资料，自主学习：通过查阅专业教材、医学期刊，或者通过网上搜索获取相关资料。

3.分配小组，分组讨论：把学生分成若干个小组，每个组派一个指导老师，分组评估患者、收集资料、讨论和归纳出解决这些问题所需的知识和方法。

4.总结评价：最后，教师根据学生的表现和课后实践的完成情况，对每位学生进行学习评价。

（蔡益民　余晓波　沈周敏）

思考题

1.简述慕课、微课、翻转课堂的异同点。
2.护理教育如何顺应时代发展的潮流进行改革？
3.护理教育评价的指标体系有哪些？

第六章　护理研究

学习目标

识记

1. 能列出护理研究的原则。

2. 能列举常用的护理科研方法。

3. 能叙述护理研究实施的一般步骤。

理解

1. 能阐明护理质性研究的特点、类型、适用范围和优缺点。

2. 能简述护理量性研究的类型、适用范围、优缺点、常见问题及对策。

3. 能比较护理质性研究和量性研究的特点。

4. 能解释护理研究成果推广应用问题及解决方案。

应用

1. 能结合各科室护理工作情况，选择合适护理研究方法，解决护理工作中的实际问题。

2. 能根据护理研究实施的一般步骤，对选择的具体护理问题制定合理的研究计划。

护理研究是护理学的重要内容，也是促进护理事业发展和学科理论完善的关键。相对于其他研究，护理研究具备一些独特的特点：研究对象的特殊性、研究内容的复杂性、研究工作的多学科交叉综合性、研究人员受客观条件的限制性和研究目的和结果的社会公益性。同医学研究一样，需要遵循实事求是、科学缜密和伦理学的原则。护理研究的研究对象是人，因此遵循科研伦理学的原则显得尤其重要。

尽管与发达国家相比，我国护理科研仍有一定差距，但近年来，护理科研在我国逐渐受到重视并取得了一定的发展，在提高护理实践水平、增进人民健康、促进护理学科建设、培养高素质护理人才、加强国内外学术交流、提高护理学术地位以及促进护理学科技术和社会经济协调发展等方面不断进步，极大地推动了护理学科的发展。

第一节　护理研究概述

一、护理研究问题的提出

护理学是一门自然科学与社会科学相结合的综合性学科，其发展进步同其他学科一样，取决于不断深入的科学研究。自 20 世纪 50 年代护理科研在美国兴起，护理专业进入了科学发展时期。目前，护理科研水平的高低已成为衡量一所医院或护理院校护理专业水平高低的重要指标之一，提升护理科研水平已受到我国护理院校和各级医院的高度重视。

此外，关注护士自身职业生涯的发展已经成为摆在护理管理者面前的课题之一，其中护理科研在护理专业人员专业发展和职称晋升中具有重要作用。护理管理者从自身做起，从团队建设的角度出发，积极引导护理团队参与护理科研，为团队营造合适的科研氛围对于护理人才培养、护理质量的提高和护理学科的健康发展将有非常积极的作用；从另一方面来说大力发展护理科研也是护理学科、护理专业、护理行业良性发展的必经之路。

二、国家政策导向

根据国务院学位委员会、教育部颁发的《学位授予和人才培养学科目录设置与管理办法》（学位〔2009〕10号）的规定，《学位授予和人才培养学科目录》分为学科门类和一级学科，是国家进行学位授权审核与学科管理、学位授予单位开展学位授予与人才培养工作的基本依据，适用于学士、硕士、博士的学位授予、招生和培养，并用于学科建设和教育统计分类等工作。鉴于护理学的发展需要，尤其国内本科护理学教育现状，经过中国学位与研究生教育学会医药科工作委员会专家反复论证，国务院学位委员会（2011年2月）新修订学科目录，将"护理学"定为国家一级学科（编号：1011）。下设四个二级学科："基础护理学""临床护理学""社区和家庭护理学""护理心理和人文学"。

护理学真正成为一门独立的学科，如果要保持快速发展，必须要以系统和丰富的护理理论做基础，并在科研中不断实践并完善和发展护理理论。护理学科的发展依赖于科研水平的提高。但我国护理科研的起步较晚、起点较低，护理科研管理缺乏系统性、权威性，因此，更需要我们从业者不断加强护理科研的培训和管理。

三、护理研究概念

护理学属于生命科学的范畴，其科学性、技术性、服务性、社会性很强，故需用科学的方法来进行研究。科学（Science）是由拉丁文 Scire 而来，意指"探讨自然现象和其间关系的知识体系"。实际上科学就是一种有系统地解决问题的方法，并能从中获得客观的、真理的知识，进而控索实践与理论间的关系。科学的本质是：①合乎逻辑，如一个硬币落地，不能同时看到两面的图案，所有生命有生老病死，并无例外；②可验证，即可被重复，如向空中抛苹果，因地球吸引而落地是可被重复的；③科学研究主要找事物一般共性即普遍性规律，如研究胸部术后如何指导患者做深呼吸，咳嗽有助于患者康复的理论，可用于所有术后患者；④探讨事物因果关系。由此可见，科学是按有系统的研究方法来探索和了解事物的现象为目的，其结果可表现为三方面内容：①描述性；②发现事物的内在联系和本质规律；③引出定律或理论。

护理研究是通过科学的方法，有系统地研究或评价护理问题，并通过研究，改进护理工作和提高对患者的护理，即用科学的方法反复地探索、回答和解决护理领域的问题，直接或间接地指导护理实践的过程。首先，护理研究是以护理活动为研究对象的科学研究；其次，护理研究是探索护理活动及其规律的科学研究，是运用科学方法，对护理学领域的未知事物进行反复地探索、系统地观察、有目的地收集资料、严谨地科学分析的一种认知活动；再次，护理研究是以护理实践研究为主的应用性研究，其目的是为了直接或者间接地指导护理实践。

四、护理研究的特点

科学研究的本质是创造知识，从事新知识的生产。因此，科学研究工作是一种极其复杂的、难度较高的脑力劳动，具有继承性、创造性、探索性等基本特点。护理科研同其他科学研究一样，具有探索性和创新性，这个本质特征规定了科学研究工作者应具有主动性、自觉性和计划性，遵循科研工作的一般程序。护理科研的一般程序能够正确地指导研究工作顺利进行，使护理科学研究活动符合科学规律，取得科学的结果。护理研究除了上述基本特点外，还具有以下特点。

(一)研究对象的特殊性

护理研究是探索护理活动与人类疾病及健康关系的科学，以人为研究对象是护理研究的重要特点之一，关系到人民群众的生老病死，关系到千家万户的悲欢离合。因此，要求科研人员必须具有高尚的职业道德和严谨的科研作风，遵循伦理原则，保证安全可靠，绝不允许直接、间接地损害人的健康。

(二)研究内容的复杂性

由于护理研究的对象是人，人既是自然界的产物，又在一定的社会环境中生活，具有自然与社会双重属性。人体的精神、心理状况、生理活动和疾病过程还受到社会因素的作用，从而增加了护理研究的复杂性。这就需要护理科研人员在制定研究计划、考虑研究方案时，更应细致、周密和严谨，以确保研究结果的准确性和科学性。

(三)研究工作的多学科交叉综合性

护理学已经与多门学科交叉融合，形成了护理心理学、人文护理学、护理管理学等多门交叉学科。护理学相对于其他学科，发展起步晚，在目前情况下还需要与其他学科群体通力协作，重视对跨学科、跨系统联合攻关的管理研究，使护理学科学发展高度分化又高度融合，发挥优势，形成特色，目标宏远，分步实施，重点突破。

(四)研究人员受客观条件的限制性

护理临床、教学任务繁重，科研人员多为兼职，使护理科研常常受到各种客观条件的限制。其中最为突出的是科研时间得不到充分保证，科研工作连续性差。研究条件和环境也不如研究机构尽人意，一般的医院都没有设立专门的护理科研机构；同时，护理科研人员还将面临承担科研责任风险以及个人经济收入不如从事临床工作的冲击。

护理科研的立项也需要与医疗、药学、预防等专业重重竞争，通过竞争得来的课题，如果没有人力、时间和良好实验条件的配合，研究课题将不能按计划进度执行，甚至造成中断，因此，护理人员从科研立题开始就踏上了艰苦的路程。如何正确处理好医、教、研三者关系，为科技人员创造良好的科研环境和实验条件并制定相应的倾斜、激励政策对保障科技人员的利益、发挥科技人员的积极性、保证科研工作的顺利开展很有必要。

(五)研究目的和结果的社会公益性

护理科研的目的是直接或者间接指导护理实践，促进人的健康，是直接为社会生产力中最重要的要素——劳动力服务的，同社会生产有着直接的联系，属社会公益性事业。随着医学模式向"生物－心理－社会"医学模式转变，护理实践显得更加重要，护理科研为如何提高护理实践水平，改善患者及护士群体自身的身心健康提供了大量的科学依据。

五、护理研究的作用及意义

(一)提高护理实践水平,增进人民健康

随着社会不断发展,我国的医学模式已发生了显著的变化,有组织地开展护理研究,可以深入系统地总结以往实践经验,加深对人的生命和疾病现象及其发生、发展规律的认识,可以不断发展护理新理论,开拓护理研究新领域,攻克护理技术新难关,不断寻求维护人类健康和防治疾病的最佳护理方法,不断提高护理技术和护理质量,增进人民健康。

(二)促进护理学科建设,培养高素质护理人才

现代医院应培养既掌握临床护理技术,又能从事科学研究的高素质护理学人才,通过科研工作,不但可以巩固现有的护理学基础知识和技能,还能总结归纳临床护理实践经验,掌握和跟踪国际国内最新发展动态和趋势,完善并发展相应的护理理论框架,扩大知识范围,活跃思维方式,养成严谨务实的科研作风;更重要的是通过科学研究可以培养出一批能刻苦钻研,敢于设想、敢于创新、敢于实践的具有较高科学素质的护理学人才和优秀学科带头人。护理研究所获得的成果可成为护理教育重要的教学内容,并应用于护理实践活动的全生态链,真正产学研一体化,真正做到产教融合。对承担培养护生的教学医院来说,开展科学研究更具有自我提高、教学相长的重要意义。

(三)加强国内外学术交流,提高护理学术地位

人类社会和科学文化的发展,产生了科学技术的交流活动,学术交流是科学劳动的一种特殊方式和必需手段。学术交流来源于科学研究,反过来又促进科学研究和护理学术水平的提高,通过学术交流,可以使新的科学知识得以广泛传播,使护理科研人员互相启发,共同切磋,活跃学术思想,加快研究进展。他山之石可以攻玉,特别是国际间的学术交流与协作,对各国先进护理理念的兼容并收、吸纳内化;对适宜护理新技术、新方法的合理引进,于我国护理学科、护理实践快速发展非常有益,也非常必要,是缩小我国与国际护理学科发展差距的重要途径之一。

(四)促进护理学科技术和社会经济协调发展

护理科学研究在解决防病治病和保护人民健康的关键技术问题时,必定会产生一些有价值的科技成果,如护理新技术、护理新仪器、护理新材料等。这些科技成果一方面直接发挥明显的社会效益,另一方面通过技术转让、技术入股或吸收外资联合生产等多种形式的开发,可转化为生产力,创造更多的社会财富,产生直接的经济效益,可使护理科学研究步入以科研养科研的良性循环,并为护理学的发展提供良好的经济与物质条件。

六、护理研究的原则

护理研究与其他科研研究一样,要遵循实事求是、科学缜密及伦理学。

(一)实事求是的原则

在护理研究中,尊重客观事实,崇尚细致深入的调查研究,排除一切主观因素。

(二)科学缜密的原则

护理研究要运用科学的理论做基础,要讲究科学的研究方法,同时运用现代化的科技手段进行资料收集、整理及分析。

(三)伦理学原则

护理研究的研究对象是人,因此,遵循科研伦理学的原则显得尤其重要。

国际科学界形成了一系列科研伦理准则、规范和评价标准,对科研伦理行为起着倡导、约束甚至禁止的作用。这些国际伦理文件包括:世界医学理事会不定期修改完善的、有关生物医学研究伦理规范的《赫尔辛基宣言》,1997年联合国教科文组织(UNESCO)发表的《世界人类基因组与人权宣言》,2000年世界卫生组织(WHO)发表的"评审生物医学研究的伦理委员会工作指南"和2002年发布的《涉及人类受试者的生命医学研究国际伦理准则》,2005年第59届联大法律委员会通过的一项政治宣言要求各国禁止有违人类尊严的任何形式的克隆人。20世纪90年代以来,我国政府和学界开始重视科研伦理规范与法规在保障科技进步方面的重要作用。例如,国家药品监督管理局于1999年出台了《药品临床试验管理规范》,科技部和卫生部先后制定了《中国人遗传资源管理暂行办法》(1998年)、《人胚胎干细胞研究伦理指导原则》(2003年)、《涉及人的生物医学研究伦理审查办法(试行)》(2007年)等。

为了识别、分析和解决科学研究中的伦理问题,科研人员需要牢牢把握基本的伦理原则,进而确立一种伦理分析评价的思维框架,增进科研伦理决策能力。学术界一般认为,在涉及到人的科研活动中要遵守以下四项基本的伦理原则,即:尊重原则、不伤害原则、有利原则和公正原则。

第一,尊重原则。尊重原则是指,在科研活动中必须尊重人的尊严、自主性、知情权和隐私权。坚持尊重原则必须做到:

一要尊重自主性。自主性是一位有行为能力的人在不受外力干扰的情况下,按照自己的意愿来选择行动方案的能力或过程。尊重受试者的自主性表现在:在收集涉及到人的科研数据或生物材料过程中,数据提供者或生物样本捐赠者有自主决定权。在人体试验中,受试者可以自主选择参加,可以中途自由撤出试验。尊重科研人员的自主性表现在:在遵从自然规律、遵循科学规范和伦理规范的基础上,科研人员可以在专业范围内自由探索未知世界,社会和科研机构要努力营造一个宽松的科研创新环境。

二要做到知情同意。在开展涉及到人的科学研究时,科研人员必须事先赢得受试者的知情同意。为此,科研人员需要以通俗易懂的方式向受试者提供下列信息:研究目的、方法、过程、可能的风险(损伤)和受益等方面的信息,让受试者在理解的基础上自主做出是否参加试验的选择。坚持知情同意,就要做到信息的充分告知、信息是可以理解的、自由表达意愿及有同意能力。知情同意过程中的任一环节出现问题,均可能引发伦理问题。有的科研人员有意无意地抹杀了"研究"与"治疗护理"的区别,误导人参加高风险的试验研究。有的科研人员因科研压力较大或商业利益的驱动而背离了知情同意原则,引诱、胁迫人参与较高风险的人体试验。有的科研人员为了在短时间内招募到足够的受试者而隐瞒动物实验或前期临床试验中不良事件信息。

三要保护个人或群体的隐私。隐私是一个人不容许他人随意侵入的领域,或不得泄露给他人的有关个人或群体的可识别信息/资料。在搜集、储存和使用受试者生物样本/资料时,研究者要尊重和保护受试者的隐私,妥善保存受试者的可识别的个人信息资料,不得将涉及受试者隐私的资料和情况向无关的第三者披露。这些数据信息一旦被泄露,就可能会影响到个人就业、升学和婚姻,甚至引发基因歧视。

第二,风险(伤害)最小化原则。主要指尽量减低对受试者的身体伤害(包括疼痛和痛苦、残疾和死亡)、精神伤害和经济损失，尽量减少对人群的公共卫生风险或危险、以及对生态环境的危害等。

对于那些涉及到人群健康或生态环境的重大科研领域，如人类基因组研究、合成生物学等，要通过以下方式规避科研风险：①在科学家、人文社科专业人员、环保专家、政策制定者及公民代表共同参加下制订研究规范和伦理准则；②对潜在的群体健康影响、生物安全和生物防护问题进行科学评估；③在研发的上游设计阶段或课题申请阶段，科研人员应考虑对受试者身心、人群健康和生态环境的风险或危害，明确哪些研究不应该做；④及时报告严重不良事件，建立一套分析和预防不良事件的制度。

第三，有利原则。有利原则主要指科学研究要能促进人类科学知识的增长，开发新疫苗、新疗法、新医疗设备、新药、新技术来提高人类生活质量和生命质量，增加人类社会福祉。那些涉及人的科学研究要能够保护受试者、特定群体/社区的合法权益。在科研活动中，当研究者个人的利益(如：经济回报、商业利益，论文发表优先权、奖励、荣誉、学术地位等)与受试者的切身利益发生冲突时，要把受试者的权益放在首位。在科研活动中事先权衡科研方案的利弊，开展"风险—受益"分析，对潜在的风险进行社会规制。在《赫尔辛基宣言》《涉及人的生物医学研究伦理审查办法(试行)》等国际、国内伦理准则中均有此方面的规定。科研活动中的利益冲突难以避免，为了有效规避利益冲突可能带来的不利影响，建议应以公开经济利益安排为主，同时辅之以调停、节制、没收所得、禁止等措施。

第四，公正原则。公正原则是指在科研活动中要坚持正义与公道，公平合理地分配科研资源，在程序、回报、分配等方面公平对待受试者。坚持公正原则必须做到：

一要坚持程序公正。①在科研课题申请过程中，资助单位要做到程序的公开、透明，具有相同资质的申请人应该有相同的机会获得资助。同行匿名评审制度就在很大程度上保证了程序公正。②在技术职称晋升、岗位评聘、课题负责人准入、教育培训等方面，一个运行良好的科研体制会给科研人员提供平等的机会，鼓励公开、公正的竞争。③在涉及到人的科学研究中，也应提倡程序公正。尤其应做到，在招募受试者时，科研人员在事先制定明确的"准入"和"排除"标准，知情同意过程要公开公正。

二要坚持回报公正。①一线的科研人员的辛勤付出应该得到在物质、精神上的公正回报。特别是，科研人员做出了科学发现，应该享有至少名誉上的优先权。②受试者因参与研究而承担风险、耗费时间和精力，或遭受意外的人身伤害的，应该得到公平的经济补偿和医疗救助。③如果研发出了有效的干预措施或产品，那些参与了研究的个体、人群或社区应该能够优先、优价获得。

三要坚持分配公正。在《赫尔辛基宣言》等国际研究伦理准则中均有分配公正方面的相关规定：①确定"入选"和"排除"标准，公正地选择受试者；②当研究涉及早期胚胎、胎儿、新生儿、儿童、孕妇、老年人、囚犯等脆弱人群时，要特别注意风险和受益的公正分担。在宏观层面，科研资源的分配应该本着"有所为，有所不为"的原则，公正合理地分配科研人力、财力和物力。

科研人员要遵守好四项基本伦理原则，就必须学会识别科研中现实的或潜在的伦理问题，依据基本的伦理原则进行分析论证，进而开展伦理决策。科研伦理决策过程包括步骤：①界定科研伦理问题的表现、性质、根源，以及潜在的后果或消极影响；②选择恰当的伦理分析框架，对伦理问题及相关的社会、法律或哲学问题进行分析论证，提炼论点；③确定、比较和选择行动方案或表明立场，评估和检验实施方案。

第二节　护理研究的内容

一、按护理研究的类型范畴分类

（一）护理学基础研究

基础研究是以认识自然现象，探索自然规律为目的，没有或者只有笼统的社会应用设想的研究活动。这类研究探索性强，研究周期长，对研究手段要求高，研究的结果常是一些科学发现，对广泛的科学领域产生影响，常常说明广泛的真理，成为普遍的原则、理论或定律。护理学基础研究是探索和揭示护理现象及其规律而进行的研究，主要是对构建护理学最基本的原则、理论或定律而开展的研究，其研究成果虽然不能直接解决当前护理实践中急需解决的具体问题，但是对护理理论的完善和发展起着积极的推动作用。

（二）护理学应用研究

应用研究是主要针对某个特定的有实际应用价值的目标开展的研究。护理学应用研究常运用基础研究的成果，具体地研究如何利用和改造护理实践的手段和方法，研究和解决各种护理临床、教学、科研中的实际问题，如疾病诊断、治疗和护理方法的研究，新药物、新生物制品、新医疗技术及设备的护理干预研究等等。

（三）护理学开发研究（发展研究）

开发研究也称发展研究，是运用基础研究和应用研究的知识，推广新材料、新产品、新设计、新流程和新方法，或对之进行重大的、实质性改进的创造活动。和前两种研究的区别在于基础研究与应用研究是为了增加和扩大科学技术知识，而开发研究则主要是为了推广和开辟新的应用。护理学开发研究是运用基础研究、应用研究及实验知识，为推广新技术、新材料、新产品等而开展的研究，例如：老年气管插管患者所用牙垫的开发研究。

以上三类护理研究互相补充，互相促进并可互相转化。基础研究是应用研究的基础，应用研究是基础研究的应用。应用、开发研究不仅是对基础研究成果的进一步延续和证实，而且反过来又促进基础研究的发展。

二、按护理研究的业务范畴分类

（一）护理教育方面

护理研究最早进行的课题，是关于护理教育体系、对象、课程设置、教学方法和评价、护士在职教育、继续教育等方面问题的研究。通过研究达到完善护理教育体系和制度、培养实用型护理人才，以更好适应现代护理的发展及临床护理工作的需要。

（二）护理管理方面

探讨有关护理行政管理领导、护理人事管理、护理质量控制、工作考核等方面问题的研究均属于护理管理方面的研究。护理管理部门承担着决策、指挥、组织、协调等重要任务，在人、财、物等条件基本相同的情况下，临床护理水平的发展和提高很大程度上取决于有效的科学管理和组织能力。在当前市场经济的新形势下，如何更好地学习和引起先进的管理理论、管理技术和方法，如何通过护理研究，较快地实现护理管理体制化、管理机构的效率化、管理人员的专家化、管理技术的自动化，以及管理方法的科学化、规范化和制度化，如何更好地充分发挥医院的人力、物力、财力和各项技术能力的作用，同时是护理研究的重要内容。

（三）护理学历史的研究

研究有关护理学起源、变化、发展方面的内容。学习历史，能探讨护理学发展的规律，总结护理实践的经验与教训，规划护理学发展的蓝图。

（四）护理理论研究

研究和发展各有关的护理哲理和各种护理理论方面内容。护理学理论研究对提高师资学术水平、更新教材、改造旧专业、建立新兴的交叉学科、促进研究生和本科生的培养等方面都起到十分重要的作用。

（五）各专科临床护理研究

包括对各专科的护理技术、急救护理、护患关系，掌握和应用新技术新仪器等方面的研究，对直接提高护理工作具有实际意义。例如 1972 年 S. A. Rose 有关输液静脉炎的研究，结果发现留置静脉导管与静脉炎的发生有关，留置静脉导管时间越长，静脉炎发生率越高。经研究后发现其原因，也就可能提出避免方法，改进工作，使患者得到更好的治疗。其他如评价或比较几种护理方法，探讨护理措施的优缺点和临床效应等方面，都是护理研究中可选择的课题。

第三节　护理研究方法

量化研究与质性研究是社会科学研究领域中的两大基本研究模式，护理研究方法也不例外。长期以来，量化研究一直受到学者们的重视，应用也非常广泛，但是由于量化研究本身存在着不足并且在应用中存在许多问题，使得人们开始反思这一牢固的研究传统。20 世纪 50 年代以来，质性研究开始崛起，并取得了一系列重大进展，其应用层面也日益广泛起来。目前量性研究在我国现阶段的护理研究中运用较广泛，但是质性研究可以从另一角度提供研究某些特殊群体的方法，可以了解和解释一些量性研究不能解释的问题和现象，也逐渐被护理科研学者接受和采纳。

一、护理质性研究

（一）概念

质性研究（qualitative research）是"以研究者本人为研究工具、在自然情境下采用多种资料收集方法对社会现象进行整体性探究、使用归纳法分析资料和形成理论、通过与研究对象互动对其行为和意义建构获得解释性理解的一种活动"。质性研究是研究者凭借研究对象的主观资料和研究者进入当事人的处境中参与分析资料，找出人类生活过程中不同层次的共同特性和内涵，用文字描述报告结果。它是一种有系统、有资料依据的具有科学性的研究方法，并能对某些特殊问题和现象进行研究和解释。质性研究的目的在于描述和理解，是用系统的、互动的、主观的方法来描述生活经验和赋予一定的意义。强调对研究对象有重要意义的观点和事实，而不是对研究者有重要意义的结果。例如：对临终关怀进行研究的目的主要在于理解临终者的看法和观点，而不是护士或其他医务工作者所认为的临终前的需要。质性研究探索现象的深度、丰富性和复杂性，指导护理实践，有助于护理理论的发展以建立护理知识。

(二)质性研究的特点

1.保持研究情境的自然状态

质性研究是在自然情境下,研究者与被研究者直接接触,通过面对面的交往,实地考察被研究者的日常生活状态和过程,了解被研究者所处的环境以及环境对他们产生的影响。质性研究要求研究者注重社会现象的整体性和关系性,认为任何事件都不能脱离其环境而被理解。在对一个事件进行考察时,不仅要了解事件本身,而且要了解事件发生和变化时的社会文化背景以及对该实践与其他事件之间的联系。理解涉及到整体中各个部分之间的互动关系,对部分的理解必须依赖于对整体的把握,而对整体的把握又必然依赖于对部分的理解,这便形成了一个阐释的循环。

2.重视意义的解释性理解

质性研究的主要目的是对被研究者的个人经验和意义建构作解释性理解或领悟。研究者通过移情作用对被研究者的生活故事和意义建构作出解释,在理解被研究者的生活故事和意义建构时研究者需要对自己的研究前设或偏见进行反省,了解自己与被研究者达到解释性理解的机制和过程。研究者既要从被研究者的角度出发了解他们的思想情感、价值观和知觉规则,还要了解自己是如何获得对研究对象意义的解释,自己与研究对象的互动对理解对方的行为有什么作用,自己对研究对象行为进行的解释是否确切等。

3.重视研究关系的影响

质性研究非常重视研究者与被研究者之间的关系。研究者和被研究者双方之间的互动对质性研究过程会产生影响,研究者需要对研究对象的思想和言行进行探究,因此在研究过程中研究者也需要对自己的角色、个人身份、思想倾向、自己与被研究者之间的关系以及所有这些因素,对研究过程和结果可能产生的影响进行反省。

4.注重伦理道德

由于质性研究要求研究者深入到被研究者的生活实际,强调从被研究者的角度看待问题,重视研究者个人与被研究者之间的互动,因此质的研究对伦理道德问题非常关注。研究者开始研究之前要先征求被研究者的意见,他们同意参加研究之后再开始研究工作,对他们提供的信息严格保密并且研究者要尊重被研究者,公正地对待研究结果,恰当地处理敏感性材料以免给被研究者的正常工作和生活带来负面影响。此外,研究者还要与被研究者保持良好的关系并合理地回报对方所给予的帮助。

5.使用归纳法

在开始研究前质性研究并没有研究前假设,并不搜寻证明或反证自己所持假设的资料或事实,而是把已经收集到的原始资料分析组合到一起以后形成抽象概括。所以从研究的基本思路来看,质性研究主要采取的是一种归纳的方法,这种归纳的方法决定了质性研究者在收集和分析资料时走的是自下而上的路线,在原始资料的基础上建立分析类别,质性研究中的理论建构也是采用归纳法从资料中产生理论假设,然后通过相关检验和不断比较逐步得到充实和系统化。我们称这种自下而上形成理论的方式为有根据的理论,但是这样也导致质性研究的结果只适用于特定的情境和条件,不能推广到样本之外。

6.不追求所谓普遍适用的客观规律

社会生活是复杂的、多层次的,即使某些经验具有普遍性,也只是在特定的历史时期和具体范围内具有普遍意义，所谓超越时空的客观真理的真实性在社会科学领域是令人怀疑的。质性研究通常描述的是某一特定的社会文化和历史背景，重视社会历史发展中的主体选择性及其背后所体现的主体价值倾向性。

7. 重视研究者与被研究者之间的互动

质性研究对研究者与被研究者之间的关系非常重视，特别是伦理道德问题。研究者必须事先征求被研究者的同意，对他们所提供的信息严格保密，与他们保持良好的关系，并合理回报他们所给予的帮助。在质的研究中，研究者本人作为研究工具深入到被研究者的意义世界之中，围绕被研究对象来展开研究，研究对象在研究中不是被研究的客体，而是主动参与研究过程，通过自身与研究者的价值态度的冲突与协调，在二者的平等互动中达到相互沟通，相互理解，揭示人的生活世界的意义。

8. 质的研究透露出人文关怀，显示出对生命的尊重

在质性研究中，研究者本人作为主要的研究工具，在被研究对象的日常生活情境里，观察他们的日常行为，聆听他们的心声，从被研究者的角度出发去看待问题，显示出对参与其中的人的尊重。

（三）适用范围

一般来说，质性研究通常使用"描述性问题"和"解释性问题"，因为这两类问题可以对现象的本相和意义进行研究。它可以适应于研究以下几种情况：

1. 特殊性问题

指的是一个特殊的个案所呈现的问题，研究只对这个个案本身进行探讨。

2. 过程性问题

探究的是事情发生和发展的过程，将研究的重点放在事情的动态变化上面。如"网上辅导在护生学习过程中起到了什么作用？"

3. 意义类问题

探讨的是当事人对有关事情的意义解释。如："临床护士是如何看待自己的职业的？"

4. 情境性问题

探讨的是在某一特定情境下发生的社会现象。如："临床护士每天是如何履行自己的职责的？"这类问题是质性研究者经常使用的问题。因为它们反映了质性研究的两个重要长处：①对被研究者的意义建构进行研究；②在自然情境中进行研究。

（四）优缺点

与量性研究比较，质性研究具有其突出的优点：适合在微观层面；从当事人的视角出发；适合做探索性研究；是在自然状态下研究的；采用归纳法自下而上的构建理论。护理质性研究特别适合描述、形成假设和发展护理学理论。然而质性研究亦有其缺点：研究的样本量较小，不适用于建立研究问题的因果关系以及严谨的测试研究假设方面的研究。瑕不掩瑜，护理质性研究已渐渐成为一个有吸引力的研究方法，弥补了量性研究方法在微观层面研究应用方面的不足，与量性研究方法相互补充，共同促进护理学科发展，提升护理科学研究水平。

（五）质性研究的类型及案例分析

质性研究常采用面对面的个案互动的研究方式，研究者必须深入到研究对象的生活中，并且在保持现实的自然情况下，了解动态现象和各层面的背景，获取研究资料。最常见的质性研究的类型有现象学研究、根基理论研究和人种学研究。

1.现象学研究(phenomenological approach)

现象学研究是一种观察特定的现象,分析该现象中的内在成分和外在成分,把其中的重要要素提炼出来,并探讨各要素之间及各要素与周围情景之间关系的方法。

(1)理论基础:现象学研究的目的在于研究人类生活经验的本质或基本结构。现象学研究是基于现象学的哲学思维,运用归纳及描述的方式,在没有预设及期望下,调查呈现在意识层面的经验。通过有系统的对所研究的生活经验的主观意识,采取开放的态度,并且不断地质疑、反思,专注于直觉的洞察,让经验尽可能地呈现其整体性,来寻求所研究现象的本质。

(2)方法:现象学研究有两种基本方法:Hussed 的方法是试图描述呈现的经历而不加解释,目的是描绘真实世界。Heidegger 采用的是另外的方法,对理解、解释现象更感兴趣,是通过解释来理解现象。资料的主要来源是研究者和被访者之间深入的谈话,研究者只是帮助被访者描述经历而不进行讨论。样本量一般在 10 个左右。资料分析最常用的是"Colaizzi 现象学资料 7 步分析法"(包括:仔细阅读所有的访谈记录;析取有重要意义的陈述;对反复出现的有意义的观点进行编码;将编码后的观点汇集;写出详细、无遗漏的描述;辨别出相似的观点,升华出主题概念;返回参与者处求证)来进行分析。也可同时结合 NVivo 质性研究软件的使用使资料分析更加便捷。

(3)案例:现象学研究案例见表 6-1。

表 6-1 现象学研究案例

课题名称	关于护士夜班工作体验的现象学研究
研究目的	探讨护士值夜班的工作体验。
研究对象	在某综合性三级医院的 379 名护士中招募至今有一年以上夜班经历并愿意参加该项研究的护士,并对初步入选者根据不同年龄、护龄、学历、值夜班经历、婚姻、家庭状况和所属科室进行目的选样最后选取 16 名护士。
资料收集方法	采用个人深入访谈法收集资料。 访谈提纲:①能否谈谈您值夜班的经历?②您对值夜班的感受如何?③什么因素使得您对夜班工作产生消极的感受?④什么因素使得您对夜班工作产生积极的感受?⑤当你值夜班遇到困难时您是怎样解决的?⑥您的家人朋友如何看待你的夜班工作?⑦您期望医院或护理部为值夜班的护士做些什么?
资料收集步骤	会谈前以受访者方便为原则,双方约定会谈的时间、地点,使用普通话或方言,以《知情同意书》的形式向受访者详细说明研究的目的、过程及研究之后的活动,征得研究对象的同意对访谈内容进行录音,同时如实记录访谈内容。访谈过程中认真倾听并仔细观察她们的情感变化,每名研究对象访谈时间为 30 分钟至 2 小时。 在研究过程中遵循自愿、保密的原则,在会谈中采用适当的语言和不加评判和鼓励的态度,表述在记录中使用代码代表研究对象。
资料整理分析	①将录音和观察材料记录下来整理成文本;②反复阅读访谈记录;③找出有意义的部分,进行反思分析寻找其间的相互关联和逻辑关系;④对有意义的内容进行编码并分类别;⑤根据编码和类别提炼主题找出反映主题的相关文字;⑥寻找各类主题之间的相互关联。

续表 6-1

提高可信度的方法	①充分考虑样本的代表性，就同一问题用不同的方式反复提问；②为避免霍桑效应，护理部主任身份的研究者退避面对面访谈的资料收集工作，以保证访谈资料的真实性完整性；③将整理后的资料返回研究对象处以核对其真实性等。
研究结果	护士夜班工作体验包括五个主题： ①家庭生活的影响：家庭生活不同步、影响孩子的教育、影响丈夫工作和生活家庭内负性情绪增加等方面；②心理负荷过重：强迫性担心夜班时的无助感、超负荷工作带来的应激反应、护患人际冲突带来的压力、医护人际冲突带来的压力等方面；③身体健康的影响：睡眠障碍、营养摄入影响、持续的生理疲惫、影响容貌等方面；④情感受挫：社会认可度低、产生难以排解的不良情绪、感到投入与收获不平衡、产生无望感、感到夜班期间缺乏必要的保障支持；⑤自我追求受限：频繁夜班在时间安排上、精力上均大大影响了她们在专业上自我追求愿望，继续学习难以保证。
结论	夜班护士的工作体验已呈现出情绪疲倦感、工作冷淡感及个人无成就感等疲溃现象，提示护理管理者应关注夜班护士的身心健康状态，加强与护士的沟通，减轻夜班护士的工作和心理压力，应运用激励机制调动夜班护士工作积极性，同时应为夜班护士提供良好的工作休息条件。

2. 根基理论研究(ground theory approach)

根基理论研究也称为扎根理论研究，以社会学中的符号关联理论为基础，研究社会过程和社会结构以及社会发展和演化过程，寻找研究问题的影响因素和相关因素，资料一般从事实中来，理论从资料中形成。目的是对现实中的现象进行深入解释，并产生理论。

(1)理论基础：扎根理论的方法起源于 Glaser 和 Strauss 两人于 20 世纪 60 年代在一所医院里，对医务人员处理即将去世的患者的一项实地观察。Glaser 和 Strauss 声称其主张就是为了"填平理论研究与经验研究之间尴尬的鸿沟"。事实上，他们所做的，正是弥补了质性研究过去只偏重经验的传授与技巧的训练，提供了一套明确有系统的策略，以帮助研究者思考、分析整理资料，挖掘并建立理论。扎根理论强调社会过程、社会结构，以及社会发展和演化过程。其主要目的是形成植根于现实资料收集、资料分析和抽样基础上对现象的解释。该方法重视事物的过程，而不只单看事物的静态情况。为了更好地理解研究对象，研究者必须进入研究对象互相作用的世界，从研究对象的角度观察事物。在这一过程中，研究者必须系统地收集资料、分类资料，找出核心类别，并重复上述过程，直到发展出理论，因此扎根理论研究是一个循环的过程。

(2)方法：扎根理论通过不断比较的方法，三级编码和撰写备忘录等研究程序，反复提取概念，凝练主题，架构类属间相互联系，得出统领全局的核心变量，最终形成理论框架。扎根理论的操作程序一般包括：①从资料中产生概念，对资料进行逐级登录；②不断地对资料和概念进行比较，系统地询问与概念有关的生成性理论问题；③发展理论性概念，建立概念和概念之间的联系；④理论性抽样，系统地对资料进行编码；⑤建构理论，力求获得理论概念的密度、变异度和高度的整合性。对资料进行逐级编码是扎根理论中最重要的一环。

(3)案例：根基理论研究案例见表 6-2。

表 6-2 根基理论研究案例

课题名称	基于扎根理论的互动式患者参与患者安全理论框架构建的研究
研究目的	探索患者对参与患者安全管理的感知和过程。
研究问题	住院患者参与患者安全的过程是什么？患者如何参与患者安全管理？
研究对象	住院 3 天及以上的内科、普通外科、骨科患者；24 小时内将出院或出院 1 个月内；年龄≥18 岁；能自由交谈、有行为能力并同意参加本研究者。访谈至 34 例时呈现资料饱和。
研究方法	1. 资料收集 自 2010 年 6 月至 2011 年 1 月，采用半结构式访谈法，与患者就其患者安全的感知、如何参与保障自身安全等进行访谈，时间 20～120 分钟，平均 50 分钟，个别就医经历复杂、谈兴好、家属共同参与的访谈时间达 295 分钟。此外，收集 55 份媒体报道的医疗安全不良事件案例及相关评论作为资料分析的补充。征得患者同意并签署知情同意书及录音，访谈后尽快将录音逐一转录为 word 文档（平均 11966 字/份）。一并记录患者谈话中出现的停顿、声音及音调、特殊情绪表现等并撰写备忘录，经 2 人核对后用于资料分析。 2. 资料分析 采用质性研究分析软件 Nvivo 7 整理资料，运用格拉泽传统扎根理论的实质性编码、理论性编码策略及不断比较的方法析出主题。
结果	析出主题"互动式患者参与患者安全"的 8 个类属，并据此构建理论框架，包括"决策性、照护性、诉求性"3 个参与策略。"信任、信息、沟通、支持"4 个原因要素，"有利"1 个参与结果，7 个相关理论假设。
结论	互动式参与患者安全的理论框架可引导患者据其不同临床情境，采取积极"照护性参与"、审慎"决策性参与"、理性"诉求性参与"的恰当策略，对促进患者参与患者安全管理的研究及实践具指导意义。

3. 人种学研究（ethnographic research）

人种学研究是研究者本身亲自到实地去收集资料，并且周期性地去收集资料，可以促进对真相的认识等。通过实际参与人们自然情形下的生活、深入观察、深刻会谈并在档案或文史资料中查询资料，探讨一定时间内人们的生活方式或体验。目的是从所研究的文化群体中学习，以理解他们的价值观念、行为特征、习俗等。

（1）理论基础：人种学研究又称为民族志学研究，此研究发源于西方一些发达国家的学者对世界上其他地区残存的"原始"文化所产生的兴趣，目的是从文化群体中的成员身上了解文化。但由于这种方法重视研究对象的社会行为及其与整个社会文化之间的关系，又有跨学科研究的性质，所以后来它被广泛地运用到其他学科的研究中。

（2）方法：研究者主要通过参与观察和深度访谈的方式，在一种比较自然的环境中，了解并描述某一文化或种族中人们的日常生活。他们深入社区进行实地调查，用自己的感官和心灵去感受与领会当地人民的观念和行动在其生活中的文化意义。这种工作方式被形象地称为田野调查或田野工作。研究者们首先通过田野调查，收集一系列经验素材，如访谈资料、观察日记、录音、录像、照片、实物等。也有研究者们将收集到的原始素材进行加工整理，构建一个能够反映调查对象的民族志文本。田野调查和撰写民族志就成为人种学研究最主要的方法和基本的过程。

（3）案例：人种学研究案例见表 6-3

表 6 – 3　人种学研究案例

课题名称	关于内科患者出院计划工作的护理人种学研究
研究目的	探索泰国注册护士对内科患者实施出院计划工作的现状 探索影响出院计划工作有效实施的因素
研究问题	①泰国护士是如何为内科患者实施出院计划的？②文件书写和文化因素是如何影响泰国护士为患者实施出院计划工作过程的？③在医院功能方面患者的出院计划工作功能上受什么因素影响？
研究场所	泰国曼谷 3 家综合性医院内科病房，其中 2 家为公立医院，1 家为私立医院。该三家医院代表了泰国不同体制和卫生政策的医院，同时由于内科疾病具有多变性、复杂性、长期性的特点，患者大多为老年人和慢性病患者，故选择内科病房为研究场所。
研究对象	通过立意取样选择 6 名护士作为研究对象，每家医院 2 人，其中一人为内科病房护士长，另一人为该病房护士，6 名研究对象均必须在该病房工作至少 1 年并且直接参与该病房患者出院工作的计划和执行过程。
研究步骤	①获得医院管理委员会内科负责人、护理部病房护士长的书面允许，进入研究场所开展资料收集；②招募研究对象：在病房护士例会中介绍研究目的和要求，散发有关该研究的宣传资料，招募志愿参与者并签署参与研究的同意书；③溶入病房的文化氛围中：通过熟悉三个病房的布局和物理环境，参加护士交接班，参与查房、护士会议，参与患者健康教育会，与护士一同就餐等方式熟悉并进入研究环境；④现场调查；⑤资料分析。
收集资料	参与性观察法：观察病房环境、护理交接班、查房护理会议、护士之间就患者出院进行的有关活动，包括护理工作记录、护士之间的交谈、护士和患者家属、医生等进行的交谈。 会谈法：与研究对象约时间进行正式访谈，包括个人访谈和小组会谈，会谈的主题为：①您如何理解患者的出院计划工作的？②您/你们是如何做的？③有什么因素影响制订和执行患者的出院计划？ 通过录音的方式记录会谈内容，每次会谈 40~60 分钟，会谈过程中充分保证会谈内容的保密性。 记录现场日记：记录观察中的重要发现、个人体会和反思、个人困惑和问题想法等等。 查询与出院计划相关的文件资料，包括医院政策报告、出院小结、护理计划、会议记录等等。
资料分析	第一层次的分析：对资料进行内容层次分析。 ①仔细反复阅读现场资料并对资料进行分类，例如根据护士的活动将患者的出院工作过程分为正式过程和非正式过程；②对两类别进行概念化定义，分析护士对实施患者出院工作的感受、护士在患者出院工作中的角色、影响出院工作有效实施的因素等等。 第二层次的分析：对资料进行意识形态层次的分析。 ①分析什么因素影响了护士形成不同的出院计划观念？什么因素影响护士制订和执行出院计划的决策过程？②从医院组织机构国家卫生政策医院管理政策、治疗和护理的计划、病房的规章制度方面入手分析这些意识形态与目前的工作现状的关系，即它们是如何影响和控制患者出院计划的制订和执行的？③进行社会关系分析，即分析社会文化对患者出院计划工作实施的影响，包括文化传统、政治经济的影响。在上述意识形态层次的分析中采用马克思主义学说和女性主义学说探讨护士作为女性在医院的社会地位和权利关系结构、泰国女性的阶级结构、医护关系现状以及这种关系和结构对出院计划的工作的影响。

续表 6 – 3

增加该研究信度	①延长现场工作时间：总时间为 9 个月；②深入全面的描述：对资料收集和分析过程及合理性的详细描述；③与研究对象建立密切的相互信任的双方关系；④合众法的应用：包括资料来源的合众法（出院计划单、政策文本、护理文件、会议记录等）；⑤资料收集方法的合众法：包括参与性观察、个人和小组会谈、现场日记等；⑥资料分析方法的合众法：包括运用马克思主义学说、女性主义学说、后现代主义学说作为理论依据阐述和分析资料进行推理。
研究结果	所研究的三家医院内科患者的出院工作总体上是非正式的、非连续化的。影响患者出院工作有效实施的因素包括医院的阶层关系、组织结构、医疗人员主导现状、国家以及医院的财政和经济状况以及护士的角色。这些因素使得护理人员无论从概念上、文件书写方面还是实际操作方面都对出院计划工作没有整体认识，而且处于一种无能为力的状况。根据研究结果和相关分析，该论文提出了加强出院计划工作的建议。

4. 其他

护理质性研究还包括个案研究和诠释学理论研究。个案研究针对个别事件、个体或个别单位深入调查和研究，系统地对其背景、现状、发展及结果进行详细描述，或者对其行为、态度及相关因素等运用一定的理论框架进行分析的方法。包括对一些特殊事例或有目的地进行某种试验的事例加以详细描述，以及对未知领域或新理论、新技术的深入分析。

诠释学方法是通过诠释学方法进行研究，深入人类的经验，解析生命故事，重建社会关系，再造生活世界。透过诠释学研究的访谈，在研究者与受访者互为主体的互动中，可以共同建构生命意义。诠释学研究强调环境和文化或历史等背景知识会影响到我们对生活经验的诠释。通过研究对象"说"的过程，将事实本身的意义表达出来，由语言去揭示事实。

二、护理量性研究

（一）概念

量性研究（quantitative research）是通过数字资料来研究现象的因果关系，认为获得数字的研究可达到测量精确，能较客观地描述问题和现象，并用统计学方法分析资料和设对照组来避免研究中的偏差。量性研究在各学科中运用普遍，也是发展学科的一种常选用的研究方法，具有一定客观性和代表性。量性研究一般只能解释所提出的研究问题变量之间的因果关系，验证理论或进一步发展某理论和模式。量性研究的目的是预测和控制，这种方法用来描述变量，检测变量间的关系，决定变量间的因果关系，常用于验证理论。

（二）主要特点

1. 理论基础

量性研究主要是建立在实证主义理论基础之上。量化研究以逻辑的实验经验论（empiricism）或实证论（positivism）为基础，通过逻辑原理和推理获得科学知识。量化研究讲究严密、客观和控制；认为事实是绝对的，只有一个由仔细的测量决定的事实；认为所有个人行为都是客观的，有目的，可测量的；必须用正确的测量工具去测量行为。个人的价值观、感受或观点不能影响测量。

2. 研究者与研究对象的关系

量性研究基本排除了研究者对研究对象的影响，研究者往往被研究对象视为外人（旁观者）。

3. 研究和理论的关系

量性研究一般依托某些理论，形成假设，通过收集资料和分析数据来验证假设。

4. 研究策略

量性研究的逻辑方法是演绎法。首先通过文献回顾和实地探索，归纳提炼出研究问题和研究框架，然后进行研究设计，再依托问卷、统计表等工具收集资料。追求研究资料和研究结论的精确性。

5. 操作程序的固定化

量性研究的每一种具体方法都有它固定的具体的操作程序。如数学建模法，要求在统计和测量的基础上建立主因素变化的数学模型，然后通过数学模型的运作把现实事物的变化反映出来。

6. 资料特性

量性研究主要收集和分析量化资料。量化研究是借助于数学方法的研究方法，研究对象必须先转化为可以运算的数据以便于进一步分析。

7. 结果范围

量性研究注重研究问题的客观性、普遍性、代表性及其普遍指导意义，强调从经验事实出发，对研究对象进行变量分析，通过变量分析获得对客观事物的认识，依靠事实证实研究结果。其研究结论在随机抽样时可以推论。

（三）适用范围

量性研究在确定课题后有科研设计和对研究形成假设，并规定收集资料的方法，按设计内容不同，可分为实验性研究、类实验性研究、非实验性研究（观察性研究）。

1. 实验性研究

又称流行病学实验、干预性研究。操纵一个或一个以上的变量，并且控制研究环境，借此衡量自变量与因变量间的因果关系的研究方法。实验性研究需包含干预、随机化和设立对照三点内容。实验研究的优点：①是检验因果假设最有说服力的一种研究设计；②设立对照，控制干扰因素，较准确地解释了自变量和应变量（处理因素与结果）之间的关系。同时也具有一定的局限性：①较难控制外变量（干扰因素），应用的普遍性较差；②由于伦理的要求，很难做到随机；③难以找到完全对等的对照组。

2. 类实验性研究

由于实验研究的局限性，一旦无法做到随机分组和/或没有设立对照，但有干预措施时，研究就可以称为类实验研究，同实验性研究相比更为实用。但因为无法随机，干扰因素无法均衡分布在各组中，结果很难完全归因于干预措施，因此其结果不如实验性研究的可信度高。

3. 观察性研究

为了达到设想的目的，制定某一计划全面或比较全面地收集研究对象的某一方面情况的各种材料，并分析、综合，得到某一结论。这种研究完全在自然状态下进行，简单易行。其研究结果可用来描述和比较各变量的状况，如描述性研究、相关性研究、比较性研究等都属于非实验性研究。其结果虽不能解释因果关系，但却是实验性研究的重要基础。许多实验性研究都是先由非实验性研究提供线索，再由实验性研究予以验证的。

近年来，我国护理科研蓬勃发展，多中心、大样本的护理研究日益增多。传统的纸质调查方式耗费资源多，填写录入过程繁琐，容易出现错记、漏记等现象，使数据的可靠性难以保证，不适用于大样本的数据采集。随着信息技术的不断革新，借助于网络技术进行数据采集越来越受重视。临床试验电子数据采集平台（electronic data capture system，EDC）是适用于临床试验数据采集和传输，实现临床研究全过程信息管理自动化的一种软件。相比于传统纸质问卷，其在数据录入和管理方面具有很大优势，可使研究数据的获取、传输、质量控制、信息反馈、结果报告同步进行，提高了研究效率，还根据多中心研究需要，设置相应的质量控制模块或权限，使数据收集、监查和管理更加合理，有效保证数据质量，同步收集各个分中心数据，及时汇总导出，降低出错概率，减少后期数据处理的工作量。

（四）优、缺点

护理学研究中量性研究方法一直居于主导地位，这是由量性研究的优点所决定的。量性研究的优点主要有：①比较适合宏观层面的研究；②对理论假设进行检验时适用；③随机抽样中由样本推断到整体；④可作为研究工具、资料搜集的工具，可检验效度和信度；⑤可以做因果关系和相关关系的推断研究；⑥适用于大面积的统计调查。

量性研究的缺点主要有：①测量时间是点、表层的，主要验证理论假设，不是当事人，结果是平均状况。②在实际研究中，真正意义上随机的大样本并不容易获得。还有一些研究问题的主体本身就是少数、边缘群体，对于这些问题的研究就更无法获得足够的样本。③社会科学研究，包括护理学研究中的很多问题归根结底是与人有关的，人的行为、思维等是理性与非理性、有序与无序的统一体，而且是不断变化的，有很多的问题无法用量化的方式进行解释。

（五）护理研究方法的类型及案例分析

1.实验研究

实验研究指研究者对受试对象施加某种干预措施（处理因素），以证实干预措施是否有作用（实验效果）。

（1）主要要素：实验研究包括受试对象、处理因素、效应指标（实验效果）三个要素。处理因素是可能对结果产生作用的因素，处理因素（原因变量）与结果（结果变量）之间因果关系的假设是实验研究的逻辑起点，处理因素应为单个或相对独立的因素，通过比较能单独显示，可能对结果有作用的因素，希望通过研究证实，而不是已知因素；受试对象需要设立对照组以排除其他相关事物或现象对观察指标（结果）的影响。对受试对象、处理因素、观察指标需进行严格控制，尽量减少对结果产生的偏倚。

（2）案例：实验研究案例见表6-4。

表6-4　实验研究案例

课题名称	居家护理对中重型颅脑损伤患者长期预后的影响
研究目的	探讨居家护理在中重型颅脑损伤患者康复中的干预作用，改善颅脑损伤患者的长期生活质量
研究对象	2006年曾在神经外科住院的颅脑损伤患者102例 分组：按患者就诊时间先后，单号为试验组，双号为对照组
入选及排除标准	患者格拉斯哥昏迷评分5~12分，符合中重型颅脑损伤诊断标准，排除入院前有精神病病史者。

续表 6-5

课题名称	居家护理对中重型颅脑损伤患者长期预后的影响
处理因素（方法）	实验组：实施出院后居家护理，包括定期电话和上门随访，提供压疮护理、管道护理、气管切开护理、康复护理和自我护理等方法。 对照组：进行常规出院宣教和门诊复查。
效应指标	一般资料表；Karnofsky 预后评定表；日常生活能力评定量表；生活满意度表。
观察时间	出院后 6 个月和 12 个月。
结论	实施居家护理对改善颅脑损伤患者的功能状态、日常生活能力、降低患者并发症的发生率等方面有积极作用，同时可以减轻家属的经济负担，节约医疗服务资源，为今后医院管理服务提供方向。

（3）实验研究的常见问题及对策见表 6-5。

表 6-5　实验研究的常见问题及对策

	问题	对策
受试对象方面	①组间受试对象非处理因素不均衡 a. 未交代或控制受试对象的疾病因素（病种、病程、病情及并发症）、治疗因素（治疗方法、剂量、操作者）、一般条件（性别、年龄、文化程度、生活习惯）或社会因素（职业、家庭状况、社会支持）等 b. 无可比性的资料进行对比 c. 对照组选择不当或不全 ②样本的代表性差：样本源窄或样本量小，没有足够的数量和类别，并代表目标人群	①明确研究总体，确定样本数，确定分组方法 a. 随机分组：抛币法、抽签法、随机数字标法 b. 采取自身对照 c. 配对：给每一个研究病例选择一个或几个对照病例 ②明确入组标准及排除标准 ③保证组间具有可比性：同质、同时、同地、同等条件
处理因素方面	①处理因素未单一、标准化 ②处理因素违背伦理原则或护理常规 ③处理因素的效应是已知的 ④处理因素不具体	①制定统一的实施方案、标准，并进行培训 ②充分考虑患者的权力 ③干预措施不违背医疗、护理常规 ④详细交待干预内容与方法
效应指标方面	①指标不全面 ②指标的关联性与特异性不够 ③指标的客观性不够	①注意指标的可重复性，尽量采用客观指标，如血压、心率、实验室检查结果等 ②非客观指标量化 ③注意指标的特异性、灵敏性 ④指标简单化，易掌握

2. 调查研究

调查研究是一种采用自填式问卷或结构式访谈的方法，系统地、直接地从一个取自某种群体的样本里收集资料，并通过对资料的统计分析来认识现象及其规律的研究方法。

在调查研究中，各种量表和问卷是最常用到的调查工具，随着国内外护理研究的广泛交流与合作，对国外量表的引进使用呈增加的趋势。对量表进行翻译及跨文化调试、性能评价是引进量表的必要步骤。在编制和引进量表过程中，时常要考虑量表条目是否在不同组间（如性别和年龄）有着相同的意义和功能；在跨文化研究中，也要考虑不同文化群体对同一概念是否存在相同的理解，在某种文化背景下提出的概念能否推广到其他文化背景中去。

（1）主要要素：调查研究同样包括调查对象、调查内容和调查结果三个要素，而且这三个研究都是客观存在的。目的是为了了解某种状态、关系或影响因素。观察对象通常采用随机抽取、有相当规模；调查内容一般采用特定工具如调查问卷辅助完成；调查结果一般需在计算机的辅助下完成资料的统计分析，得出研究结论。

（2）案例：调查研究案例见表6－6。

表6－6　调查研究案例

课题名称	胃癌术后患者不同时期生存质量的调查分析
研究目的	探讨胃癌术后患者不同时期生活质量的差异
调查对象	某段时间全部住院患者；纳入标准：手术＋化疗…；共计55例…
入选及排除标准	符合胃癌诊断标准，并实施手术治疗，排除入院前有精神疾病或精神疾病史者、合并有严重并发症并危及患者生命者。
调查方法	对55例患者分别在术后1、3、6、12、24、36个月进行调查。
调查工具	Spitzer生存质量总体评分量表，包括活动、日常生活、健康、支持和精神等5个主题，各主题得分范围0~2分，总分0~10分，得分越高，证明QOL越高。
调查结果	①45例完成调查，8例在随访期间死亡，2例失访。 ②患者术后生存质量总分的变化趋势是持续上升的，其中术后1个月时最低。 ③活动和健康主题得分逐渐提高；日常生活主题得分是先升后降，然后再次上升；支持主题得分的总体趋势是下降；精神主题得分是先降，然后上升，又有下降，而后趋于平缓。
结论	胃癌患者的生活质量及各生活质量主题得分随着时间的推移而发生变化。护理人员应该有针对性地进行健康教育。

（3）调查研究的常见问题及对策见表6－7。

表6－7　调查研究的常见问题及对策

	常见问题	对策
对象方面	抽样有问题，样本代表性差 a. 总体不明确 b. 抽样方法不明确 c. 样本例数不够，代表性差 d. 误用抽样方法	①明确研究总体 ②正确选择抽样方法 ③评估样本代表性

续表 6 −7

	常见问题	对策
调查内容方面	①自制调查表方面 a.内容不当，项目间有交叉 b.评分标准不合理 c.未注意指标的客观性 d.调查表信度、效度不高 ②引用调查表方面 a.量表选择、使用不当 b.未考虑调查对象的宗教信仰、生活习惯 c.未进行信度测定 d.未交代测量(调查)的主要内容、评分标准 ③其他方面 a.调查员不能准确表达问卷条目含义 b.语言障碍，被调查者不能理解调查员表述的条目内容	①问卷设计的注意事项 a.调查问卷中问题的表达应避免双重含义、倾向性及否定方式 b.项目间问题和答案应具有穷尽性和互斥性，问题的陈述应简短、清晰 c.进行专家评估及小样本测试；必要时，进行信度及效度测定 d.熟悉测量(调查)的主要内容、评分标准 ②引用调查表的注意事项 a.根据研究目的选择引用量表，进行必要的修改 b.根据研究目的制定调查表 c.进行专家测评、预试验 d.量表信度、效度文献回顾或者分析 ③其他方面 a.调查前调查员统一培训 b.调查前调查员选择时考虑语言、社会文化背景因素
调查结果方面	①盲目套用统计方法 ②不知道恰当选择统计学检验方法 ③不理解统计学分析结果符号的意义	①学会依靠统计学专家，但不能把统计学方面的工作完全交给统计学专家处理 ②对统计学检验结果的正确表达 a.所选用的统计学分析方法 b.统计量的具体取值 c.具体 P 值 d.有关总体参数(如总体均数、总体率)的95%置信区间 ③对统计学检验结果合理解释 a.统计结论应借助专业知识和临床实践 b.P 值 <0.05 或 <0.01 时的解释

3. 经验总结

经验总结是通过总结工作中的成败得失以获得护理经验和教训并指导护理临床、教学和科研，包括疾病护理经验总结、护理管理经验总结和护理教育、培训经验总结。

(1)主要要素：经验总结类研究包括样本(临床)资料和经验(护理)两个部分。回顾性经验总结样本资料无对照组，样本可大可小，但其是护理措施的依据，必须详实，与课题紧密相关。护理措施是研究的重点，需要结合样本资料，具有可操作性、独特性。

(2)案例：经验总结研究案例见表 6 −8。

表6-8 经验总结研究案例

课题名称	11例肝性脑脊髓病患者的护理
临床资料	11例肝性脑脊髓病患者(年龄/性别/治疗方法/转归等)
护理	认知指导：重点是饮食、锻炼指导 预防并发症：压疮、感染 病情观察 提高患者的自理能力

（3）经验总结研究的常见问题及对策见表6-9。

表6-9 经验总结研究的常见问题及对策

	常见问题	对策
样本(临床)资料方面	①临床资料不全或多余 ②临床资料缺乏 ③将临床资料内容，如治疗方法、手术方法及治疗结果等分别与实验研究的方法、结果混淆	①临床资料与研究目的相关 ②临床资料与护理措施相互呼应 ③临床资料内容以客观指标(数据)为依据，尽量避免主观推测
经验(护理)方面	①护理方法与临床资料脱节 ②护理内容缺乏归纳、提炼，面面俱到，条目众多，内容有交叉重复——重点不突出，逻辑不严谨 ③护理方法不具体，语义含糊 ④结果牵强，可信程度低	①抛开教科书，抓住护理的难点、特殊点和复杂点，列出层次标题 ②以内容的重要、复杂程度排序，相近内容归为一类 ③以时间排序，剔除常规内容，在最小的层次标题下，联系临床资料进行细节描写，使内容具体、可借鉴 ④用词准确，少用或不用形容词、完成时语句

4.综述

综述是查阅了某一专题在一段时期内的相当数量的文献资料，经过分析研究，选取有关情报信息，进行归纳整理，撰写出综合性有述有评的论文。

（1）主要要素：护理文献综述分成两类。一类较为宏观，涉及整个护理专业领域或某一大的研究方向；另一类较为微观，这类综述可以涉及某一研究方向，分析问题更为具体与深入。前者立意较高，范围广泛，所以也不易深入，比较好读好懂，通过此类文献综述对帮助读者了解此专业领域的发展现状、情况等有很大参考价值。后者更深入地分析了某一研究方向的研究进展、现状以及存在问题等，有助于进一步对该方向的深入研究，会提出该方向的研究建议或启示，同时也为进一步的实证研究打下基础，此方法也多见于完成学位论文或进行系列研究时。

（2）综述的特点：①综合性："纵横交错"，体现研究的深度与广度；②评述性：对所综述的内容进行归纳、分析、评价，反映作者的观点和见解；③先进性：体现最新信息和科研动向。

（3）综述的常见问题及对策见表6-10。

表6-10　综述的常见问题及对策

	常见问题	对策
综述论文	①根据已有的综述直译转抄 ②只是资料的堆积，不作出评价 ③文献开列过多，引文不当	①选题要新：综述的选题必须是近期欲发表的期刊上未曾刊载过的 ②说理要足：说理必须占有充分的资料，处处以事实为依据，决不能异想天开地臆造数据和诊断，将自己的推测作为结论写 ③层次要清：要求作者在写作时思路要清，先写什么，后写什么，写到什么程度；前后如何呼应，都要有一个统一的构思 ④语言规范：科技文章以科学性为生命，如果语不达义，晦涩坳口，必然会阻碍科技知识的交流。所以，在实际写作中，应不断地加强汉语修辞，表达方面的训练 ⑤文献要新：参考文献中70%应为近3年文献 ⑥文献的选择条件：选择分析讨论提供有力依据的文献以及为理论和机制提供实验依据的文献，搜集文献应尽量全面，掌握全面、大量的文献资料是写好综述的前提

三、各种护理研究方法的比较与选择

量性研究与质性研究是社会科学领域两种不同的研究方法，两者可从不同角度对同一护理问题进行动态研究，所得资料都是有价值的，其结果是能相互补充的。前文对质性研究和量性研究进行了具体介绍，为了能更清楚地了解它们之间的异同点，下面对两种方法进行比较，如表6-11所示：

表6-11　量性研究与质性研究的比较

	量性研究	质性研究
哲学基础	逻辑的实验经验论/实证论	现象论人道主义/自然主义
学科基础	概率论、社会统计学等	逻辑学、历史学
着眼点	着重事物量的方面	着重事物质的方面
目的	检验、预测、控制、证实、推论	描述、理解、探索、开发、解释
逻辑上	演绎既有概念 发展假设检验 一般原理推论到个别情况	归纳、对未知世界之探索 从个别到普遍，从特殊到一般
观念上	以外来之观察者自居 追求客观	以参与者的角度为主 不排除主观性
语言形式上	将概念操作化 企图用数据表现	以受访者本来的语言或系统成员的隐喻探讨意义目的

续表 6-11

	量性研究	质性研究
内容	局部/因果	整体、过程/意义
设计	预定 社会调查、访谈 问卷检验项目间的因果关系	演化 强调探索性观察和访谈
研究取向	结果取向 以证明为取向、证实、缩小、推论	过程取向 根植、发现、探索、扩张、描述、归纳
适应条件	事先已有大量的资料 容易接近被研究者、易搜集资料 易控制，易得到被研究者的合作 目标为变项间的变异、联接或因果	进入一个不熟悉的社会系统 不具控制或权威的情境中 低度的观念概化或学说建构的背景下 描述复杂的社会现象，需要被研究者的主观理念及实际参与者客观印象的表现时 适于定义一个新的概念和形成新的假设
文献回顾	深入广泛的回顾 之后再定题或进行研究设计	一般仅作粗略的回顾或根本不作回顾，以免已发现的结果影响研究的方向
方法	实验性 类实验性 调查研究 经验总结	现象学研究 根基理论的研究 人种学研究 历史研究
手段	数据 经验测量、统计分析和建立模型等	文字图片 逻辑推理、历史比较等
工具	量表	研究者
关系	主客对立	互为主体
抽样策略	随机	目的性
收集资料	问卷/封闭观察	访谈/开放观察/实物分析
研究资料特质	可信的、硬性的、可以复制的现实资料数据	有效的、真实的、丰富的、有深度的历史事实和生活经验材料
研究对象	事实的客观实在性	强调对象的主观意向性
观察方法	强迫的、控制的	自然的、未加控制的
观察角度	与数据远离、局外人	与数据接近、局内人
实体特质	假定实体是静态稳定的	动态的

续表 6 – 11

	量性研究	质性研究
适应技巧	结构式的直接观察 事后回溯核对表与评定量表、问卷 自我观察报告 设计"状况"或模拟"情境" 例行的记录 非干扰性测量	非结构式的直接观察 会谈
分析资料	演绎为主 严格的统计方法 在资料收集完后进行	归纳为主 与收集资料同时进行
效度检验	真实性	相关性、严谨性
研究结果	特定的、可概推的 数字结果报告	完整的、不可概推的 文字形式报告结果
推广度	可控制性推广	认同推广、理论推广
伦理道德	无关	重视
结论表述形式	以数据、模式、图形等	多以文字描述为主

　　总之，在护理研究中，不能简单地评判质性研究与量性研究孰优孰劣，两者都属于获得真知的手段，不可偏废。质性研究与量性研究是同样重要的，二者相互补充，确定研究问题、测量研究变量、分析资料，可以弥补单一方法的缺陷；用多种方法来发掘护理现象的意义，产生不同类型的护理知识，可以为护理专业带来新的观点。

　　量性研究的样本量大，样本的代表性较好，结果的推广性较好，对干扰变量的控制也较好，但正是由于控制，使量性研究对研究环境的背景缺乏整体全面的认识，对研究对象的个人经历、行为、个人特性等方面的复杂性了解不够深入，认识浮于表面，所有这些都可能会影响对研究问题的解答。

　　质性研究所独有的理论基础、过程和特点奠定了它在护理研究中不可忽视的重要地位。护理研究者在认识到质性研究重要性的同时，还要注意到目前我国护理领域开展质性研究的一些不足。质性研究具有灵活性，在探讨复杂问题的真实自然性、深入性方面的能力可以弥补量性研究不够深入、全面的不足。但是，质性研究的样本量较小，样本的代表性和结果的推广性存在一定局限性，如果结合量性研究的方法，可以同时减少在取样、结果推广等方面的不足。质性研究还具有其他的局限性，例如不适合在宏观层面对规模较大人群或社会机构进行研究；不能像量性研究那样对研究结果的信效度进行工具性的、准确性测量；研究的结果不具备量性研究意义上的代表性，不能推广到其他地点和人群等等。以上这些质性研究的缺点正是量性研究所具有的优点。

　　因此，质性研究和量性研究的结合运用可以取长补短，量性和质性的资料可以相互补充，有利于同时在不同层面和角度对同一研究问题进行探讨，共同揭示研究现象的不同侧面。并且，在同一研究中同时使用两种研究方法还可以为研究设计与解决实际问题提供更多的灵活性。这两种研究方法的运用还可以对有关结果进行相关检验，从而提高研究结果的可靠性。同时，我们也应记住韦伯在《社会科学方法论》一个重要的提醒："方法论始终只能是对在实践中得到检验的手段的反思；明确地意识到这种方法论几乎不是富有成效的工作的前提条件，就如解剖学的知识几乎不是'正确'迈步的前提条件一样。""只有通过阐明和解决实在的问题，科学才有基础，它的方法才能继续发展，相反，纯粹认识和方法论的思考绝不会在这方面发挥决定性的作用。"

第四节　护理研究实施关键路径

护理科研是用科学的方法反复地探索、回答和解决护理领域的问题，直接或间接地指导护理实践的过程。护理科研同其他科学研究一样，具有探索性和创新性，这个本质特征规定了科学研究工作者应具有主动性、自觉性和计划性，规定了科研工作的关键路径。护理科研的关键路径能够正确地指导研究工作顺利进行，使护理科学研究活动符合科学规律，取得科学的结果。

一、护理研究实施关键步骤

护理研究的实施主要有以下步骤：

1. 选题——即提出问题和确立研究问题

选题是进行科学研究的最重要、最有决定意义的一步，是每项科研工作的起点，在一定程度上反映了科学研究的水平和研究成果的价值，同时也决定了撰写成文后论文水平的高低。选题应充分考虑和事先作好调查、阅读相关资料、了解课题背景和研究方向等。

2. 查阅文献

查阅文献首先要看自己感兴趣的课题是否已有一定数量的研究，避免与别人重复，造成科研资源的浪费；其次在查阅文献的过程中可以启发自己的研究思路和方法，并获得相关理论依据和观点。

3. 确认研究的变量

变量是指研究对象所具备的特性或属性，是研究所要解释、探讨、描述或检验的因素。因此也称为研究因素。

4. 假设形成

假设是对已确立的研究问题提出一个预期性的研究结果。根据假设确定研究对象、方法和观察指标等，获得试验结果用来验证或否定假设，并对提出的问题进行解释和回答。假设常由理论推测而得，所以研究假设能提供研究方向、指导研究设计。一个好的可以被操作的假设，应该提出对所研究变量之间的关系的推测。因此假设的陈述应包括例如"同……有关""比……多/少""与……不同"之类的有比较意义的词汇。例如"膀胱冲洗效果与膀胱冲洗速度有关"。

5. 科研设计

研究设计是研究工作的总体方案，包括研究对象、研究内容、研究方法、研究所需的人力、物力等设计。任何一个好的研究题目如果没有精心设计的研究方案，都不可能达到预期目的。

6. 预实验

也称可行性研究，即在正式开始研究工作前，为保证科研工作能按照设计内容顺利进行，先做一个小规模(即选择少量研究对象，可为研究设计总样本量的 10% ~ 20%)的试验，目的是为熟悉和摸清研究条件，检查课题设计是否切合实际，有无需要修改的地方，收集资料的方法是否可行等。凡在正式试验中所需应用的各种量表、仪器和工具等，应在试验中进行初步试用、检测和操作，对研究工具如量表、问卷、仪器等做信度与效度的测定。

7. 原始资料的收集

不论是质性研究还是量性研究，在原始资料的收集过程中，均要注意遵循伦理学原则，保护研究对象的权益。并注意数据收集的质量，尽量做到客观公正，避免研究者的主观因素对数据造成影响。在多中心的研究中，还要注意各个研究中心的均衡性。

8. 科研资料的整理和分析

首先要对原始资料进行检查，对数据的完整性、准确性、逻辑性进行核校，并对缺失值进行处理。在选择数据分析方法时，要根据资料的性质和研究目的进行选择，更要注意各种统计方法的适用条件。并可利用统计图、表的形式，使统计结果通俗易懂，便于理解和比较。

9. 撰写论文

科研论文是研究工作的总结，也是科研工作的重要组成部分。论文内容包括选题背景、研究目的、资料来源、研究方法和对结果的整理、归纳和分析等，并对研究的结果进行充分讨论。论文要求有一定格式，要求立意要新。一篇高质量的论文，不但内容要充实，文章应做到通顺易懂，全文结构前后应连贯和相互呼应，易于达到交流目的。科研论文的文字表达要准确、精练、平实、严谨，语法修辞要合乎规范，句子长短要适度，要采用医学科技语体。文章写完后要进行多次修改。

二、护理研究实施关键路径图

在医院的科研管理中，可以按照护理研究实施关键路径图进行护理科研项目的申报和管理(图 6 - 1)。

第五节 护理科研成果的推广应用

护理科研的目的是发现新理论、方法和手段，并用其指导临床实践，优化护理质量。护理科研成果的推广应用就是科研人员通过各种渠道将科研成果向社会传播，使其推广利用的过程。随着我国护理学科的不断发展，护理科研成果硕果累累，但护理科研成果的应用转化率却很低。很多护士仍然凭经验、直觉和惯例解决临床问题，研究成果未能有效地应用于临床实践，在应用过程中仍存在许多障碍，且存在推广难、转化难等问题。如何将护理科研成果推广应用，已成为护理行业亟待解决的问题。

一、护理科研成果推广应用的制约条件

1. 护理科研人员成果推广意识淡薄

受传统科研模式的影响，我国护理人员"为科研而科研"的观念根深蒂固，一旦完成了职称晋升、评聘等，很多护士就不再深入开展推广应用工作，没有充分认识到科研成果的知识

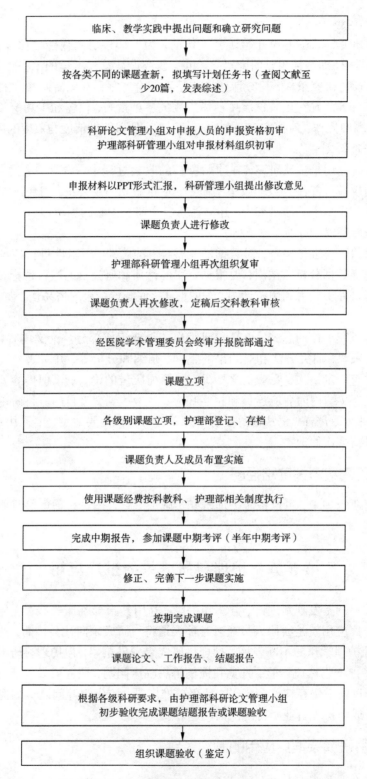

临床、教学实践中提出问题和确立研究问题

按各类不同的课题查新，拟填写计划任务书（查阅文献至少20篇，发表综述）

科研论文管理小组对申报人员的申报资格初审
护理部科研管理小组对申报材料组织初审

申报材料以PPT形式汇报，科研管理小组提出修改意见

课题负责人进行修改

护理部科研管理小组再次组织复审

课题负责人再次修改，定稿后交科教科审核

经医院学术管理委员会终审并报院部通过

课题立项

各级别课题立项，护理部登记、存档

课题负责人及成员布置实施

使用课题经费按科教科、护理部相关制度执行

完成中期报告，参加课题中期考评（半年中期考评）

修正、完善下一步课题实施

按期完成课题

课题论文、工作报告、结题报告

根据各级科研要求，由护理部科研论文管理小组
初步验收完成课题结题报告或课题验收

组织课题验收（鉴定）

图6-1　护理科研管理关键路径图

商品价值和潜在的使用价值，没有意识到将科研成果推广应用才是进行科学研究的最终目的。

2. 护理管理部门重视程度不足

目前我国很多医院还没有建立护理科研管理机构，受传统观念影响，管理部门遵循立项－鉴定－报奖的固定模式，重立项报奖轻科研推广，重统计数据轻经济效益，降低了科研人员对成果推广应用的动力。

3. 护理科研成果质量存疑

一些论文在科研设计、统计分析、论文撰写等方面都存在一定的问题，且科研成果的重复验证性存在不足。因此，护理人员可能对研究报告的结论无法判定或产生怀疑，就不可能应用其去指导临床实践。

4. 护理科研成果的传播途径狭窄

目前的护理科研成果主要以网络数据库和期刊为载体，但受资金条件的限制，并非所有医院都订购了数据库和护理期刊杂志，这使护士不能得到本专业的科研成果，制约了护理科研成果的推广应用。

5. 护理人员获取信息主动性不高

由于缺乏问题意识、信息检索技术、外语能力和评判性思维，部分护理人员不能主动发现和思考临床上出现的问题，即使发现了问题，也不能有效获取和阅读国内外的专业文献，更不能将其应用于临床解决实际问题。

6. 环境、条件障碍

成果的转化和应用受到政策、资金、市场等多方面因素的影响。很多护士愿意去应用循证护理的方法对工作模式进行改变，但受到医院管理模式、医疗设备、资源条件等的限制，往往不能将研究成果应用于临床工作中。

7. 组织授权不足

长期以来，"医疗为主，护理为辅"的观念在医护人员乃至社会群体中根深蒂固。随着社会经济发展、疾病谱变化和人口老龄化进程的加快，护理服务领域逐步向家庭、社区延伸，护士也被赋予许多新角色。但现行的护理管理体制未能完全体现这一转变，护士未被赋予相应的权力来扮演新角色。如在一些紧急情况下，护士具备处理问题的能力，但因无处方权，只能先通知医生再遵医嘱处理，不能尽早做出相应的抢救措施；许多医院护理管理者未按照护理人员级别进行科学授权，护理人员各层次的使用没有体现出差异性；另外，我国护理方面的立法滞后而不完善，应用研究成果如果超出《医疗护理技术操作常规》的规定范围，需要承担相当的法律风险，很多护士不敢也不愿意尝试应用科研成果来改变既有的护理方式，担心不被患者接受或者给患者带来额外的风险。

8. 科研成果交流、反馈渠道受限

由于研究者和应用者之间缺乏沟通交流，很少有人将科研成果应用后的评价、建议等向研究者反馈、汇报，少数反馈也是停留在发现有质疑的科研成果后向医学期刊投稿这一层面，在一定程度上限制了成果的继续研究。

二、促进护理人员应用科研成果的对策

1. 推广层面

要根据科研成果的类型进行推广应用。基础理论性研究成果不能转化为产品，也不易推

广应用。对于这类成果，应重视继续研究，并逐步转向应用方向。应用技术性研究成果常常通过发表学术论文等形式表现出来，不具有商品属性，不能转化为产品，但可推广应用。对于这类成果，重在推广应用，以发挥其社会效能。商业开发性研究成果重在进行有效开发，产生经济效益和社会效益。而软科学类成果旨在为决策者提供参考依据，重在宣传。

2. 教育层面

要提高护理人员对研究维度的认知。可从循证护理继续教育方面着手。在科研课程中增设科研成果应用、科研成果评价等方面的内容，加强科研培训，提高科研能力及科研素养，培养护理人员的评判性思维、科研成果分析评价能力。

3. 管理层面

首先要注重转变护理人员的观念、同时要适当放宽授权，提高护理人员的权威性；其次要制定并实施人员培训计划，提高护理人员专业能力；第三，要加强领导者的支持和重视，营造科研成果应用氛围；第四，建议各医院组建科研成果应用小组，对科研成果进行评估鉴定，并结合当地的社会环境，根据医院、科室、护理人员及患者的具体情况来制订相应的干预策略，从而促进科研成果在护理实践中的应用。只有这样才能充分调动护理人员的积极性，在工作中积极发现问题、解决问题，才能使护理工作上一个新台阶。

4. 科研者层面

护理科研工作者同时也是护理工作的主要承担者，因此，也必定是科研成果的主要应用者和评价者。研究者要注意科研与实践相结合，提高科研质量，如科研的临床实用性、科研方法学的正确性、科研设计的严谨性、科研成果的易读性和易懂性，保证科研成果的科学性、可靠性及实用性。

总之，护理科研成果的应用是一个牵涉到研究者、科研成果、应用者、患者、环境等多方面因素的综合过程。对我国护理科研应用现状以及所存在的障碍，我们还需要进一步深入研究解决这些问题的对策。

（叶曼　张六一）

思考题

1. 现在临床护理实践中留置针的使用越来越广泛，某科室护士在留置针使用及护理过程中积累了很多技巧及方法，屡获同事和患者好评，她想通过对比研究，将自己在实践中的经验与方法分享出去，在更大范围应用，请为她选择合适的研究方法，做好科研设计方案。

2. 有满意的护士才会有满意的患者，某医院护理部决定了解全院护士对护理工作环境、护理质量管理等方面的意见与态度，请根据护理研究实施的一般步骤，制定合理的研究计划。

第七章 护理程序

学习目标

识记

1. 能准确说出护理程序的概念。

2. 掌握护理程序的理论基础。

3. 能准确说出护理程序的基本步骤。

4. 能简述评判性思维的定义。

理解

1. 理解护理程序各步骤在实际工作中的重要意义。

2. 理解评判性思维的常见逻辑陷阱，并理解评判性思维在护理实际工作中的实际应用。

运用

1. 能针对不同疾病运用整体性、针对性的护理程序，准确评估，诊断，制定整体护理计划，做好护理措施和评价。

2. 能在实际临床工作中运用评判性思维考虑问题，多思勤问。

护理程序是指以增进或恢复人类健康为目标所进行的一系列护理活动，是护理实践发展到现代的一种有效的规范化工作方法。护理程序学说认为，对患者的护理活动应是一个完整的工作过程，是一个综合的、动态的具有决策和反馈功能的过程。

第一节 护理程序

一、护理程序的概念

护理程序(nursing process)是护士在为护理服务对象提供护理照顾时所应用的工作程序，是一种系统地解决问题的方法。是在临床护理工作中，通过一系列有目的、有计划、有步骤的行动，对护理对象的生理、心理、社会文化、发展及精神等多个层面进行护理，使其达到最佳的健康状态。

(一)护理程序的发展历史

护理程序一词首先是由美国护理学家 Lydia Hall 于 1955 年提出的，她认为护理工作是"按程序进行的工作"。之后，Johnson、Orlando 等专家也先后对护理程序进行了阐述，她们各自创立了由评估、计划和评价三个步骤组成的护理程序模式。1967 年，护理程序进一步发展成为 4 个步骤，即评估、计划、实施、评价。其中评估步骤中包含了作出护理诊断。1973 年北美护理诊断协会成立，在协会的第一次会议之后，许多护理专家提出应将护理诊断作为护理程序一个独立的步骤。自此，护理程序才由以往的4步成为目前的5步，即评估、诊断、计划、实施、评价。

(二) 护理程序的特性

护理程序是一个系统地解决问题的程序，是护士为护理对象提供护理照顾时使用的一种方法，这种方法可以保证护士有条理地、高质量地满足护理对象的需求。它具有以下特性：

1. 以护理对象为中心

由于同样的问题可以由不同的原因引起，同样的问题可针对患者不同需要而采取不同的措施，护士在运用护理程序工作时，需要充分体现护理对象的个体特性，根据护理对象生理、心理和社会等方面需要计划护理活动，充分体现了以人为中心的整体护理，而不单纯只针对疾病、症状的护理。

2. 有特定的目标性

在护理实践中使用护理程序的主要目的是解决护理对象的健康问题，保证护士能为护理对象提供高质量的、以护理对象为中心的整体护理。

3. 涉及多学科的特性

护理程序的运用需要护士具备多学科的知识，护士运用生物学、心理学、人文学及社会学的知识和人际沟通的技术和技巧，灵活运用充分发挥护理程序每个步骤的功能，使护理程序变成更为有效的工作流程。

4. 循环、动态的过程

护理程序并不是将五个步骤只执行一遍就可以停止了，而是需要随着护理对象反应的变化，不断地、重复地使用护理程序组织护理工作，因而它具有动态、持续变化的特点。

5. 互动性、协作性

护理程序的运用是以护士与护理对象、护理对象家属以及其他健康保健人员之间相互作用、相互影响为基础的。护士缺乏良好的人际沟通能力和合作能力，会阻碍护理程序的顺利进行。

6. 组织性和计划性

护理程序由特定的五个步骤构成，运用护理程序能有效避免护理活动出现杂乱无章的现象。护理程序为护理工作提供指南，按照程序要求，危及生命问题优先解决，使护理服务有重点、有层次、有计划、有秩序，保证护理工作紧张有序地进行。

7. 创造性

护理程序的5个步骤虽然是固定不变的，但每个步骤的执行及其结果却因不同的护理对象或同一护理对象所处的不同情况而不同，护士可以科学地发挥自己的创造性，针对护理对象的具体需要提供个体化的护理。

8. 以科学理论为依据

护理程序的产生和发展是护理学科学化的结果，在护理程序中不但体现了护理学的现代理论观点，也有其他相关理论的运用，如系统论、基本需要层次论等。

9. 普遍适用性

无论护理对象是个人、家庭还是社区，无论护理工作的场所是医院、诊所还是老人院，护士都可以运用护理程序提供护理服务。

(三)护理程序各步骤之间的关系

护理程序由评估、诊断、计划、实施、评价这五个步骤组成，这五个步骤不是各自孤立的，而是相互联系、相互影响，是一个循环往复的过程。例如，当患者入院后，护士要对患者生理、心理、社会等方面的状况和功能进行评估，即收集这些方面的有关资料，根据这些资料判断患者存在哪些护理问题，作出护理诊断，围绕护理诊断制定护理计划，之后实施计划中制定的护理措施，并对执行后的效果及患者的反应进行评价。护理程序是护士为护理对象提供以护理对象为中心的高质量整体护理的根本保证。

护理程序作为一种科学的工作方法和指导框架，对临床护理实践、护理管理、护理教育、护理科研、护理理论等方面都产生了积极作用，护理程序本身也是护理作为一门专业的标志之一。

二、护理程序的理论基础

护理程序的理论基础，既有社会学、心理学和医学科学的理论，又有近半个世纪以来新发展的护理理论。

(一)护理程序的基本支持理论

护理程序需要相应的理论支持，如一般系统论、人的基本需要层次论、沟通理论等。这些理论适用于护理程序的不同步骤，如沟通理论适用于护理评估，人的基本需要层次论适用于护理诊断的排列顺序和制定护理计划，一般系统论构成护理程序的框架。护理程序作为一个开放系统，与周围环境互相作用。患者的健康状况是一个输入信息，通过评估、计划和实施，输出患者健康状况的信息，经过护理评价结果来证实计划是否正确。如果患者尚未达到健康目标，则需要重新收集资料、修改计划，一直到患者达到预期的目标，护理程序才停止。因此，护理程序是一个循环的系统工程。

(二)护理程序的专业支持理论

1. 自护论

自护论的基本思想，是把为维护生命健康与安宁而进行的自我保护的活动看成是人的一种普遍本能。

D. E. Orem 于 1971 年首次提出自护(self - care)的概念。D. E. Orem 自护论的基本思想是：

(1)自理过程是一种普遍的本能；

(2)自理行为是通过学习而获得的一种特定形式，是连续性的、有意识的行为；

(3)当每一个人或集体都有效地进行自理时，则会促进人的整体性及个性功能的发展。

Orem 自护论在理论上有三个结构：

自理结构：包括一般自理需要、发展阶段的自理需要和健康受损的自理需要。

自理缺陷结构：只有当个体自理能力缺陷时，才能决定是否需要护理。

护理系统结构：包括全补偿系统、部分补偿系统和辅助教育系统。

自护论指导思想在于强调患者自我护理对促进健康的意义；强调患者是康复过程中的主题；护理过程中要调动和激发患者的主观能动性。

2. 适应论

C. Roy 创立了适应论，适应(adapt)一词来自拉丁字 adaptare，意思是调整，适应的最初含义就是调整。适应成功，就会消除扰乱人体的平衡因素，就是健康。

适应的方式：

（1）生理方面的适应：是生物体对所处环境作出的调整，在结构及功能方面的补偿。当一个人进入高原缺氧的环境，人的生理功能则会发生变化，红细胞和血红蛋白增多，这种代偿的生理反应能增加氧的传递，以适应外界缺氧的环境。

（2）心理状态的适应：是人的精神心理与外界环境形成的统一，如人们在短时间内承受突如其来的打击时，怎样理智地分析，应对和释放压力，而达到良好的适应。

三、护理程序对护理实践的指导意义

（一）对护理专业的意义

护理程序的运用进一步明确了护理工作的范畴和护士的角色，护士在临床工作中不仅仅是单纯地执行医嘱，还应发挥其独特性的功能。护理程序对护理管理提出了新的更高的要求，尤其在临床护理评价方面有了新的突破。护理程序的运用对护理教育的改革具有指导性的意义。在课程的组织、教学内容的安排、教学方法的运用等方面促使教学模式的转变。护理程序同样推进护理科研的进步，引导科研的方向，使护士更注重将护理对象作为一个整体的人去考虑研究的重点和方向。护理程序本身也是护理专业化的重要标志。

（二）对护理对象的意义

护理对象是护理程序的核心。在应用护理程序的过程中，护士与护理对象密切接触，有利于与护理对象建立起良好的护患关系，有利于促进护理对象的康复进程；在护理中护士把服务对象作为整体的人看待，一切护理活动都为了满足其需要，服务对象是护理程序的直接受益者。

（三）对护理人员的意义

护理程序是系统化整体护理的核心，在护理实践中运用护理程序，使护理工作摆脱了过去多年来执行医嘱的被动工作局面；护士运用知识和技能独立解决问题，培养了护士创造性的工作能力，使护士增加了成就感；护理程序的运用，要求护士不断扩展自己的知识范畴，从而培养学习能力，促进护士在职教育和继续教育的发展；护士运用护理程序在解决问题的过程中，需要独立作出判断，锻炼了护士的决策能力；每天与不同的患者、家属及其他医务人员的接触，不断增加护士的人际交往能力；在运用护理程序的过程中，护士不断思考、创造性地学习，也有利于促进护士建立科学的、评判性的思维。

5步护理程序，即护理评估、护理诊断、护理计划、护理实施、护理评价介绍如下：

【护理评估】

护理评估（nursing assessment）是护理程序的第一步，是指系统地、动态地收集、组织、核实和记录与护理对象健康相关的资料的过程。评估的目的是找出要解决的护理问题。评估时收集到的资料是否全面、正确将直接影响护理诊断、护理计划的准确性。评估阶段的工作质量受护理人员的观念、知识、思维及技巧的影响。

护理评估在护士与护理对象第一次见面时就已开始，直到护理对象出院或护理照顾结束时才停止。护理服务的对象是人，人在维持内、外环境平衡的过程中，机体各方面的特性时刻都会发生变化，护士应随时收集有关护理对象反应和病情变化的资料，以便及时发现问题、修改和补充护理计划。护理评估是一个连续不断的、动态的过程，它贯穿于护理工作的始终。护理评估包括收集资料、整理资料和分析资料三个步骤。

一、收集资料

(一)收集资料的目的

1. 为正确作出护理诊断提供依据

护士提出护理诊断不能凭空而论，必须实事求是，要以评估所得的资料作基础。在对资料进行分析、判断之后，作出相应的护理诊断。

2. 建立护理对象健康状况的基础资料

护士通过对护理对象的评估，尤其是护理对象入院时进行的完整的综合评估所得的资料，可以较为全面地了解护理对象的健康状况，这些资料往往构成了护理对象的基础资料。今后评估所得的资料可以与基础资料进行比较，以了解护理对象健康状况的变化，判断护理照顾的效果。此外，护理对象的基础资料也可以为其他健康保健人员如医生、营养师、其他护理人员提供信息。

(二)资料的种类

护理评估所收集的资料可分为主观资料和客观资料。主观资料即护理对象的主诉，是护理对象对其所经历、所感觉、所思考、所担心的事情的诉说。如"我感觉心脏快要跳出来了""我知道我得的是癌，这个病是治不好的"。客观资料是指通过观察、体格检查或借助医疗仪器和实验室检查获得的资料。如"患者扁桃体Ⅰ°肿大""两周内患者体重增加2 kg"等。

(三)资料的范围

从整体护理思想出发，所收集的资料不仅涉及护理对象身体状况，还应包括心理、社会、文化、经济等方面。护理评估的资料应包括以下几个方面：

1. 一般资料

包括姓名、性别、年龄、民族、职业、婚姻状况、受教育水平、家庭住址、联系人等。

2. 现在健康状况

包括此次发病情况、目前主要的不适主诉及目前的饮食、营养、排泄、睡眠、自理、活动等日常生活型态。

3. 既往健康状况

包括既往患病史、创伤史、手术史、过敏史、既往日常生活型态、烟酒嗜好，女性护理对象还应了解月经史和婚育史。

4. 家族史

家庭成员有无与患者类似的疾病或家族遗传病史。

5. 护理体检的检查结果

按照护理体检的要求，有侧重地检查护理对象的身体情况，获得真实的资料。

6. 新近进行的实验室及其他检查的结果

查看护理对象最近各种检查的结果报告，实验室检查的数据，以了解护理对象病情变化的第一手资料。

7. 护理对象的心理状况

包括对疾病的认识和态度、康复的信心、病后精神、行为及情绪的变化、护理对象的人格类型、应对能力(近期生活中的应激事件，如是否有离婚、丧偶、失业、家人生病等发生)。

8. 社会文化状况

包括职业及工作情况、目前享受的医疗保健待遇、经济状况、家庭成员对护理对象的态度和对疾病的了解、社会支持系统状况等。

(四)资料的来源

1.护理对象本人

只要本人意识清楚,情绪稳定,又非婴幼儿,就可以作为收集资料的主要来源。

2.护理对象的家庭成员或与护理对象关系密切的人员

如配偶、子女、朋友、邻居、保姆等提供的间接资料,往往能补充或证实护理对象提供的直接资料,尤其是护理对象是婴幼儿、病情危重或精神异常的患者时,家庭成员或关系密切者将成为资料的主要来源。

3.其他健康保健人员

当护理对象开始寻求健康帮助时,就与各类医务人员接触,如医生、理疗师、营养师及其他护理人员。各类健康服务人员利用各种交流形式,交换护理对象的资料,也为护理评估提供重要的资料。

4.病历及各种检查报告

目前及既往的病历、既往健康检查记录、儿童预防接种记录以及各种实验室检查和器械检查的报告,能及时提供护理对象现在和既往的健康状况的资料。

5.文献资料

检索有关医学、护理学的各种文献,可以获得各种重要的数据标准;不同民族、不同文化背景中与护理对象健康生活有关的习俗和宗教信仰方面的资料,它们能为基础资料提供可参考的信息。

(五)收集资料的方法

1.交谈法

护士与护理对象及其家属的交谈是一种有目的的活动,其目的在于:通过交谈使护士获得有关护理对象的资料和信息;交谈有助于建立良好的护患关系;通过交谈也可以使护理对象获得有关病情、检查、治疗、康复的信息,同时也获得心理支持。

临床上,交谈有正式和非正式两种。正式交谈是指事先通知护理对象的有计划的交谈。例如入院后的采集病史。非正式交谈是指护士在日常工作中与护理对象进行的随意而自然的交谈,此时护理对象可能感到是一种闲谈,但这样的谈话往往使护理对象及家属感到亲切、放松而愿意说出内心的真实想法和感受。

交谈是护患之间进行沟通的一种重要方式,有关交谈时的技巧和注意事项详见人际沟通与护理工作关系处理一章。

2.观察法

观察法是指运用感官获得有关护理对象、护理对象家属、护理对象所处环境的信息,并对信息的价值作出判断的过程。狭义的观察常常是指"看",但护士收集资料时用到的观察则是广义的,包括视、听、嗅、触等多种感觉器官的参与。通过观察,护士可以获得护理对象生理、心理、精神、社会、文化等各方面的资料,而且护士在护理患者时应自始至终持续地对护理对象进行观察。观察能力的高低与护士的理论知识和临床经验密切相关,这两方面的缺乏往往使护士在观察时不够全面,出现遗漏,或者即使观察到了某资料,却因知识有限或经验不足而将其作为无意义的资料忽视了。观察作为一种技能,需要护士在实践中不断培养和锻炼,才能得到发展和提高。

3.身体评估

身体评估是指护士应用视、触、叩、听等体格检查技术对护理对象的生命体征及各个系统进行检查而收集资料的方法。护士进行身体评估的目的是收集与确定护理诊断、护理计划有关的护理对象身体状况方面的资料，因此护理体检应有别于医生所做的体格检查。如对一名脑血栓护理对象，护士应着重评估患者双侧肢体活动、感觉和肌肉张力情况，不必去进行整个神经系统的检查，但这并不是说护士不应该学习全面的身体评估技能。在临床实际工作中，护士有时会根据患者的疾病特点着重检查受累系统的状况，这也是允许的。总之，护士所做的身体评估应以护理为重点。

4.查阅

包括查阅护理对象的医疗病历(门诊的或住院的)、护理病历、实验室及其他检查结果等。

二、整理资料

(一)资料的核实

为保证所收集到的资料是真实的、准确的，需要对资料进行核实。

1.核实主观资料

主观资料是护理对象的主诉，核实主观资料并不是护士不相信护理对象，而是因为有时护理对象自认为的正常或异常与医学上的正常或异常是不相同的，因而需要用客观资料对主观资料进行核实。如产妇认为"我的乳汁分泌很正常"，而护士观察发现其婴儿经常因饥饿而哭闹，证明产妇的乳汁并不充足。

2.澄清含糊的资料

如护理对象诉"腹部疼痛厉害"，这项资料不够明确，护士需要进一步询问护理对象腹痛的具体情况是什么，如部位、性质、程度、持续的时间及可能的诱发或缓解因素等。

(二)资料的分类

评估所得的资料涉及各个方面，内容庞杂，需要采用适当方法对之进行分类，以便于护士较迅速地从中发现问题。

将资料进行分类的方法很多，如可按 Maslow 的需要层次论、Majory Gordon 的 11 个功能性健康型态或按北美护理诊断协会最新提出的分类 II 方法将资料分类。

1.按 Maslow 的需要层次论分类

例如：

(1)生理需要：发热、呼吸道阻塞、心悸、大小便失禁、腹痛等。

(2)安全需要：对医院环境不熟悉；夜间要开灯睡觉；手术前精神紧张；对检查和治疗感到恐惧等。

(3)爱与归属的需要：护理对象想家、想孩子；孩子想妈妈，害怕孤独；喜欢有人来探望等。

(4)尊敬与被尊敬的需要：怕被别人看不起；因外貌受损而不敢见人等。

(5)自我实现的需要：担心住院会影响工作或学习；因疾病不能实现自己的理想等。

2.Majory Gordon 的 11 个功能性健康型态分类

Majory Gordon 将人类的功能分为 11 种型态，即健康感知 – 健康管理型态；营养 – 代谢形态；排泄形态；活动 – 运动型态；睡眠 – 休息型态；认知 – 感知型态；自我认识 – 自我概念型态；角色－关系型态；性－生殖型态；应对－应激耐受型态；价值－信念型态。例如，营养代谢型态包括了每日几餐，每餐的量，是进普食还是软食、半流食或流食，饮食以什么种类为主，有无咀嚼困难和吞咽困难等。再如活动－运动型态中，包括自理情况、活动的类型、活动耐力情况，是否有医源性限制，是否需要辅助工具等。此种分类方法通俗易懂，护士易于掌握，是目前在临床使用较广泛的分类方法。

3.按人类反应型态分类

北美护理诊断协会(NANDA)将所有护理诊断按9种型态进行分类，即交换、沟通、关系、赋予价值、选择、移动、感知、认识、感觉/情感9种。收集的资料如果按此种方法分类，可以迅速找到问题所在，可以从某型态中有异常的资料直接导出护理诊断。但这9种型态分类比较抽象，护士有时很难记忆，不太实用。

(三)资料的记录

资料的记录格式可以根据资料的分类方法、根据各医院、甚至同一医院中各病区的特点由护士自行设计。但无论记录的格式如何，在记录中均应注意以下问题：

(1)所记录的资料要反映事实，不要带有自己的主观判断和结论，应客观地记录护理对象的诉说和临床所见。如对疼痛的记录，写"患者疼痛严重"就不如患者描述"我感觉头疼得要裂开了"为好，因为"严重"对不同的人具有不同的含义，是一种主观感觉，最好以护理对象的原话记录更为科学。

(2)客观资料的描述应使用专业术语。

(3)所收集到的各种资料都应有所记录，注意记录时应清晰、简洁，避免错别字。

(4)记录格式。

入院评估表是记录患者入院时综合评估所得资料的表格，此表格应该是病房全体护士共同参与设计、反映出本病房患者特点的评估表，它不仅用于记录患者的资料，还可以在护士评估患者时作为评估指导，提醒护士应收集哪些资料，遗漏了哪些资料等。"护理记录单"用于记录每日评估患者时所得资料，可根据患者特点重点评估、记录某些项目。无论何种记录表格，其记录方式都可以是多种多样的。有的采用文字描述方式，有的采用符号方式，有的采用打"√"方式，护士可根据工作需要作出选择。

三、分析资料

对资料进行分析的目的主要是为护理程序的下一步护理诊断做准备。

(一)找出异常

分析资料时首先应将资料与正常值进行比较以发现异常。为了准确地作出比较，要求护士熟练掌握各种正常范围，不仅要根据所学的基础医学知识、护理学知识、人文科学知识，还应该考虑到人的个体差异性，根据不同年龄阶段、不同背景条件，全面地进行比较。

(二)找出相关因素和危险因素

分析资料时应对相关因素和危险因素同时作出判断。通过与正常值进行比较，发现异常后，护士应进一步找出引起异常出现的相关因素是什么，如患者诉"我最近经常头晕、体力不支"，护士则需继续询问为什么会这样，从患者的诉说中找出原因。有时患者无法说出具体原因，护士还可以从客观资料中去寻找答案。如护理对象诉"最近我总是感到非常疲乏、无力，但不知为什么"，护士通过血红蛋白检查结果发现患者血红蛋白只有80g/L，这样就找到了引起异常的原因。至于危险因素，常常是指护理对象目前虽处于正常范围内，但存在着促使其向异常转化的因素，这些因素即为危险因素。找出危险因素可以帮助护士预测今后护理对象可能发生什么问题。这些因素可以是生理的，也可以是心理的、社会的，它们都会影响健康。如腹泻的患者，可能发生脱水。在这里，腹泻是引起脱水的危险因素。

【护理诊断】

护理诊断是护理程序的第二步。在这一步，护士运用评判性思维分析和综合护理评估资料，从而确定护理对象的健康问题，也就是找出和确定护理诊断过程。护理诊断一词首次于1953 年由 Virginia Fry 在其论著中提出，欲使护理专业得到发展，首要的工作是制定护理诊断，制定个体化的护理计划。但这些思想在当时并未受到重视。直到 1973 年，美国护士协会才正式将护理诊断纳入护理程序，授权在护理实践中使用，在护理诊断的发展历史中，北美护理诊断协会（North American Nursing Diagnosis Association，NANDA）起到了非常重要的作用，从 1973 年第一次会议开始，NANDA 一直致力于护理诊断的确定、修订、发展和分类工作。我国目前使用的就是以 NANDA 认可的护理诊断为蓝本的。

一、护理诊断的定义和分类

（一）护理诊断的定义

目前使用的护理诊断的定义是北美护理诊断协会在 1990 年提出并通过的定义，即：护理诊断（nursing diagnosis）是关于个人、家庭、社区对现存的或潜在的健康问题或生命过程的反应的一种临床判断，是护士为达到预期结果选择护理措施的基础，这些预期结果是应由护士负责的。

（二）护理诊断的分类

NANDA 提出的护理诊断分类法，共包括以下 9 个反应型态：

1. 交换

包括物质的交换、机体的代谢、正常的生理功能、结构功能的维持。

2. 沟通

包括思想、情感或信息的传递。

3. 关系

即建立联系，常指人际关系、家庭关系。

4. 赋予价值

与人的价值观有关的问题。

5. 选择

面对应激源或多个方案作出选择和决定等方面的问题。

6. 移动

包括躯体活动、自理情况等。

7. 感知

包括个体的感觉、对自我的看法。

8. 认知

对信息、知识的理解。

9. 感觉/情感

包括意识、知觉、理解力，感觉可以受到某个事件或某种状态的影响。

二、护理诊断的组成部分

NANDA 的每个护理诊断基本是由名称、定义、诊断依据、相关因素 4 部分组成。

(一)名称

名称(label)是对护理对象的健康问题或护理对象接受护理治疗后产生反应的概括性描述。在护理诊断中常用于描述问题变化的修饰用语有改变、受损或损伤、增加、减少或降低、无效或低效、缺陷、急性或严重、慢性、紊乱、功能障碍、过多、潜在、增强、空虚等。从对护理诊断名称的判断上可以将护理诊断分为四类:

1. 现存的护理诊断(actual nursing diagnosis)

是对个人、家庭或社区目前存在的健康状况或生命过程的反应的描述。如:"活动无耐力""体液不足""心输出量减少""清理呼吸道无效"。

2. 危险的护理诊断(risk nursing diagnosis)

是对一些易感的个人、家庭或社区对健康状况或生命过程可能出现的反应描述。这类护理诊断目前虽然没有发生问题,但如果不采取护理措施则非常有可能出现问题。因此,危险的护理诊断要求护士具有预见性,当护理对象有导致易感性增加的危险因素存在时,要能够预测到可能会出现哪些问题。如大咯血的患者,存在"有窒息的危险";护理对象一侧肢体偏瘫,存在"有受伤的危险"。

3. 健康的护理诊断(wellness nursing diagnosis)

是对个人、家庭或社区具有促进健康以达到更高水平潜能的描述。健康是生理、心理、社会各方面的完好状态,护理工作者的任务之一是帮助健康人促进健康。健康的护理诊断是护士在为健康人群提供护理时可以用到的护理诊断。如"母乳喂养有效""潜在的社区应对增强""执行治疗方案有效"等。

以上三种护理诊断中,现存的和危险的护理诊断最为常用。健康的护理诊断 1994 年才被 NANDA 认可,对这类护理诊断的应用国内外护理界仍在探索中。

(二)定义

定义(definition)是对护理诊断的一种清晰、精确的描述,并以此与其他护理诊断相区别。每一个护理诊断都有自己特征性的定义,即使有些护理诊断从名称上看很相似,但仍可从它们各自的定义上发现彼此的差别。如"便秘"是指个体处于一种正常排便习惯发生改变的状态,其特征为排便次数减少和(或)排出干、硬便。"感知性便秘"是指个体自我诊断为便秘,并通过滥用缓泻剂、灌肠和使用栓剂以保证每天排便一次。

(三)诊断依据

诊断依据(defining characteristics)是作出该诊断的临床判断标准。诊断依据常常是护理对象所应具有的一组症状和体征以及有关病史,也可以是危险因素。护士在作出某个护理诊断时,不是凭想当然,而一定要参照诊断依据。诊断依据依其在特定的诊断中的重要程度分为主要依据和次要依据。主要依据是指形成某一特定诊断时必须出现的症状和体症,但不是每个人都一定会有的经历,对形成诊断起支持作用。而次要依据是指在形成诊断时,大多数情况下会出现的症状和体征,为诊断成立的辅助条件。

(四)相关因素

相关因素(related factors)是指促成护理诊断成立和维持的原因或情境。现存的或健康的护理诊断有相关因素,而危险的护理诊断其相关因素常同危险因素,即导致护理对象对这种危险的易感性增加的因素，如生理、心理、遗传、化学因素及不健康的环境因素等。相关因素可以来自于以下几个方面：

1. 疾病方面

如"气体交换受损"的相关因素是可由肺组织功能下降引起。

2. 与治疗有关

如行气管插管上呼吸机的患者可以出现"语言沟通障碍"问题。

3. 心理方面

如"睡眠型态紊乱"可以因患者过分焦虑而导致。

4. 情境方面

即涉及环境、生活经历、生活习惯、角色等方面的因素。如"角色紊乱"的相关因素可能是患者承担着过多的角色和责任，而一时出现角色冲突等。

5. 发展方面

是指与年龄相关的各方面，包括认知、生理、心理、社会、情感的发展状况，比单纯年龄因素所包含的内容更广。如老年人发生便秘，常与活动少、肠蠕动减慢有关。

护理诊断的相关因素往往不只来自一个方面，可以涉及多个方面，如疼痛，可以是手术后的伤口引起，可以是急性心包炎时，心包填塞引起，可以因心肌缺血引起，可以因骨折引起，还可以是晚期癌肿侵犯到神经引起。总之，一个护理诊断可以有很多相关因素，确定相关因素是为护理措施的制定提供依据。

三、护理诊断的陈述方式

护理诊断主要有以下三种陈述方式：

1. 三部分陈述

即 PES 公式，具有 P、E、S 三个部分。多用于现存的护理诊断。

P－问题（Problem），即护理诊断的名称。

E－病因（Etiology），即相关因素。

S－症状和体征（Symptoms and Signs），也包括实验室、器械检查结果。

例如：<u>清理呼吸道无效</u>：<u>咳嗽无力、排除呼吸道分泌物无效、呼吸困难</u>：<u>与呼吸道感染有关</u>。
　　　　　　　P　　　　　　　　　　　　　　　　S　　　　　　　　　　　　　E

2. 二部分陈述

即 PE 公式，只有护理诊断名称和相关因素，而没有临床表现。多用于"有……危险"的护理诊断，因危险目前尚未发生，因此没有 S，只有 P、E。

例如：<u>有感染的危险</u>：<u>与使用免疫抑制剂治疗有关</u>。
　　　　　　P　　　　　　　　　　E

3. 一部分陈述

只有 P，这种陈述方式用于健康的护理诊断。

例如：<u>潜在的精神健康增强</u>
　　　　　　P

四、护理诊断、合作性问题与医疗诊断的区别

(一)合作性问题——潜在并发症的概念

在临床护理实践中常遇到这样的情况,护士所面临的护理对象问题无法被目前所有的 NANDA 护理诊断所涵盖,而这些问题确实需要护理提供干预或措施,正是出于试图解决这一问题的想法,1983 年 Lynda Juall Carpenito 提出了合作性问题(collaborative problem)这个概念。她认为需要护士提供护理的问题很多,可分为两大类,一类是经护士直接采取措施就可以解决的,属于护理诊断;另一类是要与其他健康保健人员尤其是医生共同合作解决的,护士主要承担监测职责,属于合作性问题。

合作性问题是需要护士进行监测以及时发现其身体并发症的发生和情况的变化,是要护士运用医嘱和护理措施共同处理以减少并发症发生的问题。并非所有的并发症都属于合作性问题,有些可以通过护理措施预防和处理的,则属于护理诊断,如肺癌的患者一旦出现大咯血,"有窒息的危险";糖尿病患者出现糖尿病足的"有感染的危险"均属护理诊断。只有那些护士不能预防和独立处理的共发症才是合作性问题,如白血病的患者在进行化疗时,需要密切检测血象,因为化疗药物可导致骨髓抑制引起血小板减少从而引起出血,因此对这一问题应提出"潜在并发症:出血",护士的主要作用是严密观察患者是否有出血发生。合作性问题有固定的陈述方式,即"潜在并发症(potential complication):X X X X"。可简写为 PC。例如,潜在并发症:心律失常;潜在并发症:心源性休克;PC:电解质紊乱。

一旦诊断了潜在并发症,就提醒护士这个护理对象有发生这种并发症的危险或护理对象可能正在出现这种并发症,护士应注意病情监测,以及时发现并发症的发生,及早与医生配合处理。在书写合作性问题时,护士应注意不要漏掉"潜在并发症",否则就无法与医疗诊断相区别了。

(二)护理诊断、合作性问题与医疗诊断的区别

1. 护理诊断与合作性问题的区别

护理诊断与合作性问题的区别在于,对前者护士需要做出一定处理以求达到预期的效果,是护士独立采取措施能够解决的问题;后者需要医生、护士共同干预对这些并发症作出反应,处理的决策来自护理和医疗双方面,对合作性问题,护理措施较为单一,重点在于监测。

2. 护理诊断与医疗诊断的区别

医疗诊断是医生使用的名词,用于确定一个具体疾病或病理状态。护理诊断是护士使用的名词,用于判断个体和人群对健康状态、健康问题的现存的、潜在的、健康的、综合的反应。医疗诊断的侧重点在于对患者的健康状态及疾病的本质作出判断,特别是要对疾病作出病因诊断、病理解剖诊断和病理生理诊断,而护理诊断则侧重于对患者现存的或潜在的健康问题或疾病的反应作出判断。每个患者的医疗诊断数目较少且在疾病发展过程中相对稳定,保持不变,护理诊断数目较多,并可随着患者反应的不同而发生变化。例如,"乳腺癌",是医疗诊断,医生关心的是乳腺癌的进一步诊断和治疗;而护士关心的是患者患乳腺癌后的反应,如患者可能出现"恐惧""知识缺乏""预感性悲哀""自我认同紊乱"等护理诊断。

五、形成诊断的过程

诊断过程实质上是一个评判性思维过程,即首先分析、综合所收集的资料,然后进行归纳和演绎推理,最后作出决定。诊断过程包括三个步骤:分析资料,分析问题,形成对问题

的描述。

（一）分析资料

1. 将所收集的资料与正常值相比较

目的是为了找出具有临床意义的线索。这些线索可通过比较护理对象以往与现在的行为、健康状况而得到，也可将资料与人群标准值或与正常的生长发育相比较而得到。

2. 把线索分类，形成推论

线索分类是指把同性质的资料归类。归类时，可按北美护理诊断协会的 9 种人类反应型态，也可按 Marjory Gordon 的 11 个功能性健康型态，或其他的分类系统进行分类。

3. 找出被遗漏和自相矛盾的资料

在进行资料分类的同时还须找出被遗漏的资料，才能形成正确的诊断。例如，一个患者腋温 36℃，但其皮肤潮红，心动过速，显然资料自相矛盾，护士需在分析原因（如是否体温表没放好，体温表坏了等）后，重测体温。

（二）分析问题

在分析资料，初步确定问题后，护士应首先让患者确认其自身的健康问题。然后作出以下判断：哪些问题需要解决，问题是属于护理诊断的范畴还是医疗诊断或需协同处理的问题的范畴。

如果问题得到患者的确认且能通过护理措施解决，接下来就要确定问题的原因所在。任何能引起问题或使潜在问题得以发展的生理、心理、社会文化、发展、精神或环境因素都可考虑为问题的原因。如前所述，同一问题，可有不同的原因，所采取的护理措施亦不同，因此，护士在确定原因时应尽可能做到准确无误，多考虑能用护理方法消除的原因。

（三）形成对问题的描述

在分析资料和确定问题后，护士就要对问题进行描述，即写出护理诊断。

六、护理诊断的有关注意事项

1. 使用统一的护理诊断名称

应尽量使用 NANDA 认可的护理诊断名称，统一的名称有利于护理人员之间的交流与探讨，有利于与国际接轨，有利于护理教学的规范，因此最好不要随意编造护理诊断。由于护理诊断源自美国，护士在最初使用时可能感到不习惯，但随着使用的逐渐熟练，是会越来越适应的。至于有些情况下现有的护理诊断无法涵盖护理实践中遇到的特殊问题，如"恶心、腹胀"等，也允许护士以护理问题的形式将此情况提出并予以解决，但前提必须是在现有的 NANDA 认可的护理诊断中确实无法找到与之对应的护理诊断，且需经过护士们的谨慎讨论并达成共识。

2. 明确找出每一个护理诊断的相关因素

在护理计划中制定的护理措施很多是针对相关因素的，相关因素往往是导致护理诊断出现的最直接原因。如"清理呼吸道无效：与体弱、咳嗽无力有关"，就比"清理呼吸道无效：与肺气肿伴感染有关"要更为直接，更具针对性。另外，同一护理诊断可因相关因素的不同而采取不同的护理措施。例如，"清理呼吸道无效：与术后伤口疼痛有关"和"清理呼吸道无效：与痰液黏稠有关"这两个护理诊断虽然均为"清理呼吸道无效"的问题，但前者的护理措施是如何帮助护理对象在保护伤口、不加重疼痛的前提下将痰咳出，后者是如何使痰液稀释易于咳出。由此可见，只有相关因素正确，才能选择有效的护理措施。对相关因素的陈述，应使用"与……有关"的方式。有时相关因素从已有的资料中无法分析、确定，则可以写成"与未知因素有关"，护士需进一步收集资料，明确相关因素。

3. 有关"知识缺乏"这一护理诊断的陈述

"知识缺乏"在陈述上有其特殊之处，陈述方式为"知识缺乏：缺乏……方面的知识"。如"知识缺乏：缺乏骨折后功能锻炼的知识""知识缺乏：缺乏胰岛素自我注射方面的知识"等等。下面的陈述都是不适合的：如"知识缺乏：缺乏冠心病的知识"。我们不可能也没有必要让护理对象掌握所有冠心病的知识，这样写护士无法明确具体哪一部分冠心病的知识需要着重教给护理对象讲解。再如，"知识缺乏：与预防皮肤感染的知识不足有关"，在这个诊断的陈述中使用"与……有关"不合逻辑。

4. 正确陈述护理诊断

陈述护理诊断时，应避免将临床表现误以为是相关因素

如，"睡眠型态紊乱：与醒后不易入睡有关"，醒后不易入睡是睡眠型态紊乱的表现之一，而非相关因素。

5. 列出护理诊断时应贯彻整体护理观念

护理对象的护理诊断应包括生理、心理、社会各方面。应全面地考虑患者存在的问题，对列出的护理诊断、护理诊断的依据和相关因素都应该体现整体护理的观念。

【护理计划】

制定护理计划（nursing planning）是护理程序的第三步，是以护理诊断为依据，设计如何满足患者需要、增加患者舒适、维持和促进患者的功能和促进患者康复的动态决策过程。护理计划的制定体现了护理工作的系统性和科学性。

一、计划的种类

护士从与患者接触开始到护患关系的结束，根据患者在不同时期的不同需要制定相应的护理计划。临床中常用的护理计划分为以下几种：

1. 入院时的护理计划

入院患者经过首次护理评估之后，护士根据获得的资料初步制定出护理计划，并在实施中不断修改，并逐步加以完善。

2. 住院时的护理计划

当护士获得新的资料后，就进一步为患者制定出比入院时护理计划更具体、更个体化的护理计划。护士往往在接班后，根据接班时和接班后所获得的评估资料，判断患者的健康状况是否已发生改变，确定本班优先解决的问题，制定出本班的护理计划，从而提高护理活动的质量和效果。

3. 出院时的护理计划

出院时的护理计划是指护士根据患者住院期间和出院时的评估资料推测患者出院后的需要，以便为患者制定出院指导。随着医疗保险制度的深入改革，患者的住院周期变得越来越短，因此，为每位患者制定有效的出院护理计划是提供全面的健康服务必不可少的部分。

二、制订计划的过程

（一）排列护理诊断的优先顺序

当护理对象出现多个护理诊断时，需要对这些诊断（包括合作性问题）进行排序，确定解

决问题的优先顺序，以便根据问题的轻、重、缓、急安排护理工作，做到有条不紊、心中有数。排序时，要考虑到护理诊断的紧迫性和重要性，要把对护理对象生命和健康威胁最大的问题放在首位，其他的依次排列。一般在优先顺序上常将护理诊断分为以下 3 类：

1. 按照对生命活动的影响程度分类

(1)首优问题(high - priority problem)：是指会威胁护理对象生命、需要立即采取行动去解决的问题，如昏迷患者的"清理呼吸道无效"，休克患者的"体液不足"等问题。在紧急状态下，常可有几个首优问题同时存在，尤其是急危重症患者。

(2)中优问题(medium - priority problem)：是指虽不直接威胁患者的生命，但也能导致身体上的不健康或情绪上变化的问题。如"皮肤完整性受损""躯体移动障碍""有感染的危险"等。

(3)次优问题(low - priority problem)：是指与此次发病关系不大，不属于此次发病所反映的问题。这些问题并非不重要，而是指在安排护理工作时可以稍后考虑，这类问题往往只需要较少的帮助就可能解决。如疾病急性期的患者也可能同时伴有"营养失调：高于机体需要量"，但急性期护士会把这一问题列为次优问题，等到护理对象进入到恢复期后再进行处理。

2. 确定护理诊断优先顺序时的注意事项

(1)按照 Maslow 需要层次论排列优先顺序：这是最常用的一种方法。在需要论的 5 个层次中，生理需要处于最低位，也是最重要的。人只有在生理需要得到满足后，才会考虑其他层次的需要。一般来说，对生理功能的平衡状态威胁最大，或影响了生理需要满足的那些问题常作为需要优先解决的护理诊断，当这些问题得到一定程度的解决后，护士可以把工作重点转向影响满足更高层次需要的问题上去。

(2)了解护理对象对解决问题的意愿：护理对象是人，最具个体性，某种需求对不同的人，其重要性可能是不同的。有时某种需求对护理对象的意义可能与护士所认为的大相径庭，排序时，在考虑基本需要层次论的同时，也应考虑患者的迫切需求，尊重患者的选择，患者最了解自己的需求，特别是较高层次的需求是否得到满足，患者自己最有发言权，因此在与治疗、护理方案不冲突的情况下，尽可能参考患者的意见，以便护患双方对护理诊断的排列顺序达成共识。

(3)分析和判断护理诊断之间的相互关系：决定诊断的先后顺序，要分析和判断出护理诊断之间是否存在相互关系以及关系的性质，从而按照解决问题的方式，先解决问题产生的原因，再考虑由此产生的后果。

(4)护理诊断顺序的可变性：护理诊断的先后顺序并不是固定不变的，会随着疾病的进展、病情及患者反应的变化而发生变化。因此，护士应充分运用评判性思维的方法创造性地进行工作。

(5)"危险的护理诊断"和"潜在并发症"排序：这两类问题，虽然目前没有发生，但并不意味着不重要。有时，它们常被列为首优问题而需立即采取措施或严密监测。

(6)其他：护理诊断的排序，并不意味着只有前一个护理诊断完全解决之后，才能开始解决下一个护理诊断。在临床工作中，护士可以同时解决几个问题，但其护理重点及主要精力还应放在需要优先解决的问题上。在排序中也要注意从护理的角度判断问题的主次，如安全性、可利用的资源、患者的合作态度有时也会影响解决问题的顺序。

(二)制定患者目标

目标是期望护理对象在接受护理照顾后的功能、认知、行为及情感/感觉的改变。设定目标可以明确护理工作的方向，指导护士为达到目标中所期望的结果去计划护理措施，并且在护理程序的最后一步即对工作效果进行评价时，可以用目标作为评价标准。

1. 目标的陈述方式

目标的陈述常包括以下几个成分：主语、谓语、行为标准、条件状语及评价时间。

(1) 主语：因为目标是期望护理对象所能发生的改变，因此目标的主语应是护理对象，包括患者、孕妇、产妇、患者家属等。目标主语也可以是护理对象的生理功能或护理对象机体的一部分，如护理对象的体温、体重、皮肤等等。有时在目标陈述中，主语可能会省略，但句子的逻辑主语一定是护理对象。

(2) 谓语：即行为动词，指护理对象将要完成的动作。

(3) 行为标准：即行动所要达到的程度。

(4) 条件状语：是指主语在完成某行动时所处的条件状况。条件状语不一定在每个目标中都出现。

(5) 时间状语：是指护理对象应在何时达到目标中陈述的结果，即何时对目标进行评价，这一成分的重要性在于限定了评价时间，可以督促护士尽心尽力地帮助护理对象尽快达到目标。但实际工作中如何确定评价时间的长短，往往需要根据临床经验或护理对象的具体情况，因此这也是目标陈述中容易出现问题的地方。

下面举例分析一下以上各个成分。

例1　　3日后　　患者　　借助双拐　能　行走　　200m
　　　　评价时间　主语　　条件状语　　　谓语　　行为标准

例2　　1周后　　　患者　　能描述出　有关溃疡病的知识
　　　　评价时间　　主语　　谓语　　　　行为标准

2. 目标的种类

根据实现目标所需时间长短可将护理诊断的目标分为短期目标和长期目标。

(1) 短期目标(short-term goals)：是指在相对较短的时间内要达到的目标。适合于病情变化快、住院时间较短的患者。一般是少于一周能达到的目标。如"4小时内患者疼痛缓解或患者自述减轻""3天内患者能自行下床活动"等。

(2) 长期目标(long-term goals)：是指需要相对较长时间内才能实现的目标，一般为数周或数月。如在"3周内患者能自行安全正确地注射胰岛素"。长期目标往往需要一系列短期目标才能更好地实现，如"营养失调：高于机体需要量"的患者，长期目标是半年内体重下降12kg。这一目标需要一系列相同的"每月体重减轻2kg"的短期目标来实现。有时，长期目标也可以包括一系列渐进性的短期目标，例如，长期目标是"7天内患者体重增加1kg"，短期目标如下：

1天内患者能说出增加营养对手术及术后康复的意义。

2天内患者能复述饮食注意事项。

3天内患者主述进食增加。

5天内患者体重增加0.5 kg。

7天后患者体重增加1 kg。

一系列的短期目标不仅可以使护士分清各阶段的工作任务，也可以因短期目标的逐步实现而增加护理对象达到长期目标的信心。

长期目标和短期目标在时间上没有明显的分界，所谓"长期""短期"是一个相对的概念。

有些诊断可能只有短期目标或长期目标,有些则可能同时具有长、短期目标。

3.制定目标的注意事项

(1)目标的主语一定是患者,而不是护士。目标是期望患者接受护理后发生的改变,而不是护理行动本身,不是护理措施。如产妇在出院前会给婴儿洗澡而不是在出院前教产妇学会给婴儿洗澡。强调主语是护理对象才能保证护理对象是实施护理计划的受益者。

(2)一个目标中只能出现一个行为动词,否则在进行评价时,若只完成了一个行为动词的行为标准就无法判断目标是否实现。如"2 天后患者能做到有效的咳嗽并每日饮水1500 mL",类似这样的情况,可以多设几个目标,以保证每个目标中只有一个行为动词。

(3)目标应是可测量、可评价的,其中的行为标准应尽量具体,以便在评价时有标准比较,是否达到预期目标。如"心率在 3 天内维持在 70～90 次/分钟""术后三天每天下床活动三次,每次半小时"。避免使用含糊、不明确的词句,如"了解""增强""正常"等较含糊的语句。

(4)目标应是护理范畴内的,可以通过护理措施达到的,如"有感染的危险:与化疗导致白细胞下降(WBC $<3\times10^9$/L)有关",目标是"5 周后 WBC 回升至 8×10^9/L",这个目标不是通过护理措施能够实现的,它超出了护理的工作范围。

(5)目标应具有现实性、可行性,目标主体行为和行为条件的设定要在患者能力可及的范围内,要考虑其身体心理状况、智力水平、既往经历及经济条件。如要求截瘫患者在三个月内能下地行走是不切实际的。

(6)应让患者参与目标的制定,这样可使患者认识到对自己的健康负责不仅是医护人员的责任,也是患者自己的责任,护患双方应共同努力以保证目标的实现。

(7)护理目标应与其他医务人员的治疗方向一致,如在医嘱卧床 2 周的情况下就不能要求患者下床行走。

(8)关于潜在并发症的目标:潜在并发症是合作性问题,护理措施往往无法阻止其发生,护士的主要任务在于监测并发症的发生及发展。潜在并发症的目标可以这样叙述:护士能及时发现并发症的发生并积极配合处理。如"潜在并发症:出血"的目标是"护士及时发现出血的发生并配合抢救",而不能写成"住院期间患者不发生出血",因为仅靠护理措施是无法保证出血这一并发症不发生的。

(三)制定护理措施

护理措施(nursing interventions)是护士为帮助护理对象达到预定目标所需采取的具体方法。护理措施的制定是一个围绕护理对象的护理诊断、结合评估所获得的护理对象具体情况,运用知识和经验作出决策的过程。

1.护理措施的类型

护理措施可分为以下 3 类:

(1)依赖性的护理措施:即执行医嘱的措施,如"记录 24 小时出入水量""遵医嘱给药"等。

(2)相互依赖的护理措施:这类护理措施是护士与其他健康保健人员相互合作采取的行动,如患者出现"营养失调:高于机体需要量"的问题时,护士为帮助患者恢复理想的体重而咨询营养师或运动医学专家,并将他们的意见融入护理计划中。

(3)独立的护理措施:指不依赖医生的医嘱,护士能够独立提出和采取的措施。独立的护理措施包括:①帮助患者完成日常生活活动,如协助进食、洗漱、入厕、活动等。②治疗性的护理措施，如皮肤护理、雾化吸入、吸痰、引流系统的护理等。护士即使是遵医嘱给予患者治疗护理，也应发挥独立功能，如遵医嘱静脉输入升压或降压药时，护士不能只是按剂量要求完成输液这项操作，还需要采取诸如观察患者用药后的效果、不良反应，定期测量血压，教育患者不要擅自调快滴速等独立措施。③危险问题的预防，如保护患者安全的措施、预防感染的措施等。④对患者病情和心理社会反应进行监测和观察，为患者提供心理支持。⑤为患者及其家属提供健康教育和咨询。⑥制定出院计划。

2. 制定护理措施时的注意事项

(1)护理措施应该有针对性：制定护理措施的目的是为了完成预定的目标，因此应针对目标制定。措施应该针对护理诊断的相关因素，否则即使护理措施没有错误，也无法促使目标的实现。

(2)护理措施应切实可行，措施的制订需考虑：①患者的具体情况，这也是整体护理中强调的要为患者制定个体化的方案。护理措施应符合患者的年龄、体力、病情、认知情况以及患者自己对改变目前状况的愿望等。如为了使产妇了解新生儿喂养的方法，对文化水平低、阅读困难的产妇，需采取给患者面对面讲述的方法，而对于能阅读的患者可以发给他们宣传材料自学。②护理人员的情况，如是否有足够的人员、人员的知识水平、技术水平是否能胜任实施所制定的措施等。如同样是前一种情况，若病房有足够的可以进行健康教育的护士，则可采取护士单独教育患者的方式，否则可把病房中全部产妇集中在一起进行宣教。③医院病房现有的条件、设施、设备等是否能实施护理措施。如计划让患者通过看录像了解新生儿喂养的方法，则医院必须具备录像机、录像带、放映室等条件。

(3)护理措施要保证患者的安全：如协助冠心病患者下地活动时必须逐渐增加活动时间和强度，避免过度活动使患者不能耐受而发生危险。

(4)与其他医务人员的措施相一致：护理措施不应与其他医务人员的措施相矛盾，否则容易使患者不知所措，并造成不信任感。制定措施时应参阅其他医务人员的病历记录、医嘱，意见不同时应一起协商，达成共识。

(5)护理措施应具体，有指导性，使护士和服务对象均能准确地执行。如对于体液过多需摄入低盐饮食的患者，正确的护理措施是：①向患者及家属解释限制饮食中钠的重要性。②告诉护理对象和家属每日摄盐应 <2 g。含钠多的食物除咸味食品外，还包括发面食品、罐头食品、熟食、味精等。③患者进餐时，应注意观察和监督其饮食是否符合低盐要求，等等。不正确的护理措施是：①告诉患者和家属每日摄盐应 <2 g；②嘱患者不要进食含钠多的食物。

(6)护理措施应基于科学的基础上：每项护理措施都应有措施依据，措施依据来自于自然科学、行为科学、人文科学的知识，禁止将没有科学依据的措施用于患者。

(四)验证护理计划

因为护理措施最终要落实于患者，需要护士不仅在制定时要谨慎思考，制定后也要反复验证，确保措施对患者是合适的。

验证护理计划时可以参考前面所述的"护理诊断的有关注意事项""制定目标的注意事项""制定措施的注意事项"等内容。护理计划需要由制定者自己验证，也可由同组的其他护士或上一级护士进行验证。

(五)护理计划成文

护理计划成文是将护理诊断、预期目标、护理措施以一定的格式记录下来。一份完整的护理病历和护理计划是对患者病情发展的记录，是对患者的问题作出诊断和处理的记录，也是护士之间以及护士与其他医务人员之间相互交流的工具，它们应当成为正式文件存入病案中，以利于检验护理工作的质量和对临床实践的经验、教训进行总结。

至于护理计划的书写格式，不同医院有各自具体的条件和要求，因而书写格式也是多种多样的，下面介绍两种护理计划的书写格式。

（1）将护理诊断、目标、措施在一个表格（表7-1）中列出。

表7-1　护理计划表

日期	护理诊断	目标	护理措施	评价
2018-7-2	体温过高：与肺部感染有关	1.	1.	
		2.	2.	
			3.	
2018-7-3	恐惧：对心肌梗死可能致死感到恐惧	1.	1.	
		2.	2.	
			3.	

（2）标准护理计划的方式，即事先由全病房的护士一起制定出本病房患者的常见病、多发病的护理计划，包括某病常见的护理诊断及其目标和措施。在护理具体患者时，以此为标准，从中挑选出适合该患者的部分，标准护理计划中未包括的内容，在相应的写有"其他_____"的位置上进行补充。

这两种形式的书写方式各有利弊。第一种护理计划是护士根据患者的具体资料制定的个体化的方案，在制定过程中护士要不断运用所学知识，积极思考，但其缺点是需要花费较多时间书写；另外这种方式对于专业知识不够丰富的护士来说不易掌握，因而被更多地用于护理教学。第二种方式虽克服了第一种的不足，较适合临床实际，但容易使护士只顾按标准施护，而忽视患者的个体性。

表7-2　胆道疾病患者的标准护理计划

姓名：　　　　床号：　　　　病历号：

护理诊断/问题	预期目标	护理措施
焦虑	1.	1.
1.	2.	2.
2.	3.	3.
3.	4.	4.
疼痛	1.	1.
1.	2.	2.
2.	3.	3.
3.		4.
有感染的危险	1.	1.
1.	2.	2.
2.	3.	3.

续表 7 - 2

护理诊断/问题	预期目标	护理措施
3.	4.	4.
		5.
体液不足	1.	1.
1.	2.	2.
2.	3.	3.
		4.

【护理实施】

实施(implementation)是护理程序的第四步,是执行和完成护理计划的过程。所有的护理诊断都要通过实施各种护理措施得以解决。实施这一步不仅要求护士具备丰富的专业知识,还要具备熟练的操作技能和良好的人际沟通能力,才能保证护理对象得到高质量的护理。

一、实施过程

一般来讲,实施应发生于护理计划完成之后。但在某些特殊情况下,如遇到急诊患者或病情突然变化的住院患者,护士只能先在头脑中迅速形成一个初步的护理计划,立即采取紧急救护措施,事后再补上完整的护理计划。实施的过程包括实施前准备、实施和实施后记录三个部分。

(一)实施前的准备

护士在执行护理计划之前,为了保证患者及时得到全面的护理,应思考安排以下几个问题,即解决问题的"5 个 W"。

1. 做什么(what)

包括评估患者目前情况,回顾已制定好的护理计划,以保证其内容是与患者目前情况相符合的,是合适的、科学的、安全的。护理计划中措施对应着各自的护理诊断,但实施时,应将准备给患者实施的措施进行组织。然后,在每一次接触患者时,护士可以有秩序地安排执行多个措施,而且这些措施可以对应着不同的护理诊断,在操作前安排好工作的顺序,可以提高护理工作的效率。如:早晨到患者床旁准备按顺序做以下工作(括号内是措施针对的护理诊断):评估昨晚睡眠情况(睡眠型态紊乱)、查看受压部位皮肤(有皮肤完整性受损的危险)、行雾化吸入帮助清理呼吸道痰液、记录患者尿量(体液过多)。

2. 谁去做(who)

确定某些护理措施是由护工做还是护士或辅助护士做。如果是护士,由哪一层次或级别的护士做,是需要护士单独执行还是多名护士相互协助完成。

3. 怎样做(how)

即实施时将使用什么技术、技巧和工具设备,如需用到基护操作或仪器设备,使用的方法应该熟悉;如需用到沟通技巧,则应考虑在沟通中可能会出现哪些问题,如何应对。

4. 何时做(when)

护士应根据患者的情况、要求、医疗上的需要等多方面因素来选择执行护理措施的时机,如健康教育的时间应安排在患者情绪稳定,身体状况良好的情况下进行,如果选择在患者不适时，如头痛时，那么一定不会取得预期的效果。

5. 在何地（where）

确定实施护理措施的场所，也是十分必要的，对于涉及患者隐私的操作，更应注意选择环境。

（二）实施

此阶段是护士运用操作技术、沟通技巧、观察能力、合作能力和应变能力去执行护理措施的过程。这一过程不仅使护理诊断得以解决，也培养了护士的能力，增长了工作经验，并有利于护士和患者之间建立良好的护患关系。执行护理措施的同时，护士也要对患者的病情及患者对疾病的反应进行评估，并对护理实施的效果进行评价，因此，实施阶段也是评估和评价的过程。

（三）实施后的记录

护士对其所执行的护理措施及执行过程中观察到的问题进行记录是一项很重要的工作。其意义在于：①是患者接受护理照顾期间的全部经过；②有利于其他医护人员了解该患者的情况；③可作为护理质量评价的一个内容；④为以后的护理工作提供资料和经验；⑤是护士辛勤工作的最好证明。

记录要求及时、准确、真实、重点突出，可采用文字描述或填表等，目前各地没有统一的规定，比较常用的是采用 PIO 的记录护理活动。PIO 分别代表：P（problem）问题；I（intervention）措施；O（outcome）结果。采用 PIO 方式记录护理活动时，P 的陈述尽可能采用 NANDA 所批准使用的诊断名称，并写明相关因素。I 是与 P 对应的已实施的护理措施，而非护理计划中与 P 相应的全部护理措施的罗列。O 是实施护理措施后的结果。对于那些当班无结果的，但措施适宜，则 O 可记录继续观察，并由下一班的护士记录。PIO 的记录格式见下表：

表 7 - 3　护理记录（PIO 格式）

姓名_____床号_____科别_____病室_____住院号_____

日期	时间	护理记录（PIO）	签名
3 月 10 日	8 am	P：体温过高（39℃）：与肺部感染有关	
		I：1. 温水擦浴 st.	
		2. 头枕冰袋	
	10 am	O：体温降至 38℃	张红

SOAPE 方式：

主观资料（subjective data）：即患者的主诉，如：头痛、乏力、腹痛等。

客观资料（objective data）：即护理人员经观察、检查得到的结果，如：生命体征、辅助检查报告等。

评估（assessment）：指护理人员对主、客观资料的分析、解释及对问题的判断。

计划（plan）：指护理人员为解决患者的问题所采取的措施。

评价（evaluation）：即采取护理措施后的效果。

二、实施过程中应注意的事项

（1）护理活动应以患者为中心，全面考虑患者各个方面的情况，如年龄、信仰、价值观、健康状况和环境。例如，给患者进行饮食、营养方面的指导和护理，了解患者的习惯、信仰情况十分必要。否则，可能造成不良的影响。

（2）护理活动应以科学知识和循证为基础，使每一项措施都具有科学依据。例如，某些药物宜饭前服用，饭后服用效果不佳，如患者习惯饭后服药，护士须向患者解释清楚，使之改变习惯。

（3）护士在执行医嘱时，应明确其意义，对有疑问的医嘱应该在澄清后执行。

（4）护理措施必须保证安全，严防并发症的发生。例如，当给患者进行肌内注射时，应掌握正确的注射部位，并严格执行无菌操作，严防并发症的发生。

（5）应鼓励患者积极主动地参与护理活动，在实施的过程中注意与患者交流，适时给予教育、支持和安慰。因为患者对护理活动的理解和合作有助于提高护理活动的效率。但患者的参与意识的强弱因人而异，往往患者体力、所患疾病的严重程度、精神状况、害怕、对疾病的认识和对护理活动的有关。

（6）护士在实施计划时，不要机械地完成任务，而要把病情观察和收集资料贯穿在实施过程中，根据病情灵活实施计划。

【护理评价】

评价（evaluation）是将护理对象的健康状态与护理计划中预定的目标进行比较并作出判断的过程。评价是护理程序的最后一步，但并不意味着护理程序的结束，相反，通过评价发现新问题、作出新诊断和计划，或对以往的方案进行修改，而使护理程序循环往复地进行下去。

一、评价的步骤

评价包括以下几个步骤：

（一）评价目标是否实现

在目标陈述中所规定的期限到来后，将患者目前的健康状况与目标中预期的状况进行比较，以判断目标是否实现。衡量目标实现与否的程度有 3 种：

（1）目标完全实现。

（2）目标部分实现。

（3）目标未实现。

例如，预定目标为"患者 1 周后能行走 100 米"，1 周后的评价结果为：

患者已能行走 100 米——目标完全实现。

患者能行走 60 米——目标部分实现。

患者拒绝下床行走或无力行走——目标未实现。

（二）分析原因

探讨何种原因导致目标部分实现或未实现，护士可从以下几方面分析：

1. 所收集的资料是否准确、全面

评估是护理程序的第一步，其准确性的高低势必影响后面各步骤。例如，护士评估睡眠型态时，只了解患者的睡眠时间是每晚 4~5 小时，便认为患者有"睡眠型态紊乱"。实际情况可能是 4~5 小时的睡眠对这位患者已足够，并不影响第二天的精神，护士因资料收集不全面而使护理诊断不正确，所定的目标"患者每晚能连续睡眠 7~8 小时"也就难以实现了。

2.护理诊断是否正确

导致出现这类问题的原因常包括：①资料收集有误；②护士没有严格按照诊断依据作出诊断；③相关因素不正确；④"危险的护理诊断"和"潜在并发症"相混淆。

3.目标是否正确

目标不科学、不切合实际，超出了护理专业范围，超出了患者的能力和条件，也可导致无法实现目标。

4.护理措施设计是否得当，执行是否有效

例如，对"清理呼吸道无效：与痰液黏稠有关"这一诊断，目标是"痰液顺利咳出"，但如果措施中没有雾化吸入这一重要措施，则目标很难达到。另外，制定的措施再好，但未被有效地执行，也只能是纸上谈兵。

5.患者是否配合

患者对计划中任何一部分的拒绝，或计划实施中的不配合，都会影响目标。

(三)重审护理计划

评价的目的就是及时发现问题，根据患者情况的变化而变化，不断对护理计划进行修订，护理计划的调整包括以下几个方面：

1.停止

目标全部实现的护理诊断，也就是护理对象的问题已解决，这时应停止此诊断，同时停止其相应的措施。

2.修定

针对目标部分实现和未实现的护理诊断。重新收集资料，分析造成的原因，找出症结所在，然后对护理诊断、目标、措施中不适当的地方加以修改。

3.排除

针对不存在或判断错误的护理诊断。经过评估收集资料，若经过分析或实践验证不存在，则应予以取消。

4.增加

针对未发现或新出现的护理诊断。评价本身也是一个再评估过程，所得到的资料若表明护理对象出现了新的护理诊断，应将这一诊断及其目标和措施加入到护理计划中。

二、评价与护理程序中其他步骤的关系

评价虽是护理程序的最后一步，但并不意味着到最后才能评价。事实上从收集资料开始就需要进行评价。在收集资料阶段，要评价资料有无改变，不同途径收集的资料之间有无矛盾。在诊断阶段，护士要评价自己所作出的诊断是否有足够的支持资料；在计划阶段，要评价所收集的资料是否足以支持目标的确定，护理措施是否有科学依据和足够的支持资料；在实施阶段，护士仍需评价患者，以确定计划是否适合患者的需要。无论在哪一阶段，只要发现有新情况发生，则随后各步皆需重新评价和修改。所以护理程序中的五个步骤不是各自孤立的，而是相互联系，互为影响，循环往复地、有序地存在着。

【护理病案】

在临床应用护理程序过程中，有关护理对象的健康资料、护理诊断、护理目标、护理措施和效果评价等，均应有书面记录，构成护理病案。

一、入院患者评估单

入院患者评估单为护理病案首页，主要内容包括患者的一般资料、生活状况及自理程度、体格检查、心理社会方面。表7-4为入院患者护理评估单。

表7-4 入院患者护理评估单

姓名_____ 床号_____ 科室_____ 住院号_____

一、一般资料

姓名_____ 性别_____ 年龄_____ 职业_____

民族_____ 籍贯_____ 婚姻_____ 文化程度_____

往址_____ 联系人_____ 电话_____

入院时间_____ 入院方式：步行　扶行　轮椅　平车

主诉

现病史

既往史

过敏史：无　有(药物_____ 食物_____ 其他_____)

家族史_____ 可靠程度_____

主管医生_____ 责任护士_____

二、生活状况及自理程度

1. 饮食

基本饮食：普食　软饭　半流质　流质　禁食

食欲：正常　增加　亢进_____ 天/周/月

近期体重变化：无增加/下降_____kg/月(原因_____)

其他_____

2. 睡眠/休息

休息后体力是否容易恢复：是/否

睡眠：正常　入睡困难　易醒　多梦　恶梦　过多

辅助睡眠：无　药物

其他_____

4. 活动

能否自理：能　否(进食　沐浴卫生　着装/修饰　如厕)

活动能力：下床活动　卧床(能自行翻身　不能自行翻身)(原因_____)

步态：稳　不稳(原因_____)

5. 嗜好

吸烟：有/无

饮酒：有/无

6. 其他_____

偶尔经常_____ 年_____ 支/d 已戒_____ 年

偶尔经常_____ 年_____ mL/d 已戒_____ 年

三、体格检查

T_____ ℃ P_____ 次/分 R_____ 次/分 BP_____ mmHg

身高_____ cm 体重_____ kg

1. 神经系统

意识状态：清醒　意识模糊　嗜睡谵妄　昏迷

续表 7 - 1

语言表达：清楚　含糊　困难　失语

定向力：准确障碍(时间　地点　人物　自我)

2.皮肤黏膜

皮肤颜色：正常　潮红　苍白　发绀　黄染　皮肤温度：温　凉　热

皮肤湿度：干燥　潮湿　多汗

皮肤完整性：完整　皮疹　出血点　压疮(1/x/m 度)(部位/范围_____)其他_____

口腔黏膜：正常充血　出血点　溃疡　疱疹　白斑

3.呼吸系统

呼吸方式：自主呼吸　机械呼吸　节律：规则　异常　频率_____次/分

呼吸强度：深　浅　呼吸困难：无　轻度　中度　重度　咳嗽：无/有

痰：无　有(色_____量_____黏稠度_____易咳出/不易咳出)

4.循环系统

心律：规则　心律不齐　心率：_____次/min

水肿：无　有(部位/程度_____)

其他_____

5.消化系统

胃肠道症状：恶心　呕吐(颜色_____性质_____次数_____总量_____)

嗳气　反酸　烧灼感　饥饿感　腹胀　腹痛(部位性质_____)

腹部　软　肌紧张　压痛/反跳痛　包块(部位性质_____)

腹水：无/有(腹围_____cm)

6.生殖系统

月经：正常　紊乱　痛经　量过多　绝经

7.认知/感觉

疼痛：无　有(部位性质_____)

视力：正常　远近视　失明(左/右/双侧)

听力：正常　耳鸣　重听　耳聋(左/右/双侧)

触觉：正常　障碍(部位_____)

嗅觉：正常　减弱　缺失

思维过程：正常　注意力分散　远/近记亿力下降　思维混乱

其他_____

四、心理社会方面

1.情绪状态：镇静　易激动　焦虑　恐惧　悲哀　无反应

2.就业状态：固定职业　丧失劳动力　失业　待业

3.沟通情况：希望与人交往　语言交流障碍　不愿与人交往

4.医疗付费形式：自费　劳保　公费　医疗保险　其他

5.与亲友关系：和睦　冷淡　紧张

6.遇到困难时最希望的倾诉对象：父母　子女　其他

五、入院介绍

患者的责任医生与护士负责介绍病室环境、病室制度、大小便等标本留取方法。

二、护理诊断项目单

根据患者入院护理评估情况，按先后顺序将患者的护理诊断问题列于护理诊断项目单上，内容包括护理诊断、护理目标和效果评价等。新出现的护理诊断问题及时填写表7-5。

表7-5 护理诊断项目单

姓名_____ 床号_____ 科室_____ 住院号_____

日期	时间	护理诊断	护理目标	护士	评价				
					日期/时间	实现	部分实现	未实现	护士

三、护理记录单

护理计划单是有关患者健康状况的变化和护理工作内容的记录，是护士对患者实施整体护理的基本依据。护理计划单记载患者的护理诊断问题，护士制定的针对性的护理措施，及对护理措施执行结果的评价。如果没有达到预期结果，应分析原因，及时调整护理措施。

书写护理记录单可采用四护理记录格式（表7-3）。

四、健康教育记录单

临床健康教育是指通过有计划的、系统的教育活动，促使护理对象自愿地改变不良的健康行为和影响健康行为的相关因素，消除或减轻影响健康的危险因素，预防疾病，促进健康和提高生活质量。健康教育的主要内容包括病因预防教育、防止疾病发展教育及临床预防教育三方面。病因预防教育的主要目的是减少或消除致病危险因素，防止疾病发生；防止疾病发展教育的主要目的是使患者主动参与和积极配合，争取疾病早发现、早诊断、早治疗，阻断其发展；临床预防教育的主要目的是防止病残和促进康复，包括饮食、药物、各种检查治疗及锻炼和休息方面的知识（表7-6）。

表7-6 健康教育记录单

姓名_____ 床号_____ 科室_____ 住院号_____

教育内容	执行时间	护士签名	检查时间	检查效果评价			检查者签名
				了解	基本了解	未了解	
1. 对医院环境的了解							
2. 疾病的预防知识							
3. 科学的饮食起居知识							
4. 疾病的主要表现							
5. 所用药物的注意事项							
6. 检查前后的注意事项							
7. 手术前后的注意事项							
8. 疾病康复期的护理知识							
9. 对需及时就医情况的了解							
10. 对自身健康问题的认识							
11. 家属对患者的护理知识							
12. 其他							

五、出院患者评估单

出院护理评估单包括护理小结、出院指导及对护理工作的评价。护理小结是患者住院期间，护士对患者进行护理活动的概括性记录，内容包括护理目标是否实现，护理问题是否解决，护理措施是否执行，护理效果是否满意等。出院指导是指针对出院前患者现状，提出出院后在饮食、用药、休息、功能锻炼和定期复查等方面的注意事项（表7－7）。

表7－7　出院患者评估单

姓名_____　床号_____　科室_____　住院号_____

1. 护理小结_____
_____

2. 出院指导
饮食_____
_____

用药_____
_____

休息和活动_____
_____

其他_____
_____

3. 评价
患者评价　　　　　　　　　　优　　良　　中　　差
护理工作效果评价　　　　　　优　　良　　中　　差

第二节　评判性思维与护理程序

一、评判性思维

（一）评判性思维的定义

评判性思维（critical thinking），又称为批判性思维。据考证，critical 一词，源自字根 Kriticos 和希腊字 Kriterion。Kriticos 意指提问、理解某物的意义和有能力分析，即"辨明和判断的能力"，Kriterion 则指判断的标准。因此，当人们进行批判性思维时，意味着并非毫不思索地全盘接受某一事物或陈述，而是应用思考力量把该事物加以分解、分析，并设定标准加以判断。

有研究者提出，评判性思维是20世纪30年代由德国法兰克拇学派提倡和主张的一种思维方式。它首先是作为一种教育思维方式和教育价值观而存在的，这就是"教育批判意识"，其本质是教育主体的解放，即教育者的批判意识。关于何为批判性思维，目前尚无统一的定义。许多学者从心理学、教育、哲学等不同角度提出了他们具体的定义原则。Watson 和 Glaser 在1964年最早提出了关于评判性思维的概念，认为评判性思维是态度、知识和技能的组合。目前公认的定义为美国哲学学会（American Philosophical Association，APA）应用 Delphi

方法得出的,该定义阐述了评判性思维是有目的的自我调节的判断过程,是个体对相信什么或做什么作出判断的互动的反映性的推理过程。

(二)评判性思维的结构

Barbala Scheffer 等于 2000 年通过 Delphi 法对 9 个国家 88 位护理专家进行调查后得出结论,评判性思维由 10 种思维惯性特征(情感因素)和 7 种技能(认知因素)构成。10 种惯性特征包括信心、敏锐的情景洞察力、创造性、灵活性、质疑、知识的整合、直觉、开放性思维、毅力和反思。7 种技能包括:①寻求信息:探寻、接受信息;②辨别:归类、区分主次和优先顺序;③分析:比较、对照、思考;④知识的迁移:区分理论和实践,在实践中测试理论,综合;⑤预测:期望、假设、计划;⑥应用标准:评价、评论;⑦逻辑思维:推导、排除、作决定、立论、有效化。

我国陈保红等认为,评判性思维的结构包括:

1. 认知特征

认知特征包括能运用所学知识收集资料、识别信息资料;发现问题;提出假设和可选择的解决途径、方法、找到论点的论据,排除错误的判断和推论;构建实施目标的方案,评判出最佳选择。

2. 独立认知监控能力

独立认知监控能力指能有意识地对自己的思维活动过程与结果进行反思和控制调节。

3. 人格特征

自信、不墨守成规,有客观的态度,对所学的知识始终保持探究的态度,有好奇心和灵活性,愿意不断地改变自己。

4. 学科价值观

指对专业的认识是一种正向的、内化的信念,有良好的职业道德和职业标准。

(三)评判性思维的特点

1. 主动的思考活动

积极投入到活动中,建设性地思考,作出自己的判别。

2. 独立的思考活动

有自己的见地,对自己或别人的思维作出有个性的、独立的思考。

3. 反思的思维活动

对思维的再思维。对自己或他人已有的某种观点和思想,利用批判性思维加以审查,看其事实是否充分可靠;解释合理与否;根据充分与否;分析全面与否;综合得当与否;如有评估成分,其评价客观与否以及所采用的标准是否合理;有无应用价值以及应当如何去应用等。

4. 对思维的全面审查

对被反思的思维进行全方位的、多视角的审视,甚至包括其他批判主体的看法和评判。

5. 有说服力的评判

必须有说服力地进行批判。要有理有据,令人信服。评判性思维的本质是要阐明你的观点是什么和为什么。二者缺一不可。

6. 具有创造性思维的特性

利用已有的概念、规律和原则产生创造性的想法和见解。

7. 能博采众长

探寻各家的特点、特性，分析后为我所用，吸纳有意义的部分。

（四）评判性思维的标准

1. 明晰（clarity）

是否能进一步详细阐述某一观点；能否用另一种方式表达某一观点；能否举个相关的例子。

2. 准确（accuracy）

是否真的正确。

3. 精确度（precision）

描述是否全面、详细、具体、确切。

4. 相关性（relevance）

该观点与某一特定情景有什么联系；它对这个问题有什么影响。

5. 深度（depth）

你的答案是如何解决这种临床情景的复杂性的；或是否已经处理了重要的因素。

6. 宽度（breadth）

是否需要换个角度考虑问题；有没有其他方法来看待这种情况。

7. 逻辑（logic）

这是否真的有道理；这是否是真实所看到的。

8. 公平（fairness）

持有一个开放的态度，不偏不倚。

医学生产生诊断偏倚的原因包括：①对疾病不够了解；②受到"类似"疾病的影响；③否认某一个相关严重诊断；④太过匆忙；⑤没有多次评估病情；⑥患者存在很多问题等。

常见的逻辑陷阱包括：

（1）"这个现象有替代解释吗？"在日常生活中或在科学研究里，一个结果往往会有除了中心结论以外的至少另一种替代解释（alternative explanation）。通常情况下，替代解释并非显而易见的，它需要更加深度的思考和分析。而有时或许是因为断言者已经提供了一种能够很好地自圆其说的解释，人们就不会想到，或者放弃问自己一句——这个现象还有别的可能的解释吗？

（2）相关关系 ≠ 因果关系：例如："专家说，多吃燕窝让人皮肤更好"，通常，如果要研究两个变量之间的关系，比如燕窝和皮肤好坏，那么可能需要在一群人中挑出一组吃燕窝的和不吃燕窝的，然后对他们的皮肤质量进行一个评估。如果吃燕窝组平均皮肤质量高于不吃燕窝组，那么可以总结：燕窝和皮肤好坏之间是正相关关系。但这两组人之间除了吃不吃燕窝这一变量有差异，可能还存在其他变量上的差异，这些变量可能与吃燕窝相关。比如，爱吃燕窝的人也许本来就更爱美，更注重皮肤保养，于是他们也会做很多其他事情来保养皮肤，比如吃水果、护肤、早睡早起等。那么，可能是这些他们其他的某一个共同点让他们皮肤比另一组人好，也可能是这些因素共同造成的结果。而想要证明因果关系，就必须排除掉所有的隐含变量。

（3）诉诸人身谬误（Ad hominem Fallacy）：因为一个人的个人品质、兴趣爱好或者过往经历而攻击他的观点。例如，"那个科学家被证实曾经虐待过动物，所以他说的肯定是假的"。但其实，持论者的个人品质与其论证的质量并无关系。

（4）因人纳言谬误（Positive Ad hominem Fallacy）：对一个人或某个组织的积极评价直接转移到对他观点和论证的评价上。比如："这个医生教授这么好，他说得肯定都是对的"。

（5）诉诸公众谬误（Appeal to Popularity Fallacy）："共识""大多数人"这样的字眼也常常出现在断言和论证中。但其实，认为多数人支持或者相信的观点就是正确的，本身就是一个错误假设。这就像一个谣言可以被广泛传播，并让大多数人都信以为真，但并不代表它就是真的。

（五）运用评判性思维的原则和认知技巧

1. 运用评判性思维的原则

（1）在临床护理工作当中，护士应遵循合作原则（护患、护护、医护合作）、参议原则（护士、其他医务人员、患者）、探究原则（健康问题，相关因素，解决方法、采取措施的依据，应用效果）、比较原则（收集的资料与标准比较）和激励原则（调动患者积极性，参与治疗与护理）。

（2）护士在决策、解决问题和创造性思考过程中应有的态度原则：独立思考、谦虚、勇敢、诚实、公正、坚韧不拔和努力探索。

（3）应用评判性思维应注意的方法论原则：从不同的视角去评判性地考察各种不同的观点；把各种观点摆出来之后，分别为各种观点寻找理由和依据；学会与他人交流。

2. 认知技巧

（1）评判性分析：一个人在思维过程中提出一些问题供评判和分析。例如，中心议题是什么，内在的设想是什么，证据确凿吗，资料是否足够，资料能得到证实吗，问题是否被确认，结论是否准确，结论是否可行，是否存在价值观冲突。

（2）推论：从事实得出结论。例如，当血容量减少时，血压就会下降。

（3）区分事实与看法：事实是事情的真实情况，能被调查所证实。看法即信念或判断。

（4）判断资料的可信度：判断是对那些反映价值或某些标准的事实或信息的评价。

（5）归纳推理：是由一系列具体的事实概括出的一般原理。例如，当护士观察到患者呼吸费力、嘴唇发绀、氧分压下降等一系列具体事实时，护士即可归纳出患者缺氧的一般性结论。

（6）演绎推理：由一般原理推出关于特殊情况下的结论。例如，护士运用 Maslow 的学说，将患者的资料分类，确定某患者特有的健康问题及其健康需求，以便提供相应的帮助。

（六）评判性思维能力的培养

教育者在工作中总结出的评判性思维培养方法有 Taba 培养法、反思日记法、回顾讨论法、访谈法、苏格拉底式问答法等。

护理专家将评判性思维与护理领域的特定情景相结合摸索出的新的培养法：

1. 概念图法

所谓概念图是指一种等级式的略图，以"同化理论"为概念框架，是对一个既定情景下所需知识的一系列概念进行有意义的再现。在概念图的顶部包含意义较广的抽象概念，通过联结词与其下位较具体的概念进行有意义的联结。在应用时，要求学习者对应用情景和知识有实质性的理解，而非机械的记忆。学习者要在具体的情景下对概念进行分解、区别和整合，对各种信息和概念进行有目的的取舍，确定优先性，协调各种概念间的关系，并在各种概念间建立有意义的联结，从而帮助学习者加深对概念间关系的理解，训练评判性思维的能力。概念图法的具体步骤如下：

(1)选择主题。

(2)确定抽象概念,在概念图的顶部。

(3)寻找具体概念:寻找具体概念,这些概念以某种方式与抽象概念间存在联系。

(4)选择联结词:用联结词将抽象概念与具体概念联系起来,使其具有意义或对学习者有意义。

(5)分析、找问题:寻找各种联结的交叉处,分析联系的方向,解释建立联系的各种原因,找出真正的问题所在。

(6)讨论、修正:与老师和同学共同讨论、分享、思考,纠正一些错误的联结,修正概念图。

2.以质疑为基础的学习方法

该法具有整体性和灵活性的特点,较少依赖具体的临床问题。能将系统的理论知识和推理模式相联系,进行跨学科的讨论,以便给学生提供一个更广阔的思维角度去考虑患者的问题。以质疑为基础的学习方法是在整个形成问题、解决问题过程中培养学生的评判性思维。其训练方法如下:

(1)选择病例进行讨论。

(2)鼓励、启发思考。

(3)一旦学生发现他们信息不全或资料不足需要进一步了解信息时,他们就分头查找资料,然后再进行讨论、分享,不断修正假设和干预措施,形成对病例的完整护理计划。

3.框架性的临床思维准备法

具体应用方法如下:

(1)教师根据学生学习的需要和课程目标选择患者,布置任务。

(2)学生评估患者、收集资料。

(3)学生利用 Decher 临床资料表对患者的资料进行分析、整理,并利用临床资料表作为框架陈述患者的情况和护理计划。

(4)在完成患者的护理后,评价效果,修正资料表,反思整个过程,分析护理行为,写出自己的感受。

(5)教师进行反馈。

对教师的建议与启示包括:①从老师角度而言,要帮助学习者获得自我洞察力;②把反馈集中在思考上,而不仅仅是行为上;③鼓励边想边说,时刻进行自我评价,运用一定的教学风格和策略促进自我反思。

对学生培养成为理性思考者的要求包括:①学会提问(最基本),例如为什么作者下了这个定论?有什么证据支撑吗?证据来源是什么?证据本身可靠吗?②学着质疑"想当然"的假设:对于一些习以为常的既定"事实"大都不会费力气思考,也鲜少存疑。比如,晚上应该睡够 8 小时,女生比男生更多愁善感,一天要喝 X 升水……③认识到自己目前思维逻辑上的误区和偏见。

(七)评判性思维能力的评价方法

1.评判性思维测试量表法

目前在国际上应用的评判性思维量表有:Waston – Glaser 批判性思维测试量表(Watson – Glaser critical thinking appraisal,WGCTA),加利福尼亚的评判性思维技能测试量表(the California critical thinking skills test,CCTS),加利福尼亚的评判性思维特性量表(the California critical thinking dispositions inventory，CCTDI)等。

(1)华生－葛拉塞批判性思维量表(Watson－Glaser critical thinking appraisal，WGCTA)：该量表于 1980 年由 Goodvin Watson 和 Edward M. Glaser 共同编制。它测试逻辑及推理能力，适用于九年级以上至成人。量表包括 80 个条目，五个类别，每个类别含 16 个条目。量表的内容一致性信度系数为 0.69 到 0.85，重测信度为 0.73。

WGCTA 是护理中应用较为广泛的测量批判性思维的工具。根据对护理中批判性思维研究的一篇综述报道，13 项护理研究中的 12 个运用了该量表。Adms 等人对护理教育研究中 WGCTA 应用的结果进行了总结。他们报道，研究结果一致表明批判性思维与注册护士执照考试成绩呈正相关；而临床决策、教育程度与批判性思维能力的相关性、学生从入学到毕业时批判性思维能力的改变这些方面的研究结果不尽相同。

(2)加州批判性思维技巧测验 (the California critical thinking skills test，CCTS)：该量表由 Facione P A 等于 1992 年编制。它涉及到分析、评价、推理、及归纳等方面，有 34 个条目，为多选题形式。重测信度系数为 0.68 到 0.69。

(3)加州批判性思维倾向问卷 (the california critical thinking dispositions inventory，CCTDI)：该量表是由 Facione P A 等于 1992 年编制，它测量学生所具备的批判性思维的气质，即批判精神，反映某个人在对个人、专业及国家事务喜好并运用批判性思维的特性。量表包括 75 个条目，分为 7 个类别：开放性心态、分析性、认知成熟度、寻求真理、系统性、追问性、自信心。问题的形式为 b 等级的强迫选择题形式。适用于大学水平的学生，问卷总的内部一致性系数为 0.90，各类别的内部一致性系数为 0.72 ~ 0.80。该问卷目前已有英语、法语、西班牙语、日语等版本。

CCTST 和 CCTDI 具有严密的理论基础，有具体的测量纬度，其应用广泛，有较好的信度和效度，且已有学者对其进行中文版的修订研究工作。虽然有多种工具来测量护生的批判性思维能力，但没有一种是专为护理专业而设计的，因此对它们在护理中的运用要做进一步的研究。近年来我国的护理教育和护理继续教育发展势头很快，全国各地已有 130 多所院校在开展护理本科教育，护理继续教育正被纳入护理终生教育制度之中。要对护士和护理专业大学生的评判性思维能力进行科学评价，应充分运用现有的人力、物力，进行多中心联合的系统研究，以形成科学有效、标准统一、简便易操作、具有广泛用途的评判性思维能力测量工具，从而客观评价我国护理教育的效果，使护士真正具备在特定的健康、疾病问题情境中进行严谨的质疑和分析推理能力，以最佳途径解决患者各种生理、心理、社会等问题。

2. 多选题测试法

Susan morrisan 基于评判性思维的评价应和各专业具体实践情景相联系的理念，于 2001 年提出用编制多选题的测试形式对评判性思维能力进行评价。也就是将对学生的评判性思维能力的评价融入到护理专业实践情景中，将专业知识编制成多选题的形式对学生进行考核。具体方法如下：

(1)教师根据护理专业教学的内容和课程目标要求设计特定的护理情景，编制出能反映学生评判性思维能力的测试多选题。

(2)将多选题分发给学生，让学生完成多选题的测试，并要求学生在完成测试题时要在自己已有专业的基础上，运用评判性思维能力对各种知识和信息进行分析、思考和综合，最后选择出正确的答案。

(3)教师借助计算机软件对每个学生的测试结果进行分析、评价，并对试题的本身的信度和效度进行分析和评价。从而判断学生在护理的特定情景中运用评判性思维的能力。

3. 概念图评价法

概念图是培养学生评判性思维能力的一种有效的方法，由于概念图法对思维过程进行了很好的视觉再现，它不仅是一种有效的教学工具，而且是一种有效的评价工具。具体方法如下：

(1)由教师选择一个主题(病历、患者)。

(2)由学生选择一个比较抽象的概念。

(3)选择几个具体的概念。

(4)选择抽象概念与具体概念之间的联结词。

(5)建立概念图并解释各种联结。

(6)教师分析、评价学生建立联结的思维过程，判断学生联结的正确性。以此评价学生的评判性思维能力。

二、评判性思维在临床护理程序中的应用

评判性思维往往与反思质疑否定等认知环节相关联，但这并不意味着评判性思维只具有纯粹消极的意义。事实上评判性思维与创新性思维有着密切联系，没有对已有的认知成果的质疑评判，没有对新思想新观点的分析论证，就谈不上创新。就此而言评判性思维不仅是创造性思维的前提，而且是内在于创造性思维全过程的一种不可或缺的思维品格。在护理工作中应用评判性思维，能够更好地评价和运用所获得的信息，有效地选择解决问题的方法，提高护士的社会交往能力，改进护理工作质量，促进护理专业的发展。

(一)评判性思维与护理程序的关系

护理程序是临床护理中使用的系统性的解决问题的方法，评判性思维与护理程序之间存在着相互关联和相互依赖的关系，两者都包含处理问题、作出决断和进行创造性思考这三种内心活动，但是它们之间并非完全相同。护理程序实质上是一种解决问题的方法，护士在运用护理程序解决问题的所有阶段都会用到评判性思维的认知技能。Watson 和 Glaser 于 1964 年便指出评判性思维的应用往往与护理程序相联系，并贯穿于护理程序的各个环节。

1. 护理评估阶段

护士需要进行可靠的观察分析区分患者的资料是否与健康问题有关，判断资料是否重要，整理和组织资料，核实资料，并根据护理概念框架或护理相关理论的概念进行正确的分类，这些活动均需运用评判性思维技巧。

2. 护理诊断阶段

护士需要找出线索的类别和线索之间的关系，然后根据这些线索形成推论。推论得到证实后从而形成诊断，形成诊断的过程实际上是一个评判性思维的过程。

3. 护理计划阶段

护士作为一个评判性思维者在决策时是十分谨慎的，这就是为什么护士可以根据已具备的知识和经验，根据患者的情况，也会作出"可能的"或"有危险性的"护理诊断，并且合理地选择排列优先次序，为患者制定预期目标，即评价护理效果的标准，分析判断相关因素，根据相关因素制定护理措施。而形成评价标准、选择、解释、假设所选择的护理措施能够解决患者的问题和运用跨学科知识等思维活动均为评判性思维技巧。

4. 护理实施阶段

护士运用护理和相关学科的知识和原理为患者解决问题，这种运用并非简单的记忆知识

和原理的思维过程，它也是评判性思维过程。

5. 护理评价阶段

护士通过观察等方法收集资料，并将所收集的资料与评价标准相比较，以判断预期目标是否达到，这种用标准来进行评价的方法也是评判性思维的过程。

在护理过程的每个阶段，由评估到评价，护理工作人员要时时作出临床判断与推断，可以说评判性思维是带动护理程序的引擎。

(二)评判性思维在护理工作中各阶段的应用

1. 在护理评估阶段的应用

在收集资料中护士会发现患者可能出现的问题，由发现或识别的问题作出初步的结论就是假设推理。例如一个腹部手术术后患者的血压是 80/50mmHg，血压偏低是这个患者的主要问题，护士最初的推理可能是患者出现休克，护士的推理能力受知识、经验及价值观的影响，但是在作出决定之前护士还要对这一资料进行进一步的证实。他们必须收集更多的资料来核实已有资料的准确性，核实的方法包括观察有无休克的症状与危象，比较以往的血压、重新测量血压或请另一位更有经验的护士来测量。

护士在整理资料时要考虑哪些因素会影响所得的资料的准确性，主观资料与客观资料是否一致。在分析资料时要对资料进行分类，要考虑是否受护士主观的影响，资料是否充分、全面，还要补充哪些资料才能对问题作出准确判断。在分析资料时还要将资料与正常值或参考值及患者以往的情况作对比，为正确作出护理诊断打下基础。

2. 在护理诊断阶段的应用

护士在分析资料的基础上得出护理诊断的过程中也需要运用评判性思维。护士根据分析整理好的资料，要考虑哪些是患者现存的问题，患者存在哪些潜在的健康问题，哪些问题需要护士处理，哪些问题属医护合作处理的问题，哪些因素导致患者的问题等。

如某患者，女，体温 39.4℃，皮肤干燥、潮红、小便次数减少，尿量减少。根据这些资料，护士初步的印象是这位患者可能在营养代谢功能或排泄功能上有问题。护士为了得出正确的护理诊断，还要在这两个功能性健康型态范围内继续收集资料。在继续收集的资料中，护士发现这位患者自从两天前患感冒后有呕吐的症状，饮水较少。另外叩诊膀胱，没有发现膀胱充盈情况。这些资料显示患者没有排泄功能障碍。所以护士判断尿量减少、体温升高及皮肤干燥潮红可能是由于水的摄入量不足造成的。

3. 在制定护理计划阶段的应用

护士为患者制定护理计划时，要找出能预防、控制或消除已确定的患者问题的对策或措施。这个过程可用到归纳、联想及预测等思考策略。如护士评估一位因脑外伤而昏迷正在使用呼吸机的患者，发现其左肺上叶有啰音。护士为此患者下的护理诊断是清理呼吸道无效，与患者的意识状态改变无法咳出痰液、气管内插管刺激致呼吸道分泌物增多及卧床不动造成痰液淤积有关。选择措施时，护士会想到吸痰、翻身等可以解决问题的方法。但是在预测可能的结果时，护士会发现，根据研究文献，这两项措施都有使颅内压增高的危险。若不采取这项措施痰液可能造成支气管堵塞及血氧过低，血氧过低亦可促使颅内压增高。为了减少这些危险性，护士在给这位患者翻身时使用滚木式的方法，并计划在吸痰前后给患者吸氧数分钟并尽可能缩短吸痰的时间。

在这个制定计划的过程中护士要考虑每项措施的依据，对患者是否安全，应用现有资源的可行性，是否符合患者的价值观或信仰，与其他治疗计划是否一致等。在制定计划时还要考虑提出的护理诊断按主次分为首优、中优、次优进行排序，分出轻重缓急。护士还要在制定计划时提出护理目标来指导护理措施，这也是评价护理措施的依据。在制定目标时要考虑目标是否合适，目标是否与治疗方案一致和目标是否现实等。

4. 在护理实施阶段的应用

护士在实施措施时，要判断患者的需求、观察患者的反应、判断是否朝着预期计划的方向进展。根据判断决定是否需要调整计划。如前面提到的例子，护士在给脑外伤的患者吸痰时，要密切观察患者的呼吸、血氧饱和度、脉搏、血压的变化，若有颅内压增高的征象，应立即停止操作，给患者吸入氧气，然后再观察患者的反应。

在这个过程中护士应注意的核心问题是：①实施计划措施后，患者的情况有无改变，措施是否恰当；②护士是否有足够的知识与技术来处理患者的情况；③在实施每项措施时，何时要检查患者的反应；④是否忽略了安全的原则；⑤有没有按照患者的年龄、价值观及一般健康状况来调整措施。

5. 在护理评价阶段的应用

评价时护士应收集与患者相关的资料，以判断护理目标是否实现或实现的程度。此时收集资料所用的评判性思维技能与评估阶段是一样的。但所下的结论是决定护理措施有无达到预期目标，护理措施是否能终止或需修改。在护理工作中护士不能只注重操作过程，更应精细地收集、分析相关资料，锻炼自己的思考过程。

因此在评价时护士应该应用评判性思维进行如下思考：①所得资料是否达到预期效应，患者和家属是否也认为达到目标；②回想自己在实施整个护理措施中，有哪些还可以改进；③若患者的结果不符合预期目标，必须考虑：基础资料是否欠准确？护理诊断是否正确？预期目标是否切实可行或可测量？护理措施的选择是否正确？是否按计划实施？

目前国内对临床护士评判性思维的培养方法研究较少，尚未形成体系，国外的护理教育研究者经过几十年大量的研究认为，没有哪一种培养方式是最好的，最有效的，是优于其他方式的。教育者在不断的探索中总结出用苏格拉底式问答法、概念阐述法、小组讨论法、实践反思式教学法、开展座谈会、参与科研活动等方式来培养学生的评判性思维。有学者用工作笔记法来培养新护士的评判性思维，认为在发现问题、寻找真相、开放思想、分析问题、评判思维自信心及求知欲和认知成熟度等方面均有不同程度的改善。也有学者在临床实践中以护理查房个案讨论的形式对护士的评判性思维进行训练。

总之，评判性思维能力的发展是一条漫长的道路，由初学到应用自如的程度不可能一日即成。一个人的评判性思维能力与个人经验、伦理道德、美学修养和知识水平、自信心存在密切关系。当前，我们对评判性思维的重要性的认识正在逐步深化。评判性思维不仅是一种综合思维能力的表现，也是一种人文精神的体现。评判性思维是护士在护理程序中判断问题和决定问题的思维过程，护理管理者要重视提高护理人员的评判性思维能力，高质量的护理服务才能得以实现。

第三节 护理程序在护理实践中的应用

随着科学技术的发展，人民生活水平的提高和疾病谱的改变，人们对身心健康更加重视。护理工作如何适应这种变化和需求是新时期护理程序改革运用的重要任务。护理程序作为护理工作的框架和核心，将过去以疾病为中心的护理转变为以人为中心的护理，即通过一系列有目的、有计划的步骤和行动，按人的需要的轻重缓急，对护理对象的生理、心理、社会和文化发展等方面实施全面的护理，使其达到最佳健康状态。护理程序作为一种新的护理工作方法，近年来，在护理工作实践中也得到广泛的探索和运用。

一、护理程序在临床中的应用

（一）临床应用实例

有文献报道，在院前急救、院内疾病和症状护理及早期康复中运用护理程序可以明显提升护理质量。现具体举例如下：

1.胆肠吻合术患者术后管理

胆肠吻合术是胆道梗阻及畸形等常用的胆道转流手术方式，胆肠吻合术患者多为高龄患者，而且患者多伴有较为明显的黄疸及肝功能损伤，合并心肺疾病等内科合并症的患者较为多见，因此在临床围术期护理过程中要注意对患者内科合并症的护理干预，改善患者的器官功能状态，增加手术安全及术后康复安全。胆肠吻合术患者多营养状态较差，低蛋白、电解质紊乱等较为常见，因此在临床护理过程中要对患者的营养状态进行仔细的评估，纠正术前患者的营养不良，术后保证患者足够营养物质的摄入，预防营养相关并发症的发生。术后出血及吻合口漏是胆肠吻合术的严重并发症，术后注意观察患者的腹腔引流管、腹部体征及生命体征，及时发现可能存在的术区出血及胆漏，保证患者的围术期安全，提高护理质量。有内科合并症的患者术后注意给予相应的护理措施，如合并心脏疾病的患者，术后注意观察患者心率、脉搏等生命体征，注意输液速度，避免诱发心衰，合并糖尿病患者术后注意监测血糖，维持血糖的平稳，避免相关并发症的发生。

2.肝硬化合并上消化道出血患者的急救护理程序

肝硬化上消化道出血患者病情严重，对急救护理水平要求高。我们在执行医嘱的同时，制定出合理的急救护理程序，正确评估患者整体情况和出血量，发生呕血和黑便时要仔细观察呕吐物和粪便的颜色、形状及量，正确估计出血量。做好一般护理，患者采取平卧位，头偏向一侧，摘掉患者的义齿；对于清醒的患者嘱其吐出口中血块和分泌物等，昏迷者要及时帮助其清除，保持呼吸道通畅，同时防止误吸导致窒息和吸入性肺炎；口腔及鼻腔周围残留的血迹具有腥味，可以刺激患者发生呕吐，导致出血加重；迅速建立 2～3 条静脉通道，穿刺成功后留置血液标本，交叉配血，为患者输血做好准备；给患者吸氧，防止患者出现低氧血症；备好急救物品，如吸痰器、三腔管、输血器、止血药、升压药和镇静药等。出血期间应禁食，出血停止 24 h 后可给予温凉流质，逐渐过渡到半流质、软食，避免粗糙坚硬或刺激性食物；病情严重或血氮升高时，一般要限制或禁食蛋白质，防止诱发肝性脑病，同时要注意防止低蛋白血症。除此之外，也要积极补充血容量，针对病因迅速给予止血，必要时使用三腔二囊管，密切观察病情。这样规范化、程序化和具有预见性地实施护理救治，提高了抢救效果；通过程序化的救治，既节省了时间，提高了效率，也得到了患者家属的认可。

3.手术室整体护理

传统手术室护理主要针对患者在手术期间即从进入手术室开始到手术结束的这一段时间内所实施的护理，体现的是手术中护理。随着整体护理的广泛开展并在病房的成功实施，对手术室护理也提出了更高的要求，手术患者除了应得到手术中细致的护理外，术前及术后我们也应根据其身心、社会等各方面的需要而提供优质服务，使患者从得到手术通知开始到入室手术直至术后恢复的整个过程得到全面的护理。所以，应用护理程序对手术患者实施有目的、有计划的系统护理，包括术前访视、术中护理及术后随访，就构成了手术室的整体护理过程。

（二）护理程序在临床工作中主要存在的问题

护理程序是护士运用评判性思维，挖掘自身创造力的一种解决问题的科学的工作方法。它是护士在医院环境中进行专业护理活动的核心思想与基本方法。但护理程序在临床工作中仍存在一些问题：

1. 理论知识所涉环境过于理想化

大多数工作者都提到理论与实践脱节的问题。在实际工作中，护理活动与理论知识差异巨大，尤其对于刚离开学校的年轻护士感受更是如此。与实际工作相比较，理论往往要求关注个体，从而可对每例患者严格按步骤实施护理程序。然而，这与医院的实际情况相差很大，理论知识所涉及的医院环境过于理想化，在现实中很难有效运用。有护士表示："我去年才毕业，知识和思维都还是学校那一套，需要很长时间才能适应这里的环境。而且我们面对的不是一两例患者，而是整个病区的几十例患者，不可能像书上说的那么细致，面面俱到。""我们知道要按护理程序工作，但并没有去刻意注意它，而且病区里那么多患者，就这么几个护士，不可能人人都严格执行护理程序。"

2. 未形成规范的护理评估、评价体系

调查发现，年轻护士主要通过交班时的信息收集来评估及评价患者的需求与病情，且过分依赖于医生的诊疗措施，并未系统地按规范进行评估及评价，从而找出首优、中优、次优问题。有护士表示："复述重症患者及新入院患者的床号、姓名、医疗诊断、医生的处置，检查液体输入是否通畅，这就是我们交班的全部内容。""接班时我会仔细观察患者的生命体征，检查液体输注情况，如果发现异样，则询问上一班护士具体情况，采取简单的措施。这就是我的评估、评价过程。"高年资护士具有丰富的工作经验，因此能够运用评判性思维于具体工作之中，但其评估及评价过程仍拘泥于医嘱与患者的生理需求。例如，某护士表示："每天一到科室，我就要去了解患者的医疗诊断、目前的症状等，根据这些来判断哪些患者处于紧急情况，是需要优先处置的"。

3. 实施过程模式化

现行的护理措施主要是患者需求、医嘱及既定工作模式的内化体现。有护士表示："每个科都有自己既定的工作模式，以前怎么干，现在就沿袭下来，不管合不合理，已经成为惯性了，要想都规范起来很难。""每天的工作都是一样的：查房、交班、翻看护理记录、核对并执行医嘱……总之就是按既定程序进行护理服务。"经验丰富的护士能够积极发挥其主观能动性，但这种主动性仅体现在针对患者需求所作出的专业判断与决策上。例如："我们不只执行医嘱，还需随时观察患者的变化及了解并满足患者的需求，因此我们还有决策的过程。"

4. 护理文书不规范

护理记录及医疗处方是具有专业价值的资料，也是医护人员保护自己的法律依据。然而，有些护士轻视并且低估它们在护理程序中的价值及意义，表示没有时间认真书写护理记录。由此导致护理记录内容不完整，表达模糊不清，没有规范地按照护理程序记录整个护理过程。有护士表示："工作量太大，时间又很有限，我们不可能去记录每项护理措施，因此经常可以看到护理记录本上'同上'或'同前1天'的字样，我们是真的没有时间按步骤书写详细的护理记录。"另外，当医嘱发生变化时，护士又面临着需要花大量的时间更新护理记录。又如："我们必须随时保持护理记录与医嘱的一致性，时刻注意医生的处方有没有什么变化。"

护士要根据患者的护理目标，合理设计护理计划，及时评价患者情况。辨别出现有的及潜在的护理问题，使护理程序的每一个步骤有效地交叉循环进行。然而，护理程序也显现出自身的局限性与机械性。缺乏与患者的交互作用，机械地遵循既定护理模式及流程，由于种种原因，护理程序流于形式，护理程序并没有反映出患者个体的主观评价，而这也成为其最大的争论点。因此，我们应通过各种力量寻求有益于护理程序发展的有效方法。

二、护理程序在社区中的应用

为了科学、系统地呈现以社区为对象的社区护理的特点，护理程序为社区护理管理理念和实践提供了依据。护理程序是护士在为护理对象提供服务时所运用的工作方法。大多数护士都熟悉护理程序在临床中的应用，即为个体提供最佳的整体护理。护理程序应用在社区护理工作中，对社区、家庭、个人进行评估，提出诊断、制定计划、采取护理措施并评价护理效果，应依据其工作特点按照护理程序的 5 个步骤严格实施，提高社区护理质量及管理水平。

第一步：社区护理评估。评估是护理程序的第一阶段，其目的是了解社区的特点，社区人群健康状况及保健需求。评估贯穿于护理过程的始终，从建立家庭健康档案开始，护士应有目的、有系统、有计划地收集护理对象及社区的资料。运用观察、实地考察、沟通交流技巧及身体检查等方法获得第一手资料，对社区、家庭及护理对象、地理环境特征、人口群体特征和社会系统等方面进行全面评估，作为确立问题、提出护理诊断、拟定护理计划的依据。运用查阅文献、实地考察、访谈和参与性观察等方法进行社区健康性评估。

第二步：社区护理诊断。社区诊断是在收集、整理、评估资料的基础上，确认社区及社区人群目前健康情况与将来目标之间存在的差异，这种差异就是护理问题，将来所要达到的目标是指成为一个健康社区的标准，在书写社区护理诊断时，同样也要写清社区存在的问题是什么？有那些因素导致这些问题出现。

第三步：社区护理计划。社区护理计划是社区护士在提出诊断后，根据一定的原则，对其进行排序、确定护理重点，制定预期目标，并选择将要实施的护理措施的过程。社区护士在制定护理计划时，需要与服务对象时刻沟通，制定适合社区特色的护理计划。以触发社区护士的自觉性和责任感，充分发挥居民健康潜能为原则，满足社区所有人群的健康需要。

第四步：社区护理实施。在社区护士通过督导计划、管理措施、利用体检设备、保持计划的记录和确保措施的完成，来管理计划。社区护士要不间断地对居民进行健康教育、宣传计划，同时要提供基本护理。实施护理计划后，应记录护理措施的执行情况、服务对象的反应等。记录方式可以问题为中心进行记录，即问题－措施－结果的记录。记录要及时、准确、真实、重点突出，为下一步的评价工作奠定基础。社区护士对社区的健康干预常见的有：健康教育、危险因素的发现、设置和运行健康服务设施和建立支持系统等。在实施过程中，护理人员并不是计划的唯一执行者，需要将有关人员调动起来，加入到计划的实施中，如其他健康促进人员，社区的负责人，社区居民等。只有多方面人员的参与，才能保证护理计划在社区中的真正实施。此外，社区护理计划的实施除了一般的护理外，还包括调节活动，人力资源分配活动、信息传播等方面的活动。实施社区健康护理计划成功与否，除了完整的评估资料外，还需要考虑两项因素，即相互沟通和领导决策形态。

第五步：社区护理评价。评价是总结经验、吸取教训、改进工作的系统化措施。若目标达到，说明通过护理措施，解决了原来的护理问题，若目标未达到，则需要对其原因进行分析，并重新进行评估、诊断、制定计划和实施新的措施。社区护理评价包括结果评价和过程评价。结果评价是对执行护理措施后的结果进行评价。过程评价是护士在实施护理活动的过程中，对采取措施的质量以及程序进行评价。在社区护理中可以任选一种或两者结合的方式，对护理程序的各个阶段进行评价。如评估是否全面、准确；诊断是否明确；计划有无预期目标；措施是否得当；护理计划是否具体等。

目前社区多应用护理程序进行社区老年高血压患者和糖尿病患者的家庭访视管理，能够提升患者家属的配合度以及依从性，以促进患者更好地接受治疗，从而也能够有效改善患者的健康行为，帮助患者建立完善的健康管理模式，从本质上提升患者健康水平。除此之外，社区也有效运用护理程序进行流动人口的妇幼保健管理。该护理措施通过评估诊断对城镇流动人口状况进行有效了解，并对出现的问题和难点进行研究分析，进而制定操作性强、乐于接受的护理计划，并将其付诸实践，最终通过评价对预期目标实现状况进行判定，使得妇幼保健管理方法更加富有科学性、统筹性和计划性。因此，科学有效的护理程序可显著促进和引导城镇流动人口自觉主动纳入妇幼保健体系中，提高流动人口妇幼保健管理人数和系统管理率，降低孕妇、儿童死亡率，保障孕妇和儿童生活质量等。但基于城镇流动人口基数不稳定，其具有较大的流动性，统计起来较为困难，因此，应对流动人口进行科学合理的管理，在一定程度上提高管理效果。总之，科学有效的护理程序在流动人口妇幼保健管理中具有重要作用。

三、护理程序在其他方面的应用

以就业为导向、技能为核心的职业教育旨在培养综合性的技能型、应用型人才，以适应当前社会的需要。技能竞赛作为推动职业教育发展的重要制度设计，近年来亦越来越受到重视。灵活掌握并运用整体护理程序或程序中某一步成为考量每一位参赛护士的标准，也是每一位临床护士专业素养体现。

（余晓波　张　侠　李慧媛）

思考题

1. 护理诊断与医疗诊断的区别是什么？
2. 书写护理诊断的注意事项有哪些？
3. 评判性思维常见的五个逻辑陷阱是什么？

案例分析：

王某，男，20岁，因转移性有下腹痛伴固定压痛点入院。经诊断为急性化脓性阑尾炎，给予急症手术。术后第3天患者出现发热，最高达40℃，且伤口疼痛。护理查体：T 39℃，P 88次/分，R 20次/分，BP 91/46mmHg，神志清楚，面色潮红，口齿清楚，应答切题，查体合作，右下腹伤口处发红、肿胀、压痛无波动感，无腹膜刺激征。辅助检查：WBC：12×10^9/L，N：0.90，L：0.10。社会心理状况及日常生活形态：因对病情不了解，担心预后而心情烦躁，睡眠欠佳，大小便均正常。医疗诊断：阑尾炎术后伤口感染。

1. 列出患者的主要护理诊断及诊断依据。
2. 制定相应的预期目标。
3. 写出主要护理措施。

第八章　护理人文关怀与护患沟通

第一节　人文关怀与护理

一、人文关怀有关概念

人文指的是人类社会的各种文化现象，其本质是一种以人为中心，对人的生存意义、人的价值以及人的自由和发展的珍视与关注的思想。

人文关怀是"以人为本"，重视人的因素，承认人的价值和主体地位，关注人的生存状况，是对人的尊严与符合人性的生活条件等的肯定。其核心表现为对人精神价值的重视以及对人性的根本关怀。通俗的讲：人文关怀就是关注人，关心人，重视人的个性，满足人的需求，尊重人的权利。

人文护理就是人文精神在护理工作中的体现，人文关怀在护理实践中的实施与应用。人文关怀是患者作为人的本质属性的要求，是对患者生存状况与人格尊严的关注。人文护理的核心是尊重患者的生命价值、人格尊严和个人隐私，在护理服务全过程体现"以人为本"的理念。即作为护士，用自己的生命，生活和言行，把自己选择的职业道德体现出来，这就是人文护理。人文护理是现代医学发展的要求，随着社会和医学事业的快速发展，新的护理服务理念对护理服务的主体提出了更高层次的要求，要求护士把患者作为整体的、社会的人来看待，在护理实践中为患者提供满意的专业技能、精神文化和感情服务。因此，护理管理也要顺应时代的变化，在管理中体现人文关怀。

二、以护士为中心的人文关怀

人文关怀是对人的价值的认可，对人的尊严的肯定，护理人员作为护理服务过程中对患者实施人文关怀的主体，更需要人文关怀。只有感受到关怀、尊重的个体或群体，才有可能产生良性循环，对他人付出同样或更多的关爱与尊重。因此，要使人文关怀真正体现于护理服务的全过程，首先得在护理管理过程中对护理人员这个群体实施人文关怀。人文关怀在护理管理中的具体体现是一切管理活动均以调动护理人员的积极性，发挥护理人员的潜能，做好护理人员的工作为本。人文关怀在护理管理中既是一种实际行动的体现，也是一种工作方法，一种管理理念。护理管理者通过关心、爱护、重视部属，使本部门的所有成员都能感受到工作的快乐与自豪，从而实现组织的目的。

1. 以人为本，变刚性管理为柔性管理

人文关怀是建立在人性、人格、人本的基础上，从尊重人、爱护人、关心人的情感出发，挖掘人的潜能，体现人的最大价值，人文关怀是现代护理管理中的精髓和必然趋势。在传统管理模式中，被管理者处于被动的地位，成为被监督、被检查、被惩罚的对象，失去人最宝贵的人本精神和主创精神，这种传统的管理模式已很不适应于现代护理管理精神，我们所处的时代需要人文关怀，现代护理管理同样需要人文关怀。在护理管理中，应基于以人为本的管理理念，来制定护理管理基本原则。

(1) 重视职业安全防护：医院建立护理人员健康档案，定期健康体检，掌握护士身心健康变化动态，发现问题及时解决。在医院的门上、墙壁上贴一些请护士注意劳动安全的小提示。如在护士拿取被服的小库房门上，贴上告诉护士应如何合理用力才不致于造成肌肉拉伤的指南；在护士使用具有挥发性、对人体有害的消毒液进行器械浸泡时，备有防毒面具、眼罩和手套等以保护护士；张贴有害物品警示标识，提醒护士注意；将注射用药物，制成塑料安瓿制剂，减少护士操作时被扎伤的危险。

(2) 重视护士的需要，以激励为主，进行赏识管理：在护理管理过程中，管理者应做到以护士为中心，以关心和信任护士为前提，重视护理人员各方面的需求，分析群体和个体的物质需要、精神需要以及社会心理方面的需求，及时满足护理人员的合理需求。合理运用激励理论，对工作表现突出的护士及时给予适当的物质奖励和精神鼓励，做到精神与物质奖励并存。围绕护士在工作、学习、生活等诸方面的需求，协调好各方面的关系，积极支持护士参加各种学术活动和有益身心健康的文娱、体育活动，帮助和支持护士实现个人理想。通过角色置换，设身处地为护士解决工作和生活中的困难，充分理解她们的心理，并善于保护护士的自尊心。共同营造一种和谐、友爱的工作环境，发掘她们身上的闪光点，充分肯定她们的工作业绩，积极为其拓展展示自身才华的大舞台，使护士的个性得到充分、自由的发挥，以便最大限度地体现护士的自身价值。

(3) 尊重护士，爱护护士：改善工作条件，建立良好工作环境，提高护士待遇、解决护士缺编问题；建立护理工作支持系统，包括药物分发系统、物质保障系统、食物分发系统，以减轻护士负担。据报道，在香港，大部分医院的 ICU，每一班次的护士除了规定的用餐时间外，还有 15 分钟的饮茶小憩时间，这使护士感到院方的体贴和关爱。及时有效的"人文关怀"，可使护士感到关心与爱护，信任与尊重。更重要的是良好的人文环境，有利于培养和塑造护士的完美人格，使其在工作中充满活力与自信，保持健全的心理和高尚的职业道德，更好地为护理对象服务。香港医管局行政总裁何兆炜先生认为，关怀是对他人成长的衷心关注，对他人价值观的尊重，对他人痛苦的同情，以及对他人错误的包容。假如同事之间都不能够以此相待，又怎么有能力去帮助情绪欠佳的患者。他的话实际道出了对护士进行人性化管理的真正意义：对护士的关怀将会最大程度地转化为护士对患者的关怀，关爱护士等于关爱患者。

（4）为护士提供发展平台：护士由于学校教育过分强调智力因素的人才标准，不重视非智力因素的培养，致使他们在临床中疲于应付工作，主动寻求提高自身素质、卓越意识较差，表现被动、平庸，心理素质差，快速适应环境能力差，人际关系、团队精神、目标定向等方面也不令人满意。护理管理者应重视这一群体综合素质的培养，鼓励学历教育、横向跨学科、多维度学习，为护士提供更多的继续再教育、培训学习、学术交流的机会。在院内开展针对性的护理讲座，加强在职护士相关专业、相关领域新知识、新理论、新技术的学习。建议医院定期根据护士意愿、级别、科室进行专科培训，主要通过医院与大学护理院校合作的教育模式完成，护士可以根据自身专业及需求自行选择合适的教学模块，不同专业护士均有明确规定的教学模块，通过完成本学年的继续教育获得相应的学分。

2."零度宽容"与人文关怀相结合

"零度宽容"即决不宽容，毫不宽恕。缘自"被打碎玻璃窗"理论，一块完整的玻璃窗被打碎后，若得不到及时修理，则会向周围发出一个信息，说明无人关心玻璃窗的缺损，造成更多的玻璃窗被打碎。它揭示的是真正负责的、有效的管理必须是一丝不苟、精益求精、不打折不扣、近乎苛刻的"零度宽容"，反之，就不可能有万无一失的质量和安全保证。

护理管理的影响在护理管理中有两个方面的重要工作：一是千方百计地提高护理工作的正效应，更快、更好地高标准完成护理工作任务；二是谨慎而周密地防止护理工作的负效应，把护理失误、意外的发生，控制到最低限度。护理专业特点决定了护士要以保存生命、减轻疼痛和促进健康为己任。由于护士所服务的对象是人，因而更显其职业的神圣和崇高，责任之重大。我们可以把护理工作比做"玻璃窗"，这扇窗原本洁净、牢固，但当受到不良因素的作用时，就犹如管理失误而出现了"破玻璃窗"，若修补不及时，则会有更多的"玻璃窗"被打碎，从而引起护理管理的被动与无序导致整个单位的护理工作无法正常进行。成功的管理者非常善于花力气去擦拭和维护"玻璃窗"，并且不畏艰辛、一丝不苟、不留任何死角，对任何破坏"玻璃窗"完好性的因素，都给予"零度宽容"，决不姑息。因为只有持之以恒地清除沾染在"玻璃窗"上的尘埃，才能养成护士自省、自律的工作作风，才能使护理行为不发生偏差，从而确保护理工作的高质、高效。

护理专业是于平凡中见伟大，于严谨中见爱心的高尚职业。护理行为受到法律、道德、技术等的多重因素的影响。护理队伍是由众多感情丰富、细腻的护士组成的专业群体，并在社会生活中担当着多重角色。在实践护理管理中，只有用"人本"理念去关注和激发她们的工作热情，实实在在地关心她们的工作、学习、生活，为她们的切身利益着想，解除她们的后顾之忧，才能保证护士在工作中保持旺盛的精力和创造力，才能看好、管好自己的"玻璃窗"，不出现污渍和裂缝，才会认真地履行职责，避免意外事件的发生。正确处理"零度宽容"与"人文关怀"的关系，有利营造既和谐又紧张有序，既团结友爱又催人奋进的良好工作氛围，只有使二者相辅相成，缺一不可，才能保证护理工作质量，提高护理管理水平。

三、以患者为中心的人文关怀

随着医学模式的转变和"优质护理"概念的提出，人文关怀在患者中的实施越来越受到重视。以患者为中心，对患者实施整体护理是当前临床工作的重点。回顾总结文献资料，将以患者为中心的人文关怀内容和实施方法总结如下。

1. 护理人文关怀内容

(1)理解患者的文化背景：不同文化背景的患者可能对疾病有不同的看法和心理状态。护士需要了解并理解不同文化背景患者的心理特点。比如有宗教信仰的患者可能会因为信仰原因而拒绝某些护理和医疗措施的执行。护士要能够对患者的行为表示理解，并想办法为患者找到解决办法。又比如受教育程度低的患者可能对疾病的理解能力和了解程度与受教育程度高的患者有偏差，护士需针对不同受教育程度的患者进行健康指导，旨在为不同受教育程度的患者提供较好的服务，患者能够理解自身的患病情况并配合治疗和护理。

(2)尊重患者的生命价值：尊重每一位患者，善待每个生命，是护士人文关怀素养的首要因素。有研究表明，患者认可护士良好的服务态度和忍让行为，并视为对患者的尊重，使他们感到温暖，感觉到护患关系的和谐。因此，在护理工作中，对于不同年龄、职业、疾病的患者，护士均应一视同仁，以良好的服务态度服务每一位患者，建立良好的第一印象，减轻患者的陌生感，拉近护患沟通距离；同时，护士应具有职业涵养，能够宽容、忍让、理解并关怀急诊患者的异常情绪，减少不必要的纠纷，体现出人文关怀的内涵，从而塑造护士优良的职业道德形象。

(3)表达护士的关爱情感：在护理工作中，护士应该时刻注意把患者放在第一位，急患者之所急，想患者之所想，始终把患者的事情当成自己的事来处理，处处为患者着想，从患者的角度出发进行换位思考，对患者的疾病感同身受，积极帮助患者为他们排忧解难。护士应在第一时间对患者予以特别关注，为患者提供良好的关怀护理，满足多方面的需求。对于患者而言，护士的简单动作或言语鼓励，以及心理上的疏导、安慰都可以对他们产生积极的影响。因此护士需了解患者的心理特点，善于换位思考问题，学会洞悉患者的心理；其次，要鼓励患者说出内心的感受，让患者有机会将内心的压抑发泄出来，帮助患者摆脱不良情绪，以积极的态度和良好的心情接受治疗和护理；最后，注意评估不同患者的心理需求，必要时与家属沟通，运用幽默等多种方式，以提供有效的且为患者所需要的心理支持，达到促进患者身心康复的目的。

(4)协调患者的人际关系：患者因疾病和治疗等原因，容易出现焦躁情绪。患者入院后，因为病房管理和安全原因，只有少量家人能够陪在患者身边，周围陌生的环境和面孔多少会导致患者出现不适应。护士可协调患者建立和维护良好的人际关系，鼓励有经验的病友与新入院患者进行交流沟通，营造一个轻松、愉悦的氛围。当患者与家人朋友或病友出现矛盾时，护士也应尽力帮助患者维护人际关系，减轻其焦虑情绪。

(5)满足患者的个性需要：不同的患者有不同的需求，护士应尊重和满足患者的个性需要，根据患者的性格特征来采取针对性的护理措施，以期与患者建立良好的关系，尊重患者的权利，理解患者的个性需要。比如重症监护室患病儿童因为与家人的分离和对环境的不适应容易出现分离性焦虑等情绪，故而哭闹不止、拒绝配合治疗等，护士应充分理解患儿的行为，尽可能的想办法帮助患儿与家人取得较多的联系，在条件允许的情况下，增加患儿家属的探望时间。

2. 实施人文关怀的方式

(1)营造良好的人文环境：环境可以影响患者的就诊体验和心态，甚至会关系到患者的康复，因此病房的人文环境建设不容忽视。病房应努力营造一种充满人性化、人情味的，以关心患者、尊重患者、以患者需要为中心的人文环境。病房环境的设计和设施布置尽可能体现家庭式的温馨、舒适和方便，病房窗帘色彩选择淡蓝色或淡绿色并保持清洁，可在每间病房的窗前摆放一盆花，在病房走廊的墙壁上挂贴美术字画，播放优美舒缓的音乐等措施，消除患者的陌生感、恐惧感和孤独感，并创造一个和谐、轻松的护患交流沟通环境。

(2)注重护理礼仪：将行为美学融入护理活动中规范护士仪表行为，定期进行护士日常礼仪培训。确保护士上岗时着装合体干净整齐，面带微笑，举止优雅，动作敏捷，操作规范，让患者时刻感受到白衣天使的外在美。

(3)注重与患者沟通：善于与患者沟通交流的护士能较好地解决患者住院过程中出现的各种负性情绪及心理需求，减少护理纠纷，拉近护患距离，使护士及患者都处在较好的人文环境中工作和治疗。可在病房设立1名专门负责与患者交流沟通的护士，要求业务精湛、具有一定的心理学知识、掌握交流沟通技巧的高年资、高职称的护士担任，其主要的工作任务是每天与患者交谈，了解患者因不同疾病引起的各种心理问题；指导其自我调适；对患者进行全方位健康教育；接受患者及家属的咨询；征求患者对护理工作的意见和建议等。此外，鼓励责任护士多与患者交流沟通，了解患者内心需求和疑虑，及时帮助患者解答问题。

(4)落实健康教育：患者可通过护士实施的健康教育获取疾病和康复知识，减轻焦虑情绪，促进患者更好地康复。病房可考虑设立一名经验丰富、资历较深的护士兼任健康教育宣传员，负责制定健康教育工作计划，结合每位患者及家属的需求进行床边教育，发放健康教育宣传资料，每周为患者进行一次健康讲座，内容可围绕医疗常识、健康生活、锻炼、休息、压力应对等课程。

(5)建立回访制度：为了实现护理工作的连续性，需要把关怀服务延伸到家庭，在患者出院后2~3天电话回访，了解病情，回答咨询，督促患者按医嘱服药；患者出院1个月进行家庭访视、体检、评估患者的健康状况和心理反应，做好保健指导。同时医院在举办大型健康教育讲座时向患者及家属发出邀请函，保持与患者和家属的联系。

总之，对患者的护理人文关怀在临床工作中起着越来越重要的作用，临床护士应不断地学习人文关怀的知识，力争为患者提供优质的护理服务。

四、护理人文关怀的现状与改进策略

关怀是一种理念，需在护理教育中培养。因此，人文关怀护理教育的实施情况与今后人文关怀护理的发展有着密不可分的关系。以下根据文献分析，介绍当下国内护理人文培养目标、课程设置与教学内容、师资建设与教学方法，以及效果评价等现状，对现状提出改进策略。

(一)护理人文关怀教育现状

1.人文关怀教育培养目标不明

随着我国护理学的发展，在对护生的培养目标中，均体现了重视人文关怀素质的要求。但当前的人文关怀教育还未能深入开展。本科生人文关怀教育教学内容通常选用统一教材，内容比较陈旧，难以反映时代要求，而对那些有利于提高护生人文素质、拓宽知识面、增强能力的新兴学科、交叉学科、边缘学科讲得不够，甚至不讲。近年来，我国教育工作者虽然编写、出版了一些护理人文课程教材，但还未能形成具有现代护理教育特色的人文课程体系。

2.人文关怀课程设置不足

课程改革是教学改革的核心问题，加强护理人文素质培养的过程中，课程设置一直是高校关注的焦点。各高校根据自身客观条件增加人文课程、优化课程体系，但仍存在以下不足之处：①人文课程课时偏少；②学科门类不够科学，科目差异较大；③人文课程结构不合理，未能很好地体现培养目标；④学科时数差异较大，对有关科目在人文素质培养中的作用与价值，认识方面存在偏差；⑤综合性人文课程所占比例小。

3. 人文关怀教育师资匮乏

我国大多数高校的护理人文学科教师主要由缺乏人文、社会学知识的护理专业教师兼任，或由文科背景的教师兼任，其知识结构、学历层次难以满足护理人文素质培养的需要，难以实现人文素质培养和专业技能训练的相互渗透。护理人文教学方法传统、单一，强调知识的"系统性""完整性"，以教师、教材、课堂为中心。教学中重视知识的灌输、教师的主导地位，忽视学生的主体作用，不能体现"教学相长"，无法充分调动学生的主动性、创造性。针对这种现状，已有学者提出教学应"以学生为中心、以意境为中心、以活动为中心"，注重培养护生的思维能力和实践应用能力。

4. 培养效果难以评价

对于护理人文素质培养效果的评价，国内高校研究和实践应用均较缺乏。近几年，我国有学者不断尝试构建科学规范、可操作性的护理人文素质培养评价指标体系。有学者创建了护理人文素质动态评价内容和方法，或构建了护理人文素质评价指标体系，或构建了针对护理人文素质培养过程、相关环节的效果评价指标体系。但这些评价体系都还有待推广。

因此，尽管我国在近年人文关怀培养探索研究中，取得了一定成果，但仍然在护理人文培养目标、课程设置与教学内容、师资队伍和教学方法、培养效果评价方面还存在诸多问题。因此人文关怀教育改革势在必行。

（二）改进策略

1. 转变护理人文关怀素质培养观念

高等护理教育，不仅要有发展知识技术的科学追求，更要有"文化成人"的人本思想。护理专业的人文本质决定了护生的培养尤其要重视人文素质，唯有把握护理人文本质，才能更好地体现护理专业的独立性，护理教育才能发展得更快，更有持久生命力。进一步加强护理人文素质培养，首先应从转变观念开始。护理人文关怀素质培养是为了激发护生内在潜力，提高护理教育质量，为护生的成人成才提供条件和价值影响，服务于护生不同的自我价值追求，提升创造性思维和能力。护理教育工作者，需要转变护理教育观念，强化人文培养意识。

2. 设定护理人文关怀培养原则

近年来，注重护理教育中人文素质培养的基本观点已获得广泛认同。但旧有科学主义观念仍然具有历史的穿透力，影响着护理教育的改革。在绝大多数时间里，无论是东方还是西方，人文学科和人文素质培养在大学中都处于弱势。因此，高等护理教育需要进一步加强人文培养，并在实践中设定相应的原则，探索前行，才能取得长效成果。护理人文关怀素质培养，应注意教育的导向性、职业性和因材施教的原则。对护生正确认识、评估、确立、调整，以至更新利益关系和价值取向发挥积极的引导和规范作用。培养要结合职业性质，直面现实生活中护理职业的真实特点：自我渺小而又凸显服务功能。根据各人的差异进行培养活动，更强调注重护生的心理特点，把握护理专业大学生的特殊之处来开展培养活动。

3. 构筑护理人文关怀培养体系

基于对护理人文本质、现代教育观的认识，护理人文素质培养体系的构筑，必须从三个方面入手：明确培养目标和内容，建设护理人文师资队伍，开展具有针对性的培养活动。鉴于高等护理教育总体目标尚处于构建及完善阶段，教育工作者要尽可能细化护理人文素质培养目标，体现可操作性，从而充分发挥培养目标的指导作用。细化护理人文素质培养目标，注重对护生人文关怀理念、人文关怀知识、人文关怀能力和人文关怀感知的培养。人文关怀感知是指护士作为关怀者或被关怀者双重角色，所获得的感觉状态、情感体验和满意程度相融合的感性认识。此外，还需要建设护理人文师资队伍，培养同时具备护理专业知识和人文社会科学知识的教师。充分发挥现有的两支主要教师队伍——社会科学部教师和护理专业教师的作用，充分开发教师的潜能，制定相应的师资发展计划并逐步落实培训。鼓励跨学科、跨专业的交叉性研究，促进教师不同知识的融合。还可以发挥辅导员的课外培养作用，努力促进辅导员专业化发展。培养体系的构建和师资队伍的形成，最终的目的都是为的放矢地开展护理人文素质培养打下基础。护生自身因素和环境因素（社会、家庭和学校因素）对人文关怀的培养具有重要影响。社会因素中，大众传媒、舆论宣传等因素短时间很难改变。但针对护生自身特点，联合家庭、社会实现共同培养是切实可行的。尊重护生的主体地位，就是尊重护生个体及群体的特点、需求、选择和独立性，充分发挥护生的主观能动性。针对护生自身因素：心理压力的特殊性、知识结构和思维方式的特殊性、以及女生群体生活的特殊性，开展区别于其他专业大学生人文素质培养的特色活动。联合培养阵地，教室、校园、社会学习协调并进，指导职业发展，动态评价效果。

第二节　护患关系

一、护患关系的概念

护患关系是指护士与患者通过特定的护理服务与接受护理服务而形成的人际关系，是护理实践活动中最主要的一种专业性人际关系，是护理人际关系的主体，是护士职业生活中最常见的人际关系。护患关系具有暂时性、角色转换和专业目的相同的特点。

暂时性：患者患病期间与护士建立的特殊人际关系。

角色转换：患者由于生病，暂时从社会角色转换为患者角色。

专业目的相同：护士运用掌握的医学护理知识，帮助患者康复；患者服从医生、护士的治疗护理，使自己能够尽快康复。

二、护患关系基本内容

（一）技术性关系

技术性关系是指护患双方在进行一系列的护理技术活动中建立起来的行为关系，是非技术关系的基础。离开了技术关系，护患关系的其他内容就不存在。在这种关系中，护士处于能运用专业知识和专业技能为患者解除病痛、恢复健康的主动地位。而患者则处于寻求帮助，需要解决病痛的被动地位。因此，当护患之间发生矛盾时，护士是矛盾的主要方面，对患者有着直接影响。

（二）非技术关系

非技术关系是指护患双方由于受社会、心理、教育、经济等多种因素的影响，在实施医护技术过程中所形成的道德、利益、法律、价值等多种内容的关系。

1.道德关系

道德关系是非技术关系中最重要的内容。由于护患双方所处的地位、环境、利益、以及文化教育、道德修养不同，在护理工作中很容易对一些问题或行为在理解和要求上产生各种不同的矛盾。为了协调矛盾，护患双方必须按照一定的道德规范来约束自身行为，尊重对方。护士作为关系的主要方面，更应该遵守职业道德规范，维护患者的权益。

2.利益关系

利益关系指护患双方在护理过程中发生的一些在物质和精神方面的利益关系。护士的利益表现为付出身心劳动后得到的工资、奖金报酬(物质利益)，以及患者康复后表达的感谢和理解(精神利益)；患者的利益表现为在支付医疗费用后能切实获得解除病痛，恢复健康(物质利益)，以及患者在住院期间个人隐私受到保护(精神利益)。

3.法律关系

法律关系指护患双方各自的行为和权益都受到法律的约束和保护。侵犯了任何一方的正当权利都是法律所不容的。如因护理工作不当引起患者利益受损，患者可以依法申述；如护士的利益受到患者的无理威胁，护士可以通过法律程序寻求保护。

4.价值关系

价值关系即护患双方的相互作用和相互影响都体现了为实现人的价值而做出的努力。护士运用自己的专业知识和技能为患者提供优质服务，履行人道主义的义务和道德责任，从而达到实现自我价值的目的；而患者在身体康复后，重返工作岗位为社会作贡献，也同样在实现自我的人生价值。

三、护患关系基本模式

护患关系模式是医患关系模式在护理人际关系中的具体表现。根据1976年美国学者萨斯和荷伦提出的观点，可将护患关系分为三种基本模式。

(一)主动—被动型

主动—被动型是最古老的护患关系模式，也称支配—服从型。受传统的生物医学模式的影响忽视人的心理、社会属性，把人看作是一个简单的生物体，把恢复健康的重点放在药物治疗和手术治疗方面。护士处于专业知识的优势地位和治疗护理的主动地位，只要护士认为有作用，即可施加于患者，无需患者的同意；患者处于心理上的从属地位，诊疗安排和治疗护理处置完全服从护士的决定，没有任何异议。模式原型是父母与婴儿的关系。具有护士"为患者做治疗"的特点。

这种模式过分强调护士的权威性，忽视患者的主观能动性，不能得到患者的主动配合，严重影响护理效果。一般适用于不能表达主观意愿的患者，如神志不清、休克、婴儿、痴呆患者等。

(二)指导—合作型

指导—合作型是近年来在护理实践中发展起来的一种护患关系，是目前临床护理中护患关系的主要模式。这种护患关系模式把患者看作是生物、心理、社会属性的有机整体。在护理过程中，护患双方都处于主动地位。患者愿意接受护士的帮助，尊重护士的决定，主动配合医疗护理工作，但这种主动性仍然是以执行护士的意志为基础；护士仍然是护患关系中的主要方面，根据病情决定护理方案和措施，对患者进行健康教育和指导。模式原型是父母与儿童的关系。具有护士"告诉患者应做什么和怎么做"的特点。

这种模式比主动—被动型模式有进步，广泛存在于临床护理实践中。但护士的权威性仍然是决定性的，患者的主动配合以护士的要求为前提，患者的"合作"实际上仍然处于消极配合状态，护患关系仍然不平等。通常适用于一般患者，尤其是急性患者和外科手术恢复期患者。

（三）共同参与型

共同参与型是一种双向的、平等的、新型的护患合作关系。这种护患关系模式是以平等合作为基础，护患双方同时具有同等权利，共同参与治疗护理过程和决策实施过程。患者不但主动配合治疗护理过程，而且积极主动地配合并亲自参加护理活动，主动向护士反映病情，与护士共同探讨疾病的护理措施和计划，在力所能及的范围内独立完成某些护理措施。模式原型是成人与成人的关系，具有"护士积极协助，患者自我护理"的特点。

这种模式与前两种模式的本质不同。患者的人格和权利受到尊重，积极性得到充分发挥。护患双方共同分担风险，共享护理成果，体现了护患双方的双向作用。一般适用于有一定文化知识水平的慢性患者。

但在护理实践中应注意：不能把这种模式理解为一些本来应该由护士执行的任务交给患者或患者家属完成。如让患者家属自己更换液体，自己打扫病房卫生，自己倒大小便，自己送检验报告单等。

三种不同的护患关系，反映了护士对患者的认识和情感，反映了护士的责任心和使命感。护患关系是护理实践和护理质量的重要指标之一。正确选择护患关系的沟通模式，有利于建立良好的护患关系模式。

四、护患关系的重要性

随着健康观念的转变，人们对健康需求的变化，人口构成和疾病谱的改变，人们对护理也提出了新的更高的要求。对于护士来说，护患关系是护理实践中的重要内容，并有着极其重要的作用。

（一）有利于提高医疗护理质量

护患关系是护理工作中不可缺少的重要因素。良好的护患关系有利于促进护士与患者之间、护理人员之间、护理人员与其他医务工作者之间相互信任和密切协作的关系，使患者积极主动地配合治疗，医院医疗护理活动顺利进行，提高医疗护理质量，减少医护纠纷的发生。

（二）有利于促进护患双方的身心健康

英国著名文学家、哲学家培根有句名言：如果你把快乐告诉朋友，你将获得两个快乐；如果你把忧愁向朋友倾吐，你将被分担一半忧愁。护士与患者在情感、思想、认识等方面相互交流，性格上相互影响，行为上相互作用的过程，有利于护患双方的身心健康。

（三）有利于营造和谐的服务环境

良好的护患关系，能够营造协调和谐的环境，与患者之间建立相互理解、相互信任、相互支持、相互关心的良好氛围，从而产生良好的心理气氛。在这种良好的心理气氛中，医护人员能得到心理满足，并将这种满足转换到为患者治疗、护理、康复等方面，使患者得到更大的满足，从而解除由病痛带来的焦虑、恐惧、紧张等消极心理，增加他们战胜疾病的信心。

（四）有利于适应医学模式的转变

随着社会的发展和医学科学的进步，人们逐步认识到：影响人类健康的因素，除了疾病因素之外，还与人们的心理因素和社会因素有关。于是现代的生物—心理—社会医学模式取代了传统的生物医学模式。新的生物医学模式的建立，要求护患之间保持主动、有效的沟通，通过沟通了解患者的各种需求，掌握患者的心理需要，及时进行有效的疏导，以达到促进患者康复的目的。

五、护患关系的性质

(一)帮助与被帮助的关系

在医疗护理活动中存在着两个系统，即医护系统和患者系统。医护系统包括医生、护士、检验人员、医院行政人员等，掌握为患者服务的技术，能够为患者提供医疗和护理的帮助；患者系统包括患者、患者家属、亲友、同事等，需要接受医护系统的帮助。两个系统之间的关系是帮助与被帮助的关系。护士为患者实施治疗、护理，实际上是在执行帮助系统的职责；而患者接受治疗护理，也体现了患者及其家属、亲友和同事的要求。护士与患者的关系是帮助系统与被帮助系统的关系。

(二)特定的相互关系

护患关系不是护士与患者两个方面的简单相遇，而是护患双方在特定场合下的相互作用、相互影响而形成的关系。护患关系不仅局限于护士与患者之间，患者的家属、同事、朋友也是护患关系中的重要方面。由于护士与患者由于各自的个人阅历、情感、知识水平和对事物的看法不同，日常工作中就不可避免地出现对事物的认知差异，并且影响着双方对角色的期望和相互关系的感觉，进而影响护患关系的质量。

(三)满足患者需要是护患关系的实质

护士与患者关系的实质是满足患者的需要；能否满足患者的需要是构成护患关系的基础，也是护患关系与其他人际关系的不同之处。患者因疾病住院接受治疗，掌握帮助患者恢复健康知识和技能的护士为患者提供帮助，正是患者的需要和护士准备满足这种需要，使双方发生了治疗性的人际关系。患者的需要和护士努力满足这种需要构成了护患关系的基础，离开这种需要，护患关系也就终止。

(四)护士在护患关系中起主导作用

护患关系中护士处于帮助的主导地位，是护理服务的提供者、患者健康方面问题的咨询者、代言者、解决者、健康教育者。护士作为有专业知识和技能的人，对患者实施主动的、具有专业性的帮助，是帮助系统中的主要责任者。一般情况下，护患关系出现扭曲时，护士应当负主要责任。

(五)护患关系中双方的相互影响不对等

护患关系是在患者生病的特殊情况下形成的关系，在这种关系中，患者依赖护士，护士是患者的保护者和照顾者，这就决定了护患关系中，护士是影响患者的主体，患者心甘情愿地接受护士的影响，因此，护患关系中双方的相互影响是不对等的。

六、护患关系的分期

护患关系从其发展过程可分为开始期、工作期和结束期三个时期，三个时期之间相互影响、相互重叠。

(一)开始期

也称熟悉期。护理人员与患者第一次接触，护患关系就开始了。此期是建立良好护患关系的关键时期。尤其是护士与患者的最初接触，可能只有几分钟的短暂时间，但可能为以后关系的发展和成功的沟通打下良好的基础。

此期的主要目标是双方彼此熟悉并开始初步建立信任关系。患者入院，与护士素不相识，双方都希望了解对方。护士要了解患者的病情、家庭和社会情况，患者想知道护士的个人情况、业务能力等。但是，双方采取了解的途径是不同的，护士主要通过公开的方式，如询问病史、体格检查、翻阅病历等方式进行；而患者主要凭自己的感觉进行了解，如通过护士的言谈举止、病友间的交谈等方式了解。

此期护士的主要任务是全面收集患者信息，了解患者情况，作出护理诊断，制定护理计划；同时，为建立信任关系，护士应该向患者作好自我介绍，除个人情况外，主要应介绍自己对患者应负的责任以及患者可获得的帮助；并注意理解、尊重和关心患者，及时准确地发现患者的真实需要和回答患者提出的问题。

此期的工作重点是取得患者的信任。新入院的患者会十分注意自己的行为，同时也会十分关注护士的言谈举止，寻找住院期间可以依赖的护士。因此，以真诚的态度和正确的移情为患者提供健康服务，是建立护患间信任的重要因素。

（二）工作期

指护士为患者实施治疗护理的阶段，是护理人员完成各项护理任务，患者接受治疗和护理的主要时期，是护患关系最重要的时期，对患者的疾病康复有着重要影响的时期。

此期的特点是工作任务重，质量要求高，时间跨度较长，并与初期护患之间是否建立较好的信任关系联系密切。在这个时期，护理工件的主要任务是根据护理计划，实施护理措施，解决护理问题，完成护理工作。工作重点是通过自己高尚的医德，熟练的护理技术，良好的服务态度赢得患者信任，取得患者合作，满足患者需要。

由于工作时间长，护患双方可能会发生一些不愉快的事情或争执，如护士埋怨患者不主动配合，过分娇气；患者不满意护士对患者的疼痛麻木不仁的服务态度，操作技能不熟练的业务水平等。对此，对患者提出的合理要求，护士应以积极的态度面对，并及时改正；对患者的不合理要求，应及时解释与劝说，及时调整护患关系中不协调的现象，始终保持真诚的态度，热情的服务，尽量满足患者的合理需求。

工作期进入患者开始康复的阶段时，患者容易出现依赖与独立的冲突，随着疾病的逐渐康复，护士应帮助患者逐渐脱离帮助，学会自我照顾，促进患者全面康复。

（三）结束期

经过治疗与护理，患者身体基本康复，病情基本好转，达到预期目标，护患关系即进入结束阶段，患者准备出院。

此期的工作任务是对患者进行健康教育，出院指导和征求意见等，护士应提前做好患者的出院准备，包括治疗效果、生理特征和出院指导；同时，还应注意妥善处理护患双方尚未解决的一些问题，以顺利结束关系。此期的工作重点是与患者共同评价护理目标的完成情况，并根据存在的问题或可能发生的问题制定相应的对策。

住院患者多在此期结束护患关系；但如果患者没有完全康复，可以转至社区继续治疗，继续维持护患关系。对少数问题较多、疾病治疗效果较差、护患沟通存在问题的患者，应加强结束前期的沟通。

护患关系的三个阶段虽然各有重叠，但在每个阶段都有其侧重点。护士一定要始终以患者的利益为中心，有效地应用沟通技巧，以真诚的态度和正确的同情与同感取得患者的信任，促进护患关系向良好的方向发展。

七、我国护患关系的现状及影响因素

(一)我国护患关系的现状

在医患纠纷受到广泛关注的今天,护患关系也应受到足够的重视。当前我国护患关系现状主要表现在以下几方面。

1.护患之间沟通存在障碍

部分护士在工作中在与患者沟通时,不善于将医学专业术语转化为让患者明白易懂的语言,从而造成护患沟通的障碍。

2.工作中缺乏人文关怀

具体表现在缺乏同情心,患者反映是"冰棍脸",说话简单生硬。

3.患者对医务人员缺乏信任

医患矛盾也容易引发护患矛盾,患者将对医生或管理人员的不满转到护士身上。护患纠纷层出不穷,护理暴力事件频繁发生,护士遭受工作场所暴力事件的发生率逐年上升,护患关系紧张问题仍较突出并不断恶化,亟待解决。

4.患者要求过高

由于护患之间信息不对称,对护士的护理工作缺乏正确而客观的认知。少数患者会提出一些不切实际的期望,如尽早进行手术、尽快出院、增加用药剂量等,而当这些要求得不到满足,这些患者便会对医护人员心存不满。

(二)我国护患关系的影响因素

1.环境因素

环境包括社会环境、医院环境和人群环境等。

(1)社会环境:包括社会制度、生产力水平、社会物质生活条件以及社会精神文明程度等。如在市场经济体制的影响下,极少数人受经济利益的驱动,产生了经济效益第一,金钱至上的思想,在医疗护理过程中,向患者索要红包、物品、回扣,将患者分为三六九等、高低贵贱,从而影响了护患关系。此外,当今社会是信息时代,各种资讯传播非常迅速,当护患纠纷发生时,有的媒体在大众不知道真相情况下,为了增加收视率,进行失实报道,进而加重了护患之间的不和谐。

(2)医院环境:涉及优美的院容院貌,整洁的病房环境,清楚的就医指南,文明的言谈举止,优良的服务态度和人性化的服务系统等,这些都会给患者留下良好的印象,促进护患关系健康发展。然而,有些医院片面追求经济效益,且医疗体制不完善从而增加了患者对医院治疗效果的期望。当疾病的治疗效果与患者的心理预期存在一定距离,患者则认为是医疗护理质量存在问题,从而增加了护患纠纷的发生率。

(3)人群环境:社会经济的快速发展,使社会人群对健康的要求越来越高,就患者自身而言,他们不仅希望患病时得到良好的治疗护理,而且还希望在平时得到预防保健、健康教育、美容康复等全方位的优质服务。并且对就医条件、巡诊制度、社区医疗等健康需求提出了更高水平的要求。所有这些需求是否能得到满足,对护患关系都可能产生较大的影响。同时,患者及家属维权意识、期望值过高也会影响护患关系,患者相对于护士而言,医学知识相对匮乏,在护士的安排下接受治疗,处于被动和服从地位,由此形成了护患关系中信息掌握不均衡的状态。在这种状况下,患者的知识水平、信仰、道德修养、文化差异等都会从不同的角度影响护患关系。而在护士方面,少数护士的工作责任心不强、专业知识不足,在强大的工作压力下存在职业倦怠、出现心理问题等也会使护患关系受到影响。

（三）护患关系的解决对策

1. 正确导向社会舆论

政府可以通过影视作品、客观真实的媒体报道来加强社会宣传力度，让人们了解和理解护理人员的工作现状，还可以加强有关医疗、护士条例等法律法规的宣传活动，让人们在保障自身权利的同时，学会尊重和理解医务工作者，促进社会和谐。完善医疗保障制度，适度降低医疗费用，加强对特殊病种、特殊人群的医疗保障。

2. 加强医院管理

正确评估和认识投诉、建立相应制度、规范工作、正视不足、积极应对、注重细节管理、及时解决患者合理要求等才能改善护患关系。

3. 促进护患沟通

提高护士的认识水平，接纳患者、态度真诚、认真倾听、更新理念、提高敬业精神。提高护士的业务操作技能，严格遵守"三查七对"制度，加强业务学习和继续教育培训。提高护理人员的语言沟通能力，语言通俗易懂、使用礼貌性语言，采取不同的方式进行沟通。例如，护士应从患者角度解释，糖尿病患者注射胰岛素时不监测血糖，就可能引起低血糖或高血糖，加重病情，花费会更多。护士耐心解释，患者会配合血糖检测。提高护理人员的非语言沟通能力，穿着得体，善于倾听，举止优雅。有优雅的举止所表现出来的稳重、大方、热情、细致能唤起患者及家属对护士的尊重、信赖之情。加强对护士的心理疏导工作，建立心理疏导工作室，并聘请专业人士开展心理咨询服务。

八、建立良好护患关系的目的与条件

护士与患者的关系是一种特殊的人际关系，这种关系的建立与发展，不是由于护士与患者之间的相互吸引，而是为了满足患者的健康需要。

（一）建立良好护患关系的目的

创造一个有利于患者康复的和谐、安全、支持性的治疗环境，使患者在接受治疗和护理服务的过程中尽快恢复或保持良好的心态，尽可能发挥自身潜能，最大限制度地参与治疗、护理和康复活动。

（二）建立良好护患关系的条件

护理工作的最终目的是帮助服务对象最大限度地恢复、促进和保持健康，或帮助临终患者安详地、有尊严地逝去。因此，护士在护理工作中应具备的基本素质是：

1. 具有健康的生活方式

作为护患关系的主导者，恢复、促进和保持患者健康的执行者，护士本身的行为就是一种角色榜样，会对患者产生直接影响。护士首先应该学会评估、计划、执行和评价自己的健康状况，会运用自我照顾的方法，会采取对健康有帮助的生活方式满足自己的基本需要。如保持良好的心态，平衡的膳食，适当的运动等达到适应性平衡。

2. 具有良好的情绪支持

护理工作中，护士的情绪会直接影响护患关系的建立，直接影响工作环境和气氛。因而护士应控制自己的情绪，工作中保持健康情绪，控制不良情绪，尤其不要把在家里或单位同事间的不愉快带到工作中，造成对患者的不利影响。

3.具有关心、尊重患者的人格和权利的情感

护患关系的建立和保持，在于护患双方的理解和尊重。护士对患者诚恳、热情的态度可以使患者产生被尊重、被关心和被帮助的感觉，护患之间应建立正确的移情，适当的移情是护士应尽可能从患者的角度来了解患者的感觉和体验，使患者减少被疏远和陷于困境的孤独感，从而减轻因疾病影响和环境改变产生的焦虑和恐惧。同时，护士应该对所有的患者一视同仁，使患者感觉到人与人之间的平等和被尊重。

4.具有不断丰富与护理有关的人文社会和行为科学知识的能力

在医学科学飞速发展的时代，护士应该及时更新自己的理论知识和技能水平，除学习护理专业知识外，还应不断学习人际沟通、美学、自然科学、社会科学和行为科学等方面的知识，培养终身学习的能力，并将所学知识贯穿到自己的整个职业生涯中。

5.具有熟练的沟通技巧

建立良好的护患关系是护患双方相互作用的结果。护士的沟通能力对护患关系的建立有直接的影响。善于沟通的护士，能够在适合的时机，适合的地点为患者提供适合的信息。

九、建立良好护患关系的方法与技巧

(一)建立良好护患关系的方法与技巧

1.建立信任感

信任是建立良好护患关系中的决定因素之一，是以后工作的基础。信任存在于一方能够感觉对方的行为是维护彼此的关系而不是试图控制对方的氛围中。如一个性病患者向护士倾诉他患病后的苦恼与家庭不和时，护士并没有嫌弃他，而是更加关心他，帮助他，患者就会对这位护士产生信任感。

信任可以帮助人们产生安全感，使人感到关心；信任可以创造一种支持性氛围，使人能够坦率地、真诚地表达自己的态度、情感和价值观。护理工作中，护士主要通过"五心(爱心、细心、责任心、同情心和耐心)"的表达和加强自身的知识和技术水平来建立护患之间的信任关系。

产生信任和不信任的沟通行为(以性病患者为例)见表8-1

表8-1　产生信任和不信任的沟通行为

支持性氛围	防卫性氛围
客观描述：你是怎么染上这个病的？	主观评价：你肯定是性生活不检点，才得病的。
针对问题：你不想让你爱人知道你的病况吗？	控制别人：你这种病早就应该让你爱人知道了。
坦率、自然：我是你的责任护士，有什么事可以直接找我	暗有图谋：你这种病一般很难治愈，除非花大价钱，否则很难根治。
同感、理解：我知道你有难言之隐，没关系，经过系统治疗可以好的	麻木不仁：你这种人我见得多了，自己不注意。
平等待人：你和其他患者一样，不要有顾虑	自以为是：我就知道你不是省油的灯，肯定是在外面乱搞生病的。
商量、灵活：对这种治疗方法，有什么意见，我们再商量。	武断、僵硬：你这种病只能用这种治疗方法，如果你不愿意，你就另请高明吧。

2. 共情或同感

共情或同感是沟通双方"进入情感"的过程，是人们在明确认知他人情感的基础上，再把这一理解转达给他人，是有效人际沟通中最基本的因素，也是最复杂的因素。同感与同情的不同点是：同情是向对方表示关心、担忧和怜悯，是自己向对方表达自我情感的一种方式；同感是从对方的角度去感受、理解对方的感情，是分享对方的情感而不是表达自己的情感。同感的核心是理解，护士在与患者的沟通中如果没有同感，将会失去护患关系中最基本的要素——理解，会使患者陷入被疏远和无助的孤独感中。

面对一个消极悲观的患者我们如何去表达共情呢？例如一名患者："人老没用了。我子女都已经成家立业了，有自己的事业，都很忙。我可以理解。只是我希望他们常回来看看，不要只在我生病时才回来。我老了，说不定啥时候去见了阎王也没人知道。"护士要做的第一步是倾听。不打断患者讲话，不作价值判断，有适当的反应，如点头，眼神示意，或使用"嗯~然后呢"等鼓励性话语。第二步是换位思考。"假如我是这位老人，会怎么想？""会有怎样的感受？"第三步：信息整理。在沟通中还需要不断进行信息整理。把从患者那里感知到的东西，作一番整理并理解患者。她因为儿女不常回家而感到有些无奈和丝丝抱怨。第四步：信息反馈。用言语和非言语行为作出反应，"我听到你说……""我感觉到你……"引导患者对其感受作出进一步的思考。（"子女因为事业而忙碌，没有时间常回家看，你能够理解，但又觉得自己很凄凉。内心有些抱怨。"）第五步：共情检验。在反应的同时留意患者的反馈信息，通过患者的表情可以看出。必要时应直接询问对方，是否感到自己被理解了，我说的话她是不是特别认同？要问一句：是不是这样。让患者作出回答。

3. 控制问题

控制是人际交往中难以掌握并有一定影响的因素。人际关系的控制问题主要被认为是一方支配、另一方服从的对立统一体。一个人只要被他人或事件影响或影响着他人或事件时，就存在着控制。患者住院期间，受医护人员和疾病的影响，医护人员的行为与疾病的影响就对患者产生控制。如果能够正确处理与患者的关系，患者就愿意主动配合，如果医护人员控制过度，患者就会出现拒绝配合治疗护理；同时，由于疾病对患者的影响，也可以使患者产生失控感，出现恐惧、焦虑、愤怒和无望的感觉，甚至出现对疾病的生理反应表现过敏的现象。因此，医护人员应认识到患者产生失控感的原因，平和地对待患者失控后出现的各种不理智、不配合治疗护理的表现，认真评估患者的控制能力，在患者失去控制能力时帮助患者找出影响控制的因素，尽可能地安慰患者，增强患者的自我控制能力，减少失控感。

4. 自我表露

自我表露指人际交往中个人向他人沟通信息、思想和情感的过程，是一种自愿地或有意地把自己的真实情况告诉他人的沟通行为，具有主动、有意、真实和独特等特点。自我表露是促进开放式沟通的重要因素。通过自我表露可以加深对自己的了解，也可进一步了解他人，尤其是在护患沟通中，适当的自我表露对患者和护士都是十分重要的。

那么怎样应用自我表露呢？首先应强化自身对自我表露重要意义的认识。再者要扩展自己的体验，对于年轻护士来说经历少，可以通过与朋友、患者交流来储备经验。其次自我表露要把握时机，对于深层次自我表露并非随时随地均可进行，护理人员要把握时机和场合，自然地应用自我表露，例如，一位大肠癌术后化疗的大爷在病房总是坐立不安，并抱怨病程长、费用高，急于结束治疗，患者表示："我不想再治疗了，隔三差五得来医院，都花了这么多钱了，我还得回家带外孙呢"。护理人员要捕捉到"外孙"这个关注点，把握时机。一位有小孩的护士回应说："我小孩和您外孙差不多大，公公婆婆也是天天都抢着带，就是怕我们上班太忙。不过啊，其实我们年轻人更怕你们累着，只有你们身体好了，我们才能放心工作。"此时护士即通过表露自身的情感体验，拉近与患者的距离，从而引导患者自我表达、情绪释放。也可以分享自己的相同或类似的经验或情感体验，例如，护士在与一位乳腺癌患者交流时，患者抱怨其丈夫对她的照顾不好，发现女患者在病房独自流泪，护士表示："我原来生病住院的时候，也总感觉我老公不体贴，其实慢慢才知道，他们男同志就是没女的细心，但他们的关心都放在心里，有时不善于表达，你想一想是不是这样啊？"护士这样表露既表示了对患者的理解，同时也引导其理性思考。但是，自我表露并不是越多越好，要掌控好一个度。

患者通过自我表露可以表述内心情感、个人隐私和影响健康的问题，使护士对患者的情况有更多的了解，有利于护理计划的制定和护理措施的实行。为促进患者自我表露，护士适当的进行自我表露，可以增强患者的信任感，同时也更加促进患者的自我表露。相互自我表露的目的在于促进对患者的移情和理解，促进护患关系的良好发展。

第三节　护患沟通

一、护患沟通的概述

（一）护患沟通的含义

护患沟通是满足患者被尊重、被关爱的心理需要的基本形式，是处理护士和患者之间人际关系的主要内容。狭义上是指护士与患者的沟通；广义是指护士与患者、患者家属及亲友之间的沟通，是护士在护理工作中与患者、患者家属、医疗保健机构的其他医务人员以及社区保健人员为共同维护和促进健康的目的而进行的沟通，是护理活动的基础，并贯穿于护理活动的全过程。

（二）护患沟通的基本要素

护患沟通的基本要素与一般沟通的基本要素相同，包括信息背景、信息发出者、信息接收者、信息、信息传播途径、反馈、环境及噪音等 8 个方面。

1. 信息背景

信息背景是引发沟通的理由，受信息发出者过去的经验，对目前环境的感受以及对未来的预期等因素的影响。了解一个信息代表的意思，不能只接受信息表面的意义，还必须考虑信息的背景因素。

例：一位新入院的患者，一直向护士询问经治医生的去向。护士此时不能简单的回答患者经治医生出去了。而应告诉患者，他的医生去某科室参加一个危重患者的会诊；负责他的医生是一位医术高明，责任心很强的医生，这样，患者就会放心地等待。

2. 信息发送者

信息发送者是信息发送的主体，沟通的主动方面，也称作信息的来源。在护患沟通中，信息的发送者可以是护士、医生、其他医务工作者，也可以是患者、患者家属或同事等。

当信息发送者产生了沟通的需要和愿望时，必须将这种需要和愿望转化为对方可理解的形式，包括语言、声音、文字、图像、表情和动作等向对方发送。如果发送者不能清晰地表达信息内容，接收者就不能正确理解信息内容，甚至会产生误解。

3. 信息

信息是指沟通过程中所要交流的信息。编制信息时要选择适当的代码或语言，要适应接收者的理解能力和语言能力，充分考虑接收者的接受能力，防止出现令接收者茫然不知或无所适从的现象。

例：护士在询问患者是否有泌尿系感染时，不能问患者："你有没有尿路刺激症状？"因为患者不知道尿路刺激症状是什么意思，包括哪些表现。而应问患者："你每次解小便前都很急吗？疼不疼？"这样患者就会把自己的感觉清楚地告诉护士。

4. 信息传播途径

传递信息的手段或渠道。美国护理专家 Rogers 于 1986 年曾做过的一项科学研究结果表明，一个人能记住其所听到内容的 5%，记住其所读过内容的 10%，记住其所见到内容的 30%，记住其讨论过内容 50%，记住其亲自做的事情 75%，记住其教给别人所做的事情的 90%。由此可见，护士与患者的沟通中，传递信息的渠道越多，患者就越能更好地理解信息内容。

例 1：在儿科病房，身着粉红色护士服（视觉）的护士加上轻声温柔的话语（听觉），可使患儿收到安全、温暖的信息。

例 2：护士对患者进行健康教育时，运用语言讲解（听觉）、操作演示（视觉）、患者模仿（动作）相结合的方式，效果会优于单一的语言沟通。

5. 信息接收者

信息接收者是接收信息的主体。在护患沟通中，信息的接受者可以是护士、医生、其他医务工作者，也可以是患者、患者家属或同事等。信息接受者在接受信息时受个人文化程度、价值观念、生活背景、推断能力等因素的影响，对接受的信息可能产生不同的理解。

例：长期住院的患者，对护士的护理行为不理解时，会拒绝接受治疗；新入院的患者，尤其是农村患者，则容易把医生护士的话作为圣旨；有知识的患者容易拒绝与自己健康观和疾病观相悖的医疗、护理检查和治疗。因此，临床上为患者做各项治疗护理操作时，必须根据患者的情况主动与患者沟通，不能强制命令和不理不睬。

6. 反馈

反馈指信息接收者返回到信息发出者的信息，即信息接收者对信息发出者的反应。

只有当信息发送者发出的信息和信息接收者所接到的信息相同时，沟通才有效。临床护理过程中加强双方的信息反馈，可以帮助护士进一步了解患者需求；确认患者是否理解护士发出信息的含义；帮助护士制定护理计划、评价护理措施。

7. 环境

环境包括沟通的时间、地点、场合等物理环境和双方的心理社会环境。护患沟通的环境对沟通是否有效具有重要的作用。由于沟通的双方可能是不同的对象，并且牵涉到不同的社会规范和传统习俗文化等问题，可能对沟通产生正面或负面的影响。

8. 噪音

噪音是阻止理解和准确解释信息的障碍。表现为产生于沟通过程中对信息直接产生各种形式的干扰。主要表现为外部噪音、内部噪音和语义噪音三种形式。

（1）外部噪音：存在环境中的景物、声音以及其他刺激物都是外在干扰。如护士与患者在病房内交谈，可能被走廊上的叫喊音，楼外施工现场混凝土的搅拌声打断。

（2）内部噪音：内部噪音产生于发送者或接收者的头脑中。使沟通者的思想或注意力在沟通之外的事情上，从而影响沟通效果。如胃癌患者因经济紧张，当护士在向他交待术前注意事项时，就可能影响患者的主动配合。同时，内部噪音还受信念和偏见的影响。

（3）语义噪音：人们对词语情感上的反应。如讲话者的发音不清楚，语调不好听等。护士与患者沟通时应尽量避免高声的语调、低重的语音和严肃的语气。

二、护患沟通的形式

护患沟通的形式与一般沟通形式相同，包括语言性沟通和非语言性沟通。

（一）语言性沟通

语言性沟通是以语言符号实现的沟通。语言是人类用来交流信息的一种最准确、最有效、最重要、最广泛的沟通方式，是人类特有的一种交往工具，是信息的第一载体。

古希腊著名医生希波克拉底曾说过，医生有两种东西能治病：一是药物，二是语言。马雅可夫斯基说过："语言是人的力量的统帅。"语言能够征服人的心灵，是人类文明的重要标志。护患沟通中的语言性沟通主要包括书面语言和口头语言。

1. 书面语言

通过文字表达和传递思想情感，是护患沟通中一种较正规的形式。适用于医护文件记录和健康宣教等。医护文件具有法律效应和保存价值，要求内容准确，用词和格式规范。健康宣教的内容需要患者迅速掌握要点，要求准确、通俗、精炼。

2. 口头语言

口头语言可分为家常口语（一般具有通俗平易，诙谐风趣的特点）、正式口语（普通话：具有通俗、活泼、严谨、准确的特点）和典雅口语（基本与书面语相同）等。

口头语言沟通在护理工作中应用广泛，是护士与患者常用的沟通方式。具有在内容和时间的选择上较随意和更贴近生活的特点。临床上常用于采集病史，了解病情，心理护理，健康教育等。

（二）非语言沟通

非语言沟通是人类在语言之外用于沟通的所有符号，是一种不使用语言信息进行的沟通，是在沟通环境中除去语言刺激以外的一切由人类和环境产生的刺激，这些刺激对沟通双方者存在潜在的信息价值。信息是通过身体运动，空间效应、距离远近及利用声音和触觉传递的。

有统计资料表明：在人际交流中，非语言符号传递的信息为65% ~ 93%，在有的特殊的场合下，有声语言甚至是多余的。有学者说："如果将注意力完全集中在人类的语言沟通上，那么许多沟通过程将从眼前消失。"人们之所以重视非语言沟通，是因为非语言沟通在整个沟通过程中可以起到关键作用。

1. 非语言沟通的目的

（1）情感表达：客观表现沟通者的情感状况是非语言沟通的首要功能。亚历山大·洛温博士认为"没有任何语言比人体语言更能表达人的个性，关键在于正确识破这一人体语言。"护士应加强识别和理解患者发出的非语言信息的能力，赢得护患沟通的主动权。

（2）调节互动：非语言沟通中的调节动作主要涉及眼、面部和头的运动，其次是肢体的运动及体位的转换。具体表现为点头、摇头、注视、转向别处、皱眉、降低声音、改变体位等。如某护士正在回答一位新入院患者的问题时，眼睛却不停向走廊望去，则示意对方我还有事，交谈可到此终止。

(3)验证语言信息：用相关的动作来表达语言难以达意的内容。非语言信息对语言信息可产生以下两种验证作用。

辅助语言表达的作用——主要用于人们在语言沟通过程中，所遇到的词不达意或词难尽意等情况。此时，需应用非语言信息来弥补言语的局限性，或强化有关言辞的含意，从而通过所谓的验证作用，使语言信息欲表达的意图更加全面、完整地表达出来，以致达到最有效沟通之目标。

如社区护士在指导慢性疾病患者运动保健时，可以一边示范，一边讲解，使患者得到更加完整的保健运动信息，有助于患者领会动作要领，模仿动作操作，尽快掌握熟练、准确的动作。

如某护理学院学生在庆祝"5.12"国际护士节的演讲活动中，演讲者巧妙运用着装、目光、手势等非语言信息，极大地强化了语言表达的魅力和感染力，深深打动了观众的心，以满分获得第一名。

替代语言表达的作用——非语言行为经过人类社会的长期历史演变，以约定俗成、特定情境规定等方式，形成的可替代部分语言行为的独特作用。如用伸开的示指和中指构成掌心向外的"V"型，表示"胜利"及"和平"。

(4)维持自我形象：人们通过非语言沟通，可在他人面前恰当地展现自我形象的作用，有效地帮助沟通者从非语言行为中获得对方有关年龄、职业、地位、兴趣、情感、态度、性格等一系列个人信息，为有效沟通进行充足的信息储备。

(5)确认相互关系：非语言信息能够客观反映沟通者之间的关系状态，传递相应的人际关系信息，为人们提供有利于理解这些特殊信息内涵的线索。在社会交往中，人们经常通过非语言信息来表示沟通者之间的人际关系状态。如护士触摸患者的额头了解体温情况，表示一种职业关怀；好友相见紧握双手，表示激动之情溢于言表；父母抚摸小孩表示浓浓爱意；拍桌怒骂表示人际关系紧张等。

2.非语言沟通中的体语

包括手势、姿势、身体运动、面部表情和目光等。

(1)表情(expression)：面部表情是人类情绪、情感的生理性表露，是身体语言一种重要的特殊表现形式。人们通过面部、眼、眉、嘴和颜面肌肉的变化构成极为复杂的面部表情图像集。据德惠斯特估计：人脸能做出大约250000种不同的表情。据研究发现，交往中一个信息的表达=7%的语言+38%的声音+55%的面部表情。可见，面部表情在非语言交往中的重要作用。

此外，面部表情也是护士获得病情变化的一个重要信息来源。如面色苍白，提示紧张、恐惧或身体不适；面色绯红，表示害羞、激动或兴奋；恐惧惊吓时眉毛上耸；生气不悦时眉角下拉；忧虑烦躁时眉毛并拢；愧疚心虚时下首低眉等。

(2)身体姿势：人际交往中，无论举手投足、站立坐停、行走活动，都在一定程度上透露人的内心活动、情绪状态、健康状况、自我概念。通过姿态、动作节奏，可以反映出人们的情绪变化。如心情沉重时步履迟缓；心情愉快时步履矫健，弯腰弓背和步履缓慢表示情绪抑郁、身体不适或对周围环境不感兴趣；护士还可以通过患者的姿势了解疾病的发展与变化。

(3)目光：是人际沟通中的一个重要载体，可以传递情感，也可以显示个性特征，还可以影响他人的行为。目光作为反映心灵深处变化的平台，能准确、真实地传递喜爱、敌意、困惑、焦虑、恐惧等多种情感。护士应善于从与患者接触的目光中判断患者的心态，并能运用目光表达不同的情感和意义。如使用充满关切的目光表达关心与安慰，使用坚定有力的目光表达支持与鼓舞等。

3. 非语言沟通的空间效应

（1）个人空间：从心理学的角度讲，一个人对空间需求的欲望是有限的。当一个人的个人空间大于他所需要的空间时，就会感到孤独和寂寞，当一个人的空间小于他所需要的空间时或个人空间受到侵犯时，会感到烦躁不安。护患沟通中，空间效应就是值得关注的信息。尊重患者对空间距离的需求，是缓解其心理压力的重要举措，即尊重属于患者的个人领域、物品和隐私权。允许患者在个人领域内有一定的决策权。

（2）距离：距离的变化在人们的互动中可以影响暴露程度和舒适感。人们可以根据相互间的情感、交流的内容，关系的性质以及沟通的影响来选择不同的距离。美国学者 E. T. 霍尔发现，人与人之间交往所产生的远近亲疏关系，完全可用空间领域的距离来表示。按照这种标准，空间距离可分为：

亲密距离——是指处于亲密区的人相互之间的空间距离，为 0～0.46 m。表示人际关系亲密，大多为自己的亲属和朋友。所谓零距离如握手、抚摸、拥抱、接吻等属于此类。

私人距离——是指处于个人区内的人相互之间的空间距离，为 0.46～1.2 m。由于该区人员大多为师生、老同事、要好近邻等，故相互间的人际关系较亲密。

社交距离——是指处于社会区的人相互之间的空间距离，为 1.2～3.6 m，因这些人彼此不够熟悉，故人际关系一般。

公众距离——是指处于公众区的人相互之间的空间距离，亦称正式公开讲话的距离，为 3.66～4.57 m，常见于教师的授课、专家的演讲、领导的报告等。

距离是情感活动的一个变量。可以潜在地表现出沟通双方的情感程度。所以，在护理工作中，我们可以把人际距离作为调控护士对患者"动之以情"的一种重要手段和途径，多给他们帮助和鼓励，多靠近和接触他们，不使他们产生被忽视、被冷落的感觉。

4. 非语言沟通中物体语言

是指人在摆设、佩戴、使用和接送某种物体时所传递出的、具有一定意义的信息。因为这种信息是由某种物体而产生和传递的，所以称物体语言。

生活中许多物体常常和人的有声语言、态势语言联系在一起默默而语，传出具有一定意义的信息。如戴订婚戒指是表示自己不是单身；佩戴校徽表示就读的学校；家庭陈设、书籍种类和数量，表示主人的经济状况、职业、爱好等。因此，护士工作时，要注意自己得体的服饰，要与护士角色适应，表现出自然、健康、大方、高雅的护士风度。

三、护患沟通的层次

护患沟通的层次包括与他人分享的程度及个人的真正感觉五个层次。

1. 一般性交谈

在这个层次上沟通的主要是一些表面性的、肤浅的或社会应酬性的内容。一般医护人员与患者初次见面时多采用这种沟通方式以助于打开谈话的局面和建立互相信任的关系。如"你好""今天天气真好"之类的口头语。但这种简单的沟通方式不宜长时间使用，否则会影响深层次的交谈。

2.陈述事实

是一种陈述客观事实的沟通方式，在沟通过程中不掺杂个人意见或牵涉人与人之间的关系。如"今天我的体温已经下降了""现在我的感觉好多了"等。尽管这种沟通方式并不能代表一个人积极参与沟通过程来表达他的真正想法，但这种方式对医护人员了解患者各方面的信息却是非常重要的。因此，在患者采用这种方式进行沟通时，不要去打断或阻止。

3.分享个人想法和判断

较陈述事实的沟通方式高一个层次，一般建立在彼此双方信任的基础上，可以互相谈论看法和意见。因为在这种沟通方式中，患者会将自己的一些想法和判断告诉医护人员，并希望得到反馈。如患者可能会对自己的治疗方案或护理工作提出要求或意见，这时，医护人员应积极参与，表示理解，绝不能对患者提出的要求和意见报之以冷漠或嘲讽，否则，患者可能会因此而隐瞒自己的真实想法，从而失去与患者进行有效沟通的机会。

4.分享感觉的沟通

是一种建立在相互信任、有安全感的基础上进行的沟通。主要是依靠医护人员对待患者的真诚的态度和正确的移情来获取的。在这个层次上的沟通，可以很容易得到患者的各种想法及对一些事情反应的信息，从而获取更多有用资料。

5.沟通的高峰

是医护人员与患者之间分享感觉的一种最高层次的良好沟通，是一种短暂的、完全一致的感觉，即不用对方的语言表达就能够理解他的体验和感觉，是沟通过程中最理想的境界。很少有人能达到这一层次，也不会维持很长时间，只有在第四层次时，偶尔自发地达到高峰，心领神会。

以上五种层次的沟通方式的主要区别在于沟通的主动参与的程度和相互之间的信任程度。同时也说明了沟通过程不仅是内容方面的交流，还有关系方面的交流，两个方面是相互作用的。随着层次的提高，双方之间相互信任的程度也在增加，沟通就更有效。在与患者的沟通过程中护士应经常评估自己的沟通方式，既要重视沟通方式的选择，同时也应注意循序渐进的引导，避免自己的行为影响治疗性沟通关系而停留在较低层次上。

五、常用护患沟通技巧

护士在治疗护理患者时，需要与患者进行沟通，其沟通成功与否，除了护患双方本身的因素外，还存在沟通技巧问题。俗话说"良言一句三冬暖，恶语伤人六月寒"，充分说明了语言艺术的魅力和作用。如以高雅脱俗的言谈、诚挚温馨的笑容、亲切谦逊的态度、庄重稳健的举止相结合，构成护理语言、非语言交流系统，就不仅是对患者进行心理护理的重要方法，而且是护理艺术和护理道德的本质体现。

沟通是人们分享思想和情感的连续过程。有效的沟通能给我们带来成功和欢乐，能帮助我们建立和保持相互关系。

护患沟通中常用的沟通技巧，按照形式划分主要有语言性沟通和非语言性沟通技巧两类，主要包括以下内容。

(一)语言性沟通技巧

1.运用得体的称呼语

称呼语是护患交往的起点。称呼得体，会给患者以良好的第一印象，为以后的交往打下互相尊重、互相信任的基础。护士称呼患者的原则是：①要根据患者身份、职业、年龄等具体情况因人而异，力求得当；②避免直呼其名，尤其是初次见面呼名唤姓不礼貌；③不可用床号取代称谓；④与患者谈及其配偶或家属时，适当用敬称如"您夫人""您母亲"，以示尊重。

2. 巧避讳语

对不便直说的话题或内容用委婉方式表达，如耳聋或腿跛，可代之以"重听""腿脚不方便"；患者死亡，用病故、逝世，以示对死者的尊重。

3. 善用职业性口语

在护患沟通过程中，一些职业性口语的运用必不可少。职业性口语包括：①礼貌性语言。在护患沟通过程中要时时处处注意尊重患者的人格，不伤害患者的自尊心，回答患者询问时语言要同情、关切、热诚、有礼，避免冷漠粗俗。②保护性语言。防止因语言不当引起不良的心理刺激，对不良预后不直接向患者透露，对患者的隐私要注意语言的保密性。③治疗性语言。如用开导性语言解除患者的顾虑；某些诊断、检查的异常结果，以及对不治之症者的治疗，均应用保护性语言。

4. 注意口语的科学性通俗化

科学性表现在不说空话、假话，不模棱两可，不装腔作势，能言准意达，自然坦诚地与患者交谈。同时注意不生搬医学术语，要通俗易懂。

（二）非语言交流技巧

非语言又称体态语言，它与语言构成交往的两大途径。体态语言常能表达语言所无法表达的意思，且能充分体现护理工作者的风度、气度，有助于提高沟通效果，增进和谐的护患关系。非语言交流的技巧有：

1. 手势

在与患者的交流过程中，护士用以手势配合口语，能提高表现力和感应性。如患者高热时，在询问病情的同时，用手触摸患者前额更能体现关注、亲切的情感。当患者在病室大声喧哗时，护士做示指压唇的手势凝视对方，要比以口语批评喧闹者更为奏效。

2. 面部表情

常用的、最有用的面部表情首先是微笑。护士常常面带欣然、坦诚的微笑，对患者极富有感染力。患者焦虑时，护士面带微笑与其交谈，本身就是"安慰剂"；患者恐惧不安时，护士镇定、从容不迫的笑脸，能给患者以镇静和安全感。其次是眼神，恰当地运用眼神，能调节护患双方的心理距离，如在巡视病房时，尽管不可能每个床位都走到，但以眼神环顾每位患者，能使之感到自己没有被冷落；当患者向你诉说时，不应左顾右盼，而应凝神聆听，患者才能意识到自己被重视、被尊重。

3. 体态、位置

工作中体态、位置是否恰当，反映护士的职业修养和护理效应。如当患者痛苦呻吟时，护士主动靠近患者站立，且微微欠身与其对话，适当抚摸其躯体或为其擦去泪水，会给患者以体恤、宽慰的感受。站立时应双腿挺直，双臂在躯体两侧自然下垂，收腹挺胸，不依墙而立。坐姿应上身自然挺直，两腿一前一后，屈膝，平行或交叉，能显示高雅、文静。行走步履轻盈，步幅均匀，抬头挺胸，自然摆臂，步态轻、稳、快，能体现庄重、有效率。

无论是语言性沟通技巧还是非语言性沟通技巧，将两种技巧很好地结合起来运用才会产生最好的沟通效果。

除此之外，沟通技巧按照具体实施方法又可以分为倾听、核实、反应、阐述、提问、触摸等几个方面，具体内容如下。

(三)倾听

倾听是各项沟通功能中最重要的功能，是沟通过程中不可缺少的重要组成部分。有学者在调查后得出的结论：在人际沟通中，书写占9%，阅读占16%，交谈占35%，而倾听却占40%。这说明倾听在人际沟通中的重要地位。作为以人为服务对象的护理工作者，更应该学习倾听和掌握与患者沟通的倾听技巧。

1. 愿意参与交谈

有时间最好坐下来倾听患者讲话。倾听时应面向患者，并将身体稍向对方倾斜；采用轻松、舒适的姿态；与患者保持合适的距离，合适的距离使两个交谈者感觉舒适，如患者后退，说明距离太近；如患者前移，说明距离太远；一对一的交谈时，不要坐得或站得比对方高。适当的位置有利于专注倾听。

2. 保持目光交流

眼睛是心灵的窗户，具有丰富的表现力。倾听者可以用柔和的目光与对方交流，并根据交谈内容适当移开视线，但要避免注意力分散的举动。如东张西望、看手表、翻书、坐立不安、与其他人搭话等。这样会让患者感觉自己没有受到重视，在护士心目中的地位不重要，或是护士还有其他事情要做等。

3. 适时给予反馈

为了表示能听清对方的意思或理解、承认对方的观点，应在倾听的过程中对对方的谈话内容适当发出轻声的语音回应，这些理解性的回应在交谈中非常重要，会让对方知道自己的反应。注意交谈时不要过多地使用回应反应，否则容易分散对方的注意力。

4. 不要随便打断对方的谈话或不适当的改变话题

如"这些你刚才都说过了，不要再说了""你的病情你都已经知道了，我也没更多的和你说了"。或者在患者叙述中不适当的插话，这些都有可能导致不良的后果。

5. 仔细体会对方讲话的"弦外之音"

通过体会患者的话外音来了解患者想表达的主要意思和真正含义。如："这个医院以前做过这种手术吗？""那位李医生是搞神经外科的吗？"等，患者的真正意思是对医院和医生的医术不了解，甚至有怀疑，护士应因势利导，主动介绍医院或医生在治疗这方面疾病的成功经验，甚至可以请治疗效果满意的患者进行现身说法。

6. 不要过早下结论

如早上护士查房时，患者A对护士说："我今天早上一起来头就好痛。"这时护士不要马上急于回答："你昨晚肯定忘了吃药了"或"肯定你昨晚没盖被子着凉了"。临床上一次护理纠纷就是因为护士的一句过早结论的话引发的。一位患者的家属在当班护士刚查完房5分钟后去喊护士来看患者，陪人对护士说："护士，你快去看看5床，他快不行了。"护士一边往病房走一边对陪人说："不可能，我刚才去看他还是好好的。"但是，事情与护士的判断刚好相反，患者的确发生了病情变化，经抢救无效死亡，患者的家属就以护士的这句话对医院进行起诉。因此，不要急于过早地，不加调查地对患者的话下结论。

7. 注意非语言性的沟通

一般情况下，非语言性沟通较语言性沟通更能表达内心情感，更接近信息的真实性。当非语言性信息表达不清时，应鼓励对方用语言性信息进行表达。

（四）核实

对患者讲述的内容进行证实，是一种核对自我感觉的方法。临床上常用重复或澄清的方法进行核实。

1. 重复

重复包括对患者语言的释义和复述，通过重复可以证实患者想要表达的意思。重复时可以把自己的反应加在患者的语言前面作为开头语，这样可以帮助护士更好的移情，并通过表达自己重复患者谈话的意向来帮助患者，但应注意运用自己的反应作为开头语的正确性。重复的核心是患者所说的内容。

如：

患者："昨天半夜我觉得胸很闷，难受的睡不着觉。"

护士："你刚才是说你昨天半夜感到胸闷不适，对吗？"

患者："是的。"

2. 澄清

是核对自己感觉的另一种方法。是将一些含糊不清、模棱两可或叙述不完整的问题搞清楚，以求取得更具体、更明确的信息。

澄清的方式可以是引导对方对特定情景进一步描述，如要求对方描述事情涉及到谁，发生在何时何地，还涉及到什么；也可以要求对方在许多问题中说出哪个是最主要的。

常用于澄清的词语——有些、一些、少许、许多、一般、通常、基本等；如，护士问患者："你说你通常失眠，你一般每天几点睡觉？什么时候起床？"

常用于澄清的方法：

举例法：将一个抽象的或含糊不清的意思与一个具体的事例联系起来的方法；

提问法：用一些简单、明了、患者能听懂的语言进行直接提问，让患者回答；

补充法：提出可能被漏掉或前后不一致的内容，让患者进行补充；

澄清法：提出相同点，找出不同点，让患者进行澄清。

3. 小结

用简单、概括的方式将患者的叙述重复一遍。注意核实时给患者留下考虑时间，以便患者对你核实的问题进行纠正、修改或补充。

（五）反应

交谈中的反应是指倾听信息后倾听者对谈话内容的意见、态度或行动。抓住交谈的主要内容，及时作出正确的反应，是交谈成功的保证。如果在交谈时，对方向你讲了一大堆话，你没有任何表示，对方会感到十分失望。

1. 护患沟通中不正确的反应

（1）过于抽象的回答，如对患者说："你放心，别着急，你这种病很快就会出院的。"

（2）过于直接或不适当的坦诚，如对恶性肿瘤的患者说："你的病医学上还没有治疗的办法，你就回去准备准备吧。"

（3）过于肯定的回答，如"你的病保证不用10天就可以出院了""这种手术在我们医院不会发生任何问题"。

临床护理工作中，有利于护患关系的理想反应是既不随便许愿，也不随便泄气，既要让患者感到安慰、有希望，也要让患者感到治疗护理过程不是一帆风顺的，是会遇到困难和问题的。

2. 应用反应技巧时的注意事项

护士与患者进行沟通时，要能够正确掌握反应技巧的应用及逻辑思维的方法。

(1)注意思考速度：护士的思考速度要与患者的谈话速度相适应。一般情况下，思维速度要快于讲话速度。对患者的谈话内容，护士应进行认真思考，注意倾听，保持与对方思考速度或谈话节奏的一致性。

(2)不要急于下结论：应该在对方谈出重点内容之后再作结论，否则会导致交谈失败。

(3)不要做无关的应答：不要对所讲的事作无关的应答。无关的应答会使谈话者感到无所适从，会使谈话者感到听话者没有认真听自己的谈话，会使谈话者感到自己所说的话没有价值，自尊心受到伤害，甚至误解听话者是有恶意。

(4)不做虚假保证：谈话中过于肯定的保证或过于夸张的热情，会让患者产生怀疑或者不信任感，增加患者的疑心，会给护士留下后患，容易导致护患纠纷。

（六）阐述

阐述是一种向对方解释的过程。在护患沟通中，是一种将互动焦点转移到护士身上的技巧，是医护人员对患者产生的问题和疑虑进行解释的过程。阐述的目的是为患者提供新的思维方法，帮助于患者用新的方法看待自己。阐述一般用于交谈的探讨期，很少用于非正式的、征求信息的交谈中。临床护理工作应用阐述的基本方法是：

(1)努力寻找对方谈话的基本信息，包括语言与非语言信息。

(2)尽可能理解患者发出的信息里想表达的情感内容。

(3)向对方阐述自己理解的观点、意见，尽可能使用双方都能理解的语言，避免使用难以理解的语言。

(4)用委婉的语气向对方表明自己的观点和看法，不要将自己的观点和看法强加给对方接受。

(5)阐述的目的是让对方明确自己的问题，要让对方感受到亲切、诚恳和尊重，并知道解决问题的方法。

(6)针对患者存在的问题提出建议和指导。

如：一位冠心病患者，得知诊断后悲观失望，恐惧焦虑，认为心脏病是绝症，怕这怕那，尤其怕突然死亡，不敢活动。护士在了解他的想法后，在对他的心情表示理解和关心的基础上，应向患者进一步阐述冠心病的发病机制和防治方法，指出其危险性的一面，但也应指出危险的发生是可以预防的，休息是相对的，活动是必要的，冠心病患者仍然可以在一定范围内正常生活和工作。使患者重新认识疾病，积极投入到治疗和康复中。

（七）提问

提问方式主要包括闭合式问题和开放式问题两种。

1. 闭合式问题

将对方的反应限制在特别的信息范畴内，反应者只给予特别的或限制性的回答。其特点是患者能较快地、坦率地作出特定反应；医护人员可以很快得到答案；效率高。但闭合式交谈不利于对方表露情感和提供额外信息。对沟通的效果有一定抑制。

闭合式问题主要依靠语言的明确性和提高针对性，提问时只要求对方回答"是"或"不是"。如"你头痛吗？""你今天感觉比昨天好些吗？"等一些只需要患者回答"是"与"不是"的话题，对方提供的答案受提问者的限制。适用于收集统计资料、病史采集或获取诊断性信息等。

2.开放式问题

不限制对方的回答或反应。是包括范围广泛,不要求有固定结构的回答,回答问题的人可以做许多同样正确的回答。其特点是能给患者更多的自主权,但需要的时间较长。开放式问题主要依靠护士积极的倾听和理解的技能发挥。

开放式问题是护士鼓励患者暴露个人思想情感的主要方法,是治疗性沟通的有效手段。护士可以通过询问患者的感觉和症状,了解患者的真实需要;通过关键词鼓励患者说出自己的观点、意见、思想和感觉。如:"你好像不太舒服,你觉得哪里不好?""你需要我帮你做点什么吗?""依你的想法是……"等这样的问题让患者有说话的机会。患者可以根据自己的意愿决定谈话的内容、方式和时间。护士通过开放式问题可以获得较丰厚的资料,适用于治疗性沟通。

(八)沉默

沉默是指交谈时倾听者对讲话者的沟通在一定时间内不作语言回应的一种交谈技巧。在交谈过程中,沉默本身就是一种信息,是一种超越语言力量的沟通方式。即"此时无声胜有声"。沉默可以代表不同的含义,沉默可以是无言的赞美,可以是无声的抗议,可以是欣然默许,也可以是保留己见。沉默可以给人以思考及调节的机会,可以对沟通质量产生不同的影响。

1.沉默技巧在护患沟通中的作用

(1)给患者时间考虑自己的想法和整理相关的信息和资料;

(2)给护士留下一定的时间去组织和整理需要的信息;

(3)使患者感到你是真心在听他的主诉;

(4)有助于帮助患者进行情感渲泻,使患者感到被尊重和被关心。

护士在患者谈话时保持沉默,但始终与患者保持目光接触、点头、微笑等回应,患者就会对护士产生信任感,从而开始建立良好的护患关系。如果护士对患者的谈话长时间保持沉默,且神情不定,目光游移,会被患者认为对他的谈话缺乏兴趣,而终止交谈和导致护患之间的不信任。

沉默的技巧关键在于把握时机,适当运用。但有些护士不善于运用沉默,当沉默出现时会感到不舒适,或急于打破沉默。这样可能会失去一些与患者沟通的机会。作为护士,必须学会沉默的技巧,能够适应沉默的氛围,不要认为护士在所有场合都必须讲话。一个可以把自己的功能角色扮演成功的护士,是可以和对方一起静静地坐下来,以非语言的方式传达非占有性的、温暖的关怀,可以给对方更多的思考时间。此外,护士也应适应患者对沉默的选择,允许患者保持沉默。

如一位患者与护士长就如何照顾老人问题进行交谈时的情景:

患者:护士长,最近有一件事我不知道如何处理。我父亲已瘫痪2个月了,我是将他接到我家来照顾呢?还是给他请一个保姆,就在他原单位宿舍照看呢?(叹气皱眉)

护士长:噢……(注视着患者,点头)

患者:说实在话,我很想把父亲接过来照顾,这样既可尽儿女孝心,又可细致周到,令人放心一些。但我目前的住房较小,儿子正在读高三,我与我爱人工作相当繁忙,加上我父亲生活不能自理,还时常犯糊涂,需要照看的时间长,任务重,我真是进退两难,不知所措,要是……(停顿)。

护士长:(沉默地注视着对方,等待下文)。

患者：……要是他老人家不生病瘫痪住到我家就皆大欢喜了。但目前这种情况，我的确无能为力，深感内疚，只能托付给保姆暂时照看了。

分析上例，不难看出护士长利用沉默技巧，不断激发患者和盘讲出自己准备怎样照看瘫痪父亲的思想和情感。由此可见，短时间的沉默不仅是有效交谈的重要组成部分，而且也是交谈双方汇集、梳理和调整思绪的有用工具。

但不是所有场合都适用沉默技巧，沉默的结果也不一定都是积极的，不合时宜的沉默有时会起到事与愿违的效果。所以，当护患之间都保持沉默时，护士应掌握打破沉默的技巧。如："你是不是还有其他话想说？没有的话，我们一起讨论一下你的术后护理计划。""你为什么不说话了？是不是有什么想法，能告诉我你正在想什么吗？"

（九）触摸

触摸是非语言沟通的特殊形式，是一种无声的语言，一种有效的沟通方式。包括对婴儿的抚摸、朋友间的握手、恋人间的依偎、对老者的搀扶以及亲人间的拥抱等。

1. 触摸的主要作用

（1）传递信息：触摸传递的信息有时是其他沟通形式不能取代的。

传递关系密切的信息——多年未见的好友不期相遇，两手紧紧相握，将激动与兴奋溢于言表；两国元首之间会见，相互拥抱以示友好；两位朋友一同逛商店，相互挽着胳膊或相互拉着手，都表示关系亲近。

传递表示关怀与服务的信息——医护人员在为患者体检时的触摸，属于医源性人体接触，是职业的需要，也是一种关怀。

传递表示爱意的信息——母亲抚摸小宝宝，贴贴脸，摸摸小脚，拍拍屁股等表明一种亲肤需要，同时也体现了浓浓的爱意；两位恋人，当关系发展到一定程度时手拉手、亲吻；夫妻之间的亲密接触都表达了一种男女之间的爱意。

（2）有利于个体生长发育：研究表明：触摸在人类成长中有重要作用。母亲与婴儿的触摸不仅建立在接受食物上，相互接触产生的舒适感对婴儿的正常发育更具有重要意义。心理学家还发现，常在亲人怀抱中的婴幼儿，能意识到同亲人亲密相连的安全感，因而啼哭少、睡眠好、体重增加快、抵抗力较强，学步、说话、智力发育也明显提前；相反，如果缺少或剥夺这种皮肤感觉上的"温饱"，让孩子长期处于"皮肤饥饿"状态，则会引起孩子食欲不振、智力迟缓、以及行为异常，如咬手指、啃玩具、哭闹不安，甚至将头和身体乱碰乱撞。就是较大的孩子也很喜欢把自己的身体依偎着亲人，喜欢亲人抚摸他们的手和头。因此可以说，早期的和不断的触觉感受对儿童的智力发展及人格成长有一定的影响。

（3）有利于密切人际关系：科学家帕斯曼等人通过严格的实验研究发现，人不仅对舒适的触摸感到愉快，而且会对触摸对象产生情感依恋。我们仔细观察一下自己或周围的孩子就会发现，孩子与谁的身体接触最多，对谁的情感依恋就最强烈、最深刻。在人际沟通过程中，双方在身体上相互接受的程度，是情感上相互接纳水平最有力的证明。人类学家发现，如果一种文化背景允许人们在日常生活中较为容易的身体接触，使人们日常生活习俗中与别人有较多的身体接触，则成长于这种文化背景的人，在人际沟通中更容易建立对别人的安全感与信任感，他们的性格较开朗、轻松，与别人相处也较为真诚和坦率。

2. 触摸在护理工作中的应用

（1）评估和诊断健康问题：如患者主诉腹部胀痛，护士轻轻触摸患者的腹部；又如护士为患者测量血压、脉搏，都与患者的皮肤有接触。

（2）给予心理支持：触摸可以表达关心、理解、体贴、安慰。如患者高热头痛时，护士用手轻触他的额头，可表示职业的关心；患者剧痛时，护士用手紧握患者的手，并不时为他擦汗，抚摸他的头发，表示"我知道你的痛苦，我在关心你"的心情，使患者有安全感；当患者焦虑害怕时护士握握患者的手，表示"我在你身边，我在帮助你"，可使患者减少恐惧，情绪稳定；在儿科病房，必要的抚摸、拥抱、轻拍可使烦躁、啼哭的婴幼儿安静下来。像这样的皮肤接触，可增加患者与护士之间的情感，给服务对象以心理上的安慰的精神上的鼓励，表达了关心和同情的职业情感，是一种无声的抚慰，有时抚摸所起的作用比语言更有用。

（3）辅助疗法：近年来，一些国家开始将抚触疗法作为辅助治疗手段，认为触摸能激发人体内的免疫系统，使人的精神兴奋，减轻人们因焦虑、紧张而引起的疼痛，有时还能缓解心动过速和心律不齐等症状，起到一定的保健和治疗作用。

3. 触摸时的注意事项

（1）根据不同情景采取不同的触摸形式：如一位母亲被告知儿子在车祸中受重伤正在抢救，此时，护士紧紧握住她的双手，或将手放在她的手臂上，可收到较好的反应；如果患者正在为某事生气，此时护士用手去抚摸她，可能会引起患者的反感，不容易产生好的反应。只有采取与环境场合相一致的触摸，才可能得到积极的结果。

（2）根据患者的特点采取其容易接受的触摸形式：从中国的传统习惯看，女性与女性之间的抚摸比较容易取得好感。因此，女护士与女患者之间沟通时伴随轻轻抚摸可以表示关切和亲密，效果较好。对于异性患者的触摸应持慎重的态度。一般来说，年轻女护士与老年男性患者沟通时，抚摸老人的手臂或手背，可使患者获得亲密感和舒适感。但老年女护士则不应对年龄相仿的男性患者施以抚摸，以免引起反感。同理，年轻女护士也不应对年轻男患者施以抚摸。抚摸幼小儿童患者的头面部，可以起到消除紧张，使之安心的效果，抚摸年龄较大的病儿的头面部，则会引起反感。

（3）根据沟通双方关系的程度选择合适的触摸方式：一般的社交场合，双方关系很浅，可以礼节性地握一下手；如果双方关系密切，可以拍一下对方的手背或肩膀；关系更深一层，可将手在对方的身体上稍作停留。握手时的力度也可以表示双方关系的亲密程度，如双手紧握甚至拥抱，表示强烈的情感。

（4）根据家庭环境、宗教信仰、社会阶层、文化层次等不同因素选择是否采用触摸方式。如在东南亚的一些国家，不论大人或是小孩都不允许别人轻易触摸头部，否则将被认为会给对方带来不好的运气。在西方，男女之间拥抱表示友好，而在我国，异性之间表示友好的方式主要是握手或点头。

由于触摸既有正反应，也有负反应，因此在选择触摸方式、时间、部位等都应考虑对方的年龄、性别、社会文化背景、双方的关系、当时的情况等许多因素。

总之，无论是采用什么沟通技巧，只要能够促进护患沟通就能为护士所采纳，具体的技巧选择要因人而异，因地制宜，根据患者的实际情况选择合适的沟通方式。

五、治疗性沟通及技巧

过去以生物模式为主的护理工作中，好护士的标准是能够为患者多做些具体的、被患者或同行们认可的或看得见的事。在病房里和患者交谈则被认为是浪费时间，甚至被认为是对患者的娇惯。有的科室护士长甚至明确规定护士上班时间不能与患者闲聊。

随着整体护理模式在临床的应用，沟通技巧就贯穿于护理程序的每个阶段，护士通过与患者交谈和仔细观察病情获得评估资料，在评估资料的基础上确定患者的健康要求和健康问题，做出护理诊断，并根据患者的具体情况制定护理计划与实施护理计划。因此，护士的沟通技巧是建立良好护患关系和提高护理质量的保证。

（一）治疗性沟通的概念

1. 治疗性沟通

治疗性沟通是一般性沟通在护理工作中的具体运用，是护患之间、护士之间、护士与医生及其他医务人员之间，围绕患者有治疗问题并能对治疗起积极作用而进行的信息传递和理解。是一般性沟通在护理实践中的应用，实质是一种有目的的护患沟通。换句话说，治疗性沟通是医护人员为了解决患者现存的主要健康问题所进行的一系列特定的沟通，护士运用整体护理、心理学、伦理学、人际沟通等知识，在特定的时间和环境中，为解决患者现存的健康问题所进行的沟通活动，是护患沟通的本质属性。

治疗性沟通的概念中有三个关键词：以患者为中心，沟通有明确的目的性和沟通过程中要求护士与患者都应进行自我表露，这是治疗性沟通区别于一般性沟通的特征。

2. 治疗性沟通与一般性沟通的区别

治疗性沟通具有一般性沟通的特点，但与一般性沟通又有区别（表8-2）。

表8-2　治疗性沟通与一般性沟通的区别

	一般性沟通	治疗性沟通
目的	加深了解，建立关系，增进友谊	了解患者情况，确定健康问题 与健康需求，进行健康教育
地位	双方对等	以患者为中心
结果	可有可无	建立良好的护患关系，促进健康
场所	不限制	医疗机构及与健康有关的场所
内容	不限定	与健康相关的护理学范畴的信息

3. 治疗性沟通的目的

（1）建立一个互相信任的、开放的、良好的护患关系，为提供有效的护理奠定基础。

（2）收集患者的相关资料，为健康评估提供必要的依据，确定患者的健康问题。

（3）与患者共同商讨健康问题和制定护理计划，取得患者合作，实施护理措施，达到预期目标。

（4）为患者提供必要的健康知识，提高患者自我照顾的能力。

（5）提供心理社会支持，促进患者身心健康。

4. 治疗性沟通的作用

（1）有利于建立良好的护患关系：护理工作的中心任务就是最大限度地帮助人们获得健康，为患者提供有效的治疗与护理。

（2）有利于及时准确地收集各种信息和资料：帮助护士了解患者的健康需求和发现存在的健康问题，制定出确实可行的护理计划。

（3）有利于创造良好的健康服务环境：使护患双方能够在这种良好的氛围中相互支持和理解，使护士以更高的热情投入工作，患者以更主动的状态配合医护人员工作。

(4)有利于健康教育：护士可以通过与患者的沟通，了解患者的健康知识和需求，针对每个患者的具体情况传递有关的健康信息，提高患者自我保健的能力。

(二)治疗性沟通的交谈技巧

治疗性沟通的特点是以患者为中心的信息传递，护患双方围绕与健康有关的内容进行有目的的沟通。主要表现在以服务对象为中心，体现真诚、关怀、理解、同情和同感。沟通过程中要求护士对沟通的目的、内容、形式、时间和环境进行认真的组织安排与实施。

1. 治疗性交谈的原则

治疗性交谈是指医护人员为帮助患者看清自身问题，克服心理障碍，寻求较好的治疗方法所进行的交谈。在交谈中应坚持以下原则：

(1)有目的、有特定的专业内容；

(2)交谈时注意根据患者的年龄、职业、文化程度、社会角色等特点来组织交谈的内容和运用不同的沟通方式；

(3)交谈过程中注意建立和加强良好的护患关系。

2. 治疗性交谈的具体步骤

治疗性交谈过程可分为四期：

(1)准备与计划阶段：为了使交谈顺利进行，在进行治疗性沟通时应做好以下准备：

内容准备——根据患者的病情，交谈所需时间的长短选择交谈时间(上午、下午、晚上)；了解患者的基本情况，包括患者的住院记录、医疗诊断、检查结果、护理诊断和计划，必要时可以向曾为患者诊疗过的医生、护士了解情况，可列出谈话提纲，掌握交谈的主动性。

环境准备——环境安排应根据谈话的对象、内容及病情进行选择，并应考虑患者的隐私；注意避开检查或治疗时间；注意了解患者能否坚持长时间交谈，是否还有其他需要。

(2)开始阶段：交谈开始应给患者留下良好的第一印象，不要过于急促。开始交谈时应注意：有礼貌地称呼患者，使患者有一种平等、被尊重的感觉；主动向患者介绍自己的姓名、职务和责任，取得患者的信任；向患者说明交谈的主要目的和大致需要的时间，让患者有一定的心理准备；帮助患者采取舒适的体位或姿势，减少不利于交谈的因素。

(3)进行阶段：是治疗性沟通的实质阶段，应始终坚持以患者为中心的原则，采用形式多样的沟通技巧，注意采用不同的交谈技巧和提问方式，关注患者的反应，运用非语言沟通的表达方式。

1)常用的交谈技巧包括指导性交谈和非指导性交谈：

指导性交谈——是护士确定问题并提供解决办法。在交谈中，患者向护士寻求专业性指导和帮助，护士凭借掌握的医学基础知识和丰富的临床经验，根据患者的咨询，为他们分析病因、评价病情，并提出适当的诊治方法。

医护人员在指导性交谈中可以利用自己的专长为患者提供有效的咨询服务；有利于患者了解自己的健康问题，明确治疗方案；交谈双方以问题为焦点，交谈时磋商较少，进程较快，效率较高。但指导性交谈经常忽略患者对自身健康问题具备的初步观察和评估能力，不能充分调动患者自我保健的积极性；当医护人员指导错误或与患者观点不同时，可导致患者身心健康受损。指导性交谈中患者具有服从倾向，容易产生拒绝采纳医护人员建议的现象。

非指导性交谈——是由患者引导谈话。护士的作用是促进交谈进行，对患者在某一问题方面表现出的自我探索给予支持性反应，并帮助患者确定、正视和解决问题。

非指导性交谈具有帮助患者认识问题、介入诊疗和改变生活的自主能动性和基本潜能的特点；讨论的主题是患者，可减少或避免医护人员错定问题的频率；交谈过程中双方地位平等，参与态度积极，患者容易产生形成决策后的自豪感和相应的遵医嘱行为。但非指导性交谈所需的时间较长，容易受工作时间和患者时间的限制。

2）提问方式：使用提问方式引导交谈也是一种较好的交谈技巧。主要采用开放性提问的方法启发患者思考。提问时应注意一次只提一个问题；提出的问题应简单、明了，问题内容应符合患者的职业、年龄、文化程度、社会地位，尽量采用通俗的语言；少问"为什么"的问题，少问闭合式问题。

3）患者反应：在交谈过程中应注意观察患者对交谈内容的反应，尤其是非语言性的反应。如患者表现出关心、积极参与、疲惫或不舒适等。

4）注意观察患者的非语言信息：护士可通过患者的面部表情、姿势、眼神等了解患者的真实情感，以获得更多正确信息。如交谈过程中患者出现面色苍白、大汗、双手捂住腹部，说明患者病情变化。

（4）结束阶段：顺利、愉快的结束交谈可以为下一次交谈创造条件，也有利于建立良好的护患关系。结束交谈时应注意：不要在准备结束时再提新问题。如对方提出新问题，可另约时间给予解答；对交谈中的重点内容进行简明扼要地总结；有谈话记录时应核实记录的准确性；需要继续交谈时可约定下次交谈的时间；对患者的配合表示感谢。

（三）不恰当的治疗性交谈方法

不恰当的治疗性交谈会导致信息传递受阻，曲解、甚至中断，其主要表现方式是：

1. 匆忙下结论或提出解决办法

为了尽快解决问题，不等患者提出意见就提出解决问题的办法，是一种武断僵硬的表现。往往达不到预期的效果，不能真正地解决问题，只能加重患者的思想负担。

2. 突然改变话题

直接改换话题或对无关紧要的问题作出反应而转移说话重点，是一种控制对方的做法，会使患者产生失控感。

3. 虚假的或一般性的安慰

为了使患者"高兴"，讲一些肤浅的、毫无内容的宽心话，如对晚期癌症患者说："你一定会好的"，对正在剧烈腹痛的患者说："忍一忍就过去了"，对正在生产的孕妇说："生孩子哪有不痛的，生出来就不痛了"等，这些话给患者的感觉是敷衍了事，不是发自内心对患者的病痛的关心，不是站在患者的角度为患者解除痛苦，而是站在自己的角度应付了事。这样，不仅不能帮助患者，反而会增加患者的心理负担。

4. 主观判断或说教

在交谈中使用一些说教式的语言，或者过早地表达个人的判断，使对方没有表达自己情感的机会。

（四）治疗性沟通时的要点

沟通技巧在护理工作中的应用很广，如对患者的评估，护理计划的实施，进行健康教育等都需要有良好的沟通技巧。

1. 尊重患者，认真倾听

每个患者都有自己的人格，护士应以礼貌、尊重的态度与患者沟通，可以用目光、表情和语调等对患者表示你对他的关注。

交谈时不要随意打断患者的话题，注意倾听患者的谈话内容，鼓励患者说出他的真实需要与现存问题。如"你今天感觉怎么样?""你刚才看起来显得很着急"等。不要随便对患者的想法或需要下结论。注意总结患者的讲话内容,观察患者的表情、动作及身体活动情况,是否还有没有说出来的话。

2. 注意保密,保护患者

治疗性沟通中,如果谈话的内容涉及到患者的隐私,不要传播给与治疗护理无关的医护人员;护士不准将患者的隐私当作笑话或小道消息四处传播;如果因工作需要,要将患者的谈话内容告知其他有关人员时,要告诉患者。如一位未婚女青年告诉你她可能怀孕了,你要告诉患者,你会将这个情况告诉她的经治医生。

3. 理解患者,注意观察

重点是理解患者的感觉。但护士由于受年龄、阅历和生活经验等因素的限制,不能很好地从患者的角度去考虑他们的感觉,理解他们的感受。因此,需要靠"移情"来补偿,就是站在患者的角度看待患者,用对方的心情来感受对方,这是护患沟通中最重要的情感。如果每个护士都能从患者的角度理解患者,倾听他们的主诉,给予他们真诚的关心,就能使护理质量得到提高。

4. 提供信息,及时反应

提供信息的语言要简单明了,通俗易懂,不要使用医学术语,要用患者听得懂的语言;如果对患者提出的问题不能马上回答,也应如实地告诉患者,不要对患者说谎。如果患者不想知道更多的信息,不要强加于患者,可以告知他的家属或单位领导。对重要信息可重复几遍。

对患者发出的信息,护士应及时反应。如患者主诉术后伤口疼痛时,应尽快评估患者的疼痛情况,给予相应的止疼措施,患者就会感到被关心和照顾。如果患者的反应不能得到及时的反馈和处理,患者会产生被忽视或轻视的感觉。

(五)特殊情况下的沟通技巧

1. 与愤怒患者的沟通

在治疗护理过程中,有时我们会遇到一些因为焦虑、害怕、抑郁等原因而情绪激动的患者。他们可能拒绝治疗、护理,也可能对医护人员大喊大叫,有时甚至责骂医护人员。这时医护人员应注意寻找引起患者情绪激动的原因,耐心地询问患者,重点是认真倾听患者的感受,了解和分析患者愤怒的原因,及时安抚患者,在病情允许的情况下,尽量满足患者的需要,甚至可以让患者在特定的场所进行宣泄。

2. 与悲哀患者的沟通

引起患者悲哀的原因很多,如病情加重、疗效欠佳,经济困难等。患者在悲哀哭泣时,应让患者发泄自己的情感。

哭泣对每个人来说,都是调节情绪、舒缓压力、有益健康的方式。实际上人们情绪的每一次波动都可能引起体内生理功能的变化。祖国传统医学认为:"喜、怒、忧、思、悲、恐、惊"七情中任何一种失调都可能导致"伤心",伤心则引起其他脏腑失调,造成对健康的影响。江苏省中医院主任医师陈平说,在伤心的时候,痛哭作为一种情绪宣泄,是一种心理保护措施,能帮助排除体内毒素,调节机体平衡,使人感到轻松、舒畅,有益于健康。2004 年,南京市有人为了给市民创造一个宣泄的场所,还专门成立了"好心情"哭吧。

过早地制止患者哭泣,会导致患者采用其他不利于健康的方法进行宣泄。护士应该根据不同的原因进行安慰。如患者因为丧失亲人面悲哀时,护士可以静静地靠着患者,轻轻地抚摸他，递上一杯热饮或一条毛巾等。有条件时，可以将患者安排在一个安静的空间，待患者停止哭泣后再用倾听的技巧鼓励患者说出悲哀的原因。

3. 与抑郁患者的沟通

当患者对自己的疾病失去信心，或者患者认为自己对社会、家庭没有价值时，会产生悲观厌世，甚至自杀的想法，临床上可表现为抑郁状态。发生抑郁状态的患者一般反应、说话都较慢，而且注意力难以集中。这时医护人员对患者的态度应亲切、和蔼，说话时注意放慢语速，使用简单明了的语言，让患者感到关心和温暖。

4. 与感觉缺陷患者的沟通

由于感觉缺陷带来的生理上的沟通障碍，这类患者的自卑感一般都较强。沟通时应根据患者的具体情况选择适当的沟通方式。

（1）与听力障碍的患者沟通：可以用触摸的方式让患者感觉你对他的关心；沟通时应面对患者，最好让他看到你说话的嘴形和姿势，适当运用身体语言进行辅助沟通；交谈时可适当提高声音，但应避免喊叫；必要时可用纸、笔进行交谈。

（2）与视力障碍的患者沟通：应主动告诉患者你目前的位置，这一点对患者来说很重要，因为患者视力障碍，对你突然出现在眼前会感到惊恐，突然离去会感到不知所措；由于患者视力障碍导致反应较迟缓，沟通时要给患者留下一定的反应时间，不要过于催促患者或表现出不耐烦的情绪；在做治疗护理操作前，应向患者做好充分的解释，以取得患者的配合。

5. 与危重患者的沟通

与危重患者沟通时，应以不加重患者负担为前题。交谈的时间尽量短，一般不超过 10 ~ 15 分钟。对无意识的患者，触摸是一种较好的沟通方式。不管患者是否听见，都应与之交谈，以达到强化刺激的目的。

沟通是一门艺术，是护理工作中的重要环节。护士应努力通过有效的护患沟通促进良好的护患关系，从而更有效地满足患者的需要。

（六）治疗性沟通临床护理应用现状

护理界对治疗性沟通的认识存在争议，将其等同于护理人员在进行治疗和护理操作时与患者的沟通。而本文献分析结果显示，治疗性沟通是指通过护患之间的沟通和交流能在一定程度上解决患者某些生物、心理、精神、社会和环境等健康相关问题，强调交际性沟通、评估性沟通和治疗性沟通的有机结合。有效的治疗性沟通在国际临床护理的实施效果上得到肯定，但在我国临床护理中的应用仍处于起步阶段。

治疗性沟通是心理学的一种治疗方法，能有效缓解癌症患者的心理问题，在慢性病、儿科、门诊、产妇分娩等方面应用中也有了一定的成效。治疗性沟通的相关应用可以扩展到大学生的心理护理、社区慢性疾病护理、空巢老人心理护理等方面。医院护士、护生的治疗性沟通能力缺乏一定的评价体系。沟通方式、内容和沟通技巧需进一步的完善。治疗性沟通在癌症患者应用当中还缺乏根据患者的心理问题严重程度、不同年龄段、不同癌症、统一癌症不同时期的制订的沟通方案。

治疗性沟通在护理领域应用中已取得了一定的进展，医学模式的转变，护患沟通的重要性日趋显著。治疗性沟通是一种有效的护患沟通模式，最能体现护士职业价值的三大护理行为之一，同时治疗性沟通不增加额外的费用，患者容易接受。总之，治疗性沟通在心理护理方面会不断完善和发展，前景广阔。

六、常见护患沟通障碍与解决方法

采用护患双方认同的沟通方式，可减少患者的不适与担心，增强其安全感及对护士的信任，有助于培养护患情感，密切护患关系，达到护患沟通的目的，从而提高护理质量。而相关研究显示，临床上80%的护患纠纷的原因为护患沟通障碍。分析护患沟通障碍的表现形式及其原因，并针对这些原因提出相应的防范措施，对维护良好的护患关系具有重要的作用。

（一）护患沟通障碍的表现形式及其原因

1.护患交流的信息量过少

护患之间应相互信任，相互了解，进行信息交流。这种交流不同于一般社交场合的交流，是以患者为中心，属于情感关怀和治疗康复以及提高生活质量上的交流。交流的目的在于帮助患者提高对自身疾病的了解、认识，有助于医疗工作的顺利进行。患者进入医院首先接触的就是护士，这时他们的情绪非常焦虑，迫切想知道有关用药、治疗、预后、护理安排以及主管医生、护士的姓名、业务水平等，期望护士多与其沟通和交流，提供足够的信息。如果护士在接待患者时不能够针对患者的心理特征有的放矢地将这些问题交代清楚，或者忽视了患者的感受和信息反馈，使患者感到备受冷落，就容易产生交流障碍，造成误解或不满。

2.语言使用不当

患者由于在文化水平、专业知识上存在较大差别而对医护专业术语不完全理解，导致在护患沟通中常发生概念上的误解或不被理解，从而影响相互间的交流。在调查的患者中，我们发现几乎所有的患者都要求在与其交流时使用他们所熟悉的日常用语，否则会给他们带来困扰，产生误解或不满。

3.专业技术不精湛

过硬的业务技能水平是护士取得患者及家属信任的前提，护理专业技术不精湛、业务技能欠佳是酿成护患纠纷的一个重要原因。操作技能不熟练，不仅增加了患者的痛苦，还会使其产生恐惧和逆反心理；业务知识缺乏，在观察病情尤其是危重患者时，不能够及时准确地发现问题，延误抢救，甚至酿成护理差错事故。在临床护理工作中常见到这样的情况，尽管护士态度和蔼，但对患者的疑问解释得含糊其辞，操作技术不熟练等，也会引起他们的不信任，甚至反感，以致工作中的小小不如意也不能得到谅解，产生不满甚至投诉。如有些患者的静脉弹性较差，或浅表静脉呈蚯蚓状，护士在静脉穿刺时未能一次成功，患者便产生不满造成投诉。因此，娴熟的穿刺技术是一种良好的非语言交流形式。

4.护士服务意识不强

求医的年代已经过去，然而有的护士没有认清形势，且法制观念不强，服务观念尚未彻底转变，主动服务意识差，接待患者不热情，态度生硬，合理要求不能满足，解释不到位，从而失去患者信赖。这种现象可表现在护患之间、也可表现在与家属的交流中，特别容易发生在非正式场合的交流。如医护人员在接待患者时，患者都是怀着迫切求治的心情催促护士，却听到"你没见我在忙吗?"当药房发错药时，个别护士随口说"药发错了"；在患者病情变化时，乱发表议论"是不是液体输注过快"；某些医护人员私下议论患者的隐私，拿患者的隐私开玩笑等，都可成为护患纠纷的导火索。因此护士在工作中如不注意自己的言行，不考虑患者和家属的感受，很容易造成他们的误解。

（二）解决方法

1. 及时了解患者的需要

患者进入陌生的环境，又受到疾病的困扰，存在一个重要的特点就是希望得到医护人员的同情与体贴，满足其情感需要。了解患者的心理需要是进行有效沟通的基础。为此护士应该跳出生物护理的医学模式，特别地将心理护理提升到重要的位置，尽量满足患者的要求，在工作中，护士应做到关心和体贴患者，主动为患者提供与医疗有关的、必要的信息。对患者的疑问要耐心解答，取得其信任。对所有患者一视同仁，建立良好的护患关系，从心理学的角度针对每个患者的心理特点进行有效沟通。

2. 恰当运用沟通技巧

护士要尊重与理解患者，用爱心、同情心、责任心，真诚地与患者沟通。在与患者及家属交代病情、做解释工作时，应有针对性地、使用适合其文化层次、社会背景的语言，内容明确、重点突出，使其能够得到准确的信息。在交谈时要避开患者敏感的话题，注意把握交谈的深浅度，要给双方留有余地，没有100%的把握不作任何承诺和保证。在与患者接触、临床带教过程中，要注意患者的情绪状态和感受，保护患者的权益。讲究职业道德，不非议他人，避免强迫要求患者接受医生或护士的意见。在与医护人员或学生进行病案讨论时，应避免患者、家属及其他病友在场，以免引起误解。

3. 努力提高业务技术水平

护士必须具备扎实的理论基础和过硬的技术水平，才能获得患者及家属的信任和尊重。因此应加强护士业务考核，鼓励并支持护士参加继续教育培训，加强业务学习，加强自身素质建设，及时掌握新技术、新方法和新观念，不断提高业务技能与理论水平，全面提高护士的综合素质，为患者提供高质量的护理服务。

4. 重视患者反馈意见

临床上有的患者因为惧怕医护人员的权利，对其在就医过程中遇到的不满意和不公平之处，敢怒不敢言，不敢向医护人员反映，反而将埋怨积压在心中，尤其是性格内向的患者。目前大多数科室都设置了意见反馈箱，让患者监督医护人员的工作，可以匿名的形式提出他们的意见，护士应虚心接受这些意见，对不足之处加以改进，提高护理质量，更好地为患者服务。

护患沟通有助于护士了解患者的心身状况，而患者提供正确的信息，指导下一步措施的执行。加强护患之间的沟通，正确处理好护患关系和工作的各种问题及矛盾是减少护患纠纷的一个重要途径。护患纠纷一旦发生，应本着"预防为主"的原则，"以患者为中心"，护患双方应保持冷静和克制，切忌冲动和过激行为，以免矛盾激化，妨碍问题解决。同时护士应诚恳地向患者及家属检讨自己的错误，承担责任，善于示弱，以取得谅解和同情；及时向护士长和有关部门汇报，采取必要的措施，达到最终解决纠纷的目的。加强护患沟通，有利于护患之间建立充分的信任关系，有利于护士及时了解患者的思想动态，了解患者的真正需要，及时采取正确措施，帮助患者解决实际问题，促进护患关系，减少护患纠纷，全面提高护理质量。

总之，在护患沟通交流时，要多为患者着想，采取各种形式与方法，消除患者的顾虑，降低护患之间交流障碍的发生，增进彼此间的信任与理解，使患者早日康复。

七、护患沟通案例情景再现

临床上有各种各样的沟通场景需要护士去面对,以下 5 个案例是临床工作中经常会遇到的沟通情况的一个缩影。每一个案例配有简短的分析,贯穿患者入院至出院的全过程,具有一定借鉴意义,旨在为读者提供护患沟通的启示。

案例 1: 患者陈某,中年女性,因患肺炎高烧不退由丈夫陪伴入院,当护士说明住院无须留陪护时,患者表现焦虑不安,拉着丈夫的手不愿松开,此时应如何对患者进行入院指导。

案例分析: 新入院患者由于对住院环境不适应往往会产生孤独感、不安全感,表现为忧心忡忡,焦虑不安。此时,护士应利用入院教育时机建立良好的"第一印象",消除患者的陌生感,适时进行入院环境介绍。

沟通实例:

护士:陈女士,您好! 我是负责接待您的办公室护士,我姓王,您就叫我小王好了。您已经发烧几天了,身体一定很虚弱,我先送您去病房吧。(护送患者进病房)大家好,我向大家介绍一位新病友。她叫陈某。(面向陈某)您旁边这位叫张某,靠里面那张床的大姐叫李某,大家都认识了,希望以后相互关照。(面向陈某)这是您的床位,您先上床休息,我帮您测一下体温和血压。(测量完毕)您的体温还是有点高,不过不用担心,您的经治医生刘某,责任护士李某,一会儿就会来看您,他们会根据您的病情采取相应的措施控制体温。您枕边放的这个开关是呼叫器,您如果有事找护士,可直接按一下开关就能对讲了,按常规明天早上您要留尿、大便和痰标本做检查,以便为诊断和治疗提供依据。这是留尿、大便、痰的标本盒。旁边这间是卫生室,明天清晨第一次排尿时先用这个尿杯接一点尿倒进这个试管中,然后放在标本架上,排便时用这个小板取一块花生米大小的粪便放进便盒即可。明天早上 8 点前您还要留好痰标本,因为您患的是肺炎,检验结果对诊断和治疗很重要。您要留取的是清晨第一口痰,留痰前先用清水漱口,然后深吸一口气,用力将深部的痰咳出吐在标本瓶内,注意不要将唾液混在一起,以免影响检查结果。这是您第一次住院,还有许多事情要向您介绍,您先休息一会,等王医生看过您之后,我再向您介绍一下病区的环境及住院相关规则,我在护士站办公室,您要有事可用呼叫器找我,一会儿见。

案例 2: 新护士小刘,在为一个血管条件不好的老年男性患者进行静脉输液穿刺时操作失败,她感到很尴尬,不知如何向患者解释。

案例分析: 新护士输液操作失败或遇到患者不理解、不配合感到束手无策的情况时有发生。遇到这种情况,应沉着冷静,态度诚恳地作出合理的解释,让患者感受到你的真诚,化解危机。

沟通实例:

护士:吴爷爷真对不起,这针我没有给您扎好,让您受苦了。虽然您说是您的血管不好,但我认为还是我今天的状态不好,有点紧张。看来,我的功夫还不够,遇到不好扎的血管心理就有点发怵。您看这样好不好,我再帮您在右侧手臂上选一选血管,如果我没有把握,就请其他护士来帮您扎,谢谢您给我再试一次的勇气。(穿刺成功后)吴爷爷,太谢谢您了,是您的理解和支持给了我成功的信心,让我顺利地完成了治疗任务,再一次谢谢您!

案例 3：患者张某，中年女性。为明确诊断需要行纤维支气管镜检查，检查前一天神情紧张，恐惧不安，护士在进行术前指导时，应如何与患者沟通。

案例分析：气管镜检查是一项常规的介入检查，但由于此项检查有一定的风险，检查过程中会给患者带来不适与痛苦。患者由于对医生操作水平和检查结果的担心，易产生焦虑、恐惧心理，甚至不愿接受检查。

沟通实例：

护士：张阿姨，您好。昨晚睡得怎么样？明天要给您做气管镜检查了，是不是有些担心？其实气管镜检查没有想象中的那么可怕，现在实施的是一种无痛气管镜检查，术前会用一些麻醉药，检查过程也不会太痛，但会有点不舒服，就像平时我们喝水不小心呛咳一下的感觉，如果感到不舒服，就做几下深呼吸。检查的时间一般都不长，有 10 到 20 分钟。明天早晨起床后不要喝水，不要吃饭，检查前护士还会给您注射镇静药及减少唾液分泌的药物，雾化吸入一些麻醉剂，这样，手术的过程就不会太痛苦。术后 2 个小时才能吃饭。明天我陪您去检查室，为您做检查的是经验非常丰富的王主任，您就放心吧，今晚好好休息。

案例 4：患者刘某，老年男性。食管癌术后入监护室观察，患者麻醉已清醒，但表情痛苦，经常用眼睛环顾周围，神色不安。

案例分析：患者术后进入监护室观察，由于对所处环境不熟悉，加之室内嘈杂的机器声和较强的灯光刺激，容易使患者产生错觉、幻觉，甚至发生定向障碍。护士应在确认患者麻醉完全清醒后，及时介绍监护室环境，让患者知道所处的环境及手术的情况，避免因定向障碍引起行为失常，影响术后健康。

沟通实例：

护士：（一只手放在患者的额头上，另一只手握住患者的手）刘大爷，您好！您的手术已经结束了，您现在已住进监护室，我是您的责任护士，我姓张，您就叫我小张，我负责监护您的病情。如果您听懂了我的话就请睁开您的眼睛，握一握我的手（患者按指令作出反应）。很好，我知道您已经听懂我说的话了，您现在正处在麻醉恢复期，需要去掉枕头平躺一段时间，等彻底醒了再睡枕头。这段时间您可能会难受一些，如果您哪里不舒服一定要告诉我，我帮助您调整体位，但您自己不要乱动，因为您身上有一些用于病情观察的管线，这些管线对预防术后并发症非常重要。如果您听懂了我刚才说的话，请再睁一下眼睛（患者睁眼）。非常好，你完全听懂了，接下来我还要按医嘱做一些检查和治疗，做这些事情之前我会告诉您，让您有心理准备，现在您可以闭上眼睛放心地休息一会。

案例 5：患者王某，女性，46 岁，直肠癌行人造肛门成型术后 1 周，病情平稳，但观察患者整日闷闷不乐，偷偷哭泣，责任护士与其交谈了解到，患者因不知如何面对人工肛门的生活而感到焦虑不安。

案例分析：患者女性，面对术后需终身携带人造肛门生活都会感到难以接受，易产生焦虑、抑郁情绪。护士应针对患者无法面对现实的心理状态，实施有针对性的住院指导，让其尽快掌握人工肛门自我护理技术，适应新的生活方式，消除因知识缺乏导致的负面情绪。

沟通实例：

护士：王大姐。您好！听医生说您的结肠造口长的挺好，再过几天就可以出院了，但看上去您好像有什么心事，是不是担心出院后不知道怎样适应人造肛门的生活呀。

患者回答：是呀，如果处理不好粪袋，身上总有异味，怎么见人呀。

护士：我很理解您的感受，许多患者出院前都有这样的担心，不过，不要紧，只要掌握了自我护理的方法，相信您很快就会适应这种生活的，今天我就给你示范一下怎样换粪袋。请您取坐位，换粪袋的基本步骤有三个，一是先撕开胶贴取下旧粪袋；二是用棉签或软纸擦去造口粪便盒分泌物，用肥皂水清洁造口周围的皮肤，用软纸擦干后涂上氧化锌软膏；三是撕开新粪袋包装，像这样对准造口盖严，贴紧皮肤，袋囊向下就可以了。您看这个粪袋换起来是不是很简单，像这样处理就不会弄脏衣服，也不会有异味。明天我再来指导您按这三个步骤操作一遍，还有一些注意事项，我会在您出院前作进一步指导。好，今天就先学这些，别累着您，躺下休息一会吧，明天见。

（黎慧 杨思兰）

思考题

1. 护士可以从哪些方面对患者进行人文关怀？
2. 我国护理人文关怀教育可以从哪些方面改进？
3. 怎样建立良好的护患关系？
4. 护患沟通的技巧有哪些？

案例分析：

患者辛某，中年男性，因患肺癌第2天要行左肺次全切除术，术前备皮时，反复询问护士术后疼痛怎么办。说自己特别怕痛，担心手术麻醉作用消失后会疼痛难忍，希望护士给予关照，术后多打点止痛针。刚工作不久的护士小王对工作还不完全适应，今早上班迟到，刚遭到护士长的批评，遇到患者多次询问术后疼痛的事情，很不耐烦地告诉患者说："我不是告诉了你吗？不用担心的，你明天做手术，要好好休息，放平心态。你不是还没做手术吗？做手术肯定会痛的啊，止痛针不能随便打的，到时候根据你的情况来。"患者听完小王的话后没有讲话了，但内心更加焦虑了，开始不配合小王做术前准备，想联系医生推迟手术时间。高年资护士小刘在了解患者情况后，放下手头工作，赶紧来到患者床旁安慰患者道："我很理解您刚才说的怕手术疼痛的问题，因为大多数患者都有同样的问题。不过您不用担心，术后麻醉师会根据您的情况给您使用'患者自控止痛泵'来控制疼痛。这项技术的原理是根据个体耐受疼痛的程度，通过止痛泵注射一定剂量的药物来控制疼痛。在使用止痛泵前需要掌握疼痛视觉模拟评分方法来正确判断疼痛程度，以便为用药提供依据。希望您不要因为任何原因强忍疼痛，也不要过分夸大疼痛程度，防止误导用药产生药物不良反应。通常术后3天疼痛逐渐减轻后即可停用止痛泵，相信在您的配合下，会平稳度过术后疼痛这一关。"患者在听了小刘的话后，情绪平静下来，表示愿意配合护士的工作，自己也没之前那么担心术后疼痛的问题。

1. 护士小王与患者产生沟通障碍的原因是什么？
2. 护士小刘在这个过程中采用了哪些沟通技巧？
3. 如果是你，你将会怎样和患者辛某沟通来缓解患者的焦虑情绪？

第九章　健康教育

学习目标

识记

1. 能陈述健康教育、健康促进的概念。

2. 能陈述健康素养、健康科普的概念。

理解

1. 能分析健康相关行为转变的理论。

2. 能区别健康科普和卫生宣教、健康教育、健康促进以及健康传播的关系。

运用

1. 能实施护理健康教育的基本程序。

2. 能为公众进行健康知识科普。

　　随着社会的进步，人们的健康需求不断增加，比以往更关注自身的健康状况。尽管各国对医药卫生的投入在快速增长，但二者仍然存在差距，这就需要寻求一种有效利用资源和最大限度发挥资源作用的途径。而健康教育与健康促进正是一项投入少、产出高、效益大的保健措施，健康教育作为卫生保健的战略措施，已经得到世界的公认。健康教育在这种社会需求的推动下，已经取得了巨大进展，较完整的科学体系已逐步形成，健康教育与健康促进的理论和实践均获得蓬勃发展。

　　护理健康教育作为健康教育的一个重要分支正在经历着一个迅速发展和崛起的阶段。随着医学模式的改变，健康内涵的升华，护理模式也相应地由"以疾病为中心"转变为"以健康为中心"的系统化整体护理，健康教育成为护理的重要组成部分。护理健康教育已经成为护理学专业最受瞩目的学科之一。

第一节　概　述

一、健康与疾病的概念

（一）健康

　　1948 年世界卫生组织（WHO）在其《宪章》中提出了人类健康的"三维观"，即健康不仅是没有疾病和身体缺陷，还要有完整的生理、心理状态与良好的社会适应能力。健康的概念不再仅仅限于生物学领域，而是与社会、心理、环境等诸多因素联系在一起。健康的新定义在基于人类对自身的认识，在医学模式从单纯的生物医学模式向社会 – 心理 – 生物医学模式的转变过程中发生着变化。其定义的内涵可以从以下几个方面来理解：

（1）改变了健康的导向，冲破了一直把健康的着眼点局限在有无疾病的传统健康观的范畴；

（2）对健康的解释从过去局限在人体生命活动的生物学范围，扩大到生物、心理、社会诸多方面；

（3）从关注个体健康扩大到重视群体健康，把健康放入人类社会生存的广阔背景中；

（4）把健康看成一个动态的、变化的过程，因此可以从不同水平、用不同标准来衡量健康。

（二）疾病

疾病是机体在一定的条件下，受病因损害作用后，因自稳调节紊乱而发生的异常生命活动过程或者称为异常生命状态。病因包括致病的细菌、病毒、癌细胞、有毒有害物质或异常的情绪状态等。疾病的发生即在一定的内外因素作用下，人体原有的免疫防御系统的平衡状态或原有正常的平衡状态被打破，使机体各器官系统之间以及机体与外界环境之间的协调关系发生障碍，从而引起各种症状、体征和行为异常，特别是对环境适应能力和劳动能力的减弱甚至丧失。无论发展中国家还是发达国家都需要在应对传统的感染性疾病及母婴卫生问题的同时，关注慢性病、新的传染病、意外伤害、精神及环境卫生问题。

现代疾病观的定义包括了以下几个特点：

（1）疾病是生命活动中与健康相对应的一种现象，是发生在人体一定部位，一定层次的整体反应过程。

（2）疾病是机体内部动态平衡的失调和破坏，正常活动的偏离，功能、代谢与形态结构的异常以及由此产生的机体内部各系统间和机体与外界环境间的协调发展障碍。

（3）疾病不仅是体内的一种病理过程，而且是对内外环境适应的失败，是内外环境因素作用于人体的一种损伤性的客观过程。

（4）疾病不仅仅是躯体上患病，也包括精神、心理方面的异常。整个疾病过程是身心因素相互作用、相互影响的过程。

（三）疾病与健康的关系

健康与疾病是对矛盾体，在一定条件下可以互相转化。疾病发生与否、如何转化，可以用唯物主义的辩证法加以解析。人体内在的矛盾引起表面现象的变化，就是疾病的发生、发展的量变过程。如果健康促进的行为，使疾病出现的过程能够终止，使疾病的发生过程逆转，就如同矛盾的双方相互转化一样，使人表现为逐渐向健康的过程发展，使这对矛盾能够向着好的方面发展，防止发生质的变化，人就获得了健康。20 世纪 70 年代，有人提出健康与疾病是连续统一体的观点，疾病和健康之间有时很难找到明显的界限，它们之间存在过渡形式，即认为这二者是一种线性关系。在人的生命活动中完全健康与死亡是一条线的两个极端，每个人的健康每时每刻都能在这两个极端的连线上找到自己的位置，并不断变化。从健康到疾病是一个由量变到质变的过程，任何质变过程，无论是飞跃还是渐变，都是两种状态之间的过渡。从一种状态向另一种状态过渡，原则上都要经历中间状态的一切过程。这种中间过渡状态即称亚健康状态。"亚健康状态"被认为是一种非病态非健康而有可能趋向于疾病的状态，又称"次健康""病前状态"等。健康和疾病的关系归纳起来主要是以下两点：

（1）健康与疾病之间没有明确的分界线。

在任何时候，一个人的健康总是相对而言的，没有完全的健康，即使是极佳的健康状态下仍然存在不健康的因素。

（2）健康与疾病是一个不定的、动态的概念。

根据每个人的生理、心理和社会适应情况，可综合成一个能代表健康状态的圆点，而它在健康－疾病轴上的位置，每时每刻都在变化，因为它受到发生在个人生活中的事件和个人生理过程的影响。

（四）健康与疾病的影响因素

世界卫生组织发表的《健康促进和健康保护措施》，指出影响人体健康平衡和健康潜能的因素有7个方面。它们分别是：

（1）生物遗传因素；

（2）自然环境因素；

（3）生活方式和个人习惯；

（4）社会文化系统；

（5）社会政治经济状况；

（6）医疗卫生服务体系；

（7）个体健康潜能。

二、健康教育

（一）概念

健康教育（health education）是通过有计划、有组织、有系统的社会和教育活动，运用传播、教育等手段，促进人们自觉地采纳有益健康的行为和生活方式，其目的是消除或减轻影响健康的危险因素，预防疾病，促进健康，提高生活质量。

健康教育以调查研究为前提，以传播信息为主要措施，以改善对象的健康相关行为为目标，从而达到预防疾病，促进健康，提高生活质量的最终目的。

（二）研究领域

健康教育的研究领域非常广泛，主要包括以下几个方面：

（1）按目标人群或场所分为：城市社区健康教育；农村社区健康教育；学校健康教育；职业人群健康教育；医院健康教育等。

（2）按教育目的或内容分为：疾病防治的健康教育；生活方式的健康教育；心理卫生教育；营养健康教育；环境保护的健康教育等。

（3）按业务技术或责任分为：健康教育的行政管理；健康教育的组织实施；健康教育的计划设计；健康教育人才培训；健康教育的评价；健康教育材料的制作与媒介开发；社区开发的组织等。

（三）健康教育的发展

健康教育的活动古已有之。在世界范围内，健康教育专业化的确立是在20世纪的20年代。大半个世纪以来，其专业理论和科学体系在实践中不断发展和完善。1978年，世界卫生组织在著名的《阿拉木图宣言》中将健康教育列在初级卫生保健八项任务之首。

在我国，健康教育最初表现形式为健康知识传播，例如《韩非子·五蠹》记载"上古之世取火以化腥臊"的传播，《淮南子·修务训》记载"神农尝百草之滋味水泉之甘苦令民知所避就"等。约公元前500年，扁鹊提出"信巫不信医六不治也"，和媚神事鬼的巫祝进行斗争；

宋代蔡襄"晓人以依巫之谬，使归经常之道"等。这些知识的传播，对于提倡医术，反对用巫祝祈祷等愚昧无知的迷信活动治病，不仅对于维护人类健康起到了重要作用，对于推动社会进步与发展也有积极意义。健康教育概念的正式引进及健康教育体系的建立与发展，则始于20世纪的80年代中期。新中国的健康教育工作，在20世纪80年代中期以前，"供应宣传材料和进行各种卫生宣传活动"是当时健康教育的主要工作内容。这样的活动模式被称为"卫生宣传"。卫生宣传的主要形式为：领导和专家确定传播内容→制作传播材料→向群众传播。这一模式的目标，一是传播卫生知识，主要是疾病防治和个人卫生、环境卫生知识等基础卫生知识；二是宣传卫生工作，主要为宣传卫生工作方针政策和先进典型。知识传播多为单向传播，卫生工作宣传多带有政治性。20世纪90年代，我国的健康教育事业进入了一个全新的发展时期。陆续建立了中国健康教育研究所、中国健康教育协会、中国吸烟与健康协会等国家级健康教育组织机构，在上海医科大学等大中专学校陆续设立了健康教育专业，编辑出版了《健康教育学》《健康行为学》等健康教育专著，并组织了多种类型的健康教育在职培训，拓展健康教育工作内容，发展了原有的健康教育工作方法，使我国的健康教育迅速由凭经验工作，发展为应用现代管理学、行为学、传播学、心理学等学科理论进行组织管理。以健康相关行为为目标，以干预影响健康的因素为手段，使用适宜的传播教育方法和科学方法确定的目标和策略，组织开展健康教育活动。"卫生宣传"工作模式，迅速发展为"健康教育"。世界卫生组织提出的健康促进理论、联合国儿童基金会提出的社会动员理论在我国运用以后，我国的健康教育迅速提高到一个新的水平。健康教育迅速由干预个体、群体、社区健康相关行为的一维世界，走向影响健康的公共政策、环境、社区行动、个人健康技能和卫生服务方向的多维空间。健康教育/健康促进工作逐渐作为卫生工作的先导与基础，成为卫生工作的中心任务，成为医疗、预防、保健、康复等卫生工作的各个方面的重要工作内容(见表9-1)。

国内外的理论和实践证明，开展健康教育，帮助人们增长卫生知识及自我保健意识，改变不健康的行为和生活方式，建立健康、科学的生活方式，对提高全民素质和全社会的精神文明程度具有重大的意义和作用。

表 9 - 1　卫生宣传、健康教育、健康促进的目标、内容与策略

	卫生宣传	健康教育	健康促进
目标	改善个体卫生知识水平	改善个体卫生知识水平	促进健康
	改善个人、环境卫生状况	改善个体、群体、社区健康状况	
	预防疾病	预防疾病	
	改善健康相关行为		
	促进健康		
内容	传播卫生知识	有组织、有计划、有系统的教育活动	制定健康的公共政策
	宣传卫生工作	传播卫生知识、宣传卫生工作	创造支持的环境
		进行社会动员	加强社区行动
		强调干预健康相关行为	发展个人技能
		促进个体、群体、社区参与	调整卫生服务方向

续表 9 – 1

	卫生宣传	健康教育	健康促进
策略	行政干预	行政干预	以健康教育为基础
	多部门传播	多部门参与	进行广泛的社会动员
		运用先进的健康教育模式	倡导、协作、参与
		运用适宜的传播教育策略与技巧	资源保障
		以人为中心，以健康为中心开展活动	

三、健康促进

(一)概念

《渥太华宪章》明确提出了健康促进的概念："健康促进是促使人们提高维护和改善他们自身健康的过程。"此概念包含以下内容：

(1)健康促进着眼于整个人群的健康，致力于促进个体、家庭、社会充分发展各自的健康潜能，其中包括培养有利于健康的生活方式和行为，使社会、经济、环境有利于人类健康的发展。包括人们日常生活的各个方面，而不是仅限于造成疾病的某些特定危险因素；

(2)健康促进的活动主要作用于影响健康危险因素；

(3)健康促进运用多学科理论，采用多种形式相配合的综合方法促进人群的健康。工作方法包括传播、教育、立法、财政、组织、社会开发等；

(4)健康促进特别强调社区群众的积极有效地参与，强调启发个体和群体对自身健康负责并且付诸行动；

(5)开展健康促进不仅需要卫生部门的努力，还要有社会领域各方面的参与。

(二)健康促进的任务

《渥太华宪章》提出了健康促进的 5 大任务：即制定健康的公共政策，创造支持性环境，强化社区行动，发展个人技能，调整卫生服务方向。

(1)制定能促进健康的公共政策：健康促进的含义已超出卫生保健的范畴，所解决的问题不仅是医学问题，更是一项社会问题。因此明确提出要强化政府行为，制定、协调并实施相应的健康促进政策和法规，以利于健康促进行动的开展。

(2)创造支持性环境：健康促进在于创造一种安全、舒适、满意和愉快的生活和工作环境。任何健康促进的公共策略必须有利于健康的发展。

(3)加强社区的行动：充分发动社区的力量积极有效地参与卫生保健计划的制定和执行，以使其认识自己的健康问题，并提出解决问题的办法。

(4)发展个人的技能：通过提供健康信息、健康教育和提高生活保健技能来支持个人和社会的发展，帮助人们更有效地维护自身的健康和生存环境。

(5)调整卫生服务方向：医疗卫生部门要改变仅仅提供临床治疗服务的模式而向提供健康促进服务的方向发展。

(三)健康促进的基本策略

《渥太华宪章》指明了健康促进的三个基本策略。

1. 倡导(advocacy)

倡导政策支持、社会各界对健康措施的认同和卫生部门调整服务方向，激发社会关注和群众参与,从而创造有利健康的社会经济、文化与环境条件。

2. 赋权(empowerment)

帮助群众具备正确的观念、科学的知识、可行的技能,激发走向完全健康的潜力;使群众获得控制那些影响自身健康的决策和行动的能力,从而有助于保障人人享有卫生保健及资源的平等机会;使社区的集体行动能在更大程度上影响和控制与社区健康和生活质量相关的因素。

3. 协调(mediation)

协调不同个人、社区、卫生机构、社会经济部门、政府和非政府组织等健康促进中的利益和行动,组成强大的联盟与社会支持体系,共同努力实现健康目标。

(四)健康促进理论的产生

1978 年 9 月,世界卫生组织和联合国儿童基金会在前苏联阿拉木图召集了有 143 个国家参加的国际初级卫生保健大会。会上发表了全球卫生工作具有重要里程碑意义的《阿拉木图宣言》。宣言提出的初级卫生保健内容和策略可以认为是健康促进理论的雏形。

《阿拉木图宣言》提出了以下主要工作内容:

(1) 健康是基本人权,达到尽可能高的健康水平是世界范围内的一项最重要的社会目标。

(2) 所有国家应关注人民健康状态。

(3) 国际新经济秩序为基础的经济和社会发展,首要任务是充分实现人人享有卫生保健并缩短不平等的差距。健康既是资源,也是目的。增进并保障人们健康对社会经济的持续性发展是第一位的,并有助于提高生活质量和维护世界和平。

(4) 人民有个别或集体地参与他们的卫生保健的权利和义务。

(5) 政府对其人民的健康负有责任。

(6) 初级卫生保健建立在切实可行、学术可靠而又能为社会所接受的基础上。

(7) 初级卫生保健,要求符合各个国家及社区的政治、经济、卫生工作特点并针对当地的主要卫生问题提供以健康教育为首要内容的促进、预防、治疗和康复服务;在这一过程中,要求国家及有关部门和卫生部门协作;并最大限度地提高人们参与的能力;同时改善卫生服务。

其他内容还包括政府制定有利于初级卫生保健的政策;开展国际间的合作;提供资源保证。

1986 年 11 月,世界第一届健康促进大会在加拿大渥太华召开,会议发表了世界第一届健康促进大会宣言——《渥太华宪章》。它标志着健康促进理论的建立,使健康促进在全球迅速得到发展。2000 年,世界第五届健康促进大会在墨西哥城召开。参加会议的各国卫生部长共同制定了《国家健康促进行动规划框架》。确定了健康促进的 6 个目标:确立健康是人类的基本权力和社会经济发展的资源之一;动员财力、人力和技术资源,建立可持续发展的社区和机构,促进能力发展,使之成为处理健康的主要的决定因素;加强各级政府和社会各界对社会不平等问题和性别不平等的认识;普及健康促进的知识,提高人们对自身潜能和机构能力的认识;促进积极参与,创造支持性环境从而加强社区团结,促进能力发展;将健康促进系统地纳入到卫生保健体制改革的议程中去。

四、健康教育与健康促进

(一)健康教育与健康促进的关系

健康教育起源于二战结束后的欧洲学校卫生教育,后发展成社会各种人群的卫生知识补偿教育,对于后者是不可能通过正规的课堂教育来实施的,而是要借助于传播的手段来实现并采取一系列有计划、有目的的健康促进活动来巩固其传播和教育的效果,这就是国人所理解的卫生宣传教育。20 世纪 70 年代开始的以改变人们行为方式为主要目标的第二次公共卫生革命,强调的是社会、团体和个人的参与,即把个人的自我保健行为与健康教育、政府政策等等环境支持即促进行为有机结合,形成一种合力,共同参与健康,提高社区和社会的健康水平。所以健康教育的概念又得到进一步的延伸,它不仅包括健康教育的教育和传播全过程,以及一系列的社区健康教育促进活动,还包括以促进社会和社区健康为目标的社会预防性服务,行政干预措施,以及社会支持体系等,于是产生了一种新的概念:健康促进。所以,健康促进是由健康教育发展和演化而来的,它的含义较健康教育更为广泛,它包括政策、经济支持等各项策略。它是一个完全社会化的问题,强调的是社会、部门以及个人对促进人类健康而承担的义务和责任,以及应采取的行动和策略。

换言之,健康促进是健康教育和行政手段的结合,健康教育是健康促进的重要内容之一,在健康促进中起主导作用,而政策、法规和组织等行政手段的强有力的支持则是使健康教育卓有成效的保证。

(二)健康教育与健康促进的形式

健康教育与健康促进的形式多种多样。通过各种健康教育活动,对广大群众晓之以理动之以情,使其在潜移默化之中,掌握知识树立信念,改变行为,逐步减少以至消除疾病的危险因素。倡导利用大众媒介传播手段进行健康教育,如电视、广播、报刊等,发挥它们传播快速、覆盖广、群众喜闻乐见的特点,向群众宣传卫生知识和健康信息。采用宣传画图片、标语、展牌等形象化健康教育形式,举办小型流动展览,在社区范围内对重点人群进行针对性健康教育。发挥医疗机构健康教育的特殊作用,医务人员对重点人群、高危人群、特殊人群开展面对面的口头教育与咨询服务,使健康教育生动活泼、引人深思。

2005 年,我国卫生部制定《全国健康教育与健康促进工作规划纲要(2005—2010 年)》(以下简称《纲要》)。《纲要》总目标是建立和完善适应社会发展需要的健康教育与健康促进工作体系,提高专业队伍素质,围绕重大卫生问题,针对重点场所、重点人群,倡导健康的公共政策和支持性环境,以社区为基础,开展多种形式的健康教育与健康促进活动,普及健康知识,增强人们的健康意识和自我保健能力,促进全民健康素质提高。《纲要》提出:

(1)建立和完善适应社会发展的健康教育与健康促进工作体系。

(2)做好重大疾病和突发公共卫生事件的健康教育与健康促进。

(3)广泛开展农村健康教育与健康促进,积极推进"全国亿万农民健康促进行动"。

(4)深入开展城市社区的健康教育与健康促进。

(5)开展以场所为基础的健康教育与健康促进。

(6)重点人群健康教育与健康促进。

(7)控制烟草危害与成瘾行为。

第二节 健康相关行为

健康教育的核心是行为转变,健康教育的性质、目的与任务必然要与行为科学紧密结合起来。健康教育的最终目的是使人们改变不利于健康的行为,采纳有利于健康的行为。

(一)行为(behavior)

1.行为的定义与要素

人的行为是指具有认识、思维、情感、意志等心理活动的人对外环境因素做出能动的反应,这种反应可能是外显的,能被他人直接观察到;也可能是内隐的,不能被直接观察。内隐行为需要通过测量和观察外显行为来间接了解。简单的说,行为(behavior)是有机体在外界环境刺激下所引起的反应,包括内在的生理和心理变化。人类行为表现多种多样,但其基本规律是一致的。美国心理学家伍德渥斯提出了 S-O-R 行为表示式:

$$S \longrightarrow O \longrightarrow R-$$

刺激   有机体   行为反应

人的行为由五个基本要素构成,即行为主体、行为客体、行为环境、行为手段和行为结果。

2.影响行为的因素

人类行为总的来说受以下三个方面因素的影响:

(1)遗传因素:遗传是指父母的形态特征、生理特征、心理特征和行为特征通过遗传基因传给子代的生物学过程。遗传对人类行为发展有着极重要的影响。遗传是个体行为发展的基础,它提供了行为发展的水平及模式特征。窥阴癖等性变态行为、同性恋、阿尔茨海默病、低智障碍都可遗传给子代。

(2)环境因素:环境因素是围绕着人类的外部世界,是人类赖以生存和发展的社会和物质条件的总和,为人类行为提供发展的可能性和现实性。人的一切行为均诱发自某种程度的环境刺激;反过来,这些行为都发生在环境中,并对环境造成影响。所以环境既是行为的激发者,又是其接受者。决定人类行为的环境因素主要包括内部环境因素和外部环境因素。内部环境因素主要是指机体的内环境;外环境包括自然环境与社会环境。

(3)学习因素:单靠遗传和成熟发展的少数本能行为是不能适应变化的环境的。只有通过学习而获得的条件反射的建立、操作条件反射的形成和社会观察学习的习得才能适应不断变化的环境。学习对人类许多社会行为的形成有着重要的决定性作用。人类的各种行为都是后天习得的,学习是行为发展的促进条件。学习的方式有两大阶段:第一阶段以模仿为主,分为无意模仿和强迫模仿。无意模仿大多是日常生活行为。如儿童在公共场合看到别人随地吐痰,他在无意中就学习模仿,养成不爱护环境卫生的习惯。有意模仿带有主动性,被模仿的大多是自己崇拜或钦佩的行为。如名人的举手投足,模特的行为举止等。强迫模仿是指按照规定的行为模式学习,如队列训练等。现代教育学认为,儿童青少年时代,上述阶段的学习是必要的。但在行为发展进入自主发展阶段后,尤其当学习一些复杂、专门的高级行为时,仅仅靠模仿是远远不够的,必须通过系列教育和强化教育,即通过第二、三阶段的学习方式来实现。大致过程是,先在教育者的启发下,全面认识和理解目标行为,从理性上感受到自身对它的需要,再去实现和学习该行为,并在各种促成和强化因素的作用下得以强化和巩固。很明显,通过健康教育改变不良行为和培养新的健康行为的过程大多依靠这种形式,其中通过自己独立思考来学习的成分居多。

人的行为与健康密切相关，人的行为既是健康状态的反映，同时又对人的健康产生巨大的影响。良好的行为可以增进健康，预防疾病；不良的行为则严重危害健康。

行为与健康的关系已经被大量事实所证实，据世界卫生组织 1992 年估计，不良生活方式和行为占全部死因的第一位，以全球范围来统计占 60%。影响健康的行为也多种多样，美国学者 Belloc 和 Breslow(1972 年)对 6828 名健康成人进行了健康习惯和心身健康状态相关性的前瞻性研究。他们以期望寿命、心身健康临床检查、心身疾病发病率和死亡率为研究指标。经过六年的研究，他们找出了美国生活方式下最重要的七项健康习惯，即充足睡眠八小时，每天都吃好早餐，不吸烟，不饮酒、或节制性地少饮酒，每天进行规律性的体育锻炼，极少或不在两餐之间增食，减肥使体重不超过标准体重的 20%。他们将有这七个健康习惯的人作为一组，没有或仅具有个别 1～3 项目的人作为另一组。两组对比研究发现，有这七项健康习惯的成人其身心健康水平、患病率、病死率、伤残率均比另一组要好，期望寿命也长 11 年。考虑到我国的特殊情况，健康习惯还应加上平衡营养和少吃盐。因此要维护人类健康，必须要使人们认识到行为对健康的影响，强化人们的健康意识，建立或改变与健康相关的行为。

(二)健康相关行为

健康相关行为指的是个体或团体的与健康和疾病有关的行为。按行为对行为者自身和他人健康状况的影响，健康相关行为可分为促进健康的行为简称健康行为(healthy behavior)和危害健康的行为，简称危险行为(risky behavior)两种。

促进健康行为是指个体或群体表现出的朝向健康或被健康结果所强化的行为，客观上有益于个体与群体健康的一组行为。促进健康行为包括三个方面的含义：①这些行为在客观上对健康有利，而且不损害他人的健康；②作为健康促进行为，要表现得相对明显，要有一定的力度；③作为健康促进行为要表现出相对的稳定性，行为要持续一段时间，短暂的、一过性的行为不能成为健康促进行为。如偶尔参加体育运动就不能算是健康促进行为。由此，可以得出健康促进行为的五个判断标准：

第一，有利性，行为表现有利于自身、他人乃至整个社会的健康，如不吸烟、不酗酒。

第二，规律性，行为表现有恒常的规律，如定时、定量进餐。

第三，适宜性，行为的强度要在有利于健康的常态水平上。如经常性的、有规律地进行有氧运动锻炼有利于健康，而竞技运动则会影响健康。

第四，同一性，行为要有内在的和外在的同一性，行为不存在心理冲突、机体冲突和社会冲突，也不存在与环境间的冲突。

第五，个体性与和谐性，指个体的行为应反映自己固有的特征——个性。但这些行为若与他人或环境发生冲突时，又能够随自身和外界的条件变化来加以调整。

在对具体行为进行判断，看其是否属促进健康行为时需要注意，这一行为至少应具备上述标准中的两条以上。在实际生活中，促进健康的行为主要有两种表现形式：一是对健康有利行为的巩固或维持；二是对危害健康的行为加以放弃或减少、减弱。如戒烟、改变偏食习惯等。

人类的行为千差万别，同一个人在不同的条件下有不同的行为表现，不同的人在同一条件下也有不同的表现，不同的行为表现对人的身心健康具有不同性质的影响。我们应该巩固和培养促进健康的行为，摒弃有害健康的行为。行为与健康有不可分割的关系，研究其间的关系，改变人们的不良生活方式和行为习惯，养成促进健康行为，从而达到预防疾病、增强健康、提高生活质量的目的。促进健康行为有很多，根据其特点可把它分为以下几类：

（1）日常健康行为：指日常生活中一系列有益于健康的基本行为，如合理营养、平衡膳食、积极锻炼、积极的休息与适量的睡眠等。

（2）戒除不良嗜好：不良嗜好指的是日常生活中对健康有危害的个人偏好，如吸烟、酗酒与滥用药品等。

（3）避开有害环境行为：这里的环境危害是广义的，包括人们生活和工作的自然环境与心理社会环境中对健康有害的各种因素。主动积极的或消极的方式避开环境危害也属于健康行为，如离开污染的环境、采取措施减轻环境污染、积极应对那些引起人们心理应激的紧张生活事件等都属此类行为。

（4）保健行为：指正确、合理地利用卫生保健服务，以维护自身身心健康的行为，如定期体格检查、预防接种、患病后及时就诊、咨询、遵从医嘱、配合治疗、积极康复等。

（5）预警行为：指预防事故发生和一旦事故发生后采取正确的行为，如使用安全带，溺水、车祸、火灾等意外事故发生后的自救和他救即属此类健康行为。

（6）求医行为：指察觉到自己有某种疾病时，寻求科学可靠的医疗帮助的行为，如主动求医、真实提供病史和症状、积极配合医疗护理、保持乐观向上情绪等。人们对疾病症状的察觉和认识程度、文化教育程度、不同年龄的人群，都可以对之发生影响。此外，影响因素还有生活方式、个人信念、民族传统等。

（7）遵医行为：发生在已知自己确有病患后，积极配合医生，按照医生开列处方进行治疗和遵医嘱进行预防保健的一系列行为。就医方式、对医生的满意程度、期望的一致性、医嘱理解、治疗方式等对之皆有影响。

（8）患者角色行为：它有多层含义，如病后及时解除原有的角色职责，转而接受医疗和社会服务；在身体条件允许下发挥主观能动性；伤残致病后，积极主动地做好康复；以正确的人生价值观和归宿感对待病残和死亡。

根据三级预防的思想，可将上述行为放在"健康"与"疾病"的连线上，按其发生时间分为三个阶段。前五类量最大，牵涉的面最广，发生在健康、无疾病征兆的人身上，是个体为预防疾病、促进健康采取的主动行为，故称"预防保护性行为"，属一级预防。第六类发生在自觉有病但尚未确诊时，是寻求适当手段及早发现病患的行为措施，通称"求医行为"或"患病行为"，属二级预防。第七、八两类是已被确诊的患者采取的促进健康行为，通称"疾病角色行为"，属三级预防。由此可见，促进健康的行为在任何时期、任何健康状况下都是可以采用的。

（三）危害健康行为

危害健康行为是个人或群体在偏离个人、他人乃至社会健康所期望的方向上表现出来的一系列相对明显、相对确定的行为群。其主要表现特点是：①危害性：该行为对己、对人、对整个社会的健康有直接或间接的、明显或潜在的危害作用。②该行为群体对健康的危害需表现出相对的明显性和稳定性。换句话说，该行为群体作为健康危害因素的成份对健康的影响需要有一定的作用强度和持续时间。③习得性：该行为群体在后天生活经历中所习得。其关键点就在于自我创造而非他人所迫，故又被称为"自我创造的危险因素"。

对于危害健康行为的判断，行为科学家认为至少应具有以下两个方面：一是人群中持危害健康行为的人总是少数；二是行为对健康有直接和（或）间接的、潜在的或明显的危害作用。对危害健康的行为进行分类通常可分为以下四类：

（1）日常危害健康行为：主要包括吸烟，酗酒（又称过量饮酒），吸毒如使用海洛因、大麻、鸦片和各种致幻剂（心理激动剂）直到产生成瘾的行为。还有性乱，包括卖淫、嫖娼、同性恋和异性滥交等在性生活方面的紊乱行为。

（2）致病性行为模式（disease producing pattern，DPP）：是导致特异性疾病发生的行为模式。目前国内外研究较多的有 A 型行为模式和 C 型行为模式。

A 型行为（A type behavior）又叫"冠心病易发性行为"，是一种与冠心病密切相关的行为模式，其特征行为表现主要有两种：不耐烦和敌意。产生该行为的根本原因是过强的自尊和严重的不安全感。A 型行为者还有一些重要的外部体征，如语言带有突发性敌意、前额口唇汗津津、常匆忙打断别人讲话、眼周有色素沉着等等。其体内通常有去甲肾上腺素、ACTH、睾丸酮和血清胆固醇的异常升高。由此通过心理途径中介，全面激活大脑皮层－垂体－肾上腺轴，使肾素、血管紧张素持续、大量释放，导致血压升高、冠状动脉收缩、血管内脂质加快沉着、粥样硬化斑块过早脱落等病理现象。有研究表明，A 型行为者冠心病的发病率、复发率和致死率均显著高于非 A 型行为者。

C 型行为（C type behavior）又称"肿瘤易发性行为"，由 Baltrusch（1988）首先提出 C 型行为的概念，是一种与肿瘤发生有关的行为模式。其行为特征为：①童年生活不顺利，形成压抑、克制的性格，如童年丧失父母、或父母分居、缺乏双亲的抚爱等；②行为上过分与人合作、理智、协调、姑息、谦虚、谨慎、自信心差、过分忍耐、回避矛盾、好屈服于外界权势等；③情绪上易愤怒且不向外发泄，而生闷气，易焦虑、抑郁等。其核心行为表现是情绪好压抑，性格好自我克制，表面上处处依顺、谦和善忍，内心却是强压怒火，爱生闷气。C 型行为者体内神经－体液水平长期紊乱，导致免疫功能全面下降。研究表明：C 型行为者宫颈癌、胃癌、食管癌、结肠癌、肝癌和恶性黑色素瘤的发生率都比正常人高 3 倍左右。Baltrusch（1988）报道，用 C 型行为量表调查发现，有 C 型行为的人其癌症发生率比非 C 型行为的人群高 3 倍。

（3）不良生活方式与习惯：生活方式是指一系列日常活动的行为表现形式。生活方式一旦形成就有其动力定型，即行为者不必花费很多的心智体力，就会自然而然地去做日常的活动。不良生活方式则是一组习以为常、对健康有害的行为习惯，主要会导致各种成年期慢性退行性病变（如肥胖病、糖尿病、心血管疾病）、早衰、癌症等发生。表现有：饮食过度、高脂、高糖、低纤维素饮食；偏食、挑食和过多吃零食；嗜好含致癌物的食品，经长时间高温加热和烟熏火烤的食物，其蛋白质易变性，又产生多种具有强致突变性的杂环胺类；不良进食习惯，如进食过快会使食物消化不良，唾液、胃酸等也无法发挥对黄曲霉素、亚硝基化合物等致癌物质的自然减灭毒素作用。进食过热、过硬、过酸都是对食管的机械性刺激，在长期、反复擦伤情况下易诱发食管癌。

（4）不良疾病行为：疾病行为指个体从感知到自身有病到疾病康复所表现出来的行为。不良疾病行为发生在已知自己患病或病患已被确诊后。常见表现形式为：与"求医行为"相对的瞒病行为、恐惧行为、自暴自弃行为等；与"遵医行为"等相对的"角色心理冲突"（如求医与工作不能两全），与"角色行为超前"（即把身体疲劳和生理不适错当为疾病）相对的"角色行为缺如"（已肯定有病，但有意拖延不进入患者角色），以及悲观绝望等心理状态和求神拜佛等行为。

二、健康相关行为转变的理论

人类的健康相关行为与其他行为一样是一种复杂的活动，受遗传、心理、自然、社会和社会环境等多种因素的影响。因此健康相关行为的改变也是一个极其复杂的过程。为有效地改变人类的健康相关行为，各国学者提出了多种改变行为的理论。

(一)知信行模式(KABP)

知信行(knowledge，attitude，belief，practice)是知识、态度、信念和行为的简称，这一理论认为：卫生保健知识和信息是建立积极、正确的信念与态度，进而改变健康相关行为的基础，而信念和态度则是行为转变的动力。只有当人们了解了有关的健康知识，建立起积极、正确的信念与态度，才有可能主动地形成有益于健康的行为，转变危害健康的行为。这是有关行为改变的较成熟模式，可用下图表示：

$$知识\longrightarrow 信念 \longrightarrow 行为$$

知信行模式

知(知识和学习)是基础；信(信念和态度)是动力；行(包括产生促进健康行为、消除危害健康行为等行为改变过程)是目标。以预防艾滋病为例，健康教育者通过多种方法和途径将艾滋病的全球蔓延趋势、严重性、传播途径和预防方法等知识传授给群众。群众接受知识，通过思考，加强了对保护自己和他人健康的责任感，形成信念。在强烈的信念支配下，绝大多数群众能摒弃各种不良性行为，并确信只要杜绝传播艾滋病的途径，人类一定能战胜艾滋病。预防艾滋病的健康行为模式就此逐步建立。但是，要使群众从接受知识转化到改变行为是一个非常复杂的过程，其中有两大关键的步骤即信念的确立和态度的改变。

知、信、行三者之间只存在因果关系，没有必然性。行为改变是目标，为达到行为转变，必须以知识作为基础，以信念作为动力。知识是行为转变的必要条件但不是充分条件，只有对知识进行积极的思考，对自己的职责有强烈的责任感，才可逐步形成信念。当知识上升为信念，就有可能采取积极的态度去转变行为。在信念确立以后，如果没有坚决转变态度的前提，实现行为转变的目标照样会招致失败。通常可有下列促进态度转变的方法：

(1)利用上述促进信念建立的方法，如增加信息的权威性、增强传播效能、利用"恐惧"因素等，只要适时、适当，也有助于态度转化。

(2)利用信息接受者身边的实例，强化对行为已改变者所获效益的宣传，特别有助于那些半信半疑者、信心不足者的态度转化。

(3)针对那些"明知故犯、知而不行"者的具体原因，有针对性地强化行为干预措施。例如，许多人明知吸烟有害，仍终日烟雾缭绕。其中，有些人是难以割舍长久的个人嗜好；有些人是担心无法承受改变吸烟行为须付出的艰苦毅力和恒心；有些人担心独自戒烟会招致团体的排斥；更有些人心存侥幸，认为自己身体好，每天吸几支无妨。对不同类型者除分别采取干预措施外，借助外力如政策法律、经济和组织手段、公众场合秩序、公众舆论等，也能加速态度和行为的转变。

(4)根据凯尔曼(1961)提出的"服从、同化、内化"态度改变三阶段理论，对严重危害社会的行为(如吸毒)可依法采取强制手段(如送戒毒所)促其态度转化。在戒毒所内，吸毒者开始是被迫服从，内心并不心甘情愿("服从")；一段时间后他开始自愿自觉地服从帮教人员，对和其他戒毒同伴的共同生活感到愉快("同化")；以后，他从内心深处接受"吸毒有害"的信念，彻底改变态度，并把这一新观点纳入自己的价值观体系，成为动机的内在行为标准("内化")。

(二)健康信念模式(HBM)(详见本书第十一章第五节)

健康信念模式(health belief model，HBM)是用社会心理学方法解释健康相关行为的重要理论模式,是基于信念可以改变行为的逻辑推理。它以心理学为基础,由刺激理论和认知理论综合而成,并在预防医学领域中最早得到应用和发展。

(三)行为转变阶段模式(详见本书第十一章第五节)

转变人们固有的生活方式和行为是一个十分复杂的过程。而且每个做出行为转变的人都有不同的动机。为什么在一次干预中,行为转变成功仅仅少数,而大多数是失败的,或半途而废,尤其是成瘾行为(addiction behavior)如吸烟、酗酒(alcohol abuse)。究其原因就是没有认识到人群中所处的行为转变阶段是不同的。心理学家 James Prochaska 和 Cstlos DiClimente 博士通过大量的研究,提出了行为转变阶段模式(stages of behavior – change model)。

三、健康相关行为的干预与矫正

(一)转变行为成功的因素

要使是人们的行为朝着有利于健康的方向转变,需要教育者和受教育者两方面的共同努力。转变行为成功的主要因素如下:

1. 认知

认知是行为转变的前提。

2. 知识

掌握生活方式领域中的知识,有助于人们的决策。知识有助于了解危险因素以及如何去实现目标。例如知道血脂水平高意味着什么,人们就会决定如何通过膳食来降低血脂。

3. 动机

是转变行为的动力,它是在需要基础上产生的。

4. 技能和管理技术

技能有助于实现某行为的转变,技能和管理有助于将自我转变的策略融合到生活中去。

5. 社会支持

组织与环境的支持是十分重要的,必须建立健康促进的环境,使人们更容易做出健康的选择。教育者要倡导社会支持、鼓励人们采纳健康行为、改变危险行为。

6. 评估与监测

一旦确定了健康的选择,就应评估现在的生活方式以及哪些行为需要转变。评估内容可以是医学检验(血压、血脂、血糖)、体育锻炼、膳食等危险因素,甚至包括态度问题,这有助于你理解社会和个人的关系。

7. 责任感

责任感是转变行为的核心。

(二)个体的行为矫正

运用操作式条件反射及生物反馈的原理和方法,矫正个体偏离正常的不健康行为,称行为矫正(behavior modification)。行为矫正是按照一定的期望,在一定条件下,采取特定的措施,促使矫正对象改变自身特定行为的行为改变过程。矫正对象是行为改变的参与者,而不是消极的行为受限者。其目的是帮助人们改变已养成的不良行为和生活习惯,自觉采纳促进健康的行为,培养良好的生活方式。

行为矫正由三方面要素构成:行为矫正对象、行为矫正环境和行为矫正过程。行为矫正对象根据其对行为指导的态度可分为需要型、冷漠型和无需要型。行为矫正环境包括行为指导者、矫正场所和矫正时机,矫正场所可以不固定,但大多数行为矫正是固定的,便于对行为矫正效果进行观察、记录和评价；选择行为矫正的时机也很重要，在易诱发行为改变的特定时机进行行为矫正，容易取得最佳效果。行为矫正过程就是行为矫正技术的选择和实施过程，一般包括确定行为目标、目标行为分析、矫正策略的选择和实施，矫正效果的评价等一系列活动。

行为矫正技术是 20 世纪 50 年代末发展起来的，到目前为止，在健康教育中应用较为广泛的主要是以下几种：

1. 脱敏疗法

脱敏疗法可分为系统脱敏疗法、接触脱敏疗法和自身脱敏疗法等，主要用于消除个体因对某种因素过于敏感而产生的不良行为表现，如恐怖症、焦虑症和紧张症等。焦虑与放松是相互拮抗的生理过程，系统脱敏疗法就是运用交叉抑制原理，系统地训练患者放松，用放松来矫正焦虑。该方法以认知原理为基础，在治疗中有目的、循序渐进地主动提供这一刺激因素，适时修正个体对刺激因素的错误认知，再通过反复的操作、强化，就可以达到消除这种过于敏感行为的目的。脱敏疗法的成败取决于矫治的系统性、有专业人员指导和适当的矫正环境。

2. 示范疗法

示范疗法在应用时，将所要形成的健康行为或所要改变的危险行为分解成不同阶段或不同表现，设计相应的模拟场景，让行为矫正对象扮演其中角色或观察角色行为，身临其境模仿角色的示范，从而形成自己的行为。以现实生活中克服不利于健康行为的人为示范典型，鼓励和帮助矫正对象改变自身行为。

3. 厌恶疗法

厌恶疗法又称去条件反射，其基本做法是每当矫正对象出现目标行为或出现该行为的欲望冲动时，就给予一个能引起负性心理效应的恶性刺激。反复发作后，在矫正对象的内心就会建立起该行为与恶性刺激间的条件反射，引起内心的由衷厌恶，直至消除该目标行为。厌恶疗法常用于矫正各种成瘾行为、强迫症、恐怖症和异常癖好等，如吸毒、酗酒、吸烟。厌恶疗法在使用时应注意持续性，否则无法建立条件反射；要注意强度的适宜性，使用不当可能引发新的紧张刺激；要注意治疗原则的保密性，以防矫正对象产生对抗心理，无法实施行为矫正。

4. 强化疗法

强化疗法是一种在行为发生后通过正面强化或负面强化来矫正行为的方法。通常的做法是当矫正对象表现出有益于健康的行为时，对矫正对象施以正面强化，以肯定和巩固健康的行为。本方法是迄今为止在帮助个体矫正危险行为、建立健康行为方面最有前途的行为矫正手段。但在使用该方法时，专业人员应注意选择正确的强化因素，安排适宜的强化活动，并随时听取反馈信息，以确保行为矫正的效果。

第三节　护理与健康教育

一、概述

随着医学模式的转变，护理服务对象已不仅包括患者，还包括健康个体及群体，护理服务的范围由医院拓展到个体、家庭和社区，服务的性质由单纯的治疗拓展到预防疾病和促进健康。护士的角色不仅是服务者，更重要的是担负着人类健康教育者的重要角色。

健康教育与健康促进在社会人群的健康维护及促进中将显示越来越重要的作用，护理领域需要新的反应、新的行动来适应这种发展趋势，迎接机遇与挑战，发展、建设学科。护理领域不能再局限于医院，要"走出去"，与社区、学校、工作场所合作，建立一种新的工作关系；以学校、社区、工作场所为基地提供咨询、危机干预、紧急救援等卫生服务。这要求护理工作者更新观点，学习与掌握相关的理论与知识，另一方面要把所学到的理论应用到计划与策略制定的健康教育与健康促进实践之中。如健康教育与健康促进已成为疾病控制的首选对策，护理工作可通过开展需求评估、进行综合干预、加强社区动员等健康促进策略应用于许多疾病预防控制。

(一)医院健康教育

就医院而言，医院健康教育泛指各级医疗保健机构和人员在临床实践的过程中，伴随医疗保健活动而实施的健康教育，是以健康为中心，以医疗保健机构为基础，为改善患者及其家属、社区成员和医院职工的健康相关行为所进行的有组织、有计划、有目的的教育活动与过程。患者健康教育是医院健康教育的重点，健康教育处方是医院健康教育与健康促进的有效载体。

狭义的医院健康教育又称临床健康教育或患者健康教育，是以患者为中心，针对到医院接受医疗保健服务的患者及其家属所实施的健康教育活动，其教育目标是针对患者个人的健康状况和疾病特点，通过健康教育实现三级预防，促进心身康复。医院健康促进是健康教育和能促使患者或群体行为和生活方式改变的政策、法规、经济及组织等环境支持的综合。各级医务人员是健康教育与健康促进的组织者与实施者，同时也是健康教育的接受者。

(二)护理健康教育

近年来，护理健康教育正在经历着一个迅速发展和崛起的阶段，这种十分积极的发展受到来自两个方面的激励和支持：其一，是社会的需要；其二，是专业自身的发展。正是由于这两方面的原因，护理健康教育已经成为护理学专业最受瞩目的学科之一。

护理健康教育是指在护理工作中对服务对象进行健康教育、健康指导的工作。护理健康教育学是护理学与健康教育学相结合的一门综合学科，它以患者及其家属为研究对象，利用护理学和健康教育学的基本理论和基本方法，通过对服务对象进行有目的、有计划、有评价的教育活动，提高其自我保健和自我护理能力，达到预防疾病、保持健康、促进健康、建立健康行为、提高生活质量的目的。

护理健康教育学是健康教育大系统中的一个分支，是主要由护士进行的、针对患者或健康人群所开展的具有护理特色的健康教育活动。护理健康教育也是一个十分宽泛的概念，按教育场所可分为：医院护理健康教育、社区护理健康教育、家庭护理健康教育等；按目标人群可分为：儿童护理健康教育、青少年护理健康教育、妇女护理健康教育、老年护理健康教育等；按教育的目的或内容可分为：疾病护理健康教育、营养护理健康教育、生理与病理健康教育、心理护理健康教育等。

(三)护理健康教育的意义

在护理领域中对护理对象进行健康教育主要具有以下几方面的意义：一方面高质量的健康教育，具有提高患者依从性、减轻患者心理负担，增强各种治疗效果的作用。使护理对象的治疗、护理效果更令人满意。表现为患者的住院周期缩短、并发症减少和自我照顾能力增强，并促进护理对象的健康，更好地预防疾病再次发生。另一方面，护理对象有得到健康教育的权利，为护理对象提供所需的知识，使其能够正确地选择与使用医疗、护理资源和保护自己免受一些不正确广告宣传的误导。对护理人员来说做好健康教育，可以加强护患关系，使护理人员的知识发挥更大的作用，更好地体现自身的价值，提高护士在患者心目中的地位，有利于社会及患者进一步认识护理工作。

(四)21 世纪护理领域健康促进的重点

(1)增加对健康发展的护理力量的投入及对现有投入的重新安排，促进社会人群健康和生活质量的提高。重点应反映以下人群的需要：妇女、儿童、老人、穷人和边远地区群众。

(2)巩固和扩大健康合作伙伴关系。护理作为一门专业，应在相互理解、相互尊重的道德原则基础上，与各个领域建立透明的、可评估的健康合作伙伴关系。

(3)加强社区人群的健康教育与健康促进，呼吁和号召全社会健康促进行动。

(4)努力保证健康促进护理方面的"健康环境"(settings of health)。健康促进实施的质量应与奖励制度挂钩；开展各种激励机制影响卫生部门、医院和私人的活动，以保证最大程度地利用资源；基层护理人员的技能培训和实践应加以鼓励；要加强实践研究、收集经验资料，以完善计划、实施和评估。

(5)急救部门(emergency departments, Eds)：健康促进的有利环境。Eds 存在与患者、社区、组织需求相关的实施健康促进的大量潜在机会。有了支持，是实施健康促进干预项目的理想环境，特别是新增病、感染性疾病。

二、护理健康教育的基本程序

近20 年来，广大护理工作者已经掌握或正在掌握护理程序这一科学的理论和方法，使护理问题可以通过护理程序得到更好地解决。应用护理程序开展健康教育使健康教育工作有别于以往的卫生知识宣教，使健康教育不仅仅是作为一种宣传手段，而且也成为一种护理和治疗手段。是护理学科发展的重要成果。

与应用护理程序开展临床护理一样，护理健康教育程序也包括了以下5 个基本步骤：

(一)评估阶段

护理健康教育评估阶段是一个系统地、动态地收集受教育者学习需求的资料和信息，为分析并正确做出护理健康教育诊断提供依据，可以获得对服务对象进行健康教育的基本资料，同时也为护理健康教育科研积累资料。

评估的内容主要包括两个大的方面，一是评估服务对象的学习需要即患者是否存在学习需要，学习需要在哪方面；二是对有可能影响服务对象学习效果一些因素进行评估，主要是从服务对象的生理、心理、社会文化、发展和精神五个方面来评估，包括服务对象的文化水平、各生理功能状况；心理状况；对自己健康的了解程度、过去的经历以及学习目标；家庭及社会支持体系的状况等。评估是应用护理程序对患者进行健康教育的第一步，评估内容是否正确对后几步都起着关键性的作用，因此要注意随时收集有意义的资料。通过评估帮助学员确定学习内容的优先顺序、辨别促进其学习能力和兴趣的方法。

(二)诊断阶段

健康教育诊断是在护理工作的范围内，护士有能力做出判断并加以解决的服务对象有关健康知识与能力方面存在的问题。其表达形式有两种：

(1)"知识缺乏"作为健康问题成为护理诊断的第一部分，后接特定的知识缺乏范围。

(2)"知识缺乏"作为原因成为护理诊断的第二部分。公式为：有……的危险；与(特定的)知识缺乏(或技能缺乏)有关。

例如:知识缺乏:与缺乏信息来源有关。有感染的危险:与缺乏预防传染性疾病知识有关。有父母不称职的危险:与缺乏喂养婴儿的知识与技能有关。有受伤的危险:与缺乏正确使用拐杖行走的技能有关。

(三)计划阶段

护理健康教育计划是为达到健康教育目的而设计的教育方案,是护士合理利用资源,协调和组织各方面的力量以实现健康教育目标的重要手段。制定健康教育计划应遵行以下几个方面的原则:目的明确;重点突出,切忌面面俱到,包罗万象;具有实际操作的可行性;有灵活性;服务对象参与目标的制定。

计划主要确定的内容:

(1)确定学习目标:它是护士所期望达到的患者健康状况或行为上的改变,也是评价护理健康教育效果的标准。

(2)确定教学内容:教学内容的选择必须以学习目标为基础,针对服务对象的具体情况选择适当的有针对性的内容,应以服务对象的需要为中心。

(3)确定教育方法:健康教育是护理与教育的有机结合。应用教育学的基本方法是开展护理健康教育的有效途径。不同的教育方法具有不同的教育效果,而丰富多彩的教育方法为我们有针对性地开展护理健康教育提供了最佳的教育手段。常用的护理健康教育方法主要有讲授法、谈话法、演示法、读书指导法、参观法、实验法、实习作业法、技术操作法、咨询法、小组法等20种。对一个具体的患者,护士应综合考虑选择最适合该患者的教育方法。

(4)确定教育时间:教育时间的安排对于教学活动能否达到预期的目标是非常关键的,因此,每项活动的开始和完成时间都要进行估计。

(四)实施阶段

实施阶段是将计划中的各项教育措施落到实处的过程,护士应注意掌握沟通技巧,掌握服务对象的心理、社会、家庭状况。因人制宜,采取不同的方法、途径,保证有效的健康教育。

(五)评价阶段

对教育效果作出判断,评价是护理程序的重要一环,其目的是随时修正原有计划、改进护理工作。可按以下几方面进行评价。

(1)教育需要:评价服务对象学习需要是否为其的真正需要,是否被满足,是否有遗漏。

(2)教学方法:评价教育方法是否恰当、教学材料是否适宜,教学的时机与场合是否恰当等。

(3)教学目标:目标是否适合,有无达到或达到的程度等。可按不同的目标类型采用不同的评价方法。知识性目标的评价可采用让服务对象复述、解释等方法;技能性目标的评价采用让服务对象演示的方法,评价其掌握的程度;态度性或行为改变的目标可采用观察等方法。

三、护理健康教育内容

(一)我国医院患者的护理健康教育

主要内容主要包括以下几个方面:

1. 入院教育

入院教育是住院患者健康教育的基础内容，包括病室人员、环境、工作与休息时间、住院规则等内容的介绍等。其目的是使住院患者积极调整心理状态，尽快适应医院环境，配合治疗，促进康复。

2. 心理卫生教育

心理因素对疾病的发生、发展及转归有着重要的影响作用。所有住院患者都可能或多或少存在这样或那样的心理健康问题，护理健康教育者要研究患病者心理，了解不同类型心理指导，帮助患者克服这些问题，安心住院治疗。

3. 饮食指导

合理适当的饮食将有助于疾病的康复，如高血压患者宜用低盐饮食，发烧患者宜多饮水，手术前后的患者应根据不同手术选择恰当的饮食等。饮食指导同时要注意培养患者的饮食习惯，使患者即使在出院后也能合理饮食。

4. 作息指导

指导患者根据医院病房的特点调整睡眠时间，避免因为不适应病房的作息时间影响休息而不利于患者的康复。凡有活动能力的患者都应向患者说明活动和休息的重要性，对需要卧床的患者也应指导其做力所能及的床上锻炼。

5. 用药指导

应该向患者说明遵医嘱、按时服药的重要性。同时应策略地讲清有些药物可能出现的不良反应，严重时及时与医生和护士联系。

6. 特殊指导

凡需要特殊治疗及护理的患者都应做好相应的教育指导。如对手术的患者应做好术前、术后指导。

7. 健康相关行为干预

行为干预是指在传播卫生保健知识的基础上，有计划、有目的、有针对性地协助患者中有特定健康行为问题的人学习和掌握必要的技能，改变不良卫生习惯，采纳利于健康的行为。

8. 出院指导

患者住院基本恢复健康后，在出院前，护士应给予出院指导，目的是巩固住院治疗及健康教育效果，进一步恢复健康。出院指导特别应注意预防疾病再次发生的指导。

(二) 我国社区人群的护理健康教育

社区健康教育和健康促进是新时期卫生改革的主题之一，是促进社区人群健康，预防和控制慢性疾病最经济有效的途径。开发利用社区资源、进行社区重点人群教育与培训、制订社区健康促进规划、加强健康信息传播等，可促进社区人群的健康和生活质量。

1. 老年人群的健康教育

文献报道，健康教育对老年患者的健康促进发挥了明显的作用。我国老年人群的健康教育内容主要包括饮食、运动、戒烟限酒、用药指导、心理、慢性病管理、常见急救知识、常用护理技术。其中得到最广泛传播的内容有饮食、运动、心理和慢性病管理。教育方式包括集体讲座、书籍、录像、板报（宣传画）、报纸、广播、电视、家庭随访、健康咨询等形式，其中应用较为普遍的是集体讲座、板报和健康咨询。有研究者认为家庭服务是对老年患者实施健康教育的有效方法，老年患者因身体的原因很少有机会接受群体性健康教育。可以将一些易于掌握，不会引起严重后果的护理技术作为健康知识传授给患者、家属，让其自己操作，这种"授人以渔"的方法更能提高老年患者的自我保健能力。

对老年人群健康教育研究探讨表明，我国老年人群健康教育的发展重点将集中在以下几方面：重视政策干预；扩大干预对象范围，以慢性疾病患者为重点，覆盖到整个老年人群；拓展教育内容。健康教育是我国社区老年人健康促进的主要方法。文献显示，健康观念和自我观念对自护行为有重要影响，但我国老年人目前的健康观念比较落后。因此，健康教育中应该包含有关健康观念和自我观念的内容。尤其要在老年人中开展有关衰老的教育，倡导健康老龄化的新观念。另外要加大老年人群健康教育的研究力度，注重研究设计的质量，加强对健康促进工作长期效果的研究。护理将在多元化场所服务，向社区老人提供长期预防、保健、健康咨询，对慢性患者和康复患者主动追踪信息。

2. 妇幼保健健康教育

健康教育作为妇幼保健的六大功能之一，在妇幼保健工作中地位尤显重要，开展多方面、多层次的健康教育，达到健康促进是健康教育的新模式。黄佩贞对妇幼保健健康教育工作模式的探讨认为，妇幼保健健康教育可依照《母婴保健法》要求进行优生、优育、优教指导，包括对新婚夫妇的健康教育、孕期健康教育、年轻父母的健康教育、母乳喂养健康教育等。深入群众，深入社区，开设多个咨询门诊，开出健康教育处方。开展院内教育—爱婴教育—三优教育—社区教育，一改以往单纯的宣传教育的健康教育模式，与妇联、计生、教育、街道、民政等部门共同协作，取得各级妇幼保健人员的大力支持，使健康教育工作跃上一个新台阶。女性属于依赖性相对较高且较脆弱的人群，青春期、妊娠期、更年期由于生殖生理功能和心理发生明显特殊的变化，被认为是妇女一生的几个特殊时期。做好妇女特殊时期的生理保健与心理保健，是社区护士促进妇女健康工作的重点。有研究者认为女性生殖健康主要面临采取避孕措施、避孕措施失败补救、避孕节育知识缺乏、生殖道感染和性传播疾病、婚前性生活和未婚先孕现象严重等问题，需采取分层教育的方法，使妇女在生命周期的每个阶段都受到生殖健康的服务；采取多样化多渠道的手段，使妇女有各种机会和途径得到生殖健康的教育。护士是健康教育的信息提供者，应根据儿童的生长发育特点和各期的不同需要，把健康的信息提供给家庭、学校和社会，使他们为儿童的成长创造愉悦的环境，培养积极向上的心态和勇于拼搏的精神，提供创新的娱乐场所，以满足儿童生长发育的生理和心理特点。

（三）护理健康教育中存在的问题及对策

护理健康教育是社会发展和医学进步的产物，是整体护理的重要组成部分。但客观地评价其水平，大体上还处于初始阶段，查找制约护理健康教育活动深入发展的因素，采取相应的措施，对于护理健康教育工作的开展具有重要的意义。

1. 认识上的误区

主要包括认为健康教育就是卫生宣教；认为健康教育就是传授疾病知识；认为健康教育患者只是被动接受，认为进行健康教育就是开展整体护理等。

2. 相关理论知识和技能缺乏

护理健康教育是一门涉及多学科的应用学科，这些学科在健康教育活动中相互渗透、相互补充。我国的护理健康教育工作没有形成科学有效的教育系统，而且在理论和体制保证方面还不够完善，可参考的护理文献及书籍比较少，又缺乏系统的护理健康教育理论知识及能力培训。在实践方面采用的方法比较简单，停留在一般性的知识宣传上，且内容泛化，针对性和实用性不强。

3. 缺乏系统的质量控制管理

护理专业开展健康教育的历史较短，尚未建立有效的质量控制管理体系。在管理方面对健康教育工作的要求和评价也基本局限在知识传递层面，缺乏效果评价。

4. 社区健康教育服务开展不够

我国的社区护理正处在起步阶段，人力资源等各方面投入严重缺乏，使护理服务项目开展受限、服务内容及服务覆盖人群过少，没有建立起真正意义上的社区健康教育服务网络。

提高健康教育培训方面的整体水平，培养大量的具有一定能力和水平的护理骨干，是护理健康教育活动持续深入发展的重要因素；普及健康教育知识，将健康教育相关课程纳入中等、高等、继续教育等各层次护理教育中，培养健康教育专业化人才，都将会对护理健康教育工作的发展起到积极的促进作用。

第四节　健康科普

一、健康素养

健康素养是近年来研究的一个新领域，它既是健康教育和健康促进的目标，也可以衡量健康教育和健康促进工作的成果与产出。健康素养被国际公认为是维持全民健康的最经济有效的策略。很多研究都证明健康素养水平的高低与健康结局有直接的相关关系。

(一)概念

健康素养最早出现于 1974 年一篇标题为《健康教育和社会政策》的论文中。在此文中，健康素养用于描述健康相关的知识和技术水平。从概念上讲，健康素养是一个用于描述个体的健康文化水平和行为能力高低的概念，但至今国际上对健康素养的定义还不是很统一。美国国家医学图书馆和美国 2010 年健康国民的目标提出的健康素养概念为"个体获得，理解和处理基本健康信息或服务并做出正确的健康相关决策的能力"。世界卫生组织(WHO)认为"健康素养代表着认知和社会技能，这种技能决定了个体具有动机和能力去获取，理解和利用信息，并通过这些途径去促进健康"。加拿大的研究者指出健康素养是"人们拥有查找、理解、评价、交流信息的能力、利用这些技能来寻求良好的卫生环境，从而促进健康的过程。"美国科学事务委员会更具体地把"成功地执行患者的角色功能而阅读和理解处方药瓶、预约单和其他基本的健康相关信息材料的能力"定义为功能性健康素养。目前，普遍被接受的定义为：个体获取，理解和处理基本健康信息或服务并做出正确的健康相关决策的能力。

(二)内涵

健康素养是一种能力，是在卫生保健环境下完成基本的阅读和计算任务的能力，是个人获取和理解健康信息，并运用这些信息维护和促进自身健康的能力。从这个角度讲，健康素养包含两个方面的含义：第一，健康认知元素，认知结构与认知过程等健康认知能力；第二，获得和适应社会支持能力等维护健康的能力。有些学者认为健康素养包括三个方面的内涵：①健康知识，技能等健康认知元素；②处理健康问题的科学态度，包括对健康的理解，健康观，健康价值观，健康相关态度；③运用科学方法处理健康问题的过程，包括正确理解并且处理健康问题和健康危险因素，正确理解与处理个人健康和公共健康，适应并且积极谋求社会支持(包括社会环境与自然环境的支持)等。Nutbeam D 认为：健康素养的内涵并不只是单纯的知识和技能，而是一个多层次，融合多种素养的内涵体系。他们将健康素养分为三个层次：基本/技能素养，交流/沟通素养和批判素养。Zarcadoolas C 认为健康素养是人们在其一生中寻找、理解、评估、使用健康信息，从而做出健康决策，避免健康风险，提高生活质量的多维度技能。他认为健康素养包括基本素养、科学素养、公民素养和文化素养 4 个核心范畴。美国国家健康教育标准中指出有健康素养的人应该具备以下几个特征：能够通过考虑并作出正确的决定来解决问题，有责任感并能作出有利于自己及其他人的决定，可以掌握现有的知识，可以用简洁准确的语言进行交流。

目前，健康素养的内涵正在不断地扩大，健康素养的范围已经扩展到了文化、环境和语言等领域。有研究者将疾病的过程、自我效能、政府态度等方面信息的了解纳入到健康素养的概念范畴。2009 年，WHO 提倡将提高与改善个人与社区的健康包括到健康素养中，即以建立健康城市与小区为健康素养的终极目标。由此可见，健康素养已经远远超出了健康教育和以个人行为为导向的狭隘概念，而是强调环境，政治和社会等方面决定健康因素。

（三）健康素养的技能

健康素养是重要而又复杂的概念，它涉及到个体各方面的技能。这些技能包括阅读、计算、批判性思考、解决问题、做出决定、寻找信息、交流等大量的社会、个人和认知的技能，而这些技能在卫生保健系统里是必不可少的。美国国家健康教育标准中指出健康素养的基本技能包括：理解健康促进和疾病预防的概念，选择性地接受健康信息和健康促进相关产品和服务、分析文化、媒体、技术和其他相关因素对健康的影响，应用人际交流技巧来增进健康，应用目标制定和决策的技巧来增进健康，倡导个人、家庭和社区的健康，实践促进健康的行为和减少健康危险因素。综上所述，健康素养应该包括：批判性思考的能力、信息交流的能力、正确地解决问题的能力等。

（四）健康素养的影响因素

从健康素养的定义和内涵出发，狭义地理解其影响因素，可以分 3 个环节，就是信息提供、信息获取和信息利用的过程。

因此，健康信息的可读性成为了影响人们健康素养的重要外在前提。但目前，无论是书面信息还是口头交流，往往存在很多专业术语。面对陌生词汇和概念组成的复杂信息，即使有很高的文化程度但没有医学背景的人可能仍难以理解。过于专业的信息表达妨碍了信息的可接受性。

其次是健康信息的传播方式。就目前而言，许多普及性的健康相关信息都是以书面的形式传递给患者和大众。新传播技术的应用使视听材料开始展示其直观、生动的优势。因此，一些新兴的媒体技术，如电视、广播、互联网、手机短信等日益兴起，但还是存在不少限制，这与人群的接受能力和地域的经济发展都有关联，所以仍然是辅助手段。信息的传播方式与信息最终的接收效果息息相关。

最后就是个体文化程度的差异。文化程度是影响健康的一个重要因素。一方面，文化程度影响个体获取关于自身健康相关的权利和护理方面的关键信息。如低文化程度的慢性病患者不能很好地理解关于自己所患疾病治疗和管理的基本信息，而文化程度高的人在阅读理解水平、知识面、分析能力和筛选信息的能力等方面优于文化程度低的人，从而可能更准确、有效地理解相同的信息。另一方面，文化程度高者更倾向于采取主动寻求健康知识的行为，并且对自己的不健康行为具有较强的自控力，容易通过动力定型建立并形成良好的行为习惯。也就是说，对信息的利用上比较有优势。然而，并不是具有高文化程度的个体就一定具有较高的健康素养。

其实，以上 3 个环节对个体的健康素养水平产生作用时，常常会受外界环境的影响。因此，从广义的角度理解，影响健康素养水平的因素很多，除了个人条件，还包括社会条件。这在以往的研究中可以发现，健康素养水平存在有经济和地域特点，世界范围内的很多经济、工业欠发达国家的人民，其健康素养普遍较低。

二、健康科普

根据《中华人民共和国科学普及法》的阐述，科普是以公众易于理解、接受和参与的方式普及科学技术知识、倡导科学方法、传播科学思想、弘扬科学精神的长期性活动。

(一)概念

关于健康科普以及与卫生科普、医学科普的关系，卫生科普和医学科普是在我国医学卫生系统内不同部门间互相通用、概念相似、侧重点不同的两个词，概念上指的都是"普及医学卫生科学知识"的活动。医学界多采用"医学科普"这个词。1915 年，中华医学会首任会长颜福庆在成立会上就宣布："学会宗旨之一为普及医学卫生知识，以广泛唤起民众公共卫生意识，……"可以说，"医学科普"这个词使用的历史最久。"卫生科普"则是解放后卫生行政部门和公共卫生系统开始使用的词，常常与我国健康教育界 1950—1980 年一直使用的"卫生宣传教育"一词互相通用。而"健康科普"一词则是 21 世纪开始使用的词。有学者认为医学科普是服务于人类健康的，所以医学科普应该从属于健康科普。英文中的"health"，有时被译为"卫生"，有时被译为"健康"，在中文中，两者的概念并不是完全一致的。根据辞海解释，卫生一般指为增进人体健康，预防疾病，改善和创造合乎生理要求的生产环境，生活条件所采取的个人和社会措施，包括以除害灭病，讲卫生为中心的爱国卫生运动。据世界卫生组织公布的健康的定义，健康则指的是一种完整的躯体、精神以及社会的美好状态，而不仅仅是没有疾病或身体虚弱。可见，卫生是措施，健康才是目的。

因此，在生命和健康的主旋律响遍神州大地的 21 世纪，我们今天应该向公众普及的是包括"医学"和"卫生"在内的"健康科学的知识、方法、思想和精神"；而不能还停留在 20 世纪，仅仅普及"医学知识"或"卫生措施"。在健康管理领域，我们更应该明确地统一认识，开展"健康科普"，而不是开展"卫生科普"或"医学科普"。健康科普的定义如下："健康科普就是以科普的方式将健康领域的科学技术知识、科学方法、科学思想和科学精神传播给公众的，旨在培养公众健康素养，学会自我管理健康的长期性活动。健康科普从属于健康教育。健康科普的重点是普及健康教育内容，宗旨是提高公众的健康素养，更好地管理好自身的健康。

关于健康科普和卫生宣教、健康教育、健康促进以及健康传播的关系，我们可以从文献对这几个概念的解释和定义中发现。卫生宣传教育是普及医学卫生科学知识，建设社会主义精神文明的重要手段。健康教育是帮助单独行动或集体行动的个人作出影响本人健康和其他人健康的知情决策的过程。健康促进是使人们能够提高控制自身健康能力和改善自身健康的过程。健康传播是指以"人人健康"为出发点，运用各种传播媒介渠道和方法，为维护和促进人类健康的目的而获取、制作、传递、交流、分享健康信息的过程。从上述各个概念的解释和定义中我们可以看出，卫生宣教，健康教育、健康促进和健康传播的目的都是健康。我国的健康教育是 20 世纪 80 年代在卫生宣教的基础上发展起来的，而健康促进则是健康教育在新时期的延伸和扩展。健康教育和健康促进在许多时候是互相通用的两个词。而健康传播则是健康教育的方法和手段之一。应该说，健康科普从属于健康教育及健康促进。健康科普的重点是普及。宗旨是提高公众的健康素养，更好地管理好自身的健康。健康教育和健康促进则是全面维护和促进公众健康的重要策略和手段。

(二)开展健康科普的必要性

1.减轻社会疾病负担

目前，我国人群中最不健康的1%人群和患慢性病19%的人群占用了70%以上的医疗卫生费用。通过健康科普这项健康管理的新举措，由"病后治疗"向"病前预防"转变，可减少各种健康危险因素对其他80%人群的损害，从而有效地减少了疾病的发生，减少医疗费用的支出，降低老龄化社会和医疗费用过快增长带来的风险。

2.满足社会民众的健康需求

随着现代医学模式的转变，社会民众对健康概念有了新的认识，对健康需求也逐步发生了变化，开始有目的地通过维护和改善周围的条件来提高健康水平。由于健康科普的便捷、高效、贴近生活的特点，通过各种健康教育方式使广大百姓更容易、更方便地获取防病治病的健康知识，实现健康的自我管理。

3.减少医疗费用的支出

医学研究表明，导致高血压、糖尿病、血脂异常等慢性病的主要原因是不健康的生活方式，且发病年龄有年轻化趋势，但通过健康管理计划，采取健康的生活方式，使用少量费用就可以减少约70%的过早死亡，大大降低医疗支出。健康科普这种新模式可以变被动的疾病治疗为主动的疾病防治，大大减少医疗费用支出。

(三)健康科普对象及其关注的内容

1.针对老年人的健康科普

当今社会，老年人受教育程度普遍不高，且其年龄大，体质和免疫力普遍较中青年人差。有研究报道，社区老年居民血脂异常患病率36.44%，高血压患病率达到31.57%，糖尿病前期和糖尿病患病率分别为6.25%和7.20%，心电图异常率18.72%。目前针对老年人的健康科普内容的出现频率与疾病的患病率呈正相关。给予健康科普后，可以提升患者对老年慢性疾病相关知识的知晓率，从而降低危害健康行为发生率。

2.针对儿童的健康科普

儿童的身体发育不完全，免疫力低下，对饮食、环境有较高的要求，所以关于儿童饮食的科普研究占比最大。其次，儿童也处在牙齿的发育期，易患龋齿，因此关于龋齿的科普研究也较多。在疾病感染方面，0~6岁儿童患病率依次为呼吸系统感染(包括上呼吸道感染、支气管炎和肺炎)74.04%、腹泻26.80%、佝偻病(缺钙)10.30%和贫血7.00%。儿童的饮食与腹泻、佝偻病的关系很大，故关于儿童饮食的健康科普很多。但是关于儿童呼吸系统感染的健康科普比例和儿童呼吸系统感染的患病率严重不匹配，这说明关于儿童呼吸系统感染的科普研究仍需大大加强。健康科普能够提高家长对儿童保健知识的掌握程度，提高儿童的健康水平，有助于儿童保健工作的顺利开展。

3.针对青少年的健康科普

青少年科普主要面向大学生群体，多数大学生离开了原家庭的"保护"，初入社会，社会经历不够丰富。由于大学生特殊的生活环境和心理，导致对有关疾病、安全用药的科普的需求比较大。目前有关艾滋病的科普研究最多，有关生殖健康、心理健康、禁毒的科普文献数量紧随其后。大学生作为社会中的高素质群体，正处于大量获取知识和技能的时期，是观念和行为形成并且稳固发展的阶段。然而相对来说，对于大学生的健康科普研究的频率和内容的广泛度仍需提高。

4. 针对中年人的健康科普

针对中年人的研究占比最少，这种现象出现可能的原因是中年人社会经验丰富、日常可参加科普活动的时间较少等。然而，中年人的健康状况不容乐观，WHO近期对外公布的数据表明，中国有70%的已婚妇女均存在不同程度的生殖道感染，如此高的患病率可能是导致中年妇女生殖健康的科普研究最多的主要原因。然而，针对中年人的健康科普研究大多集中在妇女生殖健康，其他的领域(如前列腺炎等男性疾病)所获得的关注较少。中年人普遍受过一定的教育，对于预防保健也比较重视，所以关于预防保健的科普也是一主要研究对象，但是此类论文所占比例不足，说明关于预防保健的科普研究还需要进一步深入。

5. 针对全民的健康科普

全民科普方面，关于艾滋病、肿瘤癌症的健康科普最多，说明公众对于这两种疾病非常重视。其次，眼科疾病、生殖健康、饮食、吸烟、肺炎在生活中比较常见，故关于它们的健康科普研究也比较多。

(四)健康科普传播途径

1. 传统纸质传播

传统纸质传播主要以印刷型资源为主，是科学普及必不可少的方法，可以通过制作科普宣传页、科普挂图、编写科普读物等向公众普及健康医学知识。如为普及科学就医知识，增强城乡居民科学就医意识和能力，引导公众合理利用医疗卫生资源，中国医学科学院医学信息研究所(以下简称"医科院图书馆")组织医学专家、学者编写《全民健康十万个为什么·科学就医》，旨在引导公众形成预防为主的健康理念，及早发现疾病征兆，选择正确的诊断方法，合理利用医疗卫生资源治疗疾病，提高就诊效率，建立和谐医患关系。书中引用临床案例，穿插形象图片和真实影像图片，使专业医疗知识变得更加直观易懂。

2. 网络信息传播

当前，人们获取信息的主要途径从纸质书转向网络及手持设备，信息的产生、发布、流传、消费也都在经历巨大变革，更多的人通过微博、微信等获取信息，并随时转发分享给更多人，加速了信息传播速度，扩大信息的传播范围。因此，健康科普除了采用编写传统的纸质读物外，还应适应信息传播的新趋势，还可以通过建立健康医学信息网站、微博及微信公众号等，注册加入用户量众多的媒体平台，使其传播更加多元化。如美国国立医学图书馆创建的公共健康网站"Medline Plus"，主要分为"健康专题""趣味游戏""健康评估工具""媒体教学"等。同时医科院图书馆开发并维护的"中国公众健康网"(www.chealth.org.cn)，"中国公众健康网"微信、微博，并在"头条号"注册"中国公众健康网"账号，定期发布健康信息，使公众获取信息的门槛越来越低、渠道越来越多。通过这些移动的信息平台发布编译的科普内容，可以让公众随时随地、高效简洁地获取到科学的专业医学科普信息。如针对突发性传染病，可以通过邀请权威专家在微信、微博上及时发布传染病的病因、传播方式、注意事项等，控制疾病的传播，降低公众的恐慌。

3. 视频传播

由于视频比文字还原事实的能力强、直观，因此用视频做科普更容易被公众理解。如"药物是如何被人体吸收的"问题如果用文字来描述既深奥又复杂，对于没有医学基础的多数公众来说很难理解，但通过视频可直观看到药物在体内运动和吸收的过程，增加了公众学习知识的兴趣，提高了学习效率 Medline Plus 中就专门设有"视频"专栏，每个教程中都配有动画、插图、浅显易懂的讲解等。

4.举办科普讲座

当地卫生保健部门、疾病控制中心可定期派遣临床一线医生深入社区、企事业单位及学校开展健康科普讲座。来自一线的医生具有丰富的医学知识和临床经验，理论与实际紧密结合，能够更深入地了解大众的健康需求和对医学知识的理解方式。同时通过讲解真实案例，更能贴近实际生活，使公众掌握正确的健康知识，养成健康的生活习惯，树立正确的健康意识，从而提高人们的健康水平。

5.建立患者图书馆

随着物质生活和文化水平的提高，患者想要了解疾病的意识开始增强。他们会通过网络查询所患疾病的特点、患病原因、治疗方法及生活中需要注意的事项等一系列相关信息。但网络上的疾病相关信息鱼龙混杂，患者面临难以选择的困境，特别是一些虚假广告信息，轻则造成经济损失，重则耽误病情、贻误治疗，造成无可挽回的损失。20 世纪 70 年代，国外医院图书馆开始建设健康教育图书馆及患者教育图书馆，为患者提供健康服务。如今，发达国家患者图书馆形成一定规模，美国、日本、新加坡、英国等国发展比较成熟。美国医院图书馆最突出的特点是患者、家属及普通市民可以随意出入，图书馆员可根据患者病情为其提供相关健康资料。日本具有世界标准的患者图书馆，有专职的馆员、设施和资料，订购保健、医疗、福利等科普书刊及视频资料，方便患者、家属及居民接受健康教育、获取医疗信息。新加坡每所医院内都设有患者图书馆。我国只有少数医院为患者提供阅读服务，并且在信息资源、阅读环境及服务方式上远远满足不了大众健康信息需求。因此，医学图书馆可以与医院合作，在医院病区建立专门服务于患者及其家属的患者图书馆。藏书以患者易于接受的与疾病预防、疾病治疗和疾病护理等相关的科普化读物为主，如条件允许可增设数字及多媒体图书馆，播放科普视频、动画等，从而提高患者和家属的自我保健意识和预防疾病的能力，增加医院的亲和力，有助于形成和谐的医患关系。

三、健康科普与护理

（一）发挥护士在健康科普中的主体作用

护士的基本职责是促进健康、预防疾病、恢复健康和减轻痛苦，护士的健康科普工作也应贯穿在人们健康状态改变的整个过程，体现在：防病阶段的促进健康、患病阶段的健康教育、患病后的自我管理三个阶段，覆盖所有疾病和健康人群。开展健康科普工作应该充分利用资深护士或专科护士扎实的专业知识和丰富的临床经验，让他们在各自擅长的专业领域内充分发挥潜能，把他们的临床经验和对知识的深刻理解转化成优秀科普作品。科普是把专业知识讲座的难度降低，去除专业化术语，配上合适的图片或动画，加上解说词等成为公众乐于参加的科普大课堂。如应用 PPT、动画及视频、挂图、实物展等教育策略。科普工作面对人群的知识层次、理解能力和听课的兴趣非常相关，因此，护士要挖掘潜力，创新教育方法，拓宽专业的科普视野，创造一种快乐的学习形式，让专业知识以一种生动形象、通俗易懂的形式呈现。充分调动各种感官，激发学习兴趣，让人们在快乐和兴趣中获取健康知识。高岩等利用强手棋游戏(专为糖尿病患者健康教育设计的卡通游戏)对糖尿病患者进行健康教育，提高了患者参加健康教育的积极性和参与自我管理的依从性。日本学者将脑卒中的相关知识制作成了漫画和10 分钟的动画片对初中生进行脑卒中健康教育取得了很好的效果。

护理管理者可以从以下几个方面来培养和提高护士的健康科普能力：做好护士沟通技

巧、成人教育理论等基本理论的培训；通过科普作品大赛等评优形式提升和挖掘出具有创造性的科普作品，应用现代科学技术使科普工作贴近百姓生活；组织护士科普教育经验交流会等活动，让护士互相学习，分享心得，提高参与健康科普教育的积极性，拓宽健康科普教育视野，从而提高整个护理团队的健康科普能力。

（二）以现代技术为手段搭建科普传播平台

随着社会的进步，越来越多的传媒形式进入大众的视野，传统的健康科普教育模式已经不能满足人们不断增长的健康需求。互联网的发展为人们提供了便捷的沟通交流平台，研究表明网络互动式健康教育利于倾诉和询问相对私密的问题，在这种非面对面的交流平台上，大家能直面问题而没有心理负担，相互之间的经验交流和医护人员的正确引导提高了患者参与健康教育的积极性。随着技术辅助教育的多元化，便携的手持设备如移动电话、MP4、平板电脑等越来越常见，且在人们日常生活中的使用率也越来越高。护士可以将健康教育以文字、视频或健康管理应用程序等形式承载在这些移动设备上，来增加人们获取健康知识的机会，利用多媒体信息网络丰富健康科普形式，提高科普传播水平。

（三）健康科普工作要以公众需求为导向

随着人们的健康意识不断增强，对健康知识的需求也越来越大。另一方面，虽然人们对健康的需求和对医疗的期望越来越高，但社区卫生服务的就医观念尚未普及，有半数以上的居民仍习惯在患病的第一时间选择市级以上大医院就诊，导致许多大医院人满为患，大医院的医生诊疗工作繁忙，和患者沟通交流时间短，进行一对一健康教育的时间就更少，直接影响患者的就医体验和满意度。在这种情况下，医务人员更应该思索如何创新健康教育的模式和方法，更多地采用健康科普的方法，惠及更大的人群，提高人群的健康素养。而护士作为和患者接触最多的专业人员，其作为教育者的角色更为突出，在健康科普领域应发挥更大的作用。

健康科普工作要以公众需求为导向，这种需求既可以是公众主观要求，也可以是客观的环境或患病率反映出的需求。比如，区域性常见病对人们的健康状况影响重大，影响全民健康水平。区域内人群对区域性常见病健康知识需求度高，并且往往具有相同的疾病影响因素，健康教育在疾病预防中能够发挥事半功倍的作用。地方病的发生往往与人们的生活习惯密切相关，防治措施的真正落实也离不开群众的参与，健康教育在地方性氟中毒、碘缺乏病等的防治中也取得了很好的效果。再如，职业健康教育是职业病第一级预防的重要措施，在预防职业病中发挥着重要作用，职业人群对职业病相关知识的需求度较高。所以健康科普工作既要针对公众主观的需求，也要以区域性常见病、地方病以及职业病为重点，推动全民健康素养的提升。

（四）常态化健康科普工作的跟踪式培训

1.跟踪式培训出健康素养高的民众

健康科普工作是一项长期工作，各级管理者要按照中国科学技术协会《科学素质纲要》制定计划方案，组织具体实施科普活动，按照评估监测框架进行效果、效率、效益和可持续性的评价。护士要评估健康科普工作的效果，一方面是健康科普工作是否符合民众需求；另一方面是民众的生活方式向科学、健康方向的转变情况。健康科普内容可以是多元的，应充分发挥护士不同专业群体的力量，激发他们的创作热情。首先对民众进行连续的健康教育，以此来培养高健康素养的人群，这种跟踪式的健康教育应该是多种形式的，充分利用讲座、观看视频、游戏互动、角色扮演等各种教育形式增加健康教育的趣味性，进行互动、考核和反馈来提高效率、检验教育成果。再让这些高健康素养的人群以各种形式参与到对其他人的健康教育中来，例如让乳腺癌康复的患者加入到俱乐部中来与患者沟通交流，分享经验和知识，或以同伴支持模式来帮助慢性病患者完成自我管理等，逐渐扩大健康科普的覆盖范围。

2.结合各类健康相关节日，实现健康科普工作常态化

目前已有几十种与人类健康和疾病预防有关的节日，如世界艾滋病日、全国爱眼日、全国爱牙日等。实践证明，利用健康相关节日的机会，开展宣传活动，活动中以咨询筛查、讲座互动、发放相关教育手册、挂图和示范、播放视频等形式可以提高公众对健康的关注，改变不良的生活习惯，提高公众的自我保健意识和科学保健能力，所以健康科普可充分利用健康相关的节日，策划并实施好全民科普年度活动项目，实现健康科普工作常态化。

（邓小梅　印怡臻）

思考题

1. 健康促进行为的判断标准有哪些?
2. 简述护理健康教育的基本程序。
3. 健康科普传播途径有哪些?

第十章　护理学的理论和模式

自从南丁格尔开创了现代护理学，护理界的先驱们为了使护理从一个职业发展成为一门独立的专业性学科进行了不懈的努力。除了应用一些来自其他学科，如社会学、心理学和医学科学的理论外，护理专业正在不断地确定其本身独特的知识基础，也就是护理的概念、模式和理论。

第一节　总　论

任何一门独立的学科都有自己特定的理论作为实践的基础，护理学作为一门独立的学科，从 20 世纪 50 年代开始，逐渐建立和发展了自身的理论。学习护理学理论，可以帮助护士从专业的角度明确护理实践的理论基础。而要建立护理学理论，首先需要护士明确护理学独特的概念和理论，在本节中将介绍构建理论的基本要素、护理理论的发展沿革，及如何来学习、分析、评价和应用护理理论。

一、护理理论体系的历史发展

经过几代人的奋斗，护理专业和学科的发展取得了很大的成就。根据不同时期护理工作的侧重点不同，护理理论体系的发展可以分为学科创始期、护理教育时代、科研时代、研究生教育时代和理论时代。

(一)学科创始期

20世纪初，在南丁格尔的思想和建立护理专业目标的促使下，"护士需要知识来指导和促进护理实践"的观点在护理界逐渐形成。护士将医学基础研究发现用于制定护理操作和措施，如无菌技术、压疮的护理、心脏病患者的护理和新生儿喂养等。这些早期的努力是护理学科发展的一大进步，但是，这种护理定位及"护理知识主要来自于医学领域"的观点在一定程度上阻碍了护理学科发展其独特的知识体系。

(二)护理教育时代

20世纪20—30年代期间，美国护理进入了迅速发展护理教育的时期。这一时期的重点是改革教学内容，建立标准化课程设置，随着护理教育转向本科教育，并从医院办学转向大学办学，增加了对科学和科研的重视，课程设置中也把重点转向了科学和研究。后来，护理学成为大学的一个学科领域，这就对护理学的学术性和科学性提出了更高的要求。因此，护理界又一次意识到建立护理学特有的理论性知识结构的重要性和迫切性，从而促进了护理研究时代的到来。

(三)科研时代

在20世纪40—50年代期间，美国护理界开始意识到只有通过护理研究，才能建立护理学的知识体系，建设护理学科。因此，科研成为当时护理界的一种主要推动力量，护理学者们逐渐把精力转向通过护理研究建立护理独特的知识体系。后来，护理教育工作者意识到需要通过研究生教育来培养护士的科研能力，使得护理发展的重点转向了研究生教育。

(四)护理研究生教育时代

20世纪60—70年代期间，美国护理进入了研究生教育的发展时期，但在开展初期，各州的硕士研究生课程设置是互相独立的，没有统一的标准化课程体系。后来逐渐认识到，护理要成为一门学科，必须清楚地向社会表明护理对人类健康所作的贡献，明确护理的目的和本质，必须有护理学科独特的、能够刺激护理研究和促进护理知识积累的理论性知识结构，从其他学科借鉴而来的理论并非是护理所特有的，护理学独特的知识结构和理论体系只能由经过护理学科培养的护理博士来创立。1965年，美国护士会确定了建立护理理论的发展方向。在美国护士会关于发展护理理论精神的鼓舞下，美国的护理博士研究生教育得到了空前快速的发展，到70年代末已经从原来的3个护理博士点增加到21个，培养了大批的护理学博士。

(五)理论时代

理论时代开始于20世纪50年代，与科研时代和研究生教育时代相对重叠，三者都是高度重视学科发展的结晶。理论时代又可进一步分为以下三期。

1. 理论借鉴期

护理从20世纪50年代开始借鉴其他学科的理论。在政府的支持下，许多其他专业的博士项目开始向护士敞开大门，为护理专业培养了大批具有科研能力和博士学位的护理师资。

经过广泛的搜寻和反复的论证，获得了相当一部分与护理相关、能够应用于护理实践的概念框架或理论，例如"人类需要层次论""成长与发展理论""应激与适应理论"和"一般系统理论"等。其中，马斯洛的人类需要层次论是在护理实践和教育中运用最为广泛的理论。

2. 理论创建期

护理理论家在20世纪60年代和70年代所做的工作是护理学科发展的奠基石。1965年，美国护士会确定了护理需要建立护理理论的发展方向，明确了从其他学科借鉴来的概念和理论并非护理所特有，因此不能构成指导护理实践的独特的知识体系，护理作为一门独立的学科，应该发展自己的理论体系。20世纪70年代，护理理论家陆续发表了护理概念框架，如Levine(1967年)的护理实践守恒模式、Rogers(1970年)的生命过程模式等。

20世纪80年代，这些早期的护理理论家对她们的概念框架进行不断的修改和扩充，使之更趋于完善。护理理论家Rogers、Levine、Roy、Orem、King和Johnson从不同的侧面描述了护理的独特性，同时又提出了对护理的共同认识，即"护理学科是一门关于人的科学"的概念，以示与自然科学的区别。

1980—1990年期间是美国护理理论蓬勃发展的时期，由于护理理论和科研的发展，促进了护理学科的迅猛发展，新的护理杂志不断创刊，护理论文大量发表，各种护理学术会议相继召开，新的护理博士教育项目不断开设，这些都标志着美国护理学科的发展已进入了一个前所未有的昌盛时代。

3.理论应用期

护理是一门实践性学科，虽然不同的发展时期有其不同的侧重点。但是，各个时期的中心问题是一致的，即都是为了回答"指导护理实践的知识本质"这一共同的问题。由于这一观念的转变，要求护理教育从低层次的记忆性学习转变为高层次的推理性和应用性学习。因此，从20世纪90年代开始，护理的侧重点转向了将护理理论应用于护理实践，在实践中检验护理理论的价值。通过对文献的回顾发现，护理理论在实践中的应用主要有3个方面，即从疾病的角度论述护理理论在实践中的应用；从护理的专科领域、护理的种类和健康的种类方面阐述如何应用护理理论；从护理措施和护理角色方面说明护理理论在实践中的应用。

二、护理理论的组成

(一)概念

所谓概念(concept)，是人们对周围环境中的某种物体所形成的印象，是人们对客观事物属性及其本质的理性认识。人们通过感觉对客观事物产生认识，再通过知觉对客观事物产生总体的印象，进而形成概念。概念是理论的直接组成部分，并且反映一个理论的主题，例如构成护理理论的基本概念包括"人、健康、环境和护理"等。概念及其定义是理解理论的基础。

(二)定义

定义是对一个字、术语或短语意义的陈述。在一个理论中，定义以适合该理论的方式表达了理论中概念的一般意义。理论中概念的定义(definitions)有两种：①概念性定义(conceptual definitions)，又称理论性定义(theoretical definitions)，用来阐述各种现象具有的含义；②操作性定义(operational definitions)，是具体的、可以测量的定义。例如，"疼痛"概念性定义是一种主观感受到的不愉快的体验，其操作性定义是用0~10的等级尺度来测量疼痛。

(三)假说和假设

假说(assumption)又叫假定，是无需证明和演示假定正确的陈述。假说无法测试，它是一种信念，如果一个人要使用某个理论，就必须首先接受其假说。

假设(hypothesis)是对理论中概念的描述或对概念间关系的一种假定。与假说不同，假设借助理性的判断和逻辑推理产生，一般源于客观原理，未经特定理论的证实，需要在实践中得以证实，才能成为科学原理。

（四）现象

现象（phenomenon）是指客观世界中能为人们所感知的任何事件或事物。它是存在于客观世界中的事实，在特定的学科领域，一定的现象反映了学科的知识范畴与领域。护理理论的研究对象是护理现象，目的是通过研究，揭示护理现象的本质，总结客观规律，从而指导护理实践。

三、理论、概念框架与模式

（一）概念

1. 概念框架（conceptual frameworks）

在护理中通常是构建理论的雏形，确定护理学现象的中心概念，描述这些概念之间的相互关系，但是几乎没有任何经验支持，很少能够验证。

2. 模式（models）

是人们对所感知现象的看法的符号或形象化物质表达方式。在理解模式时应注意到模式不是实物，而是将它所代表的看法用符号或形象化物质来表达。模式的使用有助于人们更好地理解概念及概念之间的关系。模式有助于选择代表人们感兴趣现象的相关概念及确定概念之间的关系，因此，它有助于理论的形成。

3. 理论（theory）

由一组概念、定义和命题（propositions）组成，通过设计概念间的具体关系反映对研究现象的一种系统的观点，达到描述、解释、预测和控制事物发展的目的。从护理的角度，Stevens认为"理论是现实经验世界现象的模型，它确定现象的组成元素及元素间的相互关系，理论由假设性命题组成，这种假设性命题不一定要以经验材料为基础。理论具有一定程度的不确定性，对现实世界的预测只是一种猜测，并不是一组已知的、不可否认的事实"。

（二）理论、概念框架与模式间的关系

理论、模式和概念框架都是由一组表示关系的命题组成，试图对现象和系统进行描述和解释。这三者的差别主要在于概念的抽象程度和广度及概念间的相互关系被证实的程度不同。但是，概念框架是构建理论的开端。模式是一组关于概念间关系的陈述，具有一定的经验和实验依据，只是，现有的依据仍不足于充分证明这种关系的正确性，在本学科中被接纳的程度比理论差，还需要在实践和实验中进行不断地验证和修正，发展成为较完善的理论。从广度上看，概念框架和模式是对本学科研究领域中整个客观现象提出的一种解释方案，而概念框架和模式进一步发展所形成的理论只是解释其中的部分现象。

四、护理理论的分类

（一）按目标导向分类

根据理论的目标导向划分，护理理论可分为描述性理论和说明性理论。

1. 描述性理论（descriptive theory）

是理论发展的最初形式，只对某种现象进行具体的描述，阐述该现象发生的原因，叙述其发生的结果。描述性理论在护理中有助于对护理现象的观察，并给予解释和进行联系。

2. 说明性理论（prescriptive theory）

能对实践领域中所采取措施可能产生的结果加以预测和判断。说明性理论应能阐明在护理中可采取的干预措施，在何种条件下采取这些措施及采取后产生的结果。

（二）按抽象程度和范围分类

1. 广域理论（grand nursing theory）

广域理论是有着最广泛的范围和目前护理所包含的一般概念和命题。广域理论由概念框架组成，定义了广泛的护理实践视角，及根据这些观点看待护理现象的方法。这一层次的理论不是为实证检验而设计的，而是为了反映和提供有益于护理实践的见解。但这限制了广域理论在指导、解释和预测特定情况护理行为的可能性。广域理论对护理专业发展具有重大价值。其代表理论有罗伊的适应理论及帕斯的人类适转理论。

2. 中域理论（mid – range nursing theory）

中域理论其范围相对广域护理理论较窄，其重点阐述了一些具体的现象或概念及其所反映的相关护理实践。中域理论抽象性降低，可以用于指导基于理论基础的研究和护理实践策略。此外，与广域理论相比，其特点之一是更具体，更可能通过测试来验证，可用于描述、解释或预测护理现象。中域理论简单、直截了当、概括性强，反映的是广阔的多种多样的护理情境。其代表论有凯瑟琳·科尔卡巴的舒适理论。

3. 情境理论（situation – specific theory）

情境理论又称为护理实践理论（nursing practice theories）。情景理论的抽象范围和层次是最有限的，该理论常常是为了在特定的护理情况下使用而开发的，常局限于特定的人群或某个特殊的护理实践。情景理论为护理干预提供了框架，预测了护理实践的结果和影响。但由于这些理论是以现时的社会和历史为背景的，所以这类理论所涉及的范围和所能解释的问题是有限的。其代表论如疼痛控制理论、伤口愈合理论等。

五、护理理论的评价标准

理论的评价是理论发展重要而关键的环节。自 20 世纪 60—70 年代以来，伴随着护理理论的陆续诞生，分析、评价和发展护理理论的工作一直在继续，也出现了一批护理理论的评论家，如 Stevens、Chinn、Jacobs、Fawcett、Meleis 等，她们在护理模式与理论的发展及其分析与评价等方面发表了自己的观点，建立了评判现有护理理论和模式的评价标准。

（一）Stevens 的护理理论评价标准

Stevens 认为对一个理论的评价需从该理论的内在结构（内在性评判）及其与外部现实世界的联系（外在性评判）两个方面进行。

1. 内在性评判（internal criticism）

内在性评判是评价一个理论中各组成部分之间的搭配是否恰当的一种方法，用于判断一个理论内部结构的好坏。内在性评判的标准包括 5 个方面：清晰性（clarity）、一致性（consistency）、适用性（adequacy）、逻辑发展（logical development）和理论发展的层次（level of theory development）。

2. 外在性评判（external criticism）

外在性评判是评价一个护理理论与人类、护理和健康的现实世界之间的联系，而这个现实世界是读者所感知到的世界，不同的个体，由于其经历和所具备的知识不同，对同一客观世界的解释就会不同。因此，应用外在性评价标准对一个理论进行评价时，很大程度上取决于评价者个人的主观爱好。外在性评价标准主要包括 6 个方面：现实趋同性（reality convergence）、实用性（utility）、重要性（significance）、可辨别性（discrimination）、理论的范畴（scope of theory）和复杂性（complexity）。

（二）Julia George 的护理理论评价标准

护理学者朱莉娅·乔治（Julia George）提出了 7 条护理理论的基本特征，具体如下。

（1）理论应能将各种概念以某种方式相互联系起来，为观察和认识特定的现象提供一种方法。

（2）理论必须有逻辑性，是指有顺序的推理，前后的一致。理论的设想必须与其目标和关系一致。

（3）理论应相对简单且能推广，即简单易懂，这样才能在护理实践中广泛应用。

（4）理论可作为假设的基础且经受检验。理论中的一些概念应能用一些方法进行观察和测量。如果该理论对互相联系的一些抽象概念提供了进行衡量或观察的方法，就能设计出相应的研究方案，以检验此理论在预测各种关系方面的准确性，从而增强了该理论的意义和重要性。

（5）理论可以通过验证性研究而增加学科的知识体系。较完善的理论有助于发展新的假说，以建立新的理论。

（6）理论能被实践者用以指导和改进实践，这是理论最重要的特征之一。

（7）理论必须与其他已证实的理论、定律和原理相一致，但留有进一步探讨的空间。

（三）其他评价标准

其他的护理理论评论家也详细地阐述了各自不同的评价标准和方法，如 Chinn 和 Kramer（1983 年）提出了一组简明的评价标准，即清晰性（clarity）、简单性（simplicity）、普遍性（generality）、可达到性或可及性（accessibility）和重要性（importance）。Fawcett（1993 年）提出的评价标准包括重要性（significance）、内在一致性（internal consistency）、简明扼要（parsimony）、可验证性（testability）、经验适用性（empirical adequacy）和实际适用性（pragmatic adequacy）。总之，评价护理理论的标准很多，护士可以批判性地选用不同的标准来评价护理理论。但无论按照哪个标准去评价护理理论，重要的是在应用护理理论时，都应该建立在对该理论认真研究的基础上。

六、护理理论与实践和科研的关系及其作用

（一）护理理论与实践和科研的关系

理论、科研、知识和实践以一种非常复杂的方式互相联系在一起，知识应该是关于护理实践的，护理工作者在实践中获得的经验经过分析、提炼、概括和总结，形成科学假设，护理研究者又通过护理研究论证假设，获得知识的发展和积累，并塑造了护理理论。此外，理论应该指导护理实践，并在实践中得到验证。同时，理论又能产生新的假设，刺激科研。因此，理论、科研、知识和实践的关系是循环往复的，它们互相依存，互相促进，在这种相互作用过程中四者都得到了发展。

（二）护理理论的作用

1. 提供可靠的专业知识基础，指导护理实践

护理理论为护士实施护理措施提供科学的理论依据和知识基础，不仅为护士在实际护理工作中采取正确有效的护理措施提供了知识基础，同时也为护士解决护理工作中出现的新问题提供了可靠的理论依据。

2. 为护士间的专业交流提供理论基础

护理专业理论作为框架为护士提供了交流的共同术语，可增进专业人员之间的交流。而这种专业内的高效交流又进一步促使护理理论不断深入发展。

3.提高护理专业的自主性

护理理论指导护士按照科学的原则进行实践，为护理行为提供了理论依据，提高了护理行为结果的预测性；这种有理论指导的护理行为，又增强了护理实践的独立自主性。

第二节　经典理论

一、Nightingale 的环境理论

（一）Nightingale 的简介

弗洛伦斯·南丁格尔（Florence Nightingale）（1820—1910）被认为是世界上第一位护理理论家。虽然从严格的科学意义上讲，她的学说不属于护理理论，但她通过对护理实践的不断总结，提出了一些专业护理的理论性观点，为护理理论的发展奠定了良好的基础。至今，她的这些成果仍被反复强调并应用于现代护理实践中。

Nightingale 出生于 1820 年 5 月 12 日，英国人。其家庭家境富裕，是受过良好教育的维多利亚家族成员。他的父亲是一个博学的人，不仅为她聘请家庭教师，还亲自教她数学、语言、宗教和哲学。在她 18 岁那年，她在日记中写道："上帝与我交谈，召唤我为他服务。"1854 年，克里米亚战争爆发，当时的医院医疗条件差，伤病员的死亡率高达50%。在这种情况下，Nightingale 受政府的邀请，带领38 位大体合格的妇女，前往斯库台医院。半年时间里，在极端困难的条件下，Nightingale 使伤病员的的死亡率由50%下降到2.2%，被誉为"提灯女神"。Nightingale 在该医院的工作经历使她深深体会到环境与患者和实践的关系，这对她形成其护理信念产生了很大的影响。

许多因素影响她的护理理论的发展。个人、社会和职业的价值，在她的工作发展中是一个统一体。Nightingale 认为护理只能由妇女回应的宗教召唤。在她的那个时代，都是使用未受教育的或不合格的人来照顾患者，Nightingale 将其改革为职业护理实践系统，且直到今天都被认为很有意义。

战后，Nightingale 把各方面所得到的资助用于开办护士学校。Nightingale 把一生都献给了护理事业。直到 80 岁高龄时，她仍在为护理事业坚持工作。1910 年 8 月 13 日，Nightingale 在睡眠中去世。然而，她作为现代护理学的奠基人，对护理的发展产生了重要的影响，她关于护理照顾的许多观点至今仍在现代护理实践中普遍使用。

（二）Nightingale 的理论发展

Nightingale 对理论发展的主要贡献在于她阐明了护理与患者环境的关系，及率先使用统计分析方法分析了健康与专业护理的关系。Nightingale 是一个很投入的统计专家，她使用细心收集来的信息来证明她的医院护理和组织系统在克里米亚战争期间的有效性。Nightingale 把实践和观察作为并行的活动。Nightingale 运用归纳推理来选录健康原理，通过观察和经验来进行护理。虽然她在撰写著作时并没有刻意使用现代术语、概念及理论，然而她的观点却体现了现代护理的重点，即护理程序。

（三）Nightingale 理论的主要假说

（1）每个女人在一段时间内都将是一个护士。因为在某种程度上，护士是对某人健康负责的人。所以她为妇女提供如何做一个护士的指南和建议。

（2）Nightingale 著作中提得最多的是患者。但是患者被认为是由护士提供帮助或由环境

影响的，患者是消极的，不能影响护士和环境。

（3）健康是我们所能达到的最好的状态。疾病可以看作是一个修复的途径。Nightingale 把健康想象成通过环境因素来阻止疾病从而获得保持。她把其称为健康护理，把它和护理本身区分开来。如果这样对患者进行护理，他就可以存活，或者可以活得更好直到去世。

（4）Nightingale 认为环境是传染的主要来源之一。良好的环境包括住房的整洁、通风、空气新鲜、温度适宜、无噪音和异味、饮食得当等。护士应该勤洗手，保持患者清洁。

（四）Nightingale 理论的主要内容

Nightingale 环境理论的核心概念是环境，主要强调的是物理环境。她认为，护理工作本身并不具有治疗效果，而是设法使患者处在一个有利于健康的外界环境中，让患者依靠自身的力量自我恢复。由于在她那个时代挽救生命是最重要的，且她的理论主要来源于克里米亚战争期间的战地救护经验，Nightingale 将重点放在患者的外界物理环境上，而相对忽略了社会环境和患者自身的心理环境对疾病康复的作用。今天，护理作为一个专业，除了物理环境之外，还应将注意力放在患者的情感（心理）需要和社会需要上。这三方面共同影响着患者的生理本能发挥作用。

1. 物理环境

包括住房的整洁、通风、空气新鲜、温度适宜、无噪音和异味；饮水和食物卫生及下水道通畅；床铺的高度和宽度适当等。护士应为患者提供舒适、安全，易于被他人照顾或自我照顾的环境。

2. 心理环境

Nightingale 注意到单调的环境可影响患者的情绪状态，应给患者提供丰富的活动以保证他们的感官受到适当的刺激。无聊是一种痛苦，医护人员应注意沟通的内容和方式，真诚地教育患者正确地对待疾病。

3. 社会环境

包括个人、家庭及整个社会情况。与社会环境密切相关的是清新的空气、纯净的水、有效的下水管道、清洁和照明。这些都是住房必备的基本条件。物理环境的清洁直接影响疾病的预防和社区的死亡率。Nightingale 十分重视对社会环境的观察，尤其是收集社会环境中与疾病有关的具体资料并对其进行统计处理。图 10-1 可表现三者之间的关系。

（五）Nightingale 理论对护理学四个基本概念的阐述

1. 人或个体

是对环境有反应的、能应对疾病的、充满活力和修复能力的个体。

2. 社会或环境

包括能影响个体生命和发展的所有外界情况，重点是通风、温度、气味、噪音和光线等物理性因素。

3. 健康或疾病

主要指趋向好转的修复过程。

4. 护理

是把患者置于最佳环境中，主要通过改变环境使机体的本能发挥作用。也可以说是将患者安置在有利于机体起作用的最佳状态的一种非治疗性活动。

图 10-2 阐述了 Nightingale 的 4 个主要概念是如何联系起来并互相影响的。护理通过影响人/个体的环境而作用于健康；个体受到环境及影响其健康的护理的作用；社会/环境影响

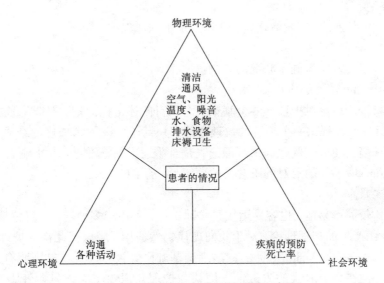

图 10 – 1　Nightingale 的环境关系示意图

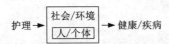

图 10 – 2　Nightingale 理论的 4 个概念关系示意图

着护理以及个体的健康；健康是一个受护理和环境以及人的情况影响的过程。

（六）Nightingale 理论与护理程序

尽管 Nightingale 对护理学的四个基本概念的定义比较模糊，但由于其比较简单可行，因而对指导实践和研究能发挥着较大的作用。现举例说明如何运用南丁格尔理论于护理程序中。

【案例应用】男，68 岁，左下肢骨折，能借助拐杖行走，但下楼困难。能自己进食，但食欲不佳。独居，住在三楼的阴面房间。老伴已去世，子女均有家，工作较忙，偶尔来探望。没有电视机等可供消遣设备。

1. 护理评估

（1）生理方面：男，68 岁，左下肢骨折，行走有些困难，基本能自理。

（2）心理社会方面：缺乏与人交往沟通机会，家庭支援不够。

（3）环境方面：居室采光不足、活动范围小，对感官具有刺激性的因素过少。

（4）所缺资料：环境的清洁、温度和噪音情况、饮食的种类等，需进一步收集。

2. 护理诊断

（1）缺乏娱乐活动　与环境缺少刺激，过于单调有关。

（2）有废用综合征的危险　与活动范围过小、缺乏锻炼有关。

3. 护理措施

（1）帮助患者增加活动量：最好能每天下楼到户外活动一定时间，以接受阳光和新鲜空气。

（2）设法为患者提供能增加其刺激的条件，如书籍、听广播的耳机或为患者开辟娱乐室，提供电视机及棋类等。

（3）与其子女沟通，做到轮流探视，使患者不感到孤独。

4. 护理评价

观察改变环境后对患者健康状况的影响。

（七）Nightingale 理论的应用

虽然 Nightingale 理论对护理学四个基本概念没有阐述得很清楚，但能将各概念相互联系起来，对一个具体问题提供一个独特的护理方法，并且还可以预测护理的结局。换言之，创造一个良好的环境会使人们健康起来。理论也是合乎逻辑的，环境可以影响人们健康这样一个假设与 Nightingale 的目的及对健康含义的理解是一致的。

1. 在护理实践中

这个理论比较简单易懂，也容易运用于实际工作，可用于多种场合，且效果也容易测量。因而这个 19 世纪产生的护理理论，对于我们现代仍然适用，应该把此视为护理理论的基础。由于医疗和护理的发展，Nightingale 的许多理论基础已经被修改或者被证明有误，但是记住她的时代背景和她在那个时代的先进性。她认为护理知识领域应该包含健康教育和疾病护理，这是一个很具有革命性的概念，现在仍然用于护理实践中。她坚持护理应该有适当的教育和社会支持系统，且仍适用至今。

2. 在护理教育中

教育系统是许多早期护士训练学校的基础来源。Nightingale 倡导护士学校与医院分开，这样学生就不会卷入到医院繁重的体力劳动中，还把它作为训练的一部分。

3. 在护理科研中

Nightingale 在统计上的兴趣和她认为统计对护理的重要性继续影响着护理研究。她在收集和分析数据上很有天分，是第一个在统计中使用图形来举例的人。许多例证现在仍在统计中使用。虽然她的方法在护理中仍有影响，但是它的理论缺乏特异性、复杂性和可检测性，因此，她并没有形成护理研究。但是，她的著作继续鼓励个人及护理事业思想的产生。

（八）Nightingale 理论的评价

Nightingale 理论容易与其他理论区别，理论包括患者与环境、护士与环境、护士与患者三个主要关系。其重点是环境能够影响患者。但环境是如何影响患者的？健康照顾和护理环境之间的关系如何？医院环境在治疗康复过程中的作用是什么？及频繁地改变环境能影响患者恢复健康吗？这些问题都有待于临床护理实践结合科研加以检验。随着科学的进步、社会的发展，环境的含义也有所变化，如空气污染、应激增加等是如何影响健康的？这些问题的探讨，将进一步支持与提高 Nightingale 理论。

二、Orem 的自理理论

（一）Orem 简介

多罗西娅·奥瑞姆（Dorothea. Elizabeth Orem，1947—2007）是美国著名的护理理论家。1914 年出生于美国马里兰州的一个建筑工人家庭。1930 年毕业于华盛顿普罗维登斯医院的护士学校，获大专学历。1939 年和 1945 年分别获得美国天主教大学护理学学士和护理教育硕士学位，1976 年获乔治城大学荣誉博士学位，并获得天主教大学护理理论阿洛明成就奖，1984 年退休。奥瑞姆曾担任临床护士、护士长、实习带教老师、护理部主任、护理教育咨询专家、护理研究者等，在临床护理、护理教育和管理方面有着丰富的经验，在整个护理界是一位很杰出的人物,其理论影响深远。

自理模式的提出、发展与应用主要体现于 Orem 所撰写的《护理:实践的概念》(Nursing:Concepts of Practice)一书中。1971 年,专著的第一版出版,提出自理模式。1985 年,在第三版书中将自理模式进一步发展为自理理论、自理缺陷理论和护理系统理论;1991 年,在第四版书中重点阐明自理缺陷理论的应用;1995 年,在第五版书中,从个体、家庭、社区和社会群体等方面综合阐明自理模式在临床护理、护理管理、护理教育和护理科研等领域的应用。直到 2001 年,专著第六版出版,进一步强调了人际间的护理并增加了对心理健康的重视。

(二)Orem 自理理论的来源

Orem 认为在她的理论发展中没有特别的护理先驱对她的护理事业产生影响。她的理论受其个人专业经历的影响很大,她说多年来与护士联系,为她提供了许多学习经历,她认为自己做的是与其他同事合作的、有价值的工作。尽管没有受到任何个人的主要影响,她还是引用了许多其他护理工作者的作品,但并不局限于某人,如 Abdellah、Henderson、Johnson、King、Levine 等人。因此,Orem 的自理理论是根据其丰富的个人护理经验,并结合哲学、心理学、物理学、社会学、逻辑学等综合学科的多角度、多层面的思考而形成。

(三)Orem 自理理论的主要概念

1. 自理(self - care)

这一概念是整个自理理论的基础。自理即自我护理,是个体为了维持自身的结构完整和功能正常,维持生长发育的需要,所采取的一系列自发性调节行为和自我照顾活动。

2. 自理需要(self - care requisites)

个体为维护健康、延长生命所采用的学习和连续性的调节行为,是进行自理的原因和目的。Orem 将人的自理需要分为三类:一般性的自理需要、发展性的自理需要和健康不佳时的自理需要。

3. 治疗性自理需要(therapeutic self - care demands)

指在一定时间内执行的、通过有效的方法或一系列相关行动来满足已知自理需求的自理行动的总和,简单地说,是在某一阶段个体自理需要的总和,包括一般性的自理需要、发展性的自理需要和健康不佳时的自理需要。

4. 自理能力(self - care agency)

指人进行自理活动或自我照顾的能力。人的自理能力可以在生活中得到不断发展。

5. 护理能力(nursing agency)

指受过专业教育或培训的护士为满足患者治疗性护理需求,恢复和发展他人的自理能力所需的护理活动能力。

6. 护理系统(nursing system)

指为满足个案的治疗性护理需求或调节个案自我护理能力而采取的一系列活动。Orem 将护理系统分为三类:全补偿护理系统(wholly compensatory nursing system)、部分补偿护理系统(partly compensatory nursing system)和支持—教育系统(supportive - educative system)。

(四)Orem 自理理论的基本假说

(1)人类必须对自己及其环境进行持续的、有意识的输入,以维持人类生存和自然的人际交往。

(2)人的能力体现在自己照顾自己,和当别人需要照顾时提供恰当的帮助。

(3)人都会经历自理活动受限,或生活的承受力和功能调节力的缺乏,当人的自我照顾能力不能满足自理需要时，便产生了自理缺陷，需要他人照顾。

（4）人可以发现、发展和传递满足不同需要的途径，在为自己寻求照顾的同时也照顾他人，挖掘和发展自理能力。

（5）具有一定关系的人群有责任和义务为群体中自理能力不足的人提供帮助。

（五）Orem 自理理论框架

Orem 在其理论中着重阐述了什么是自理？何时需要护理？如何提供护理？三方面的问题。Orem 认为当个体缺乏持续保持自理的能力时，就需要护理。对于儿童、老人等依赖他人照顾的个体，则是当其父母、监护人或照顾者缺乏上述能力时，才需要护理。Orem 的理论由三部分相互关联的理论构成，即自理理论、自理缺陷理论、护理系统理论（图 10 – 3）。

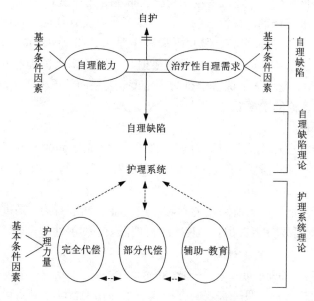

图 10 – 3　奥瑞姆自护理论概念框架

1. 自理理论（self – care theory）

主要解释什么是自理，人有哪些自理需求，哪些因素会影响个体的自理能力。Orem 认为自理是人类的本能，是人所具有的参与自我照顾、完成自理行动的能力。这种能力根据年龄、性别、生长发育阶段、健康状况、社会文化背景、健康服务系统、家庭系统、生活方式与行为习惯、环境因素、可获得的资源及利用情况而有所不同，又称之为基本条件因素（general conditioning factors）。自理需要包括以下 3 个方面。

（1）一般性的自理需要（universal self – care requisites）：是人在生命周期的各个发展阶段都会出现、与维持人的结构和功能的完整性有关的需要。与之相近的一个词是日常生活活动，包括摄入足够的空气、水和食物，排泄，维持活动、休息和睡眠的平衡，维持独处与社会交往的平衡，避害，努力达到群体所认同的正常发展状态。

（2）发展性的自理需要（developmental self – care requisites）：是指一般成长发展过程中的特殊需要（如婴儿期有学会控制大小便、学习说话与走路的需要；青少年期有自我认同的需要等），或在成长发展过程中遇到不利情况时出现的需要（如失业、地震、丧亲等）。因此，成长发展的自理需要与人的成长过程、发展状况、各人生阶段的生活事件有关。

（3）健康不佳时的自理需要（health deviation self－care requisites）：是指个体遭受疾病、损伤、残疾或特殊病理变化，或在疾病诊断治疗过程中产生的自理需要。例如一个人被诊断为糖尿病时，就有控制饮食、监测血糖等特别的自理需要。Orem 总结了 6 个方面健康不佳时的自理需要，包括寻求及时的、适当的治疗和护理；认识、预防、警惕和应对疾病导致的身心反应；遵医嘱正确进行治疗与康复；认识、警惕、应对、调整由于医疗护理措施引起的不适或不良反应；修正自我概念，调整、接受和适应自己患病的事实及对治疗的需要，适应患者的角色；学会在患病、治疗情况下生活，适应因疾病、诊断、治疗等对个体生活带来的影响，以促进自我发展。

2. 自理缺陷理论（theory of self－care deficit）

是 Orem 护理理论的核心，在这一理论中说明了什么时候需要护士为患者提供照顾。本理论主要涉及三个概念：自理能力、治疗性自理需要和自理缺陷。其中自理缺陷（self－care deficit）是指当自理能力或依赖性照护能力不足以满足自理需要，或目前尚能满足自理需要，但预计该力量将下降和（或）自理需要将增加时即存在或将出现自理缺陷，此时需要护理。简单地说，当一个人的自理能力不足以满足其治疗性自理需要时，就出现了自理缺陷，此时需要护理的介入和帮助。

Orem 认为有五种帮助方法可以弥补个体的自理缺陷：代替做，指导和监督，提供心理和生理支持，提供并保持支持个人发展的环境和教育。这提示护士在护理患者的过程中可以用其中一种或多种方法，来满足患者的自理需要。

3. 护理系统理论（theory of nursing system）

阐述了如何通过护理系统来帮助个体克服自理缺陷，满足自理需要，解释了如何提供护理的问题。护理系统是护士根据患者的自理需要和自理能力而设定的。Orem 将护理系统分为三类，并在各个护理系统中界定了：护士在健康照顾中的职责范围；护士和患者的角色；护士与患者之间的关系；在调节患者的自理能力、满足患者的治疗性自理需要过程中，护士与患者应采取的行动的类型和表现型态（图 10－4）。

（1）全补偿护理系统（wholly compensatory nursing system）：患者完全没有能力完成自理活动，需要护士给予全面的护理帮助。适用于以下三种情况：①患者在精神上和体力上均没有能力进行自理，不能参与任何形式的主动行动，如全麻未苏醒的患者；②患者神志清楚，知道自己的自理需要，但体力上不能完成，如高位截瘫患者；③虽然具备完成自理需要的体力，但因存在精神障碍无法对自己的自理需要做出判断和决定，在持续的帮助和监护下可以进行一些自理活动，如老年痴呆患者。

（2）部分补偿护理系统（partly compensatory nursing system）：患者有能力满足自己一部分自理需要，但另一部分仍需要依靠护士来满足。护士和患者共同作用满足自理需要，护士和患者两者都可承担自理的主要角色。患者不能独立完成自理的原因有：患者的病情或治疗限制了患者的活动；缺乏所需的知识和技术来完成某些活动；患者心理上没有做好进行或学习某些行为的准备。因此，在这个系统中护士的责任是帮助患者完成自理活动，帮助的方式包括代替其完成部分自理活动，协助其完成部分自理活动或教会患者自理的方法，提高其自理能力。例如，腹部术后患者能够自己在床上吃饭、穿衣，但需要护士帮助其换药等。

（3）支持－教育系统（supportive－educative system）：患者能够完成自理活动，但在完成这些自理活动的同时还需要学习，没有他人帮助就不能完成，此系统又称为支持－发展系统（supportive－developmental system）。在此过程中，患者能完成所有的自理活动，但需要在协

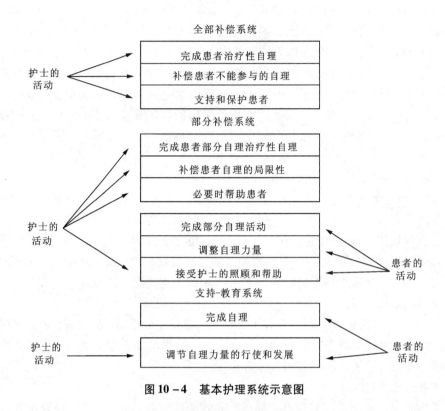

图 10 - 4　基本护理系统示意图

助下做出决策、控制行为和学习相关知识和技能。护士的角色是促进、提高患者的自理能力,促使患者成为自理者。例如,即将出院的术后患者,护士给予患者出院指导。

Orem 指出护理系统是一个动态的行为系统。选择护理系统的依据是患者的自理需要和自理能力。对于同一患者,可能在不同阶段使用不同的系统进行护理,因为其自理需要和自理能力处于动态变化中。例如,对于外科择期手术患者,术前可以采用支持 - 教育系统,术前准备期间可能转为部分补偿系统,术中及术后早期为全补偿系统,然后随术后恢复情况转为部分补偿系统,出院前及出院时又转为支持 - 教育系统。

(六)Orem 自理理论对护理学四个基本概念的阐述

1. 人(human being)

Orem 认为人是整体的,其功能包括生理、心理、人际间和社会。因此,自理活动也会涉及这几个方面。个体有学习和发展的潜力,作为个体要掌握的自理需求必须依靠后天学习。由于生理状况、文化背景、经济条件及社会地位的不同,人与人之间千差万别。有效的护理可以促进个体在生理、心理、人际关系和社会地位等方面的成熟和表现。

2. 健康(health)

Orem 支持 WHO 关于健康的定义,即健康不只是没有疾病和衰弱,而是身体、心理和社会方面的完好状态;并指出健康是多方面的,包括身体、心理、人际关系和社会方面的健康,这几方面不可分割。Orem 还指出健康应以预防保健为基础。对于一个健康的个体,有效地满足其一般的自理需要及发展的自理需要,就能达到初级预防(促进和维持健康);满足健康不佳时的自理需要则有助于二级预防(早期发现疾病及治疗)及三级预防(预防并发症或残障)。患病时有效地满足其一般的及发展的自理需要,对于保持人体结构和功能,促进发展也是必需的,并有助于疾病的康复。

3. 环境(environment)

Orem 认为环境是人以外的所有因素,也是人体外在的必然存在的影响因素。人生活在社会中都希望能自我管理,并对自己的健康负责。大多数社会对那些不能满足自理需要的人是接受的,并在他困难时会根据他的现有能力进行帮助,可见,自我帮助和帮助他人都被认为是有价值的、有意义的。护理是基于上述两种价值观的一种特殊的服务形式。社会提倡自我护理,而护理也是合乎社会需要的,并且是十分必需的活动。

4. 护理(nursing)

是克服和预防自理缺陷发展的活动,或为不能满足自理需要的个体提供帮助。护理活动是以自理活动这一概念为基础的,随着个体健康状况的恢复或当个体已学会如何进行自理时,个体对护理的需要也就逐渐减少或消失。Orem 还对与护理概念相关的几个因素进行说明,如:护理的艺术和谨慎、护理是一种服务、与护理相关的角色理论、护理的技术等。

(七)Orem 自理理论与护理程序

Orem 认为护理实践是由一系列有目的的行为所构成的,这一系列的行动就是护理程序,她将护理程序分为三个步骤(表 10 − 1)。

表 10 − 1 Orem 的护理程序与一般护理程序的比较

护理程序	Orem 的护理程序
1. 评估	第一步:诊断和处置:确定为何需要护理
2. 诊断	分析和解释——对有关照顾作出判断
3. 计划(有科学依据)	第二步:设计护理系统、做出提供照顾的计划
4. 实施	第三步:护理系统的产生和管理
5. 评价	

1. 诊断和处置

确定患者为何需要护理?即评估患者的治疗性自理需要及患者进行自理的能力,具体如下。本部分相当于护理程序的评估、诊断两步骤。

(1)收集资料:该患者的健康状况如何?医生对患者健康的意见是什么?患者对自身健康的认识如何?患者的自理需要是什么?患者进行自理的能力如何?

(2)分析和解释:经过分析列出护理诊断。按照 Orem 的框架,护理诊断的陈述应包括反应和原因。如:躯体移动障碍:不能独立行走:与右下肢骨折有关。

2. 设计护理系统,制定护理计划

当患者的治疗性自理需要及其自理缺陷确定之后,应首先选择适合患者的护理系统,在全补偿系统、部分补偿系统、支持教育系统中适合患者的一个护理系统;然后根据患者的治疗性自理需要,最后制定提供照顾的方案,包括具体的护理方法、措施以及实施方案的时间安排、先后顺序等。本步骤相当于护理程序的计划部分。

3. 护理系统的产生和管理

包括按照所设计的计划和方案实施护理,并在执行过程中,不断观察患者的反应,评价护理措施的效果,再根据患者的自理需要和自理能力的变化调整所选择的护理系统,修改护理方案。因此，本步骤相当于护理程序的实施和评价部分。

（八）Orem 自理理论的应用

1. 在护理实践中

自 20 世纪五六十年代 Orem 提出其概念框架以来，其理论得到不断的发展，并日臻成熟，得到护理界认可，现被认为是护理学科中重要的理论之一，在护理实践中得以广泛应用，并且还被其他学科（如社会学、行为学、康复医学等）所引用。如美国肺脏协会组织编写的健康教育册子，已证实以患者和家属的需要为依据而定制的自我护理计划，在慢阻肺疾病的处理中起到了积极的作用。在我国，目前自护理论应用的最主要方式是通过健康教育，包括患者健康教育、社区健康教育和医务人员教育。

2. 在护理教育中

Orem 的自理理论在护理教育中已成为课程设置的主导思想。据国际 Orem 协会统计，现全球至少 45 个护理学院将奥瑞姆的自理理论作为课程设置的理论框架，要求学生结合理论进行护理评估和计划、健康教育和日常的护理活动。而且在密苏里大学哥伦比亚护理学院在每年的秋季和冬季学期为护生召开 Orem 护理理论讨论会，同时还组织有关该理论的一些国家级或国际级的护理年会。

3. 在护理科研中

有关应用 Orem 自理理论的文献也很多，该模式已被广泛地应用于护理科研。研究者根据此模式设计研究工具，界定理论的各个概念及其关系。常用的研究工具有：Denyes 的自理能力测量工具和 Denyes 的自理实践测量工具，Kearney 和 Fliesher 的运动自理测量工具，Hanson 和 Bickel 的自理感知测量工具。同时 Orem 自理理论也被用于指导临床研究。例如，哈里特等人测试了一组自我检查乳房的妇女，及其自护行为与护理系统的关系；麦克德莫特等人研究了 309 位健康成年人，检测他们的自护力量与习得性无助的关系。

随着 20 世纪 80 年代我国学者引入该理论以来，国内应用 Orem 理论的研究越来越多，可以看出 Orem 自理理论被用于各种临床实践场所，护理各种各样的服务对象。例如，部分研究者以奥瑞姆的自护模式作为理论框架对各类慢性病，心理障碍性疾病，脑卒中康复期及癌症化疗患者的自护能力，自护行为及其相关因素进行研究，结果显示辅助 - 教育的护理干预可有效促进患者在疾病状态下的自护行为、维持患者情绪平稳和心理平衡，有利于患者病情的康复。

（九）Orem 自理理论的评价

1. Orem 自理理论的优点

（1）理论具有创新性：Orem 自理理论的结构比较完善且有新意。作为理论应能将各种概念按一定方式相互联系起来，以创造一个观察特定现象的不同方法。Orem 以自理为核心，将其理论分成三个相互关联的理论描述，为护理实践这一特殊现象提出了新的独特的观点，尤其是对于护理的艺术和谨慎、护理是一种服务、护理的角色问题、护理的技术做了较为全面和深入的阐述。

（2）理论具有逻辑性：Orem 在其理论中描述了六个主要概念，并用这六个概念说明其理论的三个分理论，概念框架简单明了，她对人、社会、护理、健康的认识在其理论的阐述中也相互映证，富有逻辑性。目前许多测试其理论的护理研究结果也验证了其理论的逻辑性。

（3）理论清晰度高：理论中描述的概念、定义、概念之间的关系等总体上清晰度高，且大多数词汇比较浅显，易被护士理解和接受。

（4）理论的一致性：Orem 自理理论与已被验证的理论、法律和原则是相一致的。如自理需要是以基本需要理论为基础的，理论中有关护理的角色理论与角色学说也是相符合的。

2. Orem 自理理论的局限性

Orem 自理理论还有一些有待进一步完善之处，例如：尽管 Orem 认为健康是动态的、不断变化的，但其护理系统的概念暗示着三个静止的健康状态；理论的描述更着重于躯体方面的需求，而对心理、情感方面的需求关注不够；对一些概念的界定尚需进一步澄清，如治疗性自理需要与自理需要。此外，自理被用于多种组合含义，如自理能力、自理需要、自理缺陷等，在其理论中不断地被多次应用，易导致混乱。

总之，Orem 为观察护理现象提供了一个独特的方法，Orem 自理模式的应用体现了护士在治疗、预防和保健中的作用，提高了护士在恢复、维持和促进健康中的地位，强调了护士的业务水平，丰富了护士的职业内涵，为护理学提供了理论基础，也对护理理论的发展做出了卓越的贡献。

三、King 的互动系统结构和达标理论

（一）King 简介

伊莫金. 金（Imogene M. King）（1923—2007）于 1946 年毕业于密苏里州的圣约翰医院护士学校，从此就开始了她的护理生涯。1948 年于圣路易斯大学获护理教育学士学位，之后在圣约翰医院护士学校任教。1947—1958 年，她担任了圣约翰医院护理学校的助理院长，1957 年于圣路易斯大学获护理教育硕士学位，1961 年于哥伦比亚大学获教育学博士学位。后来还担任过卫生、教育与福利部护理司科研审批处的主管助理，Ohio 州立大学护理学院院长，South Horida 的护理教授等。此外，她还完成科研设计、统计及计算机等领域的博士后工作。1980 年，她被南伊利诺伊大学授予荣誉博士。

1961—1966 年，她在芝加哥 Loyola 大学担任副教授，并出版了《走向成熟的护理理论：人类行为的一般概念》（*Toward a Theory for Nursing：General of Concepts of Human Behavior*）一书。1990 年退休后，她继续通过各种途径为发展和完善她的理论而工作。她的第二部著作《护理理论：系统、概念和过程》（*A theory for nursing：Systems, concepts, process*）于 1981 年出版。在此著作中，她扩展了原有的概念结构，并在此基础上建立了一个护理理论。该概念结构将一些有关护理作为卫生保健系统中的主要系统的概念联系起来，为发展护理的概念和运用护理知识提供了一种方法。

（二）King 达标理论的来源

通过对护理及其他行为科学领域的文献调研、参加各种会议、讨论等所获得的各种信息并加以分析和判断，King 最终形成了自己的理论框架，其中一般系统论给了她很大的启示，并成为她解释和预测护理现象，建立自己的护理理论的重要理论基础。King 从她的概念结构中提出了如何达标的理论，即开放系统结构和达标理论。

（三）King 的开放系统结构

King 将一般系统论及其他相关理论运用于护理领域，提出了她的开放系统结构（open systems framework）——动态互动系统（dynamic interacting system）。该结构是在几个前提的基础上提出的，这些前提包括：①人类是一个开放的系统，不断与环境进行着互动（interaction）；②护理重点是与环境互动的人类；③护理的目标是帮助个体和群体维持健康。King 的开放系统结构由三个互动的开放系统，即个人系统、人际间系统和社会系统组成。每个

系统都有自己独特的概念和特征，且这三个系统间还不断地进行着互动(图 10 - 5)。

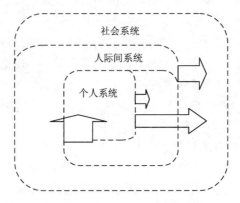

图 10 - 5　三个互动系统示意图

1. 个人系统

每个个体都是一个个人系统(personal systems)。与个人系统相关的概念包括感知、自我、成长与发展、身体心像、空间和时间。

(1)感知(perception)：是个体将感官所获得的资料和记忆的信息加以组织、解释和转化的过程，是个人系统的主要概念。感知是人与环境的互动过程，在这一过程中，人是积极的参与者，其感知的准确性(与现实的一致性)与其参与的程度有关。

(2)自我(self)：是动态的个体，是一个开放系统，且有一定的目的。自我是一个人对自己认识的总和，包括一系列的观念、态度、价值和义务，是一个人主观世界的全部。通过自我，一个人建立起自己的内部世界，以区别于由其他人或事组成的外部世界。

(3)成长与发展(growth and development)：是人在分子、细胞、组织到器官和行为上的发生、发展的变化过程。这种变化是有序的、可预测的、但有个体差异。成长与发展可看作是一个人逐渐趋向成熟，发挥其潜能，实现自我价值的生命过程。

(4)身体心像(body image)：是一个人对自己的身体及他人对其形象的反应的感知。身体心像的特点是非常个性化和主观的，是可以习得的，随着自我的改变和成长与发展的阶段不同，身体心像可发生动态改变。

(5)空间(space)：是一个人的行为所占有的领地(territory)，存在于每个方位，而且在所有的方位上都是相同的。空间是普遍存在的，每个人都有一些的概念，故它是个人化的，具有度量性(即能作为度量时间、距离等的工具)和情境性(即基于个体对环境的感知)。

(6)时间(time)：是普遍存在的、与生俱来的，是可测量的、主观的，随着时间的不断流逝，时间是单向的、不可逆转地由过去移向未来。King 认为"时间是一个人所经历的一件事与另一件事的持续间隔，是两件事之间的关系"。

1986 年，King 又在个人系统中增加了一个亚概念——学习(learning)，但她没有对学习作进一步的定义。King 把感知作为个人系统最重要的概念，因为感知影响一个人的行为。一个人对自我、身体心像、时间和空间的感知影响其对生活中的人和事物的反应。随着个人的成长与发展，身体的功能与结构的变化影响其对自我的感知。当个人间系统相互接触时，便形成了人际间系统。

2. 人际间系统(interpersonal systems)

人际间系统是由人与人在特定的情况下互动形成的,可以是2个人、3个人或更多人,组成的人越多,系统越复杂。人际间系统的相关概念包括互动、沟通、交流、角色和应激。

(1)互动(interaction):指两个或更多的人同处时所表现的可观察到的行为。互动是建立人与人关系的机制,具有相互性,是普遍存在的,有价值的,并受感知的影响。此外,互动是单向的、不可逆的、动态的,并具有一定的时空性。互动是人际间系统中的主要概念,有关互动的知识对护士理解收集健康有关信息的基本程序是非常必要的。

(2)沟通(communication):是信息由一个人传给另一个人的过程,无论是面对面的直接会晤,或者通过电话、电视或文字等形式传递。沟通包括人内在的及人与人之间的沟通。从形式上讲,又分为语言性和非语言性沟通两类。

(3)交流(transaction):是人类与环境进行沟通的互动过程中可观察到的行为。交流源于感知和认知。由于每个个体都有一个基于自己感知的个人世界,因此,交流具有其独特性。交流是人类互动中有价值的部分,包括谈判、协议和社会交换。在护患间有了交流,就达到了目的。

(4)角色(role):从社会学角度来讲,角色是指个体在社会结构中所处的一定地位。当个体在社会中根据其所处的社会地位履行相应的权利及义务时,也就扮演着相应的角色。每种角色必须在与其角色伙伴发生互动的情况下,才能得以体现。护士角色就是在护理情景下与一个或更多个体的互动过程。

(5)应激(stress):是开放系统与环境不断进行交换的过程。应激可以是正性的或负性的,并具有不同的强度。

3. 社会系统(social systems)

社会系统指人际间系统连接在一起便形成更大的系统,是由社会角色、行为和实践组织起来的系统,借以维持一些价值和机制来调整实践和规则,例如家庭、学校、社区、工厂和医院等。与社会系统相关的概念包括组织、权威、权力、地位和决策。

(1)组织(organization):由具有指定角色和地位的人所组成的机构,它能利用所具备的资源以满足个人和组织的目标。组织是社会系统中的重要概念。

(2)权威(authority):指一个人用其背景、感知和价值观去影响别人,并使其他人能认识、赞同和接受其观点的过程。权威是一个人影响另一个人,而能使后者认识、接受和顺从前者的力量,是一个积极的、互惠的相互影响过程。

(3)权能(power):是在组织中具有利用资源以达到目标的能力;是一个人或更多的人在一定情景下影响其他人的过程;是一个人或一个群体完成目标的能力。权能是组织和维持团体的社会力量,能加强团体的凝聚力,是维持社会秩序的基础。

(4)地位(status):是一个人在群体中的职位,或在组织中某一群体与其他群体的关系。地位与职位有关,具有情景性和可变更性。与地位相伴随的是特权(利益)、职责和义务。

(5)决策(decision making):是个体或群体在解决问题和达标的过程中,对各种可能性做出有目的的、选择的一种动态的、系统的过程。决策是普遍存在的、主观的,具有个体差异性和情境性。

4. King 的概念结构的主要论点

(1)每个人通过与环境中的人和事进行交流(transaction)而感知世界。

(2)交流是感知者与被感知的事物相遇的一种生活情景,在此情境中每个人都积极参与,并在这种经历过程中逐步成长。

(3)每个人对人、事件及周围环境的感知影响着他的行为、与社会的互动及健康。

(4)护理是将人的健康作为最终目标的一种照顾过程。

King 在以上这些系统和概念框架的基础上,发展了她的达标理论。

(四)King 的达标理论

King 的达标理论(theory of attainment)主要源于概念结构中的人际间系统,重点也体现在人际间系统中。护士与患者(服务对象)两个原本陌生的人一起来到一个保健组织中,组成了一个人际间系统,为维持健康而彼此扮演着帮助者与被帮助者的角色。该理论所涉及的主要概念包括互动、感知、沟通、交流、自我、角色、应激、成长与发展、时间与空间(图 10 - 6)。其中,行动是包括智力和体力行动的一系列行为。King 指出首先是认识所处情景的智力活动;而后是与情景有关的体力活动;最后是努力控制情景的智力活动结合寻求达标的体力活动;在这个过程中只有互动和交流是可直接观察的。

在护理的情景下,一个是具有专业知识和技能的护士,一个是具有护理需求,对自己的问题有所感知的患者(服务对象),走到一起,他们通过感知、判断、行动、反应、互动等过程,最后才达到交流。

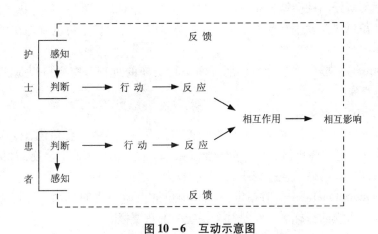

图 10 - 6 互动示意图

(五)King 的达标理论对护理学四个基本概念的阐述

1. 人

King 认为人类是社会性的,有感情,有理性,能进行感知,作出反应和进行控制,是有目的性,有行动和时间性的。根据上述观点,她又对护患之间的互动提出以下假设。

(1)护士与患者的感知、目标、需求和价值观等影响互动过程。

(2)每个人都有权力了解自己的有关情况,并参与影响其生命、健康和社区服务有关的决策。

(3)保健人员有责任分享信息以帮助个体对其健康照顾做出知情的决策。

(4)个体有权接受或拒绝健康照顾。

(5)保健人员的目标与健康照顾接受者的目标可能是不一致的。

此外,King 还提出人类具有三个基本的健康需要,包括:①寻求有用的健康信息的需要;②为预防疾病而寻求照顾的需要;③在不能自我照顾时寻求照顾的需要。

2. 环境

King 曾使用环境、健康照顾环境、内环境和外环境等概念，这些被认为是 King 的概念结构中的主要概念，但她没有为环境进行具体定义。尽管在其对健康的定义中曾提到内部环境和外部环境，并指出环境具有平衡内部与外部互动的功能，但其在《护理理论》一书中的环境则指的是外部环境，即系统以外，特别是与系统直接进行能量和信息交换的部分。King 还提到其概念结构中的三个系统构成了影响个体的环境。从她的著作中我们可以把环境理解为压力的来源。King 认为护士必须掌握人与环境互动的知识。

3. 健康

被看作是生命周期中的一种动态状态，为护士、患者、医生和其他亲人间互动的结果。健康的含义是人通过最佳的使用其资源，以得到最大限度的日常生活潜力，从而能对内、外在的压力持续适应。在 King 的概念模式中，健康不是作为一个概念加以陈述的，而是作为一个结果变量。该结果就是个体的健康状态或实现其社会角色的能力，即护士与护理对象共同工作的目的是帮助护理对象获得健康。

4. 护理

King 认为护理是在护理的情景下护士与患者通过彼此分享感知的信息而采取行动、反应和互动的过程；是护士与患者彼此感知对方和环境的人类互动过程；他们通过沟通建立目标、寻求办法、达成共识，并最终实现目标。护士的目标是帮助个体维护他们的健康以满足其社会活动要求。护士的工作范围包括促进、维持、恢复健康，及对患病、受伤和濒死者进行照顾。

King 指出其理论的一个总的假设是"护士关注的是人类在与其环境互动过程中，如何促进自我充实和维护健康，以实现其社会角色。"

（六）King 的达标理论与护理程序

达标理论的基本前提与护理程序是基本一致的，即护士与患者通过沟通信息，共同确立目标，然后采取行动以实现这些目标。

1. 评估

King 指出评估发生于护患作为陌生人见面时的互动阶段。在此阶段护士需要运用评估、会谈和沟通技巧。达标理论的所有概念都可以用于评估阶段。在评估过程中，护士需要收集有关患者成长与发展水平、对自我的认识、对目前健康状况的感知、沟通型态和社会角色等资料。感知是收集和解释有关资料的基础，也是评估的基础。

2. 诊断

评估所收集的资料是为了得出护理诊断，也就是确定患者所存在的问题、所需要的帮助。应激可能是与护理诊断相关的最重要的概念。因为应激与患者所存在的问题和功能紊乱可能有着密切的关系。

3. 计划

计划就是确定目标、做出决策以达到目标。计划是交流的一部分，包括与患者的意见交流。King 指出应邀请患者参与到如何实现目标的决策过程。但患者是有权参与决策，而不是有责任。

4. 实施

实施是为达标而进行的各种活动，是交流的延续。

5. 评价

评价是对结果是否达标的描述。若未能达标，应说明为什么。King 认为评价包括两方面的内容，一是评价患者的目标是否达到，二是评价护理的效果。

尽管达标理论的所有概念都会在护理程序中得到应用，但感知、互动、交流、沟通对达标是最为重要的，而且在每个步骤中都是必需的。

(七) King 达标理论的应用

King 的达标理论自创立以来，被广泛应用于临床护理、护理教育和科研中。

1. 在护理实践中

在过去的几十年里，临床护士发表了许多论文，探讨她们在医院、疗养院、社区和家庭等不同机构和精神障碍疾病患者、患病新生儿、昏迷患者等人群中应用达标理论的护理体会。通过评估患者的感知、沟通、交流、自我、角色、应激、成长与发展等，确认患者是否存在需要帮助的问题，共同决策，制订针对问题的目标和计划，共同执行计划，从而帮助患者恢复健康。

2. 在护理教育中

自 20 世纪 60 年代开始，King 就将其概念框架应用于多所大学的护理学的课程设置中，在护理的学位课程中，King 利用达标理论指导内外科护理实践。同时，King 也指出，其课程的内涵不是一成不变的，而是随着对理论研究的深入不断发展的，这使得达标理论对于现在的护理教育仍有重要的指导意义。

3. 在护理科研中

达标理论的各个概念已被美国、日本、加拿大等多个国家的护理研究者从各个方面进行了研究，内容涵盖了成人护理、儿童护理、家庭护理、精神病护理、急救护理和慢性病护理等。可见，达标理论在护理科研中得到了发展和充分利用。

(八) King 达标理论的评价

1. King 达标理论的优点

(1) 理论应清晰地定义其构成部分，即概念，并阐述概念之间的相互联系，以创造一种看待特定现象的独特方法。King 对互动、感知、沟通、交流、自我、角色、应激、成长与发展、时间和空间等作了明确的定义，并把这些概念联系起来，融合在她的达标理论中。

(2) 理论有逻辑性：King 以逻辑的形式叙述了一系列的概念，而且大多数都有清楚的定义。

(3) 理论应相对简单且能推广：虽然达标理论的陈述显得比较复杂，而且她的理论确实还不够完美，但 King 的理论对护理时间的概念是很有用的。虽然 King 没有明确指出该理论适合于哪一类患者，但她强调，该理论能广泛地应用于指导护理实践，因为她在达标理论中特别指出护患双方包括语言性和非语言性的沟通，她坚持 80% 的沟通为非语言性的。因此，护士还可以与那些不能用语言沟通的患者进行交流。

(4) 理论能被实践或研究验证：King 本人曾做过这方面的验证工作。她收集并分析 17 例护患之间互动的临床资料，发现有 12 例达标，占总数的 70%。

(5) 理论可以通过验证性研究而增加学科的知识体系：King 对护患之间的互动已确定目标，达到目标的阐述。达标理论的验证研究为增加学科总体知识作出了贡献，而对达标理论的进一步验证又能扩大理论对学科的贡献。

(6) 理论能被实践者用以指导和改进实践：在临床上，King 根据其达标理论建立的以目标为中心的护理记录(the goal – oriented nursing record,GONR)为护理工作的记录和效果评价提供了一种系统的方法。此外,她还编制了一种达标的参照标准测量工具——King 的达标量表(goal attainment scale)。在护理教育方面,不少学校以 King 的理论作为课程设置的主要框架,要求学生在正确理解各相关概念的基础上来认识护理。在科研方面,King 在其理论的基础上提出了许多可以进行验证的假设,例如"护士与患者共同制定目标则有助于目标的实现"等。

2. King 达标理论的局限性

(1)理论必须与其他已证实的理论、定律和原理相一致,但留有进一步探讨的空间。King 的达标理论与其他已被确认的理论没有明显冲突。King 的理论与一些护理理论家的观点有许多相似之处。如 King 认为在患者出现护理需要时,护士与患者两个原本陌生的人走到了一起,并建立了一种护患关系,通过相互作用实现相应的目标。但由于它引用了许多其他领域的理论来支持其论点,故也留下了许多问题有待进一步探讨。

(2)该理论对于大多数概念有明确的定义,但未对环境加以明确解释。在她的概念框架中所叙述的三个系统在达标理论中仅提及两个,社会系统没有很好地与理论联系起来。King 在定义应激时,指出应激可以是正面也可以是负面的,但在讨论时却总是带着负面的含义。

虽然 King 的达标理论并非完美无缺,但它对护理学科发展的指导意义是毋庸置疑的。King 的达标理论引导我们从另一个角度来认识护理情景,提出了护患之间的相互影响对达标的作用。因此,护士必须具备良好的沟通技巧和准确感知的能力。她提出的许多人方面的概念都是作为一个护理专业人员应该明确的,这也给我们提供了一个组织护理专业教材的结构框架和理论基础,特别对我国的护理教学内容设置有一定参考价值。

四、Rogers 的整体人科学

(一)Rogers 简介

玛莎·罗格斯(Martha E. Rogers)于 1914 年 5 月 12 日出生于美国得克萨斯州(Taxas)的达拉斯(Dallas)市,她最初在田纳西大学诺克斯维尔分校学习理科,出于对护理事业的热爱,于 1934 年进入诺克斯维尔总医院护理学校改学护理,从 1937—1954 年先后获得护理学士学位、美国哥伦比亚大学师范学院公共卫生护理督导的硕士学位及约翰斯霍普金斯大学(Johns Hopkins University)的公共卫生硕士学位和理科博士学位。Rogers 的护理实践以公共卫生护理为主,分别从事过农村公共卫生护理、家庭访视护理、家庭访视护士督导和家庭访视护理教育等工作。Rogers 悉心从事护理理论的构建工作,于 1970 年首次发表了她的理论模式《护理理论基础入门》。她被认为是护理界最有价值的护理理论家之一,由于她为护理学科发展所作的贡献,被誉为护理学的杰出贡献者和领袖。

(二)Rogers 整体人科学理论的来源

Rogers 概念模式的知识基础来源广泛,包括人类学、心理学、社会学、天文学、哲学、宗教、历史、生物学、物理学、数学、文学及其他学科。在综合以上知识的基础上,以相对论、生命动态论和一般系统论为基础,于 1970 年创立了"整体人"的理论模式,提出了护理学是一门关于"整体人"的科学,其核心是"对整体人的护理"。由于 Rogers 定义的"整体人"不是由部分组合成的,因此,"不能够通过研究部分来理解全部(whole),全部不同于且大于部分之和",并于 1983 年,把"整体(男)人(unitary man)"改成"整体人(unitary human beings)",其目的是为了取消性别的概念,并强调不要将 Rogers 的"整体人(unitary human beings)"的概念与目前时髦的"整体性(holistic)"相混淆,因为后者表示由部分组成,即人是由生理、身体、心理、精神和社会组成的整体。Rogers 的护理理论被称为整体人科学(Rogers' science of unitary human beings)或者生命过程模式(life process model)。

(三)主要概念和定义

Rogers 确定了人的生命过程的四个主要概念,即能量场、型态、开放性和全方位性,这四个独特的概念也是 Rogers 构建理论的四大要素。

1. 能量场(energy field)

是生命体和非生命体的基本单位,是对有生命的和无生命的环境因素的统一概念,具有变化的、动态的内在能力。能量场具有没有界线、不可分割、可以无限扩展和动态性等特点。Rogers 认为能量场是生命体和非生命体的基本单位,对于护理来说,能量场可以分为两种:①人场:是统一整体的人,是由整体所特有的型态和表现特征确定,具备部分知识是不能对人场这个整体做出预测。人场是一个不能减缩的、不能分割的、全方位的能量场,由型态和表现特征所确定。②环境场:由型态确定,且与人场进行整合,每个环境场对于每个人场来说,都是特定的环境场也是一个不能减编的、全方位的能量场。因此,每个人场都具有一个独特的环境场,人场和环境场都在不断地、创新地变化,两者没有明确的界限。

2. 开放性(openess)

此概念主要来自于一般系统论,由于能量场没有界线,可以无限扩展,而能量场的动态性又确定了能量场与能量场之间进行着不断的能量交换和相互作用。因此,能量场是开放的,即人场和环境场都是一个开放系统。

3. 型态(pattern)

是一个能量场的突出特征,反映能量场的本质特性,能量场之间的交换有一定的型态,是以"单波"的形式传播,并可以被人所感知。能量场的不固定性决定了能量场的型态也是不固定的,每时每刻都在发生持续而创新的变化,这种型态随着能量场的变化而变化的动态过程称为塑型(patterning)。

4. 全方位性

是指能量场与能量场之间的相互交换和相互作用可以发生于各个不同的维度,是"一个非线性领域,不受时间和空间的约束和限制"。因此,全方位性进一步说明能量场的统一性和无限性,充分体现了 Rogers"将人看作是一个整体"观点。护理的目的是将人场的能量发挥到最大,将环境场的危害减少到最小。

(四)Rogers 整体人科学理论——同源动态学原理

Rogers 在她的理论著作中并没有明确的理论陈述,她在关于人的 5 个前提和 4 个概念要素的基础上引申出同源动态学原理(principles of homeodynamics),也称为体内动态平衡原理。Rogers 的同源动态学原理由 3 个独立的原理组成,即螺旋性原理、共振性原理和整合性原理。将 Rogers 的 3 个同源动态学原理与她的关于人类和护理的概念结合起来,可以推断出 Rogers 的理论陈述是"护理通过应用同源动态学原理为人类服务"。

1. 螺旋性(helicy)

原理研究的是人—环境场的变化本质和方向,强调人—环境场每时每刻都在发生创新性的变化,其变化方向是沿着时—空的连续体呈螺旋式前进的,是一种连续的、非线性的和创新性的运动,导致能量场的差异性和复杂性不断增加。这一原理提示能量场的变化是不可预测的。但是随着时间的推移,可能会出现相似的节律,提示能量场的变化又有预测的可能性。

2. 共振性(resonancy)

原理研究发生于人场和环境场之间的变化性质。共振是一个丰富的过程，伴随人的生命全过程，使其复杂性不断增加。因此，共振性是人场和环境场的身份证明，通过波形显示能量场(人场和环境场)不断从低频长波向高频短波变化。

3. 整合性(integrality)

指人场和环境场之间的一种持续的、共有的、同时进行的相互作用的过程。人场完全融合在环境场中。在两个统一体之间长期进行的相互作用和相互变化中，双方也同时都进行着塑型。人场和环境场的塑型并不是一种因果关系，而是互相影响、相互关联、共同发生的，是一种相互关系。

体内动态原则是从整体来看人的一种方法。人类生命过程中的变化是不可逆的、有节奏的，其型态也日趋复杂。变化是由低频向高频变化的共振波所引起的，是在人场和环境场的不断再塑型中进行的。即整体性体现了人场和环境场发生相互作用的可能性，共振性是指它们发生了相互作用，而螺旋性是相互作用的结果和表现形式。

(五) **Rogers** 整体人科学理论对护理学四个基本概念的阐述

Rogers 对护理学的四个基本概念人、环境、健康和护理的定义构成了她的整体人理论的基本前提。

1. 人

Rogers 认为人是一个单一的整体，拥有他自己的完整性和表现特征，是大于且不同于部分之和，同时，也与各个部分有着显著的差别。人和环境之间持续地进行着物质和能量的交换。人的生命过程沿着时空连续体发生不可逆的、单向的演进。型态可以确认一个人并且体现人是一个具有创新性的整体(wholeness)。人以具有抽象与想象、语言与思维、感觉与情感能力为特征。

2. 环境

Rogers 认为每个人都有自己特定的环境，环境对于任何一个人来说都是"一个不能减缩的、全方位的能量场，由型态所确定，并与人场整合在一起"。环境也在进行持续和创新的变化，环境场是无限的，其变化是不断地创新且不可预测的，并以差异性的不断增加为特点。

3. 健康

Rogers 在她的著作中经常用到"健康"，但从来没有真正定义过它。由于 Rogers 认为人是由其型态所确定的，因此，健康和疾病都是型态的表现形式，是生命过程的连续表达方式。Rogers 把健康看作是一个具有一定价值的术语，应该由个人及其所处的文化来定义，即不同的文化，具有不同的价值观，就有不同的健康定义。因此，在护理实践过程中，应该由患者确定自己的健康目标，而护士则帮助患者达到这一目标，获得最佳的健康型态。

4. 护理

是科学，也是艺术，是一门关于人文主义和人道主义的专业，护理以整体人为服务对象，涉及所有有人的场所，并以整体人的发展本质和发展方向为着眼点，从事维持和促进健康、预防疾病和对患者及残疾者提供照顾和康复的工作。护理学科是一门研究人场和环境场的学科，以描述人的生命过程、解释和预测人的生命过程的发展本质和发展方向为目的。

(六) **Rogers** 整体人科学理论的应用

1. Rogers 理论是创建其他护理理论的基础

很多护理理论家已经以 Rogers 的概念模型为基础发展了自己的理论，其中，Bultemeier

的不和谐感学说和 Barret 的知情参与动能论在 Rogers 的概念模型和护理实践之间搭起了两座桥梁，使得 Rogers 的理论在护理实践中的应用成为了可能。另外，治疗性触摸是"能量场"概念在护理中应用的具体体现。

2. Rogers 的理论与护理程序

通过不和谐感学说和知情参与动能论，就可以将 Rogers 的理论应用于护理实践，其护理过程分为型态评估、共同塑型和评价三个阶段。现举例说明如何运用 Rogers 整体人科学理论于护理程序中。

【案例应用】刘某，女，38 岁，因无意中发现右侧乳房有一包块，来院就诊。门诊钼靶片提示肿块，怀疑乳腺癌，入院治疗。入院后，病理学检查为乳腺导管原位癌，择期进行改良根治术。一向体健，无经常性体检。月经初潮为 11 岁。怀孕 2 次，生育 1 次，人工流产 1 次，现采用口服避孕药方法避孕。

一般资料：放射科医生，大学文化程度，已婚，夫妻感情融洽，有 1 个 10 岁女儿。家中居住条件、经济条件良好。患者得知诊断后，情绪沮丧，独自流泪，难以接受患病事实，不思饮食，不愿见人，十分担心自己和家庭的未来，害怕手术及手术后形体改变。丈夫一如既往关心体贴她。

(1)型态评估(pattern appraisal)：相当于护理程序中的评估和诊断阶段。通过认知输入、感觉输入、直觉和语言等途径完成，护士和患者在型态评估过程中，重点在于评估个体的型态和节律。

1)评估方法：①患者：鼓励患者集中考虑自身和家庭成员(如父母、孩子、配偶等)的型态。型态评估包括对各种生活方式的节律进行评估，包括交换节律、沟通节律、关系节律等。②护士：型态是通过型态表现来表达，患者在某一时刻的型态是患者的过去、现在和将来共同作用的综合作用，是动态的。因此，护士通过型态评估、型态确认和反思所获得的资料需要得到患者的认可。

2)评估内容：通过上述评估手段对患者的人场和环境场进行综合评估。

3)列出人场和环境场中所有不和谐与和谐的方面：相当于护理程序的诊断阶段，所不同的是应用 Rogers 的理论进行诊断时，只列出患者的人场和环境场中存在的不和谐与和谐的方面，如不和谐的方面有：家庭环境拥挤、夫妻关系不和、胸闷、疼痛、恶心、吸烟和恐惧等，而不是采用 NANDA 的护理诊断。

以该患者为例，人场型态评估：①不利于健康的型态：人工流产，无经常性体检，口服避孕药；②不和谐的型态表现：情绪沮丧，独自流泪，不思饮食，不愿见人，不愿与人交谈，不接受事实，担心自己和家庭未来，害怕手术及术后形体改变；③和谐的型态表现：懂得医学相关知识，文化程度较高，病情发现及时。环境场的型态评估：①不利于健康的型态：工作环境中接触放射线；②和谐的型态表现：居住环境、经济条件良好，夫妻感情融洽；③不和谐的型态表现：不习惯住院环境。

4)证实评估：护士通过自己的反思及与患者和其他有关人员进行进一步的交流，对上述所列出的不和谐与和谐的方面进行证实或排除，对于不能确定的情况需进一步收集资料。

(2)共同塑型(mutual patterning)：相当于护理程序的计划和实施阶段。一旦患者和护士对评估的结果达成共识，护理的中心应围绕患者的人场和环境场进行共同塑型。Barrett 的知情参与动能论确定了塑型过程的四个基本要素，即知晓、选择、自由和参与。以该患者为例。

1)护理目标：①患者 1 天内熟悉病室环境；②患者逐渐接受患病事实，情绪稳定；③患者家庭成员表现出支持的态度，安心住院，配合治疗；④患者能够简述乳腺癌的治疗方法、术前配合的方法及术后康复措施；⑤患者能够正确进行行术后康复锻炼。

2）护理措施：①介绍病房环境、有关规章制度、主管医生和护士及同室病友。②告诉患者及时发现早期乳腺癌，只要积极配合手术治疗，预后是良好的；讲解心理因素对配合治疗的重要性。③发挥家庭环境和谐型态表现的作用，与其丈夫进行交谈。④针对患者对手术的恐惧，告之乳腺癌的治疗预后较好，成活率较高。⑤说服患者配合治疗和护理，失去乳房可通过现代医学整形技术而弥补。⑥介绍乳腺癌的有关知识，告诉患者停用避孕药，在工作中加强自我防护，避免乳腺癌的诱发因素；介绍治疗方式和可能的不良反应。⑦演示术后康复锻炼的方法，要求患者练习，看到患者正确重复。

（3）评价（evaluation）：相当于护理程序的评价阶段，由一系列反复进行的型态评估组成，重点在于评价经过共同塑型后患者的不和谐感程度的改变，从而指导进一步的共同塑型。对该患者的评价：通过实施上述护理措施，患者逐渐接受事实，情绪稳定；患者家属表现出支持的态度，患者安心住院，积极配合治疗；患者已能够说出乳腺癌的治疗方法、术前配合方法及术后康复措施；患者已学会术后康复锻炼；达到了将人场的能量发挥到最大，将环境场的危害减少到最小的护理目的。

3. 在护理教育中

由于 Rogers 整体人科学理论要求其实践者建立一种全新的护理世界观和概念体系来观察、分析和处理我们的护理对象，这就要求护士们具备一种新的知识结构、新的态度和新的价值观。Rogers 指出"只有合格的护士才具备护理教学的能力"，她的倡导已经在今天的护理教育中得到验证。目前，世界大多数国家的护理教学是由经过护理专业的护理师资承担的。

4. 在护理科研中

Rogers 的概念模式与护理研究有着直接的关系，它刺激了护理的科学活动并为之提供方向，目前正在对同源动态学原理进行描述性和论证性研究，研究所涉及的概念主要包括动能、时间的消逝、创造性、相互作用节律、健康和治疗性触摸等。

（七）Rogers 理论的评价

本节应用 Julia George 提出的关于理论的 7 个基本特征来评价 Rogers 的"整体人"理论。

1. 理论应能将各种概念以某种方式相互联系起来，为观察和认识特定的现象创造一种不同的方法

根据 Rogers 关于人和护理的概念及 3 个同源动态学原理，她的理论可被陈述为"护理通过应用同源动态学原理为人类服务"。因此，Rogers 的理论创造了一种观察和分析人及其环境的新方法。

2. 理论必须有逻辑性

Rogers 理论的总体构建具有较强的逻辑性，她的逻辑发展顺序以确定前提开始，通过确立和定义概念形成理论的 4 个主要要素，最后形成了她的"同源动态学原理"。

3. 理论应相对简单且能推广普及

Rogers 的理论不是局限于某些特定的情景和场所，她针对的是所有的人及其环境，因此，可以用于所有的护理场合，且可以推广和普及。但是，由于她的理论比较抽象，所用的术语不易理解，而且她的理论是以复杂的开放系统为基础。因此，Rogers 的整体人科学理论并不符合简单的标准。

4. Julia 提出理论的第四个和第五个标准分别是理论可作为假设的基础而经受检验和理

论可以通过理论的验证性研究而增加学科的知识体系。文献发现，Rogers 的理论由于过于抽象而产生过多的研究问题，由于理论尚未提供简单可操作的定义和有效的结果测量工具，使研究受到极大的阻碍。另外，理论框架中复杂的相互关系又进一步增加了研究的困难程度。

5.理论应能被实践者用以指导和改进实践

Rogers 的观点是可以用于实践，但是，护士在护理实践中应用 Rogers 的观点时，必须用新的尺度去衡量患者的行为。由于 Rogers 的理论是一个抽象系统，缺乏概念的操作性定义和对能量场及整体人进行评估的适当工具；并且还有相当一部分护士是由职业护理教育培养的，没有接受过专业护理教育。因此，Rogers 的理论在临床护理实践中的广泛应用存在一定的难度。

6.理论必须与其他已经证实的理论、定律和原理相一致，但留有进一步探讨的空间

Rogers 的同源动态学原理与一般系统理论的相关原理一致，如螺旋性原理可以与一般系统理论的同终点原理和负熵（negentrophy）原理相匹配。另外，Roy 的适应模式提出个体的适应水平是适应机制与环境之间相互作用的一种功能状态，因此可以认为与 Rogers 的整合性原理相一致。

总之，Rogers 的理论是一个抽象的系统，她提供了分析和理解护理现象的新视角，刺激了护理理论和护理科研的进一步发展。然而，Rogers 的整体人科学理论也存在明显的局限性，虽然 Rogers 提供了基本的前提，对三个原理也进行了定义，但她的原理仍然非常抽象。另外，目前并不存在把整个人作为一个单位进行测量（评估）的适当工具，也不能测量能量场和波型。因而，Rogers 的整体人科学理论原理在护理实践中的应用受到了很大的限制。

五、Roy 的适应模式

（一）罗伊的简介

卡利斯塔·罗伊（Sister Callista Roy，RN，PhD）于 1939 年出生于美国洛杉矶，1988 年至今为美国马塞诸塞州波士顿大学的护理理论家。她在 1963 年于洛杉矶的 Mount Saint Mary' College 获得护理学士学位；1966 年和 1967 年在加州大学洛杉矶分校（UCLA）获得护理硕士和社会学博士学位。Roy 曾担任过很多职务，她是美国护理学会的委员（FAAN）和护理研究院的研究员，在很多护理组织中很活跃，包括 Sigma Theta Tau 和北美护理诊断协会（NANDA），在护理界享有很高的声誉。1997 年，美国护理研究院授予其"当代传奇人物"的荣誉称号。由她参与的著作有《护理入门：适应模式》（Introduction to Nursing：An Adaptation Model）和《护理的理论结构：适应模式》（Theory Construction in Nursing：An Adaptation Model）等。

（二）Roy 适应理论的发展过程

Roy 曾多年从事儿科临床护理的工作。在工作中，Roy 发现儿童对生理和心理的改变具有很强的适应能力。在攻读护理硕士研究生时，她的研究生导师 Dothe E. Johnson 要求并指导她创立一个护理模式。她的适应模式一经提出，便受到护理界的极大关注。Roy 的适应模式以 Helson 的适应模式为基础，可以说是一个很好的借用其他学科知识形成独特的护理理论模式的典型。该模式经过综合运用系统、压力和适应理论的原理来阐明人与环境之间的相互作用，属于系统理论的范畴。

（三）Roy 适应理论的基本假说

（1）人是生理、心理、社会的结合体，人的本质包含生物的组成（如解剖形态与生理），及

心理与社会的因子。所以个体的行为会受到团体和其他人的影响。

（2）人不断地与变化中的环境存在互动。人所生存的环境不断在变动，而个人的生理、心理、社会环境也不断地改变，人不断地与变化的环境互动作用。

（3）人为了不断地适应环境，将会利用生理、心理、社会等多方面先天与后天的适应机制。人的先天适应机制是与生俱来的能力，例如，白细胞抵抗细菌的入侵；而人的后天适应机制是指人不断地学习获得适应能力，例如，接种各种疫苗以增加个体对疾病的抵抗力。

（4）个人生命过程中难免有疾病和健康的问题。健康和疾病是一个连续的过程，个人的健康状态总在这个连续过程中不断移动。

（5）为了对变异的环境有正向的反应，人必须进行调整与适应。

（6）个人的适应情形受到个体所承受的刺激及个人适应程度的影响。

（7）个人的适应程度包含个人所能承受刺激的范围，在此范围内会导致正向的反应；反之，若刺激程度大于个人所能承受的范围，个人将无法有正向反应。

（8）人有生理需求、自我概念、角色功能及相互依赖四种适应方式。

（四）Roy 适应模式的主要内容

Roy 将系统的概念运用于适应模式，其核心主张是人是一个整体性的适应系统，由 5 个部分组成，即输入、控制、效应器、输出和反馈（图 10 - 7）。

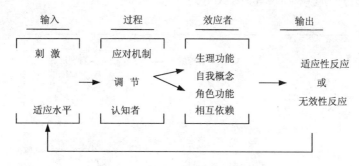

图 10 - 7　Roy 适应模式的示意图

1. 输入（input）

适应系统的输入由刺激和个体的适应水平组成。

（1）刺激：指来自外界环境或人体内部的可引起反应的一个信息、物质或功能单位。刺激可分为以下三种。

1）主要刺激（focal stimuli）：指人当时所面临的、引起人产生行为变化最主要的、直接的刺激。主要刺激也是处于不断变化的过程中。例如，对于一个手术后的患者，在术后的两天其主要刺激可能是疼痛，而随着疼痛程度的减轻及其他问题的出现，疼痛可能不再是患者关注的焦点，其也就不再是主要刺激。

2）相关刺激（contextual stimuli）：指所有内在的或外部的对当时情境有影响的刺激，这些刺激是可以观察到的、可测量的，或是由本人主动诉说的。例如，对于焦虑的患者，看一些轻松的书籍有助于其缓解焦虑，因此，焦虑是患者的主要刺激，书籍是一个相关刺激。

3）固有刺激（residual stimuli）：指原有的、构成本人特征的刺激，这些刺激与当时的情境有一定关联，但不易观察或客观测量到。例如，一个中年糖尿病患者不能按医嘱注射胰岛素，主诉最近家人生病住院需要其照顾，事情多，经常忘记，文化水平较低，因此，护士可以推测文化程度较低可能对其用药依从性有影响，但具体有无影响不确定。

以一个患者突然在生气、发脾气、发怒以后，出现心前区的疼痛来就诊为例，那么，心前区疼痛是患者目前的主要刺激，情绪的改变为相关刺激，而患者平时喜欢吃高脂饮食，缺少锻炼，有高血压、冠心病，他的饮食习惯属于固有刺激。这三种刺激会变化，原来的主要刺激可能变成相关刺激，原来的相关刺激可能隐藏于背景中变成了固有刺激。

（2）适应水平（adaptive level）：指人所承受或应对刺激的范围和强度，即人能在多大程度上承受刺激并作出适应性反应。

2. 应对机制（coping mechanism）

应对机制是人作为一个适应系统面对刺激时的内部控制过程。有些应对机制是遗传的，如白细胞防御系统在细菌侵入机体时的对抗。有些机制是后天学来的，如用抗生素治疗细菌感染。Roy 将这其分别称为调节者和认知者，二者均为适应系统的次系统。

（1）调节者次系统（regulator subsystem，RS）：也有输入、内部过程和输出。输入的刺激可以来自人的内部或外部。其介质有化学的、神经的或内分泌性的物质，起源于脑干和脊髓的神经所产生的自主反射，都可形成 RS 的输出性行为。在内分泌控制下的靶器官和组织也可产生调节者的输出性行为。一个调节过程的例子是当人们看到一个恶性刺激时，可通过眼神经到高级脑中枢，然后传至较低的脑自主中枢，在这里的交感神经元可以引起多种脏器的反应，包括血压升高和心率加快等（图 10-8）。

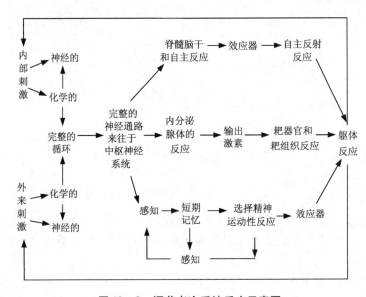

图 10-8　调节者次系统反应示意图

（2）认知者次系统（cognator subsystem，CS）：其刺激亦可来自内部或外部，RS 的输出性行为可以是 CS 的反馈性刺激。CS 涉及高级大脑功能的感知或信息处理、学习、判断和情感等过程（图 10-9）。

在维持人的完整性时，RS 和 CS 经常需协调一致，共同发挥作用。Roy 还提出控制过程的概念不应只限于 RS 和 CS。她认为这两个次系统只是对人类行为的深入了解的第一步，有关人的控制过程的知识需进一步研究和发展。在后期，Roy 还针对群体设计了两种应对机制，分别为稳定者（stabilizer）和变革者调节器（innovator）。

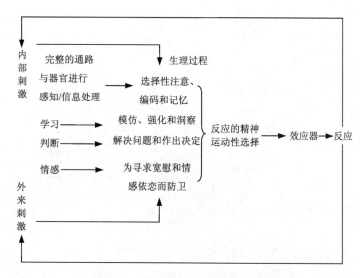

图 10 - 9　认知者次系统反应示意图

3. 效应器(effecter)

为了解决适应系统的内部过程,Roy 还进一步提出四个适应模式(adaptive model)。Roy 认为 RS 和 CS 是四个效应器范围内起作用,包括生理功能、自我概念、角色功能和相互依赖。

(1)生理功能(physiological mode):是与人生理需要相关的适应方式类型,包括氧气、营养、排泄、活动及休息、防御、感觉、水电解质平衡、神经和内分泌功能。其目的是维持人的生理健康。

(2)自我概念(self - concept mode):是人在某一时间内对自己的感觉、评价和信念。自我概念包括躯体和人格自我;其目的是维持人的心理健康。

(3)角色功能(role function mode):指个体履行所承担的社会角色及满足社会对其角色期待的情况。角色可分为主要、次要及临时角色。其中,主要角色为个人的性别和年龄相关;次要角色为个人能力或血缘及社会关系所获得;临时角色为人的业余活动或临时性活动所赋予的角色。例如,一位 38 岁的女教师患者,其主要角色是妇女角色;次要角色是教师或母亲角色;临时角色为患者角色。其目的是维持人的社会健康。

(4)相互依赖(interdependence mode):指人与其重要关系或支持系统间的相互关系;其目的是维持人的精神与情感健康。

4. 输出(output)

人作为一个系统的输出是人的行为。输出的行为包括内部的和外部行为。输出的行为包括内部的和外部的,这些行为都是可被观察到,测量和记录的。输出的行为可以称为系统的反馈。系统的输出分为适应性反应与无效性反应。

人作为适应系统面对刺激时,都会做出反应(输出)。反应是适应性还是无效性取决于人的适应水平(adaptation level)。若把适应水平比作一条直线,则其适应区是在该线上下两条虚线之间,这就是适应能力范围。当全部刺激作用于适应范围以内,输出的将是适应性反应;若全部刺激作用于适应区以外,则输出的是无效性反应(图 10 - 10)。

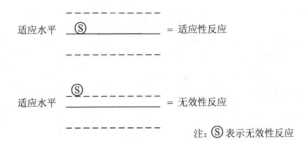

图 10 - 10　适应水平示意图

（五）Roy 适应模式对护理学四个基本概念的阐述

1. 人

Roy 认为人是护理的接受者，可以是个人、家庭、集体、社区或社会，这些都被视为一个整体的适应系统，包含适应和系统两个概念。Roy 将具有机能整体性的人概念化。首先，人是一个系统。人是由各个部分在一起行动所形成的整体。人作为一个有生命的系统，包括输入、输出、调节和反馈过程。人作为一个有生命的系统，处于与环境持续互动的状态，在系统与环境之间存在着信息、物质与能量的交换。故人被认为是一个开放系统。人与环境间的不断互动既可引起内部变化，也引起外部变化，而在这变化万千的世界中，人必须保持自己的完整性而持续地进行适应，故人也被看作是一个整体的适应系统。

2. 护理

Roy 认为护理的目的就是减少无效性反应和促进适应性反应，即促进人在生理功能、自我概念、角色功能和相互依赖等方面的适应性反应。护士通过护理活动以达到护理目的。护理活动包括护士对作用于人的各种刺激加以控制，以促进适应性反应，也可以通过加强 RS 和 CS 及其他应对机制预先扩大人的适应范围，使其能耐受较大范围内的刺激。

3. 健康

Roy 认为健康是"处于和成为一个完整的和全面的人的状态和过程"。而人的完整性则表现为有能力达到生存、成长、繁衍和主宰的目的。利用 Roy 模式进行护理，以加强适应性反应，把消耗在无效性反应上的能量用以促进健康。此健康概念对人的创造能力和人生目标都有一定的哲学价值。

4. 环境

Roy 模式将环境定义为"所有围绕并影响个人及群体的发展和行为的情况、事实和影响因素"，环境是不断变化的，是人作为一个适应系统的输入（刺激因素），包括内环境和外环境。

（六）Roy 适应模式与护理程序

Roy 适应模式的护理程序包括一级和二级评估、诊断、制定目标、干预和评价，基本上与护理程序的 5 个阶段相对应。

1. 评估

（1）一级评估（first level assessment）：指收集与四个适应方式有关的输出性行为，亦称为行为评估。护士应考虑这些行为是否能够促进人的完整性，是否有益于健康。收集的信息包括主观的、客观的和能测量到的资料。

（2）二级评估（second level assessment）：包括收集各种刺激的资料，然后将这些资料进行分析并列出问题或做出护理诊断。Roy 还提出可按照四种适应方式提出护理诊断，可与影响最大的刺激一并列出，如：一名农民在烈日下收割稻子时间过久发生胸痛，就可诊断为："胸痛：与心肌缺氧及过久身处高温环境有关。"如把该农民的这些行为与有关的其他方式联系，其角色功能将会出现问题，因为患者是一个农民，必须在烈日下工作，但由于疾病今后不宜从事这种工作，故可诊断为"角色失败：与高温时心肌活动受限有关"。

2. 诊断

在适应模式中，护理诊断是对适应状态的陈述或诊断。将以上收集的资料进行分析后可得出护理问题（nursing problem）或作出诊断。Roy 提出三种诊断方法：①按四种方式表现出的无效行为确定护理诊断并进行分类；②直接叙述观察到及影响最大的刺激；③将行为归纳到与其有关的一个或数个刺激当中。四种适应方式及常见的护理问题：

（1）生理功能：包括机体基本需要如体液与电解质、活动与休息、排泄、营养、循环与供氧及对感觉、体温、内分泌的调节。

1）循环与供氧：描述与呼吸循环有关的用氧方式，如：低氧、休克。

2）营养：描述机体利用营养素进行修复和生长发育的情形，如：营养不良、恶心、呕吐。

3）排泄：描述代谢废物的排出方式，如：便秘、腹泻、腹胀、小便失禁、尿潴留。

4）活动与休息：描述锻炼、活动、休息、睡眠状态，如：躯体活动不足、潜在废用性萎缩、休息不足、失眠、睡眠剥夺、休息过度。

5）皮肤完整性：描述皮肤的生理功能状态，如：干燥，压疮、皮疹、瘙痒。

6）对感觉、体温、内分泌的调节：描述控制、调节的神经类型、直立状态、应急反应、生殖系统的控制与调节。

（2）自我概念：指一个人在某个时期内的信仰、情感和价值观。包括：①躯体自我（physical self）：表现为性的自我概念降低、性行为过度；②人格自我（personal self）：表现为焦虑、无能为力、罪恶感、自尊降低。

（3）角色功能：指人与人之间的社交活动的形式，其分为主要、次要及临时角色。

（4）相互依赖：指一个人通过与其关系密切的人及支持系统在情感、肯定和价值观方面相互作用以保持心理的完整。这方面常见的问题有：分离性焦虑、孤独等。

3. 制定目标

目标是患者最后能达到的行为。短期目标是指在主要、相关和固有刺激经过处理后的一些期望行为，也就是列出一些能说明认知者和调节者应对的行为。长期目的则应反映出如何解决适应性问题，以及如何有效地利用自身能量来达到生存、生长、繁衍、主宰和自我实现的目标。如可能应与患者共同制定目标。

4. 护理措施

通过对作用于适应系统的各种刺激（主要、相关和固有刺激）加以改变和控制，使这些刺激作用于适应范围内，以获得适应性反应。也可着重于提高人的应对能力或扩展适应范围，使全部刺激均在人的适应能力范围以内。

5. 评价

将所制定的目标行为与患者的输出性行为（最终行为）进行比较，并测出之间的差距，然后根据评价的资料进行再调整和制定进一步的措施。现举例说明如何运用 Roy 适应理论于护理程序中。

【案例应用】患儿,女,14岁,因双眼睑红肿1个月余,手指关节肿胀1个月余,发热1周,以"自身免疫病"收入儿科病房,确诊为皮肌炎,用激素冲击疗法进行治疗。患儿为独生女,既往体健。

1.护理评估

(1)一级评估:4个方面的行为中,主要表现在生理方面和自我概念方面,以上改变为无效性反应。

(2)二级评估

1)主要刺激:①疾病导致的皮损/肌力下降;②皮损所致的个人形象改变。

2)相关刺激:①皮肤损害造成该处皮肤感觉异常,卧床休息,日常活动受限;②第一次住院,心理状况受影响。

3)固有刺激:14岁,女孩。

2.护理诊断

(1)皮肤完整性受损/潜在的废用性萎缩:与皮肌炎有关。

(2)自我形象紊乱:与疾病及运用激素治疗有关。

3.护理目标

(1)患儿在住院期间皮肤保持完整,无破损。

(2)患儿及家长能遵从医护人员的嘱咐,疾病恢复期可进行肌力锻炼。

(3)患儿能正确认识疾病造成的形象改变,并能以正确的方式对待。

4.护理措施

(1)陪伴患儿倾听其感受,讲解红斑是由于疾病引起,随着治疗的进程会逐渐消退,皮损所致的形象改变只是暂时的。

(2)告诉患儿剪短指甲,不搔抓皮肤,双眼肿胀可闭上双眼,拉上围帘,减少光线对眼的刺激,口唇肿胀涂以润唇膏,防止干裂。

(3)指导患儿家长配合做好皮肤的护理,每日温水擦浴,勤换衣裤。

(4)告知患儿及家长在疾病的进展期要多休息。

(5)疾病恢复期,教给患儿及家长锻炼肌力的方法。

(6)多与患儿沟通,让患儿参与病房活动。

(7)通过老师、同学、父母的鼓励、支持,帮助患儿树立信心,皮损好转后鼓励同学来院看望,补课等。

5.护理评价

(1)住院2周后患儿除眼睑稍有红肿外,其余红斑均已消退,皮肤一直保持完整,无破损、感染。

(2)患儿在住院期间能遵从医护人员的嘱咐,疾病恢复良好。

(3)恢复期患儿开始进行肌力锻炼,先逐步完成日常活动,然后进行手臂下肢日常生活起居运动锻炼,肌力恢复。

(4)患儿能正视目前的形象改变,积极参与病房活动。

(七)Roy适应模式的特征

以本章第一节所描述的Julia George的理论特征为评价框架,Roy的适应模式具有以下特征。

1.理论应能将各种概念以某种方式相互联系起来,为观察和认识特定的现象提供一种方法

Roy 适应模式中的概念比较明确,并能将各相关概念联系在一起。Roy 适应模式对护理学四个基本概念都有其独特的观点。与其他模式相比,它提出了一个整体的框架,而不是只注意某一方面,它视人为具有机体整体性、统一体的观点与视患者为生病的生物体的观点是对立的。她将刺激分为主要的、相关的和固有的刺激,也是比较全面而深入的观点。

2.理论必须有逻辑性

Roy 适应模式中各个概念之间具有连贯性和逻辑性。模式中的每个关键概念都是以适应为主体,以完整性为基础。正是由于该模式能帮助护士在实际中逻辑地收集四个适应方式的资料和提出护理诊断,并且比较容易掌握,故以该模式为基本指导思想,护理程序能够被各国广泛采用。

3.理论应相对简单且能推广

Roy 适应模式用简明的语言来叙述,然而关于人的概念,Roy 用了特殊术语来表达,如:适应水平等。但总的来说,Roy 的模式还是比较简明、易推广的。由于该模式简明易懂,故其不仅在临床护理中广泛使用,而且有些学校还以该模式作为课程设置的框架。

4.理论可作为假设的基础而经受检验

Roy 适应模式有待我们进一步的证实。

5.理论可以通过验证性研究而增加学科的知识体系

Roy 适应模式对人的独特定义及以 Roy 的适应模式为理论指导的护理程序是 Roy 模式对护理学科所作出的主要贡献。

6.理论能被实践者用以指导和改进实践

在执行护理程序中,一级评估是对 4 个方面行为的估计,而二级评估着重于 3 个刺激,这可使护士对患者有更全面的评估。但如何应用于集体、社区等的护理中,尚待进一步讨论。此外,对人体的调节和认知过程中的各种机制,及还存在哪些次系统,都需要利用有关生理、心理、社会知识在理论上加以提高,以便更好地指导护理实践。

7.理论必须与其他已证实的理论、定律和原理相一致,但留有进一步探讨的空间

就该模式结构而言,还需要从理论高度来进一步加以综合,使之能用于解释和预测临床实践中的问题。另外,Roy 适应模式还需要在临床和科研中广泛运用,使其更加完善。

六、Neuman 的健康照顾系统模式

(一)Neuman 的简介

贝蒂·纽曼(Betty Neuman)1924 年生于美国俄亥俄州 Lowell 附近的一个农场,1947 年 Neuman 在 Ohio 的 Akron 医院护校获得护士证书,Neuman 曾在洛杉矶(Los Angeles,LA)进行了丰富的临床实践,实践领域包括医院、学校、工厂等,接着进入得加州医学中心的护理学校从事内外科护理、传染病护理、急救护理等工作,她本人对人类行为学极感兴趣,1957 年获得加州大学 LA 分校护理学士学位,1966 年获加州大学精神卫生和公共卫生咨询的硕士学位,1985 年获华盛顿大学临床心理学博士学位。从此,Neuman 开始致力于精神卫生护理的研究和实践,并且成为精神卫生护理的先驱。

(二)纽曼的健康照顾系统理论的发展过程

纽曼的健康照顾系统模式(neuman system model,NSM)是一个综合性、动态的模式,她

认为个体、群体(家庭)和社区是多维的、且与环境中的应激源不断地进行着互动。模式的重点在于分析个体对应激的反应进行适应的某些因素。虽然 Neuman 认为护理是一个独立的专业,但她认为该模式不仅可以用于护理领域,还适用于健康照顾的其他领域。

1970 年,Neuman 在加州大学进行硕士学习时,在护理导论课程中提出 NSM 的基本观点,随后多次修改和发表。NSM 模式是以一般系统论中的开放系统的观点为基础的,Neuman 运用各家理论,在 NSM 中对概念、理论框架进行科学的解释,并促进护士对理论的理解,使其更加容易接受。可见,NSM 在众多的护理模式中其实际的应用价值是得到大家公认的。

(三)纽曼的健康照顾系统理论的基本假说

Neuman 的系统模式思想是以开放系统为基础的,主要遵循以下几方面的假说。

(1)虽然每个系统(人)都是一个独特的个体,但他同时也是具备一般人各种特性的综合体。

(2)应激源分为已知的、未知的和一般性的,每一种应激源可以在不同程度上干扰着个体的稳定水平或正常防御线。任何时候,系统(服务对象)的各变量——生理、心理、社会文化、成长与发展及精神因素之间的相互关系可以影响系统通过弹性防御线对抗一个或一系列应激源时所产生反应的强度。

(3)随着时间的推移,每个人均有正常范围内的反应能力,也就是正常防御线、或通常所说的健康状态或稳定状态。

(4)当具有缓冲、弹性作用的弹性防御线不能再保护服务对象系统抵抗环境中的应激源时,应激源将冲破正常防御线。系统内部各变量之间的相互关系决定了系统反应的性质和程度,或对应激源可能的反应。

(5)系统的健康或疾病状态是系统各变量相互关系不断变化的结果(动态的混合物)。健康是有效的能量支持系统处于其最佳的连续状态。

(6)每一个系统都暗含着一些内在的抵抗力,被称为抵抗线,其功能是使个体稳定,并使个体恢复到通常的健康状态(正常防御线),或是保持个体在环境中应激源反应后高水平的稳定状态。

(7)初级预防是涉及评估、识别和降低或减少环境中应激源的危险因素。

(8)二级预防涉及症状学、护理干预措施的预先排序及治疗。

(9)三级预防为康复阶段人的适应过程,并以循环方式恢复及预防。

(10)当事人与环境进行着连续的、动态的能量交换。

(四)NSM 的主要内容

NSM 是以开放系统作为理论框架,模式由四个部分构成,即与环境进行互动的个体,应激源、应激反应及对应激源的预防。护士的工作是进行干预(intervention),也就是恰当地运用初级预防、二级预防或三级预防的措施来维持、促进或恢复系统的稳定性和完整性。Neuman 用模式结构图对模式中涉及的主要概念进行定义,包括整体人的观点、开放系统、基本结构、环境、应激源、防御和抵抗线、反应度(水平)、预防干预措施和重建(图 10 – 11)。

1. 人/个体

Neuman 模式中,人被定义为与环境持续互动的开放系统,称为服务对象系统。该系统可指个体,也可为家庭、群体、社区。其中,Neuman 着重描述了个体是由 5 个变量(生理、心理、社会文化、发展和精神)组成的整体系统,这个整体系统可用一个核心和一系列同心圆来表示其结构。

（1）基本结构（basic structure）：为能量源，是由生物体即系统共有的最基本生存因素组成，如解剖结构、生理功能、基因类型、反应类型、自我结构、认知能力、体内各亚系统的优势与劣势等。Neuman 认为系统是一个开放的系统，系统可以迅速调动机体核心能量，来保持系统的稳定（结构正常）/动态平衡。如图 10－10 所示，基本结构为同心圆结构的中心部分。

（2）抵抗线（lines of resistance）：当环境中的应激源侵入或破坏正常防御线时，抵抗线被激活。它是抵御应激源的一些内部因素，如白细胞、免疫功能及其他生理机制组成。其主要功能是使个体稳定并恢复到健康最佳状态（正常防御线）；也有可能在与应激源作用后上升至更高的稳定水平，如免疫机制。如果抵抗线的作用（反应）是有效的，系统可以重建；如果抵抗线的作用（反应）是无效的，其结果是能量耗尽，系统崩溃。在图 10－10 中，抵抗线是紧贴基本结构外围的若干虚线圈。

（3）正常防御线（normal line of defense）：位于弹性防御线与抵抗线之间，是抵抗线外围的一层实线圈，是系统应对各种各样应激源不断变化的结果，为系统经过一定时间逐渐形成的系统稳定的正常反应范围，即通常的健康/稳定状态。由生理、心理、社会文化、发展、精神要素所组成，用于应对应激源。这条防御线是动态的，其主要指标是个体是否出现症状或体征。

（4）弹性防御线（flexible line of defense）：为最外层的虚线圈，是动态变化的。它是系统对应激源的最初反应或是系统的保护防线，环境压力增加时，它迅速扩展，从而缓冲正常防线，对个体的稳定发挥其更大的保护作用，防止应激源侵入系统；而当环境支持有助于成长和发展时，它又是正常防御线的过滤器。但其功能会因一些变化如失眠、营养不足或其他日常生活变化而降低。其主要功能是：防止压力源入侵、缓冲与保护正常防御线。

2. 应激源

Neuman 将应激源定义为能产生紧张及潜在的引起系统失衡的刺激，系统需要应对一个或多个应激源，环境中有许多已知的、未知的应激源，它们对个体的干扰是有差异的，应激源可以对某人有害，但对另一人无害。有关内容可参考第十一章 应激与适应部分。Neuman 系统模式中强调的是确定应激源的类型、本质和强度。Neuman 将应激源分为以下三种。

（1）个体内的（intrapersonal）：指发生在个体内与内环境有关的力量，如愤怒、悲伤、自尊紊乱、自我形象改变、气急、失眠等。它是一种个体内部力量，其表达方式是受年龄（发展的）、体力（生理的）、同伴们的接受情况（社会文化的）以及既往应对应激的经历（心理的）等因素的影响。

（2）个体间的（interpersonal）：发生在一个或多个个体之间的力量，如夫妻关系、家庭关系、上下级关系、护患关系的紧张。常受不同地区和时代（社会文化）、双方的年龄和发展水平（生理和发展的）、对相互关系的感觉和期望（心理的）等因素的影响。

（3）个体外的（extrapersonal）：是发生在个体以外的，距离比个体间更大的力量，如失业、社会政策、经济状况、环境陌生、家人患病住院等。

以上各类应激源又分别包括来自于生理、心理、社会文化、精神与发展五个方面的应激。人际间和各个体外的压力源共同组成的外环境，详见 Neuman 对护理学四个基本概念中环境部分的阐述。

3. 反应

Neuman 认为，Selye 的应激学说已对应激反应作了详尽的描述，在此不再作很多阐述。

4. 预防

她重点描述了保健人员应根据个体对应激源的反应情况进行不同的干预。

（1）一级预防（primary prevention）：当怀疑或已确定有应激源而尚未发生反应的情况下就开始进行的干预。初级预防的目的是预防应激源侵入正常防御线，其重点是强化弹性防御线和保护正常防御线。主要措施是为减少或避免与应激源相遇的可能性及巩固防御线，从而降低反应的程度，例如，减轻空气污染、预防免疫注射等。

（2）二级预防（secondary prevention）：应激反应一旦发生，干预就从二级预防开始，即早期发现病例、及时治疗症状、增强内部抵抗线来减少反应（早期发现、早期诊断、早期治疗）。例如，进行各种治疗和护理。该水平的干预可在应激反应被识别的任何点开始。目的是减轻和消除反应、恢复个体的稳定性并促使其恢复到通常的健康状态。

（3）三级预防（tertiary prevention）：指在上述治疗计划后，已出现重建和相当程度的稳定时进行的干预。其目的是通过增强抵抗线维持其适应性以防止复发，例如进行患者教育，提供康复条件等。

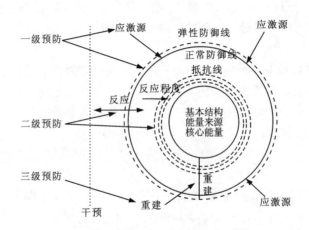

图 10－11　认知者次系统反应示意图

（五）NSM 对护理学四个基本概念的阐述

1. 人

Neuman 对人的认识主要基于整体论、系统论的观点，即整体不同于并超过其各部分的总和。这个概念也是 NSM 的基础。整体性（wholeness）、完整性（totality）、开放性（openness）是 Neuman 关于人的核心概念。Neuman 认为，人作为一个系统，是整体的、多维的；是由生理、心理、社会文化、发展、精神五方面因素构成的整体。护理中人的范围不仅局限在个体，还应包括家庭、群体和社区。

2. 社会/环境

Neuman 把环境定义为"在一定时间内围绕着人们的一些内部和外部力量"。Neuman 认为环境分为内环境、外环境和自生环境（created environment）。内环境由存在于个体内的所有因素（力量）及其相互影响组成；外环境包括存在于个体外的所有因素（力量）及其相互影响；自生环境是服务对象（系统）在不知不觉中产生的，代表着开放系统内、外环境间能量的交换；是系统的变量，特别是心理/社会文化方面的变量动态的和无意识的变化，这种变化是为了保持系统的综合性、完整性和稳定性。自生环境的主要目的是提供积极的刺激使系统向健康的方向趋近。

　　Neuman 特别提到环境中存在着应激源,这些应激源(个体内的、个体间的和个体外的)是本模式中的一个重要次系统,所有这些构成了个体在其中活动的环境。这些应激源对人可产生正性或负性的影响。

　　3.健康/最佳健康状态

　　她将健康看作最佳健康—疾病连续体,即在任何特定的时间内个体在身心、社会文化、精神与发展等各方面应对应激源的正常反应范围及稳定与和谐状态。最佳健康是指可获得能量以支持系统处于连续体上的最佳状态。Neuman 模式的整体人的最佳健康状态(wellness)可被看成是个体身体、心理、社会文化、发展和精神的、平衡的、动态的综合体(图 10 - 12)。Neuman 认为健康是一种活能量(a living energy),不论个体系统是趋向最佳健康或疾病状态,保持能量始终是护理的目标和基本工作原则。

　　4.护理

　　Neuman 认为护理作为一种"独特的职业",它关注可影响人对应激源反应的所有因素,并且首先考虑的是整体的人或系统。她将护理定义为:通过有目的的干预以减少应激源和不利情况,帮助个体、家庭和群体获得和保持一个最高水平的整体最佳健康状态。护理的主要任务是保存能量、恢复、维持和促进人的稳定、和谐与平衡,帮助人们沿着最佳健康 - 疾病的正方向发展。护理包括准确地评估现存的和潜在的应激源及系统为了达到最佳健康需要进行调节的方法,护理的目的是对不同程度的健康状态进行干预,并设计一些措施以促进积极变化的产生。

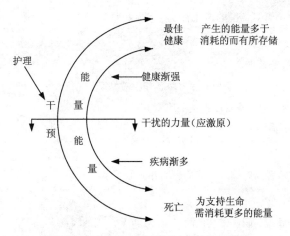

图 10 - 12　最佳健康 - 疾病连续体示意图

(六)NSM 与护理程序

　　1.护理评估

　　Neuman 提出在护理评估中可以应用以下评估表(表 10 - 2)进行。

表 10-2　Neuman 的护理评估表

I　一般资料

　　姓名　　　　　年龄　　　　性别　　　　职业

　　婚姻状况　　　　　　　　　住址

　　其他相关信息

II　患者所感知的应激源

　　1. 你认为你的主要应激源和健康问题是什么?(明确主要问题)

　　2. 你现在的情况与日常生活方式有何不同?(明确生活型态)

　　3. 你曾有过同样的经历吗? 如果有,是什么问题? 你是如何应对的? 是否成功?(明确过去的应对型态)

　　4. 由于现在的影响,你预期将来会怎样?(了解期望是否现实?)

　　5. 你为你自己已做了或能做哪些努力?(了解现在的和将来的应对型态)

　　6. 你希望家人、朋友、照顾者能为你做些什么?(了解现在和未来可能的应对型态)

III　照顾者所感知的应激源

　　1. 你认为患者最主要的应激和健康问题是什么?

　　2. 患者日常的生活方式和现在有何不同?

　　3. 患者过去有同样经历吗? 如果有,你如何评价患者的所为? 你认为是成功的吗?

　　4. 由于患者现况的影响,你对将来的期望是什么?

　　5. 患者自己能做些什么?

　　6. 你认为患者希望从家人、朋友、照顾者那里得到些什么?

　　小结:注意患者和照顾者对情况的感知有哪些差异和曲解

IV　个体内的因素

　　1. 身体的(活动度、身体功能情况)

　　2. 社会文化的(态度、价值观、期望、行为型态和应对型态)

　　3. 发展的(年龄、是否正常、与现况有关的因素)

　　4. 精神的(信仰、人生观)

V　个体间的因素

　　有关家庭、朋友、照顾者的影响或可能的影响部分的关系和条件

VI　个体外的因素

　　有关社区设施、经济状况、职业或其他能影响 IV 和 V 范围的因素

---

　　2. 护理诊断

　　在所收集资料的基础上(包括各种检查及实验室报告),结合理论进行综合分析,并对患者在生理、心理、社会文化、发展和精神的变量之间动态的相互作用中存在的问题作出诊断,然后排列其优先顺序。

　　3. 护理目标

　　以保存能量、恢复、维持和促进个体稳定性与完整性为前提,护患双方共同参与制定预期结果并设计应采取的护理干预。

4. 护理干预

Neuman 特别强调使用"干预"（intervention）来说明护理措施，并且要求按初级、二级、三级预防来组织护理活动，可以视个体情况使用一个或多个预防模式。

5. 护理结果

即对干预效果的评价以验证护理的有效性，也就是护理评价或再评估。Neuman 认为再评估是一个持续的过程，主要是检验在列出目标的基础上所进行的干预是否有效。现举例说明如何运用 Neuman 的 NSM 理论于护理程序中。

【案例应用】患儿，男，12 岁，学生。查血糖 19.3mmol/l，尿糖（＋＋＋＋），酮体（＋＋＋＋），诊断为 1 型糖尿病（IDDM）。由于患儿不配合，在饮食方面自控能力差，父母未能严格督促控制，使血糖处于不稳定状态，反复 2 次入院治疗。父母实施严厉控制，虽血糖得以控制，但患儿对此产生强烈的逆反心理，故意不定时定量进餐。患儿患病后身心健康大受影响，性格变得内向，学习成绩一落千丈，与父母关系疏远。患儿父母深感痛苦、自责，家庭经济变得拮据，此外，夫妇俩还常为教育孩子的方式吵架。总体来说，家庭成员时常感受到较大的压力。

1. 护理评估

（1）基本结构：内分泌系统存在 IDDM。

（2）弹性防御线：已被应激源穿透。患病后身心健康大受影响，对生活习惯改变产生强烈的不适应感，饮食方面自控能力差，故意不定时定量进餐等因素使其防御效能更加削弱。

（3）正常防御线：由于基本结构有改变，日常健康水平就不高，故防御效能较弱。病情反复恶化住院又使正常防御线进一步萎缩。

（4）抵抗线：IDDM 的存在导致免疫能力下降。

（5）应激源：①体内的——IDDM、对疾病的无知、对自身的健康产生的恐惧、自怜等心理；②体外的——环境陌生，家庭经济变得拮据；③人际间的——父母为教育孩子的方式发生分歧。

（6）应激反应：①生理性的——血糖 19.3 mmol/l，尿糖（＋＋＋＋），酮体（＋＋＋＋）；②心理性的——性格变内向、对父母的饮食控制产生逆反心理。

2. 护理诊断

（1）自尊紊乱：恐惧、自责、自怜心态　与儿童心理承受能力差有关。

（2）知识缺乏　与糖尿病知识缺乏、自控能力差有关。

（3）社交孤立　与家庭和集体的关系疏远等。

（4）父母不称职　与父母教育方法、对糖尿病知识缺乏有关。

3. 护理措施

由于有明显的应激源存在且已突破弹性防御线，侵入正常防御线和发生应激反应，所以应该采取二级预防水平干预并应同时采用一级水平的干预。具体措施如下。

（1）自尊紊乱——与患儿家长和老师一起对患儿进行长期周密的心理辅导，与患儿谈话交流，鼓励患儿多进行室外各种活动等。

（2）知识缺乏——向患儿反复讲解和强调坚持长期注射胰岛素与控制饮食的必要性和重要性，教会患儿用胰岛素笔进行自我注射，告诉患儿注射胰岛素和饮食的注意事项。

（3）社交孤立——协助其父母分阶段预定合理目标，耐心、灵活、细致地教育和督促，使患儿和父母的关系逐渐融洽。向学校老师介绍一些糖尿病有关知识，取得老师的帮助和配合，同时希望老师和同学以正常标准要求看待患儿。

(4)父母不称职——向患儿父母进行建议，以积极的态度营造良好的家庭环境，教育方法要得当。教育其父母掌握糖尿病有关知识。

4.护理评价

患儿心理问题解决，性格变得开朗，愿意向家长吐露心声。患儿掌握了糖尿病的有关知识，自控能力增强，身体得以健康发育。父母与患儿的关系逐渐融洽，相关知识掌握，饮食控制合理。

(七)NSM 的应用

NSM 已在护理实践、科研和教育等方面广泛应用。

1.在护理实践中

主要用于指导护士运用护理程序。大量文献报道，Neuman 模式可用于从新生儿到老年不同发展阶段的护理。它不仅在精神科也在内外科、重症监护室、急诊科、康复病房、老人院等地方使用。

2.在护理教育中

Neuman 模式被成功地用于指导课程建设，并被作为指导校际间合作本科教学的框架。仅美国就有至少 24 种学士学位或学士学位以上的课程将 Neuman 模式作为其课程设置的理论架构。

3.在护理科研中

Neuman 模式已用于指导对相关护理现象的质性研究。

(八)NSM 的评价

纽曼的健康系统模式具有以下特点：

(1)NSM 是用整体人的方法看待人与环境不断相互作用的模式，该模式对最佳健康和一级预防的重视是很独特的。

(2)该理论相关概念容易被理解和接受。其中该理论对人、健康、护理、社会/环境这些概念的内在联系的阐述恰当，有关一级、二级和三级预防的概念和定义的陈述将本模式的一些概念很好地串联起来。特别是对人这个概念的定义被护理界广泛接受。然而，还有些概念如重组(reconsitution)和最佳健康状态(wellness)还需要更具体地探讨。

(3)该模式的整体观与系统观，有利于护士进行全面的评估，以识别危险因素。同时，该理论有具体的评估干预工具以及在护理程序中应用的综合性指南，以指导及评估相关护理行为。

(4)同时，该模式鼓励个体在能力所及范围内参与到其健康照护活动过程中，并与护理人员共同制定护理目标。

随着当前对自理、一级预防的重视，及人们对促进健康意识的加强，保健工作者纷纷转向最佳健康照顾领域，护理也从面向疾病转向面向健康的场所。因而，该模式和当前的健康照顾的哲理是非常符合的。由于此模式具有一定的高度和广度，为形成一个理论打下了基础，并且为检验护理理论、护理研究和护理实践之间的相互关系提供了参考，将来的研究中可考虑将预防作为干预。但目前也有部分学者认为"该模式的概念过于抽象与宏观"，同时该模式发展与提炼过程"缺乏研究证据"等问题。

七、Leininger 的跨文化护理理论

（一）Leininger 的简介

马德琳·莱宁格（Madeleine M. Leininger）出生于美国的内布拉斯加州的萨顿，1948 年毕业于美国丹佛的安东尼护士学校，1950 年于堪萨斯州的贝尼狄克汀大学获生物科学学士学位，1954 年于华盛顿天主教大学获精神科护理硕士学位，并在 1965 年获西雅图华盛顿大学的人类学博士学位。她曾与 Hofling 撰写了第一套精神科护理教材中的《精神科护理基本概念》一书，该书先后以至少三种语言出版发行，并在世界范围内广泛使用。

（二）Leininger 跨文化护理理论的来源

20 世纪 50 年代中期，Leininger 在一所"儿童指导之家"工作时发现了"文化休克"现象，她观察到儿童中反复出现的文化差异是由于不同的文化背景造成的。她还认为对服务对象的文化背景知识的缺乏是护理不懂得不同对象需要多样文化照顾的根源。由此创立了跨文化护理理论。1979 年，Leininger 对跨文化护理进行了定义。她认为"跨文化护理"是护理学的一个学术分支。它是对与护理和健康 - 疾病照顾有关的习惯、信念和价值的文化所进行的比较研究和分析。其目的是运用这些知识为不同文化背景的人提供共性的和各异的护理。

（三）Leininger 跨文化护理理论理论

Leininger 跨文化理论建立基于这样一个前提（premise）：各种不同文化背景的人不仅对他的经历、感知到的护理有不同的理解和解释，并能将这些经验和感知与他们的健康信仰和实践相联系起来。因此，护理照顾是从这些照顾的文化中产生并在文化中得以发展的。不同的文化以不同的方式感知、认识和实施照顾，但世界上各种文化之间的照顾亦存在一些共同之处。所存在的不同之处谓之"差异性"，所存在的相同之处谓之"共性"。为此，Leininger 在她的跨文化理论名称中增加了"差异""共性"两个词。目前，Leininger 跨文化理论最常用的名称为文化照顾理论（the theory of culture care）或文化照顾差异与共性理论（the theory of culture care diversity and university）。

1. 相关概念与假设

任何理论都是由一组相互关联的概念及具有解释性和预测性的观点组成的。Leininger 的文化照顾理论的主要概念包括文化、照顾、文化照顾、文化照顾差异、文化照顾共性、社会结构、民间照顾系统、专业照顾系统、文化照顾保存、文化照顾调整和文化照顾再建等。

（1）文化（culture）：是由一个特定的群体学习得到的、共同享有的、流传下来的一些被用来指导其以一定的方式进行思考、决策和行动的价值、信念、规范和生活方式。

（2）照顾（care）：指能够帮助、支持或使具有明确或预期需要的人或群体获得相应能力的行为及活动。这种行为及活动能改善和促进个体或群体的健康状况、生活方式或面对死亡。Leininger 认为照顾是人类得以生存的基础。照顾被假设为在护理学中占中心的、统治的地位。

（3）文化照顾（culture care）：指对另一个个体或群体维持其健康，改善生活状况和生活方式，或面对疾病、残障或死亡的一些价值、信念和已模式化的生活方式进行辅助、支持和促进。

（4）文化照顾差异（culture care diversity）与文化照顾共性（culture care university）：文化照顾差异是涉及辅助、支持、促进人类照顾的表达方面，不同人群或人群内部对照顾的意义、价值、型态、生活方式或象征等存在的不同或变异。文化照顾共性指在涉及辅助、支持、促进人类照顾的表达方面，各种不同文化之间所表现的对照顾的共同的、相似的或一致的意

义、价值、型态、生活方式或象征等。

(5)世界观(worldview)：是人们看待世界或宇宙的方式，及所形成的对世界和生命的"图像或价值取向"。

(6)文化与社会结构因素(cultural and social structure dimensions)：指某特定文化中具有内存联系的结构和组织因素所形成的动态的模式和特征，及这些因素在不同的环境背景下是如何相互联系，并影响人的行为。这些结构和组织因素包括宗教、亲属关系、政治与法律、经济、技术、文化价值、种族历史等。

(7)环境因素(environmental context)：指对人类有意义的所有事件、情景和特殊的经历，包括社会互动、躯体的、生态的、情感的、文化等范畴。

(8)民间(或传统)的照顾系统(folk or lay care systems)与专业照顾系统(professionla care systems)：民间照顾系统指流传下来的、传统的、固有的，用以改善生活方式、健康状况、面对残障或死亡的健康照顾和治疗服务。专业照顾系统指在专业机构，经过正规培训的保健人员所提供的健康照顾和治疗服务。

Leininger认为每种文化都有自己的民间(或传统)的卫生保健习惯，而专业照顾通常是跨越不同文化的。在任何文化中，专业照顾的提供者与照顾的接受者之间都会在文化上存在相近和不同之处。

(9)文化休克(culture shock)与文化强迫(culture imposition)：文化休克指在试图理解或适应不同文化群体时，由于不同的文化价值观、信念和习惯而经历的不舒服、无助及不知所措的感觉。文化强迫指有意或无意地将自己的文化价值观、信念和行为强加于来自另一文化的个人或群体。

照顾是人类得以生存繁衍的基础，是人类共有的特性。但对于某一具体的文化来说，其照顾的文化价值、信念和习惯又有其独特性。在此基础上，Leininger提出了护理照顾决策与行为的三个模式。

1)文化照顾保留/维持(cultural care preservation /maintainance)：指有助于特定文化的人们保持和/或保留能维持其健康、使其从疾病中康复。或面对残障和/或死亡的照顾价值的一些帮助性、支持性、促进性的专业照顾行为和决策。

2)文化照顾调整(cultural care accommodation)：指所做出的帮助性、支持性、促进性的专业照顾决策和行为是为了帮助特定文化的人们获得有益的或满意的健康照顾结果，调整原有的照顾价值而与专业照顾的提供者进行协商和调整。

3)文化照顾重塑(cultural care repatterning/restructuring)：指所做出的帮助性。文化照顾重塑/重建是在尊重服务对象的文化价值与信念的同时，为其提供较之以前更有益的、更健康的生活方式。因此，这种改变必须是专业照顾的提供者与服务对象共同参与建立。

2.朝阳模式

Leininger将其理论称为文化照顾的差异与共性。为了描述该理论的基本组成成分，Leininger构建了一个所谓的"朝阳模式(sunrise model)"(图10-13)，并逐渐予以改进和完善。该模式通过不同的表现形式准确地描述了理论中各组成部分之间的关系。

通过三种不同类型的护理照顾的决策和行为，护理照顾这个亚系统将民间照顾系统和专业照顾系统联系起来而成为两者之间的桥梁纽带，并最终实现提供与文化一致的照顾的护理目标。朝阳模式可被看作是一个由最为抽象到最不抽象的认知图谱。根据各部分的抽象程度不同可分为以下4级。

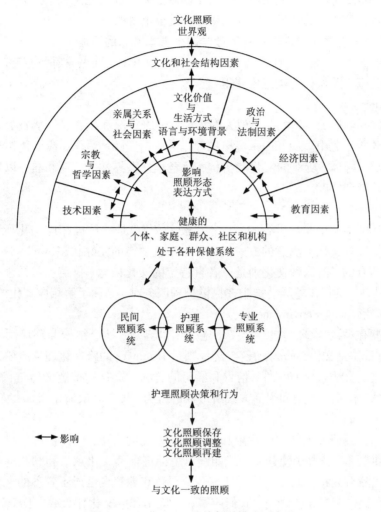

图 10 - 13　Leininger 的朝阳模式示意图

（1）Ⅰ级为模式的最顶层，即世界观与社会系统层，是对某种文化以外世界的研究。根据一般系统论的观点，该层可称为超系统。在这一层可通过三种不同的方法对照顾的本质、意义和属性进行研究。以微观法对某文化中的个体进行研究，以中间法对某特定文化中的一些更复杂的因素进行研究，而宏观法则是对不同文化间的照顾现象进行比较研究。包含了可能影响护理过程的、有关服务对象的所有社会、世界观等方面的因素。

（2）Ⅱ级提供了各种不同健康系统中个人、家庭、群体和社会文化结构的知识，与文化有关的照顾和健康的特定意义及表达方式。

（3）Ⅲ级是 3 个保健系统，即民间照顾系统、专业照顾系统与护理照顾系统的特征及各自的照顾特色。这些信息有利于鉴别文化护理照顾的不同点和共同点。

（4）Ⅳ级是护理照顾的决策和行为，包括文化照顾保存、文化照顾调整和文化照顾再建。护理照顾在这一层得以实施，以最大限度满足服务对象需要，并提供与文化一致的护理。

Leininger 指出朝阳模式不是理论而是对理论的构成成分的一种描述。该模式的目的是帮助理解理论中的各个成分在一种文化中是如何影响人们的健康状态及对他们所提供的健康照顾。Leininger 强烈反对以因果关系或线性关系的观点来研究文化照顾的差异与共性。她认为找出什么是照顾，探讨和发现照顾的本质和意义是很重要的。

(四)Leininger 跨文化护理理论对护理学四个基本概念的阐述

在 4 个主要概念中，除健康以外，Leininger 对其他三个主要概念都没有专门明确的定义，但可从她对有关概念及假设的陈述中获得。

1. 人类(human being)

人是确信能受到照顾，并能关心他人的需要、健康状况和生存的。因此，人类的照顾是普遍存在于各种文化之中。Leininger 提出护理作为一门照顾的科学，应由传统护患两个人的互动扩展到家庭、群体、所有的文化和机构，乃至建立世界性的卫生机构，以发展和建立国际护理照顾的政策和实践。

2. 健康(health)

是跨文化理论中一个非常重要的概念，并被定义为"是一种被相应文化所诠释的，能够反映个体和群体按其文化上满意的方式执行日常角色功能的完好状态(well－being)。健康是各文化之间所共有的，但每种文化则是以各自特定的文化信念、价值和习惯来进行定义。因此，健康既有共性，又存在差异。护士在提供护理服务时，必须了解相应文化的特殊性。

3. 社会/环境(society/environment)

Leininger 没有对社会/环境进行定义。她是用世界观、社会结构和环境因素来代替。如果将社会/环境看作是文化，那么，社会/环境则是 Leininger 的跨文化理论所要讨论的重要主题。环境因素被定义为是所有事件、情景和经历的总和。文化则被定义为是特定的群体，及由该群体的价值、信念、准则和生活方式所形成的行为、思考和决策定式。

4. 护理(nursing)

护理是一门主要研究人类照顾现象和活动的、人性的、科学的专业和学科。其目的是为个体或群体提供帮助、支持，使其便于或能够以一种符合其文化意义和利益的方式维持或恢复健康，面对残障或死亡。对于一个护士来说，了解和理解自己所不熟悉的文化需要一定的过程。因此，在提供跨文化护理时，我们应警惕可能出现的文化休克或文化强迫。

(五)Leininger 跨文化护理理论与护理程序

跨文化护理理论的主要特点是提出并强调了文化与照顾和护理的关系。护士在为服务对象提供护理服务的过程中，必须具有跨文化护理的意识和能力，了解并尊重服务对象的文化价值、信念和行为习惯。根据朝阳模式所描述的认知途径可以看出，护士首先要了解服务对象所处的文化背景及其对服务对象的健康与照顾的影响，然后根据服务对象所处的不同照顾系统的关系，通过文化照顾保存、文化照顾调整和文化照顾再建三种护理照顾的行为和决策为服务对象提供与文化一致的护理照顾。

1. 评估

根据跨文化护理理论，对服务对象的评估可分为两个部分进行。

(1)护士要具有服务对象所处的文化的世界观和社会结构的相关知识。同时，还要了解该文化的语言与环境状况及文化价值与信念、亲属关系、宗教、政治、技术、经济和教育等因素的有关情况。

(2)将上述知识与服务对象(不论是个体、家庭，还是群体或社会文化机构)的具体情况相结合，确认服务对象所处的保健系统及三种保健系统(民间的、专业的和护理照顾系统)的价值、信念和行为特征。

2. 诊断

对上述特征进行分析和判断，找出哪些特征是各种文化所共有的、普遍的，哪些是服务对象的文化所特有的、不同的。找到了该文化的共性与差异，就可以确认服务对象在哪些方面未能满足其文化期望，进而就可以得出护理诊断。

3. 计划与实施

有了护理诊断，就该制定和执行护理计划了，也就是做出护理照顾的决策与行为。根据文化照顾差异与共性理论，护理照顾决策与行为必须是以文化为基础的，才能最好地满足服务对象需要和提供与文化一致的照顾。根据服务对象的具体情况可采用以下三种不同的文化照顾决策与行为，即文化照顾保留/维持、文化照顾调整和文化照顾重塑。

4. 评价

Leininger 没有提到如何进行评价，但她非常强调为服务对象提供最有益的照顾方式，及对护理行为进行系统研究以找出能满足不同文化人们健康需要的照顾行为的重要性。Leininger 及其他对跨文化护理感兴趣的护理人士在这方面已进行了大量的相关研究。实际上，这些研究就相当于一种评价。现举例说明如何运用 Leininger 跨文化护理理论于护理程序中。

【案例应用】产妇，29 岁，回族，已婚，第一胎，孕足月，分娩过程顺利，产后有会阴伤口疼痛。产妇及家属均认为产后需卧床休息而不愿早期活动，且不许开门窗。饮食清淡，不食猪肉类食物等。不愿进行母乳喂养。

针对这种情况，以 Leininger 跨文化理论为指导，对产妇进行护理。不同文化背景影响着每个人的行为、价值观、习惯、健康与疾病的概念和求医态度，跨文化护理理论指导护士针对不同文化背景的人，采取顺应其文化特点的护理措施。把跨文化护理模式"日出"图四个层次作为理论框架。具体如下：

1. 第一层：收集资料

产妇为回族（宗教信仰），不食猪肉类食品；产妇及家属均认为产后需卧床休息而不愿早期活动，不许开门窗（社会因素、家庭），产妇为一公司秘书，因担心哺乳后影响体形而拒绝母乳喂养（群众系统、文化价值信仰）。这些均是构成产妇社会结构及世界观即第一层文化背景的因素。

2. 第二层

丈夫、家庭、社会团体对于产褥期护理的态度、观念，社会文化背景对公司秘书这种特殊职业的要求，护理专业对产褥期产妇护理的要求，专业人员、群众、社会团体对母乳喂养的态度，产后会阴伤口疼痛等，均构成了该产妇第二层次的文化背景。认识到所有有关患者健康问题反应，并根据其不同文化背景、民俗习惯及专业知识，采取适应其文化特点的交流方法，帮助产妇满足其文化一致的护理需要。

3. 第三层

鉴于不同文化背景需要给予护理照顾的不同点和共同点，例如产妇不食猪肉是回族的传统习惯，这与其他民族有着不同的特点。而不愿活动、不许开门窗、疼痛、焦虑等是多数民族的共同点。那么，护士根据跨文化护理的理论，应对不同文化的民族提供具有共性的、不同的护理。

4. 第四层

护理照顾的措施在这一层得以具体的实施，针对上述评估收集到的产妇有关健康问题，采取如下措施：

（1）饮食护理：给予符合回族饮食习惯的鸡、牛、羊，少食多餐，多食新鲜蔬菜和水果。

（2）母乳喂养：讲解母乳喂养的意义、正确喂养方式，示范并让产妇掌握对新生儿的护理。

（3）心理护理：安慰、关心产妇，加强医护人员与产妇的沟通。

（4）鼓励早期下床活动，讲解早期下床活动的意义，如能促进恶露畅流，子宫复旧，减少产后出血，促进肠蠕动，防止便秘发生等。

（六）Leininger 跨文化护理理论的应用与评价

Leininger 的跨文化理论强调了文化与照顾和护理之间的关系，而且是第一个从跨文化的角度来关注人类照顾的理论。该理论认为照顾是护理的本质，在护理学中占统治地位。而照顾又是复杂的，常常体现于相应的社会结构及文化其他的方面。护理作为一个跨文化照顾的专业，为各种不同文化的个人或群体提供健康照顾。有效的、令人满意的护理照顾必须是以文化为基础，与文化相一致的。该理论围绕着文化和护理照顾提出了许多新的概念，每个概念都有明确的定义，并通过朝阳模式将这些概念之间的相互关系进行了描述。理论中的各个概念之间存在着内在的、密切的联系，是相辅相成、相互影响的。Leininger 的跨文化理论为我们观察和理解护理现象和实施与文化一致的护理服务提供了一种新的途径。

（1）对护理对象了解越多（这里是指了解文化方面的情况越多），为其提供能满足其需要的护理照顾的可能性就越大。因此，该理论在本质上是符合逻辑的。

（2）Leininger 的理论与其他已存在的理论、定律等也是一致的。例如，Leininger 关于对护士无意识的文化强迫的危害、护士必须了解自身文化及其对护患情景的影响等的论述与 King 对感知及护士了解服务对象与自身感知的重要性的重视是非常相近的。

（3）Leininger 在发展她的文化照顾差异与共性理论过程中进行了大量的定性研究。该理论正是在这些研究的基础上建立起来的。1985 年，她又提出了许多相关的假设，为进一步的深入研究提供了基础。此外，1991 年她还提出了一种研究方法，被她称为种族护理研究方法。Leininger 认为护士将会为世界上不同文化的人们提供护理照顾，因此，跨文化护理应是所有护理教育、理论、科研和实践的主要框架。

（4）在临床护理实践中，可根据朝阳模式的描述来执行护理程序。尽管在起初使用时，可能会感觉有些概念比较抽象，难以理解。一旦掌握了各概念之间的关系，就会发现 Leininger 的跨文化理论还是比较容易理解和简单易行的。

该理论的主要特点是强调了文化的重要性及其对包括护理照顾的提供者与接受者在内的所有事物的影响。通过对文化与护理照顾的关系的描述，将护理由单一文化扩展到多文化之间。这对我们这样一个地域广阔的多民族国家来说，是很有借鉴意义的。而在国际间交流日益频繁的今天，该理论的重要意义已愈显突出。应积极开展和推进跨文化护理的研究，大力培养具有跨文化护理意识和能力的护士，以适应现代护理发展的要求。

第三节 其他理论

一、Meleis 的过渡理论

(一)Meleis 的简介

梅利斯(Meleis)出生于埃及的亚历山大,她的母亲被认为是中东的弗洛伦斯·南丁格尔。在母亲的影响下,Meleis 对护理产生了浓厚的兴趣并致力于护理事业的发展。1961 年在 University of Alexandria, Egypt 获得护理学学士学位;1964 年获得护理学硕士学位,1966 年获得社会学硕士学位,1968 年在洛杉矶加利福尼亚大学获得医学和社会心理学博士学位。1971 年,她开始任教于加州大学旧金山分校。2002 年,她被提名 Margret Bond Simon 护理院长,并成为宾夕法尼亚大学护理学院院长。Meleis 的研究关注全球健康、移民、国际卫生、女性健康、护理学科的理论发展。她撰写了 150 多篇关于社会科学、护理学、医学的文章,40 个章节的专著和书籍。她所撰写的系列图书《理论护理:发展与进步》,在世界各地广泛应用。

(二)Meleis 过渡理论的来源

Meleis 过渡理论又称为转移理论,其来源可以通过以下叙述词来表示:借来的观点(a borrowed view),研究计划与协同工作(research program and collaborative works)和实验证据(empirical evidence)。

1. 借鉴的观点

Meleis 在她的硕士与博士论文中开始了对过渡理论的概念化,然后,通过对角色补充理论的早期理论研究和对移民健康的研究,她开始探究过渡的本质和人类过渡的经验。因此,我们可以说,过渡理论的发展是从角色不足理论开始的,其中角色不足理论的理论根源是符号互动主义和社会学中的角色理论。

2. 研究计划与协同工作

19 世纪 80 年代至 90 年代,Meleis 的研究热点集中于移民人口与其健康问题。通过该阶段的研究,她将移民概念化为情境的过渡。在同一个时期,Meleis 与学者 Chick 合作首次将过渡概念化为护理的核心概念,此外,Meleis 与国际同事的合作工作也推动了将过渡概念化为护理的核心。

3. 实验证据

Schumacher 和 Meleise 在对 300 多篇与过渡相关的文章进行系统广泛的文献综述的基础上,开发了过渡框架,提供了概念化和理论化的经验证据。

(三)Meleis 过渡理论的主要概念和假说

1. 主要概念

(1)过渡的类型和模式:过渡类型包括发育、健康和疾病、情景和组织过渡。其中,①发育过渡起源于发育事件,包括出生,青春期,更年期,衰老和死亡;②健康和疾病过渡指诸如疾病恢复过程、出院、慢性疾病诊断等事件;③情景过渡指由于生活环境的变化,如进入教育项目,从一个国家移民到另一个国家,及从家里搬到疗养院;④组织过渡是指可以影响护士与患者生活的环境变化等。

过渡模式包括多样性和复杂性,人们同时经历几种不同类型的过渡,而不是经历单一的过渡。多个过渡可以是顺序发生的,也可以是同时发生的,并且由于所涉及的复杂性,应该考虑多个过渡之间的重叠程度及启动不同过渡的不同事件之间的关联。

（2）过渡经历的性质：在过渡理论中，过渡经历的性质包括意识、参与、变化和差异、时间跨度、临界点和事件。过渡经验的这些性质是一个复杂的过程。①意识：被定义为知觉、知识，和对过渡经历的认可，意识水平反映的是过程和响应之间的一致程度，及什么是一个预期的响应和对经历类似过渡的个人感知。②参与：指一个人参与了过程中固有的过渡。意识水平会影响参与水平，而没有意识参与就不可能发生。Meleis 认为，一个意识到身体、情感、社会或环境变化的个体的参与水平与没有感知到这些变化的个体不同。③变化与差异：是过渡的属性。身份、角色、关系、能力和行为模式的变化应该给个体内部过程和外部过程带来一种运动或方向感。所有过渡均涉及变化，但不是所有的变化都与过渡相关。面对过渡前后差异的时候，如未被满足，未达到预期，感觉不同，或用不同的方式看世界和其他人，护士考虑患者的舒适和应对变化和差异的掌握水平显得十分重要。④时间跨度：也是转变的一个属性。所有的过渡可以被表征为随着时间的推移流动和移动。实际上，过渡是指一个具有可识别起点的时间跨度，从预期、感知或变化的最初迹象中延伸出来，经历一段不稳定、混乱和痛苦的时期，最终以一个新的开始或稳定时期结束。然而，Meleis 等人也指出定义某些过渡时间边界是有困难或不可行的，甚至适得其反。⑤临界点和事件：被定义为诸如出生、死亡、月经停止或疾病诊断等标志。尽管大多数过渡都有关键的标记点和时间，有些过渡可能没有特定的标记事件。通常临界点和事件与变化和差异的意识增加或更积极参与过渡有关。此外，过渡理论中最终关键事件的特征是一种稳定的感觉，如新的日常活动、技能、生活方式和自我照护活动。

（3）过渡条件：指影响一个人完成过渡的方式，并促进或阻碍实现健康过渡的情况。过渡条件包括个人、社区或社会因素，这些因素可能促进或限制过渡的进程和结果。个人条件包括意义、文化信仰和态度、社会经济地位、准备和知识。但目前与个人的转移条件相比，社会条件和社区条件的亚概念还没有发展完善。

（4）反应模式：被概念化为过程指标和结果指标。①过程指标包括感觉联系、互动、位置、自信心的发展和应对。该指标可用于检查个体的过渡过程是否朝着健康的或者易受伤害与存在风险的方向发展。因此，过程指标帮助护士评估和干预，以促进健康过渡。②结果指标可以检查一个过渡是否是一个健康的或不健康的。人们对适应新的情景和环境所掌握的技能和行为被认为是过渡的健康性和完整性的证明；身份的再形成也可以代表健康的完成过渡。

（5）护理治疗：被描述为三种广泛适用于过渡时期治疗干预的措施，包括准备状态评估、过渡准备和角色补充。①准备状态评估：是一个需要多学科合作的过程，该过程需要对患者进行全面了解，还需要评估过渡的每个条件；②过渡准备：指教育，即通过教育创造最佳过渡条件/情况，使处于过渡时期的患者能够为过渡做好准备；③角色补充：其作用被应用于多项研究中。然而，在过渡理论中没有进一步的发展护理疗法的概念。

2. 理论假说

（1）过渡是复杂的、多维的，具有多样性和复杂性的模式。

（2）所有的过渡都是以时间的流动和移动为特征。

（3）过渡会导致身份、角色、关系、能力和行为模式的变化。

（4）过渡涉及到一个运动过程和基本生活模式的变化，这在所有个人身上都有体现。

（5）个体日常生活、环境及其相互作用是由其过渡经历的性质、条件、意义和过程决定的。

(6)脆弱性与过渡经历、相互作用和环境条件有关，这些情况使个人面临潜在的损害、有问题的或较长的恢复期、或延迟或不健康的应对方式。

(7)护士是处于过渡时期患者及其家庭的主要照顾者。

3.理论模型

Meleis 的过渡理论模型由以下四部分组成(图 10 - 14)，具体如下。

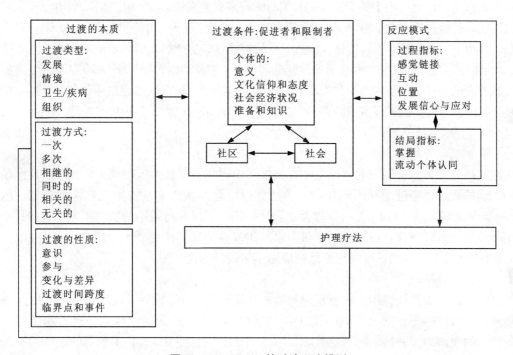

图 10 - 14　Meleis 的过渡理论模型

(1)过渡的本质：在该理论模型中发展、健康和疾病及组织转变是护理实践的核心。在评价个体过渡模式时需识别以下四种情况，即①个体正在经历单个过渡还是多个过渡；②多个过渡是连续的还是同时发生的；③过渡事件之间的重叠程度；④触发个体产生过渡体验的不同事件之间关系的性质。过渡体验的性质包括意识、参与、变化和差异、时间跨度、临界点和事件。Meleis 认为这些属性不一定是离散的，但都是相互关联的一个复杂的过程，例如：意识水平影响着参与的程度，因为如果没有意识，参与就不会发生。

(2)过渡条件：包括个人、社区或社会因素，这些因素可能促进或限制过渡的进程和结果。个体对健康和疾病状况的感知和意义受到过渡条件的影响并反过来影响着过渡的条件。意义归因于诱发转移的事件和可能促进或妨碍转移的过程。文化信仰和态度等会影响转移的体验。社会经济地位可以影响人们经历的转移。先行准备或缺乏准备会促进或阻碍转移，社会或社区条件会影响转移。

(3)反应模式：过程指标和结果指标描述健康的反应。为了促进健康的结局，需要护士早期干预趋于健康或有风险的患者。此外，结果指标可用于检查过渡是否是健康的，但Meleis 等指出，结果指标也可能与其他事件相关，如过渡过程中患者的频繁检查。

(4)护理治疗：在该理论模型中过渡是否成功取决于护士和患者之间的有效关系的发展，

即护理治疗。这种关系是一个高度互惠的过程，可以同时影响到患者与护士。

（四）Meleis 过渡理论在护理领域中的应用

目前，Meleis 过渡理论应用领域包括临床护理、护理教育和护理研究。Im EO 的文献综述表明，在过去的几十年，转移理论已被翻译，并广泛使用在荷兰、西班牙、韩国等国家。在护理研究领域，世界各地的研究人员在研究中测试并发展了该理论。

1. 在临床护理实践中

过渡理论已广泛应用于护士感兴趣和关心的许多人类现象，如疾病、康复、出生、死亡和丧失及移民。过渡理论有助于解释健康/疾病的转变，如康复过程、出院和慢性病的诊断。过渡理论已被应用于护理实践的不同群体，包括老年精神病学，孕产妇人群及家庭照顾者，更年期妇女，老年痴呆症患者，移民女性患有慢性疾病者，新护士及其他人群。Meleis 等人认为，过渡护理实践的理论通过提供各种性质和类型的过渡的综合视角，及反映过渡结果的指标，可以指导各种类型的患者过渡的护理实践的方向。过渡理论将促进与患者及其家属的独特经验相一致的护理治疗学的发展，从而促进个体发展健康的过渡方式。

2. 在护理教育中

过渡理论在世界范围内的研究生和本科教育中得到了广泛的应用，过渡理论融入世界各国的护理课程并越来越受到国际社会的关注。过渡理论在许多地方被用作课程框架，包括 Connecticut 大学。在 UCSF，Meleis 教授也设计一门关于过渡与健康的独立研究生选修课，以满足研究生对过渡理论日益增长的学习需求。2007 年，宾夕法尼亚大学成立了一个名为"过渡与健康"的中心。同时，过渡理论已被应用于多篇博士论文中。

3. 在护理科研中

过渡理论已被广泛应用于过渡现象发生的一系列研究中，同时，该理论也常被用作特定情境理论的母体理论。例如，Weiss 等人证实过渡理论可以作为研究成人外科手术患者出院准备状况的预测因素和结果的理论基础。Ning 和 Lei 在全髋关节置换术患者的连续性护理中采用了 Meleis 的过渡理论，并得出结论，即过渡理论有助于设计全髋关节置换术患者的出院计划。

（五）Meleis 过渡理论的评价

1. Meleis 过渡理论的优点

（1）清晰度：Meleis 的过渡理论对过渡的类型、方式、性质、条件、反应模式及护理疗法给予了明确的概念界定，且结合理论模型图，将理论的核心概念、影响因素及各概念间的关系简洁、生动、直观地呈现，从而为观察与理解个体过渡经历提供了方法。

（2）一致性：过渡理论在概念界定、核心内容关系描述及其在临床实践验证中，各个概念内容始终能保持一致。

（3）精确度：过渡理论对过渡的类型和模式、过渡经历的性质、过渡条件及反应过程中过程指标和结果指标均作了详尽、全面的描述。

（4）逻辑性：该理论的发展符合一般逻辑思路，理论的四大组成部分间的关系是可以推理的，理论的发展与前提假设的关系是一致的。

（5）真实性：过渡理论完全基于临床症状管理的实际情况，对个体过渡经历过程进行生动、系统、全面的诠释。

2. Meleis 过渡理论的局限性

虽然护理疗法的概念已引入该模型，但对有关护理疗法与其余概念间的关系并未完全清晰地作出说明。同时，在该理论指导下，如何实施及评价护理疗法仍具有挑战性。此外，针对的过渡条件及反应过程的观察与测量缺少量化指标及测评工具。

二、Mishel 疾病不确定感理论

（一）Mishel 的简介

1961 年，梅尔·米舍尔（Merle Mishel）毕业于波士顿大学获得文学学士学位，1966 年毕业于加州大学获得精神护理硕士学位，1976—1980 年就读于克莱蒙特研究生院获得社会心理学硕士，在读期间，她开发了 Mishel 疾病不确定感量表（Mishel uncertainty in illness scale，MUIS），并利用其理论和研究工具在乳腺癌、前列腺癌、头颈癌、创伤性损伤等领域开展了研究。

（二）Mishel 疾病不确定感理论的来源

不确定感是 Budner 最早提出的，她指出不确定感是个体对某一事件或情境因为信息缺乏，而不能给予适当的分类时产生的一种主观感受。1984 年，美国心理学家 Luzarus 等人经过研究将不确定感解释为个体对所处的环境结构感到困惑不解时的一种状态。他们用"环境结构"代替了"疾病相关事件"。美国护理学家 Mishel 自 1981 年开始通过研究患者生病、住院及治疗护理过程中的不确定感，于 1988 年在护理杂志《IMAGE》上发表了疾病不确定感理论（uncertainty in illness theory，UIT）。Mishel、Lazarus 和 Folkman 的定义都包含一个共同的特点：事件的不确定性。护理学家 Mishel 指出疾病不确定感属于认知范畴，当患者在疾病过程中由于缺乏足够的信息而无法定义疾病和（或）无法预测结局时，疾病不确定感便会产生。1994 年加拿大学者 Hilton 将不确定感形容成由不太确定逐渐向模糊转变的一个认知过程，他指出这种认知会跟着时间变化而变化，同时还伴随着消极和/或积极的情绪状况。

（三）Mishel 疾病不确定感理论的主要概念

Mishel 认为疾病不确定感是个体疾病体验过程中的一个"中性的认知状态"，它可以是积极的也可以是消极的，但并不仅仅只是情感状态，而是伴随着与疾病有关的症状、护理治疗和预后而来，其对患者的影响在于患者怎样去认知评估它，患者应对疾病不确定感的关键在于采取适当、有效的策略以适应疾病的过程。根据疾病不确定感理论得出其来源包括以下四个方面：①对疾病相关症状的不明确性；②治疗、护理和医疗系统的复杂性；③与疾病的诊断和严重程度有关的信息缺乏性；④对疾病的进程和预后的不可预测性，即疾病不确定感的四个维度。

（四）Mishel 疾病不确定感的理论框架

疾病不确定感理论是根据 Lazarus 的压力、评估、应对理论为指导发展而来的，其理论框架主要由前置因子、评估阶段、应对阶段、适应阶段四部分组成（图 10-15）。

1. 前置因子

即疾病不确定感产生的原因，决定了患者和家属是否会产生疾病不确定感及其不确定感的程度，是所有影响因素中最主要的因素。前置因子由刺激框架、认知能力和帮助者三部分组成，它们存在于疾病不确定感产生之前。

（1）刺激框架：是疾病不确定感的最主要的影响因素，指患者所感觉和认知到的与疾病有关事物的结构、形式和构成部分，受认知能力与帮助者的影响，具有症状模式、事件熟悉性和事件一致性三个特点。其中，①症状模式：指身体所表现出的疾病症状与已经确认的疾病症状相一致的水平，有独特性或辨识度的疾病症状可以促进症状模式形成，在这种症状模

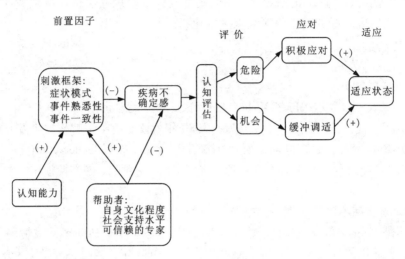

图 10 – 15 疾病不确定感理论框架

式的基础上,患者和家属可以更好地明确疾病相关症状意义,进而降低疾病不确定感。②事件熟悉性:指患者和家属所处的医疗环境在一定程度上是重复的,由个人经历再结合医疗环境经过一段时间产生,当患者和家属认知到疾病是熟悉的,这种熟悉性有助于他们明确与疾病有关事件的含义,能减轻疾病不确定感。但是面临新疾病的相关经历时,不熟悉的过程和身体状态的改变,使得不确定感升高。③事件一致性:指患者和家属预料的与疾病有关事物相统一的程度,这种一致性同时也意味着疾病相关事件的稳定性,尤其是在不可预测性的领域,不确定感是因为疾病症状的严重程度与患者和家属所能预料到的疾病状况不一致性或对医务工作者的治疗和照护系统的期望值未满足时产生。

（2）认知能力:指患者和家属具有的对疾病有关信息进行分析和处理的能力,是疾病不确定感理论的中心变量。当患者和家属缺乏分析处理疾病症状、治疗、预后所需要的相关信息和知识时,疾病不确定感就会产生。良好的认知能力可以促进患者更好地感知和认知疾病模式,提高疾病事件的熟悉和一致性,从而减少疾病的不确定性。

（3）帮助者:指能帮助患者和家属解释刺激框架的可利用的资源,包括患者和家属的本身文化程度、可得到的社会支持水平和可信任的专家三部分,它能直接或间接地通过刺激框架来影响疾病不确定感。①较高的文化程度可以帮助患者和家属更加清楚地认识疾病模式,有利于认知框架的形成;②社会支持功能除了给患者和家属提供相关的信息和稳定的治疗环境之外,还可以为其提供情感、物质等多方面的支持,有利于增强疾病事件的熟悉度,降低有关疾病状态的模糊程度;③对患者和家属而言,可信任的专家就是所说的医务工作者,患者和家属倾向于对可信赖的专家有更高的信任,可以降低疾病治疗系统的复杂性,使得疾病不确定感降低。

2. 评估阶段

疾病不确定感对患者和家属的影响在于他们如何去认知和评估它,并且这种评估会跟着他们对疾病认识的变化而变化。当患者和家属关注的是疾病带来的负面效应时,那么疾病不确定感将会被评估作为一种风险因素;当患者和家属评估疾病会有良好的预后效果时,不确定感则会被视为一种机会。

3. 应对阶段

患者和家属将疾病不确定感进行评估后所采用的应对措施。如果他们认为疾病不确定感对自己来说是一种威胁时，个体将采用应对策略来减少疾病不确定感；若把它评估成一种机遇时，个体将采取维持疾病不确定感的缓冲调适策略。

4. 适应阶段

如果应对调适有效，患者和家属将达到身体、心理、社会的适应状态。如果应对无效时，个体会出现适应不良，进而影响其身心健康。

(五) 疾病不确定感理论的应用

1. 在护理实践中

疾病不确定感的研究对临床护理工作有较强的指导意义。通过对患者的基本状况与疾病不确定感关系的研究发现，患者的受教育程度、接受治疗的次数、不同的治疗方式等与疾病不确定感有着密切的联系。在对疾病不确定感与其他概念的关系的研究中发现，疾病不确定感与焦虑、抑郁和失落有着密切的关系，疾病不确定感高的患者往往伴随着较高的焦虑、抑郁和失落感，面临着较多的家庭问题和较低的生活质量。还被用来检测护理工作质量。例如，通过对即将脱离呼吸机的患者的研究已证实，有效的、有针对性的解释可帮助患者降低疾病不确定感，提高脱机的成功率。

2. 在护理科研中

疾病不确定感理论现已被广泛地应用于应对癌症和各种慢性疾患者群的研究。在癌症人群中，该理论主要研究了乳腺癌、前列腺癌、肺癌及进行化疗、放疗的患者；而在各种慢性疾病的患者中，已研究的人群包括艾滋病、红斑狼疮、糖尿病、哮喘和腰背肌肉疼痛的患者。现在对疾病不确定感的理论研究，也已由患者扩大到患者家属和患儿的父母。已有关于癌症患者不确定感的描述性研究，明确了疾病不确定感产生的诱因，探讨了其与社会支持、信息支持、人口学因素、患病阶段和认知方式的关系，但其相关性尚没有定论。在实验性研究方面，国外的研究主要是针对乳腺癌和前列腺癌的社区患者，其所采取的干预方法主要为通过电话教会患者一些认知行为技巧及发放知识手册帮助患者控制症状。在我国，干预研究主要针对乳腺癌的住院患者，干预方法为以健康宣教为主要形式的信息支持。

(六) 疾病不确定感理论的评价

1. 研究领域不均衡

首先，研究过于偏重对疾病不确定感的一般特征及相关因素的研究，忽视了对其评价过程的微观分析，核心问题是评价指标的不完善。其次，重实践轻理论现象严重：实践的研究应以理论为基础，通过实践研究完成对理论的检验，理论与实践相互作用且呈螺旋式上升形态，缺一不可；而国内关于疾病不确定感理论及相关概念的分析报道却罕见。在一些特殊病种中，将专科护理技术和相应的护理干预方法相结合的相关研究还有待于尝试。实施全程的护理干预(从医院到社区到家庭)，并没有普及到各种疾病中，也有待于进一步探究。

2. 测量方式不全面

人们习惯用量性思维的研究方法分析与解决问题，因此国内疾病不确定感的测量主要来源于量表，但若不正确使用或过分依赖量表评定结果或仅对结果进行机械的解释，往往得出与实际不相符的结论。因此，与质性研究结合将会对患者的疾病不确定感作出更加全面的认识。

3. 管理措施不到位

国内对疾病不确定感的管理策略多是护士以健康教育的形式向患者提供信息支持，然而健康教育在具体实施过程中倾向于单向传播，缺乏针对性、互动性。而且，单纯的信息支持难以改变疾病不确定感中的不可预测性因子，因此，疾病不确定感的管理措施有待改进，并期待评估全面且可重复性强的干预模式出现。

三、健康赋权理论

（一）健康赋权理论的来源

赋权，从英文"empowerment"一词翻译而来，也被称为"赋能""增权"或"授权"。Empowerment 起源于拉丁文 potere，意思是"有能力的""权力"，其前缀"em"表示"引起"或者"提供"。赋权的思想始于受压迫民族或群体意识的觉醒，植根于 20 世纪五六十年代的社会意识形态学领域及 80 年代的自助运动，现已成为西方社会工作领域主导性实践工作模式，被广泛运用于如精神疾病患者、老人、妇女、儿童及同性恋、艾滋病、贫困人口等社会弱势群体。在 20 世纪 90 年代该理念日趋流行，并受到健康教育和促进领域的关注。

在健康教育和促进的文献中，赋权与个体对健康的内在信心、控制感和个人生活决策、独立解决问题的能力等密切相关，包括自主、自尊、自信、自由和安适感。早期的健康赋权认为患者是被动地接受者和被照护者，医护人员是权利的所有者，患者和专业人员有着明显的权利不对等，对患者赋权意味着医护人员权利的缺失，这很容易导致反赋权现象的产生。随着研究的深入，学者们逐渐认识到对一些人的赋权并不意味着另一部分人权利的丧失，被照护者和照护者之间并不是争夺权利的关系，而是共同各尽权利、充分发掘自身资源，使生活更美好。总之，现代的健康赋权理论更加重视自身赋权，健康赋权也逐渐从以医护人员为中心转变为以患者的中心。

WHO 将"赋权"描述为"为改善慢性病的健康结局与生活质量而形成的一种积极的合作关系及患者的自我护理策略"，是健康的先决条件。近年来，Fotoukian 等人把健康赋权定义为患者积极开发和利用知识与能力，培养信心，获得自我发展与满足，提升自我意识感和自我效能感，从而控制疾病、管理生活和促进健康的过程。

（二）健康赋权理论的主要概念

健康赋权对于不同的研究对象有不同的含义，深入理解其在特定主体下的含义对于后期的应用实践具有重要意义。国外对健康赋权理论进行了深入的探讨，且对其在老年特定群体中的内涵有深刻的剖析。

1. 信念和态度

包含改变意识与自我效能。①改变意识即个体认识到改变的必要性，健康赋权是主动的过程，而不是被动地接受，是以患者为中心，只有患者充分意识到只有通过自己改变才能有所提升，赋权才是真正有意义、真正可以实施的。改变意识通常也被表述为改变的信念、提升的意识、自我改变的认知等。②自我效能是指个体对自己实现特定领域行为目标所需能力的信心，这种信心是认知与行为的中介变量，是行为的决定因素，被认为是健康赋权的核心。

2. 知识和能力

健康赋权既包含得到知识和能力的过程，也包含获取知识和能力的结果。赋权要求个体通过各种途径获取知识、培养能力，以便能够主动参与到健康管理当中。知识和能力是信念和行动的桥梁，又反过来促进信念和行动。

3. 行动和表现

是健康赋权的结果，具体表现为①接纳自我：接纳自己的带病状态及退行性变化的趋势；②参与互动：与亲人、朋友、医护人员交流互动；③积极参与疾病管理：解决问题、自我照护；④提升自主性、自我决策感；⑤增强自尊、获取健康行为、改善生活质量等。

4. 支持和资源

健康赋权从宏观上讲是个体对个人资源和社会资源的整合与利用，鼓励个体主动寻求社会支持、充分利用资源。支持包括家人的理解、医护人员的肯定及社会的支持，这种支持可以是主动提供的也可以是被动寻求的。资源包含个人资源、家庭资源及社会资源，其中，个人资源是个人的能力与潜能；家庭资源如亲人、家庭责任；社会资源则包含社交网络的建立及提升社会服务利用率。

（三）健康赋权理论框架

Shearer 在综合了罗杰斯的整体人学说、纽曼的健康系统模式等理论后认为，赋权是人们通过与卫生保健者积极互动所达到的一种使转变自我的能力最优化的健康模式，它有四个基本原则：①赋权是一种内在连续的力量；②赋权强调人和环境的互动；③从生命发展视角来看，赋权是自我不断更新的过程；④作为人健康型态的反应，赋权需要调动内在的健康资源。

1. 健康赋权注重患者的体验和内在力量

由于患者的应对方式和自理行为的优先次序可能与医务人员有所不同，健康专业人员必须尊重患者，承认患者有权把自己的体验视为赋权过程的一部分，并通过理解疾病的深层意义来挖掘患者的内在力量并帮助他们作出明智的选择和提供高质量的护理，从而促进赋权。

2. 健康赋权强调患者的主动参与，反对被动依从

赋权的视角下，患者是疾病管理团队中积极参与者，个体参与及由此而导致的行为和意识的转变是赋权的核心。值得一提的是，赋权强调改变自我，而不仅仅是改变行为和活动，其核心是自我意识和自我决策，所以，在赋权的视野下，患者的依从性这个概念常受到批判和质疑。由患者而不是卫生保健者来对日常活动和疾病管理作出重要的决策，就成为患者赋权的主要指导准则之一，只有当专业人员的教育目的是增加患者评判性思维的能力和作出自主知情的决策时，赋权才会发生。

3. 健康赋权重视人与社会环境和医务人员的互动

赋权不仅强调个体内部创造的自我赋权，也重视来自人际交往过程中的外在赋予。研究表明，成功的健康赋权是患者动用其个人和社会资源来促进健康的参与式过程。即只有当患者内在资源和卫生保健者赋予的外在力量有机结合，才能够有效促进和激发患者的潜能。

4. 健康赋权既是过程，也是结果

作为过程，赋权涉及到互动和权力的转移，是交流、共享知识、价值观和权力的教育过程；作为结果，赋权使人获得自由、解放和能力。所以，赋权的核心是激发内在潜能，改变自我，朝着更高的生活质量迈进。

（四）健康赋权理论的应用

1. 早期进行老年人健康赋权教育

坚定的信念和态度是掌握知识和能力的前提，充实的知识和能力是健康行动和表现的基础。因此，照护者在早期就应该积极进行老年人的健康赋权教育，激发老年人的内在潜力，培养其追寻健康的信念和态度，发现其知识和能力的需求并给予相应的健康教育。这要求护士在担任照顾者的同时要积极承担沟通者、指导者的角色。交流与沟通是护理的必要环节，

互动少则老年人获取的知识和信息少，其被告知、参与决策的机会也少。因此，护士要主动与老人进行交流，及时了解老年人的真实需求。不论老年人是自己作决策，还是倾向于医护人员作决策，只要尊重他们的意愿，就是一种健康赋权。

2. 对照顾者形成健康赋权观念

赋权的教育不仅要针对老年人自身，还要涉及到其照护者。积极建立照护者对老年人健康赋权的观念。在临床实践中，照护者应首先做到尊重老年人、承认他们有自我照护的能力。这要求照护者把患者看作"健全"的人，相信他们能够自我决策，鼓励患者获取健康知识和能力，并对其积极行为给予及时的正向反馈。照护者应明白自己能做的是提供有效方法和资源，营造良好的关系和环境，从而使老年人自我赋权、提升生活，而不是给别人赋予权利。同时，由于老年人自己感知到的健康赋权最能预测其生活质量，因此，照护者应以患者为中心，注重赋权给患者带来的效果和影响，而不是以医护人员的感受为标准。真正站在患者的角度思考问题，理解患者的需求，是对其进行正确护理的前提。另外，在对患者进行护理时，既要重视患者群体的共性，也要意识到个体的差异性，关注每位患者所处的不同境况，如性别、年龄、家庭关系、经济状况、特殊疾病等，综合考虑后进行个性化的整体护理。

3. 深刻认识社会资源对健康赋权的责任和义务

足够的支持和充实的资源才能真正创造良好的赋权环境，老年人及其照护者都要深刻认识社会资源对健康赋权的重要作用。在家庭中，亲人应给予老年人充分的理解和支持，营造一种让老年人可以诉说自己需求和不满的氛围。在医院里，应尽可能创造一种"日常化"环境，不要因为老年人入院而只专注于疾病和医院，仅看到他们的患者身份，而忽略了他们作为一个社会人的其他角色。帮助他们与医护人员、家人、朋友等建立良好的互动，以便更好地寻求支持。在社区中，也应提供各种使老年人建立信心、获取知识的资源，使老年人群一起进行娱乐活动，互相交流鼓励，共同学习进步，方可重获社会责任，拥有社会归属感。

4. 照护者应注重老年人的内在健康

WHO 定义健康不是没有疾病或缺陷，而是身体、精神和社会的完好适应状态。这与国内老年人健康赋权所强调的内在健康相吻合。老年群体的特殊性要求照护者不应把健康与疾病对立开来，而应承认健康与疾病是可以共处的，并启发老年患者适应这种带病生活的状态，这对老年慢性病患者尤为重要。心理积极向上、躯体适应良好，才是老年人长期照护者应该追求的目标。

(五)健康赋权理论的评价

1. 健康赋权理论的优点

(1)理论具有创新性：作为理论能将四个主要概念按一定方式相互联系起来，以创造一个观察特定现象的不同方法。分成三个相互关联的理论描述，为护理实践提出了新的独特的观点，尤其是强调赋权是一种内在连续的力量，强调人和环境的互动，善于发挥研究对象自身的力量。

(2)理论具有逻辑性：健康赋权理论描述了四个主要概念，并用这四个概念说明其理论的四个基本原则，富有逻辑性。目前许多测试其理论的护理研究结果也验证了其理论的逻辑性。

(3)理论的一致性：健康赋权理论与已被验证的理论、法律和原则是一致的。综合了罗杰斯的整体人学说、纽曼的健康系统模式等理论。

2. 健康赋权理论的局限性

健康赋权理论还有一些有待进一步完善之处，例如：尽管健康赋权理论是自我不断更新的过程，但理论并未明确表明更新交替过程变化机制；此外，健康赋权常与某些概念混淆，如心理赋权、结构赋权等，在其理论中不断地被多次应用，需要加以区分。

总之，健康赋权理论很好体现了"以患者为中心"的护理服务模式，强调了与个体对健康的内在信心、控制感和个人生活决策、独立解决问题的能力等密切相关，提升了患者参与决策的意愿和自我效能感，有利于控制疾病、管理生活和促进健康。

四、UCSF 的症状管理理论

(一)UCSF 症状管理理论的来源

症状管理理论(symptom management theory，SMT)从美国加利福尼亚大学圣弗朗西斯科(the University of California San Francisco School，UCSF)症状管理模型(symptom management model，SMM)发展而来，最初由 UCSF 护理学院症状管理教研组成员在 1994 年共同创建，并于 2001 年和 2008 年进行了两次更新，且在 2008 年正式更名为 SMT。SMT 是一个中域理论和过程导向理论，描述了症状管理是一个多维的过程。

(二)症状管理理论的主要概念

症状是指患者主观感觉的一些异常或病理改变，例如乏力、头痛、恶心等。症状反映出机体功能的改变，同时也是大多数患者最初就医的原因，它可以判断患者的机体功能，治疗缺陷及后续治疗效果。SMT 指出，有效的症状管理必须包括 3 个最基本的组成部分，即症状体验(symptom experience)、症状管理策略(symptom management strategies)和管理效果(outcomes)。

(三)症状管理理论的理论框架

1. 症状体验

症状是一种主观感受，反映了个体生理功能、感知或认知的变化。SMT 中的症状可以是单一症状或症状群。症状体验包括 3 个维度的概念，即症状感知(perception)、症状评价(evaluation)和症状反应(response)。①症状感知：指患者对症状的认知，即是否注意到感觉和行为上与正常情况的不同。如是否感觉疼痛、是否有恶心的感觉等。②症状评价：指患者评判症状发生的原因、部位、严重度、频率等特性，对其危险度和是否可处理的判断，及评价症状对情绪、对生活的影响。③症状反应：指由症状引起患者生理、心理、社会与文化、行为的反应，常导致机体对症状感知的增强。这三个维度相互关联、相互影响，可重复进行也可同时发生。了解症状体验中 3 个维度的关系是进行有效的症状管理的基础。

2. 症状管理策略

指通过生物医学专业管理及自我照护策略来阻挡或延缓消极健康状态的出现。症状管理策略可针对症状体验中的一个或多个开展，来达到管理效果评价中的一个或多个结局。该维度的细致描述为制定、发展和实施干预措施提供了框架，即每个良好的症状管理策略都需要清晰地呈现这一干预策略的本质是什么(what)，实施对象是谁(who)。如何实施、通过何种途径实施(how)，必须实施多少干预策略(how much)，实施的场所(where)，什么时候开始实施(when)及说明为什么这是必需的(why)。症状管理策略的描述可引导医护人员选择合适的干预策略，从而延迟或预防某些症状的出现，或将程度较重的症状最小化。

3. 症状管理效果

即症状改善引起的患者结局指标的改变。SMT 指出了与症状改变相关的 7 个结局指标，即功能状态、情绪状态、自我照护、医疗花费、生活质量、发病率和并发症、死亡率。

Miaskowski 等人提出，在实际应用中，为避免评估各结局指标对患儿及其家庭造成的负担，需要对结局指标的数量进行限制，只需选择与研究密切相关的 1 个或几个指标。

4.核心概念之间的相关性

图 10-16 中双向箭头形象地描述了三个核心概念间是相互关联、相互影响的。管理效果取决于症状管理策略和患者的症状体验，同时管理效果也会影响患者的症状体验和症状管理策略的制定。

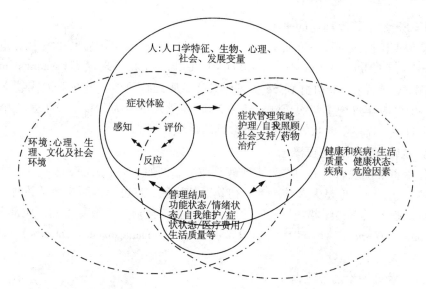

图 10-16 中文版 UCSF 症状管理理论的理论框架

（四）症状管理理论的基本假说

（1）所有的症状都需要管理。

（2）症状管理对象可为个体、群组、家庭或环境。

（3）症状评估应基于患者的亲身体验与亲自陈述，患者的自我报告才是金标准。

（4）若症状管理对象为婴儿、脑卒中患者等不能自我表达的患者，可由其照护者代为陈述。

（5）个体若有出现某症状的危险，则干预策略可提前实施。

（6）症状管理是一个动态的过程，可随着个体结局的变化和护理学三个基本概念的影响而变化。

（五）症状管理理论与护理学核心概念的关系

SMT 修订者 Dodd 等人在症状管理程序中纳入了护理学的基本概念：人、环境、健康/疾病。其中，①人是影响个体对症状体验的感知和反应的固有变量，包括人口学特征、生理、心理、社会和生长发展的变量；②健康和疾病是包含三个个体特有的健康或疾病状态的变量，即危险因子、健康状态、疾病和创伤；③环境是症状发生的物理、文化和社会环境，物理变量包括家庭、工作或医院环境，社会变量包括人际关系或社会支持资源，文化变量包括价值观、信念等与种族、信仰等有关的部分。人、环境和健康/疾病会对症状体验、症状管理策略及管理效果产生直接或间接的影响。

(六)症状管理理论的应用

1. 在护理实践中

使用 SMT 的文献较少。Jablonski 等人将此模式应用于临终护理,以此扩大对临终患者的需求和阻碍因素的理解。Ahlberg 等人使用 SMT 来说明癌性相关疲乏应对的框架。Maag 等人将 SMT 与其他理论相结合,形成了临床护理领导者教育计划的概念框架,包括确保临床护理领导者能够有效地评估患者的症状,并制定和实施有效的管理策略,从而达到最佳效果。Johnson 等人提出,症状评估也可以通过与电子病历记录系统无缝对接,建立计算机记录系统。2008 年 6 月,UCSF 建立了一家哮喘诊所,通过优化哮喘控制,提供专家咨询和护理,并预防哮喘恶化,为患有持续性哮喘的成年人提供基于证据的护理和自我管理培训。

2. 在护理科研中

SMT 为理解影响症状感受的因素及影响症状管理的相关因素提供了概念框架。同时,也可帮助我们认识到症状管理中存在的不足和障碍因素。在以往的研究中,Dodd 等人选择 SMT 中的症状体验和结果两个维度来了解疲乏、疼痛和睡眠不足组成的症状群对功能状态的影响,得出医护人员需要意识到症状群及其对患者功能状态的协同效应。Kanungpaim 等人将 SMT 作为研究框架用于干预精神分裂症患者的幻听症状,通过使患者了解幻听症状、学习和练习各种分散注意力的技能来管理该症状,取得了良好的效果。Cleve 等人使用 SMT 进行白血病患儿癌痛的纵向研究,并指出 SMT 可指导描述性研究,实验性研究和质性研究。Jablonski 等人通过应用 SMT 认识到临终护理症状管理存在的障碍和不足,探讨最影响症状控制的因素。

此外,多个研究也指出 SMT 是研究癌症患儿及其家庭有用的框架。Linder 分析和评价了该理论在儿科肿瘤及其他慢性病护理中的适用性,并得出 SMT 具有引导护理研究和实践来改善癌症患儿症状的潜能。

(七)症状管理理论的评价

1. 症状管理理论的优点

症状管理理论具有以下 6 大优点。①清晰度:SMT 对各个概念定义是清楚的,且结合理论模型图,将理论的核心概念、影响因素以及各概念间的关系简洁、生动、直观地呈现。②一致性:SMT 在概念界定、核心内容关系描述及在临床实践验证中,各个概念内容始终能保持一致。③精确度:SMT 对症状体验的各个维度、症状管理策略的组成、管理结局的评价指标,及症状管理可能的影响因素均作了详尽、全面的描述。④逻辑性:该理论的发展符合一般逻辑思路,理论的三大组成部分间的关系是可以推理的,理论的发展与前提假设的关系是一致的。⑤真实性:SMT 完全基于临床症状管理的实际情况,对管理过程进行生动、系统、全面的诠释。⑥应用性:SMT 相对简单,易测量,其主要焦点是三大组成部分间的关系,相对容易理解,可以用来指导和改进实践。

2. 症状管理理论的局限性

虽然症状群的概念已引入该模型,但对症状群中多个症状间的关系并未完全清晰地作出说明。另外,在该理论指导下,对症状群进行干预仍具有挑战性。

五、科尔卡巴的舒适理论

(一)科尔卡巴的简介

凯瑟琳·科尔卡巴(Katharine Kolcaba),1944 年出生于美国俄亥俄州克里弗兰市,1965

年获得美国圣路加医院护理学院的护理文凭，1987 年从弗朗西斯佩恩博尔顿护理学院毕业获得护理硕士学位，1997 年获凯斯西储大学的护理博士学位，并获得权威临床护理专家的称号。目前任阿克伦大学护理学院的副教授，从事老年护理的教学。科尔卡巴致力于老年医学、临终护理、护理干预、舒适、护理理论等领域的研究，发表了许多研究论文和专著，多次获得各种奖励和表彰。

（二）科尔卡巴舒适理论的来源

20 世纪 80 年代，科尔卡巴在攻读护理硕士学位时开始了对舒适理论的探索。该理论研究是基于许多护理理论家的早期研究成果，包括南丁格尔（Nightingale）的环境舒适理论、奥兰多（Orlando）的互动程序理论、罗伊（Roy）的适应模式理论、默里（Murray）的心理需求理论等。

为了阐明舒适这一术语在护理实践、理论和科研中的应用，科尔卡巴于 1991 年对"舒适"概念的各种解释进行了分析，并于同年将包含患者各个舒适方面的内容制成了一个包含 12 个元素，3×4 格的二维分类结构图表。其中一维为舒适的三种类型，二维为舒适的四个方面。这个分类结构图表为护士对患者进行舒适的评估、护理措施的制定提供了一个强有力的指导。尽管舒适的分类结构被分析，而且作为一个整体的结果被实施，但它一直未被概念化。因此，1994 年，科尔卡巴正式提出了舒适的概念，同时提出了"舒适理论"（theory of comfort），理论认为舒适护理应作为整体护理艺术的过程和追求的结果。在 2000 年，舒适理论被分析且被完全地检验。经过多年的理论完善，2001 年，科尔卡巴对她的舒适理论进行了一个完整的中位理论的论证。并于 2003 年，将她的思想和舒适理论发展的历程，自由地表达于她的著作《舒适理论与实践：整体健康护理和研究的展望》一书中。

（三）科尔卡巴舒适理论的主要概念和假说

1. 舒适

舒适指个体身心处于轻松自在、满意、无焦虑、无疼痛的健康、安宁状态时的一种自我感觉。

2. 舒适的类型

舒适包括三种类型：①无痛苦（relief）：指特定的需求被满足或部分满足，不适减轻或消除的状态，例如你被玻璃扎到手，玻璃被取出，伤口被包扎后即是一个不适被减轻的状态；②轻松（ease）：指一种平静、满足的状态，例如洗澡后感到很舒服即是一种满足的状态；③超越（transcendence）：指个体能力增强的一种状态，是一个人解决问题、消除疼痛能力的上升。

3. 舒适的内容

舒适的内容包括四个方面：①生理舒适：指个体身体上的舒适感觉；②心理、精神舒适：指个体内在的自我意识的舒适，包括尊重、自尊、性、生命价值、追求等；③社会、文化舒适：包括人际间的关系、家庭与社会关系、同时也包括经济状况、信息沟通等方面的舒适；④环境舒适：包括光线、声音、气氛、颜色、温湿度等方面的舒适。从整体的观点来看，这四方面相互联系、互为因果，如果某一方面出现问题，个体即会感到不舒适。最高水平的舒适表现为，情绪稳定、心情舒畅、精力充沛、感到安全和完全放松。

4. 影响舒适的因素

影响舒适的因素又称为舒适变量，指促进或降低舒适的因素，分为正性因素、中间因素和负性因素。正性因素指能提高舒适的因素，如家人的关心鼓励、软硬适中的床等。中间因素指年龄、性别、文化程度等。负性因素指会降低舒适的因素，如疼痛、饥饿、焦虑、孤独和寒冷等。

5.舒适的护理措施

舒适的护理措施指医务人员为促进患者舒适所进行的活动。它分为四类：①促进生理舒适的护理措施：例如维持患者内环境稳态、控制疼痛；②促进精神心理舒适的护理措施：例如通过治疗性触摸、引导想象等帮助患者缓解焦虑、树立信心；③促进社会文化舒适的护理措施：例如信息支持、同伴教育、关切的语言、鼓励的话语；④促进环境舒适的护理措施：例如控制声音光线、绿化环境等。

6.追求健康行为

人们为了强健体魄和维持身心健康而进行的各种活动，分为内在行为(如伤口自愈、免疫功能)和外在行为(如戒烟、锻炼身体)。

7.舒适需求的等级

舒适需求包括三个等级：①处于舒适状态的需求：这是患者最理想的一种状态，能够达到轻松自在、平静、满足是最理想的目标；②去除不舒适寻求舒适的需求：这些不舒适包括严重疾病、慢性疼痛、瘙痒、恶心呕吐等；③接受教育、寻求动力和鼓励的需求：这些需求一般存在于处于疾病恢复期，打算恢复正常生活的患者之中。

(四)科尔卡巴舒适理论的概念框架

首先，护士要确定患者未被现有的支持系统满足的舒适需求，然后要制定整体干预措施来满足这些需求。护士制定干预措施时要考虑干预变量，这些变量通常是护理措施能够影响范围之外的，包括贫穷、孤独、绝症等。这些干预措施能够产生即刻的结果如改善功能状态、增加能量、增强情绪等(增强的舒适)，或直接的结果——健康寻求行为(Health Seeking Behaviors，HSBs)。健康寻求行为与舒适之间存在着相互关系。因为健康寻求行为能够增强舒适，而一旦舒适被增强，患者又会加强对健康寻求行为的进行。健康寻求行为包括内在的行为、外在的行为和有尊严的或平静的死亡。最后，干预的效果即舒适的状态是能够被患者感知的(图10-17)。

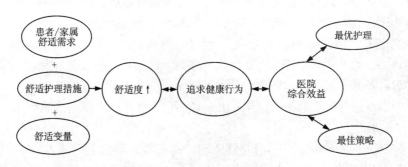

图 10 - 17　Kolcaba 舒适理论模型

(五)科尔卡巴舒适理论在护理领域中的应用

1.在临床实践中

在舒适理论的指导下，科尔卡巴将舒适性护理技术应用、渗透于护理行为中，以研究舒适性干预措施对人的舒适性的影响。这些护理技术包括肌肉放松法、引导想象法和治疗性触摸。科尔卡巴对接受放射治疗的早期乳腺癌患者及对伴有抑郁、焦虑、压力情绪的抑郁症患者实施引导想象的方法用以减轻其痛苦、缓解其焦虑，取得了满意的效果。在触摸治疗中，以手部按摩是最简单的一种护理干预方法，以至于它被纳入到护理常规之中。科尔卡巴将手部按摩应用于养老院居民及临终的患者，使他们感受到一种传递的关怀和特别的关注，舒适度被提高，痛苦得以减轻，同时也促进了他们与照顾者之间的感情交流。

舒适理论被认定为增强实践环境的一个统一的框架，科尔卡巴将舒适理论广泛地应用于临床实践，为患者提供舒适护理。舒适护理被称为护理的艺术、是一种整体的、人本主义的、具有创造性、有效的护理模式。目前，舒适护理已被应用于儿科、临终关怀、老年急症、围麻醉期患者、癌症患者、妇产科患者、抑郁症患者的护理等临床实践中，并取得良好的效果。

2. 在护理科研中

主要集中于测评工具及护理干预的研究。

(1)测评工具方面：1992 年，科尔卡巴根据舒适的分类结构编制了简化舒适状况量表(general comfort questionnaire，GCQ)，用以评估患者的整体舒适。该量表采用李克特评分模式，分数越高说明患者越舒适，该量表经国内 5 位专家进行了信效度的测试研究，其结果内容效度为 0.86，Cronbach's alpha 值为 0.92，具有很好的信度和效度。其著名的研究成果还有根据舒适理论研发的量表，例如，End – of – life(临终)舒适问卷，该问卷的 Cronbach's alpha 值为 0.98，重测信度为 0.64，适用于评估临终患者及其照顾者和创伤患者的舒适。Freitas KS 等人研发了 ICU 患者亲属舒适量表(the Comfort scale for family members of people in a critical state of health，ECONF)，该量表 Cronbach's alpha 值(0.923)、效度和重测信度均表明该量表是评估处于临界健康状态个体的家庭成员的舒适程度的有效工具。Kolcaba K 指出，今后舒适理论在护理领域的实践研究方向之一，即如何加强临终患者和创伤患者的舒适。

目前在国内，该量表通过文化调试后主要应用于外科患者术后舒适状况的研究，包括普外科术后、胸外科术后、肾移植术后排斥反应及术后检查患者等方面。2013 年，王薇与程芳等根据舒适理论研发的量表研发了针对头颈部肿瘤患者放射治疗期间舒适水平及舒适干预效果的测量工具。该量表的 Cronbach's alpha 值 0.851，折半系数为 0.914，不同放疗阶段患者舒适水平差异具有统计学意义，证实该量表具有较好的区分效度，信效度良好。

(2)护理干预方案：美国麻醉护士协会以舒适理论为框架形成了"术中麻醉舒适量表"、疼痛委员会制定了"疼痛及临床舒适指南"，此指南是所有临床护士的教学资源，包括了疼痛和不舒适的评估。另外，整合了舒适要素的"临床实践指导"也被发展和修订，以使护士能够持续地满足患者及其家属的舒适需求。英国某医院麻醉监护病房的护士在进行术后患者的体温测量研究中以舒适理论作为概念框架；研究者还建议将舒适干预的措施应用于精神错乱的患者。

全人整体观(whole person holism)是舒适理论的核心。科尔卡巴认为"人"是一个具有生物、心理、社会文化属性的统一体。舒适是这一统一体整体反应的结果。科尔卡巴把为患者提供舒适的效果贯穿、融合于整体护理中，包括：从评估患者生理、心理、社会文化、环境四方面的舒适需求到制定干预措施，再到患者舒适的增强，最后到患者进行健康行为的寻求。舒适理论对整体护理程序起到了指导作用，顺应了整体护理的发展，补充、完善了整体护理的内涵。科尔卡巴将舒适理论应用到各种人群，包括个人、家庭及社区。她还强调除了要增强患者及家属的舒适外，更要增强的是护士的舒适。一旦护士的舒适被增强，护士是更满足的、更能服从于医院机构，能够更有效地工作，这无形当中增强了患者的护理效果。

(六)科尔卡巴舒适理论的评价

患者的舒适是治疗性护理实践的目标，是一种初级的护理功能。舒适护理理论及模式顺应了这一要求。通过舒适护理，患者不仅获得了治疗的需要，而且最大程度地满足了他们的舒适需求；对护理而言，舒适护理既拓展了护理专业的实践范围，完善了整体护理的内涵，同时也培养了更专业的护理人才，体现出护士的专业价值，揭示护理专业在健康事业中的不可替代性。因此，拓展舒适护理研究，为患者提供最为优质的护理具有重要的发展意义，也是我们今后努力的方向。

六、故事理论

（一）史密斯的简介

玛丽·史密斯（Mary Jane Smith）于 1963 年在匹兹堡大学取得护理学学士学位，1965 年在该校获得护理学硕士学位，1974 年在纽约大学获得社区心理健康及护理的博士学位。之后分别任教于匹茨堡大学、杜肯大学、康奈尔大学、俄亥俄州立大学护理学院。1981 年至今任教于西弗吉尼亚大学（West Virginia University），目前担任护理学教授。她主讲"护理理论"30 多年，该网络课程深受全美护理硕士研究生的欢迎。

帕特里夏·利尔（Patricia R Liehr）于 1969 年取得护理证书，1976 年在维拉玛丽亚学院获得护理学本科学位，1979 年在杜肯大学取得护理学硕士学位，1987 年在马里兰大学获得护理学博士学位，之后在宾夕法尼亚大学完成了博士后教育。利尔先后在医院、社区从事护理工作多年，但多数时间从事护理教育，目前为佛罗里达大西洋大学（Florida Atlantic University）护理学教授。

史密斯和利尔于 2003 年把"故事理论"编入了合著的《中域护理理论》（Middle Range Theory for Nursing），并于 2008 年、2014 年分别出版了第 2 版和第 3 版。

（二）故事理论的来源

故事是人类体验的基础。在本理论中，"故事"（story）被定义为，联系情景中的自我，通过有目的地对话，叙述所发生的事情，以创造舒适。在护理实践或研究中，护患之间有目的地对话是核心环节，在对话中护士收集患者关于健康状况的故事。史密斯于 1974 年在博士论文中研究"舒适"（rest）；利尔于 1992 年在博士论文中检验了讨论日常生活和聆听故事对血压的影响。早期的这些工作促进了两人的合作。多年之后，在一次护理学术会议上，她们组织讨论故事对于健康促进和成长的重要性。此后，故事作为一种背景指导实践和研究的作用变得更加清晰。这促使她们考虑发展一个理论，开始反思与患者和研究参与者互动的经历，出现了全神贯注地与有问题的人分享故事的形象。1996 年她们合作创立这一理论，1999 年初次发表时称为"积极拥抱故事"（attentively embracing story）的理论。2003—2006 年修订为"故事理论"。

（三）故事理论的主要概念和假说

1. 主要概念

故事理论包括 3 个主要概念：有目的的对话（intentional dialogue）、联系情景中的自我（connecting with self – relation）和创造舒适（creating ease）。

（1）有目的的对话：指有目的地收集患者复杂的健康挑战（complicating health challenge），包括现场陪伴（true presence）和探究问题（querying emergence）。①现场陪伴是面对面的互动过程，促进护士与患者之间的深度交流；②探究问题指护患双方通过沟通，澄清和发现患者健康问题的过程；③有目的的对话是护患互动的开始，护士通过了解患者独特的生活经历，达到全面了解其疼痛、困惑、快乐、期望、人际关系及其改变的体验等。

有目的的对话通过回忆对故事讲述者最重要的东西来激发其活着的体验。在故事的整个流程中，护士应认真聆听患者叙述患病过程并重点记录对回忆此时此刻过去的人有真正意义的东西，从中捕捉到困扰患者的问题。而患者经过回忆患病过程的细节，可促进自我接纳，发现生命的意义和信念。在给予他人充分关注时，护士应向发言者表示"他的贡献值得倾听，作为一个人，他受到足够的尊重，能够得到另一个人全神贯注的关注"。

(2)联系情景中的自我：指故事情节中的人物和自我意识，看清自己，而不是把自己搁置或隔离起来；要看清自己在互动过程中的存在和成长。联系情景中的自我包括个人史(personal history)回顾和反思意识(reflective awareness)。个人史回顾指回顾自己从哪里来、现在在何处及将来到哪去的一种叙事过程。患者通过讲故事，对个人的生活经历进行反思，不断地审视自己，并发现个人从未意识到的价值观和信念。反思意识是指护士站在患者的立场，积极倾听患者的经历、思想和感情及自我审视的过程。

(3)创造舒适：当把所有的健康故事情节整合起来，进入到解决问题的阶段时，患者会感到特别放松和舒适，这个过程就是创造舒适。创造舒适包括回忆故事情节(remembering disjointed story moments)和梳理整合故事(flow in the midst of anchoring)。患者通过回忆把各个故事情节整合在一起，由此构建了一个流畅的完整的故事，此刻就进入了解决健康问题的阶段，并能体验到放松和舒适。

2. 理论假说

故事理论主要有3个假设：①人与外界有多层面的相互联系，并不断改变；②人生活在扩展了的当下，面对过去、现在和未来的各种事情而做出改变；③在创造性地挖掘人们潜能的过程中，人们有意义的体验可以引起他人共鸣并产生重要意义。

3. 理论框架

这个理论提出了收集一个故事的一般过程，指导护士做研究与练习。收集一个故事就是进行有意的对话，并邀请通过发展的情节和运动来讲述一个复杂的健康挑战的故事来解决健康挑战。故事理论概念之间的关系如图10-18所示。该图展示了故事理论用于指导临床实践的3个阶段：复杂健康挑战(complicating health challenge)；发展故事情节(developing story-plot)；和走向解决(movement toward resolving)。

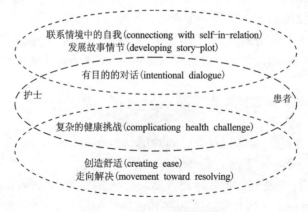

图10-18 故事理论模型

（1）复杂的健康挑战：健康挑战指由于环境、生物、生活规律改变等因素导致的任何不安或困境，可以是与疾病相关的健康问题，如疾病诊断等。在临床实践中，护士无论面对患者的哪一种健康问题，都可以从询问"你患病后最在意的问题是什么？"开始。患者关注的焦点就是影响其健康的主要问题，由此入手，开始收集患者的健康故事。

（2）发展故事情节：故事情节是故事理论的关键要素。故事情节有高潮，也有低谷。高潮是指事件发展顺利的时间段；低谷是指事件发展相对不顺的时间段；而转折点着重于对复杂健康问题的描述，是故事发展过程中的关键点。故事情节和转折点始终贯穿于整个健康故事。

（3）走向解决：当故事主体全身心投入讲故事时能体验到一种成就感、满足感。在护理实践中，当患者沉浸于讲故事的过程，进入解决健康问题的阶段，会感到特别放松，且充满活力。此时，患者会投入更多的时间和精力去战胜病魔，最终达到舒适的状态。

（四）故事理论在护理领域中的应用

1. 在护理研究中

故事理论常被用于指导以故事为中心的护理干预，并用定量和定性的方法来指导故事分析。无论故事理论在研究设计中的位置如何，健康故事都是为了学术探究，需要一个基于研究问题的分析策略，问题的措辞是分析方法的指导，因此，对于每一个例子，研究问题都将被明确化。

（1）定量分析故事数据：故事词定量指标的关联可能会引起分析策略与范式和理论基础之间的契合性问题。捕捉故事进展的定量分析提供了一致性，将单词的使用与健康结果指标相结合的关系分析也提供了一致性，可以扩大对健康挑战的理解。

2008年，海恩研究了63名正在进行血液透析的人，并用定量方法分析了故事数据，其中的一个研究问题是："生活方式改变故事中的用词与正在进行血液透析的老年人的认知功能之间有什么关系？"她在分析中考虑了字数、生僻的词汇、每句话和认知过程词。在此研究中，故事路径被用来收集生活方式改变带来的挑战的故事，其中包括采用相关软件对语言运用进行分析。当一个关于健康挑战的故事中的用词被量化的时候，量化并不是为了代表故事的长度，而是代表着一个随着时间的推移故事单词（例如，消极情感词；积极情感词；认知过程词；语言元）质量的数字编年史，或者是一个了解故事–健康结果联系的机会。

（2）定性分析故事数据：故事是定性研究的实质，在故事理论的指导下，传统的分析方法可以用来分析收集到的故事。故事路径法是一种有效的收集故事的方法。2008年Hain等采用故事路径法收集了63例血液透析患者生活方式改变的健康故事。2007年，Liehr等人以故事理论为基础建立了故事探究研究法，2011年修订，共包括5个步骤：①收集关于复杂健康挑战的故事；②开始描述复杂的健康问题；③描述故事发展的情节；④识别并解决健康问题；⑤整合结果，发表研究。2009年，Takahashi采用故事探究研究法收集了珍珠港和广岛事件中幸存者的健康故事。

2. 在护理实践中

利尔等人在故事理论的基础上提出了以故事为中心的照护。2006年，Liehr等人在一项随机对照试验中探讨了以故事为中心的照护（story–centered care）对原发性高血压病患者血压、锻炼和营养咨询的影响，发现以故事为中心的照护可以降低患者的收缩压、增强其结构化锻炼和营养咨询的效果。此外，Liehr和Smith以故事理论为基础开展了平静、生活负担、酒驾、转变愿景和通过行为信息表达不满等方面的研究。

3. 在护理教育中

故事理论也用于指导教学设计。例如,2010 年,Carpenter 在美国荣誉学院(The University of Honors College)护理研究生教育中以故事理论为指导进行教学改革。

(五)故事理论的评价

故事理论从 1999 年提出以来,经历了 15 年的发展,在美国、日本等国家得到了一定的传播。10 多年来,以创立者为首的护理学者分别在护理实践、教育和研究领域验证并发展了该理论,取得了显著的成果。特别是归纳出了故事路径方法和故事探究的研究方法,对于指导护理实践和护理研究具有重要意义。该理论理解起来虽然有一定的难度,但是结构清晰,概念明确,具有较好的实用性和学术价值。该理论对于指导我国开展整体护理和优质护理具有重要指导意义,建议今后以故事理论为指导,在我国开展相关护理实践或研究。

(黄菲菲　黄海珊　吕萌萌　李娟)

思考题

1. 患者,男,38 岁,因脑出血入院,入院期间,其语言功能丧失,肢体运动功能下降,不能下床活动,但可以自己洗脸,刷牙,吃饭。请问面对该患者,护理人员应该如何使用 Orem 的自理理论结合护理程序对其进行护理。

2. 患者,女,42 岁,外出务工人员,因诊断为宫颈癌 3 个月前入院行广泛性子宫切除术及盆腔淋巴结清扫术,现入院接受化疗。该患者已婚,入院前和丈夫及 14 岁女儿住在农村郊区。目前主要照顾者为其丈夫与女儿。请根据纽曼的系统模式对患者进行护理。

3. 患者,女,49 岁,家庭妇女,因子宫肌瘤导致经血过多于医院接受超声消融治疗,目前为术后第 4 天,患者主诉腹部及腰骶部疼痛,四肢无力及口渴烦躁。请根据 Kolcaba K 的舒适理论对患者实施护理。

第十一章　与护理学实践相关的理论

学习目标

识记

1. 正确叙述需要的概念、分类和特征。

2. 简述马斯洛的人类需要层次论、卡什的人类需要层次论等需要相关理论或学说的基本观点。

3. 简述健康信念理论、保护动机理论、合理行动/计划行为理论的基本观点。

4. 简述成长发展过程、规律，弗洛伊德性心理发展阶段，爱瑞克森的心理社会发展阶段，皮亚杰认知发展过程阶段。

5. 简述应激相关概念，Hans Selye 的应激学说的一般适应综合征，拉扎勒斯的应激 CPT 理论模型。

6. 简述情绪调节理论的类型及基本观点。

7. 简述希望、自我效能感、心理弹性、创伤后成长、益处发现的定义。

理解

1. 应用系统论观点阐述护理程序的结构与功能。

2. 理解马斯洛的人类需要层次论及传播理论在护理实践中的应用。

3. 举例说明健康信念理论、保护动机理论、合理行动/计划行为理论在健康教育活动中的指导作用和局限性。

4. 不同成长发展阶段的特点。

5. 应激过程及影响因素。

6. 跨理论模型各个阶段的内涵。

7. 正念的内涵及常用干预疗法。

8. Snyder 希望模型，自我效能感理论。

9. 提升希望、自我效能感的常用方法。

10. 心理弹性、创伤后成长、益处发现的概念模型。

运用

1. 结合临床实例，依据人类基本需要层次论，分析患者的需要。

2. 针对不同的对象和场所，说明选择和运用不同健康行为改变理论的理由和依据。

3. 根据不同发展阶段特点对患者恰当护理。

4. 运用应激理论识别患者的应激源并给予针对性护理，提高护士职业心理卫生。

5. 根据不同种类患者评价选用合适的正念干预疗法。

6. 运用积极心理学的概念模型/理论形成心理护理方案。

理论是实践的总结与升华，反过来又能指导实践，并促进实践的发展。与护理学实践息息相关的一些理论如系统论、需要论、应激与适应理论、认知与积极心理学理论等，不但推动了护理专业理论的产生，促进了临床护理实践的发展，还加强了护理学与其他学科的横向联系，使护理学能与其他学科紧密结合，拓展专业知识与技能领域，从而进一步推动了护理学科的发展。

第一节　系统论

一、概述

（一）系统思想与系统论的产生

系统存在于世间万物，系统思想的产生与发展过程贯穿于人类改造客观世界的过程。在古代"系统"一词往往与秩序、整体、组织、相互联系等概念一起出现，古希腊时代古代原子论创始人德谟克利特所著的《世界大系统》最早采用"系统"阐述世界；亚里士多德的整体论、目的论也体现了丰富的系统思想。康德把知识看成为相互联系、有一定秩序、层次以及一定要素组成的统一整体，强调整体高于部分，各部分只有与其整体相联系的情况下才存在；黑格尔用概念的系统发展反映出客观世界现实系统的发展过程，认为系统是一个"过程的集合体"，真理只有作为系统才是现实的。马克思与恩格斯强调宇宙是一个体系，是由各种物体相互联系组成的整体，他们认为不仅宇宙中的一切事物、现象和过程是相互联系和相互作用的，而且每一事物内部诸要素间、每一事物发展过程的诸环节间也是相互联系、相互制约的，不存在孤立的事物或现象，并用系统思想、系统方法分析自然界和人类社会发展过程中的事物及其系统性。而古代中国的《易经》《洪范》中的阴阳、五行学说，战国时代修建的都江堰水利工程，秦汉时期《黄帝内经》中"天人相应""整体恒动"的医疗原则等等，也无一不体现着良好的系统思想在实践中的应用。

把系统思想作为一门科学，使系统思想成为一门知识学科，是一般系统论的创始人美籍奥地利理论生物学家路德维希·贝塔朗菲（Ludwig von Bertalanffy，1901—1972）。他最早于20世纪20年代提出系统论的观点，1934年提出用数学和模型来研究生物学的方法和机体系统论，1937年他又进一步提出和发展了一般系统论（general systems theory），1968年发表了一般系统论的经典著作《一般系统论的基础、发展与应用》。20世纪60年代后，一般系统论得到广泛应用，其理论与方法渗透到有关自然、社会和医学等许多学科领域，日益发挥重大而深远的影响。

（二）一般系统论

一般系统论认为世界上的所有事物都是以系统的方式存在着，其基本思想是把每一个过程和对象都看成一个系统，而这一系统与它的环境构成了一个统一体，着重于从系统的整体与组成系统的要素、要素与要素以及系统与环境之间的相互作用和相互联系进行分析，揭示对象的系统规律，并得到对问题的最终解决办法。

1. 系统的概念

系统是由若干要素相互联系，相互作用，组成具有特定结构及功能的整体。系统广泛存在于自然界、人类社会和人类思维中。

2. 系统的特点

虽然系统各有不同，但都具有以下共同特点。

(1)层次性：要素是构成系统的基本单位，而系统自身又是组成更大系统的要素之一。这就体现了系统的不同层次。例如，人是一个复杂的系统，由呼吸、循环、消化、神经等多种要素组成，同时人又是家庭、社区及社会等更大系统的组成要素。

(2)整体性：是系统的首要特点，是运用系统方法研究和解决问题的出发点和根本依据。要素是构成系统的基本单位，而系统中的每一要素都具有独特的结构和功能，但系统的功能并不是各要素功能的简单罗列和相加。各要素必须在一定条件下相互作用、相互融合才能构成系统整体，具有整体行为能力，并且系统整体的功能大于各要素功能之和，且具有孤立要素所不具备的新功能。例如，泌尿系统由肾、输尿管、膀胱、尿道四个子系统组成；肾生成尿液，经输尿管流入膀胱，膀胱储存尿液达到一定容量后经尿道排出体外；各子系统有其独特的结构和功能，这些子系统集合起来构成泌尿系统后，泌尿系统就具备各子系统所不具备的整体功能，即排泄废物的功能。

(3)相关性：系统与要素及各要素之间相互影响，任何要素的变化都会影响其他要素甚至整个系统。例如，当一个人神经系统发生病变，可能会导致消化系统、呼吸系统、循环系统的功能紊乱。

(4)动态性：任何系统都处在运动变化之中，系统的要素、结构、功能、内部联系及外在环境都在变化之中，系统与环境间进行着不断的物质、能量、信息的交换；系统持续不断地与它所处的环境包括其他系统相互作用，以维持内环境稳定，适应环境，维持生存和发展。

3. 系统的分类

(1)根据组成系统的要素性质：分为自然系统和人造系统。自然系统是自然形成、客观存在的系统，如人体系统、生态系统等。人造系统是为达到某种目的而组建的系统，如计算机系统、护理管理系统等。现实中许多系统属于自然系统与人造系统相结合的复合系统，如卫生系统、教育系统等。

(2)根据系统的运动状态：分为动态系统和静态系统。动态系统指系统的状态随着时间的变化而变化，如生态系统、文化教育系统。静态系统指系统的状态不随时间的变化而变化，具有相对的稳定性，如建筑群、群山。静态系统只是动态系统的一种暂时的极限状态，绝对静止不变的系统是不存在的。

(3)根据系统与环境的关系：分为闭合系统和开放系统。闭合系统(close system)是指与周围环境没有任何物质、能量和信息的交换。闭合系统是相对的、暂时的，绝对的闭合系统在现实生活中是不存在的。

开放系统(open system)是指通过输入、输出和反馈与周围环境不断进行物质、能量和信息的交换。输入是指物质、信息或能量由环境进入系统的过程，例如人摄入食物、吸入氧气、获取新信息等。反之，物质、能量和信息由系统进入环境的过程称为输出，例如人体排泄、呼出的二氧化碳、发出信息等。而系统的输出又反过来影响系统的再输入，称为反馈。开放系统具有自我调控的能力，反馈即是对开放系统与环境间相互作用进行控制的过程。因此，开放系统的活动是按维持稳定和平衡的目标进行的，系统的输出部分与预期目标作比较后，能够反馈给输入，从而影响和修正以后的输出结果，对系统进行调节(图11-1)。

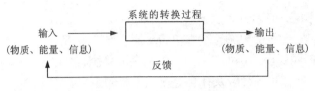

图 11 - 1　开放系统示意图

二、系统科学一般方法

人们运用系统科学的理论和观点去观察、分析事物的方法即系统科学方法,诸如系统分析方法、系统决策方法、信息方法、控制方法、反馈方法、黑箱方法等。下面将介绍三种常用的方法:

(一)系统论方法

系统分析方法是为了确定系统整体的组成、结构、功能、效用,对系统要素、过程及其相互关系进行考察的方法。运用这种方法的步骤主要包括提出问题、确立目标、收集资料、建立模型、系统优化和决策、系统评价等。

1. 系统论方法的实施步骤

(1)提出问题:提出要解决的问题,并通过调查研究弄清待解决问题的历史、现状和发展趋势。

(2)规定边界:把问题作为一个系统,规定系统的边界范围,将其从环境中暂时分离出来确立该系统的组成要素;初步了解系统与要素、要素与要素、系统与环境之间的相互联系。

(3)确立目标:根据摆明的问题和确定的系统,确定好系统研究所要达到的目标,包括技术指标、经济效益、社会目的、环境效益等,为系统内外因素的调节提供指标要素。

(4)收集资料和数据:系统目标确立后,就要收集与系统有关的一切资料,系统的历史和现状,要素与要素之间的相互关系,系统和要素在各个过程各个阶段上的变化。

(5)建立系统模型,设计各种方案:依据所收集的资料和数据,建立系统模型(包括数据模型、物理模型、实物模型、流程图、数据表等),把所收集的资料一一对应的放置于系统模型上,初步设计出各种方案,然后实验检验或利用计算机进行仿真试验,以便鉴别各种方案的优点和缺点。

(6)选择方案:在对各种预选方案进行分析、论证或试验的基础上,根据所确立的目标,通过比较和鉴定,选择出其中最优秀的系统方案。

(7)实施和检验方案:根据决策中所选定的方案,使之投入运行,在方案实施过程中,对方案进行评价、检验,对系统进行调整,如调整系统的要素、系统的结构、系统的有关参量等,直至使系统趋于目标值。

2. 系统方法的作用

(1)系统方法为现代科学研究提供了新思路,突破了系统中只侧重分析的思维模式的束缚,使人们从系统整体出发,从要素与整体的联系,系统与环境的复杂联系中去把握整个系统的运动规律。

(2)系统方法为人们认识、调控、改造、创造复杂系统提供了有效的手段。

(3)系统方法作为一种新思路、新工具,为人们提供了制定系统最佳方案、实行优化组合和优化管理的新途径。

（二）控制论方法

控制论（cybernetics）是 1948 年由美国数学家诺伯特·维纳（Norbert Wiener，1894—1964）首先提出的，是研究动物和机器中控制及通信的规律，即各种开放系统控制规律的科学。控制论的方法可应用于任何系统，主要研究系统在何种条件下处于稳定状态，采取何种措施可使系统稳定，及如何使系统从一种稳定状态向另一种所期望的稳定状态过渡。

将控制论引用到护理程序中，可以使整个过程变成通过对外周环境和服务对象的种种信息的获得、传递、变换和处理，以达到预期目标的过程。即护士通过对服务对象的护理评估→分析处理→得到护理诊断→向服务对象输出干预信息→服务对象向护士再反馈信息→了解奏效程度→调整和控制下一步信息输出→多次反复直至服务对象的健康问题消除→康复。

（三）黑箱方法

黑箱是指那些既不能打开箱盖，也无法从外部观察内部状态的系统。黑箱方法是指只通过考察系统外部，分析系统的输入、输出及其动态过程，通过研究对象的功能及行为推断系统内部结构和机制。例如将该方法引入护理程序中，服务对象相当于打不开的黑箱系统，护理人员通过观察其外部功能、行为是否达到预期目标，进行信息反馈，控制调节系统的再输入，直到系统输出的功能及行为达到预期目标。

三、系统论在护理学科中的应用

一般系统论的观点对护理学科具有重要的指导作用，许多护理理论家将一般系统论作为其理论或模式的基本框架或基本理论依据，一些护理学院将一般系统论作为其课程设置的基本宗旨，围绕这一宗旨设置护理专业课程计划。它的一般方法被广泛运用到临床护理实践、护理管理、护理教育等各个领域中。

（一）系统论与护理程序

系统论是护理程序的主要支持理论与理论框架。护理的服务对象是人，护理程序是以满足服务对象身心需要、恢复或促进健康为目标，要求将服务对象看作一个具有多要素的整体来认识，包括生理、心理、社会、精神、文化等多种要素，同时注意各要素的关系和相互作用，重视整体与环境的关系。护理程序虽然在文字上分为五个明确的阶段，即评估、诊断、计划、实施和评价，但在实际工作中，它们相互作用，彼此依赖，因而是不可分割的，它们有各自的功能作用又相互关联，达到一个共同目标，即增进或恢复患者的健康，这种循环模式贯穿于从患者入院开始直至出院（或转院、转科或死亡）的整个病程中。因此，护理程序作为一个开放系统，与周围环境相互作用。

护理程序是一种有逻辑性、合乎系统科学原理的工作方法与思想方法。护理程序中的输入为服务对象的健康状况、护士的知识与技能水平、医疗设施等，经过正确评估和科学决策，制订最优护理计划并实施；输出为实施护理措施后服务对象的身心状况和健康水平，评价预期健康目标实现的程度，并进行信息反馈。若护士能够全面准确地收集资料，作出符合实际情况的护理诊断，制订周密细致的护理计划，并深入落实各项护理措施，达到预期目标，护理程序终止；反之，若由于资料收集不全或不确定，诊断不准确，计划不周详，或护理措施落实有偏差，导致目标未达到，则需要重新收集资料，修改护理计划及实施过程，直到达到预期健康目标（图 11-2）。

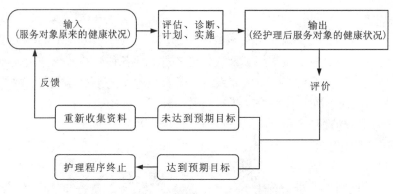

图 11-2　护理程序是一个开放系统示意图

（二）系统论与护理实践

1. 促进整体护理理念的形成

人是一个整体系统：人是一个系统，由生理、心理、社会文化等各部分组成，人的整体生理功能由血液、循环、呼吸、消化、泌尿、神经肌肉和内分泌等不同系统和组织器官组成。这些组成部分或器官组织中，每一个单独的部分均不能代表和体现整体人的特性，只有当各部分相互作用、协调一致时，才形成一个完整的、独特的人。整体护理真正体现了系统论的思想，强调护理的对象不是"疾病"，而是整体的人，使护士将服务对象看作是一个由多要素组成的整体的、开放的系统，认为服务对象具有情绪和情感，有抽象思维的能力、沟通的能力、不断学习的能力，以及独特的家庭和社会文化背景、不同的习惯、信仰、价值观等，其各方面不能相互割裂独立存在，而是通过相互联系、相互依赖、相互作用形成完整和独特的人。

2. 护理是一个开放系统

人不仅是一个开放系统，不断与外界环境进行物质、能量及信息的交换，以维持生命和健康状态，也是一个动态系统，健康机体内可能存在潜在致病因素，患病机体内也存在有利于康复的因素，人的健康状态总是相对的，并保持动态变化。这提示，在服务对象的护理过程中，护理人员不仅要着眼于服务对象的局部病变，而且要考虑到外部环境即社会心理因素对其疾病发生、发展过程的影响。与此同时，还要关注到服务对象与周围的物理、化学和社会文化等环境的相互作用，受到家庭、所在群体、社区和社会等超系统的影响和控制。在护理实践中，护理人员可以充分利用系统论方法的整体性原理，动态地观察患者与疾病，采用最优化的护理措施及方案，搭配最佳的治疗护理组合，才能达到最满意的疗效，同时也能降低病死率，提高患者生活质量，减少住院时间和医疗费用。因此，系统论被广泛应用于护理实践中，例如有研究者基于系统论，来构建我国老年慢性心力衰竭患者自我管理干预模式；也有研究者基于系统论，构建心脏外科患者护理质量整体评估体系。

3. 促进临床路径的形成

临床日益盛行的临床路径就是按系统论方法设计、制定的一种医护人员标准化工作流程，是系统论方法在护理实践中良好运用的典范。临床路径是医疗或者健康机构内的一组成员按照系统原则及方法仔细调查、核准、设计，并经医疗专家科学的论证、多学科组成员共同商讨制定的一种疾病康复路径图或医疗服务程序，也称一种照护模式。该程序针对特定的疾病或手术制定出有顺序的、有时间性的和最适当的临床服务计划，以加快患者的康复，减少资源的浪费，使服务对象获得最佳的持续改进的照顾品质。如临终的晚期癌症患者及护理本身均是复杂的系统，要想使患者安宁平静地度过生命最后旅程，就必须从系统的角度出发，在全面认识晚期癌症患者这一特殊群体的基础上给予系统的照护。晚期癌症患者，更多需要的是护士的全面照护，护理服务为主体，治疗为从体。

（三）系统论与护理管理

管理科学是按系统原理展开的，护理管理是医院管理系统的子系统，医院又处于社会大环境之中，是社会系统中的一个有机组成部分，护理管理必须应用系统工程的原理系统分析方法指导工作、思考问题，防止片面性、局限性，克服本位主义、地方主义，同时护理管理又是贯穿护理过程的每一个环节和方方面面，护理过程处处包含着管理的内容和职责，管理并不单纯是护理部或护士长的事，而是与每个护理人员密切相关，每个人都须置身于这个系统中，实行全过程、全方位、全员性的系统管理。护理功能、护理目标的实现需要技术服务、心理服务、生活服务相结合进行，护理管理者要动用科学方法统观全局，纵横分析、全面、全方位、全系统地进行管理，从规章制度制定、执行到护理质量提升，息息相关，脉脉相连。在护理管理实践中护理人力资源管理、护理质量管理如 PDCA 都是按系统的原理开展的。医院管理目标是由各个科室、各部门、各人员分工协作、共同完成，各部门和各类人员需要较好进行协作才能保持动态平衡，护理工作与医疗、医技、后勤部门联系以及护患之间都需要沟通协调，才能使自身系统稳定发展。

护理管理作为护理学科、医院管理系统的一个子系统，它本身又是护理文化、护理制度的管理、护理质量管理、护理人力资源管理、医院感染的控制、成本管理等的超系统。在管理过程中既要考虑到医院整体、护理群体的发展，也关注到护理学科的发展、医院的发展与社会的需求。护理管理者要有整体思想和完整的管理体系，所有的子系统要服从主系统的发展。例如，有研究者在手术室管理实践中依据系统论整体性的特点，从整体上协调局部，将整体管理思想贯穿到日常工作中，从而缩短患者术前住院日，保证患者手术的及时施行；此外护理人员的奖金分配、末位淘汰制度、人员的奖惩、设备的添置、手术的安排等均围绕系统论方法来运作；根据系统理论层次性特点，保证管理系统各层次之间，按业务要求将岗位分类，职责分明，各司其责，达到有效的管理。这些使手术室整体的工作数量和护理质量都得到保证。此外，不良事件管理也是医院质量安全管理的重要组成部分，有研究者以系统论为基础，建立"护理部首接、多职能科（处）室合作"的不良事件管理模式，从而保证医院患者安全，促进整个医院安全管理系统的正常运行。

（四）系统论与护理教育

人的发展、社会的发展与教育的关系是教育学的基本问题，同样也是护理教育的理论基础。根据系统科学的观点，社会是个大系统，教育是社会大系统中的子系统，教育随着人类社会的产生而产生，随着人类社会的发展而发展，人类社会中教育的发展水平是该社会诸方面因素综合作用的结果。因此，护理教育要发挥促进人和社会发展的功能就必须了解护理教育与社会及其各子系统关系及其相互之间作用的性质、特点和规律，认清社会现状与发展趋势对护理专业人才发展的客观需求，按照社会发展的趋势和未来的要求，造就一代新型护理人才。

根据系统论的观点，在护理教学方法中，只有全面认识和准确把握护理教学方法这一大系统内各子系统的功能，才能优化组合各种教学方法，有效发挥各局部教学功能，进而发挥大系统的整体教学功能。有研究者认为，为达到护理教学目标所采用的手段、工具和途径都属于护理教学方法，范围十分宽广，以传统的方法去比较、分析、综合与归纳教学方法较为困难，提出应用系统论的观点去透视与辨析各教学方法之间清楚的结构和功能层次，以助于透彻地判断每一教学方法与运用这种教学方法。此外，将护理教学方法完整系统分为护理教学思维方法、护理一般教学方法、各专科护理教学方法和各项护理操作教学方法四个密切相关的子系统，各子系统有其不同的教学特点和功能。其中，护理教学思维方法系统属于护理教学方法完整系统的最高层次，对思考、选择与运用各种教学方法起着关键的指导性作用，是其他各层次教学方法的灵魂。根据内部的运行规律，护理教师可根据各门课教材内容，设计教学方案，遵循着护理教学思维方法—护理一般教学方法—各专科护理教学方法—各项护理操作教学方法过程去思辨、挑选、运用各种教学方法，从而达到优化组合，求得整体教学效果。并在教学过程中，根据学生不同情况或存在的各种错误认识和错误操作方法，需从整个系统中去寻找各种针对性的教学方法，以达到区别对待、因材施教、事半功倍的效果。也有研究者将系统论的观点应用于临床护理教育中，将临床护理教育系统分为临床护理教次系统与学次系统，例如，在临床护理学次系统作为一个开放系统，可输入信息(明确需要掌握的内容)–处理信息(切实落实教学计划)–输出信息(及时进行学的反馈)，从而使临床教学中整体系统得到了发展。

综上所述，整个护理学科是一个大系统，相对于医学体系来说其是一个次级系统，但相对于临床护理体系、护理教育体系、护理管理体系，它又是一个超系统，护理学科需要保持与国际社会、我国社会大系统、医学大系统的协同发展，也要促进其内部各子系统的发展，完善、健全各子系统，这样才能更新并良好运作大系统，才能保持整个护理学科系统的稳定、良性的发展，使护理既走向国际化，又保持本土化；既适应了社会发展的需要，也促进了社会的发展，促进了护理学科自身的发展。因此，我们须从护理体系各个子系统的各个要素组成部分来寻求我们护理专业的发展，从护理学科大系统与各子系统要素的关系、护理系统与社会环境、国际环境的关系去把握、分析要素，从各子系统间的相互关系、协同作用方面了解其对整个护理学科的影响。因此，不论在护理管理、临床护理还是在护理教育中考虑问题要运用、把握整体的、动态的原则，与社会环境、国际环境不断保持高度的联系、接触，以获取新信息，从而维持护理学科内部的平衡与发展。

第二节　需要论

一、概述

(一)需要的相关概念

1. 需要(need)

又称需求，是有机体、个体、群体对其生存与发展条件所表现出来的依赖状态，是个体和社会的客观需求在人脑中的反映，是个体的心理活动和行为的基本动力。不同的学科对需要有不同的认识与理解。在护理学科里，护理专家是从护理角度来阐述。例如英国护理学家弗洛伦斯·南丁格尔(Florence Nightingale，1820—1910)认为需要是"新鲜的空气、阳光、温暖、环境、个体的清洁、排泄及各种防止疾病发生的需求"；美国护理学家卡利斯塔·罗伊(Callista Roy，1939—)认为需要是"个体的一种内在要求，激励个体产生一系列的行为反应，从而维持人的完整性。"

需要与人的活动密切相关，一方面，它是推动人类活动的基本动力，促使人朝着一定的方向，追求一定的目标，通过活动获得满足；另一方面，需要也在人类的活动中不断产生和发展，如果已有需要得到满足，新的更高的需要便会产生和发展，从而促使人的活动向更高更大的目标前进。

2. 基本需要(basic need)

指个体生存、成长与发展，维持其身心平衡的最基本的需求。无论其种族、文化和年龄有何差别，其基本需要具有共同的特性，包括：①缺少它可引起疾病；②有了它可免于疾病；③恢复它可治愈疾病；④在某种非常复杂的、自由选择的情况下，丧失它的人宁愿寻求它，而不是寻求其他满足；⑤在一个健康人身上，它处于静止的、低潮的或不起作用的状态中。

（二）需要的分类

需要的性质是由生物有机体的心理反映功能和水平确定的，而机体神经系统的复杂程度及功能水平与其心理反映水平呈高度正相关。低等动物因其机体神经系统简单，其心理反映功能和水平很低，相应仅具有维持机体生存客观要求的反应。高等动物，其神经系统已具有相当复杂程度，生存条件、自然需求、满足需求的方式和手段也同样复杂化。

1. 根据需要的起源

需要可分为生理性和社会性需要。其中，①生理性需要：是由人的生物属性决定的，指对空气、温度、水、食物、性、休息、运动和排泄等方面的需要。②社会性需要：是由人的社会属性决定的，指对社会交往、劳动生产、文化学习以及对伦理、道德规范的需要。对个体而言，其社会需要在社会化过程中产生，社会是人赖以生存和发展的基础，在长期的社会化过程中，社会的规范观念内化到个体的意识中，与其他社会成员的交往中，表现出共同的语言、共同的生活方式，这样就体验和认识到社会的客观要求，成为社会性需要。

2. 根据需要对象的性质

需要可分为物质需要和精神需要。其中，①物质需要：指人对衣、食、住、行等物质方面的需要。②精神性需要：指人对自我与周围人或事物关系的认识，内省和体验的需要，例如人的信仰、信念、荣誉感、审美、自我价值等。

3. 根据需要的内容

需要可分为以下五类。

（1）生理需要：是维持人体生理功能的有关需要，如空气、水、休息、食物、排泄、活动等。

（2）社会需要：是人与人之间的相互联系、相互作用，如友谊、沟通、爱与被爱、归属感、尊重等。

（3）情绪需要：是人对外界刺激所产生的心理感受，包括喜、怒、哀、乐、悲、恐、惊。例如，人遇到高兴或好的事情会产生愉悦感；反之，产生焦虑、害怕、恐惧等负性情绪。

（4）智能需要：是人在认知和思考方面的需要，如学习、推理、判断、解决问题等。

（5）精神需要：是人在精神寄托与信仰方面的需要，如宗教信仰。

（三）需要的特征

1. 对象性

人的需要具有对象性。需要的对象可以是物质的，如食物、衣物、住所等，也可以是精神的，如信仰、获得认可、审美、受到尊重等。

2. 发展性

人在不同的发展阶段有不同的优势需要，如婴儿期主要满足饮食、睡眠等生理需要；幼儿期则出现求知和学习的欲望；少年时代主要满足学习、安全、尊重的需要；青年时代主要满足恋爱、婚姻的需要；成年人主要满足事业成功、家庭幸福的需要；老年人更重视尊重的需要。

3. 动力性和无限性

需要是人行动的动力，也是人开拓创新的源泉。人通过不断追求目标，在劳动中获得生理上和精神上的满足，同时，又不断产生新的需要。当低级需要得到满足后，就会向更高级的需要发展，个体在不断满足需要的过程中促进自身的成长与发展，推进社会的进步。

4. 共同性和独特性

人的基本需要属于人类的共同特征，不同时代、不同社区、不同年龄、不同生活方式的个体都必须共同拥有一些基本的需要。例如在生理上有对食物、水、氧气、排泄以及避开外界有害刺激等的需要；在心理上有对友谊、自尊以及求知等的需要。其中有些需要是与生俱来的，但绝大部分的需要则是在后天的生活中习得的。但是，由于所处的社会背景、生活方式、所属人群等等的不同，人的文化修养、兴趣爱好、理想信念、世界观也会有很大的差异。因此，需要的内容、层次和满足需要的方式就具有独特性。

5. 整体关联性

人的各种需要是相互联系、相互作用、相互影响。各种需要互为条件，又互为补充。例如，精神需要的存在与发展是以物质需要为基础和保障，而精神需要的满足又可作为物质需要满足的补充。

6. 社会历史制约性

人是社会性的人，人的需要亦具有社会性。需要的产生和满足受所处的社会、政治、经济、文化、群体、环境等因素的影响和制约。因此，人必须根据自身所处的条件，有意识地调整自己的需要，合理地提出和满足需要。

（四）影响需要满足的因素

1. 个体因素

个体的生理、认知、情绪、个性特点、价值观念等因素均能影响需要的满足。

（1）生理因素：是指由于个体的生理素质、体力、外貌及某些生理上的缺陷所带来的限制。例如，个体由于疾病而引起疼痛、进食减少、睡眠紊乱等而影响其生理需要及安全需要的满足；个体由于患病住院而限制了与家人、朋友及同事等的接触，就会影响其爱与归属需要的满足；某些人会因为自己的外貌或生理上的缺陷而产生自卑、孤独等心理反应，从而影响其爱与归属需要及尊重需要的满足等。

（2）认知因素：基本需要的满足需要有相应的知识基础。如果缺乏有关健康和疾病相关的知识和信息，人们不能正确地识别自我需要，也不能正确地选择满足需要的途径和手段。例如，预防保健知识可以帮助人们了解自身的生理需要以及能够及时而正确的选择满足需要的方式并给以满足。

（3）情绪因素：心理情绪状态与一个人的躯体功能状态是密切相关的。焦虑、恐惧、愤怒等情绪反应会引起食欲下降、失眠等躯体反应，甚至会导致疾病而影响其生理需要、安全需要的满足，进而导致其高级需要的无法满足。

（4）个性特点：属于依赖、紧张、被动人格类型的人往往会影响其尊重需要及自我实现需要的满足。一个性格外向、善于人际交往的人则可能更容易适应环境，特别是新的环境，也就更容易使爱与归属的需要得到满足。

（5）价值观念：如一个安于现状、不思进取的人就会影响其寻求更为有效地满足需要的方式以及对更高层次需要的追求。

2.环境因素

不良的环境，例如恶劣的气候、噪音、空气污染、自然灾害等以及对环境的不熟悉、不适应等都会造成个体的不良生理及心理反应，从而影响其需要的满足。

3.社会因素

社会动荡、经济水平、社会交往等社会因素影响需要的满足。例如紧张的人际关系、过低的经济来源等容易影响个体爱与归属及自尊需要的满足。

4.文化因素

如各地不同的风俗习惯、宗教信仰、教育状况等均会影响个体需要的满足。

二、需要的相关理论及模式

需要是维持人类生存及发展的基本条件，护理过程就是满足人类基本需要的过程。从19世纪50年代开始，许多心理学家、哲学家、护理学家从不同角度探讨人的基本需要，提出了不同的理论和模式。其中，以美国人本主义心理学家亚伯拉罕·马斯洛（Abraham Harold Maslow，1908—1970）提出的人类基本需要层次论影响最大、应用最广。

（一）马斯洛的人类基本需要层次论

马斯洛最早在1943年提出人有5类不同层次的需要，包括生理、安全、爱与归属、尊重和自我实现的需要，并论述了不同层次之间的联系。1970年，在新版的《动机与人格》中，马斯洛又提出了两类新需要，分别为求知需要和审美需要，形成含有7类不同层次的人类基本需要层次论（hierarchy of basic human needs theory）。

1.人的基本需要层次

马斯洛将人的需要分为7个层次2个水平，以"金字塔"的形式排列（图11-3）。按需要的重要性和发生的先后顺序，由低到高依次为生理需要、安全需要、爱与归属需要、尊重需要、求知需要、审美需要和自我实现需要。其中，生理需要、安全需要、爱与归属需要和尊重需要称为基本需要（basic needs），又称为匮乏（缺失）性需要（deficiency needs）。基本需要是个体生存所必需的，如得不到满足，将影响到健康；若得到满足，需要强度就会降低，不再对人有激励作用。较为高级的后三层，即求知需要、审美需要和自我实现需要称为成长需要（growth needs）。成长需要不是维持个体生存所必需的，但成长需要的满足会促进人的健康成长。成长需要不随其满足而减弱，反而因获得满足而增强，并激发个体强烈的成长欲望。马斯洛认为当需要得不到满足时，机体内部就会处于焦虑状态，导致某种行为的形成。如果某种需要持续处于不能被满足的状态，则将直接影响健康。

（1）生理需要（physiologicai needs）：是指人类维持生存及种族延续的最基本的需要，包括空气、水、食物、排泄、清洁、休息活动、避免疼痛等。生理需要是人类最基本、最强烈、最具有优势的需要，是其他需要产生的基础。但其满足是有限度的，当需要被满足时，它就不再作为行为的动力而存在，这时人类可以从生理需要的支配下解脱出来，产生更高级的需要。当一个人存在多种需要时，例如同时缺乏食物、安全和爱情，总是缺乏食物的饥饿需要占有最大的优势，这说明当一个人为生理需要所控制时，那么其他一切需要都被推到幕后。

（2）安全需要（safety needs）：是指希望受到保护，免遭威胁，从而获得安全感。安全需要是在生理需要得到相对满足后显露出来，包括对组织、秩序、安全感和可预见性等的需要。处于此需要层次的人最主要的目标是减少生活中的不确定性，以确保自己能生活在一个免遭危险的环境中。例如，生理的安全需要，如防止身体遭到伤害、生活受到威胁；物质的安全需要，如操作安全、劳动保护和保健待遇等；经济的安全需要，如失业、意外事故、养老等；心理的安全需要，如希望解除严酷监督的威胁、希望免受不公正待遇，工作有应付能力和信心等。

（3）爱与归属的需要（love and belongingness needs）：指被他人或群体接纳、爱护、关心，在生理和安全需要得到基本满足后出现。相对于生理与安全需要，爱与归属的需要更细微、更难捉摸。此需要包括得到和给予两个方面。例如渴望去爱别人和被别人爱，希望被他人和社会集体接纳，建立良好的人际关系等。如果这一需要得不到满足，就会感到孤独、空虚、被遗弃等。

（4）尊重需要（self - esteem needs）：指个体渴求能力、信心、成就、实力等。它在前三种需要得到基本满足之后出现。作为一个社会人，都有自尊和被他人尊重、认可、赞赏的需要。尊重需要得到满足，就会产生自信，觉得自己有价值，从而产生巨大的动力，追求更高层次的需要。反之，就会产生自卑、弱小、无能的感觉，使人丧失基本的自信，怀疑自己的能力和价值。

（5）求知需要（needs to know）：指对己、对人、对周围事物有所了解和探索的需求。求知的需要源于人的好奇心，学习和发现未知的东西会给人带来满足和幸福。

（6）审美需要（aesthetic needs）：指对美好事物欣赏并希望周遭事物有秩序、有结构、顺自然等心理需求。马斯洛认为，人需要美正如人需要饮食一样，美有助于人变得更健康。

（7）自我实现的需要（self - actualization needs）：是指个人的潜能得以充分挖掘与发挥，从而实现自己的理想与抱负的需要。自我实现就是使人的潜能现实化，是人类最高层次的需要，其满足的方式、需求的程度是个体差异最大的一个层次。尽管马斯洛在进行自我实现需要的研究中，所选择的研究对象是少数的杰出人物，是"不断发展的一小部分人"，但我们应从更为广泛的角度来理解，自我实现需要不仅仅限于科学家、伟人等，还应包括所有希望实现自我价值而努力工作的人。当然，自我实现是人们追求和奋斗的终极目标，并不是所有人达到真正的自我实现。

2. 各层次需要之间的关系

马斯洛认为人类的基本需要具有层次性，且相互关联。

（1）需要满足过程逐级上升：生理需要是人类生存所必需的、最低级的、最基本的需要。为了维持生命，必须首先满足其基本的生理需要。低层次的需要易确定、易观测、有限度，高层次的需要难确定、难观测、无限度。当较低级的需要满足后，才会追求高层次的需要。低级需要的满足是高层次需要产生的基础。古人"仓廪实而知礼节，衣食足而知荣辱"正反映了此道理。

（2）各种需要需满足的紧迫性不同：有的需要立即满足，例如对氧气的需要。有的需要暂缓或长久地延后满足，如尊重、自我实现的需要等。但这些需要始终存在，最终都需要得到满足。

（3）各层次需要相互依赖，可重叠出现：高层次需要的出现是随着低层次的需要逐渐满足后，高一层次的需要才会逐渐出现。这一过程遵循从无到有、由弱变强、逐步发生的规律。

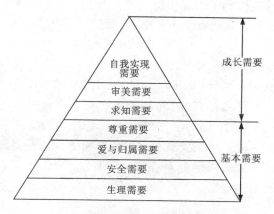

图 11 - 3 马斯洛的人的基本需要层次论示意图

因此，前后两层需要之间略有重叠。

（4）各种需要层次的顺序并非固定不变的：不同的人在同一情况下，需要的层次顺序有所不同。面对饥饿、疼痛、危险，有的人可能会选择满足生理需要；而有的人宁愿放弃生命也要维护自尊。因此，最明显、最强烈的需要应首先得到满足。古人"饿死不受嗟来之食"体现了人为了维护自尊需要而放弃了生理需要的满足。

（5）需要的层次越高，其满足方式和程度的个体差异越大：各层次需要的发展与个体的发育成长是一致的。如婴儿期最主要的是对食物、水、睡眠的需要，成年人最主要的是对自尊与自我实现的需要。人们满足低层次需要的活动基本相同，越是高层次需要满足方式的差异性就越大。例如，同样是自我实现需要的满足，小学生可能是考试获得满分，而成年人则可能是在事业上有所建树；爱慕虚荣者努力于获得好的名声和地位，乐于奉献的人则把满足他人的需要和幸福作为人生最大的追求。

（6）基本需要满足的程度与健康密切相关：生理需要是生存所必需的，是保证健康的基础；高层次需要虽然不是生存所必需，但它的满足能够使人更健康，生活质量更高精神更加旺盛。因此，人的需要满足程度越高，生理功能和心理健康状态就越好。

（二）其他需要层次论

1. 阿德弗的 ERG 模型

阿德弗（C. P. Alderfer）在大量调查研究的基础上，于 1969 年在《人类需要新理论的经验测试》一文中对马斯洛的论点进行了修正，提出了需要的 ERG 模型。该模型只有三个水平：生存需要（existence needs）、关系需要（relatedness needs）和成长需要（growth needs）。

（1）生存需要：生理和安全需求，与马斯洛人类基本需要层次理论中的生理与安全需要相同。阿德弗认为收入、舒适的工作环境、工作保障、额外福利都属于生存需要。

（2）关系需要：包括被他人理解和认可；与马斯洛人类基本需要层次理论中的爱与归属及尊重需要相同。阿德弗认为社会与外部尊重的需求，体现在与家庭成员、朋友、同事及雇主的关系上，均属于此类需要。

（3）成长需要：包括人类潜能的发展、自我尊重和自我实现的愿望；与马斯洛人类基本需要层次理论中的尊重及自我实现需要相同。

与马斯洛不同，阿德弗认为这些需要不完全是天生的。除了低级需要得到满足后会上升到高级需要外，ERG 理论也提到了与之相反的另一方面：挫折—倒退。即当较高的需要得不到满足时，人们就会把欲望降低到较低的需要上。此外，ERG 理论认为需要次序并不一定如此严格，而是可以越级的。

2. 卡利什的人类基本需要层次论

美国护理学家理查道·卡利什（Richard Kalish，1927—2001）在 1977 年对马斯洛的人类基本需要层次理论进行了修订和补充，在生理需要和安全需要之间增加了一个层次，即刺激的需要（needs of stimuli），包括性、活动、探索、好奇和操作（图 11-4）。卡利什认为，人们往往在氧气、水分、食物、排泄、温度、休息、避免疼痛等生理需要得到基本满足之后，才会寻求各类刺激。知识的获取是人类的好奇心和探索所致，而为了满足好奇心，人们常在探索或操纵各类事物时忽略自身的安全。

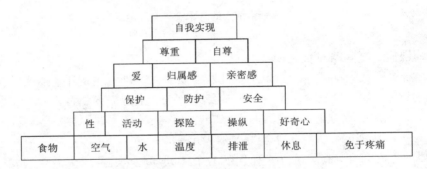

图 11-4　卡利什人类基本需要层次论示意图

3. 韩德森的患者需要模式

美国护理学家维吉尼亚·韩德森（Virginia Avenel Henderson，1897—1996）在 1996 年提出了患者需要模式。韩德森认为护理的独特功能是协助个体从事有益于健康、促进康复或安详地死亡等活动，并帮助其尽可能地获得独立。该模式提出了十四项帮助患者满足日常生活的需要，包括：正常地呼吸；适当地摄入食物、水；通过各种途经排出代谢废物；移动并维持所期望的姿势；充足的睡眠和休息；选择恰当的穿着；通过调整穿着或环境，使体温维持在正常范围；保持身体清洁和良好修饰，保护皮肤的完整性；避开环境中危险因素，并避免伤害他人；通过表达自己的情绪、需要、观点，与他人进行沟通；遵照自己的信仰从事相关活动；从事可带来成就感的工作；参与不同形式的娱乐活动；学习、发现、满足各种促进正常发展的健康好奇心。

三、人类基本需要层次论在护理学科中的应用

人类基本需要层次论认为，基本需要的满足与否及其满足的程度与个体的健康水平是密切相关的。当一个人的大部分需要得到满足时，就能够保持平衡状态，维持机体的健康；当基本需要得不到满足时，就会出现失衡状态而导致疾病。需要与护理密不可分，护理的主要功能是恢复、维持和增进人类的健康，也就是帮助个体及社会人群满足其基本需要以维持机体内、外平衡状态的过程。因此，该理论在临床护理实践、社区护理及护理管理等领域已得到广泛的应用。

（一）人类基本需要层次论与临床护理实践

马斯洛的人类基本需要层次论已被广泛应用于临床护理实践中，例如肿瘤、血液透析、慢性病等患者的护理，护理人员在临床实践中，将人类基本需要层次论与护理程序的五大步骤相结合，真正做到以"患者"为中心，为患者提供个性化、人性化护理，及时识别及满足患者的各种需要，从而改善患者的健康状况，提高护理服务质量，而这正是"优质护理"的内涵所在。

1.人类基本需要层次论在护理程序中的应用

（1）系统地收集资料，识别患者未满足的需要：采用人类基本需要层次论作为护理评估框架，有助于护理人员全面评估服务对象各方面的需求，识别患病时可能出现的未满足需要，发现护理问题，进行有效的护理诊断。此外，需要理论也有助于护理人员预测护理对象即将出现或尚未表达的需要，积极采取预防措施，提高工作效率。例如，对于新入院患者，做好入院宣教指导，以避免患者由于对医院环境的陌生感而产生不安全感。

（2）识别患者需要的轻重缓急，确定护理计划的优先次序：按照基本需要的层次及各层次需要之间的相互影响，有助于护理人员识别护理实践中患者需要的轻、重、缓、急，按其优先次序制定及实施护理计划，并针对影响需要满足的因素，采取最有效的护理措施，满足患者的各种需要。

（3）领悟和理解患者的行为和情感，提供个性化及人性化护理：依据人类基本需要层次论，每种需要的重要性可因人而异，受个人期望、文化程度、躯体健康状况及身心发展程度的影响，不同的个体需求存在差异，要求护理人员在护理实践过程中要以人为本，提供个性化、人性化服务，以满足不同人群的不同需求。此外，需要理论有助于护理人员更好地领悟和理解患者的行为和情感，例如术前患者表现为焦虑不安，这是安全需要的表现。

2.人类基本需要层次论在优质护理中的应用

《优质护理服务示范工程》是国家卫生部于 2010 年提出，其理论基础包括 orem 的自理理论和马斯洛的人类基本需要层次论。优质护理的内涵就是满足患者的各种需要，并根据患者的需要进行有的放矢的护理，强调以人为中心的护理，根据每个人独特的需要和问题，采取与之相适应的措施，达到预期的目的，从而丰富优质护理内涵，提高护理质量。

因此，在临床实践中，护理人员应全面评估患者各种需要的满足情况，明确患者有哪些需要尚未得到满足，并根据其优先次序制定和实施相应的护理计划，以帮助患者满足需要，恢复机体的平衡与稳定。住院患者常见的需要及满足策略如下。

（1）生理需要：生理需要是维持机体生理功能的基本需要，而疾病常常导致患者各种生理需要无法得到满足，例如缺氧、水代谢紊乱、营养失调、排泄异常、环境温度不当、体温异常、疲乏、睡眠障碍、疼痛等。因此，护理人员应及时发现并协助患者满足尚未满足的生理需要。例如，缺氧患者，护理人员需要先明确缺氧的原因及程度，采取正确的氧疗方式，满足患者对氧气的需要，如对于Ⅱ型呼吸衰竭所致的缺氧，需给予患者低流量、低浓度氧气治疗，而由于一氧化碳中毒所致的缺氧，则需通过高压氧舱进行纯氧治疗。

（2）安全的需要：疾病本身对个体生命安全的威胁，特定的医院环境、来往穿梭的医护人员、病友病情变化、抢救与死亡以及不熟悉的、创伤性的检查与治疗都使患者产生不安全感，甚至恐惧感。因此，安全需要对患者来说最为重要，是患者最优先考虑的，特别是急危重患者此方面的需求更为强烈。一方面，护士应给患者提供安全的住院环境，避免患者身体受到伤害；另一方面，应认真评估患者的安全状况及影响因素，积极采取防范措施，保障患者的安全，例如给予患者及时恰当的疾病及诊疗信息，在护理患者时态度认真负责、各项护理技术操作娴熟、轻柔，帮助患者与周围人群建立和谐的人际关系等，避免患者心理上受到威胁，从而增强患者的安全感。

（3）爱与归属的需要：患者在患病期间希望得到医护人员的关爱、重视；得到亲友、同事、领导的看望、关心、帮助；希望被病友接纳、理解与尊重，成为新环境中的一员，与病友关系融洽。这些需要得不到满足，患者会产生失落感、孤独感、抑郁或愤怒等情绪反应。因此，护士应与患者建立良好的护患关系，让患者感到被关怀、被重视；鼓励患者家属及亲友多探视、关心患者；介绍病友相互交流等，满足患者爱与归属的需要。

（4）尊重的需要：患病后由于患者自理能力下降、身体形象和容貌的影响、隐私得不到保护等，产生低自我价值感。如爆炸、失明、截肢、烧伤等患者，由于患者自身因素难以接受这样的事实而痛不欲生，严重影响患者自尊需要的满足。因此，护士应采取措施以帮助患者感受到自我存在的价值，例如在工作中注意礼貌称呼患者，认真倾听患者意见，保护患者隐私，尊重患者的个人习惯和宗教信仰，协助患者尽快适应疾病带来的形象改变，适应疾病后的生活等。

（5）自我实现的需要：由于疾病常影响人们各种能力的发挥，特别是有严重的能力丧失时，如失明、耳聋、失语、瘫痪、截肢等，进而影响患者自我价值的实现。但对于某些人来说，疾病常同时带来自省的机会而有利于成长，反而对自我实现有所帮助。因此，护士应鼓励患者表达自己的个性和追求，帮助患者认识自己的能力和现有条件，鼓励患者积极配合治疗，参与护理活动，努力在疾病中获得新的成长，为实现自我而努力。

（二）人类基本需要层次论与护理管理

护理人员是医疗机构的重要群体，加强对护士的管理，保护和调动护士群体的工作积极性，不断提高护理工作水平，是优化医疗管理和提高服务质量的重要保障。人类需要层次论在护理管理中的应用，就是以护理工作为背景，以护士的需要为内容，以尽可能满足护士的需要为要求，以充分调动护士的积极性实现最佳护理绩效为目的。依据马斯洛人类需要层次论的观点，护理管理者应该做到以下几点。

（1）根据护士需要差异性和变化性，准确把握护士未得到满足的需要。

（2）在满足护士的需要时，应注重需要的序列性和潜在性，建议应从最基本、最迫切的生理需要和安全需要的满足开始，只有这些需要得到持续满足，才能使护士维持工作状态。在满足患者的基本需求后，要注重护士的更高层次的需要和潜在需要，这些需要才是激发护士积极工作的真正动力。

（3）采取多种方法满足护士各层次的需要，结合每一位护士的特点，扬其长避其短，合理利用人力资源，实现护理管理效益的最大化。例如，护理管理者可运用激励机制进行科学管理，充分发掘并尽可能满足护士的内心需要，可充分调动护士的工作积极性及责任心，提高护理质量，提升护理管理水平。研究者刘懿洋调查显示，不同层次护士对工作需求满足不一样，在提升工作待遇方面，18岁至25岁护士提倡奖金平均制，26岁至35岁的护士对额外补贴需求大，要求奖金以年资职称评定，36岁以上护士则愿意按照工作量评定。不同职称护士对经济利益和激励需要存在差异。患者满意与护士满意相互影响，有满意的护士才有对其护理满意的患者，因此，如何运用好激励因素，满足护士的需要，促进护理质量的提高，是值得护理管理者深入思索的问题。

护士常见的各层次需要及满足策略如下。

1）生理需要：护士作为生命体，首先应该满足其最基本的生理需要，包括休息、睡眠、活动等。这提示，护理管理者在工作中要注意给予护士一个舒适的工作环境，制订合理的排班和夜班补休制度，同时保障护士最基本的工资和福利，如定期医疗检查、提高工资奖金等。

2）安全需要：由于职业的特殊性，如何加强护士的职业防护，保证其生命安全，以满足其安全需要，是目前的研究热点。加之，随着社会的发展，患者的法律意识日益增强，更懂得注重自身权益的保护，对护士的工作要求也越来越高，难免会出现一些护患纠纷。这提示，护理管理者一是要有计划、有针对性地给予护士安全教育，加强规章制度的学习，通过真实事例的学习与讨论，帮助护士形成良好的价值判断，学会从患者的角度思考问题，教会与患者沟通和应急事件的应对方法。二是要加强对护士的职业防护教育，通过职业防护讲座，强化保护意识，加强安全防范。例如，通过护理操作训练，提高护士安全使用各种器械的技能，避免意外伤害。此外，加强心理训练，多与护士交流，了解她们的心理变化，及时疏导其负面情绪，营造安全工作氛围。三是加强对护士的法制教育，使她们了解自己在医疗过程中享有的权利及应承担的义务，防范由于法制观念不强所造成的护理缺陷或差错，学会运用法律武器维护自身的合法权益。

3）爱和归属的需要：护理工作是一项紧张的高强度劳动，在工作中护士压力大，应激水平高，他们的职业认同及归属感较差。这提示，一方面，护理管理者要努力营造一种宽松、和谐、理解、信任、温暖的人际氛围，建立一个团结、友爱、互助的工作环境，以有效缓解工作中的紧张和压力；另一方面，管理者要善于创造护理集体的亲和力和凝聚力，善于培养护士之间的感情，组织丰富多彩，形式多样的情感交流活动，使护士在温暖的集体中，建立护理人员心理上的认同感、归属感和安全感，培养其团队合作精神。

4）尊重需要：工作中的尊重包括自尊和受人尊重两部分。自尊是指自己取得成功时有的一种自豪感，它是驱使个体奋发向上的推动力；尊重是指当自己作出贡献时能得到他人承认、赞赏和认可。要想满足护士尊重的需要，护理管理者应该认可护士的工作，肯定积极的行为，使护士得到赞赏和褒奖，满足护士尊重的需要，激发其内部动力。

5）自我实现的需要：满足护士的自我实现的需要和满足尊重的需要同样是精神激励的范畴，其激励的作用大、持续时间长、影响深远，可以最高限度地调动工作积极性，并促进个人的良性发展。这提示，要满足护士此层次的需要，护理管理者应该通过授权的方式，让护士在工作中拥有一定的自主性，充分发挥自己的聪明才干，在完成工作的过程中获得成功的喜悦；对于组织能力较强的护士应该鼓励参加病房的管理工作，得到锻炼的机会；对于技术水平较强的人员，动员其参加新技术的学习、提供学习进修机会，满足其成就感和自我实现的需要。

（三）人类基本需要层次论与护理教育

马斯洛的人类基本需要层次论给了护理教育者新的启示，即护理教育者需要识别不同层次不同阶段护理专业学生（简称护生）的各种需要，并给予及时、有针对性的满足，才能让护生积极主动地学习，克服学习中的困难，并愿意为了护理工作的发展不懈努力。研究显示，马斯洛的人类基本需要层次论已被应用于护理教育中，对提高护理教育质量发挥着重要的作用。例如，有研究者将此需要论应用到护理技能考核的客观结构化临床考试（OSCE）中，按照马斯洛人类基本需要层次论来设置考站。也有研究者将此需要论应用于手术室临床带教中。护生常见的各层次需要及满足策略如下。

1. 生理需要

护生在学习成长中有饮食、活动、休息、睡眠等基本生理需要，学校良好的生活环境是学生赖以生存的。干净整洁的教室、清新明亮的实验室等学校良好的硬件设施对学生的学习也可以起到积极的作用。

2. 安全需要

护生的学习、生活环境应该是有秩序、健康的，这是护生生活安全的保障。此外，护理教育者更应该注意到在护理操作技术的学习过程中，对于有一定危险性的操作，教师应该细心地指导，保证护生安全。例如，护生在进行臀大肌注射真人练习时，如果注射位置不对，很有可能造成搭档同学的坐骨神经受到损伤，轻则暂时麻痹，重则下肢瘫痪。因此，在操作前，教师应该先严格消毒，保证用物的安全；在操作过程中，培养护生的无菌操作意识，避免操作中的感染，并及时纠正护生的错误操作，避免产生严重后果，从而满足护生的安全需要。

3. 爱和归属的需要

如何培养护生的职业认同感、归属感与职业热情，是护理教育者在不断探索的问题。护理教育者可以通过一系列活动，如5.12护士节活动等，使护生深刻认识到护理工作的神圣，发自内心的热爱这份无私、富有爱心的工作，使护生找到爱和归属感，为自己是其中的一员而感到自豪。只有这样护生才会更加努力学习，成为一名合格的护理工作者。

4. 尊重的需要

护理理论知识与操作技能的学习是枯燥乏味的，要掌握每一项操作技术都是一个反复练习的艰难过程。在护生的学习过程中，护理教师要肯定护生的每一点进步，给予真心的赞美，使其受到尊重，树立战胜困难的信心。

5. 自我实现的需要

护生有自我实现的需要，他们需要实现自己的理想、抱负，充分发挥自己的潜能，希望完成和自己的能力相称的学习或活动，成为自己所期望的有用的人。护生，最高的理想可能是成为一名优秀的护士，成为护理行业的佼佼者，甚至是获得护理人的最高荣誉，戴上南丁格尔奖章。因此，作为护理教育者，我们要帮助护生树立这样的理想，帮助护生树立信心，不断给予护生创造成功的体验。

第三节　成长与发展的理论

一、概述

(一)有关概念

1. 成长(growth)

是指个体生理方面的改变，是细胞增殖的结果，表现为机体各器官、系统的体积和形态改变，是机体在量方面的增加。成长是可测量和可观察到的客观指标，如身高、体重、骨密度、牙齿结构的变化等。成长的形态改变包括增量性变化、增生、肥大和更新。

2. 发展(development)

是指个体随年龄增长及其与环境间的互动而产生的身心变化过程。发展在人的一生中是持续进行的，既有量变又有质变的过程，主要包括生理、认知和心理社会性发展三方面。①生理发展：又称为身体发育，主要指个体的身体、脑、感觉、知觉、动作技能等的发展，是人的心理发展的基础；②认知发展：涉及学习、注意、记忆、语言、思维等心理能力；③心理社会性发展：包括情绪、人格及社会关系等的发展变化，是个体适应社会环境、与周围人交往与合作的必要条件。

3.发展任务(development task)

是个体在生命的一定时期内出现的、并需要达到和完成的一些任务，即当个体达到某一年龄阶段时，社会所期待他(她)在行为发展上应达到的程度。人在生命的不同时期会出现特有的心理社会需求，及特定的心理社会问题或冲突需要解决，如果这些需求或问题通过努力予以满足或解决，即成功地完成某一阶段的发展任务，就意味着人可获得满足感和幸福感，并能为下一阶段的成功发展提供良好基础。反之，发展失败可导致个人的不幸，出现心理社会和行为的异常，并被社会所不认可，也会对以后的发展造成障碍。个体必须达到一定的成熟度，即具备必要的生理和心理条件后，才有学习的能力，并通过学习完成生长发展的任务。

4.成熟(maturation)

是成长和发展的结果，由遗传基因所决定，但又受环境影响。成熟就是遗传的发展潜能获得最适宜的成长和发展的结果。狭义的成熟是指生理上的生长发育，广义的成熟包括心理社会的发展。人的心理社会成熟范围可表现为：从依赖到自治；被动到主动；主观到客观；无知到有见识；能力弱到能力强；承担责任少到责任多；自私到利他；自我否定或排斥到自我接受；自我认同不定到自我认同完整；模仿到独创；考虑肤浅到考虑深入；冲动到理智等。

成长、发展和成熟三者之间相互影响、相互依存、相互关联，不能截然分开。生长是发展的基础，成熟是生长和发展的综合结果，而在某种程度上发展的成熟状况又反映在生长的量的变化上。

（二）成长与发展的规律

人的成长发展过程非常复杂，受许多因素的影响，所有正常人均依照一定的生长发育规律成长，但每个人所表现出的成熟方式又具有差异性。具体如下。

1.规律性和可预测性

虽然每个人的生长发展速度各不相同，但都遵循相同的发展过程，即每个人都要经历相同的发展阶段。

2.顺序性

人体各器官功能的生长发育都遵循预期的特定顺序。一般遵循由上到下、由近至远、由粗到细、由低级到高级、由简单到复杂的顺序或规律。其中，①由上到下是指身体和动作技能的发展沿着从头至脚的方向进行，如胎儿头部发育较早且较大、较复杂，而肢体发育较晚、较小、较简单；②由近到远是指身体和动作技能的发展沿着从身体近心端向远心端方向进行，如控制肩和臂的动作最先成熟；③由粗到细是指动作技能的发展先会用全手掌握持物品，再发展到能以手指捏取物品；④由简单到复杂是指幼儿最初的动作常为全身性、简单、不精确的，逐渐发展为局部、复杂、精确的动作；⑤由低级到高级指儿童先学会看、感受和认识事件，再发展到记忆、思维、分析和判断等。

3.连续性和阶段性

在人的整个生命阶段，成长和发展是在不断地进行中，它是一个连续的过程。但此过程又并非等速进行，具有阶段性，每一个阶段的发展均有其特点，且一个阶段的发展都要依赖前一阶段，并以前一阶段为基础。

4.不平衡性

在人的体格生长方面,各器官系统的发育是快慢不同,各有先后的,具有非直线、非等速的特征。例如神经系统发育最早;生殖系统发展先慢后快,至青春期才迅速发育。此外,心理社会发展同样存在不平衡性,如语言发展以 3～5 岁最快。不平衡性也体现在成长和发展过程中的敏感期,一般认为生长发展较快阶段是人较敏感的时期。大脑发展有两个快速期:5～6 岁、13 岁左右;身体发育有两个快速期,或称两个高峰期。第一个发育高峰期年龄是 0～1、2 岁,第二个发育高峰期的年龄是 11～13 岁至 13～15 岁即青春发育期。

5.个体差异性

人的生长发展虽按一般规律发展,但在一定范围内因受先天和后天各种因素影响而存在较大的个体差异,每个人都按照其独特的方式和速度通过各个发展阶段。

(三)成长发展的影响因素

遗传特性和环境影响是确定人的成长和发展进程的两个最基本因素。遗传决定机体发育的可能范围,环境则决定发展的速度及最终达到的程度。内在遗传因素与外界环境因素相互作用决定了每个人如何生长与发展。

1.遗传因素

人的生长发展受父母双方遗传因素的影响,基因决定了个体发展过程中身体的变化,控制着身体的生物功能,而且人体各器官系统和生理功能的成长与成熟也是按基因图进行的,可以说遗传因素在很大程度上影响着人体的成长与发展。种族和家族间的差异影响着皮肤、头发颜色、面型特征、身材高矮、性成熟早晚等体格特征。同时,决定了人的性格、气质、智力和学习方式等方面的特点。此外,性别和内分泌腺对成长发展也有较大影响。

2.环境因素

(1)家庭:是个体接受社会化教育的第一个场所,承担着对个体多方面素质形成的启蒙责任,从家庭经济状况、父母养育方式、家庭结构、家庭成员关系等无一不在影响着个体的生长发育。

(2)学校教育:学校是提供正规教育及社会化的场所,个体生长发育关键时期大都在学校度过,学校通过系统地传授知识,帮助个体在认知方面成长,提供个体将来立足社会的必要知识、技能与社会规范。同时学校也兼顾个体的体格锻炼与艺术熏陶,帮助个体建立与家庭成员以外的人际关系如同学关系、师生关系等。

(3)社会文化习俗:不同的社会文化环境对个体在各发展阶段所需完成的任务有着不同的要求。因此,文化习俗对个体的教养和护理方式有较大的影响。

3.个人因素

(1)个人的健康状况:不仅会影响个体的体格发育,也会不同程度影响到心理及智力的发育,特别是在发展的关键期。疾病和药物等因素均会影响儿童的生长发展。

(2)自我因素:人的自我意识的形成一般是在 2 岁左右,并开始其独立行为。此外,个体的喜好、习惯及生活方式,都在不同程度地影响个体的身心发育。

(3)其他因素:内环境、个体实践活动经历与体验、个人动机及学习过程、体育锻炼等。

(四)成长与发展的过程

1.胚胎和胎儿期

从受精到胎儿出生这一时期。所有的主要器官和系统在九个月的孕期中得到了发展,其中部分在产前已具有了功能。

2. 新生儿期

出生后 1 个月内的婴儿。

(1)生理发展：新生儿特有外观，特殊的生理变化。

(2)心理社会发展：新生儿经过一段时间与照料者(特别是父母)的互动，在父母的关心、爱抚或爱的注视下逐渐产生依恋，社会性依恋的发展是情绪情感发展的重要标志；新生儿同外界的沟通主要是以哭的方式进行的，当婴儿有需要(如进食需要)或不舒服时，他都会以哭来吸引别人的注意力。

3. 婴儿期

1 个月至 1 岁。

(1)生理发展：成长迅速，体重、身高、头围变化大，下肢生长速度较躯干快，身体与头的比例逐渐增大。身体活动的发展遵循由头至脚、由内而外的原则，以规律的可预测的方式进行。

(2)心理社会发展：主要包括与外部世界建立信任感、通过声音或身体的动作和外界沟通、认知方面从最初的反射性行为逐步扩展到有意识地运用感觉和运动的行为，有"物体恒定"观念。

4. 幼儿期

1～3 岁的孩童。

(1)生理发展：呼吸系统、泌尿系统、循环系统等的生理功能均较以前成熟；身体活动已发展到了较有组织的整体运动阶段，可自由行走(前进或后退)、俯身、攀爬、跑步、立地跳，会拿筷子、汤匙，会穿脱衣服等，但精细动作还不成熟。

(2)心理社会发展：言语发展的重要时期；动作发展对心理发展的意义重大，感知迅速发展，且在许多方面接近成熟水平；建立卫生习惯，控制大小便。

5. 学龄前期

即 3～6 岁的孩童，又称游戏期儿童。

(1)生理发展：身高增加较体重快，各系统功能均已基本成熟，处于大脑发展的第一个快速期，发展了一些精细动作。

(2)心理社会发展：主要包括主动性的发展、游戏以及道德观的初步建立。

6. 学龄期

是 6～12 岁的儿童，此时正处于学习阶段。

(1)生理发展：各系统生理功能趋于成熟、青春前期性生理变化、身体活动发展协调性进一步加强。

(2)心理社会发展：知识增长、有逻辑思维的能力、活动空间扩展、建立兴趣、爱好，建立朋友关系以及自我意识的产生。

7. 青春期

12～20 岁。

(1)生理发展：是个体另一个快速生长和发育的时期，出现第二性征。

(2)心理社会发展：认知方面具有了抽象思维能力，有丰富的想象力和创造性；自我同一性建立与发展；建立社会关系能力进一步加强；确立人生观、道德观；开始职业探索与选择。

8. 成年期

是人生经历最长的一段时期，从 20～65 岁，又可再细分为 20～30 岁的青年期，30～40

岁的壮年期和 40～64 岁的中年期。

（1）生理变化：青壮年期，生理功能达人生的巅峰状态，各系统均已发育成熟且运转良好；中年期，生理功能开始出现衰退现象。

（2）心理社会发展：社会角色的适应如职业适应、建立亲密关系、后代培养、成就事业。

9. 老年期

按照 WHO 对老年的定义，是指 65 岁以上的老人。

（1）生理变化：各系统的生理功能均表现出老化现象。

（2）心理社会方面的适应：角色改变的适应如退休，丧偶的适应、死亡的适应等。

二、有关成长与发展的理论

有关成长和发展的理论很多，主要分为阶段论和连续论。阶段论认为心理发展的进程是不连续的，是分阶段进行的，各个不同的发展阶段都有与其他年龄阶段不同的生理、心理的质的规定性。连续论强调心理发展是连续的，认为阶段论者只看到表面现象，没有发现不同年龄阶段之间心理发展的渐进的变化。实际上，个体心理发展是阶段性和连续性的统一，成长与发展过程包含着量的积累、质的飞跃以及量的继续积累再进入新的飞跃的矛盾运动过程，形成量变与质变，连续性与阶段性的统一。阶段学说因便于观察应用较为普遍，代表性的观点包括弗洛伊德按其情欲说划分儿童发展阶段，皮亚杰以认知发展的标准划分心理发展阶段，艾里克森以人格特征为标准划分心理发展阶段，柏曼（L. Berman）以生理发展为标准等，下面将对阶段学说的几个代表性理论进行介绍。

（一）弗洛伊德的性心理学说（Freud's psychosexual theory）

奥地利著名精神医学家弗洛伊德（Sigmund Freud, 1856—939）被称为现代心理学之父，他用精神分析的方法观察人的行为，并创立了性心理学说。此学说认为人类是倾向自卫、享乐和求生存的，其原动力是原欲（libido）或称性本能冲动，弗洛伊德认为原欲是一种性的力量，是指广义的追求快乐的本能，而不只是性的满足。原欲是人的精神力量，也是性心理发展的基础。因此，人的本能压抑后会以潜意识的方式来表现，从而形成了本能压抑后的精神疾患或变态心理。其理论包括意识层次、人格结构和性心理发展阶段三个要点。

1. 意识层次

弗洛伊德把人的心理活动分为意识、潜意识和前意识三个层次，并将其形象地比喻成漂浮在大海上的一座冰山。这三个层次被认为是人的基本心理结构，在个体适应环境的过程中各有其功能。如果潜意识中的各种欲望和观念不能被允许进入到意识中，就会以各种变相的方式出现，导致个体产生焦虑、心理障碍的症结。

（1）意识（consciousness）：指个体能够直接感知的或与语言有关的、人们当前能够注意到的那一部分心理活动，是心理活动中与现实联系的部分，如感知觉、情绪、意志和思维等，被形容为海平面以上的冰山之巅部分。

（2）潜意识（unconsciousness）：指个体无法直接感知到的心理活动部分，这部分的内容通常为不被外部现实和道德理智所接受的各种本能冲动、需求和欲望，或明显导致精神痛苦的过去事件。潜意识是整个心理活动中的原动力，被形容为海平面以下的冰山部分。

（3）前意识（pre-consciousness）：又称为无意识，是指个体无法感知到的那一部分心理活动，介于意识和潜意识之间，主要包括目前未补充注意到或不在意识之中，但通过自己集中注意或经过他人的提醒又能被带到意识区域的心理活动，被形容为介于海平面上下部分，随着波浪的起伏时隐时现。

2. 人格结构

弗洛伊德在对人的心理活动分析的基础上，认为人格由三部分组成，即本我、自我和超我。

（1）本我（id）：是人格中最原始、与生俱来的部分，由先天的本能与原始的欲望组成，是心理能量的基本源泉，本我是无意识的，由快乐原则（pleasure principle）所支配的，目标在于汲取最大的快乐和最小的痛苦，而且本我所关注的是用最容易、最快捷的方法得到自我满足。本我的基本需求包括生与死的本能。生的本能（life instinct）：是个体求生活动的内在力量；死的本能（death instinct）是攻击和破坏的原始欲望及冲动。

（2）自我（ego）：是人格中理智而符合现实的部分，介于本我与超我之间，大部分存在于意识中，小部分存在于潜意识中。自我遵循唯实原则（reality principle），调节外界和本我的关系，用社会所允许的行动满足本我的需求，从而使人的行为适应社会和环境。

（3）超我（superego）：是人格系统中构成良知与道德价值观的部分，大部分存在于意识中，包括"自我理想"（ego－ideal）和"良心"（conscience）。超我来自自我，又超越自我，是道德化了的自我。超我代表了人对社会可接受的伦理、道德标准、价值观的内在化。其主要职能在于指导自我，去限制本我的冲动。

可见，本我是与生俱来，自我由本我发展而来，超我又来自自我。弗洛伊德认为本我、自我、超我互相联系、互相制约，通过三者的互动，个体形成了独特的人格特质。当三者处于平衡状态时，个体能较好地适应社会。

3. 人格发展阶段

弗洛伊德认为人格的发展经历5个可重叠的阶段，每个阶段的"原欲"会出现在身体的不同部位，如果需求不能得到满足，则会出现固结（fixation），即人格发展出现停滞，可能产生人格障碍或心理问题，并影响下一阶段的发展。弗洛伊德将人格发展分为以下5个阶段，其中前三阶段是人格发展的最关键时期。

（1）口欲期（oral stage）：1岁以前，此期原欲集中在口部，婴儿的吸吮和进食欲望能得到满足，就会带来舒适及安全感；若未得到满足和过于满足，则会出现固结现象，会造成以后的自恋、过于乐观或过于悲观、过于依赖、吮手指、咬指甲、吸烟、酗酒和吸毒等行为。

（2）肛门期（ananl stage）：周岁至3岁，此期原欲集中在肛门区，小儿开始以自我为主，对能够控制括约肌肌肉感到愉快，特别是憋住大便时增加了直肠的压力，因而增加了最终排泄时的快感。大小便训练是此期的主要任务，健康发展建立在排泄所带来的愉快经历上，进而养成讲清洁、有秩序的习惯和能控制自己。此期固结会造成缺乏自我意识或自以为是，以及过于抓紧自己的物品不让别人夺走。

（3）性蕾期（phallic stage）：3岁至6岁，此期原欲集中在生殖器，儿童开始了解自己的性别，特别是男孩通过恋母情结喜欢母亲，而女孩则通过恋父情结偏爱父亲。健康的发展在于能够克服恋母/恋父情结的危机，并建立起内部警戒以防卫危险的冲动和愿望，这样儿童的内在化超我就发展了。此期固结会造成性别认同的困难和难以建立正确的道德观念。

（4）潜伏期（latency stage）：6岁至青春期。随着抵御恋母/恋父情结超我的建立，孩子进入潜伏期，把性和进攻的冲动埋在潜意识中，而将精力放在实际的社会可接受的追求中，如与同伴共同参与智力和体育活动。愉快来自外在的环境，是一个平静的时期。同时，儿童进一步从同性父母那里学习性别角色，为下一阶段作准备。此期固结会造成压迫和强迫性人格。

（5）生殖期（genital stage）：又称青春期开始。此期原欲重新回到生殖器，青少年开始与异性交往。但青年人毕竟已经成长，他们能够面对现实。此期的任务是"从父母那里摆脱出来"，寻找自己的性伴侣，建立自己的生活。但独立并非轻而易举，这阶段的失败将导致功能不良和病态。

（二）艾瑞克森的心理社会发展理论（theory of psychosocial development）

艾瑞克森（Erik H. Erikson, 1902—1994）是美国哈佛大学的一位心理分析学家，他是弗洛伊德的学生。1950 年，艾瑞克森在弗洛伊德性心理学说的基础上发展、形成了他的心理社会发展理论。该理论是最早涉及到整个人生发展过程的理论之一，主要强调文化及社会环境在人格或情感发展中的重要作用。艾瑞克森认为人的一生都处于发展变化的过程中，要经历八个阶段，每个阶段都有特定的发展任务，并面临一对发展的冲突，这些冲突统称为心理社会危机（psychosocial crisis），是个体逐渐成熟的自我与社会之间的一种普遍冲突。因此，艾瑞克森在陈述每个阶段的发展任务时采用了两极的描述方式，即对处理危机可能产生的成功结果和失败结果加以描述。成功地解决每一发展阶段的中心问题，或至少减轻这些压力，就可以健康地步入下一阶段。也就是说成功的上一个阶段的完成是下一个阶段中心任务正性解决的基础。反之，将导致不健康的结果而影响以后的心理社会发展。艾瑞克森认为人格的各部分是分别在人生发展的一定时期形成的，个体通过各阶段的发展以形成完整的整体，如果出现行为异常或人格缺陷，多是由于发展过程中的中心问题没有得到较好和及时的解决，日积月累导致个人发展的障碍。因此，一个人的人格或情感表现就可反映其每一阶段的发展结果。

1. 口感期（oral sensory stage）

0～18 个月，此期发展任务是信任对不信任（trust vs mistrust）。

信任感是发展健全人格最初而且最重要的因素，人生第 1 年的发展任务是与照顾者（父母）建立起信任感，学习爱与被爱。此期当婴儿接受口感输入时会有良好和愉快的感受，从而对母亲或主要照顾者产生基本的信任感。同时，小儿的各种需要得到持续满足时，其对父母的信任感就得以建立和巩固，形成有希望的品质。与此相反，如果婴儿觉察到父母在自己需要时不一定出现，经常感受到的是痛苦、危险和无人爱抚，就会对周围环境产生不安全感和不信任感，婴儿会把对外界的恐惧和怀疑情绪带入以后的发展阶段。

另外，信任感还取决于父母对自己的信心，因为母婴之间具有一种身体共情（physical empathy），即婴儿能够敏感地体会到母亲的情绪状态，若母亲焦虑，婴儿也会焦虑；母亲安宁、快乐，婴儿也会体验宁静，这种早期的互动将影响儿童今后的发展。与父母之间所建立的信任感是儿童对外界和他人基本信任感的来源。同时，艾瑞克森又认为信任和不信任是相对的，所有婴儿应体验这两种经历，因为当婴儿有相当的不信任体验时，才能识别信任的体验。重要的是信任与不信任的比例，信任应当超过不信任，这一点同样适用于其他时期。信任感发展的结果是乐观，对他人信赖，有安全感，愿意与他人交往，对环境和将来有信心，反之，易出现焦虑不安，以及对人的不信任感。

2. 肛—肌期（anal - musculature stage）

18 个月至 3 岁，发展任务是自主对羞愧或疑虑（autonomy vs shame or doubt）。

此期幼儿开始运用新掌握的运动和语言技能认识周围世界，并学习对自己的括约肌加以控制。在有大便感时，幼儿常常先自我控制一会儿，然后释放，以增加排便时的快感，通过控制排便，幼儿企图练习一种自主感和选择能力，即在需要时加以保持，而在不需时对其放弃。这种自主感还表现在开始能够自由行走的幼儿，他们在运动能力和智力发展的基础上扩大对周围环境的探索。他们想要独立完成每一件事，如吃饭、穿衣、爬楼梯、操作玩具等。他们还反复说"我""我的"表示自我为中心的感觉，爱用"不"表示自主性。此期儿童自主感的建立是基于父母对其在日常生活中的自主行动给予支持和鼓励。反之，如果父母经常怕孩子做不好，而过分干预其自理活动，并且替孩子做每一件事，不允许他们去做其想做的事，或对其独立行为缺乏耐心，进行嘲笑、否定和斥责，将会使儿童产生羞愧和疑虑。儿童将怀疑自己的能力，并将停止各种尝试和努力。同时，父母应注意用温和、适当的方式约束促使其按社会能接受的方式行事，帮助他们学会适应社会规则。此期顺利发展的结果是自我控制和自信感，形成有意志的品质。反之，表现出缺乏自信，畏首畏尾等行为。

3. 生殖—运动期(genital – locomotor stage)

3~6岁，发展任务是主动对内疚(initiative vs guilt)。

此期儿童的特点之一是被异性父母所吸引，并逐步理解自己的性别。此阶段儿童活动能力加强，有足够的语言能力，他们有无穷无尽的好奇心去探索未知事物，会经常对周围的现象提出"为什么"和"如何发生"的问题。主动性意味着儿童愿意发明或尝试一些新活动或新语言，他们自己制定计划，订立目标，并极力争取达到目标，而不是单纯地模仿其他孩子或父母的行为。这一时期儿童的心理社会发展取决于父母对孩子这些自创活动的反应。如果儿童被给予更多的自由和机会去创造和实践，儿童的自主感就可得以增强。同时，父母对孩子提出的各种问题予以耐心解答，而不是禁止他们有一些离奇的想法或游戏活动，也会增强其主动感，形成有目标的品质。反之，如果成人总是指责孩子的活动是不好的，提出的问题是荒谬的，游戏是愚蠢的，或要求孩子完成他们力所不能及的任务，都会使儿童产生内疚感。因此，父母或照顾者的理解、鼓励和正确引导，可使儿童顺利通过此阶段，其结果是不怕挫折、有进取心、有创造力。

4. 潜在期(latency stage)

6~12岁，发展任务是勤奋对自卑(industy vs inferiority)。

此期是成长过程中的一个决定性阶段。儿童迫切地学习文化知识和各种技能，如掌握自然常识、文化知识、基本的生活技能，学习与他人合作和竞争，以及守规矩。他们在做任何事时都强烈要求如何将事情做得完美，如当儿童被吸收参加某项活动时，他们常问自己"我能做好这项工作吗？我做的对吗？"如果在孩子完成任务或活动时给予奖励和赞扬，其勤奋感就会增长。此期儿童的活动场所很广阔，包括家庭、学校和社区等。父母、教师和其他成人都有责任帮助儿童发掘其自身的勤奋潜力。如果孩子的努力只被父母视为胡闹，工作成果不被赞赏，在课堂或操场上因失败而受到嘲笑和伤害，都会导致自卑感的产生。此期顺利发展的结果应是学会与他人竞争、合作、守规则，以及获得基本的学习和待人接物的能力，形成有能力的品质。反之，会产生失败感。

5. 青春期(puberty stage)

12~18岁，发展任务是自我认同对角色紊乱(identity vs confusion)。

艾瑞克森认为此期是人生最为关键的阶段，对自我感知的确立是个体从儿童发展为成人的重要基础。青少年在性激素的作用下身体和思维日趋成熟，他们需要面对自己身体的变化。青少年不仅开始注意自己的仪表，还为将来在较大社会中自己所处的地位而苦恼。青少年在试图回答"我是谁？"和"我将来向哪个方向发展"的问题。他们极为重视别人对自己的看法，并与自我概念相比较。一方面，青少年要适应他们所必须承担的社会角色，例如，实现父母对自己的期望，通过竞争考上大学；另一方面，青少年又想扮演自己所喜欢的新潮形象，如参加歌星演唱会，与自己的朋友在一起娱乐等。他们面临种种选择和困惑，为追求个人价值观与社会观念的统一而奋斗。此期可能出现 4 种类型的青少年：①矛盾冲突解决，并趋于自我认同，如考上理想的大学而安心努力学习者；②矛盾冲突尚未解决，正在苦苦探寻，如对是否考大学或及早就业尚未拿定主意者；③矛盾冲突无法解决，陷入迷失和困境，如考大学失败而不知道该向何处发展者；④自己对未来毫无主见，一切听从父母的安排者。除第 1 种外，其他 3 种类型的青少年都没有很好地解决角色认同的问题，若矛盾冲突最终不能解决，将导致角色紊乱、迷失生活目标、仿徨、堕落等。因此，青春期的发展任务是建立一种自我认同感，努力尝试多种角色并从同伴、家长或其他重要人物那里获得认可，就能够帮助其顺利解决发展中的危机，会使青少年接受自我、有明确的生活目的、为设定的目标努力献身，形成忠诚的品质。在发展中，偶然出现的叛逆或反抗行为是正常现象。

6. 成人早期（early adulthood）

18～40 岁，发展任务是亲密对孤独（intimacy vs isolation）。

社会对成人早期的期望是结婚和拥有亲密的朋友，也就是能够与他人建立亲密感。此期的主要任务是学习发展与他人的亲密关系，承担对他人应负的责任和义务，建立起爱情和婚姻关系。艾瑞克森认为真正的亲密感是指两个人都愿意分享和相互调节他们生活中一切重要的方面。人只有在确立自己的认同感之后，也就是解决了上一期自我认同和角色紊乱的矛盾冲突后，才能在与别人的共享中忘却自我，否则很难达到真正的感情共鸣，即亲密感。如果此期发展受到阻碍，人就不能体验和经历亲密感，从而产生孤独、自我专注、缺少密友、性格孤僻等性格和行为特点。顺利发展的结果是有美满的感情生活，有亲密的人际关系，以及具有良好的协作精神，形成爱的品质，并为一生的事业奠定稳固的基础。

7. 成人期（adulthood）

40～65 岁，发展任务是繁殖或有成就对停滞（generativity vs stagnation）。

在成功获得亲密感后，成年人的兴趣开始扩展，而不仅限于两个人的世界。此期的发展任务是养育下一代，在事业上取得成就，对社会负有责任感。如果没有繁殖、养育和事业上的成就，可能会造成人格的贫乏和停滞，表现为过多地关心自己，自我放纵和无力感。此期顺利发展的结果是细心培养下一代，热爱家庭和有创造性地努力工作，形成关心他人的品质。如果此期发展障碍，或前几期的发展不顺利，则可能出现停滞不前的感觉，表现为过多关心自己，自我放纵和缺乏责任感。

8. 老年期（old age）

65 岁以上，发展任务是完善对失望（integrity vs despair）。

此期是生命的终末阶段，许多老年人丧失了体力和健康，丧失了工作、配偶和朋友，他们不可避免地出现抑郁、悲观、失望等情绪。因此，老年人除了要面对自己生理方面和周围环境的变化外，还要与内心的不良情绪作斗争。他们需要学习如何保持自己的潜能和智慧，积极面对现实，作出身体和心理社会的适应和调整。此阶段顺利发展的结果是乐观、满足、顺其自然、安享天年，形成有智慧的品质。反之，老年人会处于整日追悔往事的消极情感中，悲观绝望，不能自拔。

（三）皮亚杰的认知发展理论（theory of cognitive development）

著名的瑞士哲学家和心理学家吉恩·皮亚杰（Jean Piaget，1896—1980）基于对儿童长期的观察和研究，最先系统地提出了从婴儿期到青春期的认知发展理论。认知是指获得和使用知识。认知过程包括识别、解释、组织、储存和运用信息，以及应用知识解决问题等有关行为。皮亚杰认为儿童的智力起源于他们的动作或行为，儿童通过与经常变化的、要求其不断作出新反应的外部环境相互作用，不断重新构建他们的知识，提高解决问题和评判思维的能力，发展其智力。因此，儿童智力的发展不是由教师或父母传授的，而是一个靠自身的活动主动发现的过程。

皮亚杰把基本的认知结构的最基本单位称为图式（schema），即指动作的机构或组织，是为了应付环境的某种行为模式，是信息存储的形式或结构。最早的图式是新生儿的遗传性反射动作，如吸吮、抓握等，智力活动就是从上述动作开始的。随着儿童对环境的不断接触和适应，会对新的事物和经验产生更复杂的动作，即构成新图式。儿童的智力就是通过图式的不断分化、组合与相互协调，而由低级向高级发展。同化（assimilation）和顺应（accommodation）是认知发展的两个基本过程。皮亚杰认为智力的发展与生物体的生理活动有相同之处，例如，机体通过消化和吸收食物，将其营养成分转化为机体的一部分，以使生物体成长。智力同化则是指儿童在与环境相互作用中，把客观世界中的新事物纳入机体已有的图式之中，从而不断认识世界，并将简单的概念集合成较高水平的新概念。例如，婴儿最初只会吸吮母亲的乳房，后来学会吸奶瓶、吸手指、玩具以至一切所能接触到的东西，从而认识世界。顺应过程则是对图式的某种改组过程，当个体原有的图式已不能成功地适应新环境、解决新问题时，就要改变、调整原有的动作或概念，进一步构建新的图式，以期达到适应。例如，婴儿刚出生时并不会有效地吸吮母亲的乳房，但几天后，就开始能区分乳头与周围的皮肤，并能很好地协调头颈和嘴唇的动作，以使吸乳更有效。

皮亚杰将儿童心理或思维发展分为四个主要阶段，每个阶段都是对前一个阶段的完善，并为后一个阶段打下基础。他认为同一年龄阶段儿童的思维特点有其共性的地方，并且强调：①发展阶段的顺序应是不变的。尽管每个儿童通过各阶段的速度有所不同，或者有人最终无法达到认知的最高水平，但各阶段的顺序是固定的，不能跳跃或颠倒。②阶段的划分意味着成长被分为本质上不同的时期。虽然认知发展是一个连续的、量变的过程，但每个阶段存在本质的差别。③每个阶段都涉及思维的一般特征，而不是指某一个特殊的成就，可以根据儿童所处的阶段来预测其各方面可能出现的行为。④认知发展的顺序在文化上存在普遍性，即各阶段的发展特点不会受文化差异的影响。

1. 感觉运动期（sensorimotor stage，出生至2岁）

婴幼儿通过与周围事物的感觉运动性接触，去认识其周围的世界，这是认知发展的第一阶段。其思考方式是为手触为真，只有他能直接用手接触到及感受到的物体，才是存在的。因此，认知发展只局限在其所接触感应到的经验范围之内。

2. 前运算思维期（preoprational stage，2～7岁）

在感觉运动期末，儿童发展了应付环境的各种有效和有组织的动作，并在一生中都使用这些技能。进入前运算思维期后，儿童的思维发展到一个新的、符号的水平。本阶段的早期，儿童开始使用语言等符号记忆和储存信息，以及表达需要，因此，儿童必须重新组织他的思维过程，但这样迅速的发展一时很难达到要求，因而其思维方式还不具备逻辑性、系统性。

前运算思维期的儿童思维方式具有两个特点：一是思维的象征性，即儿童用一种东西（词或物品等）来表示或象征别的东西。二是思维的直觉性，此期儿童对客体和事件的理解集中在单一的、最显著的知觉特征（即事物的外显特征），强调"以自我为中心"，不能将自我与外部很好地区别。这里的以自我为中心,它并不是指自私或利己主义,而是指儿童考虑问题只从自己的角度出发。例如,有几幅图片从不同的角度描绘桌子上的物体,但儿童只能挑选出从他的角度看到的物体的图片,而不能理解其他几幅图片与桌子上物体的关系。儿童认为"这就是我所看到的世界",从不怀疑自己的主观知觉和观点。此外,此期的儿童的思维还存在泛灵论、道德他律、梦是外部事物的观点,缺乏分类和守恒能力等特点。泛灵论是指儿童认为动物、玩具和其他物体都与自己一样能活动、吃饭、睡觉,具有人的属性。儿童对成人硬性规定的规则采取完全服从的态度,即道德他律。小儿还认为梦是从外面来的,其他人也能看到和记得。儿童早期缺乏分类能力,如不懂得按照物体的重量、大小、厚度、颜色等进行分类。此期还缺乏守恒能力,认为当物体的形状、序列改变后其数量也会随着改变,例如,一行有6个硬币,把它们之间的距离拉大后,儿童会认为硬币数目增加了,又如,一个球形的橡皮泥被捏成其他形状后,他不能想象它还能恢复原状。儿童在观察事物时只能集中于问题的一个方面,不能脱离"自我的中心"而考虑到问题的多个方面。在本阶段的后期,儿童逐步形成有条理的思维。

3. 具体运算思维期(concrete operational stage,7~11岁)

儿童能够脱离以自我为中心,开始同时考虑问题的两个方面或多个方面。能用一个法则解决相同类型的问题,例如,掌握10以内加法和十进位法,即能运算多位数的相加。能按物体的特性来分类,发展了永恒的概念,具备守恒能力,儿童能够理解虽然事物外表改变了,但体积、重量、数目仍维持不变,例如在上一期所列举的例子中,前运算思维期小儿认为2个杯子中的珠子不相等,而此期儿童则知道它们是相等的。其他学者补充指出,守恒概念在不同时期有不同表现,先是数量的永恒,然后是重量,最后为容积。在处理人与人的相互关系中,他们不但考虑自己要说什么,还考虑听者的需要。同时,具有更复杂的时间和空间概念,理解现在、过去和将来。此期儿童具备了有条不紊的思维能力,但还没有处理抽象事物的能力,其逻辑思维只限于具体的事物。

4. 形式运算思维期(formal operational stage,12岁以后)

皮亚杰认为青春期是人达到最终思维形式或思维成熟的时期。此期思维迅速发展,进入纯粹抽象和假设的领域。青少年不仅思考具体的(现存的),也能思考抽象的(可能发生的)事物。这就使青春期儿童能够在解决问题之前,预先制定计划,运用科学的论据来思考不同的解决方法,并推断预期结果。在道德领域中,青少年已建立道德的规范,并能与人良好地合作,能以社会可接受的方法与他人建立相互关系。

青少年开始能够理解一些抽象的原则和理想,如自由、正义、平等和博爱。但此期是另一种新的以自我为中心的阶段,青年人大多是梦想家、理想主义者和空想主义者,有人会表现出无所不知和无所不能的自信,他们凭空想象虚构的世界与现实社会有很大差别。只有当真正接受成人的任务、承担社会责任时,在实际中检验自己的理想和观点后,青少年才能摆脱自我为中心,理解自己思维的局限性和不现实性。

三、成长与发展理论对护理学科的意义

成长与发展又可称生长与发育,是人体的基本特点,也是护士了解和照顾服务对象所必须掌握的基本概念。由于护理的对象是从生到死各年龄组的人,护理工作者必须对人类生命全过程的成长和发展有所认识,并根据不同年龄阶段的发展特点提供护理。与整体护理的观点相一致,人的成长与发展不仅是指体格的生长,还包括情感、人格、认知、道德水平等心理

社会方面的发展，故在临床护理实践中，护士应清楚了解个体正常的生理、心理社会成长发展规律，以进一步认识人在不同时期所具有的特殊行为和基本需要，从而识别已经发生或可能发生的异常发展情况，并提供有效的护理照顾。同时，虽然正常的成长发展指标和型态可作为判断异常的标准，护士还要注意到成长发展的个体差异性。因此，对每个个体应进行全面、连续、动态的观察和分析，以作出正确判断。此外，成长与发展理论对护理管理、护理教育等方面也具有指导意义。

(一) 成长、发展理论与临床护理

1. 不同成长、发展理论在临床护理中的应用

弗洛伊德的性心理发展理论强调儿童早期经验对人格发展的决定性影响。该理论有助于护士认识到潜意识对情绪和行为的支配作用，正确理解和评估不同发展阶段个体的发展特点和潜在心理需求，通过提供健康教育和相应的护理措施，促进服务对象健康人格的发展。

艾瑞克森的心理社会发展学说有助于护士了解人生命全过程的心理社会发展规律，识别不同阶段所面临的发展危机及其发展的结果，从而更好地理解不同年龄阶段服务对象的人格和行为特点。护理的服务对象是遵循一定生理、心理社会发展规律的个体，护理人员需了解和熟悉正常个体的生理、心理社会发展规律，为个体或社会人群提供个性化、人性化服务。应用此理论，护士能够更好地促进儿童的健康成长，帮助成人和老年人顺利解决各发展阶段的矛盾冲突，以形成良好的人格和情感特征，同时指导护士针对不同服务对象制定和实施护理计划。

皮亚杰的认知理论在许多方面得到证实、发展和补充，是护理学的基础理论之一。护士必须了解不同年龄阶段儿童认知、思维、沟通等方式和特点，采取他们能够接受的语言和沟通方式，使他们自觉配合及参与各项护理活动；制定有针对性的、适合儿童认知水平的健康教育；提供相应发展阶段的有益刺激，促进智力的发展；预防由于各种不良环境而错过教育时机，导致智力发展障碍。

2. 成长与发展理论在"两头"人群护理中的应用

根据成长与发展理论，在婴幼儿护理中，皮肤抚触(skin - to - skin care)护理是一项重要的护理技术，近年来被定义为袋鼠护理(kangaroo care, KC)。研究者发现抚触是一种能增加舒适感的、实用的护理技术，除生物性意义外，还有社会和情感的意义，近年来在临床中已广泛应用。研究显示，袋鼠护理通过直接促进神经生理学组织发育和通过间接改善父母情绪、感知和交互行为，增加婴儿体重，改善睡眠节律，促进婴儿识别能力、运动能力和社交能力的成熟，帮助平复暴躁的情绪，减少哭闹。对婴儿的感知认知和运动发育以及养育过程具有显著的积极影响。同时由于母婴接触，提高了母亲的良性反馈，促进母乳量的增加，大大有助于母乳喂养。另一新技术是新生儿游泳训练，研究发现正常足月新生儿通过新生儿游泳训练，黄疸指数下降，哭闹情况明显降低，睡眠质量明显提高，有利于良好情绪的发展，有利于健康心理的形成，在临床护理实践中目前已经广泛开展新生儿游泳护理的服务。

人口老龄化是当今世界大多数国家面临的共同问题。老年人口增加对护理专业的挑战与要求日趋显著。老年人是健康相对脆弱的群体，一旦患急性病，则恢复期较长且病情复杂；同时慢性病亦是老年人群的主要问题，不但使老年人行动受限，亦是死亡的主因。老人慢性病发病率高，认知功能减退，社会独立生活能力和日常生活自理能力下降，相当部分老人存在不同程度的抑郁症状和自尊低下，社会支持减少。因此，老人对来自家庭和社会的在身体、心理、社会支持等各方面的长期护理需要增加。从事老年护理需特别重视老年人情绪障

碍，确定不同老年人心理问题的性质、程度以及心理失衡的原因，采用患者及家属共同参与的方式，以患者为中心，护士、家属、单位之间互为桥梁，共同分析心理问题，帮助其获得可能的社会支持，鼓励其与家属联系、相处，参与社会活动，使患者获得更多的倾诉、求助渠道，更多的情感和经济支持，与患者及家属尽可能多地进行非医疗活动的接触，使患者感受到自己被重视、被尊重，更好地自我调节，超越情绪的影响而更加理智达观。

（二）成长、发展理论与护理管理

护士是提供健康服务的主体，但同时也是处于生理、心理社会发展中的个体，她们在职业生涯中自身生理、心理社会发展的和谐、统一是提供优质护理服务的前提。作为护理管理者，应深知此律，在护理人力资源的管理实践中，根据护士生理、心理社会发展阶段的不同，以人为本，实施人性化的管理。

护士在不同职业阶段，职业生涯具有不同的特点。大多数护理毕业生希望把护理作为终身的职业，入职 1 年内对护理专业充满信心，其职业发展的优先考虑因素包括专科学习、拥有各种必要的资格、职业晋升机会；在 3～5 年内，大多数护理专业毕业生主要在医院和社区护理领域工作，并在此期间进一步学习临床的课程、参与各种培训，但部分毕业生经历职业角色伤害或角色冲突；在职业生涯的 5～10 年以后，护理教育背景对护士职业变动、生涯发展 5 年规划产生影响，此阶段护士期望在专业领域得到认可、职务晋升、进一步的学习机会，同时也显示了比较明显的职业变动。

为了防止护理人才流失，促进护士的职业满意度和生涯发展，护理管理者应根据护士生理、心理发展特点，对不同年龄、护龄、学历、职称的护士进行有针对性的教育、运用项目干预，如"支持小组""职业进阶"等，为护士提供职业生涯发展项目以满足护士职业需求，提高其职业忠诚度和生涯稳定性，以便各级护士在专业实践中的成长与发展良好。

第四节　应激与适应

应激一词，首先由汉斯·塞里于 1946 年提出，后被广泛应用于医学领域，许多学者在医学理论与临床实践中对其进行了研究与探讨。随着医学模式由单一的生物医学模式向生物－心理－社会医学模式的转换，应激与健康的关系更为人们所重视。现实生活中的人们实际上每天都处于一定的应激环境中，没有人能完全避免应激而生存，应激与个体的生存、成长、发展密切相关。

一、概述

（一）应激相关概念

1. 应激（stress）

主要有以下三种不同的含义。

（1）应激指那些使人感到紧张的事件或环境刺激。从这个意义上来讲，应激对人是外部的。刺激是一种特异性反应，应激是一种非特异性反应，刺激可引起应激，但刺激并不等同于应激。

（2）应激是一种主观反应。从这个意义上讲，应激是紧张或唤醒的一种内部心理状态，它是人体内部出现的解释性的、情感性的、防御性的应对过程。

（3）应激可能是人体对需要或伤害侵入的一种生理反应。作为身体防御的应激，应激的第三个定义强调的是对应激做出的普遍性的生物反应，是一切生命为了生存和发展所必需的，并不都是有害的。

目前，应激领域研究倾向于将三种含义作为一个整体过程来认识。

2. 应激源(stressor)

应激源是指对个体适应能力进行挑战，引起个体产生应激反应的刺激因素。

按应激源的产生和内容可分为：

(1)生理性应激源：如饥饿、口渴、疼痛、发烧、感染等。

(2)心理性应激源：如自尊、被爱无法满足，感受到危险、威胁、失望、自我控制能力不足、安全受到威胁等。

(3)情境性应激源：噪音、空气污染、交通紊乱、经济拮据、缺乏资源、生活品质欠佳等。

(4)发展性应激源：上学、离家、谋职、结婚、妊娠、晋升、离婚、配偶死亡、退休等。

(5)人际关系性应激源：与同学、同事、领导等关系不好或很少得到支持、敌对、被人排斥、不为人所接纳、社交生活方式发生变化等。

(6)社会文化性应激源：价值观、宗教信仰、生活习惯等文化环境的差异，角色期待、冲突、社会变迁、社会地位改变、战争、天灾人祸等等。

目前，也有将常见应激源分为四大类：第一类为应激性生活事件，即生活中重大变故，如中年丧偶、老年丧子等；第二类为日常生活中的困扰，如来自家庭、工作及人际关系的困扰；第三类为工作相关应激源，如劳动条件、工作负荷、职业性人际关系等；第四类为环境应激源，即人类生存的自然环境的突然变故，如地震、洪水等。按应激反应的强弱和出现急缓，将应激源分为：急性应激源和慢性应激源。

3. 应激反应(stress reaction)

应激反应是指个体因应激源所致的各种生理、心理、社会、行为方面的变化，常称为应激的心身反应。心理-生理方面反应主要是指各种情绪反应及生理指标的变化，生理反应：如心率加快、血压升高、需氧量增加、免疫力降低、胃液分泌增加、肠蠕动减弱或亢进、括约肌失控等；心理反应：如焦虑、抑郁、否认、怀疑、恐惧等。行为反应是个体为缓冲应激对自身的影响，摆脱心身紧张状态而采取的应对行为，如失眠、厌食或大吃大喝、注意力不集中、活动量减少、逃避退缩、物质滥用、敌对、攻击以及自杀等等。

应激反应不是稳定的，也不是单独存在的。一般来说，生理和心理反应经常是同时出现的，因为身心是持续互动的。每个人对应激作出的反应是不同的，其反应决定于：不同的个性；对应激源的不同感知；每个人不同的应对能力和生理条件。应激源的性质与应激反应程度有关，主要涉及到应激源的强度、应激源波及的范围、应激源持续时间、是否合并多种应激源。

4. 应激中介变量

应激中介变量对应激反应的产生及其产生的强烈程度有重要的影响，不同的个体对同一应激情境，有不同的应激反应；同一个体对不同的应激情境有不同的应激反应，在这些应激过程中应激中介变量发挥着不可估量的作用。应激中介变量按其在应激过程中的作用可分为内部资源如身体状况、认知评价、应对方式、个性等，外部资源如社会支持；也有研究将其分为生理资源(健康状况)、心理资源(人格、自尊、人际交往技巧)、环境资源(社会支持)。个体的身体健康状况、个人经历、个性特征、认知评价、应对方式、社会支持是影响应激与适应过程的重要中介因素。

（1）认知评价（cognitive appraisal）：是个体从自己的角度对遇到的生活事件的性质、程度和可能的危害作出估计。人是思维着的有机体，具有给自己提供某种自我指导力量的潜在能力，人的认知功能是引起人的行为的决定因素。认知应激理论支持者认为应激是关于对需求能力的觉察和评估，不决定于具体的刺激和反应；认为现实生活中造成问题的不是事件本身，而是人们对事件的判断和解释，强调认知因素在应激过程中的核心意义。

（2）应对方式：是个体对应激的认知评价及评价之后为平衡自身精神状态采取的措施，应对方式作为应激与应激反应之间的中介变量影响着个体身心健康水平。良好的应对方式能改变个体的主观认识、提高个体处理问题及改善情绪的能力；有助于缓解精神紧张，帮助个体最终成功地解决问题，从而达到心理平衡。研究结果证明，消极应对方式在形成肺癌、非溃疡性消化不良、神经衰弱等疾病有重要影响。

（3）个性：是一个人独特的、稳定的心理倾向和心理特征的总和，对个体的行为、情感、意志、适应等方面都有明显的影响，良好的个性是保持心理健康的重要基础。个人的性格对应激的感知产生影响，内向、不稳定、神经质型接受不良心理刺激易产生抑郁、焦虑、恐怖等应激反应，对心理健康影响较大。

（4）社会支持：与应对方式、个性特质等同为应对资源，对心理健康有积极的作用，社会支持程度与心理健康呈正相关。良好的社会支持对个体应激反应可以起缓冲作用，降低应激反应的强度，减少其有害作用；平时可维持个体良好的情绪体验，从而有益于健康。

各应激中介变量之间也存在相互影响的关系，如社会支持一定程度上可以改善个体的认知过程，个性特征也间接影响个体对某些事件的感知；个体应对方式组成成分中包括一些基本的具有稳定性的应对方式是由个体的人格特质所决定的，人格特质在一定程度能预测个体的应对行为，不同个性的个体具有不同的应对方式。

（二）危机（crisis）

1. 危机的定义

危机（crisis）或称危象，是指当个体不能用常规的应对策略处理当前突发的、重大的应激性事件时出现的强烈的情绪反应，表现为行为失调，难以决断，解决问题能力迅速下降，工作或生活中失败大量增加。

危机与应激的异同点：两者都是由应激源引起；过强、过于持久的应激可引发危机的产生；应激持续存在于我们生活中，伴随我们一生，危机是生命过程中的特发现象；危机严重影响个体的生存、成长与发展；机体与应激处于共存状态，在适应方面，机体对应激可通过生理、心理等中介机制进行有效适应，而危机是机体各机制不能正常应对的，需要重新寻求解决问题的方法，需要专业人员的帮助。危机包括自然灾害、家庭成员的突然死亡、得知患有重病、严重的车祸事故、家庭的严重不和等。

2. 危机的分类

危机通常可分为发展性危机和情景性危机。

（1）发展性危机（maturational crisis）：在每个人的发展过程中，由于缺乏应对技能而出现的应激性事件，是可以预测的。当个人不能完成心理某个阶段发展任务时或是发展期的严重应激干扰发展任务的完成，影响了正常的心理发展，可导致危机出现。在婴儿、儿童、青少年和成人期会引起危机的事件多是与家庭关系和同伴关系有关。如父母离异对儿童的影响，儿童受虐待，刚毕业的大学生找不到工作等。发展性危机较多在心理关键期发生，可以突然发生，也可逐渐发生，持续时间一般较长，其关键是现实的环境和自身条件不能及时地满足心理发展的需要。每个人都是按阶段成长的，因此就有可能预测下个阶段将出现的问题，提前帮助他们对付每个时期可能发生的危机。如学前教育、青春期性知识教育和交友须知等。

（2）情景性危机(situational crisis)：是突然发生，没有预期而出现的特殊环境中应激性事件所致个体的突发性反应，例如急性躯体疾病、受到攻击或强奸、亲人死亡、难以预料的失业、重大事故等。情景性危机表现多样，具有突发性及持续时间短暂的特点。在生命任何时期都能发生，不能为个人所控制的，如突然死亡、战争、自然灾害、家庭破裂等都能引起情境性危机。因为是无法预测的，所以也难以提供预期的指导。

一般来说，一个情境是否会发展成为危机，取决于以下3个因素：个人对问题和事件的感知；是否可得到支持和帮助；所使用的应对机制是否恰当。

（三）适应(adaptation)

适应是个体能有效地适应环境变化，又能对环境变化产生影响的过程，是促进机体统一、完整、发展的过程。主要包括内外环境刺激的输入，利用适应机制对刺激进行处理、控制，产生有效适应或无效适应。人体适应系统有两个主要的内部控制机制：生理调节系统和认知调节系统，这些与生俱来的或后天获得的适应机制被个体的适应系统用来处理、应对来自内、外环境的刺激。

1. 适应的层次

适应包括生理、心理、社会、环境四个层次。

（1）生理适应：指通过体内生理功能的调整，适应内外环境对机体的影响，以帮助机体维持正常的生理功能，维护机体的生存与健康。这是机体在无意识状态下自动产生的适应，表现为代偿性适应。

（2）心理适应：指当个体经受心理应激时，通过调整自己的态度、情绪，认识和处理问题，以恢复心理上的平衡。分为二种，一是有意识地适应，理智状态下采取减少或去除应激源的适应行为，如启用社会支持系统与家人、朋友倾诉，建立积极的生活方式、养成良好生活习惯等；二是无意识的适应，在潜意识状态下运用防卫机制如压抑、转移、否认、合理化等以解决问题、消除心理冲突。

（3）社会文化适应：指个体调整行为模式，以保持与其周围的社会群体及文化规定的社会规范、价值观、传统、习俗等相符合、相协调。如进入新环境的"入乡随俗"就是一种社会文化的适应。

（4）技术性适应：指人们可运用现代科学技术控制、适应生存环境中的应激源，但现代科学技术同样对个体可产生应激如水、空气和噪音污染。

2. 适应结果与健康

在应激与适应过程中，来自机体内外环境中的应激源即刺激因素，作用于机体，机体通过生理、心理中介机制进行应对与适应，而后输出机体应对应激的身心反应，包括生理、心理、行为三方面的反应，整合的应激反应结果有两种：适应性反应与无效反应，对应健康与疾病。有效适应也称适应性反应，是能够改善机体生存、生长、繁殖和完整的反应，是机体对内外环境刺激的有效控制，有效适应过程是机体健康状态保持的过程；无效适应也称无效反应，是机体适应机制对内外环境刺激的无效控制，可导致身心失衡即疾病状态。

机体处于应激状态时，通过一系列生理中介机制、心理中介机制等影响机体内环境平衡，对健康有双重作用，适当应激是机体一种重要的保护机制，而不适当应激则会导致机体发生多种损伤。有利方面：可动员机体非特异性适应系统，产生对疾病的抵抗，增强体质和适应能力；不利方面：适应机制失效会导致不同程度的心理、行为及身体障碍。随着细胞分子生物学的深入发展，应激反应的生物学基础得到了深刻的揭示。大量研究表明，应激能够导致机体从整体器官到组织细胞结构与功能发生损伤，引起心脑血管疾病、肿瘤、神经精神疾病、消化道疾病及内分泌疾病等；甚至有资料表明，75%～90%的人类重大致死性疾病与应激机制的激活有关。目前已确认，应激机体神经内分泌系统过度活化所导致的机体内稳态失衡使多种组织细胞发生细胞应激效应，引起细胞信号转导通路活化，介导了包括细胞异常增殖、分化、凋亡和坏死等一系列细胞损伤效应，诱导了多种疾病的发生；在对应激机制分子基础的探索中，一系列应激相关基因和蛋白质被相继发现。这些蛋白主要包括急性反应蛋白、应激蛋白细胞信号转导靶蛋白和细胞因子等，它们在血浆中和组织细胞内的含量可在应激即刻或应激反应后几小时升高，参与应激损伤防御反应过程。

二、应激与适应理论

应激的研究最早始于20世纪的三四十年代，应激研究对医学、心理学领域作出了重要贡献。目前，应激研究领域存在生理、心理和社会三种应激学说。①生理应激学说：主要研究个体面临应激时其体内产生的一系列生理和化学反应，如脑垂体素和肾上腺素分泌增多、呼吸加快、血压升高、机体免疫功能下降等；②心理应激学说：主要研究应激中个体的心理和行为的变化、作用等，认为应激刺激物作用于个体时，个体的应激反应不仅取决于应激的数量和强度，而且取决于个体对它的认知评价，强调在调节和产生应激反应时心理变数的重要性；③社会应激理论认为紧张本身是社会的一部分，趋向于将个体与社会、个体与应激整合起来进行研究。现代应激的研究倾向于将生理和心理结合在一起，并结合社会因素进行研究。这些理论试图对应激进行科学的解释，包括什么是应激，它是如何运作的，又是如何与健康联系在一起的。下面将对各学说的理论进行简单介绍。

（一）生理应激理论

当前存在着许多有关应激的生物学理论，本文简要介绍其中的两个普遍运用的理论，即 Hans Selye 的适应综合征和遗传发生论。

1. Hans Selye 的应激学说

加拿大著名的内分泌生理学家汉斯·席尔（Hans Selye, 1907—1982）首先将压力的概念用于生物医学领域。席尔认为应激是人或动物有机体对环境刺激的一种生物学反应现象，表现为全身性、紧张性与非特异性反应，称之为全身适应综合征（general adaptation syndrome, GAS）。机体在出现全身反应的同时，会出现某一器官或区域内的反应，例如局部炎症。称之为局部适应综合征（local adaptation syndrome, LAS）。席尔认为 GAS 分为以下三期。

（1）警报反应期（stage of alarm reaction）：当个体觉察到威胁时激活交感神经系统而引起搏斗或逃跑的警戒反应。由于交感神经受到刺激，所有身体功能得以增强，如肾上腺皮质素及抗炎性荷尔蒙分泌增加，防御应激源继续入侵的能力提升等。如果个体反应得当，安全度过此期，机体可恢复常态，或是进入第二阶段。如果此期应激源太强，也有可能致死。

（2）阻抗期（stage of resistance）：此期以副交感神经兴奋及机体对应激源的适应为特征，机体通过增加合成代谢以满足压力反应所需要的能量。多数情况下应激源被克服、适应成功；如果应激源过强，个体能量供应不足，或是能量利用不当，则会进入第3期。

（3）衰竭期（stage of exhaustion）：机体已对持续存在的应激源进行了调整，体内所有适应性资源已经耗尽，警报期反应再次出现，但已是不可逆的，机体自身的免疫性下降，导致适应性疾病,甚至是衰竭死亡。图 11 – 5 为应激生理反应的一个模型。

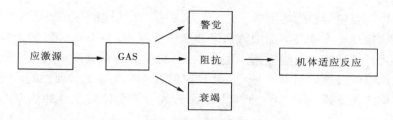

图 11 – 5　应激的生理反应模型

Selye 的理论还提出在所有疾病中,适应也是起作用的,错误的适应本身就可以引起疾病,他把适应综合征的"出轨现象"称为适应性疾病。也就是说,疾病不一定只是由于一些特殊病原菌引起的,也可以是对任何应激源的错误适应造成的。通常适应意味着防卫与妥协的平衡,但有时过度的防卫,也是不恰当的,可引起过敏、关节炎和喘息等,而防卫不足可引起严重的感染或溃疡。

Selye 的理论可以总结为四点:

(1)所有生物机体都有一个先天的驱动力,以保持体内的平衡状态。这种保持平衡的过程就是稳态,维持体内的这种平衡是个体毕生的任务。

(2)应激源如病菌、过度的工作要求,会破坏内部的平衡状态。无论应激源是愉快的,还是不愉快的,人体都会用非特异性生理唤醒来对应激源作出反应,这种反应是防御性的和自我保护性的。

(3)对应激的适应是按阶段发生的,各阶段的时间进程和进度依赖于抗拒的成功程度,而这种程度与应激源的强度和持续时间有关。

(4)有机体储存着有限的适应能量,一旦能量用尽,有机体则缺乏应对持续应激的能力,接下去就是死亡。

Selye 的理论很有影响力,但该理论的不足之处在于,它没有包含理解人类应激重要的心理因素,也没有提出当要求变成挑战时,产生影响作用的心理过程。此外,该理论也没有考虑应付应激时所选择的应对策略,以及应对策略的有效性。

2. 遗传发生论

抵抗应激的能力除了依赖于面临危机时所使用的应对策略之外,一些与个体的遗传史有关的因素也会影响抗拒,称之为生理倾向因素。这些因素通过先天决定器官的脆弱增加疾病的危险性、反应的兴奋性来影响人体的抗拒。遗传发生论支持者认为基因天性(基因型)与一些生理特征(表现型)之间存在一种联系,而这种联系会降低人们抵抗应激的一般能力。如基因型会影响自主神经系统、博斗紧急反应系统的平衡,基因还可以控制器官和人体系统与功能的编码,抗拒应激最重要的器官和系统是肾脏、心血管系统(如冠心病、高血压、动脉硬化的危险),消化系统(胃溃疡与十二指肠溃疡的危险)以及神经系统(自主系统的不均衡)。

现代研究表明,大脑和植物性神经系统在应激反应中具有重要作用,它们是通过人体的三个系统来控制应激的,这三个系统分别是神经系统(下丘脑)、腺体(脑垂体和肾上腺)以及激素系统(肾上腺素和其他激素)。其中下丘脑 – 垂体 – 肾上腺皮质(HPA)轴激活及由此引起糖皮质类固醇(GC)分泌的增加,是应激反应的最主要特征。因此,对应激生理机制的研究也是从这三方面进行的。

(二)心理应激理论

心理学理论主要包括心理动力学理论、学习理论、认知理论和一般系统模型。我们将主要介绍应激的认知理论。现实生活中人们感知和评价事件，储存有关他们经验的信息，并且通过不同的方式提取和使用这些信息，而所有这些对于如何影响新环境，对于应激唤醒以及应付应激所采用的应对策略都很重要。认知理论假设人是主动的，理性的，决策的人，认知理论还假设人类构造图式，或构造心理蓝图，图式代表了个体对世界的认识，并认为某些特定的图式几乎具有普遍性。

拉扎勒斯的应激 CPT 理论模型(cognitive – phenomenological – transactional，CPT)：该模型是由美国著名心理学家理查德·拉扎勒斯(Richard S. Lazarus，1922—2002)等提出的。他强调个体对应激的认知评价过程，认为思维、经验以及个体所体验到的事件的意义是决定应激反应的主要中介和直接动因，即应激是否发生，以什么形式出现，这依赖于个体评价他与环境之间关系的方式。被定义为认知 – 现象学 – 相互作用理论模型。个体通过初级评价和次级评价，决定个体的应激强度和应激体验(图 11 – 6)。

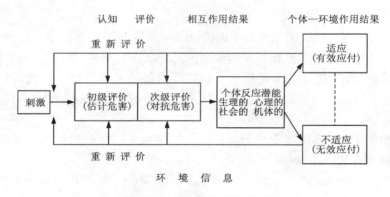

图 11 –6 应激的 CPT 模型

拉扎勒斯认为应激是个体与环境相互作用的产物，如果个体认为内外环境刺激超过自身的应对能力及应对资源时就会产生应激。而应用认知或行为的方法，努力处理环境与人内部之间关系的需求，解决二者之间的冲突，称之为应对。他认为应对的方式包括评价应激的意义、控制或改变应激的环境、解决或消除问题、缓解因应激而出现的情绪反应等。

该模型的核心点为：压力源作用于个体后能否产生压力，主要取决于两个重要的心理学过程，即认知评价与应对过程。要注意的是这个模式是循环的，因为对需求或应激源进行评估和应对是一个持续过程。

(1)认知评价(cognitive appraisal)：是指个体觉察到情境对自身是否有影响的认知判断过程，包括对压力源的确定及思考，及对自身应对能力的评价。拉扎勒斯认为认知评价包括初级评价、次级评价及重新评价。

1)初级评价(primary appraisal)：发生于个体觉察到自身濒临某种事件或情境时，是对事件或情境本身的评价，它所关注的是所遇到事件的结果对个人是有益还是有害。因此，初级评价所要回答的问题是"我是否遇到了麻烦?"，评价结果有三种：①无关性事件，它们不含任何威胁，也不要求作出反应；②良性或正性事件，是人们希望的，或者至少是中性的，且对个人应对技巧要求不高；③应激性事件，一个事件若被估计为应激性事件时，至少有两个特点：对人的威胁状态与其他事件不同；对人的应对及应对技巧的要求不同。对于应激性事件可进一步分为以下三种：一是伤害或损失性，指已经体验到的损失或伤害，如亲人死亡、失业、破产等；二是威胁性，指尚未发生但预测会有的危害或丧失；三是挑战性，能为成长或获得提供一个机会。

2）次级评价（secondary appraisal）：若评价结果为有益或有压力的，就开始了次级评价。次级评价是对事件的性质、属性及个人应对方式、能力和资源的评价，所要回答的问题是"在这种情况下我应该做什么？"，次级评价可以改变初级评价的结果，如果相信自己能成功应对压力，压力就会减轻。次级评价后会产生相应的情绪反应，如伤害或损失性评价会出现负性情绪；威胁性评价会产生焦虑性反应；挑战性评价会出现正性情绪。

3）重新评价（reappraisal）：是指个体对自己情绪和行为反应的有效性及适宜性的评价，是一种反馈性行为。如果重新评价结果表明行为无效或不适宜，人们就会调整自己对刺激事件的次级评价甚至初级评价，并相应地调整自己的情绪和行为反应。

（2）应对（coping）：是个人主动采取措施来处理压力事件。拉扎勒斯认为应对的方式包括采取积极行动、回避、任其自然、寻求信息及帮助、应对心理防御机制等；应对资源包括个体功能状态、生活态度、解决问题的能力及判断能力等；应对的功能包括：解决问题或缓解情绪。应对的结果会影响个人的人生态度、价值观、社会能力及身心健康等。

（三）社会应激理论

社会应激理论认为应激是一系列事件不可避免的结果，而这一系列事件包括缺乏稳定的社会关系，贫穷，缺乏必需的社会服务以及个人权力的减少等。为社会成员提供更多的生活机会和成长机遇是至关重要的问题，当人们不能获得工作，家庭，教育，技术再培训，以及不能参与政治过程时就会产生应激。此外，该理论也关注社会关系的稳定性，经济财物的分配，为社会服务，以及人际间权力的分布和个人控制。

整体健康模型是社会应激理论之一，整体健康模型默认了生理、心理和社会因素之间的交互作用。依据伯恩斯坦与拉克斯的观点，整体健康运动有三个特征：重新认识人的复杂性和多样性；强调心理事件和个人价值系统的重要性；重新认识责任感对个体的价值。

三、应激与适应理论在护理学科中的运用

应激与适应理论对促进护理实践、护理理论的发展有重要意义。护理的功能是恢复、维持及促进人的健康，而应激、适应与人的身心健康关系密切，应激因素在疾病特别身心疾病的发生、发展及转归中起关键作用。而且躯体疾病作为一种客观存在的应激源，也可引起患者精神紧张或心理、行为的改变。如何通过采取护理干预措施，控制或减少服务对象应激因素、促进服务对象的适应性反应，提高其适应能力，以利于疾病的康复、健康状态的保持与促进，是护理实践与护理理论不断探索的课题。

（一）应激与适应理论促进了护理理论的发展

护理理论包含人、健康、环境、护理四个基本概念，无论何种护理理论，它们的基本概念描述都与应激、适应的观点有关。南丁格尔护理理论的核心是环境，其认为环境是影响生命和有机体发展的所有外界因素的总和，是能够缓解或加重疾病和死亡过程的因素；奥瑞姆自理理论认为环境是存在于人周围的，影响人自理能力的物理的、社会的、心理的因素。这里的环境皆可视为应激与适应理论中的应激源。而罗伊的适应模式是很好的一种通过刺激（即

应激源)与适应来说明护理实践的护理理论，Roy 认为人是一个有适应能力，由输入、输出、控制和反馈等部分组成的一个整体；适应是个体能有效地适应环境变化，又能对影响环境的变化产生影响的过程；护理的目标是控制或消除刺激，促进人的适应性反应，保持健康。Roy 认为，环境的变化刺激个体采取适应性反应，对个体来说，生活不会是一成不变的，而是持续改变；当环境改变或面临新的挑战，个体有能力对变化的状况条件作出新的反应，也就有机会继续成长和发展促进完善自我和其他的生命意义；个体积极反应和适应环境的能力取决于变化发展的程度，以及个人应对变化的状况。以上所述皆为 Roy 根据应激与适应理论，结合护理延伸、发展而来，其护理程序设置借鉴了应激理论认知交互模型中的初级评价与二次评价（一级估计、二级估计）。纽曼的系统模式则直接引用了应激理论中的应激源等概念，其主要包括三部分：应激源、机体防御和护理干预措施。系统模式认为护理任务是针对特定的护理对象（个人、家庭、群体），有目的地采取干预措施减轻应激反应造成的不良后果，使护理对象保持最佳健康状态。

（二）应激与适应理论对护理实践的指导

护理工作以人的健康为服务中心，而应激源造成的生理、心理、行为等方面的应激反应以及个体良好应对、适应与否是影响个体身心整体健康的重要因素。护士作为维护健康的专业人员，应理解、掌握应激与适应理论的基本要点，如疾病应激反应的各种指标、测量方法、对策等，在实践中能正确运用有关知识，评估服务对象的应激源、应激反应的程度以及适应方式、适应水平如何，尔后针对个体差异采取有效护理干预措施，控制应激源刺激的强度、量，强化服务对象的适应机制，并帮助其创造性运用适应机制，提高适应能力。另外生病住院可造成新的应激源如陌生的环境、抢救场景、不了解的治疗与检查、角色的改变、医务人员的态度、言语等等。护士在服务中不仅要能分辨、控制各种应激源及应激反应、进行一般的应对及危机的干预等，而且要对服务对象进行应激与适应相关知识、应激一般处理方法、危机等方面的健康宣教。

1. 住院期间对患者可能具有威胁的应激源

（1）对周围环境不熟悉：如对病房的环境不熟悉、对医院的作息制度不适应、对医院的饮食不习惯和对主管自己的医师或护士不了解等。也有人可因同房间有陌生人、睡陌生的床、房间温度不合适或被褥改变而难以入睡等。

（2）感受到疾病的威胁和对治疗的顾虑：如对诊断不了解，猜测或得知可能患了难治的或不治之症。医务人员的一些医学术语听不懂，或自己的提问得不到答复。对做手术有恐惧，害怕疼痛、致残或影响身体形象等，对药物的疗效有怀疑，害怕药物的不良反应，尤其是既往住院的消极经历，或与传统文化习俗有所抵触的治疗。

（3）与家庭分离或被隔离：如与配偶、父母、子女分离，家离得较远不能经常联系；节假日不能与家人团聚；与病友无共同语言，医护人员过忙难以交谈和感到自己不受重视。尤其是因有传染性或因怕受感染而被保护隔离者更感孤独。

（4）丧失独立自尊感：因疾病而失去自我照顾能力时，进食、入厕、洗澡、穿衣等需要别人协助；对必须卧床休息，不能按自己意志行事感到难以忍受。特别是在需要帮助没有如愿时，如按呼叫器后没人理等。

（5）经济问题：住院后不能工作，不但经济收入会减少，支出还要增加而有所负担。老年人因害怕增加儿女的压力而放弃治疗。

（6）缺少信息和娱乐：在住院期间可因看不到报纸、电视等，也没有电话和电子邮件等通讯设备，会感到与世隔绝，再加上缺少娱乐活动，就会更感生活枯燥。

2．确认患病后的心理反应

主要表现为焦虑和震惊、否认和怀疑、抑郁和情绪波动、孤独和无能为力、愤怒与恐惧等。

3．患病后的心理社会适应过程

（1）疾病开始期：又称过渡期，即从健康过渡到患病的时期，此期可能症状不太明显，患者多试图去否认，认为自己很好。当症状继续发展，可能会求医咨询，但仍不承认自己生病。若出现急症（如脑血管意外、心脏病发作等），则患者和其家属都可能经历震惊、怀疑、否认等阶段。在此时护士应表示同情，在了解患者和其家属的感觉和内心冲突后帮助他们接受事实。

（2）接受期：患者不再否认患病，但常表现为较多注意自己的疾病，以自我为中心，对他人的依赖增加，甚至出现退化行为、角色强化，容易要求过高，并且提问也较多。这种以自我为中心，可被认为是正性反应，因为这样可以集中精力于治疗和康复上。在此时，护士应鼓励他表达，不与他争辩，但在适当时候鼓励他自我照顾和自己作决定。

（3）康复期：这是一个从患病到健康的转变过程，一般是在身体方面的功能先恢复，然后达到心理社会功能的完整。在此期，护士应帮助患者恢复体力和功能，促使其恢复原来的生活方式、工作兴趣和角色任务。

4．应激护理措施

在护理服务过程中，提供服务对象处理和应对应激的方法与策略，帮助服务对象成功适应应激情境，提高服务对象自护能力，促进其身心健康是医院与社区护理服务健康教育的重要组成部分。应激的一般性处理方法主要包括常规运动锻炼、保持适当饮食与良好的营养、保证足够的休息和睡眠时间、学会运用时间管理技术和扩大社会支持资源等。

（1）评估患者所受应激（包括疾病）的程度、持续时间、过去承受应激的经验等，如既往疾病史、住院及手术史；及可能得到支持的条件，如家庭成员、经济条件等。然后根据具体情况进行分析，并找出应激源。

（2）安排合适的治疗环境，尽量减少对患者有害的应激源，如做好入院介绍、带领患者熟悉病房环境、介绍病友等。病房制度应为患者的舒适和方便着想，把治疗和检查生命体征等工作适当安排，不要影响患者休息，例如，不要唤醒患者试体温等；要协助患者安排生活，如根据病情安排消遣活动，以克服生活变化（住院）所产生的影响。

（3）了解患者的精神状态，协助患者适应实际的健康状况，妥善应对一些可能出现的心理问题，例如，对难以忍受的疼痛的恐惧，对一些诊疗措施的恐惧和对疾病预后的焦虑等，要启发患者说出问题，因为这不仅能起到发泄的作用，还能使护士获得信息；要鼓励患者利用心理防卫机制以缓解负性情绪反应，必要时指导学习松弛疗法。

（4）与家属搞好合作，鼓励患者与工作人员和病友交往，协助患者搞好人际关系，维持良好的自尊和减轻孤独感。

（5）应激性疾病的护理：与护理专业密切相关、比较常见的应激性疾病有应激性溃疡、应激性出血、应激性糖升高等。这类疾病可以由各种突发事件或疾病也可以由长期的身心不适状态所引起，并无特异病因，应根据丰富的临床经验和严密的病情观察及早发现疾病先兆，精心照顾护理，防止疾病的发展、恶化。部分应激性疾病是由应激事件导致的，患者深受应激事件与应激性疾病双重侵袭，身心疲乏，对这种应激性疾病的护理，更多地要考虑到对患者精神心理的治疗疏导，让患者情绪稳定、保持愉快的心情，有利于疾病治疗和健康恢复。

（三）应激、适应理论与护理管理

1. 护理工作应激

医疗服务是高科技、高情感、高风险的职业，护士面临的职业压力导致身心健康问题日益突出。由于护理工作的性质，护士长期暴露于各种应激情境中，护士职业倦怠是目前护理管理工作的一大问题。

国内外研究表明，工作应激对个体生活方式和健康状况影响巨大，护士的工作压力与工作倦怠、工作满意感、身心健康状况密切相关。研究显示工作压力的负面影响，高度的工作疲溃感可能导致缺勤、更换工作、离开工作岗位以及个人和家庭问题等；会使护士出现一系列的生理、心理、行为症状，例如头痛、睡眠障碍、胃肠道不适，或易激惹、易疲劳、焦虑、注意力不集中等症状，这都有可能导致工作效率下降，差错事故出现，护士心身疾病增加，给医院和护理事业的发展带来不利的影响。因此，护理管理者要充分关注护士在长期应激环境中，生理、心理上所表现的健康隐患和亚健康问题，采取积极的干预策略，促进护士的身心健康。

2. 引起工作应激的原因

正确评估护士职业应激的特点，不仅对广大护士的工作，而且对护理管理者有重要意义。研究者张静平等以拉扎勒斯的应激理论模型作为基本理论框架，编制了适用于我国的标准化护士工作应激源量表，并对该表进行条目分析和信效度检验，确定了护士工作应激源量表由 6 个因素组成，即与护士工作期望有关的应激源、与家庭有关的应激源、与人际关系有关的应激源、与工作性质有关的应激源、与患者有关的应激源、与工作负荷有关的应激源，为我国护士工作应激提供了有效的评估方法。通过中国东部、中部及西部的数千名护理人员的调查分析，发现影响护士工作应激的主要变量依次为：工作年限、工作科室、职称、工作性质、婚姻、地域，显示我国护士的职业应激受多方面因素的影响。总的来说，护士工作应激源可以归纳为：

（1）社会因素：随着社会进步和发展，时代对护理人员提出了新的要求，加入 WTO、与国际接轨，融入国际护理大家庭，各种护理理论、护理技术、护理理念、护理文化扑面而来，令护理人员压力增大；人们的健康观念发生变化，医疗卫生知识需求增多，保健意识、法律意识增强；医疗卫生制度的改革，新医疗事故处理办法的实施，使护理人员处于医疗纠纷的最前沿，而自身又缺乏相关的法律知识，在工作中如履薄冰，易产生工作应激；护士及护理专业没有引起人们普遍的重视和理解、支持，护士的价值没有得到社会及医院管理者充分的肯定，社会地位偏低、社会心理支持不足，这些也是造成护士心理不平衡的重要原因。

（2）组织特征、工作性质所致：组织分配、参与决策的不公平性使护士的待遇相对低下、个人成就感降低；而工作的琐碎、繁重、人员相对不足、护理设备投入少等，使得护理人员处于超负荷工作状态；工作中面临众多人际关系，护患关系、医护关系、与管理者的关系等错综复杂，如不能有效处理工作中众多的人际关系，护士将陷入人际冲突的困境；而且主要交往的人群是心理和生理双重受损的患者，长期面临不良情境因素的刺激，加上轮换晚夜班，生活规律紊乱，可以说职业环境造成的高紧张度、高危险度、高度责任是导致心身疲惫的主要原因。

（3）个人因素：人们健康需求的增长，使护士所储备的知识相对不足，我国一直是以三年制为主的中专护理为起点，大专普及、本科护理开设不过近 20 年的事，加上临床护士脱岗学习困难、继续教育欠缺，没有及时进行知识充电，不能了解、掌握专业方面的新知识、新技能，使其应对工作及工作应激的能力下降；护士多为女性，女性本身具有高焦虑倾向，加上家庭、工作的双重压力易使护士发生角色冲突与角色模糊；自我期望过高，没有形成正确的职业认同感，易对现实工作状况产生不满情绪；日常生活事件对护士有较大的影响，其中与生活、学习、工作直接有关的项目影响最为突出，不同年龄、不同职称护士面临的生活事件不同，研究显示护士心理健康水平与生活事件呈负相关。

3. 护理工作应激干预与管理

研究者张静平采用路径分析，对护士工作应激源、护士工作倦怠、自评心理症状、压力反应、生活事件、社会支持、应对方式之间的关系进行分析，构建和验证了我国护士工作应激理论模型，对护士应激管理与干预有重要指导作用。护理工作应激干预应主要从组织社会和个体两个层面进行。组织层面工作的目标主要在于减少护理工作的应激源，把导致不良心境的因素降低到最低水平，如改善工作条件，建立良好工作环境，提高护士待遇、解决护士缺编问题，包括合理定编、消除各种在编不在岗的现象；建立护理工作支持系统，包括药物分发系统、物质保障系统、食物分发系统，以减轻护士负担。工作中注重"人 – 岗匹配"原则，在培养和发展优秀护理人才时，一方面要对文化素质进行考核，另一方面要对人格特征进行测试，使护士做到人尽其才，各得其所，有利于身心健康。采用各种不同的形式、选择适当的时机将护理工作面向社会作宣传，社会舆论的正确导向对护理工作者有强大的影响，全社会形成尊重护士的良好风尚，有利于激发护理工作者的自豪感、责任感。积极的干预策略应该建立在人文关怀的基础上，将来自心理动力学、认知行为和以人为中心应对模式的不同干预技术和策略加以整合。管理者要重视护士群体健康状况，医院建立护理人员健康档案，定期健康体检，掌握护士身心健康变化动态，发现问题及时解决。护理管理者掌握护士的心理、身体、家庭状况，采取机动灵活的排班方式，有利于护士保持最佳的身心状态，感受到领导的关心和尊重，也有利于正面职业心态的培养。护理管理者要充分认识护理职业可能形成的一些紧张因素的影响，拥有一定的心理学知识，引导护士正确对待压力，对护士的身心健康问题进行及时的疏导，通过各种沟通途径使护士的心理压力有机会得以释放，以保持心理平衡，真正做好护士的情绪压力管理，如建立员工援助计划（employ assistance program，EAP）、互助小组等。

个体层面的干预可以通过教育、培养等手段，使护士掌握新的、积极的应对方法和技巧，提高应对工作应激源的能力。应激过程中，个人因素具有决定性的作用，个人的自我调适是应对工作应激的关键。护士要正确认知自己及自己的专业、愉快地接受自己和认同自己的专业、做到真正喜欢自己的工作；调整自己的工作期望值，给自己一个合理的、正确的定位，用积极的认知和乐观的态度看待事物、分析应激情境。加强继续在职学习，及时寻求信息、接纳新知识，提高业务能力；树立正确的健康观，增强自我保健意识；掌握必要的心理学知识和技能，学会适当运用心理防御机制、识别和控制工作中的应激源，了解自己的压力情况，总结出适合自己的应对方式，有助于护士应对应激。建立良好的社会支持，如家庭的和睦、常与朋友联系等；改变个人行为特征，如 A 型行为者，要学会适当放松自己；保持良好的体能，积极参加体育活动。处理应激的一般方法也同样适用于护理工作应激处理。

第五节　传播、改变与转移

当今社会，国民的健康意识在提高，对健康状态的保持、疾病状态的预防日益重视，对健康知识的需求越来越多、越来越深、越来越广。与此同时，很多疾病的发生、发展乃至流行与控制都与社会公共卫生、个人生活方式相关，护理人员作为健康教育的主力军之一，在网络信息化时代提供什么样的健康资讯，通过何途径提供，效果如何，对提升服务对象的健康素养，实现"预防为主"新医改宗旨至关重要。信息、传播等相应概念源自于传播学、信息论、新闻学等学科，与护理健康教育实践密切相关，但相关理论的了解以及实践中的指导运用在护理学领域乃至医学界还非常有限，本节将对相关传播学理论作一简介，以期对护理健康教育的开展有所裨益。

一、传播相关理论

传播学是研究人类一切传播活动，研究人与人之间分享信息关系的一门科学。研究对象是人的传播行为，其传播过程由五个要素组成，即传播者、信息、传播媒介、受传者和传播效果。

（一）与传播理论有关的术语

1. 传播（communication）

传播是指一种社会性传递信息的行为，是个体间、集体间及集体与个体之间交换、传递新闻、事实、意见的信息过程。

2. 信息

信息是传播的内容。有关定义众说纷纭，通讯方面意指以适合于通信、存储或处理的形式来表示的知识或消息；信息论将消息中有意义的内容称为信息，其创始人香农认为："信息是能够用来消除不确定性的东西"；医学杂志称信息是物质、能量、信息及其属性的标示。信息是有价值的，有学者形容物质、能量和信息是构成世界的三大要素，与空气和水一样，人类离不开信息，信息的传播极其重要。信息分为社会信息与自然信息，其传送过程包括信源、发射器、信道、接收器和信宿。

3. 噪音

噪音是传播过程中的干扰。

4. 传播形式

人类的传播活动形式多样。目前最常用的是按照传播的规模，将人类传播活动分为 5 种类型，包括自我、人际、群体、组织和大众传播。

（1）自我传播（intrapersonal communication）：又称人的内在传播，指个体接受外界信息后，在大脑进行信息加工处理的心理过程，如独立思考等。自我传播是个体最基本的传播活动。

（2）人际传播（interpersonal communication）：又称亲身传播，是指个体与个体之间的直接的面对面的信息沟通和情感交流活动。人际传播被认为是最典型的社会传播活动，是建立人际关系的基础。有学者认为是一种社会交换，主要是信息、地位、爱三种资源的交换。

（3）群体传播（group communication）：独立个体都生活在一定的群体之中，群体是将个体与社会相连接的纽带。群体传播是指组织以外的一般群体（非组织群体）的传播活动。同伴教育就是一种典型的群体传播活动。

（4）组织传播（organizational communication）：指各种相互依赖关系结成的网络为了应付环境的不确定性而创造和交流信息的过程。

（5）大众传播（mass communication）：指职业传播者利用机械媒介广泛、迅速、持续不断的发出讯息，使人数众多、成分复杂的受众分享传播者要表达的含义的过程。

5. 健康传播

Jackson 于 1992 年首先提出了健康传播（health communication）这一概念。他指出，健康传播就是以大众传媒为信道来传递与健康相关的资讯，以预防疾病、促进健康。1994 年美国学者 Rogers，Everett M. 认为健康传播是一种将医学研究成果转化为大众的健康知识，并通过态度和行为的改变，以降低疾病的患病率和死亡率，有效提高一个社区或国家生活质量和健康水准为目的的行为。1996 年，Rogers，Everett M. 又对健康传播进行定义，即凡是人类传播的类型涉及健康的内容，就是健康传播。后 Rogers 加以补充说明：健康传播是以传播为主轴，籍由四个不同的传递层次将健康相关的内容发散出去的行为。这四个传递层次分别为：自我个体传播（如个人的生理、心理健康状况）、人际传播（如医患关系、医生与患者家属的关系）、组织传播（如医院与患者的关系、医护人员的在职训练）和大众传播（如媒介议题设置、媒介与受众的关系等）。台湾学者徐美苓将"健康传播"定义为人们寻找、处理、共享医疗资讯的过程。其涉及范围不仅在个人寻求医疗资讯的过程，或医患之间的沟通，更在整个医疗体系内信息的流动与处理。在她的定义中，焦点在于医疗领域，包括健康传播的主体、客体与媒介等；其次，它是多层次的，有个人行为、也有系统行为。

（二）相关传播学理论

健康传播要实现对个体与群体的健康知识有效传递，最终促使其改变行为的内在转变过程，可用传播模式来进行解释。传播模式（communication construction）是指为了研究和了解研究对象，采用简化且具体的图解模式对复杂的传播现象、传播结构和传播过程进行描述、解释和分析，以求揭示传播结构内各因素之间的相互关系。常用的传播模式包括以下 4 种。

1. 拉斯韦尔的"5W"模式

传播学奠基人之一，美国著名社会学家和政治学家哈罗德·拉斯韦尔（H·D·Lasswell，1902—1978）于 1948 年发表的《传播在社会中的结构与功能》一文中，最早以建立模式的方法对人类社会的传播活动进行了分析，这便是著名的"5W"模式，其界定了传播学的研究范围和基本内容，影响极为深远。"5W"模式被誉为"传播学研究经典"的传播过程的文字描述形式，即"一个描述传播行为的简便方法，就是回答 5 个问题：①谁（who）？②说了什么（says what）？③通过什么渠道（in which channel）？④对谁（to whom）？⑤取得什么效果（with what effects）？"（图 11 - 7）。拉斯韦尔的"5W"模式将复杂的传播现象高度概括为以下五部分。

（1）传播者（communicator）：指在传播过程中，"传"的一端的个体、集体或专门机构。传播者是信息传播的主动发出者和媒介的控制者，在传播过程中担负着信息的收集、加工和传递的任务。

（2）信息与讯息（information）：指传播者所要传播的、受传者所要接收的内容。它是由一组有意义的符号组成的信息组合。符号包括语言和非语言符号。

（3）媒介渠道（media and channel）：是信息传递所必须经过的中介或借助的物质载体。它可以是诸如信件、电话等人际之间的媒介，也可以是报纸、广播、电视等大众传播媒介。

（4）受传者（audience）：指在传播过程中"受"的一端的个体或团队，一般被视为信息传播中的被动者,其拥有接受或不接受,怎样接受传播的主动选择权。受众是所有受传者如读者、听众、观众等的总称,它是传播的最终对象和目的地。

(5)效果(effects):是信息到达受传者后,在其认知、情感、行为各层面所引起的反应。它是检验传播活动是否成功的重要尺度。

拉斯韦尔的"5W"模式是线性模式,即信息的流动是直线的、单向的。该模式把人类传播活动明确概括为由5个环节和要素构成的过程,是传播研究史上的一大创举,为后来研究大众传播过程的结构和特性提供了具体的出发点,不过此模式忽视了传播的双向性。

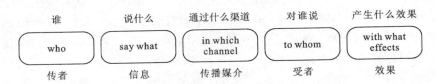

图 11-7 拉斯韦尔的 5W 模式示意图

2."7W"模式

1958年,美国学者查德·布雷多克在拉斯韦尔的"5W"模式的基础上给予拓展,增加了"情境"(where)和"动机"(why)两个环节,即"7W"模式。其中,"情境"(where)是指在什么情况下;"动机"(why)是指为了什么目的。完整的信息传播过程分为7个环节,并强调在传播全过程中重视情境(图11-8)。

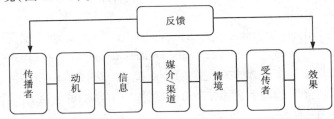

图 11-8 布雷多克的 7W 模式示意图

3."守门人"理论

库尔特·勒温(Kurt Lewin,又译为卢因)是传播学研究中守门理论的创立者,著名的社会心理学家,美籍德国人。库尔特·勒温认为信息总是沿着有"门区"的某些渠道流动的,而信息是否被允许进入渠道,要根据公众的决议或是"把关人"的意见,"把关人"即所谓"守门人"。勒温所说的"把关"是指传播者对信息的筛选与过滤时,会不可避免地要站在自己的立场与视角上,对信息进行筛选与过滤,这种对信息进行筛选与过滤的传播行为就叫做把关或守门;凡有这种传播行为的人叫做"把关人"或"守门人"。

韦斯特利·布鲁斯和麦克莱恩·马尔柯姆在此模式基础上提出了一个修正的意见。即信息传播者与信息受传者之间的"把关人"是极为复杂的,把关伴随于整个传播过程中,信息每经一道关口,都有可能发生质的和量的变化,守门人可以告诉受传者一个真实的世界,也可以虚构一个虚假的世界。为此,他们创建了一个新的模式,韦斯特利-麦克莱恩大众传播概念模式,如图11-9所示。在这个模式中,"N"代表任何信息,其传播必须要借助传播媒介;"A"代表有目的的传播者,即传播媒介及相关方面信息传递者或其他信息传递者;"B"代表受传者或信息接收行为角色(个人、群体或组织);"C"代表传播媒介(也称守门人,个人或组织。他们从 A 或 N 处收集筛选信息,传播给 B);"N′"代表加工改造后的信息(传播者为了获取守门人同意,以使信息进入传播渠道,而进行的加工);"N3C"代表传播媒介对所有信息 N 作出的观察和获取的信息;"fBA"代表信息受传者(B 向信源 A 作出的反馈);"fBC"代表信息受传者 B 向媒介 C 作出的反馈;"fCA"代表传播者 C 向 A 的反馈。

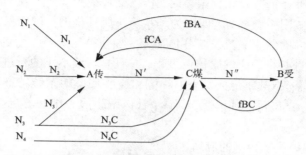

图 11－9　韦斯特利－麦克莱恩大众传播概念模式示意图

　　这一把关模式在理论上是对单一化的把关模式的修正与发展,揭示在整个信息流通过程中存在着一条由许多关口组成的把关链,但让人难以分清哪道关口是最关键、最重要的。现媒介守门论最受关注,但有学者指出这只是表面现象,政府、垄断资本、相关组织等导致问题实质的最大守门人并未触及,此外,如消息提供者、事件目击者、发射设备操作者等均可作为守门人看待,似乎又使守门行为无限延伸和日益复杂化。

4.健康传播模式

　　健康传播模式描述了在健康服务背景下,专业人员、服务对象、其他重要人群之间的相互关系,以及在健康服务中的互动作用。健康传播模式常被用于慢性病患者的管理与健康教育,随着移动互联网的快速发展,有研究者已充分发挥移动互联网的优势,构建出基于移动互联网的创新健康教育传播模式。该模式主要描述传播过程中的三个主要因素,即人员相互关系、互动作用和健康服务环境模式(图 11－10)。

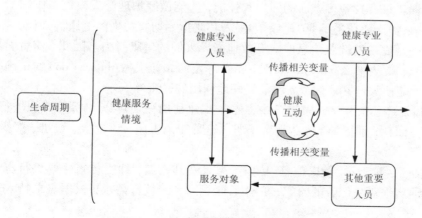

图 11－10　健康传播模式示意图

　　(1)相互关系:主要包括含有关健康服务的四个主要相互关系,即:专业人员之间、专业人员与服务对象、专业人员与其他重要人员、服务对象与其他重要人员。任何处于健康传播中的个人都会涉及这四种关系之一。这四种关系之间还存在相互影响，例如，健康专业人员之间的交流，可以影响专业人员与服务对象之间的关系；服务对象与其社会网络中重要人员的关系，能影响其与健康专业人员之间相互作用等。

（2）互动作用：指在健康传播过程中，参与者之间产生的相互作用，包括语言的和非语言的传播方式。这两种传播方式相互融合时，传播交往最为有效。互动作用还包含了信息的内容和范围。在该模式图中心部分，四周为环状箭头所环绕的是健康互动。这说明健康互动是包含在相互关系之内的健康交流及与各传播相关变量持续交互作用的动态点过程，参与者不断调整与反馈的信息必将适应健康传播过程，并且是持续不止的行进过程。

（3）健康服务环境：指健康传播发生的环境和这些环境的系统特征。健康服务环境不仅指提供健康服务的机构与场所（如医院、门诊、社区卫生服务中心养老院等），还涉及健康服务的参与人数。

（三）传播理论在护理学科中的应用

1. 传播学理论与临床护理实践

《护士伦理学国际法》规定护士的基本职责包括三个方面，即保护生命、减轻病痛和促进健康。我国《护士注册法》明确规定：健康教育是护士应尽的义务。护理健康教育不同于一般的护理技术操作，它是一项集思维、判断、决策于一体的护理。护士所拥有的信息量，具备的信息传播能力、采取的健康传播形式直接影响患者的教育效果。

传播学理论在临床护理实践中的应用，主要体现在护理健康教育中，且起到的作用十分巨大。传播学贯穿于护理健康教育过程的始终；恰当地运用传播学理论可以为护理健康教育提供科学的依据和行动的指南，可以帮助护理健康教育者节时、省力，降低成本投资，从而达到事半功倍的效果。健康传播过程就是传播者将信息通过传播媒介，传递给信息的受传者，而受传者接受信息后，在知识、情感、态度和行为等方面会发生变化。健康传播过程在护理健康教育中的应用，具体如下。

（1）传播者：在护理健康教育中，护士扮演着"传播者"的角色，其基本要求是具备与疾病护理相关、健康教育相关及其他相关学科知识，包括传播学、教育学、行为科学、社会学，心理学等知识。只有具备多方面的知识和技能，才能做好护理健康教育工作。

（2）信息：护士要传播的是"健康信息"，其泛指一切有关人的健康的知识、技术、观念和行为模式。一则完整的健康信息应能有效地指导人们的健康行为。因此，信息内容不仅要包括是什么（what）、为什么（why），而且还要告诉人们如何去做（how to do）的正确方法。在这一基础上，才能使人们共享健康资源，更好地利用健康资源。

（3）传播媒体：在护理健康教育中，要开发并利用一切可以利用的媒介进行健康传播，包括交谈、咨询、个别指导、健康教育手册、健康知识讲座、讨论会、演讲、广播、电视、网络、宣传栏等。

（4）受传者：护士将"健康信息"传播给患者及其家属，即受传者。要进行有效的健康传播，护士必须加强对受传者的研究，充分了解受传者的教育需求，根据需求特点选择适宜的传播媒介。

（5）传播效果：护理健康教育传播具有明确的目的性，传播应达到的效果可分为四个层次，即知晓健康信息、健康信念认同、健康信念转变、采纳健康行为。这四个层次对护理健康教育程序的实施有着重要的指导意义。

国外临床护理中健康教育启动早，例如美国日间病房，因在院时间不足24小时，护士在健康教育中需要教会患者及家属相关护理知识促进康复；日本医疗机构对糖尿病患者健康教育非常重视，常以学习班形式进行，注重效果评价，对患者考试，如此患者将收获健康知识，学会饮食疗法、运动疗法、药物疗法及自我监测的方法。在我国临床护理中，在整体护理开展后，医疗机构均开展相应的健康教育，为患者提供健康服务，可用"九化"来形容：患者普及化；形式多样化；对象扩大化；内容实用化、及时化、连续化、具体化；方式个体化、灵活化。越来越多的护士开始在临床护理健康实践中应用科学的护理知识帮助患者解决困难，恢复并维护其健康状态。

2. 传播学理论与社区护理实践

社区护理服务作为疾病预防、基本保健服务的最前沿，健康教育显得更为重要。以老年人为例能非常有力说明这一观点。我国已进入老龄化社会，让老年人健康老龄化，将慢性病对其的侵害降到最低，将其自理能力的丧失期缩到最短，是迫在眉睫的任务，更是潜在的、汹涌而来的民生问题，而在现有社会保障有限的国情下，扛起这一任务，解决这一问题的其中一关键节点即健康教育。我国老龄化目前呈城乡倒置状，青年农民的大规模迁移，使农村留守化、过疏化，老龄化更趋严重。农村老年人受教育少，健康知识普遍匮乏，健康知识知晓率较低；加之经济来源有限，医疗保障少，与外界交流少，思想守旧，健康观念落后，健康保健意识缺乏，健康期望水平降低，使其处于不利于健康的境地以及无法寻求正确的途径表达自身的卫生服务需求，出现自主就医行为和遵守医嘱行为低，缺乏主动了解老年性疾病保健知识的动力。这种状况将会使年事日高、缺乏成年子女照顾、身处卫生服务可及性与覆盖面均较差区域的农村老人的疾病易感性增高，同时可能在患病时不能获得必要和及时的卫生服务，使健康问题雪上加霜。这种状况决定了我国老年人健康促进不但需要医学治疗，更需要通过健康传播来改变老年人健康信念、生活态度和健康行为。健康传播作为一种有效的手段，可帮助老年人通过拥有健康知识质与量的改善，树立良好的健康信念，建立起健康的行为模式和生活习惯，以有效预防和控制各种慢性疾病的发生，提高老年人的生活质量，延缓丧失期的到来。

在社区老年护理服务方面，存在媒体健康传播工作不到位和"养生类"伪科学的误导等问题。少数涉猎老年领域的研究者在老年人生活行为与健康状况的关系分析基础上，提出了有效促进健康相关行为转变的各种传播策略与手段：明确政府管理部门职责，确保老年人健康传播的有效实施；因地制宜开展健康传播；健康传播方式灵活多样，易于被老年人接受。并构建了以社区为依托，以大众传播、人际与组群传播作为老年人健康传播主要传播手段，在社区中采用健康教育橱窗与展板、有线广播与电视、健康讲座与咨询、健康小组活动等方式来普及老年健康相关知识的健康传播模式。该模式还强调了贯穿始终的社会支持是确保个体行为成功转变的有力保障；指出了卫生监测活动能及时反馈各种变化以帮助政策制定者实时调整传播策略，健康管理则能帮助老年人提高慢性病防治的主要因素。

3. 传播学理论与护理教育

传播活动无处不在，教育活动是一种特殊的传播活动，称为教育传播活动。护理教育传播系统是由教育者、受教育者、教育媒体和教育信息、教学评价五个基本要素构成。护理教育传播的目的是教育者按照一定的目的和要求，选定合适的信息内容，通过有效的媒体通道，把知识、技能、思想、观念等传送给特定的教育对象。

（1）教育者：是教育传播活动的传播者，亦是信息的控制者和发送者。教育者根据某种需要选择合适的信息内容,通过一定的媒体通道和方式向受教育者传递信息。从传播学角度来看,信息的传播者同时担当的是"把关人"的角色。

(2)受教育者:指不同层次的护理专业学生。

(3)教育媒体:口语传播、文字传播、印刷传播、电子传播、网络传播等不同传播媒介拥有不同的特性,在呈现力、重现力、传送能力、可控性、参与性等方面各有优缺点。护理教师选择了一种或多种媒体通道,如果媒体设施运用不恰当或者教学设备不良,这势必影响课堂教学。

(4)教育信息:护理教师作为教育传播过程中的信息控制者,对课程内容的"把关"行为也同样存在。教师往往基于自身对课程内容的理解,对学生学习初始水平、学习需要和接受能力的调查和估计,以及对以往运作的课程的反思,而有意识地选取一定的教学内容。通过一定的教学媒体和教学方法传递给学生。这种对课程内容的把关行为势必使课程转换为教师领悟的课程,因而不同的护理教师授同门课程可能会存在一定的差异。唯有对实际情况了解的人,才有可能作出最恰当的选择。因此,护理教师作为课程实施的执行者,有必要根据实际的教育情境来选择和加工课程内容,以便更好地传递给护生,获得更好的传播效果。

(5)教学评价:学生主动地获取信息,并对学习效果进行反馈。教师根据学生的反馈情况调整信息内容、改进传播渠道和方式再进行传递,从而构成一个循环的系统,并通过反复的传播与反馈来取得最佳的传播效果。

以图11-11守门人模式为例解释护理教育传播过程时,A为护理教学信息的编码者,C为护理授课教师,B为护理专业学生、在职受教育者。在护理教学传播过程中,护理教师应选择多种教学信息,并重视学生的反馈信息,教学信息编制者也应获得教师和学习者的反馈信息,提高所编教材、课件等质量。

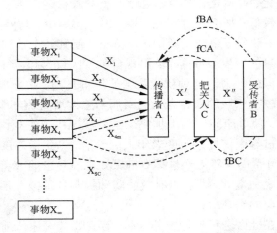

图 11-11 守门人模式示意图

因此,处于信息时代的护理教师,如何基于专业需要领悟课程,基于学生需要加工课程,基于课程内容特点选择传播媒介,基于学生个性因材施教,以提高教学效果至关重要。传统教学、多媒体教学、网络空间教学各取其长,病例讨论法、角色扮演法、传统讲授法、示教法灵活运用,不同层次护生间课程内容、目标差异化,这些都需要护理教育者去深思、去反省、去探究。

二、跨理论模型

跨理论模型(the transtheoretical model of change,TTM)是由美国罗德岛大学心理学教授Prochaska于1979年提出的。跨理论模型脱胎于心理治疗和行为改变中的主流理论的比较分析,结合了许多理论模式与基础,它最初是从研究戒烟过程发展而来的。早在1950年,关于心理治疗已经有约36个独特的体系,1975年发展到130多种。美国罗德岛大学心理学教授普洛查斯卡(James O. Prochaska)博士在学校学习准备成为一名心理治疗师的时候，他的父亲死于酒精中毒和抑郁症。他没能够帮助父亲，也不理解为什么父亲到死也不信任心理治疗。这使他在心理治疗方面进行了更多钻研，并最终导致了跨理论模型的产生。

依照 Prochaska 博士最初的一项关于心理治疗体系的著作，他对有关心理治疗和行为变化的 18 种主要理论进行了比较分析，包括来源于弗洛伊德学派思想中的意识唤起(consciousness raising)，来自斯金纳传统理论中的突变管理(contingency management)和来自罗杰斯理论中的协作关系(helping relationships)等。TTM 综合了主要心理学理论的精华而又将这些理论有机地结合成一个改变行为的完整方法，因此，这一理论模型采用"跨理论"这一术语。

(一)跨理论模型概述

1.概念

跨理论模型(TTM)是一个有目的的行为改变的模型，它把重点集中在行为改变方面的个体的决策能力，而非社会的、生物学的影响力。TTM 提出，个体的行为改变是一个连续的过程而非单一的事件，人们在真正做到行为改变之前，是朝向一系列循环变化的阶段变化过程发展，它描述了人们如何改变一个不良行为和获得一个积极行为的过程。

2.主要内容

跨理论模型的内容架构由四部分组成，即变化阶段(the stage of change)、变化过程(the process of change)、决策平衡(decisional balance)和自我效能(self - efficacy)。其中，变化阶段反映人们在何时产生行为改变；变化过程体现了人们的行为改变过程；决策平衡和自我效能贯穿于变化阶段和变化过程中，反映影响人们行为改变的因素。在跨理论模型中，变化阶段是模型的核心组织结构，指出了行为变化的一个时间序列，是行为变化的动态本质和发展顺序，共5个阶段。变化过程描述了个体如何进行变化，包括10个有利于行为改变的认知和行为活动。决策平衡包括感知到变化产生的利益和障碍。自我效能指的是相信个体能够成功地完成必要的行为从而达到预期的结果。跨理论模型的内容构架见表11-1。

(1)变化阶段：是跨理论模型的核心，是指行为发生的时间，各行为变化阶段的划分参考了行为改变的时间性、动机和恒心层面。跨理论模型把人的行为改变过程分为五个主要行为变化阶段的一系列进步，这在很大程度上揭示了被其他的行为改变理论所忽略了的关键环节。这5个行为变化阶段包括：前意向阶段、意向阶段、准备阶段、行动阶段和保持阶段。这些变化阶段反映了个体行为变化的意图。不同个体可能会以不同的变化率通过各个阶段向前变化，也可能会退回，并且可能会选择在行为变化统一体的不同变化点重新进入，这样通过这些阶段的运动可以被看作是循环往复的。

(2)变化过程：包括内隐性与外显性的活动，它是个人为修正其行为而运用的认知、情感、行为和人际之间的策略和技巧，它为问题行为者提供了改变行为的重要策略，也提供了群体健康行为产生的介入方法和策略。促使问题行为者成功进行行为变化的关键，是了解个体处在哪个行为变化阶段，然后运用恰当的策略或变化程序来推进其行为转变。目前已经发现了10个最常用的变化过程，涉及认知层面以及行为层面。

(3)决策平衡：描述了个体行为改变发生与否的原因及其重要性，它是跨理论模型的决策部分。经过对跨理论模型进行经验测试，逐渐形成了决策平衡的稳定结构：即正面因素和负面因素，也称为行为改变的知觉利益和知觉障碍，这是跨理论模型中两个重要的中间结果变量。知觉利益是行为改变的积极方面，或者是行为改变的益处和理由(行为改变的原因)；

知觉障碍是行为改变的消极方面，或者是行为改变的障碍（不发生改变的原因）。

（4）自我效能：跨理论模型中运用的自我效能结构，整合了 Bandura(1977) 的自我效能理论和 Shiffinan(1986) 的对行为改变的故态复萌阶段与保持阶段的应对模型，环境性诱因与自信心是自我效能中两个同样重要的伴随结构。其中，自信心代表了在特定情景下人们拥有的信心，使他们能应对高危险的情况而不是回退到他们的不健康行为或者高危险习惯中。环境性诱因反映在中等困难情形下参与某个特定行为的欲望强度。环境性诱因和自信心在变化阶段中的作用是相反的。自信心和诱因在变化阶段中同时发生改变，自信心增加的同时诱因减少。

表 11 - 1　跨理论模型的四个部分及其内容

四个部分			内容
变化阶段		前意向阶段	在未来 6 个月内没有采取行动的意图
		意向阶段	准备在未来 6 个月内采取行动
		积极阶段	指 30 天内开始采取行为改变，之前已有零星新行为
		行动阶段	产生一些新行为，但此规律行为未超过 6 个月
		保持阶段	产生一些新行为，且此规律行为已超过 6 个月
决策平衡		知觉利益 > 知觉障碍	可能采取行动
		知觉障碍 > 知觉利益	不易产生行为改变
自我效能		自信心	相信自己能够成功地完成必要的行为并达到预期结果
		环境性诱因	反映在中等困难情形下参与某个特定行为的欲望强度
变化过程	认知层面	意识觉醒	利用各种方法提供新事实和观念，提升新行为的产生
		情感唤醒	利用各种方法提供不健康的行为，让个体感受，需有新行为以避免陷入不健康的行为
		自我再评价	让个体再次评价自己不健康的行为
		环境再评价	让个体再次评价自己不健康的行为对环境产生的评价，可能是正向也可能是负向
		社会解放	利用制定策略或规范来促进及增加健康行为
	行为层面	自我解放	利用公开承诺表明自己坚定愿意达到健康行为
		情景替代	利用其他健康方式取代不健康行为
		强化管理	利用奖赏与惩罚以维持健康行为的出现
		刺激控制	去掉不健康行为的环境或刺激源，改以健康方式辅助
		帮助性关系	利用社会支持坚定健康行为的养成

（二）跨理论模型的应用

跨理论模型被广泛地应用在健康行为的改变中，并逐渐向管理、经济等社会生活领域扩展。近年来，TTM 在行为改变领域的发展极为成功，已在许多健康行为改变研究中得到应用，主要表现为以下两个方面：一方面，用于改变不利于健康的行为如戒烟、戒酒、戒毒、控制体重等；另一方面，用于促进有益于健康的行为，如定期锻炼身体、安全性行为、防止紫外线过度辐射、合理膳食、预防乳腺癌、组织变革、压力管理、合理消费行为等。

TTM 优于许多传统干预模式的最关键点，是它没有假定有关个体是如何做好准备的，而是承认不同的个体是处于不同的变化阶段，因此能够达到较高的参与率。在健康行为改变的研究中，由于传统的干预计划与参与者的个体需求之间相互脱节，经常会导致很高的退出率。相反，TTM 把个体的行为变化作为一个过程来描述，而非仅仅看作为一个事件，根据参与者的需要，干预方式被个体化到每个行为改变者的实际需要，人们就不会因为个体需求与行为改变策略之间的脱节而时常退出，因此可以达到较高的保持率。同时，传统的行为改变理论对行为改变可能产生的阶段变化缺乏敏感性。TTM 通过变化过程对整个行为变化范围的认知、情感都形成一套较为敏感的结果测量，因此，对行为变化的认识比传统的行动定向法更有效。其次，TTM 明确地关注于对行为变化结构的测量，为模型提供了一个强有力的干预基础，因而能够支持一个更适当的评估结果。当然，从建立至今不到 30 年时间，其理论架构仍在不断的完善和发展，研究发现该理论在实践应用中仍存在着许多不足之处，例如，①该理论所提出的 5 种阶段划分尚不清晰，在概念上尚存在含糊、不明确之处；②对变化过程和变化阶段的两者之间关系的支持模棱两可。

三、健康行为改变理论

健康行为（health – related behavior）指个体为了预防疾病、保持自身健康所采取的行为，包括改变健康危险行为（如吸烟、酗酒、不良饮食以及无保护性行为等）、采取积极健康行为（如经常锻炼、定期体检等）以及遵医行为。国外众多的研究发现，从心理社会角度构建的健康行为改变理论对健康行为的预测、预防和干预起到极其重要的作用，有效的行为预防干预必须建立在相应的理论基础之上。经过众多专家学者的探索和扩展，健康行为改变理论发展迅速，已提出了众多相关的理论，并广泛应用于各个领域之中。本节就三种代表性的健康行为改变理论进行论述，包括健康信念模式、保护动机理论、合理行动/计划行为理论。

（一）健康信念模式

健康信念模式（health belief model，HBM）是最早运用于解释或预测个人信念如何影响行为改变的理论模型。1953 年，美国政府为控制结核病开展免费肺结核 X 线筛查；尽管进行了宣传和动员，但很多人仍然不愿意参加，美国社会心理学家弗雷·霍克巴姆（Godfrey M. Hochbaum，1961—1999）发现其原因来自三方面的主观因素：不相信自己会得结核病、不相信感染结核分枝杆菌后可能在很长时间内不出现症状、不相信早期筛查能避免结核病的危害。在此背景下，霍克巴姆与另一位美国社会心理学家欧文·罗森斯托克（Irwin M. Rosenstock，1925—2001）在 20 世纪 50 年代提出了健康信念模式。1988 年，罗森斯托克和贝克（Becker）等人将自我效能概念并入该模式而完成修订。此模式以社会心理学为基础，由刺激理论和认知理论综合而成，基于信念可以改变行为的逻辑推理，遵循认知理论原则，强调期望、信念对行为的主导作用，认为主观心理过程是人们确定是否采纳有利于健康行为的基础。

1. 健康信念模式的内容框架

健康信念模式是一个结构模型（图 11 – 12），主要由 4 个部分组成：对疾病威胁的感知、自我效能、提示因素、影响及制约因素。

（1）对疾病威胁的认知：指人们如何看待健康与疾病，如何认识疾病的严重程度及易感性，如何认识采取预防措施后的效果及采取措施所遇到的障碍等，即对健康的信念。健康信念模式认为，健康信念形成是人们接受劝导、改变不良行为、采纳健康行为的关键，人的健康信念受以下4种认知程度制约。

1）对疾病易感性的感知（perceived susceptibility）：个体对自身患某种疾病或出现某种健康问题可能性的判断。人们越是感到自己患某种疾病的可能性大，越有可能采取行动避免疾病的发生，反之则不容易采取预防行为。但人的认知有时与实际易感性有很大的差异。例如，有的人认为人很容易被感染艾滋病，哪怕是与艾滋病患者握手或面对面的交谈就可能被传染，故而采取过度保护的措施；反之，则不以为然。

2）对疾病严重程度的感知（perceived severity）：疾病的严重性会导致包括疾病对生理健康、心理健康及社会适应的不良影响。例如，疾病会导疼痛、伤残和死亡，会影响到工作、家庭生活等。如果个体对疾病或健康问题的严重性没有足够的认识，没有知觉到疾病或健康问题对个体、家庭及社会即将造成的威胁，就不可能积极采取健康的行为。因此，人们感知到的后果越严重，越可能采取健康行为。

3）对采取健康行为获益程度的感知（perceived benefits）：个体对采纳行为后可能产生益处的主观判断，包括对保护和改善健康状况的益处和其他收益。当人们认识到采纳健康行为的益处越多，会更有可能采纳健康行为。例如，通过健康教育，使个体充分认识到戒烟可以减少咳嗽，改善呼吸状态，降低肺癌、心血管疾病的患病风险。

4）对采取健康行为障碍的认知（perceived barriers）：个体对采取健康行为将会面临的障碍的主观推断，包括行为的复杂性、身体、心理、花费的时间、经济负担的轻重等各种障碍。感觉到的障碍越多，个体采纳健康行为的阻碍性越大。例如，认为接种流感疫苗有利于预防流感，但担心产生副作用或产生较高的费用。

总之，人们对某一疾病的易感性及严重程度认识越深，对健康行为的益处信念越强，则采纳健康行为的障碍越少，越容易采纳医护人员所建议的措施和健康行为。

（2）自我效能（self-efficacy）：指个体对自己有能力执行某一特定行为并达到预期结果的评价和判断，即个体对自己有能力控制内、外因素而成功采纳健康行为并取得预期结果的自信心。自我效能是人类创造行为动机、健康和个体成就的基础，是决定人们能否产生行为动机，进而产生行为的重要因素。自我效能高的人，更有可能采纳所建议的有益于健康的行为。根据Bandura社会认知理论，自我效能感可以通过自己完成某种行为的经验、来自他人的间接经验、口头劝说和情感激发四种途经来提高个体的自我效能感。

（3）提示因素（cues to action）：指促使或诱发健康行为发生的因素，例如，他人的提醒、报纸杂志的宣传、同事或朋友的患病经历等。提示因素越多，人们采纳健康行为的可能性越大。

（4）影响及制约因素（modifying factors）：包括：①人口学因素：指个人特征，如年龄、性别、种族或民族等；②社会心理学因素：如人格、社会阶层、社会压力、同伴影响等；③结构性因素：如个体所患有的疾病及其对健康的认识。一般而言，教育程度及社会地位高、老年人、曾经患过该病的人会较愿意采取所建议的预防性行为。

2.健康信念模式在护理实践中的应用

（1）健康信念模式应用现状与局限性：健康信念模式在健康促进、健康教育、预防保健和行为干预等领域应用广泛，并取得了良好的成效。它不仅用于解释各种健康行为的变化和维持，也成为指导行为干顶、促使健康行为形成的重要理论框架，特别适用于分析依从性行为的影响因素和健康教育的实施。作为一种有效的健康行为改变模式，研究者最初运用该模式解释个体不愿意参加各种疾病预防方案的原因，如个体为什么不愿意参加社区组织的肺结核早期检测和治疗等；之后它被广泛地运用于住院患者、社区慢性病患者、在校大学生、戒毒中心强制戒毒人员、护士等人群的预防、预测、筛查的健康行为、慢性病、精神疾病、不良行为干预、性健康促进、负性情绪干预、青少年健康行为养成及体育锻炼等方面的研究。

当然，健康信念模式也存在一定的局限性，具体如下：①该模式建立在认知理论基础上，在分析健康行为因素时，更多考虑的是认知因素而较少考虑与行为相关的情感、环境及社会学因素等；②该模式在行为改变中的作用受到质疑：有研究发现感知疾病的严重性和该模式的理论假设相矛盾，例如，艾滋病患者越感知到自己病情的严重性，越不愿意接受艾滋病病毒抗体检测；③该模式主要通过健康教育来提高患者的认知水平，而没有对患者的行为进行具体的干预，制订干预方案。这提示，将社会环境因素纳入到该模式的理论构建中，提倡将该模式应用到如何降低障碍感知上，多角度、全方位、多层次的发展该模式，则更能有效地促进健康行为的形成和维持。此外，如何在运用健康信念的同时，为患者制订个体化干预方案，促进患者的健康行为，提高患者的生活质量是未来值得研究的方向。

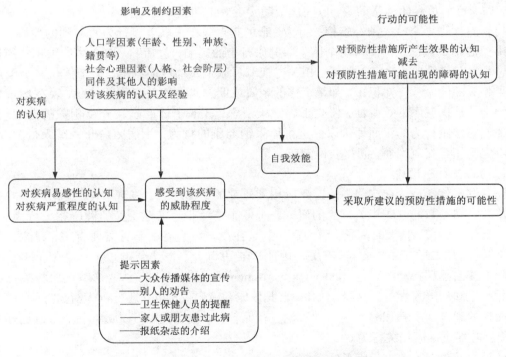

图 11－12 健康信念模式示意图

（2）应用健康信念模式开展健康促进或健康教育的具体方法：健康信念模式可以指导护士从影响人群的健康信念入手，利用手册、电视和报纸杂志等媒体宣传预防疾病的知识及方法，以帮助其形成正确的健康认知、增强其健康的信念，使其愿意主动采取积极的预防性措施，从而达到防治疾病的目的。具体方法如下。

1）评估个体的健康信念及影响和制约因素：应用观察法、访谈法等收集关于个体的年龄、性别、种族、籍贯、人格、文化程度、职业、同伴及对他人的影响、对疾病的认识及经验等资料，对个体进行全面评估。包括个体对疾病易感性的认识、对疾病严重性的认识、对预防性措施所产生益处的认识、对采取或放弃行为障碍的认识及自我效能、个体行动的线索或意向、个体行为的制约因素等。

2）帮助个体认知和树立健康信念：首先，护士要根据评估的结果，采取相应的措施帮助个体认知疾病或健康问题的威胁及严重性，促进个体采取健康的行为。护士可采用相关的图片，使个体更直观地认识疾病或健康问题的严重性。当个体认识到不良的行为与疾病的发生存在密切的关系，并明确了疾病可产生包括死亡在内的严重的临床后果，可以感知到疾病对健康的威胁，知觉到易感性和严重性，由此产生害怕情绪，就会采取健康行为。形成疾病易感性和严重性的信念是健康教育成败的关键。当然，个体仅仅认识到疾病的危害性和严重性还不够，重要的是要知觉到健康行为的益处和健康行为的障碍。护士应通过讲课、病案分析等方式让个体意识到自己放弃危害健康行为确实能换取到预防效果，即行为的有效性。人们对所采纳的促进健康行为困难的认识是使行为巩固持久的前提。

3）帮助个体认知健康相关行为，增强自我效能感：教会个体具体的健康行为方法和措施。护士要因人而异地分析个体的行为特征和健康问题的特征，帮助个体正确评价和判断自己的能力，让个体有信心通过长期努力改变不良行为。此外，还要善于寻找其他可以借助的力量，如家庭成员和团体帮助等，以间接帮助实现效果期望等影响行为。

4）针对性指导个体采纳健康相关行为，帮助其克服在采取健康行为时遇到的障碍，促进个体维护健康。强化制约因素对个体采取健康行为的影响，包括：①向个体提供相关的报刊杂志、卫生宣传手册、健康小册子、相关电视节目频道及播放时间等，使个体从多个渠道及时获得相关的健康教育知识；②如果个体的亲属或朋友具有相关疾病的体验，可利用现身说法帮助个体认识健康的重要性，树立正确健康信念；③向个体的亲友介绍相关的健康行为，利用他们对健康行为的正面评价以促进个体采纳健康的行为；④病区内开展健康行为教育，让患者之间相互交流沟通，间接获得健康信息。

（二）保护动机理论

随着健康信念理论在实践中的广泛应用和研究的不断深入，发现 HBM 理论产生的基础是对持续时间短暂的健康相关行为的研究，而目前慢性非传染性疾病的健康相关行为居多，其特点是作用缓慢，持续时间长，更为重要的是往往与行为者的某种需要有关，即能为行为者带来某种内部或外部的"收益"有关。因此，在 1975 年，Rogers 和 Prentice·Dunn 在 HMB 的基础上提出了保护动机理论（protection motivation theory，PMT），认为影响健康相关行为的因素除了感知到严重性、易感性、效益、自我效能和障碍代价外，还受行为对象感知目标内、外部回报的影响；并于 1983 年，对此理论进行完善，增加了奖励（rewards）因子，以更好地解释、预测和促进健康相关行为。

1. 保护动机理论的内容框架

保护动机理论是指通过认知调节过程的威胁评估和应对评估解释行为改变的过程，从动机因素角度探讨健康行为，是行为改变的主要理论。

按照行为形成的模式，PMT 由 3 个部分组成，即信息源、认知中介过程及应对模式。其中认知中介过程是其核心部分，包括 2 个评估过程，威胁评估和应对评估。整个认知中介过程由信息源启动，信息源包括个人因素和外界环境因素。保护动机最终归结为应对模式，包括适应性反应（如改变不健康行为）和适应不良性反应（继续维持不健康行为）。同时应对模式又可以反馈作为信息源再次影响认知中介过程，从而形成循环的连续反应。

PMT 认为保护动机（人们对潜在威胁是否采取保护性行为）的形成是人们通过对威胁评估和应对评估两个方面的综合作用而形成的决策。根据威胁评估和应对评估的结果，看是否产生保护动机，最终产生行为的变化。该理论认为保护最好的衡量方法是行为意向。其核心部分的威胁评估和应对评估，包含 7 大因素（图 11 - 13），具体如下。

（1）威胁评估：是人们对危险因素的认识，包含 4 个因素，分别为：严重性（severity）、易感性（vulnerability）、内在奖励（intrinsic rewards）和外在奖励（extrinsic rewards）。其中，

①严重性是人们对疾病严重性的判断，包括对疾病产生的临床后果和社会后果的反应；②易感性是人们对于自己患某种疾病可能性的主观判断后形成的主要信念，包括个体对医生诊断的接受程度，对疾病发生、复发可能性的判断等；③内部回报为个体自身感知到的采取危险因素给人们带来的"好处"；④外部回报为个体从外界感知到的采取危险因素给人们带来的"好处"。可见，严重性和易感性是对危险因素的认识，即危险因素可能对自己的自身利益造成的威胁，是减少不良反应的因素；而内、外在回报是危险因素的实施，即采取危险因素给人带来的"好处"，是促进不良反应的因素。以不良行为反应——吸烟为例，周围同伴或家人都吸烟是"外在奖励"，吸烟能缓解压力是"内在奖励"，这些会促进个体吸烟；而吸烟是否更易得肺癌为个体对吸烟这一不良行为反应严重性和易感性的判断，则会减少人体的吸烟行为。

（2）应对评估：评价个体应付和避免危险的能力，是人们对威胁健康处理能力的认识，包含有 3 个因素，分别为：反应效能（response efficacy）、自我效能（self - efficacy）和反应代价（response costs）。①反应效能（健康行为有益的信念）是指个体对所采取的某种保护性行为是否起作用的知觉。一般而言，人们采取一种行动是因为相信他们将会从这一行动中获益，而且这种益处对个人有意义。②自我效能（采取健康行为的信心）是指个体对自己采取某种保护性行为能力的知觉，即个体在执行某一行为操作前对自己能够在什么水平上完成该行为活动所具有的信念、判断和主观自我感受，是保护动机理论的核心部分。自我效能对行为的形成、改变极为重要，效能越强，行为形成、改变的可能性越大。③反应代价（采取健康行为需要克服的困难），指个体采取某种保护性行为所付出的社会或者经济方面的代价，即采取预防措施的障碍和不方便，是一种阻止人们采取某种行为的障碍或影响保护行为的反作用力。可见，反应效能是人们采取预防措施带来的好处的认识；自我效能是人们对自己能够成功的采取预防行为的可能性，并获得期望结果的信心。反应效能和自我效能促进个体出现健康行为，而反应代价则降低出现的可能性。以戒烟为例，戒烟能使我看起来更精神（反应效能）或我相信我有能力戒烟（自我效能）可以有效地促进个体戒烟，而如果个体认为戒烟会增加我的体重或影响社交等则会降低其戒烟行为出现的可能性。

因此，该理论模式认为，个体的威胁评价和应对评价共同形成保护动机，继而促进行为的发生或保持。威胁评价和应对评价各自对行为意图和行为改变具有重要的预测作用。同时，两者还存在交互作用。换言之，当反应效能和自我效能感高时，疾病严重性和易感性认知的提高会对行为改变的意图起到积极的促进作用，反之则会没有效果或起到反作用，且已得到实证研究的证据支持。因此，当个体意识到健康威胁很严重、自身为疾病易感人群、认为行为改变有好处、行为改变的代价少，有信心和能力改变行为且不良行为的内、外部回报少时，个体的保护动机达到最大化，并促使个体出现保护行为，反之则相反。

2. 保护动机理论在护理实践中的应用

(1) 保护动机理论应用现状与局限性:保护动机理论最早被用于预测不同人群的身体活动与锻炼的意图和行为,继而用于预测不同人群对待相关疾病的行为及意图。目前,该理论已被应用于不同人群,年龄阶段从幼儿到老年人;其研究内容也涉及各个方面,既可用于行为方面的研究,如饮食运动、疫苗接种、吸烟、犯罪行为和职业防护等;也可用于疾病相关的研究,如治疗的依从性、癌症、传染病、慢性病等,均取得良好的效果。

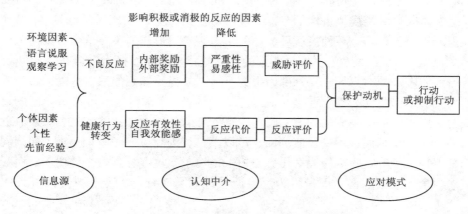

图 11 - 13　保护动机理论内容框架示意图

当然,该理论的局限性也不容忽视,具体如下。①该理论注重认知的作用,涉及的因素较多,而事实上个体的一些健康行为的发生是随机的;②PMT 忽略了消极的健康观,如有人认为有氧运动是为了提高个体自尊心和自信,而不是促进健康;③除了自我效能感和易感性外,其他因素对行为改变的预测作用非常不稳定。大多数实证研究都仅考察了该模式中 4 个或 4 个以上因素的作用,而未综合地考察整个模式对行为转变的影响。如激发不良行为反应增加的内、外部奖励因素,研究中一直很少涉及。可见,完整的将该理论模式运用到行为转变的干预研究中仍需不断研究论证。

(2) 应用保护动机理论开展健康促进或健康教育的具体方法:研究证实,PMT 是适用于我国文化情境的健康行为预测和改变模式。它通过威胁评估和应对评估,能够合理地预测慢性病患者采取健康行为的影响因素,进而可以有效地指导慢性病患者的行为转变;在一定程度上,能够解释和预测个体采取健康行为的概率。因此,护理人员可以根据该理论设计的干预策略,来增强个体对健康行为的接受度。即护理人员根据 PMT 中认知中介过程的七个干预变量的含义,结合威胁、健康行为和干预变量特点分别设定干预目的,相应产生干预内容和干预形式(表 11 - 2),从而增加患者对疾病及其并发症严重性、易感性的认识,增强患者对健康行为的自我效能和反应效能,降低患者对不良行为的内部奖励和外部奖励,同时帮助个体克服良性行为产生的障碍,从而激发患者的保护动机,最终促进健康行为的形成。

表 11 – 2　PMT 七个变量对应的干预目的、内容与形式

PMT 变量	干预目的	干预内容	干预形式
严重性	提高个体对感受严重性认识	疾病知识、疾病后果	群体教育授课、视频观看、口头宣传、病友会、个别指导示教后亲身实践、行为技能培训等
易感性	提高个体对易感性认识	疾病流行情况、易感因素、传播途径、高危人群	
内部回报	帮助个体分析不良行为内因	对不良行为的认知	
外部回报	降低个体不良行为的外部"奖励"	家属、朋友、同事等对不良行为的认知	
反应效能	提高个体对良性行为益处的认知	疾病预防措施及效果、成功经验	
自我效能	提高个体对自身良性行为的能力和信心	成功经验、口头鼓励、心理调整	
反应成本	帮助个体克服良性行为的障碍	提供政策支持、便利方案和技术支持	

（3）保护动机理论与健康信念理论的共性与区别：保护动机理论是对健康信念理论的延伸和扩展。两者都强调个体的信念，认为认知过程在态度和行为改变之间起着调节性作用，都包含行为改变的益处——代价之差的分析。不同在于：①HBM 关注认知性因素，行为改变的观点过分简化，而 PMT 更注重认知的调节过程，使研究者更明确地理解促使个体行为意图和行为自身发生变化的内在认知过程和交互作用机制；同时充分考虑到环境和社会准则等因素对个人行为的影响，认为来自环境和人际间的威胁健康信息，能为个体提供动力以判断威胁健康的程度、易感性和降低威胁健康的能力，从而为进一步的干预奠定坚实的基础。②PMT 认为对不良行为危险性及行为改变好处的感知都不足以激发行为的改变，因此该模式中加入能有效促进行为改变的因素——自我效能感，使整个理论构建更趋于完善。③当自我效能感和反应有效性较低时，严重性和易感性无法促进行为的改变甚至将起到反作用，由此 PMT 对 HBM 的严重性和易感性因素在行为改变中效果较差的问题作出了合理的阐述和说明。

（三）合理行动/计划行为理论

1. 合理行动理论

合理行动理论（theory of reasoned action，TRA）最早由美国学者 M. Fishbein 和 I. Ajzen 于 20 世纪 70 年代提出。TRA 来源于社会心理学，被认为是研究认知行为最基础、最具影响力的理论之一。该理论假设的前提是：人们的行为是有理性的特点，各种行为发生前要进行信息加工、分析和合理的思考，一系列的理由决定了人们实施行为的动机。该理论强调认知因素在个体健康行为、道德行为和其他行为产生和改变中的重要作用，阐明了行为意向、行为态度和主体规范之间的因果关系。

（1）合理行动理论的内容框架：行为（behavior）指个体在特定时间与环境内对特定目标作出的外显的可观测的反应。如图 11 – 14 所示，TRA 认为人的行为不仅与动机有关，而且与其控制能力有关，行为的发生不是随意的而是由意志控制下在一定的方向上进行的。可见，

行为由行为意向来决定,其中行为意向(behavior intention)指行为趋向的意图,为做出行动之前的思想倾向和行动动机。而行为意向又由行为态度和主体规范来决定。行为态度(attitude toward behavior)是指行为主体对某种行为所存在的一般而稳定的倾向或立场,包括参与某种行为后的行为结果信念和对行为后果的评价两个成分。其中,行为信念(behavior beliefs)是指行为主体对目标行为的结果的信念;行为后果评价(evaluations of behavior outcomes)是指行为主体对行为所产生结果的评价。主体规范(subjective norms):个体感知到的重要他人(包括配偶、家人、最要好同伴等)对其行为改变的认可和倾向程度,由规范信念和遵从动机两个成分组成。其中,规范信念(normative beliefs):个体感知到的重要他人对其行为改变的支持和期望程度;遵从动机(motivation to comply):个体对重要他人期望的遵从程度。该理论的重要意义就在于它表述了两个基本原理:①态度和主观规范是其他变量对行为意向产生影响的中间变量;②行为意向是态度和主观规范对行为产生影响的中间变量。

随着对理性行为理论的进一步发展和完善,很多研究者发现主观规范还可以进一步地细化。例如,Cialdini 与他的研究团队区分了两种社会规范。第一种为指令性规范(injunctive norms),主要关注个体对他人赞成或不赞成行为的感知(例如,什么是应该做的);另一种为描述性规范(descriptive norms),主要关注个体对其他人的行为的感知(例如,其他人在特定情形下在做什么)。

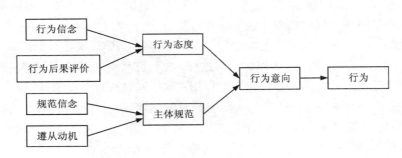

图 11 - 14 合理行动理论示意图

(2)合理行动理论在护理实践中的应用:TRA 认为行为意图是影响行为发生转变的最重要的预测因素,是行为改变的直接决定力量。同时,行为意图又受到行为态度和主体规范的影响。如果一个人对行为结果有阳性的信念,其对行为会有一个阳性的态度。同样,如果一个人认为某些对他有影响的人认为他应该实行这个行为并且他有满足他们期望的动机,他将有阳性的主体规范。以有规律锻炼行为为例,当某人相信适当运动会收到增强体质(行为信念)、有益健康的效果(行为后果评价),就会形成对于锻炼的积极态度(行为态度);其家庭和同伴的支持(规范信念)及其对这种支持的遵从(遵从动机),使其形成主体规范;积极的行为态度和主体规范使其进一步形成明确的行为意向,最后,在一定意志的控制下,他可能会形成有规律锻炼的行为习惯。

合理行动理论对行为的理解提供了很好的理论框架,对研究人类的行为具有良好的指导作用。该理论已经在饮食行为、艾滋病预防行为、锻炼、吸烟、饮酒等健康相关行为和卫生保健研究中得到了广泛的应用和成功的尝试。然而,它也存在一些局限性,TPA 是对在人们意志控制下的实际行为的预测,忽略了情境、个人行为标准、习惯、行为承诺、责任等在行为发生、维持和消退中的作用。当一些行为不完全在意志的控制下，该模型的解释力就会出现不足。例如，艾滋病预防行为在有些情境下就不完全由个人意志来控制，避孕套的使用有时受到来自意志之外的因素的左右，如没有避孕套或对方不愿使用等。因此，需要在 TRA 中引入一些外在变量，如情境变量和自我控制变量等，以适合对这些行为的研究。

2. 计划行为理论

基于 TPA 的局限性，美国心理学家 Ajzen 等人于 1985 年对合理行动理论加以扩展，增加了感知到的行为控制变量，形成了在健康行为改变领域颇有影响的合理行动扩展理论模型或计划行为理论（theory of planned behavior, TPB）。TPB 的实质是分析影响行为的因素、预测行为意向并试图解释人类行为决策过程的社会认知理论，其中心目标是建立影响个人行为的关键因素与途径。1991 年，Ajzen 发表的《计划行为理论》一文，标志着计划行为理论的成熟。

（1）计划行为理论的内容框架：计划行为理论是分析影响行为因素、预测行为意向并试图解释人类行为决策过程的社会认知理论。源于自我效能理论，TRA 将感知到的行为控制作为一个变量，增加理论对习惯性行为或自动性行为的解释力。行为意向是影响实际行为的主要因素，即个人实施某一行为的意向越强，则该行为被实施的可能性越大，其测量可通过有关量表直接进行。行为态度、主观规范及感知到的行为控制是决定行为意向的 3 个主要变量，态度越积极、重要他人支持越大、感知到的行为控制力越强，行为意向就越大，反之就越小；三者既彼此独立，又两两相关（图 11 - 15）。同时，感知的行为控制可直接作用于行为。感知到的行为控制（perceived behavior control, PBC）是指个体对执行某种行为的控制能力的主观评价和个体感知到的难易程度，即个体觉得执行某种行为是容易还是困难。它受两个因素的影响：一是控制信念（control beliefs）：是指个体感知到的可能促进或阻碍行为执行的因素；二是感知到的力量（perceived power）：是指个体估计以自己目前的情况，是否有能力控制这些促进或阻碍行为执行的因素。

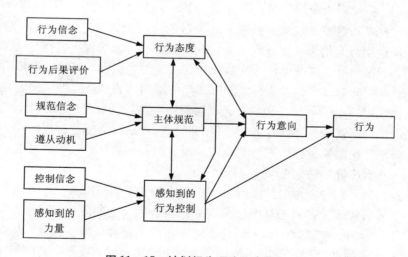

图 11 - 15 计划行为理论示意图

（2）计划行为理论在护理实践中的应用：TPB 具有较好的解释力和预测力。从计划行为理论提出至今，已在饮食行为（如摄取纤维素、避免咖啡因等）、临床医疗与筛检行为（如健康检查、癌症筛检、乳房自我检查等）、运动行为（如慢跑、爬山、骑自行车等）、社会与学习行为(如捐血、学习成就等)等领域得到了广泛的应用和成功的尝试。在护理领域中的应用相对较晚，也十分有限，但成效良好。

以澳大利亚学者 Edwards 等人进行的"护士执行 prn 阿片药医嘱的意向"为例。该研究选择 TPB 模式作为研究框架是基于护士不愿给患者使用阿片药止痛，许多 prn 阿片药止痛医嘱未被执行而导致患者的疼痛得不到缓解。研究中的"行为意向"表示护士执行 prn 阿片药医嘱的意愿。分别对"行为态度""主体规范"和"感知到的行为控制"采用相应的工具进行横断面调查，建立行为预测模型。结果显示：直接控制感知是对护士行为意向最强的影响因素；同时直接控制感知程度高、态度积极和信念正向的护士拥有更大的执行 prn 阿片药医嘱的意向。在此基础上，Edwards 等人进行后续的干预研究"同伴干预方案对护士给予患者阿片止痛药的影响"，作者设计一个同伴干预方案，即让护士与其护理的患者一起接受有关教育，其目的是通过教育改变护士的行为态度和自我效能，并期望患者(主观规范方面)配合护士行为的实施。结果表明，同伴教育能十分有效地提高护士实施 prn 阿片药医嘱的信念、自我效能感和控制感知，同时可促进护士形成积极的态度和实施 prn 阿片药医嘱的意向。

TPB 除了为护理管理者和教育者开展护士教育和培训提供理论依据，对影响因素进行干预；还可以应用于护理学教育中。例如 Meyer 利用 TPB 设计问卷调查护理学生主动要求分配护理实践任务的意愿，研究结果表明态度和主观规范可以直接影响学生的这一行为，影响作用显著，感知的行为控制影响相对较弱。这提示护理教师需要在学生面前树立榜样并促进学生形成对参与护理实践的积极的态度，从而促进学生主动要求分配实践任务的行为。Casper 将 TPB 应用于精神健康专家继续教育课程中，在 TPB 模型引导下的计划行为理论组和普通方法组的学生对知识的掌握水平没有差异，但是计划行为组的学生对知识的应用率明显高于普通方法组的学生；表明 TPB 适用于继续教育过程，并有助于提高教学效果。

由此可见，计划行为理论对行为的分析提供了很好的理论框架，既对行为具有良好的解释和预测作用，也对行为干预有良好的指导作用。在护理领域中，可用于患者的健康教育，护士、护生的教育和管理等方面。护理人员可基于该理论找出患者对于某健康行为的态度，影响其依从该健康行为的重要群体或个人，执行该健康行为的促进或阻碍因素，从而制定有针对性的措施，告知患者该健康行为的益处，使患者树立积极的态度，发挥重要群体对患者的积极影响，尽可能地减少患者实行该健康活动的阻碍因素，最终促进患者实施该健康行为的意向并付诸实际行动。如何提高护理人员对某项决策或者规范的依从性，最终将决策和规范落到实处，是护理管理者和教育者应重视的问题。计划行为理论可以在一定程度解释和预测行为，基于该理论框架对护理人员实施访谈或者问卷调查，可以了解影响护理人员依从性的重要因素，并实施针对性的干预。

综上所述，以上三种常用的健康行为改变理论，在解释和预测行为方面有非常重要的指导作用。但是，每种理论都只是从某一角度来阐明行为改变的规律，不可能解决行为干预的所有问题，在行为预测和预防干预上均存在着一定的不足和局限。因此，越来越多的研究已经尝试将两种或多种理论相结合应用于行为改变上。也有学者提出，各种行为是受社会、文化、经济等众多因素影响的，因而，在理论的实践应用中，需要充分考虑到各种影响因素的差异，制定适合本国或当地的理论模型。因此将不同健康行为改变理论进行整合应用，可能有助于解释复杂的个人健康行为改变。

第六节　认知相关理论

一、情绪 ABC 理论

（一）情绪 ABC 理论的主要内容

情绪 ABC 理论是由美国心理学家阿尔伯特·埃利斯（Albert Ellis，1913—2007）于 20 世纪 50 年代创建一种认知疗法。如图 11－16 所示，A 代表与情感有关系的诱发事件（activating events）；B 代表当事人对此产生的信念（beliefs），包括理性或非理性的信念；C 代表个人对诱发事件所产生的情绪与行为的反应（consequence）。ABC 理论认为同一事件（A）下，不同的人对这件事的评价与解释不同（B1 和 B2），会得到不同的情绪结果（C1 和 C2）。因此，埃利斯认为：人的情绪不是由某一事件本身所引起，而是由经历了这一事件的人对该事件的评价和解释所引起的，即 A→B→C，正是由于人们常有的一些不合理的信念才使自己产生情绪困扰。人天生具有歪曲现实的倾向，当人们不喜欢 C 时，都会去找 A 的原因，特别是与创造 A 有关的人。但 B 是唯一可以由个体完全掌控和改变的因素，而且引起 C 的并不是 A，而是 B。正是由于人们常有的一些不合理的信念才使我们产生情绪困扰。如果这些不合理的信念存在久而久之，还会引起情绪障碍。因此，改变情绪或行为要从改变思考着手。

ABC 理论后来又进一步发展，增加了 D 和 E 两个部分，其中 D（disputing）指对非理性信念的干预和抵制；E（effect）指干预效果。补充的重要观点是，以辩论为主要手段，运用 D 来影响 B，使认知偏差得到纠正，对异常行为的转归起着重要的作用。因此，埃利斯的合理情绪疗法就是促使患者认识自己不合理的信念及这些信念的不良情绪后果，通过修正这些潜在的非理性信念，最终作出理性的选择。

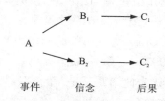

图 11－16　情绪 ABC 理论示意图

（二）情绪 ABC 理论在护理实践中的应用

目前，在情绪 ABC 理论的应用方面主要集中于心理咨询、医务人员的压力管理、大学生的情绪调节方面，也有护理人员应用情绪 ABC 理论在脑梗死、骨肉瘤患者的护理中，结果表明该理论对患者的抑郁状态有较好的缓解作用，对于患者生活质量的提高也具有重要意义。依据该理论的观点，护理人员在对患者进行心理护理时，要做到"三个领悟"。

1. 第一个领悟

向患者说明他们的某些观念是不合理的，帮助他们弄清为什么会这样，讲清楚不合理的信念和他们的情绪困扰之间的关系，其目的是帮助患者摆脱他们的非理性信念，而用理性观念来替代。

2. 第二个领悟

说服患者，使他们了解之所以长期陷于这种情绪障碍中的主要原因是由于他们不断重复地向自己灌输同样的非理性观念。

3. 第三个领悟

通过以与不合理的信念辩论方法为主的治疗技术，帮助患者认清其信念的不合理性，进而放弃这些不合理的信念，帮助患者产生某种认知层次的改变。

可以肯定的是，任何有情绪及行为障碍的人必定存在这样或那样的非理性观念，而且这些观念必定对他们的情绪及行为产生极大的影响。消除非理性观念，建立新的理性观念，肯定会减轻或消除其心理障碍。但是采取辩论的方法是不是最为有效，这值得进一步探讨，因为辩论往往会引起抗拒，这将阻碍心理护理过程的进一步深入；且并非所有的心理和行为问题都能找到明确的不合理信念根源。这些问题的存在也在一定程度上限制了该疗法在更大范围的运用。

二、情绪调节理论

情绪调节是一个古老而又年轻的话题。中国传统医学把情绪调节放到了相当重要的位置，如"怒伤肝，忧思伤脾"的观点，反映了朴素的心理免疫思想以及对情绪调节与身心健康关系的认识。自 20 世纪 80 年代来，情绪调节日益成为情绪心理学研究中的一个热点和重要问题。情绪情感是我们日常生活中的重要组成部分，人们所体验的情绪以及应对情绪的方式构成了其人格的一部分并对其心理健康有着重要的影响。情绪调节是个体管理和改变自己或他人情绪的过程，在这个过程中，通过一定的调节方式（策略）和机制，使情绪在生理反应、主观体验、表情行为等方面发生一定的变化。受认知心理学信息加工模式的影响，有学者从情绪发生过程的角度对情绪调节做线性的理解，也有学者从功能主义的研究取向对情绪调节的结构进行横向分析。因此，本节从情绪调节的过程观及结构观的角度入手，介绍几种常见的情绪调节过程与结构理论。

（一）情绪调节的过程理论

1. Gross 情绪调节过程模型

1998 年，Gross 提出经典的情绪调节过程模型（process models of emotion regulation）。Gross 认为情绪调节是"个体对具有什么样的情绪、情绪什么时候发生、如何进行情绪体验与表达施加影响的过程"。在情绪发生的不同阶段，会产生不同的情绪调节。据此，他提出了情绪调节的过程模型（图 11 - 17）。

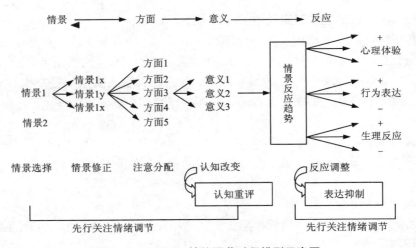

图 11 - 17　Gross 情绪调节过程模型示意图

（1）Gross 情绪调节过程模型的内容框架：在该模型中，Gross 把情绪的发生过程分为 5

个阶段，每个阶段都会产生相应的情绪调节，即情景选择、情景修正、注意分配，认知改变和反应调整。

1）情景选择（situation selection）：指个体趋近或避开某个人、事件及场合以调节情绪，个体会使用这种策略来减少负性情绪的发生，增加积极情绪体验的机会，如有社交焦虑的人会尽量避开公众场合以减少焦虑的发生，正如模型中选择实线情景1而不是选择虚线情景2。

2）情景修正（situation modification）：指对情绪事件进行初步的控制，努力改变不适的情景，如个体与同学关系紧张时努力去改善他们的紧张关系。

3）注意分配（attentional deployment）：是关注情绪事件中许多方面的某一种或某些方面，包括努力集中于一个指定的话题或任务，注意离开原来的话题或任务，如当个体谈到令人不愉快的话题时，个体会转移话题，进而注意别的事情。

4）认知改变（cognitive change）：是选择对情绪事件意义的可能解释和看法，从而达到调节情绪的目的，情绪事件的个人意义解释，对特定情景中情绪发生的心理体验、行为表达和生理反应会产生强大的影响。认知改变通常会改变情绪的性质，如别人撞了你一下，你解释为不是故意的，则会避免生气。

5）反应调整（response modulation）：是情绪已被激发以后，对情绪体验、行为表达和生理反应施加影响，主要表现为降低情绪反应的行为表达，如别人撞了你一下，他没有表示歉意，尽管你很生气，但你会很努力控制自己的愤怒情绪就属于反应调整。

从上述情绪调节模型可以看出，情景选择、情景修正、注意分配和认知改变发生在情绪反应激活之前，反应调整发生在情绪已经形成，情绪反应激活之后。Gross认为情绪调节随着情绪发生的阶段不同而不同，就此他从过程论角度出发，提出了情绪调节的两阶段过程模型。①先行关注情绪调节（antecedent – focused emotion regulation）：是指个体对情绪系统输入进行的操作，对情绪产生的原因进行加工和调整，包括情境选择、情境修正、注意分配和认知改变，发生在情绪反应之前。②反应关注情绪调节（response – focused emotion regulation）：指当情绪发生之后，个体改变对情绪的反应倾向的调节方式，主要体现在对表情行为和生理反应的控制上。

在情绪发生的整个过程中个体进行情绪调节的策略很多，但最常用和最有价值的策略就是认知重评和表达抑制。①认知重评（cognitive reappraisal），即认知改变：属于先行关注情绪调节范畴，是通过对情绪理解的认知转变，而促使情绪体验变化。通常是以一种更加积极的方式理解使人产生挫折、生气和厌恶等负性情绪事件，或者对情绪事件进行合理化理解。认知重评有两种具体的调节方式：评价忽视和评价重视。评价忽视属于减弱型调节方式，表现为个体以忽视、回避和减弱等方式，对情境中可能诱发情绪的刺激进行评价，尽可能不去感受情境可能引起的情绪；而评价重视则属于增强型调节方式，表现为个体通过提升对可能引起情绪的情境的评价，从而增强情境与个人之间的关联性。②表达抑制（expression suppression）是反应调整的一种，属于反应关注情绪调节范畴，是个体抑制将要发生或正在发生的情绪表达的行为，调动了个体的自我控制能力，启动自我控制过程以抑制自己的情绪行为。该策略只控制了情绪的表达，改变了外部情绪表现，但情绪体验并未变化。表达抑制的基本调节方式也包括两种，分别为表情宣泄（增强型）和表情抑制（减弱型）。

Gross及其同事的大量实验研究发现认知重评和表达抑制两种情绪调节策略对情感、认知、社会行为和幸福感都会产生不同的影响。认知重评是积极的情绪调节策略，具有正面的预测效果，采用认知重评的人，有更多的积极情绪体验，且有更多的积极情绪表达；而表达抑制是消极的情绪调节策略，具有负面的预测效果，采用表达抑制的个体，拥有更低的积极情绪体验，且更少进行积极情绪表达。因此，表达抑制策略比认知重评策略耗费较多的认知资源，经常使用，会使其身心受到双重的消极影响，从而影响心理健康，最终导致心理健康水平低下。换言之，在日常生活中，人们如果长期一直抑制自己的消极情绪，会影响自己对于情绪体验的理解，还可能引发各种心理健康问题。

(2)Gross 情绪调节过程模型的实践应用：护理人员可以应用此理论来帮助自身及患者进行有效的情绪调节。例如护士要善于描述自己和别人的情绪，适时地表达自己的情绪，不善于表达自己情绪的人往往会产生抑郁情绪，时间一长就会有心理障碍，影响心理健康。积极采用健康的情绪调节策略来管理自己的情绪或帮助患者进行情绪的管理，要多关注并培养患者的健康人格品质，使其能有更加积极的态度去面对疾病和生活；通过情绪调节策略的使用不仅能帮助个体消除消极的情绪，更重要的是要培养个体积极的情绪，积极的心态。

当然，该模型还有其不足之处，具体如下。①情绪调节策略有多种，仅选用认知重评和表达抑制进行研究不可避免地忽略了其他重要策略的运用及其实际效果，尤其是忽略了反应关注情绪调节阶段个体可能运用的积极的情绪调节策略，而这可能和个体的日常生活联系更为密切；②仅将情绪调节理解为一种心理过程，忽略了情绪调节也是一种重要的心理机能，对不同的个体其情绪调节能力是否有差异，其在具体情景中运用的情绪调节策略是否存在不同也缺乏深入的探讨；③忽视了应用情绪调节策略群体的文化背景，如在东方文化背景下，表达抑制可能具有积极的效果（如维持良好的人际关系）；④Gross 认为情绪调节的目的是增强积极情绪，减少消极情绪，这种观点是值得商榷的，他忽视了消极情绪在个体的心理生活中同样具有重要的适应价值。

2. Larsen 情绪调节控制理论模型

Larsen 将控制理论的原则应用在情绪调节的加工过程中，提出了情绪调节控制理论模型，将情绪调节看作是包含一系列不同但又存在内在联系的控制过程。该模型类似一个温度调节装置的控制系统，只不过被控制的对象是情绪。该模型假设人们都有特定期望的主观状态（设定点），并且他们经常就目前的状态和期望的状态进行比较。当差异出现的时候，调节机制（认知的或行为的）就被应用于去减少这种差异（消极反馈回路）。调节机制可能会通过影响情景的改变（例如，指向问题的解决）或者个体的改变（例如，分心和社会比较）发挥作用。该控制回路是开放的，因此与情绪有关的刺激也会侵害该系统或潜在地改变当前的主观状态。需要注意的是，该模型同样强调了对情绪反应的自动化过程。虽然整个模型主要是基于自我调节的主动过程，但模型中的一些具体成分也被认为可以自动化地进行。例如，对于环境中情感刺激的反应，一旦个体给予注意，这些刺激就会带动自动化过程，从而对生理、动力、表达行为和主观体验产生影响。由于个体对刺激敏感性的不同，情绪调节的自动化过程也存在个体差异。

该模型认为在情绪调节的过程中存在的个体差异具有重要的影响效果，图 11－18 所示，右侧部分就表明了情绪调节从发生到完成的各个阶段可能出现的个体差异。Larsen 认为情绪调节包括两种机制，四种方式。其中机制包括调节方式（又分认识和行为两种）和调节对象（包括情绪本身和情景），方式包括针对情绪的认知、针对情绪的行为、针对情绪发生情景的认知和针对情绪发生情景的行为。

Larsen 提出了一个比较系统的情绪调节过程模型，其特色之处在于：①情绪调节的发生过程不只是一个有意努力的过程，同时强调了无意自动化情绪调节过程的存在；②情绪调节

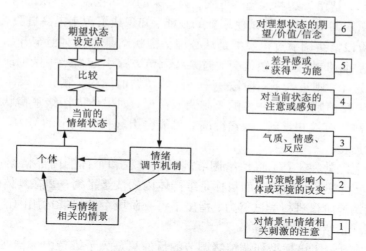

图 11 - 18 Larsen 情绪调节控制理论模型示意图

不只是指向情绪本身，同时应当将情绪放在具体的情景中，强调了改变情景对于情绪调节的意义；③情绪调节过程存在着个体差异，并指出了可能存在差异的具体的情绪调节阶段；④可以通过提高个体情绪意识、改变个体理想的期望状态和指导个体运用有效的调节策略来保证其情绪健康，因此可以用于情绪调节的干预研究。

3. Bonanno 自我情绪调节三阶段过程模型

Bonanno 是从自我调节的角度论述情绪调节的，认为情绪调节是一个个体寻求内部自我平衡的过程（图 11 - 19）。Bonanno 认为情绪调节是由三个调节阶段有序组成。

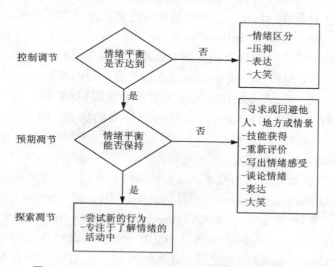

图 11 - 19 Bonanno 自我情绪调节三阶段过程模型

（1）情绪的控制调节阶段：指的是为了调节即刻情绪反应的自动的或工具性的行为，主要调节方式有情绪分离、情绪压抑、情绪表达、大笑等。

（2）情绪的预期调节阶段：通过寻求或回避他人、地方或情景，重新评价，写下情绪感受，谈论有关情绪，情绪表达和大笑等方式，为将来的情绪控制需要做准备。

（3）情绪的探索调节阶段：尝试使用新的技能、知识或资源来提高自我调节的努力。

Bonanno 三阶段情绪调节过程模型是从心理平衡状态是否相对稳定开始，如果体内的情绪状态不稳定，基本控制调节反馈就会通过某些调节方式引起情绪平衡的改变；如果情绪的心理平衡状态稳定了，则进入下一阶段———维持情绪的体内平衡；如果体内的平衡状态不能维持，预期调节反馈则引起进一步的控制调节需要；如果体内情绪平衡状态能够维持，一个即将到来的威胁没有被知觉到，探索性调节可能会引起自我调节的努力，如此循环，直到情绪的体内平衡为止。

该理论其特色之处在于：①将情绪调节的发生过程和个体的内部情绪适应有机结合起来，从自我的角度论述了情绪调节的目标是维持体内的情绪平衡；②在具体的调节过程上可以在不同的情绪调节阶段进行尝试努力，指出了每一阶段个体可能运用的情绪调节策略，同时还为将来的可能情绪调节做出准备。

其不足之处在于：①该模型强调情绪调节的目的只是为了维持内部情绪平衡，但对由情绪失调引起的其他平衡和外部适应并没有涉及；②该模型纯粹是从自我的角度出发论述情绪调节的发生过程，忽视了情绪调节发生的背景，例如具体的情景、文化的背景和个体的人格特性等。

（二）情绪调节的结构理论

情绪调节的结构模型更多的是一种广义的情绪调节观，即不只是关注情绪调节的策略，而且关注了对情绪的意识与接受，这就扩大了情绪调节的范围，而与情绪能力或情绪智力更接近一些。目前，有 Salovey 三维情绪调节结构模型和 Gratz 六维情绪调节结构模型。

1. Salovey 三维情绪调节结构模型

Salovey 认为情绪调节由三个维度组成。①对情绪的注意（attention to feelings）：指个体对自己的情绪反应给予适当注意的能力，对情绪反应注意程度过高或过低都不利于情绪调节的进行；②情绪的清晰度（clarity of feelings）：指个体对特定情绪进行区分和描述的能力，对情绪反应的清晰认识有助于个体选择合适的调节策略，达到适应性的情绪调节结果；③情绪修复（mood repair）：指在对情绪反应给予一定注意和适当区分的基础上，在一定时间内使失控的情绪得到矫正的能力。该情绪调节结构模型主要是强调"反思和管理个体情绪差异"。但该模型并未包括个体在经历消极情绪时实施期望行为的能力，而该能力在临床领域尤其重要。

2. Gratz 六维情绪调节结构模型

Gratz 提出了六维情绪调节结构模型，认为情绪调节由以下 6 个维度组成，分别为接受情绪反应（acceptance of emotional response）、目标定向行为（goal-directed behavior）、冲动控制（impulse control）、情绪意识（emotional awareness）、情绪调节策略（emotion regulation strategies）和情绪清晰度（e-motional clarity）。此理论被认为是众多以结构为视角分析情绪调节的研究中较为完善的一个，其特色之处在于：既强调了运用情绪调节策略的能力，也强调了对情绪反应的意识与理解在情绪调节中的重要地位，还指出了情绪调节应当在具体的情景中确定目标。该模型将情绪调节的具体结构和每部分的结构有机地结合起来，对后续的研究及整合情绪调节研究的结构主义研究取向和功能主义取向的分歧具有重要意义。其不足之处在于：该模型的着眼点是个体的情绪调节能力，但其主要应用对象是情绪失调的人群，是否具有普遍性有待继续考察和验证；且提出的时间较短，该情绪调节模型的完善还需要后续研究继续努力。

综上所述，过程观和结构观是当今心理学界建构情绪调节理论模型的两种主要的认识视角，分别从纵向和横向看待情绪调节的两种认识视角，没有绝对的优劣之分。在方法论上，由于受主流的认知心理学研究范式的影响，对情绪调节的理论解释，过程模型一直占主导地位。但在护理领域中应用较少，建议进一步拓展理论应用的宽度与广度。

三、正念

近年来，在当代临床健康心理学领域出现了一个新的概念——"正念"（mindfulness），它的出现为传统临床心理学带来了革命性变化。正念是指对当下经验不加评判地（nonjudgmentally）意识与注意，它通常要求个体以一定的距离观察自己此时此刻的想法和感觉，但不去评判其好坏对错。以正念减压法（mindfulness – based stress reduction，MBSR）为代表的、基于正念的辅助训练或心理疗法，能使人集中自身的意识和注意，提供真实的感觉和知觉，从而减轻生理和心理痛苦，改善应对能力，提高主观活力。以正念为基础的正念认知疗法（mindfulness – based cognitive therapy，MBCT）、辩证行为疗法（dialectical behavior therapy，DBT）和接纳与承诺疗法（acceptance and commitment therapy，ACT）等被誉为"行为与认知疗法的第三次浪潮"。

（一）正念的定义

1. 描述性定义

正念在被逐渐介绍到西方临床心理学领域的过程中，其内涵得到了一定扩展和不同定义。临床应用领域的先驱 Kabat – Zinn 将正念定义为"一种通过将注意指向当下目标而产生的意识状态，不加评判地对待此时此刻所展开的各种经历或体验"。Salzberg 和 Goldstein 则指出，正念是全身心投入当下的状态，而且在冥想的过程中不会产生习惯性反应。随后，Brantley 认为正念是一种友好的、不评判当下的意识；而 Baer 把正念定义为一种非判断性地观察个体内外部所出现刺激的心理过程。

2. 操作性定义

10 余名学者在多伦多通过研讨会达成一致，认为正念是"一种对注意的自我控制"，从而"可以把注意保持在当前的经验或体验上，并继而允许对当下心理活动的认知不断深入"，尤其要"对当前的经验或体验采取特定的导向或态度，如好奇心、开放性和接纳等"。简而言之，正念的操作性定义可以概括为"将注意力从觉察到不由自主的内心活动转移到当前的经验，并对此当下经验保持好奇、开放和接纳的态度"。操作性定义是对描述性定义的进一步深化。

描述性定义的核心是"不评判地接纳"，但个体并不知道如何才能做到"不评判地接纳"；因而，操作性定义更明确地指出个体需要"先觉察到自己的内心活动（如观察呼吸时发现自己走神），然后再将注意力从这些不由自主的内心活动上转移到当前的经验，并采取好奇、开放和接纳的态度"。只有如此，才能真正做到"不评判地接纳"。

（二）基于正念的心理干预

正念疗法在西方已经发展了 20 年左右，其研究和实践都已进入主流心理学领域，近两三年我国出版界已经开始翻译介绍了一些有关正念疗法的书籍。目前西方与正念训练最为相关的两种心理干预方法为"正念认知疗法"（MBCT），以及"正念减压疗程"（MBSR）。这两种干预方式皆是以培育正念为宗旨，来进行内观修行作为疗程主要内容。

1. 正念减压疗程

MBSR 于 1979 年由美国麻省大学医学中心(University of Massachusetts Medical Center)附属减压门诊(stress reduction clinic)的 Jon Kabat – zinn 博士所创立,原称为"减压与放松疗程"(stress reduction and relaxation program,SR – RP)。MBSR 的目的是辅助(而非取代)一般的医疗方法,其目的是教导病患运用自己内在的身心力量,为自己的身心健康积极地做一些他人无法替代的事——培育正念。参与疗程的病患患有不同的生理或心理疾病,包括头痛、高血压、背痛、心脏病、癌症、艾滋病、气喘、长期性疼痛、肌纤维酸瘤、皮肤病、与压力有关的肠胃病、睡眠失调、焦虑与恐慌症等。减压门诊在为门诊患者开设疗程的同时,也从事相关的医学研究,为医学院学生开立课程,提供医护人员、心理治疗师、教育工作者各种与疗程相关的在职训练,至今已发展成师资认证的方式,可授予"正念减压疗程"的师资证照。减压门诊于 1995 年扩大为"正念中心"(center for mindfulness in medicine,health care and society,CFM)。

至今,正念减压疗程已成为美国医疗体系内,历史最悠久、规模最庞大的减压疗程;据估计,截至 2004 年,美国、加拿大、英国等西方国家境内已有超过 240 家的医学中心、医院或诊所开设正念减压疗程,教导患者正念修行。在 MBSR 的训练中,学员需持有下列态度来练习正念修行:①不对自己的情绪、想法、病痛等身心现象作价值判断,只是纯粹地觉察它们;②对自己当下的各种身心状况保持耐心,有耐性地与它们和平共处;③常保"初学者之心"(beginner's mind),愿意以赤子之心面对每一个身、心事件;④信任自己、相信自己的智慧与能力;⑤不努力(non – striving)强求想要的(治疗)目的,只是无为地(non – doing)觉察当下发生的一切身心现象;⑥接受(acceptance)现状,愿意如实地观察当下自己的身、心现象;⑦放下(letting go)种种好、恶,只是分分秒秒地觉察当下发生的身、心事件。尽管 MBSR 根植于初期佛教的修行方法,然而疗程的进行完全不触及佛教的信仰与仪式;教导者仅依据身心医学、成功个案、临床研究成果等,说明正念修行的理论,而不引用佛教的经典、义理。这种"去宗教、文化色彩"的处理,有助于"正念修行"在非宗教群体中的推广,因此可以使具有不同宗教、文化背景的患者接受 MBSR 所教导的理念与修行方法。

2. 正念认知疗法

认知 – 行为治疗创立于 20 世纪 50 年代,60 年代进入蓬勃发展的阶段,这一治疗方法一直在心理治疗领域中被广泛应用且疗效显著。近 10 年来,认知 – 行为治疗在西方,主要是在美国,经历了很多变化,可以分为三个阶段。第一个阶段为 20 世纪 60 年代早期,其特点是将学习理论和原则系统应用于情绪障碍的治疗,行为治疗以重视实证问责和疗效评估使其与传统心理治疗区分开来。行为治疗的第二个阶段以认知治疗的兴起为标志。目前,处于行为治疗的第三个阶段,保留了前两个阶段的相应部分,融入了更多新的元素,正念即是这些元素之一。

正念认知疗法在很大程度上是建立于正念减压疗程的基础之上而发展起来的一种将正念训练与传统认知疗法相结合的治疗方法。正念认知治疗与传统的认知疗法的最大区别在于,传统的认知疗法着重于发现患者的非理性思维或者功能不良的思维,然后帮助患者找出并改变这些思维;而正念认知疗法的核心不是去改变这些负性思维,而是去观察、接受这些思维;不是对这些思维采取排斥和厌恶的态度,而是采取温和好奇的态度,从而导致负性思维的减少,或"去中心化"。关于正念认知疗法的研究表明,它对于焦虑障碍、社交恐惧、一般门诊问题等身心疾病都有着较好的疗效。

（三）正念与健康促进

1. 正念对健康的积极促进作用

最早关于正念和健康的研究报道，来自于1982年美国马萨诸塞州大学医学院的 Kabat-Zinn 博士发表的关于正念减压疗程与慢性疼痛的临床研究报告。此后，很多以正念减压疗程或正念修行为主题或直接相关的研究报告发表，研究结果普遍表明正念训练能有效地增进身心健康，辅助各种身心疾病的治疗。诸多医学和心理学研究显示，正念训练疗程能够促进个体心理以及生理的健康。例如，在背痛、颈痛、偏头痛等治疗的运用上，正念减压疗程能有效提升患者对疼痛的适应力，减少疼痛引起的负面情绪（如：焦虑、生气），也能够治疗或减低疼痛的程度，大大提升患者的生活质量、免疫力。此外，在癌症如乳腺癌、前列腺癌等，心脏病及艾滋病等的治疗中，正念减压疗程同样能增加患者对疾病的心理适应，减少疾病引起的压力、不适症状、焦虑、抑郁及睡眠失调等问题，有效提升患者整体的生活质量。在心理疾病方面，正念减压疗程能有效地帮助焦虑、恐慌、强迫症、暴食症（binge eating disorder）、特别是抑郁症复发的治疗。

2. 正念促进健康的机制

近10年来，研究者开始利用脑成像技术及大脑形态测量方法来探讨正念冥想影响情绪加工的神经机制。研究结果显示冥想训练可能使大脑半球平衡、大脑活动、大脑结构发生改变。

在心理行为层面，正念疗法对于健康促进的作用是通过以下原则产生：①将思维只是看作思维，而不是将其看作事实；②不对思维，尤其是负性思维进行分析，或努力用其他想法来代替，而只是对其冷静观察，与其和平相处；③对于负面情绪或者身体的不适不是采取躲避和厌恶的态度，而是采用探索性的觉察——一种询问和好奇的精神，从而摆脱对于负面情绪的回避模式；④通过对思维的命名对思维给以觉察和澄清，从而停止循环的思维。

正念对于健康的促进作用也可以通过其他不同的理论给予解释。格式塔治疗理论认为健康的机体能够形成清晰和重要的整体，或者是在放松的状态下出现的感知。认知学派的理论家认为注意收集有关行为的具体信息或主观体验是很重要的，这是个体做出健康促进行为改变的第一步。

（四）正念与护理实践

正念干预方法被运用于不同慢性疾病患者的护理中，取得了良好的疗效。绝大多数的参与者在完成几周或几个月的干预治疗后，相关的身心症状均得到不同程度的改善，某些不恰当的行为减少甚至消失，如冠心病患者的抑郁症状；乳腺癌患者的焦虑抑郁情绪；减少不健康或危险的行为，如自杀行为、药物滥用、性成瘾和病理性赌博等；多动症、精神病；慢性疼痛等群体的身心健康。

近年来，正念的应用领域也逐步得到了扩展，除了医院内的患者群，开始在职业人群、社区等其他非临床领域开展，能提高个体的心理健康、幸福感等方面。一系列研究发现，正念练习能够显著提高个体的希望、乐观、同情、生活满意度、自尊、自主性和活力等积极心理健康要素。其中还有运用于护士群体，能显著降低护士的职业倦怠感。

第七节　积极心理学相关理论

一、希望理论

近 10 多年来，以 Snyder 为首的美国 Kansas 大学心理学系希望研究实验室的系列工作，掀起了一股希望研究的热潮。其研究成果对教育、医学，尤其是心理健康与心理治疗领域产生着巨大的影响。综观现有的希望概念和理论，研究者们对人类的这一独特的心理现象已经从不同的角度进行了许多富有启发性的尝试和探索，形成了一系列比较成型的希望理论构架及其测量工具。

从 20 世纪 50 年代起，心理学和精神医学领域开始关注"希望"（hope）这个概念，很多研究证明个人内在希望水平的高低与其心理发展和健康状况显著相关。研究发现那些怀有较高希望的人具有更强的免疫系统，健康状况更好；从意外的身体伤害中康复得更快，有更好的适应和调整能力；所遭受抑郁和焦虑更少，面对和解决问题的能力也更强；他们倾向于通过积极的行动和坚持不懈的努力来解决实现目标过程中的各种障碍；且更多地使用幽默的方式来应对生活中的紧张事件，行为更健康。诸多的研究已经发现"希望"是一个对人类身心健康的重要影响因素。

（一）希望的概念

最新的希望概念和希望理论模型由 Snyder 和他的同事们提出，且被广泛认可。Snyder 认为希望是一种内在成功感的积极动机性状态，这种状态是以指向目标的计划（agency, a goal – directed energy）和指向目标的路径（planning to meet goals）交互作用为基础。

因此，希望可以理解为由意愿（agency）和路径（pathway）两部分组成。其中，①意愿是指一组启动个体行动，并支持个体向着目标，沿着既定的路径持续前进的自我信念系统；②路径是一组有关个人对自己有能力找到有效的路径来达到渴望的目标的信念和认知。意愿的启动和维持系统，和路径的设计和调整系统都是希望必不可少的组成部分。由此可见，Snyder 将希望看作一种稳定的特质，不仅是一种能力特质，还是一种动力特质。

（二）Snyder 的希望模型

在总结前人研究的基础上，Snyder 等人认为希望是一种非常普遍的心理现象，提出了希望理论模型（图 11 – 20），主要由以下五大要素组成。

1. 目标（goals）

是希望的核心部分。它既不是 100% 能够达到的轻易之物（probability of attainment），也不是毫不可能之物。目标是人们的精神活动的支点，也是 Snyder 希望理论的支点。

2. 路径意念（pathways thoughts）

对于怀有希望的个体来说，一旦目标产生，设计实现所渴望的目标的路径是一种本能的自然反应。大脑有一种自然的倾向去了解和预期某种可能的结果。路径意念就是开发大脑中的预测能力系统，在头脑中生产出指向目标进而实现目标的计划和方法。

3. 意愿信念（agency thoughts）

是推动个体产生目标，并沿着他们所设计的实现目标的路径前进的动力系统。这个系统不仅会决定个体的目标产生、路径设计和计划过程，同时也是个体在这一过程中能坚持下去的精神意志力（mental willpower）。

4. 障碍(barriers)

通常情况下,个体的目标实现途中总是遇到困难。根据希望理论,大多数人会知觉到不只一种路径实现目标。对于那些高希望水平者来说,他们会考虑更多种实现目标的路径。即行为主体在自我内在的行为驱动力(意愿),并在此动力的推动下和所渴望目标的吸引下,调动自己的能力,设计路径迈向目标。当个体知觉到"此路不通"时,个体会在意愿的推动和所渴望目标的吸引下改变旧的路径,通过其他的路径来实现所渴望的目标。

5. 想法决定感觉(thought drives feelings)

Farran 等人提出,个人的感受与个人如何解释整个目标的实现过程紧密相关。个体的希望水平会影响其对自己行为过程及其原因的解释。积极的情感来自于个人对目标实现的成功的可能性的知觉,而消极的情感来自于个人对目标实现可能面临的失败的知觉。

希望理论认为,尽管目标实现过程中的障碍会引起消极的情绪体验,但主体在非强制性的目标执行过程中会产生积极的情绪体验。

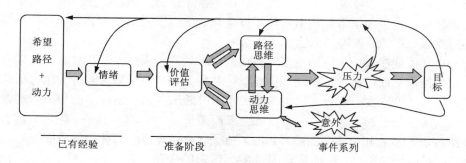

图 11 - 20　Snyder 的希望模型

(三)希望与健康

1. 希望与生理健康

希望与生理病痛之间也存在一定的关系。最早有研究通过希望训练的随机对照实验证实,实验组要比没有经过训练的控制组对冰水疼痛有更强的忍耐力。近几年,关于希望在生理病痛中的作用已成为研究的重点。研究证实高希望水平的个体会表现出较少的痛感、疲劳感及咳嗽频率。另有研究证明了希望与高血压、呼吸道感染、肾衰竭等疾病间的负相关关系。

2. 希望与心理健康

生活满意度是心理健康的指标之一。许多研究表明,希望对生活满意度、生活质量、积极情感(情绪幸福感)、家庭环境、婚姻状况等会产生积极影响。高希望水平的个体的生活满意度、自尊、社会支持和家庭团结等方面的得分均显著高于低希望水平的个体。同时,希望还与其他心理健康指标息息相关。希望能在缓解个体敌意、自杀意念、心理痛苦、降低烦躁不安水平中起到保护性作用。每天的状态希望水平对保持个体低水平的消极情感有积极作用,并且有助于缓解压力,三者之间的关系又受到特质希望的调节,高希望水平的个体的压力反应更少,情绪恢复也更容易。

(四)希望疗法

希望疗法结合了叙事疗法、认知行为疗法、问题中心疗法等多种现代心理咨询方法。作为一种积极的心理干预方法,希望疗法为那些直接以提高来访者的积极情绪、增强个人心力和功能为目的的临床心理学工作者提供了一个简单、有效的治疗框架，值得借鉴。

根据希望理论，心理学家形成了一套提高希望水平的干预模式。这些干预模式既可用于个别咨询，也可用于团体辅导。这些干预模式都紧紧围绕着希望的不同成分展开。干预的过程可以分为灌输希望、确立目标、加强路径思维和加强动力思维四个方面。①灌输希望是指咨询师通过特定的方法让来访者对希望疗法的效果和未来生活的改善产生积极的预期。叙事疗法（narrative therapy）是希望灌输中常用的技术。②确立目标：目标的性质和特点会影响希望水平，希望疗法需要帮助来访者发现和制定符合自己价值的、积极的、清晰的目标。③加强路径思维：其基本原则是目标分解和寻找替代方法。来访者路径思维的加强，是提高来访者产生实现目标的具体方法，预判到可能的困难，并在原先方法受阻时想到替代方法的能力。④动力思维提供了目标追求所需要的动力。在希望疗法中，回顾成功经验、发展积极思维和选择难度适当的子目标都是加强动力思维的有效手段。

（五）希望与护理实践

近年来，希望理论已经被广泛地应用到癌症、急性脊髓损伤、心脏移植、肾移植等疾病的治疗与护理中。希望能缓解疾病引起的不良应激，增加患者的治疗依从性、生活质量、幸福感和心理健康状况，及缓解其负性情绪。

希望理论在癌症患者中的应用较多。癌症对患者的打击很大，患者常因无法适应疾病致使其不能正确地应对而使治疗变得更加困难。多数学者均肯定希望对人的健康与适应能力有正向影响，只有激发癌症患者对生活的希望，才能协助患者适应治疗中的压力与痛苦。癌症患者内心的希望水平会对其生理、心理、社会方面造成很大影响。其中，生理方面，希望能淡化癌症所造成的痛苦和身体功能障碍。心理方面，希望使癌症患者相信目前的处境能够改变，带给其面对困境的勇气，帮助患者应对疾病带来的限制和死亡的威胁。社会功能方面，希望有助于使患者维持生活，增强社会功能的适应性，并可避免缺乏社会支持造成绝望。希望是有效应对压力的重要因子，是维持癌症患者生命的重要因素，更是患者与家人生存的主要力量。因此，希望对癌症患者适应疾病与治疗及面对未来有着重要的作用。

国外已经开展了一些关于癌症患者希望水平的干预。干预护理措施主要包括信息支持、患者之间交流、提高自信心、缓解负性情绪反应、树立正确价值观、积极自我能力评价等，这些措施均能提高患者的希望水平，改善生理、心理方面的一些负性表现。晚期癌症患者占临终患者的90%，疼痛可使患者和家属产生绝望，明显降低生活质量。因此，护理人员应关注癌症患者的希望水平，提高癌症患者的希望水平，从而提高其生活质量。

二、自我效能理论

自我效能感（self-efficacy）这一概念是美国著名心理学家班杜拉（Albert Bandura）在1977年首次提出的。在此后将近30年的时间里，这一概念被心理学界广泛接受，引发了大量的基础和实证研究，成为成功心理学取向的重要心理变量；自我效能感理论在健康行为实践领域中的运用效果也得到了证实。

（一）概述

1. 自我效能感的定义

自我效能感最早是 Bandura 于1977年提出的概念。Bandura 在其社会学习理论中特别强调人的认知对学习和行为调节的影响，认为人的认知在行为、个人和环境因素三者相互决定的过程中发挥着重要的调节作用；作为一种认知因素，自我效能感的变化被看成是人的自我调节得以持续的心理动力原因。最初，他把自我效能感（sense of self-efficacy）看作是对自己在特定情境中是否有能力操作行为的预期。他认为预期是认知与行为的中介，是行为的决定因素。他进一步把预期分为结果预期和效能预期，结果预期是对某种行为导致某种结果的个人预测；效能预期则是个人对自己能否顺利地进行某种行为以产生一定结果的预期。因此，自我效能感是指人们对自己实现特定领域行为目标所需能力的信心或信念，是特定领域的概念。自我效能感不是技能，也不是一个人的真实能力，而是个体对完成特定任务所具有的行为能力的自信程度。

自我效能感包括 3 层含义：①自我效能感是对能否达到某一表现水平的预期，产生于活动发生之前；②自我效能感是针对某一具体活动的能力知觉，与能力的自我概念不同；③自我效能感是对自己能否达到某个目标或特定表现水平的主观判断。当人确信自己有能力进行某一活动，他就会产生高度的"自我效能感"，并进行这一活动。

Bandura 认为，由于不同活动领域之间的差异性，所需要的能力、技能也千差万别。一个人在不同的领域中，其自我效能感是不同的。因此，并不存在一般的自我效能感，任何时候讨论自我效能感，都是指与特定领域相联系的自我效能感。但是，一些学者并不同意这一观点，并提出一般自我效能感（general self – efficacy）的概念，是指个体应付各种不同环境的挑战或面对新事物时的一种总体性的自信心。

2. 自我效能感的特征维度

Bandura 提出，自我效能感具有 3 个维度，即幅度（magnitude）、强度（strength）和普遍性（generality）。其中，①自我效能感在幅度上的变化，是指一个人认为自己所能完成的、指向特定目标行为的难易程度；②自我效能感在强度上的变化，是指一个人对自己实现特定目标行为的确信程度；③自我效能感的普遍性，是指在某个领域内的自我效能感之强弱会在多大程度上影响到其他相近或不同领域中的自我效能感。

（二）自我效能感理论的主要内容

1. 影响自我效能感形成的因素和变量

班杜拉与他的学生对自我效能感的形成条件及其对行为的影响进行了大量的研究后发现，自我效能感的形成主要来源于四种不同的途径，分别为以往的成败经验、他人的示范效应、社会劝说，告诉人们他们具备获得成功的能力、情绪状况和生理唤起。这四种不同的途径常常综合来对自我效能感的形成产生影响。

（1）以往的成败经验：对于个体自我效能感的形成影响最大，成功的经验可以形成较高的自我效能感，失败的经验则可能降低个体的自我效能感，尤其是当个体尚未形成较强的自我效能感之前。值得指出的是，最初的成功经验对于人们在今后取得更大的成就来说是很重要的，而这一点可以用在护理管理中，管理者们可以将复杂的任务分解成几个阶段或小块，鼓励护士循序渐进、一步步地完成每一个小任务，以此增加他们的成功经验，进而提高其自我效能感，最终在今后的工作中获得更大的成功。

（2）替代性经验（示范效应）：对于自我效能感的形成有重要影响的是由那些社会"模范"所提供的替代性经验。如果人们看到跟自己相似的人通过持续的努力获得成功，他们就会相信自己也有能力成功。相反，对失败者的观察会使个体怀疑自己进行相似活动的能力，进而会降低其动机水平。同时，班杜拉还强调了榜样与个体越相似（如在年龄、性别、身体特征和教育等人口特征学特征，以及地位和经验等方面相似），要完成的工作的关联性越大，对观察者自我效能感形成过程的影响就越大；相反，如果观察者发现榜样跟自己很不相同的话，那么榜样的行为选择以及所产生的结果就不会对他们的自我效能感的形成产生较大的影响。我们平时所说的"榜样的力量是无穷的"，指的就是示范的巨大效应。

（3）社会劝说：社会劝说是加强自我效能感的信息来源之三。当人们被劝说他们拥有完成任务和工作的能力时，他们更有可能投入更多的努力和毅力坚持下来；当人们在做一项工作的过程中开始感到举步维艰或是怀疑自己的时候，这样的社会说服其作用就更加明显。因此，社会劝说的作用在自我效能感的形成过程中是不可忽视的。例如，公司的管理者对绩优员工及时给予表扬和称赞，对于提高员工自我效能感是很有帮助的；学校老师对于表现良好或者有进步的学生时不时地给予言语表扬，对于提高学生的学习自我效能感来说也是很有必要的。当然，并非所的表扬都会提高自我效能感，也并非所有的批评都会降低自我效能感。贬低性的批评会降低自我效能感，而建设性的批评反而会提高人们的自我效能感。

（4）情绪状况和生理唤起：Bandura 认为情绪和生理状态也会影响自我效能感的形成。人们在评估自己的能力时，常常会依赖于当时生理和情绪上的感觉。他们往往将受到的压力视为是业绩不良的征兆，而把耐力活动中的疲惫感和疼痛看作是生理缺陷。同时，情绪也会影响人们对自身能力的判断，积极的情绪状态可以增强自我效能感；消极的情绪状态则可能削弱自我效能感。

2. 自我效能感的功能

自我效能感直接影响到个体在执行某项活动的动力心理过程中的功能发挥，班杜拉等人的研究结果表明，自我效能感的这种影响作用主要体现在以下四个方面，即行为选择、动机性努力、认知过程和情感过程。

（1）行为选择：正如班杜拉所说："人在一定程度上是环境的产物；同时，人们也通过自我效能感选择某些特定的活动和环境，并对所处的环境加以改造。"人们尽量回避进入那些自认为超出自身能力的环境，而去选择自感可以应付的环境或活动。人们通过自己所做的各种选择，培养出不同的技能、兴趣和社会关系网，而这些方面对其人生观和价值观的形成有着重要的影响。大量的研究结果显示，具有较低自我效能感的人，在生活中面临挑战时，往往将其视为一种威胁，因而采取回避的态度；具有较高自我效能感的人，对于环境中的挑战则采取积极的应对态度，在他们看来，正是这些挑战为其提供了各种学习新技能的好机会。

（2）动机性努力的程度：当人们感觉自己在某项工作上有较高自我效能时，就会更加努力工作；而如果认为自己在某项工作上的效能较低时，就不会付出那么多的努力。

（3）思维过程：当人们遇到困难和挫折时，他们的思考过程有可能是自助性的，也可能是自我阻碍性的。那些拥有较高自我效能感的人，一般都会在脑海中勾勒出一幅成功者的剧情，使他们采取更加积极主动的行动，他们所注意的焦点是怎样更好地解决问题；相反，那些低自我效能感的人，则总是在担心所有可能会出差错的地方，脑海中总是构造失败者的剧情，这样必然会降低其努力水平。

（4）情感过程：在面临可能的危险、不幸、灾难等厌恶性情境条件时，自我效能感决定了个体的应激状态、焦虑反应和抑郁的程度等情感过程。这些情绪反应又通过改变思维过程的性质而影响个体的活动及其功能发挥。高自我效能感的人，不会在应对环境事件之前忧虑不安。自我效能感低的人，则怀疑自己处理、控制环境的潜在威胁的能力，因而体验到强烈的应激状态和焦虑唤起，并以各种保护性的退缩或防御行为而被动地应对环境。这些行为方式既限制了个体的人格发展，又妨碍了其主体性在活动中的功能发挥。

（三）自我效能感作用机制

自我效能感是如何激发人的潜力的？班杜拉认为自我效能感是通过四种方式作用于主体。

1.选择过程

根据三元交互作用理论，人一方面是环境的产物，另一方面又是环境的营造者。人作为环境的营造者，除了通过自己的活动改变环境的性质外，当个体面临不同的环境条件时，他选择什么环境，则主要取决于他的自我效能感。一般来说，个体往往会选择自己觉得能够有效应付的环境，而避免那些无法控制的环境。一旦个体选定了环境，这些环境反过来会影响其行为和人格的发展。选择方式的另一方面是个体对行为活动的选择。当个体可以采用不同的活动方式来解决所面临的任务时，由于不同的活动包含着不同的技能和知识要求，所以，他选择哪种活动，就取决于他对可供选择的各种活动的自我效能感。在不同的活动中，个体与之发生互动的对象及其对个体知识和技能的要求不同，他在其中获得的体验也会有所不同。各种不同的活动方式作为人类普遍经验的各种形式，都具有转化为个体直接经验的潜在可能性。因此，个体对不同活动方式的选择，就决定了他的人性潜能在哪些方面得到了开发，又在哪些方面被忽视。

2.认知过程

班杜拉指出，个体的行动要受到思维的支配，而思维的一个主要功能是使人能够预测未来的行为结果。人类目的性行为大多受到预期目标的调节，而预期目标是如何设定，则要受到自我效能感的影响。自我效能感越强，个体设定的目标就越具有挑战性，其成就水准也越高。目标的挑战性程度构成了个体内在动力的一个因素，它不仅能够激发个体的动机水平，而且还决定了个体对活动的投入程度，从而决定了个体活动的实际成就。

自我效能感还通过归因和对行为控制点的知觉，来影响活动过程中的思维，进而影响活动的效率。一般而言，自我效能感强的人往往把行为的成功归因为自己的能力和努力，把行为的失败归因为自己努力程度的不足。这种思维方式能促使个体提高动机水平，发展技能。同样，在控制点知觉方面，自我效能感高的个体会觉得能够通过努力改变或控制自己；而自我效能感低者，就会认为行为结果完全是由环境控制的，自己无能为力。

3.动机过程

自我效能感通过动机的过程对个体发生作用，除了影响人的归因方式、控制点知觉之外，自我效能感还会影响到个体在活动过程中的努力程度，及个体在面临困难、障碍、挫折、失败时对活动的持久力和耐力。尤其是对于那些富有挑战性的任务，这种持久力和耐力是保证行动成果的必备条件之一。高自我效能感促使人在活动中作出更多的努力并持之以恒，直到达到活动的目标。而低自我效能感的人在活动遇到初步失败和挫折时，便开始怀疑自己能否成功，因而满足于中庸的成就，甚至半途而废、放弃自己的努力。

4.情绪反应

当面临着可能的危险、不幸、灾难的情境时，自我效能感将决定个体的应激状态、焦虑和抑郁等情绪反应。相信自己能够对环境中的潜在威胁施以有效控制的人，不会在应对环境事件之前忧虑不决、担惊受怕。而怀疑自己能否处理、控制环境的潜在威胁的人则相反，他们常常担心自己应对能力不足，感到环境中充满了危险，因而体验到强烈的应激反应和焦虑，并会采取消极的退避或者防卫行为。这些行为方式大大限制了个体主动性的发挥。在班杜拉看来，威胁性并不是环境事件固有的一种属性，而是建立在个体应对效能感和环境的潜在危险之间的一种关系属性。它既决定于环境自身的性质，也决定于个体应对环境事件的自我效能感，及在此基础上实现的应对过程的性质。

（四）自我效能感对行为和心理健康的意义

健康心理的形成受到多方面因素的影响，有内在、外在、个人和环境因素等，其中个人因素主要有情绪情感(如焦虑、抑郁,应激)、动机、认知、行为等,自我效能感作为一种认知因素,对人的情绪和行为起调节作用,进而影响人们的心理健康。

1. 自我效能感与动机

动机是由一种目标或对象所引导的激发和维持个体活动的内在心理力量。通过对人类动机的了解,人们可以对个体行为作出解释和预测。动机分为内生动机和外生动机。①内生动机是个体为了寻求挑战和乐趣,满足好奇心而参与活动的倾向;②外生动机是个体为了活动本身之外的其他因素,如奖励、他人认可和评估、完成上级的指示、他人竞争等而参与活动的倾向。一般自我效能感和专门领域的效能感与内生动机呈正相关,自我效能感越高,越选择具有挑战性的任务,动机也越强。

2. 自我效能感与情绪

随着竞争的日益激烈,因人际关系、学习和考试压力而产生的焦虑、抑郁、应激等情绪状态对个体的身心健康有很大的负面影响。社交焦虑是在与他人交往时体会到的不自在、恐惧、紧张和担忧。一般自我效能感的提高,可降低社交焦虑。Bandura(1982)从社会学习的角度认为,应激反应是控制威胁或超负荷环境压力的自我效能感低下的结果,也就是说个体能够控制消除或减轻威胁事件的严重性,他就没有理由为此而恐惧。面对应激事件,一般自我效能感高的个体会更多地采取主动解决问题和寻求外部支持的应对,较少出现消极的自我评价。提高自我效能感,可减少应激对身心健康的负面影响。低自我效能感的个体更易患忧郁症状,人际关系更为紧张,存在较多的心理问题;而高自我效能感的个体则具有更为健康的心理状态。

3. 自我效能感与成瘾行为

成瘾行为是指个体强烈地、连续或周期地求得某种有害物质的行为,其目的是取得或维持某种特殊的心理快感或避免停用的痛苦,为此用量有逐渐增加的趋势。有研究表明自我效能感对成瘾行为的预防和治疗有重要的指导作用,根据对成瘾行为(如吸烟、吸毒、酗酒、物质滥用等)的治疗阶段和自我效能感的作用机制及提高策略,有研究提出了五种类型的自我效能感来提高对成瘾行为的治疗效果。即①抵抗型自我效能(resistance self – eficacy),可增加对成瘾物质的抵抗能力;②减少伤害型自我效能(harm – reduction self – efficacy),可减少对已成瘾物质的依赖程度;③行为型自我效能(action self – efficacy),增加实现戒断目标的信心;④应对型自我效能(action self – efficacy),提高克服旧病复发的信念;⑤恢复型自我效能(recovery self – efficacy),可提高(在旧病复发后)恢复应对能力的信念。

(六)自我效能感在护理学科中的应用

1. 自我效能感与护理教育

自我效能感在护理教育领域中的应用主要集中于自我效能感影响学生的学习动机、付出的努力及学习成绩。主要从两个角度,即教师教学自我效能感与护生学习自我效能感来展开。

(1)教师教学自我效能感:对学生自我效能感的发展具有重要的影响,教学效能感高的教师,其教学质量及学生的学习成绩显著高于教学效能感低的教师。学校教师的集体效能感对于创造有利于促进学生自我效能发展的环境,及营造有利于学生进行有效学习的氛围十分重要。那些相信自己有能力进行有效教学的教师,会在课堂上建构一个促进学生替代性经验积累和增进学生自我指导技巧提高的环境;而那些自我效能感水平较低的教师,则常常依靠外部的诱导和一些消极的惩罚措施来逼迫学生学习,因此,他们经常面对的是混乱的学习环境,随着时间的推移,他们只能慢慢降低自己对实现教育目标的期望,而这种不良的情绪也会逐渐波及学生，影响学生自我效能感的正常发展，造成学生学习的困难。在护理教学中，一方面应积极为教师创造成功环境和机会，增加他们的成功经验；另一方面，从家庭、学生及学校其他方面入手，尽量使他们为教师提供最多的积极反馈意见和建议。

（2）护生学习自我效能感：自我效能感会影响学生的学习行为，而学习行为又影响学习能力，因此，学生的学习自我效能感同时影响其学习成绩及动机。自我效能感高的学生，对其学习的自我监控能力较强，并对其目标定向及学习成绩具有积极的影响。家庭、学校教育及学生的同伴群体都是学生自我效能感的影响因素。父母本人的自我效能感水平直接影响着子女自我效能感的发展，教师的自我效能感水平对学生自我效能感发展产生重要的影响，同伴群体通过相互模仿对学生自我效能感的发展起作用。自我效能感对护理教学具有多方面的影响，影响护生学习目标的确定、学习结果的归因，及学习中的精神状态。因此，护理教育者可以根据影响自我效能感的因素，采用授权法、绩效反馈法、合理归因法、重视个体差异、发挥替代性经验等策略，增强护生的自我效能感，提高其操作能力，让护生有更多的成功体验，提高其自主学习能力。

2. 自我效能感与护理管理

自我效能感不仅对职业决策和选择有直接的重大影响，而且对有关职业选择的关键预测指标都有重要影响，例如兴趣、价值观和目标等等，并且逐渐形成了较为完整的职业选择和发展的自我效能理论——职业自我效能理论。自我效能感影响行为选择、表现与坚持性。在职业选择中，个人的自我效能感越强，其职业选择的范围越大，成功的可能性也越大。测量自我效能感比测量实际的能力能够更好地预测一个人对职业的选择。具有较高水平自我效能感的护士，可较好地完成日常的护理工作，提高服务质量，并从中获得自信和满足。这提示，护理管理者，应培养和提高护士的职业自我效能感，一方面增强其自信和个人成就感，充分发挥其护理工作的价值，提高护理质量，另一方面提高其工作满意度与专业认同感，缓解职业倦怠。

管理者的"管理自我效能感"，是指管理者对自己能否利用所拥有的能力或技能去完成管理任务的自信程度的评价。管理者的管理自我效能感对于他们的工作绩效及是否胜任管理工作职位有显著的影响。具有较高管理自我效能感的管理者比那些具有较低自我效能感者有更高的工作绩效。近年来，国内外聚焦于护士领导力研究，将一些理论如变革型领导理论、情境领导理论、磁性医院文化理论引入护理管理中，构建了护理部主任领导力评价指标体系、胜任特征模型，开发了本科专业护士领导力与管理课程。这些护理管理理论和模型都融入了自我效能感的内涵。在护理管理中，护理管理者对医院的整体服务质量及管理水平起到至关重要的作用。定期地培训护理管理者，可以提升其管理自我效能感，使其管理下属的灵活性和有效性得以提升，进而促进团队成员的工作热情和个人成长，营造积极向上的团队氛围，使有限的人力资源得到合理、高效的利用。培训的内容包括临床思维与判断、财务管理、员工的人性化管理、学习促进、床边护理的团队合作、系统思维等，并以实际工作中遇到的问题为例进行针对性指导。培训方式包括理论培训、一对一指导、经验学习、教学与演讲、研讨会、交流沙龙等，已有的干预主要将提升自我效能感融入于知识和技能培训中，以此来间接提高管理者的管理效能，使护理管理者能更好地进行管理工作。

3. 自我效能感与临床护理实践

自我效能感对个体的健康行为有着重要的影响，被引入各类疾病的临床护理实践中，并已开发了一系列量表，来测评某些特定疾病的自我效能感。例如，造口患者自我效能感量表（stigma self–efficacy scale），关节炎自我效能感量表（arthritis self–efficacy），2 型糖尿病自我效能感量表(the diabetes management self - efficacy scale for patients with 2 - DM),糖尿病授权量表(the diabetes empowerment scale),糖尿病效能感量表(the self - efficacy for diabetes),健康促进策略量表(strategies used by patients to promote health, SUPPH),哮喘自我效能感量表(self - efficacy asthma questionnaire),慢性阻塞性肺疾病自我管理效能感量表(the COPD self - efficacy scale),骨质疏松自我管理效能感量表(osteoporosis self - efficacy scale, OSS),精神疾病自我管理效能感量表(task - specific self - efficacy scale for with mental illness),慢性疼痛自我效能感量表(chronic pain self - efficacy scale, CPSS),癌症患者交流和态度自我效能感量表(communication and attitudinal self - efficacy scale for cancer),以及我国研究者黄菲菲编制的肺癌术后肺康复自我效能感量表(self - efficacy scale for rehabilitation management designed specifically for postoperative lung cancer patients, SESPRM - LC)。

目前,在糖尿病、关节炎、心血管疾病和癌症等慢性病的自我管理中,自我效能感已成为预测患者健康行为、疾病应对能力、康复训练和生活质量的一个强有力的预测指标。近20年来,国内外多种慢性疾病(如关节炎、糖尿病、哮喘)的自我管理项目已将提升患者及家属的自我效能感融入干预措施中,并验证了该措施的有效性。美国斯坦福大学患者教育研究中心已创建了适合所有慢性病患者的慢性病自我管理方法——慢性病自我管理健康教育项目(chronic disease self - management program, CDSMP)。在健康教育中,除了传播患者疾病自我管理知识和技能外,应注重对患者自我效能感的提升,使其能更好地运用技能进行疾病管理。

三、心理弹性理论

20世纪前半叶,缘于心理卫生运动的蓬勃开展,儿童压力/逆境经历与不同形式的心理疾病或精神失调发展之间的联系问题,受到了广泛的关注。20世纪后半叶,有关高危经历对个体发展影响的研究迅速扩展,探讨各种各样危险因子与心理或行为问题关系的研究急剧增多。在心理学领域中,面对战争、疾病、贫穷、挫折等各种不利条件,哪些因素使得人们能够成功应对逆境,即"如何在被征服的地方变得坚强"这一现象受到广泛关注。随后,心理弹性的概念及其理论模型被提出,在近30年间,它被推广至教育学、社会学、心理学、医学领域。

(一)心理弹性的概念

心理学界用"resilience"意指人的心理功能及其发展并未受到严重压力/逆境的损伤性影响的心理发展现象。自20世纪70—80年代以来,国外有关resilience的研究取得了一系列进展。虽然,作为心理弹性研究的里程碑——1983年Norman Garmezy Michael Rutter《幼儿期的压力、应对及发展》(《Stress, Coping and Development in Childhood》)一书的出版,至今已有20多年,并且其研究领域也在不断扩大和深入。然而,作为科学意义上的心理弹性概念,至今在国内外没有一个统一而明确的定义。

国外研究者们对resilience的定义各有偏重,大致可以归为三类:①结果性定义:重点从发展结果上定义,认为"心理弹性是即使在严重威胁下,仍能产生适应较好或发展顺利等结果的一类现象"。②能力性定义:将心理弹性看作是个体的一种能力或品质,是个体所具有的特征,认为"心理弹性是个体能够承受高水平的破坏性变化,同时表现出尽可能少的不良行为的能力";"心理弹性是个体从消极经历中恢复过来,并且灵活地适应外界多变环境的能力"。③过程性定义:将心理弹性定义为一种动态的发展变化过程,提出"心理弹性是个体面对生活逆境、创伤、悲剧、威胁或其他生活重大压力时的良好适应过程",它意味着从困难经历中"恢复过来";"心理弹性是个体在危险环境中良好适应的动态过程";"心理弹性表示一系列能力和特征通过动态交互作用而使个体在遭受重大压力和危险时能迅速恢复和成功应对的过程"。

尽管各位研究者对心理弹性从不同研究角度给出了不同的定义，但是总体来说，目前公认心理弹性的两个操作性定义包括两大要素，即个体遭遇逆境和个体成功应对(或适应良好)。

(二)心理弹性作用机制

尽管至今作为科学研究意义上的心理弹性，其概念如何界定，至今还没有达成共识，对于如何理解心理弹性的内在结构也存在分歧，但在进行科学研究时，一般都将心理弹性机制从操作意义上定义为具体的保护性因素(protective factors)作用的结果。国外研究者经过多年研究，目前较为一致的结论是：心理弹性的形成及发展过程中，起关键中介作用的是内部和外部"保护性因素"。所谓心理弹性的作用机制就是要揭示保护性因素在心理弹性过程中的中介作用。具体而言，就是在个体遭遇逆境时，有哪些保护性因素，通过哪些/怎样的途径，如何应对危险因素，激发和促进个体心理弹性，最终使得个体成功应对逆境，并达到适应良好的发展状态。

保护性因素就是能减轻不利处境对个体消极影响的因素，它与危险因素是相对的。这些保护性因素既可以是个体外部的因素(如社会支持)，也可以是个体本身的一些特点(如自我效能感)。这些保护性因素在全世界范围内的众多情形中(如战争、和有严重精神疾病的父母一起生活、家庭暴力、贫困、自然灾害等)起作用(表 11 – 3)。

表 11 – 3　心理弹性的保护性因素

来源	保护性因素
个体	良好的智力机能(如较高的口头表达能力、发散性思维)
	人际吸引、社交能力、容易相处的特性
	自我效能感、自信、高度自尊
	才干
	信念
家庭内因素	和父母形成亲密关系并在意维护父母形象
	父母的权威教育：温暖、有结构、高期望
	社会经济条件优势
	较低的家庭压力
	有序的家庭环境
	广大的、支持性的家族网络的连接
	亲社会家庭价值观
	积极的角色模型
家庭外因素	和家庭外亲社会成人的联系
	参加亲社会组织
	进行有效学习

（三）心理弹性模型

国外研究者提出了不同的作用机制模型来描述保护性因素如何减少或弥补危险因素导致的不利影响。下面主要介绍四种具有代表性的心理弹性模型。

1. Garmezy 的理论模型

1985 年，Garmezy 发展出三种理论模型，分别为：补偿模型（the compensatory model）、预防模型（the inoculation model）和保护因素模型（the protective factor model）。在补偿模型中，保护性因素和危险因素互相不起作用，相反，它直接和结果发生相互影响或者压制危险因素的影响。在预防模型中，每个强度不是过大的危险因素，都被看作增强适应成功的一种潜能，这种情况发生在压力水平最佳状态下，压力是对个体的挑战，但被克服后也可以增强心理能力，它与能力之间是曲线相关的：在较低或中度水平的压力状态下，能力会增强；但在高度压力状态下，能力反而会下降。在保护因素模型中，保护因素和危险因素的交互作用减少了消极后果发生的可能性，因此保护性因素起着调节器的作用。尽管保护性因素可能对行为后果有直接的影响，但是它的作用在危险因素出现后会得到强化。这三种模型描述了危险特征和保护性特征之间动力性关系的过程。

2. Rutter 的发展模型

1990 年，Rutter 在对许多经验性研究文献进行归纳总结后，提出了更受认可的四种心理弹性发展的作用机制：危机因素冲击的减缓、负向连锁反应的减缓、促进个体自我效能与自我尊重和机会的开发。具体如下：①降低危险因素的影响，包括改变个体对危险因素的认知和避免或减少与危险因素的接触。例如，先让儿童在危险性较低的环境下学习如何成功地应付这些危险因素，这样，当他（她）碰到更大的危险时就可以减少其不利影响，提高钢化效应（steeling effects）、降低敏化效应（sensitizing effects）。②减少由于（长期的）危险因素而产生的消极连锁反应。例如，由于得到健在父母亲或他人的良好照顾，儿童得以幸免于由于父亲或母亲一方的去世带来的消极连锁影响。③保护性因素对个体心理弹性发展的影响可以通过自尊和自我效能的提高来实现。研究发现，有两类经验可以提高儿童的自尊和自我效能感，它们是与他人建立安全与爱的和谐关系和获得成功解决问题的经验，这样，儿童就有信心解决不利的处境。④为个体获取资源或为个体完成生命中的重要转折期而创造机会，帮助他们产生希望和获取成功的资源。

保护机制的产生过程不是避免外在负向环境的影响，而是利用个人力量及环境资源，来减缓危机事件的影响，打破连锁的负向影响效应，促进个体内在资源的开发，促使个体变得更有能力面对困境、适应挫折并得到良好发展。同时个体的心理弹性应视为一个静态的、绝对化的发展。应当注意个体的保护性因素和所面对的逆境压力进行大小比较时，如果个体的保护性因素不足以承受压力，那么其心理弹性也会减弱甚至失去心理弹性。

3. Kumpfer 的心理弹性框架

Kumpfer（1999）综合了其他人的研究工作，形成一个心理弹性框架，见图 11-21。该框架是建立在社会生态模型和个体-过程-情境模型基础上的综合模型。Kumpfer 的弹性框架由以下内容构成：①已有的环境特征（如危险和保护性因素）；②个体的心理弹性特征；③个体心理弹性的重组或消极生活经历后产生的积极后果，以及调适个体和环境以及个体和结果之间的动力机制。

如图 11-21 所示，第一个椭圆框架部分描述了环境情境中危险因素和保护因素之间的交互影响，保护性因素发挥缓冲功能。一般而言，个体在 1~2 个危险因素下尚能适应良好，

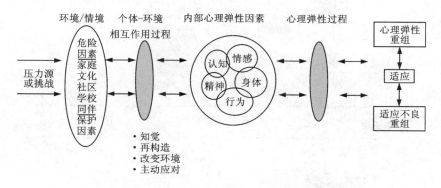

图 11 - 21 Kumpfer 的心理弹性框架

但是超过两个,其发展功能损伤及适应不良的机率大增。相反,保护性因素数量的增加能有效地缓冲这些危险因素的影响。第二个椭圆表示个体与环境交互作用的过程,这个过程包括个体有意或无意改变其环境或对环境进行有选择的觉知。Kumpfer 举例说明了这种观点:即居住在吸毒和犯罪率高的社区内但心理弹性强的孩子,他们通过寻求环境中各种亲社会要素来减少环境的危险因素,如与亲社会的家庭成员保持紧密联系、参加社区的活动以及结交不吸毒的朋友等等。同时他指出:一些个体与环境的交互作用过程,可以帮助高危的儿童、青少年将高危险环境改造成具有相对保护性的环境,这包括选择性觉知(selective perception)、认知再构造(cognitive reframing)、计划(planning)和梦想(dreaming)、对亲社会人们的识别和交往、对环境的积极改变以及主动应对等。

同时 Kumpfer 指出,心理弹性高的儿童、青少年可以寻求促进和鼓励保护过程的监护人,这个保护过程是通过积极社会化(positive socialization)和提供照料来实现的。根据 Kumpfer 的研究,这些充满爱心的大人通过以下方式提供积极社会化:①角色示范;②教导;③给予忠告和建议;④在照料孩子时,给予情感和情绪上的响应;⑤创造有意义活动的机会;⑥有效的监督和训练;⑦合理的发展期望;⑧其他的社会支持和帮助。环境/情境(危险和保护性因素)和内在心理弹性因素之间交互作用的过程,就导致了心理弹性的过程或结果的产生。通过综述研究,Kumpfer 发现内在心理弹性因素包括以下内部特征:认知方面(如学习技能、内省能力、谋划能力以及创造力)、情感方面(如情绪管理能力、幽默感、自尊修复能力以及幸福感)、精神方面(如生活中有梦想/目标、有宗教信仰或归属、自信、悦纳自我、有坚定不移的品质)、行为/社会能力方面(如人际交往能力、问题解决能力、沟通能力、同伴拒绝能力)以及身体方面(良好的身体状况、维护良好健康状态的能力、运动技能发展以及具有吸引人的身材)。

心理弹性框架图最右边部分,呈现出心理弹性过程导致的三种可能结果:①心理弹性重组(resilient reintegration):包括变得更强并达到一个更高的心理弹性水平;②动态平衡的重组(homeostatic reintegration)(即适应):包括退回到早在压力或危险发生之前就已经存在的初始状态;③适应不良的重组(maladaptive reintegration):则表示不能显示出心理弹性,即个体的心理功能停留在一个很低的水平。

4. Richardson 的弹性模型(the resiliency model)

2002 年,Richardson 提出心理弹性模型,描述的是一个人身体、心理、精神在某一个时间点上适应了外界环境时的暂时平衡状态，它受到来自个体内外的各种保护因素和危险因素的联合影响(图11-22)。

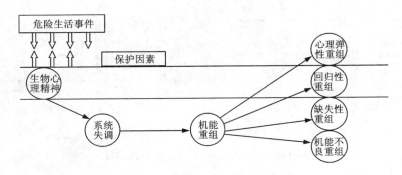

图 11-22 Richardson 的弹性模型

危险生活事件与保护因素的交互作用决定了系统失调是否会发生。如果保护因素无力抵抗危险生活事件的冲击，那么就会产生系统失调。随着动态平衡的打破，在意识或无意识领域会出现一种机能重组，并导致下面四种情况中的一种发生：①心理弹性重组：个体生物心理精神系统不仅恢复到了原来的水平，而且还在原基础上有了进一步的提高；②回归性重组：个体生物心理精神系统又恢复到了原来的状态；③缺失性重组：个体在达到新的平衡状态时放弃了自己原有的一些动机、理想或信念；④机能不良重组：个体通过药物滥用、危险行为等来应对危险生活事件。以上这些模型从不同程度上阐述了心理弹性的作用机制，同时也在一定程度上指出了心理弹性机制模型构建的发展趋势。

Kumpfer 和 Richardson 的模型构建正是建立在 Garmezy 和 Rutter 的早期模型的基础上。Kumpfer 的心理框架兼顾了外界环境、个体内部及两者的相互作用；强调危险因素与保护因素的交互作用，较好地解释了适应结果三种水平的成因、结果和过程；Richardson 的弹性模型强调了生物、心理、社会三方面的危险因素与保护因素的交互作用所导致的四种适应结果。因此，心理弹性的作用机制模型在系统和生态发展观的影响下必然会越来越强调整合性。

(四)心理弹性在护理学科中的应用

1.心理弹性与护理教育

近年来关于护生的研究显示，心理弹性与自我效能感、沟通能力、学习能力、学业成绩密切相关。护生由于学业压力大，尤其是实习护生处于初期接触临床护理工作，心理弹性能帮助其缓解焦虑、抑郁等负性情绪，增强职业认同感。培养护生的心理弹性，使其在未来的临床护理工作中适应不可预料的挫折性事件、保持身心健康、维持和谐人际关系、进行有效沟通和团队合作、正确决策和处理冲突、提高护理工作胜任力是护理教育者面临的重要问题。护理教育者可以在理论教学和临床实践教学过程中加深对护生心理特点和心理状态的了解，构建护生心理弹性模型，为护生心理弹性的干预提供理论支持。护理教育者可以通过质性研究深入了解护生心理弹性及动态变化。在专业技能教育的同时，锻炼和培育学生的心理弹性，如高仿真模拟训练、互助学习团体等，以使护生更好地应对学业压力，及促进她们更好地适应临床实习。

2.心理弹性与护理管理

护士是一个高压力、高风险、高疲溃感的职业。国内外护士群体的心理弹性水平不容乐观。护士作为脑力与体力劳动相结合的工作者，其日常工作繁重且琐碎，加之近年来社会和患者对护士工作的期望不断增高，护理人员又严重短缺，工作中持续的感情付出、矛盾、冲突使得这一群体不得不承受巨大的压力，是职业倦怠的高发人群。长期职业倦怠的存在会引起诸如疲劳、虚弱、抑郁、对患者和同事表现淡漠等身体、情感、心理方面的压力反应，不但会影响护士个体的身心健康，也会更进一步削弱优质护理服务，不利于护理行业的发展。

心理弹性与职业倦怠间存在负相关，是职业倦怠的重要预测因素，高弹性个体表现为较低的职业倦怠水平。同时，心理弹性较高的护士，能更加积极有效地应对工作压力，减少压力对其身心产生的不良影响，并且能够适时调整个体的消极情绪，因此其工作满意度也较高，即护士的心理弹性越高，其工作满意度越高。

因此，提高护士的心理弹性可提高其工作满意度，护理管理者需重视提高护士的心理弹性水平，积极探索实用有效的干预措施；护理人员在临床工作过程中应努力提高自己的业务水平，增加工作自信，空余时间学习心理保健知识，不断地自我反思、自我调节，提高个人的应变能力，以积极、乐观的心态面对生活和工作。进而提高护士自身的工作满意度，保障临床护理服务质量，促进护理事业的持续发展。常用的弹性干预方法有：心理学知识技能培训、压力管理、危机干预训练、正念减压训练、同伴支持系统，认知情绪调节策略和应对技能训练等。

3. 心理弹性与护理实践

心理弹性被证实能促进诸多慢性病、癌症、意外创伤患者的心理复原，进而促进疾病管理，生理症状的缓解，尤其在癌症患者中运用最为广泛。由于癌症是威胁生命的重大应激事件，给患者身心造成严重创伤，降低其生活质量，但在面对同样的负性事件时也有人适应良好。心理弹性干预被证实能提高癌症患者抗压能力和心理健康水平。因此，护士应运用心理学的理论和技术，准确地评估患者的身心问题，制订详细的、适合我国国情的心理弹性干预方法。癌症患者的心理弹性干预方法主要有以下几种。

（1）基于认知行为疗法的干预：是 Beck 于 20 世纪 60 年代建立的强调认知与行为相互作用的理论。该理论认为不合理的认知导致心理困扰和行为障碍，通过学习获得行为技术也会影响认知的改变。认知行为疗法帮助患者找出在压力情境下导致焦虑、抑郁等适应不良的认知，重新审视自我，从而改变不良认知，获取新技能，逐渐提高心理弹性。

（2）基于正念的干预：正念的理论基础是禅宗思想，其操作性定义指个体觉察到自己的内心活动，再将注意力转移到当下，并采取接纳、开放、好奇的态度。正念冥想、正念呼吸为主的正念训练可以使癌症患者达到身心放松状态，改善睡眠质量。关注和解释疗法（attention and interpretation therapy，AIT）是梅奥诊所最近开发的减轻压力、增强心理弹性的一个结构化疗法。通过关注训练，引导个体转移对威胁事件本能的注意力，更多地关注新奇的世界，在培养感恩、同情、接受、宽恕等技能的同时，指导个体去解释，从而远离偏见，提高心理灵活性。

（3）基于青少年心理弹性模型（adolescent resilience model，ARM）的干预：该模型是描述临床患者心理弹性与其危险性和保护性因素的关系及其对生命质量影响的理论模型，通过降低其危险性因素，增强其保护性因素，来提高癌症患者的心理弹性，从而进一步改善其生活质量。模型中心理弹性的危险性因素包括疾病不确定感、症状困扰、防御性应对，保护性因素包括社会支持、对生命意义的追求、积极应对。该模型改变了以往单一干预的特点，适应了生物 - 心理 - 社会医学模式的要求，对于综合性的临床干预具有一定的指导意义。

四、益处发现与创伤后成长理论

2000年，Seligman 倡导的积极心理学运动引发了探讨积极心理效应的热潮。受其影响，越来越多的研究者开始关注积极心理对健康和疾病的影响。直到20世纪90年代，益处发现（benefit finding，BF）和创伤后成长（posttraumatic growth，PTG）概念被提出后，人们认识到消极生活事件不仅可以产生消极的影响，同时也带来了积极的心理变化。

（一）概念与内涵

1. 益处发现

"益处发现"是1983年 Taylor 提出的概念，他将"益处发现"定义为个体积极应对外界不良环境所采取的认知适应的一种方式，指个体从创伤或不幸等负性生活事件中发现益处的过程，包括个人、社会、心理以及精神方面，表现为一种认知及行为上的积极应对。不同学者从不同角度给出了不同定义。例如，Tennen 等将"benefit finding"定义为个体从创伤或不幸等消极生活事件中发现个人、社会、心理及精神上的益处的一种认知和行为应对过程。Linley 等认为"benefit finding"是个体从压力或者创伤的经历中感知到的积极的成长、精神和发现意义的过程。Helgeson 等认为"benefit finding"是指由于创伤事件导致的积极影响，而且他指出个体在经历创伤事件中，在短期内益处发现是个体应对痛苦的认识策略，但是在长期过程中，益处发现可能是测量积极成长的可靠指标，因此，益处发现可以被看做是独立的适应结果。

我国学者在对此概念进行引进时，从不同视角进行汉化翻译，目前无统一版本。如刘凤娥等人将"benefit finding in adversity"翻译为从逆境中发现意义，并提出是个体的应对方式之一。王瑜萍等将其翻译为益处发现，并在此基础上形成了中文版的乳腺癌患者专用的益处发现量表。胡菁等人将其翻译为获益感，并将护士职业获益感的概念定义为护士在从业过程中感知到职业带给自身的收获和益处。刘谆谆等人亦翻译为获益感，并采用概念分析法分析了乳腺癌患者的疾病获益感概念，结果显示疾病获益感本质上是认知适应的过程，其主要内容是感知积极的改变。

2. 创伤后成长

PTG 是由 Tedeschi 与 Calhoun 等学者提出的全新观点，又被称为应激相关性成长、积极成长等。创伤事件，主要指各类事件导致当事人的病残及其精神创伤。PTG 指创伤事件并非全是负面的，有时反而促使个体的心灵成长、改善其自我意识、提升个体与他人和社会关系、促使其正确看待生命价值、重新设定新的人生发展目标等积极正向改变。国外研究者对许多可能造成个体负性心理反应的事件展开了探索研究，例如，天灾、儿童受虐、车祸、强暴、慢性病、骨髓移植和癌症等。PTG 共包含个体5个方面的成长，即改善人际关系、获得新生活的可能性、生活的哲学观、自我成长（自信、自我效能感的增强和获得新的应对方式）及精神方面的发展。

3. 获益感与创伤后成长的关联

有学者将"益处发现"描述为由诊断为创伤性事件而产生的积极改变。因此，益处发现同创伤后成长一样，都是用来描述创伤性事件后的积极改变。创伤后成长（posttraumatic growth）是指个体在与具有创伤性的负性生活事件和情境进行抗争后所体验到的心理方面的正性变化。

益处发现更强调从逆境中获得的益处的感知，而创伤后成长强调个体从创伤中应对或增强对自我、他人及事件意义感知的成功，及自身的正性改变。获益感更强调对积极结果的感知，与有无实际的变化无关；更侧重益处的获得，而创伤后成长侧重于体验到的积极的变化，其产生需要经过反刍性沉思等过程，但获益感可能在疾病诊断或经历创伤事件后即刻获得。创伤后成长是在创伤后用一种新的方式对假定世界的再评估，是反刍性和对个体或世界关系的重建的结果，可能是创伤后几周，几个月甚至几年之后，其核心是个体处理不良事件的能力的改变。很多情况下，二者在研究和实际运用时并没有加以区分，有很大重叠之处。

（二）对身心健康的促进作用

1. 获益感

获益感能够促进积极的结果尤其是幸福感、积极情绪（是指积极的情感或好的心情包括主观的感觉，如快乐、满足、欣喜、兴奋等）。近年来，也有较多学者证实益处发现对身体的有利影响，包括疾病相关并发症、生理机能和死亡率等。研究发现益处发现与神经系统的相关性，能提升与积极情感和增强免疫功能有关的左前额叶的兴奋性，减少产生压力的激素皮质醇的释放且增强了免疫系统的功能。因此，获益感促进身体健康的机制可能为通过促进个体对未来应激源的更多适应及充足的反应，限制长期对健康有损害的压力激素的释放，从而促进身体健康。

2. 创伤后成长

成长与适应良好可以促进健康水平，能有效预测个体的积极心理状态，生活满意度、生活质量、正性情绪和动态调适，缓解患者的心理痛苦，抑郁及对健康的担心水平。PTG 促进身心健康的机制，主要在于利用社会资源能力的提升、个人能力的增强和应对技能的提高。PTG 水平较高的患者更能够直面创伤、主动应对。PTG 可以促进个体积极的心理改变，如积极的幸福观、健康行为和积极影响获得改善或提升，这种积极的变化不仅能够为患者战胜疾病带来更多希望，还可以通过改变患者对疾病的感知，降低其负性情绪，使其更好地接受相关治疗。

（三）理论/概念框架

目前，对于益处发现的概念探讨较多，主要集中于癌症患者和慢性病照顾者中，成型的理论或概念框架有限。创伤后成长则相对较多，近年来有一些概念框架、理论被提出，解释了个体获得创伤后成长的动力、机制及过程。

1. 照顾者积极感受概念框架

照顾者积极感受概念框架是基于失智症患者照顾者群体，该框架认为失智症患者照顾者的获益感来源于日常生活中的丰富事件，而这些丰富事件的发生基于照顾者的自我效能。因此，照顾者自我效能是照顾获益感的决定因素。照顾者的积极感受主要包括与患者的相互依赖关系、成就感及照顾者角色的意义三个方面，与患者的相互依赖关系、成就感相互作用影响照顾者的角色意义，这三个方面在自我效能及日常丰富事件的作用下，相互影响，相互作用，进一步影响照顾者的积极结果包括照顾者的幸福感及持续参与照顾等（图 11-23）。但该理论框架并不完善，所涉及维度不能全部包括照顾者的获益感。

2. 生活危机与个人成长模型（life crisis and personal growth）

Schaefer 与 Moos 的生活危机与个人成长模型主要关注生活危机在促进个人成长与适应中的角色。此模型指出环境及个人系统可直接影响个体对生活危机的体验及其后果并通过影响个体的认知评价过程和应对反应，间接影响危机的结果。模型中所有因素以反馈环相联，彼此相互影响。个人系统包括社会人口统计学特征，个人资源如自我效能、乐观、自信、性格随和，动机，健康状态及以前的危机体验等。环境系统包括诸如个体的经济状况、生活变迁、家庭与社会支持及社区资源等。事件相关因子包括事件的严重性，持续性及生活危机作

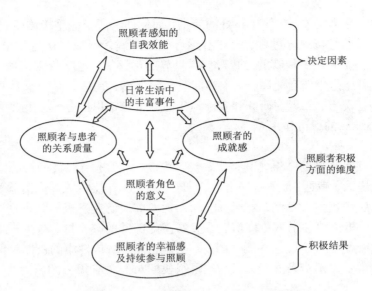

图 11-23   照顾者积极感受概念框架

用于个人的时间及范围。主动的应对(如聚集于问题应对,相对于逃避式应对)更可能导致积极成长。Schaefer 与 Moos 的理论模型获得实证研究的相当支持。特别是关于个体"环境系统"及"人个系统"共同影响生活危机或创伤事件后结果的假设。此外,具有良好的"社会支持"与"主动应对反应"的个体更可能导致积极成长(图 11-24)。

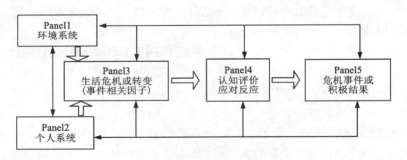

图 11-24   生活危机与个人成长模型

3. 创伤后成长模型(a model of posttraumatic growth)

Tedeschi 和 Calhoun 提出的创伤后成长模型对成长理论的描述最全面。此理论阐述了创伤后成长的发生机制,并为临床实践提供了很好的理论框架。此模型将 PTG 作为结果变量,成长发生历程如下:具有"震撼性"的创伤事件,动摇或破坏个人重要目标或世界观的要素,并挑战更高层次的目标,信念及管理情绪痛苦的能力,因而引发的情绪痛苦导致个体反复反思并试图采取以降低痛苦为目的的行为。最初,反思多为自动的而非主动的(类似于 PTSD 中的再体验及逃避症状)。在第一次成功应对后(如情绪痛苦降低,脱离无法实现的目标),反思更趋于主动,转向关于创伤及其对生活影响的思考,反思表现为认知加工的建设性方面(如分析新局势,发现意义,再评估)在 PTG 产生过程中起关键作用。PTG 可以概念化为多维度结构,包括信念、目标、行为、同一性的变化及生活叙事、智慧的发展。同时,创伤前变量如人格、持续的情绪痛苦也会影响应对过程及 PTG 的产生。其中自我披露及社会文化因素通过作用于反思过程而促进 PTG 的产生，以下详细阐述 3 个概念(图 11 – 25)。

(1)反思(rumination)：因假定世界的粉碎导致的认知加工，为创伤后成长的中心历程。以往文献定义中常具有负性含义，如将侵入性的困扰作为 PTSD 严重性标志。但反思也可指对信息有益的、主动的认知加工。虽然创伤幸存者可能体验到恶梦及侵入性的想法，但涉及试图理解并应对的反思能导致假定世界的修复。

(2)自我披露(self – disclosure)：自我披露与反思密切相关，鼓励或阻止自我披露可能会严重影响 PTG 结果。实际披露及听者对披露的反应均会影响是否有成长发生。如朋友及家人对幸存者的包括成长主题的披露报以关注的方式与那些对他们的披露显示不支持反应的人比较，则他们会体验到更多的成长。如果个体被认为体验到与创伤进行抗争的成长并获得支持性反应时，其可能会体验到更多成长。

(3)社会文化因素(social – cultural Factor)：反思过程也受社会文化因素影响，Tedeschi 等人将社会文化因素分为远端与近端两类，是促进创伤后成长的关键因素。其中近端文化因素包括诸如家庭、朋友、邻居等个体最常接触的群体。个体是否发生成长部分依赖于幸存者基本相关群体及他们关于成长可能性的信念，如朋友或家庭成员能发现从创伤中受益则可能促使幸存者也从他们的体验中发现益处。远端文化因素包括幸存者所在的社会主流文化对成长的观点，例如社会成长模式通常相信创伤会使人受益，则创伤后成长就容易发生。

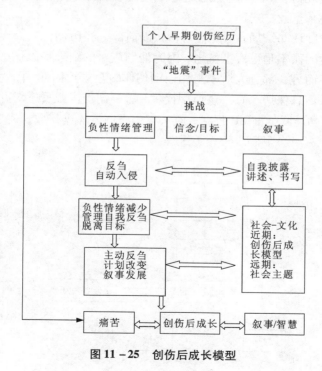

图 11 – 25　创伤后成长模型

4. 逆境后成长的机体估值理论(organismic valuing theory of growth following adversity)

机体估值理论由英国心理学家 Josehp 等人提出。此理论填补了创伤后应激和创伤后成长两者间的空隙。此理论的中心原则是确信人类本能即为积极的，具有成长取向的，可驱使人类追求幸福和自我实现，当这种本能驱动受社会环境支持时，人类会朝着体验更高的心理幸福及自我实现的方向发展。因此，Joseph认为创伤后成长是个体本能驱动的过程。

此理论认为，创伤事件粉碎个体已有的假定世界后，人类在本能驱动下试图通过整合新的创伤相关信息重建他们的假定世界。信息整合有两个方向：①同化（assimilation）：新的创伤相关信息被同化至个体现存的世界模式之中；②调适（accommodation）：个体调整其现存世界模式去适应新的创伤相关信息。调适中人们需要改变其世界观，如果调适向着负性方向转变（如抑郁、无望或无助），必然产生病理心理学变化；向着正性方向（活在此时此地，充分享受生活）转变，则会导致成长。

有机体成长估值理论认为个体为从心理上摆脱创伤相关困境，可表现出3种认知结局：①创伤体验被同化：导致心理功能回归到创伤前基线水平，即我们通常说的康复，但此种结局可能会弱化个体对未来创伤的抵抗力。因同化创伤体验的个体维持的是事件发生前的假定世界，对于未来创伤会表现出高脆弱性，是创伤后应激反应的易患人群。②负性调适体验：会导致病理性心理学变化，如边缘性人格问题，抑郁和无助感。③积极调适体验：导致成长（如活在当下，重视关系的价值和对生活的欣赏）。可见，积极调适体验成长是创伤后功能恢复的最好结局。Joseph认为同化或调适与个体心理社会因素（如支持性社会环境及可塑性人格图式）之间互相影响，如具僵化人格（rigid personality）图式个体不太会接受任何与其所拥有图式相反的信息而易发生同化结局，这样会使其对未来的创伤应激更为脆弱。整合新的创伤信息会涉及人格图式改变，是以病理性心理问题还是创伤后成长形式反应出来，取决于信息整合是以负性方式还是正性方式进行。

此理论提出的3种认知结局，可解释为什么以前部分经历创伤的人对未来应激及创伤事件经常会表现得更脆弱而不是更有抵抗力，因为他们应对的结果是同化了他们的创伤体验而不是对其进行调适。而另一部分人对未来相似创伤体验会更具韧性，因为他们的假定世界已被修正并与创伤相关信息保持一致。该模型提示，缓解创伤应激反应对并非促进创伤后成长所必须，同化或调适均能降低PTSD症状，但只有积极调适才支持成长。即以缓解PTSD症状为主的现存创伤治疗有时会阻碍成长相关进程。

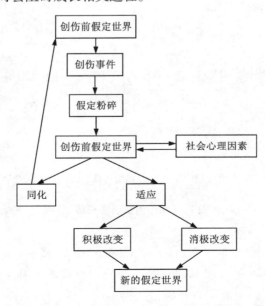

图 11 - 26　逆境后成长的机体估值理论

5. OTHERS（S）个人成长与关系模型（OTHERS（S）model for personal growth and relationships）

Fazio 等人长期从事丧亲者的创伤后成长研究，其基于实践提出 Others(s)个人成长与关系模型。此模型是基于相信人们有能力在逆境中成长的世界观基础之上，此模型构建即出于临床干预的目的。模型由三部分资源组成：①自我发展或成长所需的基本资源：来访者的自我联结（自我理解），自我照顾及自我挑战（self - connection，[self - understanding]，self - care，self - challenge）是培养核心资源的平台；②来访者与咨询师之间的关系资源：联结，照顾及挑战（connection，care，challenge），聚焦于帮助个人提高 Otheres(s)模型中的八个核心资源的帮助历程；③促进个体发展的 8 个核心资源：乐观（optimism）、真正的意义（true meaning）、幽默（humor）、情感智慧（emotional intelligence，EI）、韧性（resilience）、灵性（spirituality）、自信（self - confidence）及其他（others）如关系等，Other(s)之名即取自 8 个核心资源的首个字母缩写。此模型将"促进创伤者的创伤后成长"视为"提升创伤者 8 个核心资源"。Fazio 特别强调"挑战"在成长实现过程中的重要性，如果干预仅停留在"照顾及联结"层面而不进入"挑战"层面，仅能使对患者的干预聚焦于支持而非成长。因此，"挑战"是实现提供"支持"到促进成长的关键环节，是患者实现成长的助推器。此外，Fazio 特别阐述了干预实践者的角色定位，他用"咨询顾问（growth consultant，GC）"而不是"心理治疗师（psychotherapist）"来界定以促进成长为目标的干预实践者，Fazio 认为如果实践者将自己定位为"成长咨询顾问"而不是"心理治疗师（psychotherapist）"，他们可以突破更多障碍；这种定位明确了促进"创伤后成长"并不仅仅是"专业心理咨询人士"的职业特权，更多人有资格参与到促进成长的帮助关系中。

此理论着重对资源的探索，认为促进成长的过程其实是对创伤者个人核心资源的探索与挖掘。让创伤者感受到自己的资源并能加以充分利用。因此，创伤者自身是实现成长的主体，同时强调关系是实现引领患者走向成长的基石，而挑战是实现成长干预效果的关键环节。

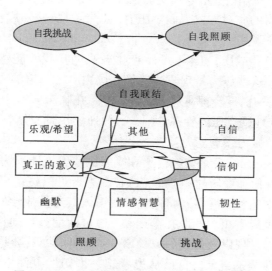

图 11 - 27　OTHERS(S)个人成长与关系模型

(四)获益感、创伤后成长与护理实践

1.照顾者的益处发现

益处发现对患者的生理、心理健康的恢复具有重要意义,目前对于提高益处发现的干预方法主要有认知行为管理、压力管理、同伴支持、补充和替代疗法、积极反思等方面,干预对象主要集中于乳腺癌、阿尔兹海默病、艾滋病患者等。

(1)认知行为管理:认知行为理论认为,对事件的积极评价会引起积极情绪,而消极评价则引发消极情绪,认知评价是情绪和反应行为的中介变量。因此,识别和矫正不合理的观念和认知,负性情绪必将获得迅速改善。通过训练照顾者思考患者患病后的积极改变并将其记录下来,进行积极认知评价,改变不合理认知,以提高照顾者的益处发现和主观健康,降低抑郁水平。提示护士在临床工作过程中,不但要纠正患者及家属不合理的行为,同时应重视患者及家属对疾病的认知状况。对患者来说,采取结合积极心理学理论的认知干预疗法,肯定患者的积极行为和进步,纠正其不合理和消极的思考方式;对家属来说,可采用适当的鼓励、激励的方式,对其所付出的努力给予肯定,并指导其采取正确的方式照顾患者。

(2)压力管理:应用压力管理提高益处发现最早是由迈阿密大学心理与肿瘤研究中心提出,该干预方法是一个系统的程序,重点在于教会患者降低压力的技巧,如使用更理性的思维方式,以重新塑造自己的评价,提高应对策略;学习人际交往技能以优化沟通技巧,更好地利用社会支持;鼓励情感表达、练习肌肉放松和冥想以减少焦虑;通过果断性训练(assertion training)和愤怒管理来解决冲突,促进情感释放等。该方法目前已经在癌症患者和人类免疫缺陷病毒(HIV)阳性患者中进行广泛研究,结果表明,应用压力管理程序可提高各个阶段乳腺癌患者的适应水平,提高免疫功能,提高益处发现等效果;前列腺癌患者,通过提高压力管理技能,患者的生存质量和益处发现水平均有很大程度提高;在 HIV 阳性患者中应用压力管理,可提高患者的益处发现,患者生存质量以及心理健康水平均得到改善。

目前在我国已经兴起了正念减压法、八周正念团体疗法等积极心理疗法,其主要理论就是通过适当的应对方式减轻压力对个人的影响,压力是个体面对威胁、丧失挑战时的知觉感受,而我们的患者在面对疾病、手术以及功能丧失的时候,往往产生较大的心理压力,因此,护士应引导患者采用适当的应对方式来面对压力;患者预期自己(或相信医生的告知)的病情轻,在治疗过程中就容易康复,这就是自验预言(self-fulfilling prophecy)的作用,而压力管理的方式能够引导患者自我减压,正视疾病,产生较高的自我效能感和益处发现,从而提高其生存质量,促进康复。这些压力管理方法已经在国内有了一定的应用,如合理利用社会支持、渐进性肌肉放松训练、引导合理应对方式等,但是在临床实践中并没有把这些方式结合起来,有针对性地、系统地进行压力管理。因此,护理工作者应结合患者实际情况选择合适的干预方式,提高患者的压力管理能力。

(3)同伴支持(peer support):是曾经经历和克服困境的人能够为那些面对类似处境的人提供鼓励和帮助,因为身份和经历的相似,支持者和患者可以站在平等的地位上进行沟通和交流,减少了患者的孤立感和羞辱感。将同伴教育融入具有挑战性的团体活动中,即鼓励乳腺癌患者参加专门为癌症患者组织的摩托车运动,通过活动进行同伴支持,结果显示,参与者的负性情绪降低,益处发现以及创伤后成长增加。因此,可鼓励益处发现水平较高的患者讲述自己成功与病魔作斗争的经历、自己从患者这一创伤性事件中得到的成长和积极感受等,通过榜样学习的力量,激发病房其他患者益处发现的产生。

(4)补充和替代疗法:补充和替代医学(complementary and integrative medicine, CAM)由

美国国立研究院（National Institutes of Health，NIH）提出，指主流医学（常规医学）之外的医疗保健实践，补充医学是指用于可与常规医学同时使用的诊疗方法；替代医学是指代替常规医学治疗疾病的方法，包括天然产品疗法、心身疗法、机体调整、能量疗法、中医药学、顺势疗法等。使用 CAM 的癌症患者的益处发现水平比未使用 CAM 的患者高，特别是使用膳食疗法、草药、按摩等方法的患者，益处发现的水平更高。术后进行放化疗的乳腺癌患者练习瑜伽后，她们的益处发现水平和生存质量增高。

（5）积极反思：每个人在经历创伤后，都会或多或少的受到创伤的侵扰思考，包括侵扰再经历、刻意思考、沉思和反思。这些思考的过程作为认知过程进行研究，结果显示，刻意思考和反思与创伤后成长呈正相关，即经历创伤后，能够进行正确认知思考的患者其精神恢复越快，个人也能得到更好的成长。诱导患者表达内心深处想法和积极情感的患者，显示出了较少的躯体症状和更好的适应水平。提示护士在制定护理计划时，可以让患者采取反思的方式，回顾自己患病的经历，从中寻求有益的改变，如夫妻间感情变得更加坚固、朋友之间的友谊更加深厚等，还可以让患者每天晚上写下自己今天做得最有意义的事情，不仅可以使其保持愉快、自信的状态，也能通过对自己的总结，发现有价值的事情，肯定自己的意义。

2. 癌症患者的创伤后成长

PTG 干预对象多集中于癌症领域。医护人员应该意识到，PTG 的产生可以帮助患者从不同视角看待此次经历，将创伤看作一种契机，努力从困境中寻找积极的意义，增强自我力量，实现自我超越，从生活中获得更多快乐和满足。PTG 对疾病的预后具有较高的临床实用价值，可帮助患者树立信心和希望，充分调动其积极情绪，促进患者身心的最佳康复。虽然 PTG 心理干预研究日益增多，但在疾病的不同状态下采取何种干预措施效果最佳，这是未来研究的重点。目前，随着心、脑、肾等各类慢性病发病率的不断上升，患者的心理状况也备受关注，PTG 的干预对象还可扩展到冠心病、脑卒中等疾病领域，以促进 PTG 心理干预技术的逐渐成熟和全面应用。

PTG 的临床实践可基于各种消极心理干预疗法，融入 PTG 等积极心理学理念，以促进患者发生成长。现有的 PTG 心理干预技术主要有认知行为疗法（cognitive – behavioral therapy，CBT）、正念减压法（MBSR）、情绪表达法（emotional express，EE）、意义疗法和共情等。

（1）认知行为疗法：是一类基于个体认知在情感和行为的变化中起主导作用的理论假设，通过改变个人非适应性思维来纠正歪曲的认知，以消除不良情绪和行为的心理疗法。患者对其创伤经历进行再评价和认知重建这一过程，是实现积极心理调适的重要机制。CBT 主要包括：认知和信念重建、想象暴露、放松训练及情绪管理等技术。建立适应性思维，树立正确的认知；辅以想象暴露（患者描述癌症确诊及化疗时的痛苦回忆）、深呼吸、冥想放松、渐进性肌肉放松等训练。团体 CBT 干预应用于意外创伤人群，通过制订放松训练、行为训练、团体游戏、心理支持、经验分享及家庭作业等，可以提高 PTG 水平。

（2）正念减压法：指个体通过东方禅宗冥想的方式，有意识地觉察、活在当下、坦然接受。其作用机制：以正念为基础的集中式训练，可唤醒个体内在的专注力，实现对压力和负性情绪的调节。MBSR 包括静坐冥想、行走冥想、身体感受冥想、瑜伽、3 分钟呼吸空间这 5 项基本训练技术，这些技术被证实能提高 PTG 水平和生活应对能力；体内 T 淋巴细胞数量增多，NK 细胞活性提高，免疫能力增强。

（3）情绪表达法：又称为谈话疗法（talking cure），是一种基于情绪宣泄及认知 – 加工理论，让个体以说或写的方式来表露情感和想法，以重新认识创伤事件，从而减少负性情绪困扰的心理疗法。EE 包括消极情绪和积极情绪两种表达方式，目前国内外以书写消极情绪的研究多见。指导患者以日记的方式书写创伤后的感受和情绪，并以文字的方式发泄情绪，为可以减弱创伤相关的神经内分泌（皮质醇）反应，提高 PTG 水平。干预策略的效果受表露主题和时间的影响，结合患者的个性特征，有学者建议将时间控制在 30 分钟/次，1 次/周，持续 4 周以上效果较佳。

（4）陪伴者应对疗法（couple‐based coping）：是指对患者及其陪伴者同时进行心理支持，并指导陪伴者适时支持、鼓励及引导患者，以促进患者心理正向发展。其作用机制：陪伴者可分担患者的痛苦体验，减少反刍性思维和不良情绪的刺激。陪伴者应对疗法包括心理教育、社交技能训练、情感表达技巧训练、经验分享等。通过训练患者和家属的沟通和倾听技能，重点指导家属纠正患者的认知偏差，可以减少患者及家属对疾病恐惧和回避反应，PTG 水平显著提高。在临床工作中，陪伴者是患者有效社会支持的一部分，可发展利用医护人员、心理治疗师的帮助和支持；同时，鼓励 PTG 水平高的个体讲述从创伤经历中体验到的积极感受，去激发感化其他患者成长的发生。

（5）意义疗法（logo‐therapy）：由奥地利著名精神学家弗兰克尔于 20 世纪 30 年代提出，是指为失去目标信念的人找到生命的价值和意义，让其重塑希望，并积极寻找解决问题的方法。目前，国外临床研究主要有意义干预措施、生命回顾及群体生命意义心理疗法 3 种干预措施。癌症晚期患者进行意义疗法的干预时，让患者回忆叙述生命中的重要时刻、历程和成就，再将访谈内容整理并制作成纪念册，供患者翻阅回忆，以寻找生命的意义。意义疗法挖掘了患者潜在的积极力量，通过寻找存在的意义而治愈心灵创伤，促进成长，尤以针对疾病终末期患者是一种值得推广的方法。

（6）共情（empathy）：亦称同理心、通情、共感，是指医务人员能够理解并分担患者心理负荷的能力。共情可使患者感受到被理解和被关爱，有助于深入的沟通交流，从而减轻患者心理压力。共情的实施包含 3 个步骤，即理解患者的精神世界、表达共情、患者感受到共情。我国学者占青等人将共情式心理护理查房技术用于癌症术后患者，从感知患者痛苦、对患者产生共情，帮助其倾诉痛苦，进而帮助其减轻困扰三个阶段出发，促进患者成长。

以上多种经典成熟的心理疗法被广泛运用在已有的干预方案中，有些方案单独使用一种，而有些方案则结合几种。由于每种疗法的理论依据、作用机制、干预形式及干预效果各有差异。在今后实践中，应先分析患者的心理特点，依据理论指导选择疗法来形成合适的干预方案。

（唐 莹 黄菲菲 王安妮 李小云）

思考题

1. 产妇林某，23 岁，孕 1 产 0，孕 39^{+4}，住院待产。请按照马斯洛的人类基本需要层次论来评估该产妇有哪些基本需要？如何为该产妇提供关怀照顾？

2. 某社区医院护士计划针对育龄妇女开展乳腺自查知识与技能的健康教育活动，作为早期发现乳腺肿瘤的筛查手段。以健康信念模式为指导，分析哪些因素可能影响育龄妇女参与此次活动？

3. 患者有哪些常见应激源，如何控制这些常见应激源？

4. 癌症患者正念干预治疗的推广有哪些阻碍和促进因素？

5. 积极心理学理论适用于何类患者及照顾者？运用这些理论指导形成心理护理方案的研究路径有哪些？

参考文献

[1] 徐燕，周兰妹. 现代护理学[M]. 北京：人民军医出版社，2015.

[2] 姚蕴伍. 现代护理学新编[M]. 杭州：浙江大学出版社，2011.

[3] 张艳. 我国护理学学科体系构建与发展策略研究[D]. 上海：第二军医大学，2013.

[4] 陈缨，刘玉梅. 我国优质护理服务现状的研究进展[J]. 中华现代护理杂志，18(12)：1478－1480.

[5] 王应强，韦诗友，李幼平，等. 中国护理学科发展面临的挑战与应对策略[J]. 中国循证医学杂志，2013，13(2)：128－136.

[6] 罗桂霞，李泽. 护理技能大赛促进护理教育教学改革的实践[J]. 中华护理教育，2016，13(8)：629－641.

[7] 陈江芸，白雪，方鹏骞. 健康中国战略下护理在社会服务领域发展内涵与对策[J]. 中国医院管理，2017，37(12)：70－71.

[8] 朱峰，李大川，张文宝，等. 我国临床路径管理工作回顾与展望[J]. 中华医院管理杂志，2018，34(4)：284－287.

[9] 马丽和，刘晓英. 临床路径的变异研究进展[J]. 护理研究，2006，20(13)：1142－1144.

[10] 黎晓艳，童莺歌，张月，等. 循证护理实践影响因素的研究进展[J]. 护理学报，2017，24(3)：35－39.

[11] 胡雁，邢唯杰. 循证护理的概念与步骤[J]. 上海护理，2015，15(1)：89－93.

[12] 何梦雪，胡雁. 循证护理网络资源使用现状及需求分析[J]. 护理学杂志，2012，27(8)：66－69.

[13] 胡雁. 循证护理的理论与实践[J]. 护士进修杂志，2010，25(2)：99－102.

[14] 胡雁，周英凤，朱政，等. 通过循证护理实践促进护理知识转化[J]. 护士进修杂志，2015，(11)：961－963.

[15] 王旖磊，胡雁. 循证护理能力组成探讨的质性研究[J]. 上海护理，2017，17(4)：17－21.

[16] 王朋朋，应燕萍，罗霰宇，等. 转化护理的探索与发展[J]. 护理研究，2016，30(24)：2965－2967.

[17] 李晶，高尚谦，邓俊，等. 循证转化护理专业组的建立及实践[J]. 中华护理杂志，2017，52(12)：1505－1508.

[18] 张静平，郭玉芳. 转化护理－－护理研究的新航向[J]. 护理学杂志，2014，29(5)：84－87.

[19] 靳英辉，李紫梦，魏洪悦，等. 多途径转化护理研究成果促进护理质量持续改进[J]. 中国研究型医院，2017，4(3)：12－19.

[20] 朱爱菊. 积极护理成果科学转化模式在胆囊结石腹腔镜患者术后疼痛控制中的应用研究[J]. 护理实践与研究，2017，14(15)：42－44.

[21] 张静平，郭玉芳. 转化医学发展对护理科研与临床实践的影响[J]. 解放军护理杂志，2015，(18)：39－41.

[22] 黄红铃，叶文琴，曾友燕，等. 转化医学概述及其在护理领域的研究与思考[J]. 护理学报，2013，(21)：24－27.

[23] 刘质刚. 血液净化学[M]. 四版. 北京：北京科学技术出版社，2016.

[24] 关广聚，时一民. 临床血液净化学[M]. 一版. 济南：山东科学技术出版社，2003.

[25] 刘煜，刘伏友，肖力. 血液净化技术临床与研究新进展[J]. 中国血液净化，2013，12(7)：397－399.

[26] 闻曲，成芳，鲍爱琴，PICC 临床应用及安全管理[M]. 北京：人民军医出版社，2012. 11.

[27] 邢秀亚. 肿瘤微创介入治疗护理学[M]. 北京：人民卫生出版社，2017.4.

[28] 李麟荪，徐阳，林汉英. 介入护理学[M]. 北京：人民卫生出版社，2015.7.

[29] 徐建国. 疼痛药物治疗学[M]. 北京：人民卫生出版社，2007.11.

[30] 杨扬. 肿瘤专科医院镇痛科癌痛诊疗工作常规[M]. 南京：江苏科学技术出版社，2012.9.

[31] 刘俐，李芸，谢徐萍. 疼痛科护理手册[M]. 北京：科学出版社，2018.3.

[32] 刘昌伟主编；北京医师协会组织编写，血管与腔内血管外科诊疗常规（2012年版）. 中国医药科技出版社，2014.

[33] 丁炎明. 伤口护理学[M]. 北京：人民卫生出版社，2017.

[34] 胡爱玲，郑美春，李伟娟. 现代伤口与肠造口临床护理实践[M]. 北京：中国协和医科大学出版社，2010.

[35] 于瑛. 压疮护理国际进展[J]. 中国护理管理，2010，10(9)：18－20.

[36] 周君桂. 水胶体敷料治疗老年患者 I 期压疮疗效观察[J]. 护士进修杂志，2012，25(6)：559－561.

[37] 伊敏，么改琦，朱曦，等. 脉搏指示连续心排血量监测(PiCCO)在脓毒症休克患者血流动力学监测中的临床价值[J]. 中国微创外科杂志，2013，13(3)：202－205.

[38] 徐丽华. 重症护理学[M]. 北京：人民卫生出版社，2008.

[39] 谭进. 急危重症护理学[M]. 北京：人民卫生出版社，2011.

[40] 邱海波，杨毅. 重症医学[M]. 北京：人民卫生出版社，2011.

[41] 王先英，李建国，张喜梅. ISO90001：2000 标准在护理质量管理中的应用[J]. 护理研究，2002，1(6)：360－361.

[42] 杨华，刘立捷. ISO9000 族标准在我国护理管理中应用的意义及现状[J]. 护理学杂志，2004，19(5)：77－79.

[43] 许展莹，周易，郭娜菲，等. 我国护理质量评价研究的文献计量学分析[J]. 中国卫生质量管理，2017，24(2)：68－70.

[44] 韩淑芳，张金桃，黄明，等. 医院护理信息系统应用效果分析[J]. 护理学杂志，2004，19(19)：53－55.

[45] 鲍凤香，闫秀霞，林平. 护理信息系统在病区护理质量管理中的实施[J]. 护理研究 2005，19(4)：640－641.

[46] 邓娟，范玲. 护理质量管理信息化研究进展[J]. 护理学杂志：综合版，2015，30(3)：102－106.

[47] 侯忠平. 护理成本核算在医院管理中存在的问题[J]. 中国医药指南，2009，7(23)：159－160.

[48] 王艳梅，高桂华，随冬侠，等. DRGs 病组付费下病房护理管理实践[J]. 中国卫生质量管理，2018，25(2)：23－25.

[49] 刘义兰，吴红艳，胡德英，等. 护理人文关怀质量管理的思考[J]. 护理学杂志，2017，32(23)：1－4.

[50] 朱丽芹，医院护理文化建设的理念与路径[J]. 齐鲁护理杂志 2009，15(12)：92－93.

[51] 曾亚珍，肖晓玲，张东华. 护理文化建设在促进护理队伍稳定与发展中的应用与成效[J]. 全科护理，2015，13(4)：357－360.

[52] 张艺，刘柳芳，高铭云，等. 基于 PDCA 循环的护理文化建设在门诊优质护理服务中的成效[J]. 全科护理，2016，14(29)：3098－3100.

[53] 孙会欣，薛伟，李银秀，等. 优质护理服务背景下护理文化创新建设的做法与效果[J]. 当代护士（上旬刊），2018，1：091.23.

[54] 胡君娥. 加强护理文化建设，提升护理团队核心竞争力[J]. 护理实践与研究，2010，7(10)：79－80.

[55] 幸海鹰，王从容，陈军，等. 让志愿者参与门诊优质护理服务[J]. 中国卫生质量管理，2018，25(1)：70－72.

[56] 杜淑英，张秋红. 刍议护士法律意识培养的重要性[J]. 中国实用护理杂志，2003，29(8)：76.

[57] 邓健，李成琳. 从潜在性护理法律问题看护理管理法制化[J]. 现代护理，2001，7(2)：59－60.

［58］郑丽松，朱转娥，黎秀珍，等. 护理法律风险管理在精神科护理管理中的应用效果［J］. 中国医药科学，2015，5（13）：199－201.

［59］熊晓美，冯晓敏，叶宝霞，等. 新形势下护理管理面临的法律问题及对策［J］. 实用护理杂志，2003，19（6）：65.

［60］梁银辉，何国平，李映兰. 护理文化的内容及建设［J］. 中国护理管理，2004，4（3）：44－46.

［61］潘绍山，孙方敏，黄始振. 现代护理管理学［M］. 北京：科学技术文献出版社，2004.

［62］杨顺秋，吴殿源. 现代实用护理管理［M］. 北京：军事医学科学出版社，2004.

［63］王仙园，王惠珍. 护理管理学［M］. 北京：人民卫生出版社，2008.

［64］张培珺. 现代护理管理学［M］. 北京：大学医学出版社，2005.

［65］耿桂灵，宋彦玲，肖玉华. 医养结合理念下老年慢性病患者延续护理模式构建分析. 护理管理杂志，2015，15（6）：381－383.

［66］涂英，廖敏怡. 从家庭医生式服务看医养结合中社区护士的作用［J］. 全科护理，2016，14（13）：1307－1309.

［67］莫振萍，石霞萍，胡青梅，等. "网格化管理、组团式服务"在建立城市新型老年护理模式中的应用. 现代医院，2014，14（3）：146－14.

［68］中国长期照护. 老年衰弱的评估和干预［EB/OL］，https：//mp. weixin. qq. com/s/ W8yMuHBMbOBJ0HXJ czgokg，2018－8－16.

［69］张琴，陈思路，张洁琼，等. 上海市社区妇女围绝经期健康状况分析及对策研究［J］. 中华全科医学，2016，14（07）：1172－1174.

［70］许美丽，王申. 国内外延续性护理的发展现状及对策［J］. 解放军护理杂志，2014，31（19）：28－30.

［71］黄乐春，温贤秀，吴玉芬，等. 延续性护理服务中心的设置与实践［J］. 中国护理管理，2015，15（2），173－175.

［72］丁蓉霞，戴琳峰. "医院－社区－家庭"延续性护理对脑卒中患者遵医依从性的影响. 解放军护理杂志，33（7），65－67.

［73］燕铁斌. 康复护理学［M］. 第3版. 北京：人民卫生出版社，2012.

［74］姜贵云，李红玲. 康复护理学［M］. 第2版. 北京：北京大学医学出版社，2014.

［75］王玉龙. 康复功能评定学［M］. 第2版. 北京：人民卫生出版社，2013.

［76］徐军，贾勤，胡春英. 康复护理技能实训［M］. 北京：科学出版社，2014.

［77］林菊英. 医院护理管理学［M］. 北京：光明日报出版社，1990.

［78］姜安丽，段志光. 护理教育学［M］. 人民卫生出版社，2017.

［79］郑修霞. 当代教育学理论与护理教育［M］. 北京：医科大学出版社，1995.

［80］姜安丽. 中美护理教育之比较与思考［J］. 中华护理杂志，2003，38（11）：38－41.

［81］Anerson SM, Helberg SB. Chart — based, case － based Learning［J］. SD med, 2007, 60（10）：391－399.

［82］Geoffrey N. Problem － based Learning makes a difference. But Why? ［J］. CAMJ, 2008, 178（1）：61－62.

［83］马丽和，张培莉，王倩，等. 护理教育中评判性思维培养及其评价的研究进展［J］. 解放军护理杂志，2009，26（11）：37－39.

［84］蒋小平，郑显兰审校. 护理评判性思维能力测量工具的应用比较［J］. 中华护理教育，2005，2（4）：180－182.

［85］王冰寒，颜巧元. 国外慕课发展及其对我国护理开放课程建设的启示［J］. 护理学杂志，2015，30（09）：73－76.

［86］何国平，杨云帆，陈嘉，等. "慕课"在护理教学中的应用与展望［J］. 中华护理杂志，2014，49（09）：1095－1099.

［87］杨欢，吴琼. 微课教学模式在护理教育中的研究进展［J］. 护理研究，2017，31（16）：1927－1930.

［88］史丽燕. 基于微课的"翻转课堂"教学设计及实践研究［J/OL］. 中国培训：1［2018－06－22］.

［89］夏海鸥，孙宏玉. 护理教育理论与实践［M］. 北京：人民卫生出版社，2012.

［90］石若瑾. 香港护理教育概况与启示［J］. 当代教育实践与教学研究，2015（05）：238.

［91］祝娉婷，张维，毛鸣，等. 美国护理教育模式对中国人文护理教育发展的启示［J］. 临床医药文献电子杂志，2017，4（40）：7890 - 7891.

［92］朱宁宁，张静，张利，等. 澳大利亚纽卡斯尔大学护理教育项目介绍和启示［J］. 中华护理教育，2017，14（01）：77 - 81.

［93］范改娥. 英国护理教育对我国护理教育发展的启示［J］. 护理研究，2013，27（15）：1535 - 1536.

［94］魏君. 中外护理教育发展概况［J］. 护理研究（上旬版），2006（07）：642 - 644.

［95］刘霖，姜安丽. 欧洲及我国护理教育国际化发展现况［J］. 中国护理管理，2014，14（04）：340 - 342.

［96］Gallagher, A. Dignity and respect for dignity - - two key health professional values: Implications for nursing practice［J］. Nursing ethics, 2004, 11(6), 587 - 599.

［97］Shaw, H K, Degazon, C. Integrating the core professional values of nursing: A profession, not just a career ［J］. Journal of cultural diversity, 2008, 15(1), 44 - 50.

［98］Wright, C. Professional values and nursing mentorship, australia ［J］. Reflections, 1997, 23(3), 50 - 50.

［99］李真，焦静，曾晶，等. 多中心护理研究数据采集平台的建立与应用［J］. 中华护理杂志，2017，52（6）：730 - 733.

［100］刘可. 论量性研究和质性研究方法的综合运用［J］. 中国实用护理杂志，2006，22（31）：3.

［101］刘可，颜君，张美芬. 质性研究和量性研究的区别［J］. 中华护理杂志，2003，38（1），2.

［102］刘砚燕，袁长蓉. 量表测量等价性及其在护理研究中的应用［J］. 中华护理杂志，2015，50（1）：110 - 116.

［103］刘巍，刘玉锦. 量性研究和质性研究在护理研究中的综合运用［J］. 吉林医学，2008，29（14）：2.

［104］刘明，袁浩斌. 护理质性研究存在问题与误区中国护理管理［J］. 2009，9（8）：3.

［105］邱丽丽，赵光红. 护理人员科研成果应用障碍调查分析［J］. 护理学杂志，2008，23（11）：4 - 7.

［106］周荣慧，黄人健，李春玉，等. 护理质性研究应注意的几个问题［J］. 护理管理杂志，2002，2（1）：3.

［107］李杨，邹海欧，张华梁，等. 西方护理理论构建对我国护理理论研究的启示［J］. 中华护理杂志，2015，50（8）：986 - 990.

［108］田莉，张国栋. 试述护理质性研究中的伦理要求［J］. 护士进修杂志，2009，24（18）：3.

［109］田莉，皮慧敏，柯一琼. 护理质性研究中的伦理问题及对策［J］. 中国实用护理杂志，2009，25（31）：2.

［110］胡雁. 质性研究［J］. 护士进修杂志，2006，21（11）：3.

［111］李芳，周云仙. 我国现象学研究的护理文献分析［J］. 中华护理杂志，2016，51（6）：765 - 768.

［112］张姮，杜世正，金胜姬. 扎根理论方法在发展护理理论中的应用［J］. 中华护理杂志，2015，50（6）：753 - 757.

［113］叶旭春，刘朝杰，刘晓虹. 基于扎根理论的互动式患者参与患者安全理论框架构建的研究［J］. 中华护理杂志，2014，49（6）：645 - 649.

［114］霍苗，李小寒. 运用沟通要素浅析我国护理科研成果推广应用中的问题及对策［J］. 中国护理管理，2009，9（7）：68 - 70.

［115］林菊英. 现代实用护理学［M］. 上海：复旦大学出版社 2007.

［116］李小妹. 护理学导论［M］. 北京：人民卫生出版社，2017.

［117］李小寒. 护理学基础［M］. 北京：人民卫生出版社，2017.

［118］殷磊. 护理学基础［M］. 北京：人民卫生出版社，2001.

［119］潘孟昭. 护理学导论［M］. 北京：人民卫生出版社，2001.

［120］崔焱. 护理学基础［M］. 北京：人民卫生出版社，2003.

［121］何国平，喻坚. 实用护理学［M］. 北京：人民卫生出版社，2002.

[122] 马丽和，张培莉，王倩，等. 护理教育中评判性思维培养及其评价的研究进展[J]. 解放军护理杂志，2009, 26(11): 37-39.

[123] 蒋小平，郑显兰审校. 护理评判性思维能力测量工具的应用比较[J]. 中华护理教育，2005, 2(4): 180-182.

[124] 刘华平，赵芹芹. 评判性思维在护理工作中的应用[J]. 继续医学教育，2006, 20(29): 1-4.

[125] 王小琴. 影响护患沟通因素分析及对策[J]. 齐鲁护理杂志，2010(22): 101-103.

[126] 刘桂花，索娜，闫广辉，等. 影响护患沟通的因素与对策[J]. 中华医学教育杂志，2014(6): 895-897.

[127] 黄玮，张祖仪，李田. 我国护患关系存在的问题及对策[J]. 医学与社会，2013(11): 61-63, 74.

[128] 颛孙海红，段莉，马桂云，等. 护患关系紧张护士自身因素的研究进展[J]. 护士进修杂志，2014(11): 984-986.

[129] 陆丽丽，王丽霞，谢燕. 护患关系影响因素及改善对策的研究进展[J]. 中华现代护理杂志，2013(18): 2225-2227.

[130] 王秀丽. 妇产科对患者投诉问题的原因分析及对策[J]. 临床医药实践，2010(6): 439-441.

[131] 汪明. 人性化护理服务的实施[J]. 中国中医药现代远程教育，2010(15): 134-135.

[132] 张英兰. 共情应用于护患沟通的效果[J]. 中华护理杂志，2010(12): 1111-1112.

[133] 张璟，王维利. 医患沟通新视角：论自我表露的临床应用[J]. 医学与哲学，2013(7): 46-49.

[134] 郭念锋. 国家职业资格培训教程. 三级[M]. 北京. 民族出版社，2005.

[135] 蔡敏，王秋婷，李佳颖，等. 人文护理在医疗纠纷、人文关怀及临终关怀中的应用研究进展[J]. 齐鲁护理杂志，2017(21): 67-69.

[136] 张晶. 人文关怀能力在护理领域中的研究现状[J]. 齐鲁护理杂志，2015(12): 50-52.

[137] 郭瑜洁，孟萌，姜安丽. 护理人文关怀教育发展现状的分析与思考[J]. 解放军护理杂志，2010(17): 1317-1319.

[138] 张丽君. 人文关怀在我国老年护理领域中的应用现状[J]. 中国城乡企业卫生，2017, 32(3): 26-28.

[139] 孙玉英. 沟通障碍导致护患纠纷的原因及防范措施[J]. 护理研究，2008, 22(9): 826-827.

[140] 沈丽. 护患沟通障碍的原因分析与对策[J]. 中国误诊学杂志，2011, 11(11): 2608-2608.

[141] 邹抒辰. 护患沟通障碍解析[J]. 医学信息(上旬刊)，2010, 23(11): 4063-4064.

[142] 胡芬，王桂兰. 护患治疗性沟通研究进展[J]. 护理学杂志，2008, 23(1): 70-72.

[143] 陈圆圆，刘跃晖，宾捷，等. 近20年我国治疗性沟通临床护理应用研究文献分析[J]. 护理学报，2014, 21(13): 70-72.

[144] 李学红，庄燕妮，季琼琼. 浅谈治疗性沟通的影响因素及沟通技巧[J]. 西南军医，2011, 13(1): 148-149.

[145] 朱瑞杰，朱会珍，甘自立，等. 治疗性沟通在护理领域中的应用现状[J]. 护理研究，2014, 28(7C): 2575-2576.

[146] 张秀伟，姜安丽. 护理人文关怀概念的研究现状与分析[J]. 中华护理杂志，2008, 43(6): 540-543.

[147] 王海丽，张秀伟，袁义厘，等. 人文课程与目视管理相结合培养护生关怀品质的效果分析[J]. 护理学报，2016, 23(2): 5-7.

[148] 田莉. 护理人文课程体系改革的探索[J]. 中华护理教育，2014, 11(1): 42-44.

[149] 孙钟，陈红. 护理关怀能力培养的研究进展[J]. 中华护理杂志，2010, 45(1): 79-81.

[150] 李秋萍，李金平，林毅，等. 护理本科生人文素质教育的现状调查及改革实践[J]. 中华护理杂志，2007, 42(11): 2931-2933.

[151] 张敬蕾，吕利明，李燕. 优质护理服务背景下护士人文素质研究进展[J]. 护理学杂志，2014, 29(15): 95-97.

[152] 周群, 李惠玲, 王海芳, 等. 运用华森人文关怀思想指导优质护理服务专业实践[J]. 中国护理管理, 2013, 13(5): 86–87.

[153] 李惠玲. 护理人文关怀[M]. 北京: 北京大学医学出版社, 2015.

[154] 刘义兰, 胡德英, 杨春, 等. 护理人文关怀理论与实践[M]. 北京: 北京大学医学出版社, 2017.

[155] 黄敬亨. 健康教育学[M]. 上海: 复旦大学出版社, 2003.

[156] 黄津芳. 护理健康教育学[M]. 北京: 科技文献出版社, 2002.

[157] 李树贞. 现代护理学[M]. 北京: 人民军医出版社, 2001.

[158] 黄建始. 健康管理不能没有健康科普[J]. 中华健康管理学杂志, 2009, 3(2): 125–127.

[159] 柴荣, 任慧玲. 医学图书馆面向公众健康的科普信息服务[J]. 中华医学图书情报杂志, 2016, 25(12): 53–56.

[160] 孙浩林, 傅华. 健康素养研究进展[J]. 健康教育与健康促进, 2010, 5(03): 225–229.

[161] 张洪君, 王文秀, 苏春燕. 发挥护士在健康科普工作中的专业作用[J]. 中国护理管理, 2015, 15(05): 513–516.

[162] 吴一波, 邢云惠, 刘喆, 等. 我国20年健康科普研究的文献分析[J]. 科普研究, 2017, 68(3): 39–45.

[163] 成翼娟. 整体护理实践[M]. 北京: 人民卫生出版社, 2002, 2.

[164] 姜冬九. 整体护理理论与实践[M]. 北京: 人民卫生出版社, 1998, 4.

[165] 邹恂. 现代护理新概念与相关理论[M]. 第三版. 北京: 北京大学医学出版社, 2004, 7.

[166] 刘化侠, 武霞, 杨茜茜, 等. 故事理论及其在护理学科中的应用[J]. 护理研究, 2016, 30(07): 776–778.

[167] 吕素红, 胡学慧, 刘荣琴. Kolcaba K 的舒适理论及实践应用[J]. 河北医药, 2012, 34(21): 3312–3314.

[168] Freitas, K. S., I. G. Menezes, F. C. Mussi. Validation of the Comfort scale for relatives of people in critical states of health. Rev Lat Am Enfermagem, 2015. 23(4): 660–668.

[169] 杨青, 陈丽, 杨婧, 等. Meleis 转移理论发展及在护理领域的应用[J]. 护理研究, 2017, 31(16): 1924–1927.

[170] Davydov, Marina. Middle – Range Theory for Nursing (3rd Edition)[J]. Journal for Nurses in Professional Development, 2014, 30(Issue): 316.

[171] Mcewen M, Wills E M. Theoretical basis for nursing[J]. Lippincott Williams & Wilkins, 2010.

[172] 汪苗, 王维利. 疾病不确定感理论研究现状及应用分析[J]. 护理研究, 2010, 24(29): 2638–2640.

[173] 陈艳, 王维利, 张伟. 疾病不确定感理论及其应用的研究进展[J]. 中华现代护理杂志, 2011, 17(16): 1975–1977.

[174] 于丹, 玄英哲. 国内护理干预对疾病不确定感影响的研究现状[J]. 吉林医学, 2013, 34(1): 136–137.

[175] 杨阳, 曾铁英. 健康赋权理论在老年护理中的启示[J]. 中华护理杂志, 2016, 51(6): 737–741.

[176] 张姮, 姜安丽. 健康赋权理论在老年慢性病管理中的应用和启示[J]. 护士进修杂志, 2012, 27(10): 875–878.

[177] 张香丽, 尹心红. 授权教育在慢性病患者健康教育中的研究进展[J]. 中华现代护理杂志, 2012, 18(21): 2595–2597.

[178] 肖益萍, 李琼. 癌症症状管理的研究进展[J]. 解放军护理杂志, 2016, 33(17): 34–37.

[179] 段晓磊, 徐燕, 朱大乔, 等. 癌症症状管理理论和实践的研究进展[J]. 中华护理杂志, 2013, 48(6): 564–566.

[180] 冯芳茗, 楼建华. 症状管理理论的发展[J]. 护理研究, 2012, 26(10): 874–876.

[181] Hoffman A J. Enhancing Self – efficacy for Optimized Patient Outcomes Through the Theory of Symptom Self

– management[J]. Cancer Nursing, 2013, 36(1): E16 – E26.

[182] Hoffman A J, Eye A V, Gift A G, et al. Testing a Theoretical Model of Perceived Self – Efficacy for Cancer – Related Fatigue Self – Management and Optimal Physical Functional Status[J]. Nursing Research, 2009, 58(1): 32 –41.

[183] 胡佩诚, 等译. 健康心理学[M]. 北京: 中国轻工业出版社, 2000.

[184] 石林, 古丽娜等译. 压力与健康[M]. 北京: 中国轻工业出版社, 2000.

[185] 郭念青. 国家职业资格培训教程〈心理咨询师〉[M]. 北京: 民族出版社, 2003.

[186] 彭瑞骢, 冯显威, 贺达仁. 医学科学技术哲学[M]. 北京: 人民卫生出版社, 2002.

[187] 李春玉, 姜丽萍. 社区护理学[M]. 北京: 人民卫生出版社, 2017.

[188] 杨艳杰, 曹枫林. 护理心理学[M]. 北京: 人民卫生出版社, 2017.

[189] 李小妹, 冯先琼. 护理学导论[M]. 北京: 人民卫生出版社, 2017.

[190] 赵加奎, 林军, 陆瑛, 等. 基于移动互联网的健康传播模式构建及实证研究[J]. 健康教育与健康促进, 2016, 11 (4): 246 – 249.

[191] 彭向东, 褚勇强, 萨支红, 等. 健康行为理论: 从健康信念模式到风险认知和健康行为决策[J]. 中国健康教育, 2014, 30(6): 547 – 568.

[192] 彭荣萍. 健康教育中健康信念模式的应用[J]. 中国护理管理, 2007, 7 (12): 77 – 78.

[193] 高春辉, 戴付敏, 卢沛. 健康信念模式在护理中的应用现状及改进策略[J]. 全科护理, 2016, 14 (35): 3689 – 3692.

[194] 张爱芳. 人的基本需要理论在优质护理中的作用[J]. 中国实用医药, 2012, 7(33): 260 – 261.

[195] 原芸姿. 基于马斯洛需要理论的客观结构化临床考试考站的构建[J]. 循证护理, 2018, 4(1): 50 – 53.

[196] 林丹华, 方晓义, 李晓铭, 等. 健康行为改变理论述评[J]. 心理发展与教育, 2005, 4, 122 – 127.

[197] 孔浩南, 胡俊峰. 健康行为改变理论在健康教育中的应用进展[J]. 健康教育与健康促进, 2010, 5 (3): 219 – 240.

[198] 阚庭, 张静. 健康信念模式和理性计划行为理论在健康行为领域的综合应用[J]. 中华行为医学与脑科学杂志. 2015, 24(3): 284 – 288.

[199] 钱湘云, 何炜, 耿桂灵, 等. 保护动机理论及其应用的研究进展[J]. 中华现代护理杂志, 2012, 18 (4): 377 – 379.

[200] 刘彩. 保护动机理论在健康行为解释、干预与预测中的应用研究[J]. 医学与社会, 2015, 28 (7): 77 – 79.

[201] 田彦, 张建欣, 许燕. 基于保护动机理论患者护理的应用进展[J]. 护理学报, 2017, 24(22): 23 – 27.

[202] 程芳, 施欢欢, 王薇. 计划行为理论在国内外护理研究中的应用[J]. 护理学杂志, 2012, 27(8): 91 – 94.

[203] 赵芳芳, 顾艳荭, 刘玮玮, 等. 计划行为理论研究及其在护理中的应用[J]. 解放军护理杂志, 2012, 29(10B): 47 – 49.

[204] 刘宇伟, 吕淑荣. 个人健康行为改变主要理论及其整合应用[J]. 中国健康教育, 2018, 34(3): 284 – 287.

[205] 李娜. Gross 情绪调节模型及对心理健康的影响[J]. 社会心理科学, 2010, 25(3): 96 – 102.

[206] 刘启刚, 周立秋. 情绪调节的理论模型[J]. 辽宁师范大学学报(社会科学版), 2011, 34(2): 43 – 47.

[207] 赵联防. 情绪调节的研究及其应用[J]. 黑龙江教育学院学报, 2008 年, 27(1): 74 – 76.

[208] 侯瑞鹤, 俞国良. 情绪调节理论: 心理健康角度的考察[J]. 心理科学进展, 2006, 14(3): 375 – 381.

[209] 陈语, 赵鑫, 黄俊红, 等. 正念冥想对情绪的调节作用: 理论与神经机制[J]. 心理科学进展, 2011, 19(10): 1502 – 1510.

[210] 石林, 李睿. 正念疗法: 东西方心理健康实践的相遇和融合[J]. 中国临床心理学杂志, 2011, 19(4):

566 – 568.

[211] 段文杰. 正念研究的分歧：概念与测量[J]. 心理科学进展, 2014, 22(10)：1616 – 1627.

[212] 刘孟超, 黄希庭. 希望：心理学的研究述评[J]. 心理科学进展, 2013, 21(3)：548 – 560.

[213] Snyder, C. R., Hope theory：Rainbows in the mind[J]. Psychological inquiry, 2002, 13(4)：249 – 275.

[214] 王建侠. 近十年国内自我效能感的研究进展[J]. 社会心理科学, 2007. 22(1)：27 – 34.

[215] Bandura, A., Self – efficacy in changing societies[M]. Cambridge university press, 1995.

[216] Richardson, G. E., The metatheory of resilience and resiliency[J]. Journal of clinical psychology, 2002, 58 (3)：307 – 321.

[217] 王艳波. 意外创伤者的创伤后成长及其干预模式研究 [D]. 2011, 万方数据资源系统.

[218] Davis, C. G., S. Nolen – Hoeksema, and J. Larson, Making sense of loss and benefiting from the experience：two construals of meaning[J]. Journal of personality and social psychology, 1998, 75(2)：561.